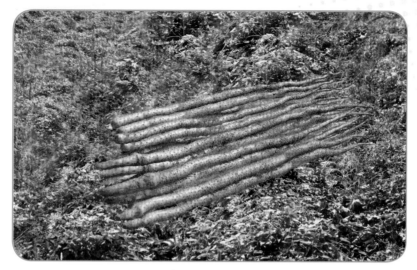

大田山药

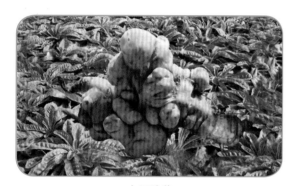

大田地黄

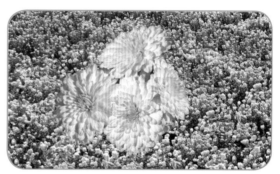

大田菊花

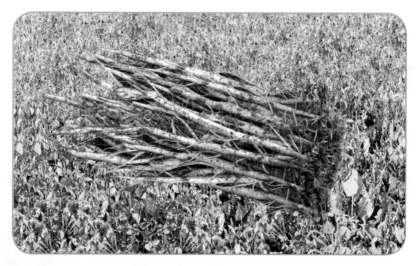

大田牛膝

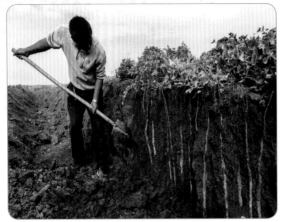

收获山药

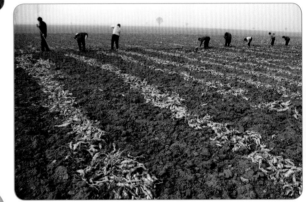

收获地黄

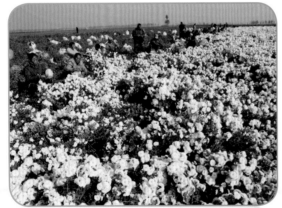

收获菊花

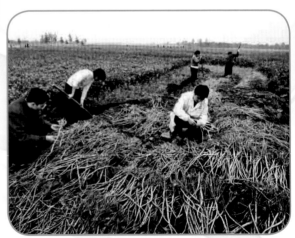

收获牛膝

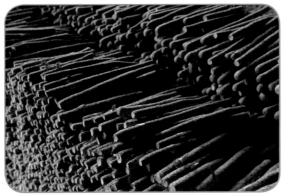

库存山药

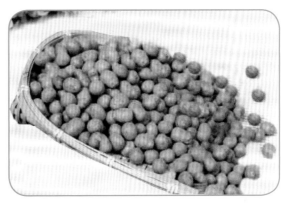

山药蛋

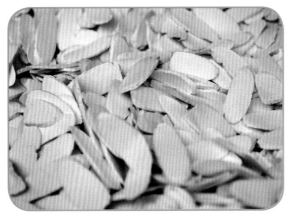

脱水山药片

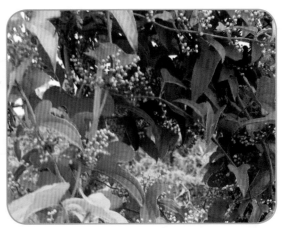

山药开花

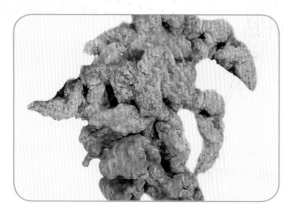

生怀地黄

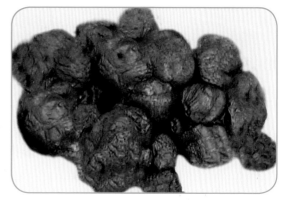

熟怀地黄

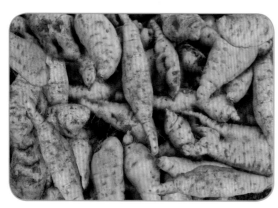

鲜怀地黄

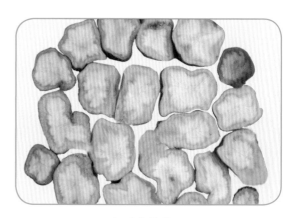

怀地黄菊花芯

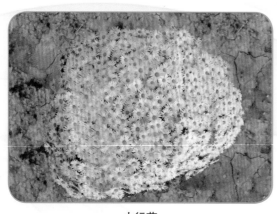

太行菊

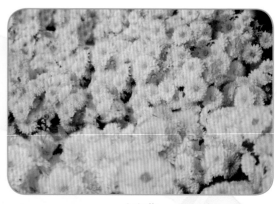

小白菊

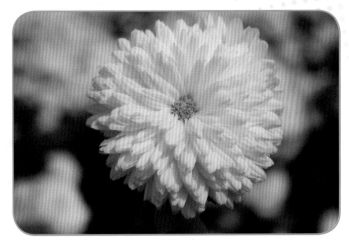

大白菊

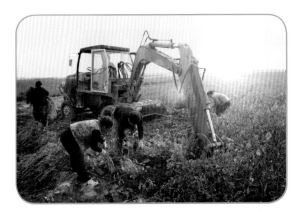

机械采挖怀牛膝

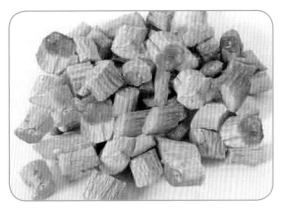

怀牛膝饮片

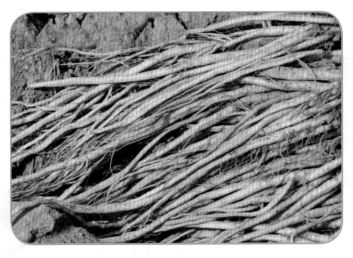

怀牛膝

1941 年博爱清华镇人在加工怀药

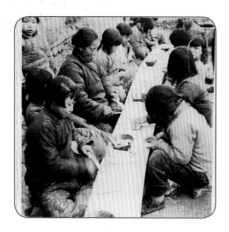

山药去皮

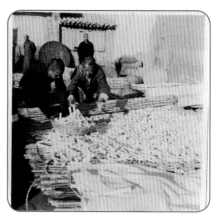

晒山药

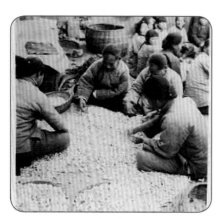

选山药

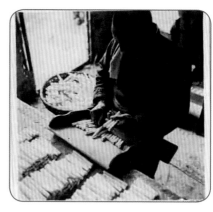

细选山药

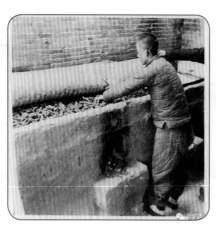

焙地黄

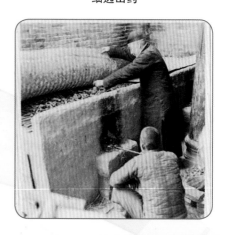

焙地黄

1941 年博爱清华镇人在加工怀药

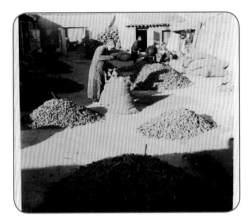

晒地黄

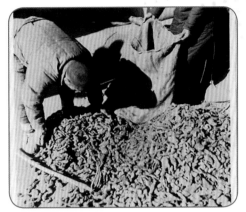

收地黄

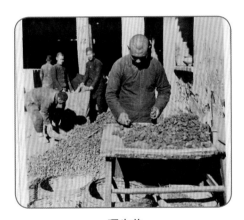

晒生姜

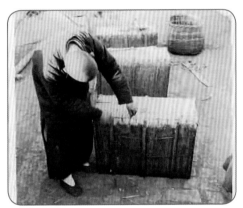

装箱

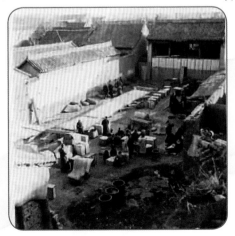

药材工场全景

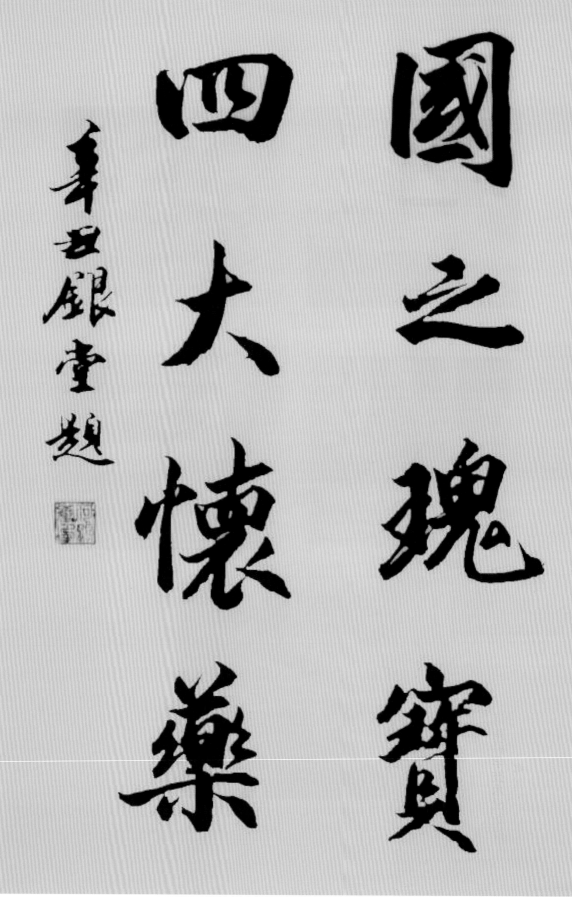

國之瑰寶

四大懷藥

辛丑銀壺堂題

怀药志

河南省中医管理局立项资助项目

「四大怀药的种植和炮制」国家级非物质文化遗产代表性项目

何银堂 主编

河南科学技术出版社

· 郑州 ·

图书在版编目（CIP）数据

怀药志 / 何银堂主编 . —郑州：河南科学技术出版社，2022.1
ISBN 978-7-5725-0369-6

Ⅰ . ①怀⋯ Ⅱ . ①何⋯ Ⅲ . ①植物药 – 介绍 – 河南 Ⅳ . ① R282.71

中国版本图书馆 CIP 数据核字（2021）第 053269 号

出版发行：河南科学技术出版社
　　　　　地址：郑州市郑东新区祥盛街 27 号　　　邮编：450016
　　　　　电话：（0371）65737028　65788629
　　　　　网址：www.hnstp.cn
策划编辑：马艳茹　高　杨
责任编辑：许　静　高　杨
责任校对：丁秀荣　牛艳春
封面设计：张　伟
版式设计：张　伟
责任印制：朱　飞
印　　刷：河南瑞之光印刷股份有限公司
经　　销：全国新华书店
开　　本：787 mm×1 092 mm　1/16　印张：36.5　字数：896 千字
版　　次：2022 年 1 月第 1 版　2022 年 1 月第 1 次印刷
定　　价：298.00 元

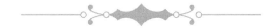

《怀药志》编纂委员会

主编简介

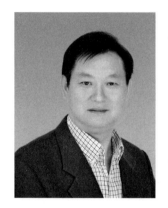

何银堂　河南辉县人，1958 年生，中共党员。1978 年就读于河南省云阳中医药学校中药专业，1981 年被分配到原焦作市公费医疗医院，1988 年毕业于河南中医学院中药函授班，1996 年毕业于河南省委党校经济管理系，1991 年被调入焦作市卫生局，先后在局办公室、纪检监察室、中医管理局工作。2001 年至 2017 年任焦作市中医管理局局长，2018 年退休。现任河南省中医药文化与科普分会副会长、焦作市中医药学会常务副会长、焦作市太极拳健康养生研究中心主任。

作者热爱本职，先后在专业杂志和管理杂志上发表几十篇有影响的论文，编写了《本草名释与传说故事》《四大怀药养生与临证妙用》《治胃病方》《简明古病名辞典》《焦作中医志》等多部专业著作。作者爱好广泛，对书法、摄影也颇有研究。

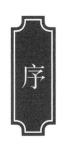

怀药情怀

　　怀药，因产自古怀庆府辖区而得名，又因其道地、质优、药效显著而扬名。特别是以怀山药、怀牛膝、怀地黄、怀菊花为代表的"四大怀药"在众多的道地中药材中占有突出的地位。

　　河南省焦作市是古怀庆府所在地，因此焦作市辖区成为公认的"四大怀药"的主要产地。这一地区北依巍巍太行山，南临滔滔黄河水。这里采撷了黄河上游各个地区不同地质条件的丰富养分，吸纳了太行山岩溶地貌渗透下来的大量微量元素，加上太行山的庇护，集山之阳与水之阳于一体，土地疏松肥沃，排水快捷，雨量充沛，水质奇特，光照充足，气候温和。"春不过旱、夏不过热、秋不过涝、冬不过冷"的气候环境，最适宜山药、地黄、牛膝等蓄根类药材的生长；菊花虽以花瓣入药，但其生长环境和气候也与该地的地理环境相吻合。正是这得天独厚的土壤与气候条件，造就了怀药独特的药性和极高的药用价值。中国最早的药物学经典《神农本草经》，把这一带所产的山药、地黄、牛膝、菊花都列为上品，后人又冠以怀山药、怀地黄、怀牛膝、怀菊花道地品名。历代医药名家在医典古籍里、临床诊疗时、配伍用药中、药膳食疗里都把"四大怀药"作为重要药材和原料。

　　山药，《神农本草经》称薯蓣，一名山芋，药用其根。山药能滋补益肾、健胃化痰、补中益气、祛冷风、镇心神、安魂魄、长肌髓。据近代科学分析，山药含有大量蛋白质、淀粉、赖氨酸、胆碱、皂苷、脂肪等，临床常用于治疗泻痢、遗精、肾虚健忘、虚劳瘦弱、神经衰弱等症。

　　牛膝，药用取其根茎。据近代科学分析，怀牛膝含有大量生物碱，可以补肝益肾、强壮筋骨、通经络、散恶血。临床常用于治疗寒湿，如腰膝骨疼、腰膝酸软、四肢拘挛、经血不调、产后瘀血腹疼、血淋、跌打损伤及屈膝障碍等症，是中药方剂常用通络活血药物。在临床上还常作为引经药使用。

　　地黄，药用其根茎。经科学分析发现，地黄中含甘露醇、葡萄糖、生物碱、脂肪酸、维生素A等重要成分。入药的怀地黄分为生、熟、鲜三种。生地（黄）能清热凉血，熟地（黄）能滋阴补血，鲜地（黄）能治实热、烦渴、大便干结等症，都是中药方剂中常用的药物。

　　菊花，味苦、微甘、性寒、无毒、可升可降，药用花须部分，有散风、解热、除烦、明目、祛翳膜、止头痛之功能。临床常用于治疗伤风感冒、目赤头痛、脑骨痛、目不清、痛风症。

　　随着中医药事业的振兴发展和人民群众对中医药需求的不断增长，特别是随着人民生活水平的提高和健康意识的不断增强，四大怀药的知名度和需求量不断增长，特别是怀山药作为药食两用的药材，成为群众药膳食疗和养生保健的重要药材越来越受到欢迎。

我与怀药结下的情怀，一是由于我在读大学时所学的专业是中药学，对怀药的历史有所了解；二是缘于20世纪末，我曾在河南省焦作市任职市委副书记，参与过推动怀药的开发研究工作，因此对"四大怀药"的"前世今生"比较熟悉。在焦作工作期间，我对焦作的怀药产业发展给予了高度关注和大力推进。一方面帮助焦作市科委等部门积极争取国家医药管理部门和中药材企业到焦作来考察调研，召开研讨会和专家论证会，帮助焦作制定怀药发展规划和提供政策支持等；另一方面积极推动农民种植怀药，充分发挥当地农民长期以来积累的生产怀药的技术和经验，并加强科学指导和信息引导。同时，还积极推动当地企业研发、加工、生产怀药饮片和相关保健产品。推动中医医疗机构使用中药饮片，生产怀药配方制剂，应用于当地群众临床疾病防治。

二十年过去了，虽然我早就不在焦作工作了，但仍关心关注着怀药的发展，特别是在担任卫生部和国家中医药管理局领导之后，继续关注并推动焦作发展中医药事业和怀药产业。我高兴地看到经过多年的努力，焦作的中医药事业得到快速发展，人民群众信中医用中药形成了氛围，中药进入了百姓的生活，特别是"四大怀药"得到了极大的开发、生产和应用，形成了不少知名品牌，深受广大群众的欢迎和喜爱。同时也带动了焦作健康文化的弘扬和发展，以四大怀药、太极拳、云台山等为标志的品牌成为宣传推介焦作的亮丽名片。欣闻《怀药志》一书编撰出版，对四大怀药及其生存环境、种植栽培、炮制技术、药食应用、传说故事等进行系统的汇总和介绍，这无疑对于传承创新发展中医药事业，推动以"四大怀药"为特色的健康产业发展，都具有重要意义。我衷心祝愿焦作在振兴发展中医药事业、创新发展健康产业、弘扬发展中医药文化中取得更大的成绩，为建设健康中国和健康焦作，提高人民健康水平做出更大的贡献。

王国强

2020 年 6 月 6 日

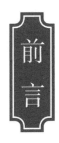

前言

　　怀药，因焦作古属覃怀之地而得名。四大怀药——怀山药、怀地黄、怀菊花、怀牛膝，因药材道地而驰名。2008 年，四大怀药种植与炮制被列入第二批国家级非物质文化遗产代表性项目名录。千百年来，四大怀药以其神奇的疗效风靡海内外，有"华药"之美誉、"怀参"之功效。古今医药学家称其为上品，历代封建王朝征其为贡品，国外医药界称其为"华药"，营养学家称其为"食药两用"精品。伴随着四大怀药的发展历程，遗留下众多传说故事、文化古迹，形成了特有的怀药历史文化、医药文化、膳食文化和商业文化。因此，编辑出版《怀药志》，总结怀药的发展历程，保护历史遗产，就显得格外重要。

　　怀药不仅是古怀庆府道地药材的品牌，更是道地豫药的代表。编辑出版《怀药志》，是一项重要的文化建设工程，有着承前启后、继往开来、服务当代、有益来者的重要作用，是遗泽后世的千秋大业。

　　《怀药志》的编辑，不同于一般的志书和本草书籍。单独记述怀药，可写成一部本草专著；单独记述怀药文化，可写成一部文化专著。而将怀药和怀药文化两者结合起来记述，合二为一，著成志书，尤为难得，别具特色。本志书本着广征博采的原则，忠于史实，删繁就简，突出怀药的地域特色、文化特色和道地特色，力求做到以怀药为主体，以怀药机构和怀商为载体，以怀药文化为引领，对怀药及怀药文化进行全面、真实的阐述与记载。

　　《怀药志》分概述、怀药品种、怀药文化、怀药资源管理、保护与开发、怀药科技、怀药机构、大事记和附录等 8 篇。时限竭力上溯，下至 2019 年底，将怀药及怀药的历史文化等总揽于内，并着重展现怀药文化内涵和怀药的道地特征，是一部集本草、文化于一体的专业志书。

　　出版《怀药志》是焦作市卫健委、焦作市中医药管理局继出版《焦作中医志》之后的又一力作，并得到了焦作市史志办的协作指导。其彰显了焦作中医药悠久的历史渊源和深厚的文化底蕴，对弘扬中医药文化、提升焦作中医药的软实力将起到积极的推动作用。修志对我们来说是一项新的工作，修专业志更是无以借鉴。我们本着对历史负责、对中医药事业发展负责的态度，虽尽力搜集史料，对所搜集的资料进行核实、整理、筛选、编写，并经多次审核后定稿，但也难免疏漏与谬误之处，敬请批评指正。

何银堂

2020 年 12 月

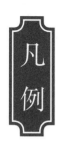

凡例

一、《怀药志》是一部集中记述古怀庆府区域所产道地药材，以及围绕道地药材所产生的怀药、怀药文化、怀商、怀商文化的专业志书，比较完整地保存了两千多年的怀药的产生、发展、兴盛及变迁、变异历程，为挖掘、研究和助推怀药的发展提供了较好的历史资料。本志书由焦作市中医药管理局立项，由焦作市中医药学会组织中药专业委员会及从事怀药生产、加工、科研的专家具体编纂，并得到了相关部门和单位的大力支持。

二、《怀药志》的编纂，不局限于怀药本草的编辑，而是围绕因怀药而产生的怀药机构、怀药文化、怀药科技、怀药管理、怀药保护与应用等进行全面编辑；不局限于著名的道地药材"四大怀药"，而是将支撑四大怀药的传统道地怀药品种、大宗优质怀药品种和中药资源普查怀药品种名录一并列出，形成了一个金字塔结构，在突出重点的基础上，展现怀药的全貌。全书立足当代，尊重历史，反映现实，力求用新观点、新方法、新材料、新体例，达到思想性、科学性和资料性的统一。

三、本志书所载史实，上限竭力上溯，下限止于2019年底。

四、入志史料来源于历史档案、报纸、杂志、书籍，还包括考古发现，相关史书、志书及调查考证、人物采访等资料。

五、入志范围包括古怀庆府所辖沁阳市、孟州市、温县、武陟县、修武县、博爱县、济源市、原阳县（古原武县、阳武县）等8县，重点是目前焦作市所辖6县市4区的怀药管理、怀药企业、怀药科研等单位或机构的相关史料和怀药品种。而济源市与焦作市山水相连，一脉相承，怀药资源十分丰富，故在编辑过程中史料和怀药部分包含了济源市的。怀药人物只列出了古代有记载的知名人士和四大怀药国家级、省级传承人。

六、本志书关于年代的记载一律采用公元纪年。

七、全书采用语体文叙述，其结构为篇、章、节的形式。篇为最高层次，篇下依类设章，章下设节。

八、本志书以文为主，辅以照片、图、表等。

九、单位名称原则上以现在名称起始和记述。

目录

第一篇

概
述

第一章 焦作市情概况

焦作市位于河南省西北部，北依太行山，南临黄河，面积约 4 071 平方千米，人口 370 多万，辖 4 个市辖区（解放区、山阳区、中站区、马村区），1 个城乡一体化示范区，2 个县级市（沁阳市、孟州市），4 个县（温县、博爱县、武陟县、修武县）。

历史文化厚重。焦作古称山阳、怀州，是华夏民族早期活动的中心区域之一，是司马懿、韩愈、李商隐、许衡、何塘、朱载堉等历史文化名人的故里，是"竹林七贤"的聚集地、中国武术太极拳的发源地、"四大怀药"的原产地。

区位优势突出。焦作地处我国南北交汇点、东西结合部，是中原经济区六城市之一，是中原城市群和河南"米字形"高铁网的重要节点城市，郑焦铁路已经通车运营，郑太高铁、焦济洛城际铁路快速推进。焦作联通豫西北、对接晋东南的区位优势突出。

产业体系完备。焦作现已形成装备制造、汽车及零部件等十大产业，产业链条完整，集群效应明显，是国家火炬计划汽车零部件特色产业制造基地、国家铝工业基地、国家新型工业化示范基地。近年来，焦作抢抓"互联网+"发展机遇，多家知名电商纷纷落户焦作，焦作电商产业发展走在了河南省前列。

旅游资源丰富。焦作有云台山等 3 家 5A 级、4 家 4A 级景区，是中国优秀旅游城市、中国旅游竞争力百强城市、国家级旅游服务综合标准化示范市，正在积极创建国家全域旅游示范市，打造中原经济区文化康养业引领基地，建设"世界太极城，中原养生地"。

营商环境优越。焦作生产要素富集，毗邻晋东南煤海，南水北调工程穿越城区，西气东输工程穿境而过；开放条件完备，拥有焦作海关、河南德众保税物流中心等对外开放平台，拥有 1 个国家级高新区、8 家省级产业集聚区；政策环境优良，是中原经济区经济转型示范市、中部地区国家首批资源枯竭转型城市、国家级行政审批服务标准化试点市。

第二章 自然资源概况

第一节 区　位

一、地理位置

焦作市位于河南省西北部,地处北纬34度49分~35度30分、东经112度35分~113度38分之间,呈北山南滩中川之势。北依太行山,与山西省陵川县接壤;南临黄河,与郑州市的荥阳市、巩义市,洛阳市的孟津县隔河相望;东与新乡市的辉县市、获嘉县、原阳县接壤;西与济源市和山西省晋城市毗邻,地势北高南低,中为平原。焦作市总面积约4 071平方千米,其中山丘面积约900平方千米、平原面积约2 656平方千米、滩区面积约515平方千米。东西长约102千米,南北宽约77千米。中心城区面积约424平方千米,市区建成区面积约107平方千米。

二、区域建置

全市总人口370多万人,常住人口为350余万人。辖解放区、山阳区、中站区、马村区、焦作市城乡一体化示范区五个城区,沁阳、孟州两个县级市,温县、武陟县、博爱县、修武县四县以及85个乡(镇)、31个办事处、1 805个行政村。

第二节　地形地貌

一、地貌类型

焦作地处太行山脉与豫北平原的过渡地带,西部、北部属太行山脉;南部、东部属豫北平原地带。地貌由平原与山区两大基本结构单元构成,总的地势是由西北向东南倾斜,由北向南渐低。从北部山区到南部平原呈阶梯式变化,层次分明,自然平均坡度为2‰,最高海拔1 400米,最低海拔80米,地面高差达1 300多米。焦作区域内地貌类型较全,自北向南,山地、丘岗、平原、滩涂皆备。全市已开发利用的土地资源分为耕地、林地、草地、工交建筑用地等四大类,其中耕地面积为289万亩(亩为非法定计量单位,1亩≈666.67平方米),境内有约500平方千米的山前岗地和砾石倾斜平地,其地质坚硬稳固,地层耐力巨大,工程地质和区域定性好,且近邻矿点、水源、交通干线和城镇,是极为理想的工业用地。

二、土壤类型及条件

焦作市土壤类型的分布与起伏多变的地理环境有着密切的关系，随着地形的变化而变化，而且呈现出一定的规律性和地带性。全市土壤组成比较复杂，有褐土、棕壤土、潮土、水稻土、盐碱土5个土类，23个土属，72个土种。其中褐土、潮土、棕壤土面积最大，全市均有分布，适宜大部分药用植物的生长。

全市土壤有机质含量变幅为0.6%~1.94%，含全氮量平均为0.066%~0.083%，速效磷含量一般为（9.32~15）×10^{-6}，速效钾含量一般为（152~192）×10^{-6}。从以上数字可粗略看出，全市土壤养分含量的特点是缺氮、少磷，有机质和钾含量高，土壤多为中性偏碱。

土地资源不但是农业生产的主要资源，同时也是林木和药材种业生产的主要资源，因此要注意采取一定的技术措施，以用地养地相结合的方法提高土壤养分含量，满足中药材生长需要。

三、山系

太行山（北纬34度34分~40度43分、东经110度14分~114度33分），又名五行山、王母山、女娲山，是中国东部地区的重要山脉和地理分界线。

河南省所属太行山脉，位于山西省与华北平原之间，纵跨北京、河北、山西、河南4省市，山脉北起北京市西山，向南延伸至河南省与山西省交界地区的王屋山，西接山西高原，东临华北平原，呈东北至西南走向，绵延400余千米。它是中国地形第二阶梯的东缘，也是黄土高原的东部界线。太行山是中国东部的一条重要地理界线。东部的华北平原是落叶阔叶林地带，西侧的黄土高原是森林草原地带和干草原地带，两侧的植被、土壤垂直带特征也存在明显差异。焦作市属太行山山系，位于太行山最南端（又称南太行）。

第三节　气　候

焦作市属于暖温带大陆性季风气候，有"春季干旱回温快，夏季炎热雨集中，秋季凉爽季节短，冬季寒冷雨雪稀"的特点。由于太行山的屏障作用和海拔高低悬殊，焦作气候干燥，热量、光能等资源比较充足，适宜多种药用植物的生长，为全市药材的栽培种植创造了良好的环境。

一、日照

焦作属暖温带大陆性季风气候，全年四季分明，气候温和，光照充足，雨热同季，全年日照时数为2 000~2 100小时，年日照率为55%。全年当中5月日照时数多，为227.9小时，日照率为57%；1月日照时数最少，只有134.4小时，日照率是57%（表1–1）。日照时数的长短对药用植物的生长影响甚大。海拔较高的地区日照时数较短，如海拔1 000米以上的山区，年日照时数一般在2 074小时左右。海拔较低的武陟县，年日照时数较短，为2 173.3小时；温县、沁阳市、博爱县、修武县、孟州市的日照时数也较长，这几个县市光照条件较好，日照率高，因此春夏季节对喜光药用植物生长发育十分有利，为四大怀药植株生长提供了有利条件。

表1-1 焦作市各月日照时数及日照率表

月份	1	2	3	4	5	6	7	8	9	10	11	12	年
日照时数（小时）	134.4	135.7	171.0	208.7	227.9	215.4	179.0	181.8	162.3	166.8	152.7	139.6	2 075.3
日照百分率（%）	57	51	51	52	57	61	53	55	51	58	55	58	55

全市全年太阳总辐射量为116.93千卡／厘米^2（千卡为非法定计量单位，1千卡＝4 186.8焦）。其中6月最多，为14.29千卡／厘米^2；5月和7月次之；全年12月最少，为6.10千卡／厘米^2。变化趋势为3月开始递增，6月达到高峰，7月开始递减，11月～翌年2月维持在低值范围。根据全市常年种植的山药、牛膝、菊花、地黄、补骨脂等药用植物来看，5～6月的太阳辐射高值有利于它们的生长发育，6~8月的最高值与雨、热高值同步，有利于药用植物的旺盛生长。焦作市各月太阳总辐射量如表1-2所示，焦作市四大怀药生育期辐射量如表1-3所示。

表1-2 焦作市各月太阳总辐射量

月份	1	2	3	4	5	6	7	8	9	10	11	12	年
总辐射量（千卡／厘米^2）	6.39	6.31	9.21	10.54	13.57	14.29	13.21	12.66	9.37	9.06	6.22	6.10	116.93

表1-3 焦作市四大怀药生育期辐射量

项目	辐射量（千卡／厘米^2）	占全年总量百分率（%）
≥0℃期间	105.75	90
≥3℃期间	99.66	85
≥10℃期间	84.74	72
四大怀药全生育期 10月～翌年5月	67.40	58
6~9月	49.53	42

全市全年有效辐射量为57.29千卡／厘米^2。其中6月最多，为7.00千卡／厘米^2；12月最少，为2.99千卡／厘米^2。≥0℃期间，光合有效辐射量为51.82千卡／厘米^2。占全年总辐射量的90%；≥3℃期间，光合有效辐射量为48.93千卡／厘米^2，占全年总辐射量的85%；≥10℃期间，光合有效辐射量为41.52千卡／厘米^2，占全年总辐射量的72%。

从上述情况可看出，全年光合有效辐射量大部分集中在作物迅速生长期间，给作物生长发育提供了丰富的光合条件。从全市范围看，孟州市、沁阳市最高，武陟县最低（表1-4）。全年光能利用潜力很大。而山区则与平原有所不同，济源市许多药用植物生长在山区、丘陵灌木丛林之中，光照时间辐射量等远远小于平原，直射光少，形成山区特有的生态小气候，中药资源尤其是野生资源十分丰富，而中药种植业生产则不如平原，形成了中药分布在自然区域上的特点。

表 1-4　各地日照、总辐射量、温度、降水情况统计

日照时数 （小时）	济源市	沁阳市	博爱县	焦作市	修武县	武陟县	孟州市	温县
	2 363.7	2 063.1	1 926.1	1 981.5	1 950.9	2 173.3	2 159.8	2 271.8
总辐射量 （千卡/厘米²）	118.2	122.3	121.59	118.5	120.6	111.2	122.1	116.93
温度（℃）	14.6	15.0	14.8	15.6	14.6	14.6	14.6	14.6
降水（毫米）	641.7	547.5	562.6	551.5	570.3	545.9	577.1	537.4

二、热量

焦作市热量资源丰富，年平均气温为 14.8 ℃，年平均偏差为 ±0.4 ℃。一年中，最冷月与最热月的温度差平均为 26.7 ℃，全年中 7 月温度最高，日平均温度为 27.2 ℃，1 月温度最低，日平均温度为 0.5 ℃。

全年 ≥ 0 ℃的积温为 5 433.1 ℃·天，时间为 311 天；≥ 3 ℃的积温为 5 354.6 ℃·天，时间为 284 天；≥ 5 ℃的积温为 5 227.4 ℃·天，时间为 261 天；≥ 10 ℃的活动积温为 4 874.8 ℃·天，时间为 223 天，全年有效积温为 4 874.8 ℃·天。全市气温的逐月变化较大，一般 12 月~翌年 2 月的变化较平稳，3~5 月增温剧烈，6~8 月位于全年气温的高值区，变化不大，10~11 月降温急剧。根据药用植物的生长情况看，3~5 月正是药材的栽种时期，气温的剧增对药材生长很有利。焦作市气温的日差在秋季较大，对地黄块根的形成与增产起到很大作用。

霜冻对药用植物的生长有较大的影响，全市无霜为 231 天，最长为 266 天。

三、降水

焦作市常年降水量为 556 毫米，降雨时空分布不均，北部山区偏多，南部平原偏少；由于受大陆性季风气候的影响，在降水量方面季节分布极不均匀，7~9 月降水量占全年的 50%~60%，冬季降水量仅占 4.6%，丰枯年降水量相差 1~2 倍。夏季降水量集中，冬季降水量稀少，秋季降水量多于春季。焦作市四季降水量分布如表 1-5 所示。

总的来说，焦作市的雨量不足，旱多涝少，分布不均，具有明显的干湿季节，对药材的生长有一定影响。

表 1-5　焦作市四季降水量分布表

季节	春季 （3~5 月）	夏季 （6~8 月）	秋季 （9~11 月）	冬季 （12 月~翌年 2 月）
年平均降水量（毫米）	100.4	312.0	118.0	25.7
占年降水量的比率（%）	18.1	56.1	21.2	4.6
历年最多降水量（毫米）	228.1	580.3	366.9	54.6
最多降水量年份	1964	1977	1961	1963
历年最少降水量（毫米）	46.0	140.5	49.9	1.8
最少降水量年份	1962	1969	1979	1976

四、灾害性天气

灾害性天气是对人民生命财产有严重威胁，对工农业和交通运输会造成重大损失的天气。焦作市的灾害性天气主要有大风、暴雨、暴雪、冰雹、龙卷风、寒潮、霜冻、大雾、干旱、涝等，可发生在不同季节，一般具有突发性。据气象部门资料，焦作市以旱、涝灾害较为严重，其中春旱为最多、最重，雨涝季节性也很强，以夏涝为多，直接影响中药材生长，致使中药生产受到严重损失。

第四节　自然资源

一、矿产资源

焦作市的矿产资源品种较多，储量较大，质量较好。据焦作市人民政府网站 2019 年发布的资料显示，焦作市矿产资源有 40 余种，占全省已发现矿种的 25%，探明储量的有煤炭、石灰石、铝矾土、耐火黏土、硫铁矿以及铜、铁、石英、大理石、铝、锌、磷、锑等矿产资源 20 多种。其中煤田东起修武，西至博爱，南接武陟，东西长 65 千米，南北宽 20 千米，保有储量 32.4 亿吨，为单一的优质无烟煤（发热量占 5 500~6 700 千卡／千克。其中含硫量占 0.5%~0.8%，挥发成分占 8%~9%，灰分占 22%~27%），是化工和钢铁工业的理想原料；耐火黏土主要分布于修武至沁阳一线的太行山南侧，埋藏浅，易开采，耐火温度达 1 650~1 770 ℃，是生产陶瓷、耐火材料的优质原料，已探明储量 4 686.9 万吨，占全省保有储量的 9.5%；铁矿主要分布于焦作和沁阳，保有储量 2 726 万吨，工业储量 740.6 万吨，以磁铁矿为主，含铁量 32%；硫铁矿保有储量 3 475.5 万吨，占全省储量的 41%，品位一般在 16%~20%，洗选性能良好，主要位于冯封矿区，矿体长 3 000 米，宽 300~600 米；石灰石分布广、储量大，工业储量 33 亿吨，远景储量 100 亿吨，厚度稳定在 30 米以上，含氧化钙 52%~54%，主要分布于北部山区，面积 500 平方千米，是生产纯碱、乙炔、水泥等产品的优质原料。供药用的有硫黄、自然铜、辰砂、雄黄、阳起石、云母石、石膏、赤石脂、龙骨、钟乳石等，而且蕴藏量极大，亟待开发利用。

二、水资源

焦作市水资源丰富。流域面积在 100 平方千米以上的过境河流有 23 条，还有引沁渠、广利渠两大人工渠，有群英水库、青天河水库、白墙水库、顺涧水库等较大水库，地表水资源充裕；焦作市还是天然的地下水汇集盆地，已探明地下水储量 35.4 亿立方米；南水北调中线从焦作通过。丰富的水资源在中西部地区是不可多得的。

焦作市的水资源总量 7.83 亿立方米，其中地下水资源量（浅层地下水）5.48 亿立方米，地表水资源量 4.18 亿立方米。人均占有量 223 立方米，亩均占有量 271 立方米，分别是全国平均值的 1/10 和 1/5。

（一）地表水

焦作市现有5座中型水库（顺涧、白墙、青天河、群英、马鞍石）和23座小型水库（八一、逍遥、小柴河等，其中孟州14座，沁阳5座，博爱、修武各1座），蓄水能力达1.5亿立方米；万亩以上灌区18处，设计灌溉面积达183万亩；机电排灌站880处，装机容量达1.9万千瓦；机电井44379眼；骨干河道堤防497千米；中小型水闸192座等一批水利工程，初步形成了拦、蓄、引、提、灌、排等较为完善的水利工程体系。

（二）过境水

焦作市分属黄、海两大水系，流域面积在1 000平方千米以上的河道有5条，除黄河、沁河两条大型河道外，还有丹河、大沙河、新蟒河三条中型河道，流域面积在100平方千米以上的小型河道有14条。

（三）地下水

焦作市地下水资源丰富，总储量达35亿立方米。全市有青峰岭和郇封岭两个较大的地下水漏斗区，两处面积共1 050平方千米，为河南省第二大地下水漏斗区。

（四）可灌溉面积

焦作市耕地面积289万亩，旱涝保收田面积达222万亩，有效灌溉面积达255万亩，分别占总耕地面积的77%和88%；目前节水灌溉面积达到209万亩，占有效灌溉面积的82%。

三、农作物资源

焦作市种植的农作物主要以粮食作物、经济作物为主。主要粮食作物有小麦、玉米、水稻等，是全国三大粮食高产区之一，所辖六县（市）均成为亩产吨粮县（市）和小麦千斤县（市）。温县有"小麦王国"之称，1998年全市实现年亩产吨粮，成为中国北方第一吨粮市。经济作物以棉花为主，还有大豆、油菜、芝麻、花生等，闻名中外的山药、牛膝、地黄、菊花被称为"四大怀药"，是焦作的一大优势和特色，远销东南亚和欧美。

四、植物资源

焦作地处暖温带落叶阔叶林地带，属华北植物落叶植被区，植物资源丰富，种类繁多。全市共有高等维管束植物1 440余种，隶属于159科685属，占全省植物总数的50%。代表性植物有栓皮栎、槲树、胡桃楸、白皮松、青檀、油松、山皂角、黄荆、鹅耳枥等。全市有国家重点保护的珍稀植物10种，占河南省保护植物的1/3。其中，属于国家一级重点保护植物的有南方红豆杉，属于国家二级重点保护植物的有连香树、水曲柳、野大豆；属于河南省重点保护植物的有山白树、天麻、胡桃楸、华榛、青檀、猬实、太行花、太行菊、白皮松、大果榉、太行榆、独根草等。此外，还有许多河南省稀有植物，如党参、裂叶榆、金铁锁、铁筷子、太行榆、河南杜鹃等20多种，是太行花、太行榆、太行铁线莲、太行菊、毛叶朴等河南特有物种的原产地和集中分布区。

（一）果林资源

焦作市果林资源相当丰富，目前主要栽培的果树有苹果、梨、桃、杏、李子、柿子、山楂等，均有较高的经济价值，也是良好的人工植被。

用材树种有泡桐、毛白杨、白榆、臭椿、苦楝、侧柏、刺槐、栎树、松树等；粮油树种有柿子、板栗、核桃、枣树、黄楝树、椋子树、乌桕树等；特用经济树种有漆树、山茱萸、银杏、七叶树等；灌木藤条有山葡萄、胡枝子、猕猴桃、六道木、紫荆槐、黄荆、白蜡条等，也可作编织用材。

（二）药用植物

通过中药资源普查，焦作市野生和栽培的中药材共有162科1 091种，其中常用大宗道地药材有山药、牛膝、菊花、地黄、补骨脂、连翘、山楂、冬凌草、山萸肉、酸枣仁、柴胡、沙参、葛根、苍术、五味子、五加皮、姜、竹茹等60余种。

（三）食用菌类

焦作市的食用菌类主要为人工栽培，有蘑菇、银耳等，所占比例很小，但有一定的药用价值。

（四）野生植被

焦作市的野生植被主要是野生牧草和小灌木。野生牧草以白洋草最多，其次是马耳草、狗尾草、羊胡草、鸡眼草、黄背草、茅草、稗草等。小灌木有酸枣、黄荆、白蜡条等，它们主要生长在沟边、路旁、丘陵。由于林木覆盖，多种野草生长，保护了水土，维持了自然生态平衡，为中药材的生长提供了适合条件。焦作市山坡、林间、草地分布着600余种中药材，其中常用的有180余种，主要有连翘、防风、沙参、柴胡、苍术、五加皮、桔梗、冬凌草等。

五、动物资源

焦作市有各种野生动物853种，其中兽类34种，鸟类277种，两栖动物8种，爬行动物19种，软体动物30种，昆虫资源485种。

兽类分布有34种，分别隶属7目17科31属。国家一级保护动物有金钱豹、林麝，国家二级保护动物有猕猴、水獭、斑羚，河南省重点保护动物有豹猫、狍、果子狸、貉、复齿鼯鼠、小飞鼠、狼。太行猕猴更是目前世界上分布最北界的猕猴，具有极高的科研价值。太行猕猴主要分布在沁阳的白松岭、仙神河、丹河峡谷，博爱的青天河、靳家岭，修武的影寺、群英水库等处。

鸟类有277种，分别隶属17目47科。有87种在本地繁殖（包括留鸟和夏候鸟）。列入国家重点保护的有45种。其中国家一级保护鸟类有6种，即白鹳、黑鹳、大鸨、金雕、白尾海雕、玉带海雕；国家二级保护鸟类有39种，即角䴙䴘、斑嘴鹈鹕、白琵鹭、鸳鸯、大天鹅、小天鹅、鸢、鹗、苍鹰、雀鹰、松雀鹰、日本松雀鹰、秃鹫、白尾鹞、白腹鹞、鹊鹞、普通鵟、毛脚鵟、大鵟、灰脸鵟鹰、凤头蜂鹰、阿隼、黄爪隼、红隼、燕隼、游隼、拟游隼、猎隼、勺鸡、灰鹤、东方角鸮、领角鸮、雕鸮、纵纹腹小鸮、长耳鸮、短耳鸮、鹰鸮、灰林鸮、斑头鸺鹠。

两栖动物有 8 种，隶属 2 目 4 科，如大鲵、大蟾蜍、黑斑蛙等。

爬行动物有 19 种，隶属 3 目 8 科，如乌龟、黄脊游蛇、王锦蛇、乌梢蛇等。

第三章 怀药发展历程

四大怀药历史悠久，驰名中外，有"华药"之美誉、"怀参"之功效。古今医药学家称其为上品，历代封建王朝征其为贡品，国外医药界称其为"华药"。

怀药，因其产于古覃怀之地而得名。怀，春秋郑国邑名，战国属魏。秦置县，为怀县，在今河南武陟西南。北魏天安二年（467）设置怀州，治所在野王（隋改名河内，今沁阳）。唐辖境相当于今河南焦作、沁阳、武陟、修武、博爱、获嘉等地。金天会年间改名南怀州，天德年间恢复旧名。1257年元改其为怀孟路。元延祐六年（1319）改名为怀庆路，明代改为怀庆府，1913年废。明代的怀庆府，是河南省所属的八府之一，下辖河内（今沁阳）、济源、修武、武陟、孟州、温县等6县，清代又将原属开封府的阳武、原武（今原阳县）二县划入，共辖8县。其地北倚太行，南临黄河，沁、丹两河贯穿其中，全境为黄河冲积平原，地层深厚，气候温和，地下水丰富。这一地区独特的土壤、阳光、水、气候等自然条件，赋予了四大怀药独特的外观、质地和神奇的药效。

自古以来，四大怀药就被列为道地药材，历代的中药典籍和名医史志都有论述并给予其高度评价，还有不少诗词歌赋和传说故事，更为其增添了神秘色彩和丰富的文化内涵。据史书《怀庆府志》载：地黄、山药、牛膝、菊花等俱河内县出，为朝贡常数。远在2 700多年前（前734），封建诸侯卫桓公就将怀地黄、怀山药贡献给周王朝。《新唐书·地理志》载：唐朝怀州河内郡贡地黄、山药、牛膝、菊花、生姜等五种中药材。《宋史·地理志》载：宋朝，河内郡贡怀地黄、怀牛膝二种。金代，怀州郡贡怀牛膝、干山药等四种。明代，河内郡贡生地黄、熟地黄、山药、牛膝等五种。著名医药学家李时珍在《本草纲目》中推其为各地所产品种之首。清代康熙三十二年（1693）朝贡药材包括"四大怀药"在内达11种。清代进士范照黎的《怀诗》云："乡村药物是生涯，药圃都将道地夸。薯蓣篱高牛膝茂，隔岸地黄映菊花。"

四大怀药原系野生于太行山中，至今在山中还保留着山药沟、地黄坡、牛膝川、菊花坡等古地名。夏周时已开始在沿山一带和丹河沿岸村庄进行家种，清代逐渐发展到沁河两岸，距今有三四千年的种植历史。据传，日本侵略军曾到达焦作一带，对怀药的医疗和保健功能大为赞叹，爱不释手，强行提出把当地土壤运回日本，化验后配制专项土壤种植怀药，但最终以失败告终。

明、清两代，怀庆府古城药材行栈林立，中药堂店遍地，史载：明永乐三年（1405），怀药开始出口国外，郑和七下西洋，曾携带大量怀药到达东南亚、欧洲等地，深受各国客商的青睐。一年两次（阴历五月十三、九月初九）的药材大会迎来四海药商，闻名全国。清康熙年间，怀庆府药商形成庞大的怀帮队伍，常年奔波于全国各地，运销四大怀药，相继在武汉、天津、北京、上海、广州、西安、安国、禹州、周口等地修建了怀庆会馆，开设药材行栈，就地开展怀药贸易，形成了专营怀药的怀帮会和怀庆会馆。每年怀药还要通过广州、上海、香港、天津等口岸销往南洋群岛、东南亚、西欧、美国等地。1914年，四大怀药在美国旧金山举办的万国商品博览会上荣获金奖。1962年，中华人民共和国卫生部、国家中医药管理局从《本草纲目》中记载的 1 892 种中药材中优选出 44 种作为"国药珍宝"，四大怀药俱列其中。"四大怀药"因其滋补养生作用而号称"怀参"和"华药"，走俏国内国际市场。1995 年 4 月，原怀庆府故地沁阳市被卫生部、国家中医药管理局、中华医学会、中国药学会、中国农学会、国务院发展研究中心等 10 余家单位联合命名为"中国怀药之乡"。

　　焦作市政府高度重视四大怀药产业化工作，成立了焦作市中药现代化科技产业工程领导小组，并从五个方面加快中药产业化发展。一是扶持怀药企业，争创名牌产品；二是注册怀药证明商标，培育怀药公共品牌；三是打造怀药宣传平台，提升社会认知度；四是激励基地建设，扩大怀药种植面积；五是强化行业管理，促进怀药产业健康发展。截至 2019 年底，全市建设四大怀药种植基地 24.2 万亩，怀药鲜货年产量达 44.1 万吨，亩均收入 4 000 余元；怀药加工企业发展到 54 家，怀药产品有 150 多种；怀药种植总收入达 10 亿元，中药及怀药企业工业总产值达 15.3 亿元。同时，全国各地已发展四大怀药专卖店 200 多家，产品远销日本、韩国、美国及中国台湾、中国香港等 10 多个国家和地区。组织出版了有关四大怀药的专著，建成了焦作中药网（现已注销）和四大怀药展厅，"怀庆药都"建设也初具规模，申请注册了四大怀药国家地理标志证明商标等。2003 年，焦作市"四大怀药"获得国家原产地域产品保护。2007 年 9 月，中华中医药学会与焦作市人民政府在焦作成功举办了"四大怀药与地道药材研究论坛"，对研究、开发和利用四大怀药起到了积极作用。2008 年，"四大怀药种植与炮制技术"被列入国家级非物质文化遗产名录。随着怀药文化的广泛传播和怀药企业的不断壮大，四大怀药正在为国内外人民的身体健康发挥积极作用，焦作怀药产业具有光明灿烂的未来，定能再创"怀庆药都"的辉煌。

第二篇

怀药品种

第一章 著名道地怀药品种

第一节 怀山药

一、植物名称

1. 道地名称 怀山药。

2. 汉语拼音 huáishānyào。

3. 拉丁语 *Rhizoma* Dioscoreae。

4. 本草典籍记载用名 藷藇、署预（《山海经》），薯蓣、山芋（《神农本草经》），诸署、署豫、玉延、修脆、儿草（《吴普本草》），山藷（《名医别录》），延草（《兼名苑》），王芋（《杂要诀》），淮山药（《饮片新参》），蛇芋（《浙江中药手册》），野山豆（《江苏植药志》），山板术（《广西中药志》），白苕（《四川中药志》），九黄姜、野白薯（《湖南药物志》），扇子薯、佛掌薯（《药材学》），白药子（《杭州药植志》），等等。

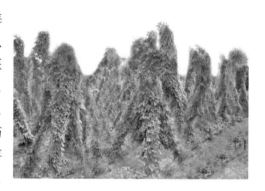

怀山药大田

5. 名称由来 山药之名说法有二：一是《山海经》称山药为薯蓣，后因"蓣"与唐代宗名"豫"音同而避讳，故改名为薯药。到了宋代，又因"薯"与宋英宗名"曙"同音而避讳，又改名为山药。二是早在晋朝就有山药之名。《宣和书谱》（十五卷）就刊载有大书法家王羲之的草书《山药贴》。唐代诗人韦应物有"秋斋雨成滞，山药寒始华"的诗句，大文学家韩愈也有"僧还相访来，山药煮可掘"的诗句。首见于医药学著作的是唐朝侯宁极的《药谱》，《吴兴掌故集》中也说："山药，本名薯蓣，以山土所宜，故名山药。"民间还有"山药山药，山中之药"的说法。由此分析，"山药"之名应在避讳之前就有了。齐、鲁名山芋；郑、越名土薯；秦、楚名玉延。或音殊，或音诸，语有轻重，相传之讹也。

怀山药之名，始见于明代医药学家龚廷贤所著的《寿世保元》，此前的《救荒本草》中说："怀孟间产者入药最佳。"刘文泰《本草品汇精要》中说："河南者佳。"《本草蒙筌》指出："南北州郡俱产，唯怀庆者良。"《本草原始》说："今人多用怀庆者。"清乾隆年间重刊的《怀庆府志》记载："薯蓣，各州府虽皆有之，入药者河内（怀庆府旧称）为良。"《饮片新参》提到的淮山药，指淮河流域即河南至江苏一带所产之品，现以古怀庆府（今河南沁阳、博爱、武陟、孟州市、温县等地）所产质量最佳，因其质坚实、粉性足、色洁白而誉满中外，称为怀山药。

怀山药中最好的品种称为"铁棍山药"，据《沁阳市志》记载，沁阳市山王庄镇大郎寨村的山药称"郎山药"，曾为明、清贡品，大郎寨的赵复晨老人是中华人民共和国成立前最后一批贡山药的主人，他种出的郎山药断面呈菊花心状，落地如铁棍之声，故名铁棍山药。国内外客商称怀山药、怀地黄为"怀参""补肾王"，将其与长白山人参并列。

二、药材来源

1. 品种来源　本品为薯蓣科植物薯蓣的干燥根茎。

2. 分类检索　怀山药在焦作有三个品种。清光绪庚子年《农学丛书》记载："怀庆府山药分菜山药、野山药、铁棍山药三个品种。菜山药其形松粗、汁多粉少；野山药其形坚细、汁少、粉多、味淡；铁棍山药分白皮、青皮两种，其形坚细、汁少、粉多、味甜。"但是，入药者只有铁棍山药。分类系统检索如下：

（1）根状茎肉质，略呈圆柱形，生有须根，外表褐黄色或土黄色。质脆，断面白色或浅白色，具黏性，有甜味。

（2）茎上部叶对生，下部互生或三叶轮生，外形多变化，呈三角状卵圆形至三角状广卵形，通常三裂，叶腋间常生珠芽，茎叶常带紫色。

（3）花极小，黄绿色，单性，雌雄异株，均呈穗状花序，雄花序直立，雌花序下垂。

（4）蒴果三棱，呈翅状，种子扁卵圆形，有阔翅。

3. 品种特点

（1）铁棍山药：根状茎肉质坚实细腻，根毛粗，断面白色，黏性强，味甜。

（2）菜山药（太谷山药）：根状茎肉质虚松，根毛细，断面浅白色，黏性弱，味微甜。

（3）野山药：根状茎瘦小细长，茎叶不带紫色，花序轴呈螺旋状弯曲。

三、应用历史

怀山药原为野生植物。现在沁阳市紫陵镇村后太行山上的老君顶北边，仍有一条南北约2千米长的野生山药沟，当地人称"山药沟"。后经人的培养、驯化逐渐转移到平原地区栽种，其种植历史可以追溯到夏朝，距今已有3 000多年的历史。《禹贡》上称"怀"为"覃怀"，指的正是怀庆府一带。自古以来，怀山药皆可以食药兼用。最早在《神农本草经》中就记载：山药益气，长肌肉，久服耳目聪明。对久病虚弱者效用尤为显著，妇女产后食用可早日恢复健康。据《沁阳县志》记载：早在周桓王二年（前718）和卫宣公时代（前718~前700），山药就一直是向朝廷进贡的一种贡品。清道光十三年（1833）的《河内县志》记载："蔬之属曰薯，蓣称菜山药，药之薯蓣为药山药，称铁棍山药，供药用，产于怀庆府者优。"铁棍山药质坚实，粉质足，色白，久煮不散，俗称"鸡骨山药"。产于沁阳山王庄镇大郎寨村者，称为"郎山药"。明洪武二十四年(1391)，郎山药被指定为贡品。郎山药为怀山药中的上品，出口山药均以"怀郎"标名，远销欧美及东南亚诸国，1914年曾在美国旧金山举行的美国商品博览会上展出并受到各国的赞扬，美国市场称之为"华药"。温县参展的山药、地黄荣获金奖。1990年，温县注册的"温怀"牌山药，在国际旅游节中获得"天马优秀奖"。1950年，武陟县西陶村农民杨可颐将自己亲手种的50斤（斤为非法定计量单位，1斤=500克）山药献给毛主席，曾引起极大轰动。

山药有悠久的药用历史，一直被列为上品，《神农本草经》称山药为薯蓣，主伤中、补虚羸，除寒热邪气，补中益气力，长肌肉，久服耳目聪明，轻身，不饥，延年。《卫生易简方》载：下痢噤口，山药半生半炒为末，每服二钱，米饮下。《日华子诸家本草》载：主泄精、健忘。《神农本草经读》载：薯蓣（即山药），能补肾填精，精足则强阴。

四、植物产地

1. 生长环境　山药生长于山野向阳处，现各地皆有栽培。

2. 生长地域　山药主产于河南。此外，湖南、湖北、山西、云南、河北、陕西、江苏、浙江、江西、贵州、四川等地亦产。一般以河南博爱、沁阳、武陟、温县等地（古怀庆府所属地）所产质量最佳，习称"怀山药"。

五、植物特征

山药为多年生缠绕草本。块茎肉质肥厚，略呈圆柱形，垂直生长，长可达1米，直径2~7厘米，外皮褐黄色，生有须根。茎细长，蔓生，通常带紫色，有棱，光滑无毛。叶对生或三叶轮生，叶腋间常生珠芽（名零余子）；叶片形状多变化，三角状卵圆形至三角状广卵形，长3.5~7厘米，宽2~4.5厘米，通常耳状三裂，中央裂片先端渐尖，两侧裂片呈圆耳状，基部戟状心形，两面均光滑无毛；叶脉7~9条基出；叶柄细长，长1.5~3.5厘米。花单性，雌雄异株；花极小，黄绿色，成穗状花序。雄花序直立，两个或数个聚生于叶腋，花轴多数成曲折状；花小，近于无柄，苞片三角状卵圆形；花被片6枚，椭圆形，先端钝；雄蕊6枚，花丝很短。雌花序下垂，每花的基部各有2枚大小不等的苞片，苞片广卵形，先端长渐尖；子房下位，长椭圆形，三室，柱头三裂。蒴果三棱，呈翅状，果翅长几等于宽。种子扁卵圆形，有阔翅。花期7~8月。

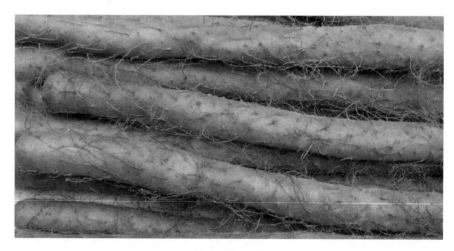

沙土铁棍山药

果期 9~10 月。

山药的藤（山药藤）、叶腋间的珠芽（零余子）亦供药用。

怀山药性喜气候温暖，阳光充足，适宜在土层深厚、疏松肥沃的土壤中生长，不同的自然条件对怀山药的生长发育和品质优劣有着十分重要的影响。怀山药生长期约 170 天。4 月下旬种植怀山药；5 月幼苗迅速生长；6 月地上叶、蔓迅速生长发育成型，地下根开始生长；7 月地下根茎迅速生长膨大，开始开花；9 月地下根茎生长发育减慢，增加养分储存；10 月怀山药逐渐停止生长发育直至收获。

六、栽培技术

（一）播前准备

1. 选种繁殖

（1）选种。筛选培育怀山药良种的方法有四种：一是从现有栽培品种中挑选符合要求的变异植株；二是从野生山药中筛选符合要求的植株；三是引进外地的优良品种，经过较长时间的驯化栽培，使之怀化；四是通过杂交获得新品种。焦作地区的怀山药经选育、提纯、培育后，现有优良品种有铁棍山药、太谷山药、白玉山药和菜山药。

（2）繁殖。山药一般是靠无性繁殖，无性繁殖可用的材料叫作山药栽子、山药嘴子和山药芦头。其生产种植的方法也有三种：

1）芦头（芦头栽子）繁殖：山药采收后，把根茎上端由细变粗的部分折断，称为芦头，作为种栽用。芦头有固定的隐芽，没有食用价值，这是繁殖的理想材料。芦头折取长度为 15~20 厘米。芦头本身质脆，含水分大，遇到高温高湿容易霉烂。通风太过或过于低温，常出现干枯或冻害。在收刨山药时，要选择粗壮、短脖的芦头，折下来后稍加晾晒，待折口干燥后，埋入 23~27 厘米深以下土中，或放在室内用半干半湿的沙土掩埋好，也可以放入地窖内。总之，要保证不受冻害、安全过冬。翌年春季 2 月将种栽取出，放在干燥阴凉处晾 4~5 天，然后在室内摆成圈，白茬向外。待外表湿气晾干后，用麦秸泥封好，准备栽种。

2）山药蛋（圆头栽子）繁殖：山药蛋又称零余子、珠芽、鬼脸状、气生根等。每年于初霜前抢晴选采籽粒饱满、毛孔稀疏不外凸且有光泽的圆形或椭圆形山药蛋做种，在室内用沙土盖好，翌春清明后，按育苗与大田之比 1:（6~8）播种，以行距 24~25 厘米开沟，沟深约 3 厘米，株距 12~15 厘米的规格把山药蛋种上。出苗后，加强田间管理，适时追肥，浇水除草，防治病虫害，霜降后采挖小茎根作为下一年大田用种栽。用山药蛋种植培养的小山药，由于它的根茎下端是圆的，一般情况下栽种时也不掰下山药，所以俗称圆头栽子。山药蛋不仅种源广、成本低、病害轻，且后代生命力强，增产显著。一般比老芦头增产 15%~20%。圆芦头做种一般使用不超过三年。

3）山药根茎（闷头栽子）繁殖：用山药地下根茎截取的山药段子，因为它没有固定的发芽点，所以叫闷头栽子。芦头顶端的固定芽被损坏的，也划在此类。闷头栽子是为了扩大种植面积不得已而采取的措施，一般不使用。

2. 精细整地　山药耐旱怕渍，且根系入土较深，故须选择地势高燥、水系配套、肥沃疏松的沙壤土或沙质土地种植。若第一年种植，需于冬前和初春各深翻一次，芦头种植第一次深翻70~80 厘米，山药蛋种植深翻 40 厘米；第二次及之后的每年只需结合施肥浅翻一次、深翻 35 厘米，土壤经冬冻春晒，熟化培肥。若翻土过浅或埋有暗堡，地下根茎则难以向下伸展，极易形成畸形，降低商品价值。

3. 施足底肥　山药为耐肥作物，底肥应以有机肥为主，结合初春翻土，每亩施优质有机肥3~4 方（1 方即 1 立方米，1 立方米有机肥有 1 500~2 000 千克）、草木灰 150 千克、过磷酸钙100 千克、碳酸氢铵 30 千克，也可用优质三元复合肥 100 千克，浅翻入土。

（二）适时种植

本地的播种时间在清明前后，即 4 月上中旬为宜，开沟平播，畦宽约 2 米。以块茎或芦头（20 厘米）种植的株行距为 30 厘米 ×33 厘米，每亩植 6 000~7 000 株，需种段 200~250 千克；以山药蛋种植的株行距为 10 厘米 ×25 厘米，每穴 2 粒，每亩植 2.5 万 ~3 万穴，需种 40 千克。一般播深 6~7 厘米。播后覆土，60 天左右即可出苗。

（三）田间管理

1. 追肥浇水　在小苗期对底肥不足的要及早适量追施氮肥，出苗时土壤干旱或墒情不足的，在出苗率达 30%~40% 时浇水一次。初花期即小暑前后每亩施入人畜粪肥 2 000 千克，且根据苗情施适量速效氮肥，及时浇水，也可在雨后向行间每亩低撒尿素 20 千克，促进茎生长。立秋前根据苗情再施一次速效氮肥，结合叶面喷施 0.3% 磷酸二氢钾两三次，促使地下茎迅速膨大。特别需要注意 7 月初至 8 月中旬，正值生长旺期，必须保持水分供应，防止干旱。

2. 去除杂草　根据田间杂草的情况，可采用人工拔除或化学除草。杂草少的，可人工拔除。杂草多的，需于播后出苗前趁墒情较好时，每亩用 48% 氟乐灵乳油 150~200 克兑水 50 千克，进行均匀喷洒。喷后浅搂，灭草保墒。

3. 高架引蔓　山药地下茎蔓生，长约 3 米。当蔓长至 20 厘米左右，即出苗后 10~15 天，应选用 2 米以上的竹竿或树枝，及时搭好人字形支架，每三行为一束，引蔓向上攀缘。

4. 适度化调节　为抑制地上部过盛营养生长，待蔓爬至架顶时，即 6 月下旬至 7 月上旬，用 200×10^{-6} 的多效唑（每亩用 15% 可湿性粉剂 60~70 克兑水 50 千克），抢晴对准植株生长点均匀喷施，切忌重复喷洒。若植株生长过旺，可每隔 5~7 天一次，连用两三次。生长不良者忌用，以免抑制生长过度，影响植株正常生长。

（四）病虫害防治

1. 病害防治　山药的病害主要有白粉病、褐斑病、炭疽病、根结线虫病。

（1）白粉病、褐斑病、炭疽病：要掌握发病时期，早期喷药，一般可喷洒 30% 复方多菌灵800~1 000 倍液或 70% 的代森锰锌 500 倍液或者 15% 可湿性粉锈灵 1 500~2 000 倍液。要求喷洒均匀，做到不漏株，并分别于前次施药后的 3~9 天再喷打一次，不让病害回升。

（2）根结线虫病：对于在新区用山药蛋繁育种苗的，播前用40%甲基异柳磷600倍稀释液浸泡种苗48小时，一般连茬4~5年仍很少发病。

2.虫害防治　山药的虫害主要有蛴螬、地老虎。

（1）蛴螬：可用40%甲基异柳磷或50%辛硫磷，每亩每次用药0.25~0.5千克，制成毒土，分别于山药播种时和6月下旬至7月初山药生长期开沟，穴施于山药根部，然后盖土浇水，或者撒施后浇水。

（2）地老虎：可采用毒诱饵诱杀4龄以下幼虫。先将饵料（麦麸、豆饼等）5千克炒香，然后用90%敌百虫结晶150克加适量水，以拌湿麦麸为宜，每亩用量1.5~2.5千克，在无风闷热的傍晚施于山药根部，效果最好。

七、采收与加工炮制

（一）采收

山药从霜降后茎叶发黄到次年发芽前均可收获。收获时从一端开始，于第一行山药附近先开挖一条70厘米左右的深沟，顺行将山药上层的土剔除，找到芦头以后从行间顺块茎向下深挖，将土翻到旁边沟中，待整个块茎全部裸露时再将其提出。然后略加晾晒，掰净泥土，待加工。

（二）加工

1.现代加工工艺

（1）毛山药的加工：秋季或冬季挖取根茎，除去泥、须根，切去芦头，洗净，晒干即可。毛山药的成品性状：呈圆柱形，弯曲而稍扁，长15~30厘米，直径1.5~6厘米，表面黄白色或棕黄色。有明显的纵皱纹及未除尽的栓皮，并具少数根痕，质较硬，断面白色，颗粒状，粉性，气微，味甘微酸，嚼之发黏。

（2）光山药的加工：①取鲜品山药，洗净泥土，晒干，用火燎去须根，用特制的刮刀刮去外皮，晾晒。②晾晒后的山药已除去表面水分，用硫黄熏，直至表面颜色呈白色，取出暴晒。注意：需用高粱秆等编制的席晒，这样上下透气，不至于霉烂、变色、发黏。③待山药晒至六成干时，取出，在案板上用特制的搓板朝着一个方向用力搓，使其粗细均匀，需用刀削去凸起部分（习称削皮），用切刀切去两头不整齐的头或尾（习称切头）。④将搓好的山药依据大小、粗细分档，分别晒干，装箱。光山药的成品性状：呈光滑的圆柱形，长短不一，表面淡黄白色，光滑，质坚硬，不易折断，断面白色，粉性，气微，味甘微酸，嚼之粘牙。

（3）无硫山药的加工：鲜山药清洗泥土，刮皮，剔棕眼、去牛筋、剜虫眼，再净制，切片，装焙、烘焙，干后选片，拣出残碎片、牛筋片，装箱（尽量真空包装，保色）。

鉴别：无硫山药发甜，色差，原山药味浓；硫熏山药色白，好看，口尝发酸。

2.传统加工工艺

怀山药产区传统的加工，是先由药农将鲜山药加工成毛山药（干品），然后再由专门的加工厂加工成光山药。一般来说，国内入药多用毛山药及其饮片，光山药大多用于出口。

（1）毛山药的加工：毛山药又称毛条、白条，是未经整形的干山药，它在外观上虽然也是圆柱体，但多弯曲、扁仄，不规整，表皮黄白色或棕黄色，有明显纵皱、未剔净的栓皮，并有少量的根痕。这种山药多切成饮片内销。因多由药农自己加工，故又叫产地加工。其加工程序如下。①去皮：将鲜山药折下芦头，洗净泥土，浸泡数小时或一天，捞出微晾，除去水分。用空心竹刀、铜片或其他特制工具刮去外皮，使成白条，每100千克鲜山药可加工成白条80千克。②熏蒸：将白条装入专制的篓内，每篓50~100千克。在地上挖一小坑，每100千克白条用硫黄（置于碗内）1千克，点着后将盛白条的篓放置其上，再用木箱或其不密封的容器罩上，经4~5小时，熏蒸至白条山药全身冒出许多小水珠为止。③摈堆：取下罩盖，将熏蒸过的山药连盛篓抬放在垫木上进行摈压，1~2天待完全摈透后，山药内的水分大部分即可摈出。在摈堆过程中，每天倒篓1次，即把原来在篓上边的倒到下边，把原来在篓下边的倒到上边。多摈少晒，摈透才能晒干。摈至山药全身柔软如绵为止。若摈不透，可用硫黄再熏再摈。④晾晒：将摈透的山药摆放在竹箔上晾晒，粗大的山药要边摈边晒，防止一次晒干造成空心。不管是在太阳光下晾晒，还是在烤房内焙烤，温度都不能过高，以防烤焦或者变色，待山药白条晾晒至外皮稍微干而不硬时，即停止日晒或烘烤。收起来堆闷2~3天，再取出晾晒至全干。加工过程中如遇阴雨天气或温度过高，山药发黏、变色，可先用清水洗一洗，然后再用硫黄熏1次。经过上述工序加工出来的山药就成了毛山药，它的成品标准要求是质坚、色白、粉足、干燥。

还有一点要注意，鲜山药收下来后要及时加工，每5千克鲜品可制成干品1千克。若不及时加工，停放久了会变得身软，则需7千克鲜品才能加工出1千克干品。

（2）光山药的加工：光山药是1900年温县郑门村郑光进、郑国迎研制成功的，其主要加工程序如下。①挑拣：在毛山药中将伤热受冻、生霉、牛筋、空心、碎短的挑出，留下粗大顺直、条干好的待加工。②浸泡：将挑选好的毛山药放入清水里浸泡24小时以上，待条软、无硬心时捞出，用清水冲洗2遍。③初晾：将浸透并冲洗干净的毛山药捞出，摆放在竹箔上稍晾，至山药通体出现白霜为度。④熏蒸：将晾晒至体稍硬、出现白霜的山药摆放在篓内，每100千克山药用硫黄0.5千克熏蒸。⑤摈堆：将熏蒸过的山药摆放到摈池或篓内摈压1~2天，使其身软如绵。⑥初搓：将摈好的山药在平展的案板上，用搓板搓成浑圆、直、光滑的圆柱，为头遍。⑦晾晒：将搓过头遍的山药取出，置于阴凉处晾晒，若在日光下，可在光照强时覆以布单等物，以防晒裂。⑧再摈：将山药收拢再摈至身软如绵，使内外干湿一致。⑨搓拥：将再摈过的山药取出，用利刀将两头切整齐（规格为粗细一致，长18~22厘米或12~15厘米），削去条干上的疙瘩。搓时用手指抵住一头并搓转，用力向内推，并不时立起按压，尽量使其变粗、光滑，两头均匀。在反复搓拥过程中，用力要均匀，不可过猛，以防炸头、鼓肚。搓拥好后摆放在篓内再摈4~5天，取出再整形，使其圆浑光滑，晒干即为光山药。这样的光山药俗称黑骨卢，亦可装箱出售。如果不是购主商定，装箱前还有两道工序：第一，净身。将光山药在清水里轻轻一蘸，提出来用特制刀轻轻刮去一层，刮时手放松，刀放平，边刮皮边转，达到皮薄身净、洁白光亮。蘸水要快，不超过三提，防止吃水过深。蘸水后要快刮，不使水在山药上停留过久。第二，磨光。净身后用铜锣底打磨光滑，看不出刀刮痕迹，两头用锉锉平。经过这两道工序之后，即可按粗细挑选分级，清支清放，不得混淆，做到"三准"：看准、批准、放准。再将各等级货按长短分开，叫拨货。拨货也有"三准"：看准、挑准、放准。工作做到"三快"：眼快、手快、放快。

最后，还有一种特制山药，即在光山药中挑选条干特别直、圆浑两头齐平的上等山药，清水三提，利刀刮皮，铜锣打磨。一切工序过后，再均匀涂上一层鸡蛋清，晾干后再用搓板略加推搓，按标准装盒。这种山药价格昂贵。

（3）饮片的加工：毛山药、光山药均不能直接入药。入药前须进一步加工成山药片，并根据病情不同加以炮制。在加工过程中切下的切头、打磨下来的山药粉，都可入药。中药房出售的山药饮片，多为类圆厚片，表面白色或淡黄色，周边淡黄白色，质坚脆，粉性，味淡酸。

传统的怀山药加工，主要是用硫黄熏蒸。硫黄为一味中药，有毒性。近年来随着人们对怀山药在医疗保健方面重要作用的认识和提高，许多地方已基本不用硫黄熏蒸的办法，而是建立专厂，采用现代化手段，改进加工工艺，对怀山药进行深加工，生产出山药粉、山药饮料、山药脯、山药酱、山药罐头等，使山药产品以新的姿态进入国内外市场，成为世界性的美食佳肴。

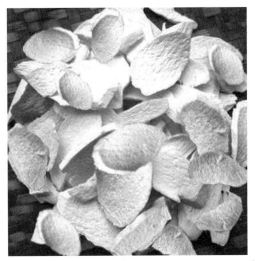

山药饮片

3.鉴定 光山药加工好后，首先要进行水分鉴定，鉴定的标准如下。

（1）足干货：身坚硬，光滑，手摇不动，折断用指甲刮中心成粉状。

（2）九五干货：身坚硬，稍光滑，手摇微动，折断后用指甲刮之，手捻成小碎块，少成白粉。

（3）九干货：身稍硬，手摇动摇，折断后用指甲刮之，手捻成小碎块，不成粉。

（4）八五干货：身软不顶手，折断后用指甲刮之，手捻成卷或小片。

产区药农经验：七摇八晃九叮当。意思是说：七成干货拿住一头能摇动；八成干货用手拿住两头能摇动；九成干货则摇不动晃不动，山药与山药相碰带"叮当"声。

4.装箱

（1）标准。鉴定之后，对九五干以下货，加工晾晒成足干货后即可分等级，按长短，分批头装箱。装箱的标准是"一准、五好、十不装"。一准是指数量准；五好是指质量好，色气好，分层好，批头好，装得好；十不装是指不足干不装，残货不装，牛筋不装，有斑点不装，有擦眼不装，有虫眼不装，小擀杖肚不装，空心不装，霉变不装，水汀不装。

（2）规格。装箱的规格有时因外贸的要求不同而有差异。有按支头装的，如五六支一箱的，每箱装25千克；七八支一箱的，每箱装50千克；12支、14支、16支一箱的，每箱装50千克。

（3）装法。每个箱的装法，外贸内销亦有不同。如20世纪六七十年代的外贸装箱法是：

数量 4~6 支一箱的，每箱净重 25 千克；7~16 支一箱的，每箱净重 50 千克。每箱的装法如下。

4 支：先装 4 支 5 层，余 5 支到底，全白光货。

5 支：先装 5 支 5 层，余 6 支到底，全白光货。

6 支：先装 6 支 5 层，余 7 支到底，全白光货。

7 支：先装 7 支 5 层，余 8 支到底，全白光货。

8 支：先装 8 支 5 层，余 9 支到底，全白光货。

12 支：先装 12 支 5 层，余 13~14 支到底，全白光货。

14 支：先装 14 支 5 层，余 15~18 支到底，全白光货。

16 支：先装 16 支 5 层（白货），余 18~22 支（黑货）到底。

（4）包装。对干山药包装的要求也有极严格的规定，以木箱为例，要求密封防潮，内封防潮纸，四角填垫棉花，外用牛皮纸封围，再涂上桐油，使勿透气，以防潮湿。

（三）炮制

山药的炮制品种有生山药、土炒山药、麸炒山药、米炒山药、盐水炒山药等。

1. 生山药　　生山药是指取原药材（毛山药或光山药均可），除去杂质，大小分开，洗净，放清水中浸润 1 ~ 2 天，待七八成透时洗净捞出，闷透 2 ~ 4 小时，使内外软硬一致，切成 3 ~ 4 毫米厚的饮片，晒干或烘干。

2. 土炒山药　　土炒山药是指先将灶心土（土粉）置于锅内加热，再投入山药片拌炒，至表面均匀挂粉时取出，筛去土粉，放凉而成（每 100 千克山药，用灶心土 25~30 千克）。

3. 麸炒山药　　此法是将锅烧热，撒入麦麸，冒烟时放入山药片，不断翻动，至黄色取出，筛去麦麸（每 100 千克山药，用麦麸 10~15 千克）。

4. 米炒山药　　此法是将锅烧热，加米于锅中，炒至冒烟时，投入山药片，共同拌炒，至米呈焦黄或焦褐色，山药挂火色时取出，筛去米（每 100 千克山药，用米约 20 千克）。

5. 盐水炒山药　　此法是用 2% 的盐水将山药片拌匀闷透，用文火将其炒干即成。

山药生品以补肾生精、益肺阴为主，可用于肾虚遗精、尿频、肺虚喘咳、阴虚消渴，如治肺虚喘咳的薯蓣丸（《金匮要略方论》）、治阴虚消渴的玉液汤（《医学衷中参西录》）及治肝肾阴虚的地黄丸（《小儿药证直诀》）。

土炒山药以补脾止泻为主，可用于治疗脾虚久泻或大便泄泻，如治脾虚久泻、身体羸瘦的扶中汤（《医学衷中参西录》）。

麸炒山药以补脾健胃为主，可用于治疗脾虚食少，泄泻便溏，白带过多，如治脾虚厌食或脾虚泄泻的参苓白术散（《太平惠民和剂局方》），以及治脾虚带下的完带汤（《傅青主女科》）。

怀山药的炮制方法不同，药性、成分及疗效也有不同。如：薯蓣皂苷元的含量，土炒＞清炒＞麸炒＞生品，土炒和清炒品的含量比生品高达近 3 倍，麸炒品的含量比生品高 2 倍多。经不同方法炮制的山药均有利于薯蓣皂苷元的溶出。从药性来说，以上五种炮制方法所得的炮制品功效略有不同，生山药补阴之力较强，麸炒山药、米炒山药健脾益气之力增加，土炒山药可增强补脾止泄之功，盐水炒山药可提高补肾功能。

八、商品特征及质量标准与鉴别

（一）商品特征

1. 毛山药与光山药

（1）毛山药：略呈圆柱形，弯曲而稍扁。表面白色或黄白色，有明显的纵沟、纵皱纹与少数根痕，两头不整齐，质坚硬，断面色白，粉性足、颗粒状。气微，味甘微酸，嚼之发黏。

（2）光山药：呈圆柱形，粗细均匀、挺直。表面白色，两头整齐，光滑圆润。质坚硬，不易折断，断面洁白色，粉性足，质坚实。味甘微酸，嚼之发黏。

2. 类同品种比较　铁棍山药、太谷山药、华县山药和野山药的特征比较如表 2-1 所示。

表 2-1　山药品种特征比较

品名	铁棍山药	太谷、华县山药	野山药
来源	薯蓣科植物薯蓣的干燥块根	薯蓣科植物薯蓣的干燥块根	薯蓣科植物薯蓣的干燥块根
外形	略呈圆柱形茎，长 25 厘米，皮呈土黄色，根块肉质	略呈圆柱形，茎长 10 厘米以上，皮呈土黄色或深黄色，根块肉质	略呈圆柱形，茎长 30 厘米，皮呈深土黄色，根细长
外包	有毛，外皮呈深土黄色	光滑无毛，外皮呈深黄色或土黄色	有毛，外皮呈深土黄色
大小	长 40~60 厘米，直径 2~5 厘米	长 50~80 厘米，直径 2~7 厘米	长 45~70 厘米，直径 1~4 厘米

（二）质量标准与鉴别

1. 直观水分含量检验鉴别

见前文中对光山药装箱前的鉴定标准的表述。

2. 显微鉴别　本品粉末呈白色或淡黄色。淀粉粒多，主要为单粒呈椭圆形、卵形或类圆形，直径 6~7 微米，长 17~31 微米，脐点呈点状飞鸟状，位于较小端大粒层纹明显。②草酸钙针晶束存在于黏液细胞中，长 80~240 微米。③导管为具缘纹孔及网纹导管，也有蝶纹及环纹导管，直径 12~48 微米。④筛管邻近于导管旁，筛管分子复筛板上的筛域极为明显，排列成网状。⑤纤维少数，细长，直径约 14 微米。壁甚厚，木化。

3. 理化鉴别

（1）取本品粗粉 5 克，加水煮沸滤过滤液供试验用。

1）滤液 1 毫升，加 5% 氢氧化钠液 2 滴，再加稀硫酸铜液 2 滴，呈蓝紫色（检查蛋白质）。

2）取滤液 1 毫升，加费林氏试液 1 毫升（水浴上加），发生红色沉淀（检查还原糖类）。

3）取滤液滴于滤纸上滴加 1% 茚三酮液，加热后即显紫色（检查氨基酸）。

（2）取药粉或切片少许，加浓硝酸 1 毫升，呈鲜黄色（检查蛋白质）。

4. 形态特征经验鉴别

（1）铁棍山药与外地山药的鉴别：

1）一看：①看直径，铁棍山药粗细均匀，通常直径1~2厘米（如成年人拇指般），普通山药则要粗很多。②看表皮，铁棍山药表皮细毛密布，小突起非常明显，表皮颜色微深，根茎有铁锈红色斑痕，俗称胎记。

2）二折：铁棍山药肉质较硬，粉性足，折断后其断面细腻齐整，呈白色或略显淡黄色，黏液少，拉丝长；普通山药不仅肉质不坚硬，且粉性也不足。

3）三尝：铁棍山药中水分含量少，其液汁较浓，煮食后口感较干腻、甜香，入口觉得"面而甜"，而且有淡淡的麻味。

4）四扫：正宗的铁棍山药都具有二维码标识，可通过扫描二维码轻松查看所购山药的详细信息，包括种植户姓名、山药种植地块的经纬度、山药的品种、土壤类别、种植方式以及山药的施肥用药等。

（2）铁棍山药和菜山药的鉴别方法：

1）从形状上分：铁棍山药粗约2厘米，长短无所谓，头圆尾巴尖；菜山药则非常粗壮，粗度能达到4~5厘米，形状不规则。

2）从表皮上分：铁棍山药表皮有紫斑，有毛孔疙瘩、毛须分布稠密。须注意，山药经过整理后，上面的毛须会有脱落，所以这个不能完全作为判断依据，除此之外还可从毛孔疙瘩上判断，菜山药表皮比较光滑，毛孔疙瘩和毛须零星分布。

3）从山药质地分：从山药断口上可见，铁棍山药质地非常细腻，紧实，也就是说纤维非常细、结实，不易断，这是铁棍山药名称的由来；而菜山药质地纤维粗糙，水分多，用手捏可以挤出水来，长得较水灵，稍微一碰就会断。

4）从口感上分：铁棍山药入开水锅10分钟后就能煮熟，不管是蒸还是煮，口感都干面香甜，并且久煮而不散；而菜山药无论怎么蒸煮都是脆的，所以人们拿它来做爽口菜。

5）从营养价值上分：铁棍山药因富含18种氨基酸和10余种微量元素及其他矿物质，所以有补中益气、健脾补虚、固肾益精、益心安神等作用；菜山药只是单纯做菜用，没有太多的营养价值。

（3）黏土地和沙土地铁棍山药的鉴别：

黏土地山药短，外观不是非常直。但因为黏土地硬实，所以黏土地山药质地硬，口感好，营养价值也相对较高。

沙土地山药一般比黏土地山药长，外观也比较直。但因为沙土地虚，所以沙土地山药水气大，口感没黏土地山药好，营养价值也稍低一点。这只是相对而言，毕竟它还是铁棍山药，比一般山药或外地山药的营养价值还是要高很多的。

（4）选购铁棍山药的几个误区：

1）误区一：怀山药就是铁棍山药。其实不然，铁棍山药是怀山药的一种，并且是怀山药中最好的一种，是国家原产地保护品种。而除了铁棍山药，怀山药还有很多品种。所以说，并不是所有的怀山药都能够称为铁棍山药。铁棍山药产量很低，每亩平均只产 0.6 吨，而其他怀山药可达到每亩 1.5~2 吨，这也是铁棍山药价格高的主要原因。

2）误区二：铁棍山药越细越好。好多人认为怀山药与拇指一样粗细的才是真正的铁棍山药，然而事实上并不是这样，铁棍山药比起菜山药要细很多，而同一地长出来的山药，粗细也是不均匀的。影响山药营养价值的是它生长的土壤环境和气候等因素，所以外形的粗细是不能作为鉴别铁棍山药好坏的依据的。

3）误区三：铁棍山药都是又细又直的，像棍子一样。铁棍山药因为生长的土质不同分为两种：垆土铁棍山药、沙土铁棍山药。大家一般见到的都是沙土铁棍山药，因为种植在沙地里，土质松软，呈圆柱形，长 60~80 厘米，最长可达 100 厘米以上，直径 2 厘米左右，表皮土褐色，密布细毛，有紫红色不光泽斑。而垆土铁棍山药因为地质坚实，黏性大，土质硬，一般都有自然的弯曲，甚至有的都长成了扁平状，外形上比较短小，虽然长得不好看，但营养价值却是最好的，口感也比沙土铁棍山药更好一点，属于铁棍山药中的极品，但是产量很少，即使在当地也不容易买到。

九、储藏保鲜

山药属耐储类品种。具有耐低温、低湿储藏的特点，还有生理休眠期。一般 2~4 ℃怀山药处于完全休眠状态，在短期 –4 ℃以下不表现冻害。适宜的储藏温度为 0~2 ℃，相对湿度 90% 左右。储藏也有一定的时限（表 2-2），在休眠期结束后，生理代谢变得旺盛，块根表皮常长出须根。这种情况下最容易引起块根腐烂变质。因此，要延长山药的休眠期，提高储藏效果是关键。

准备储藏的山药应粗壮、完整、带头尾，表皮不带泥、不带须根，无伤口、疤痕、虫害，未受冻伤。入储前要经过摊晾、阴干，让外皮稍干老结。

表 2-2　储藏适应参考指标

储藏温度	相对湿度	储藏寿命
0~2 ℃	80%~85%	150~200 天

（一）产地常用储藏法

1. 沟藏法　沟藏法是指挖 1~2 米深、宽 1 米左右的沟，将挖出的山药立即排放入沟，一层山药一层土，不超过 80 厘米，顶部盖一层细土。随着气温下降，加盖覆土，以冻土层距山药顶部厚度 5~10 厘米为宜的储存方法。可储藏至翌年 3~4 月。

2. 坑藏法　坑藏法是指在仓库或室内的水泥坪上，用砖砌起高 1 米左右的埋藏坑，在坑底铺上 10 厘米的干净细沙或细土，把经挑选的山药按次序平放在沙上，一层山药一层细沙，堆至离坑口 10 厘米左右时，再用细泥或黄沙密封的储存方法。每隔一个月倒动检查一次。

3. 筐藏法　筐藏法是指把日晒消毒的稻草或麦草铺垫在消过毒的筐或箱四周，然后把选好的山药逐层堆至八分满，上面用麦草覆盖。最后将筐或箱堆放在库房内，保持库内适温的储存方法。为防止地面湿气，可在筐底垫上砖头或木板。

4. 缸藏法　这种储藏方法更简便，只要先在缸底铺一层泥沙，再一层山药一层土（沙）堆至离缸口 7~10 厘米处，用土（沙）封口即可。

5. 就地储藏法　这种方法是指将山药延迟至翌年 3 月上中旬采收的储藏方法。就地储藏也是一种方法。

6. 冷藏法　冷藏法是指将选好的山药放入周围垫有四五层纸的板条箱内，然后在冷库中码垛或上架摆放，调控库温 0~2 ℃，相对湿度 80%~85%，注意通风的储存方法。可储藏半年以上时间。

山药储藏后期，块茎表皮会长须或长出黄豆粒般大小的零余子（珠芽），这是山药正常生理活动的产物，不会影响产品品质，也不会引起腐烂。

（二）家庭常用存放法

1. 常温通风保存法　怀药产区的土壤结构比较特殊，正宗的铁棍山药密度极高，鲜货很结实，有韧性，并且煮好后口感干、面、甜、糯，久煮也不会散架。所以放在常温通风处保存，一般可以存放 3~6 个月，通常放在阴凉处即可。注意：不要用塑料袋盛装铁棍山药，那样透气性不好；可以用餐巾纸包裹后放在通风阴凉干燥处存放。

2. 米酒浸泡法　市场上售卖的铁棍山药通常都不是完整的，因为种植户要把芦头截去供下次种植时候作种。为了长期保存去掉芦头后的山药，通常会用米酒来浸泡山药的截面。这是因为新鲜山药容易跟空气中的氧产生氧化作用，我们在家里保存的时候也可以参考这种方法。折断后暂时不食用的山药，切口先泡泡米酒，然后以吹风机吹干，促使伤口愈合，再用餐巾纸包好，放在阴凉处即可保存数月时间。注意：刚挖出的新山药往往水汽较大，表面会稍微有些湿，保存这种山药需要先将其晾干后再收起来，但是千万不能让阳光直射或者烘烤。

3. 冰箱冷藏法　研究表明，鲜铁棍山药在 1~4 ℃下可以保存 3 年。如果你的冰箱有足够的冷藏空间，可以将暂时不吃的山药冷藏保存。为了保持口感，最好带皮保存，并且不要清洗山药上的泥土，等吃的时候再洗净，可以最大限度地保持原味，只需要用保鲜膜包裹好或者放入密封袋中即可。注意：山药最好与水果隔开，因为水果在低温缓慢成熟的过程中释放出的乙烯会导致山药加速生长并变质。

4. 切块冷冻法　对于冰箱冷藏空间不太充裕的朋友来说，用切块冷冻的方法来保存铁棍山药也是较好的选择。可以将山药去皮切块后，依据每次的大概食用量用塑胶袋分装，然后放在冷冻抽屉中急速冷冻，食用的时候不需要解冻，水烧开后即可下锅，这样可以确保铁棍山药的养分不流失。注意：山药和苹果一样因为富含铁质，所以切开后会出现褐化现象，这不会影响山药的品质，可安心食用。

十、化学成分

现代药理学研究表明，山药具有多种人体所需的营养成分，发展前景十分广阔。山药不仅是一味常用的药品，也日益成为一种强身健体、延年益寿的保健品。

1. 主要化学成分　山药块茎含薯蓣皂苷元 0.012%、多巴胺、盐酸山药碱、多酚氧化酶、尿囊素、止权素 Ⅱ，又含糖蛋白，水解得赖氨酸、组氨酸、精氨酸、天冬氨酸、苏氨酸、丝氨酸、谷氨酸、脯氨酸、甘氨酸、丙氨酸、缬氨酸、亮氨酸、异亮氨酸、酪氨酸、苯丙氨酸和蛋氨酸，还含包括上述氨基酸和胱氨酸、α-氨基丁酸在内的自由氨基酸，另含具有降血糖作用的多糖，并含有由甘露糖、葡萄糖和半乳糖按摩尔比 6.45∶1∶1.26 构成的山药多糖，又含钡、铍、铈、钴、铬、铜、镓、镧、锂、锰、铌、镍、磷、锶、钛、钛、钒、钇、镱、锌、锆以及氧化钠、氧化钾、氧化铝、氧化铁、氧化钙、氧化镁等。根茎含多巴胺、儿茶酚胺，以及胆固醇、麦角甾醇、豆甾醇、α-谷甾醇。黏液中含植酸，甘露聚糖 Ia、Ab 和 Ac；有人说黏液含多糖 40%，蛋白质 2%，磷 3% 和灰分 24%，多糖部分由 80% 的甘露糖和少量的半乳糖、木糖、果糖及葡萄糖所组成。珠芽（零余子）含 5 种分配性植物生长调节剂，命名为山药素 Ⅰ、山药素 Ⅱ、山药素 Ⅲ、山药素 Ⅳ、山药素 Ⅴ，还含止权素、多巴胺和多种甾醇。同属植物日本薯蓣块茎含三萜皂苷、尿囊素、胆碱，17 种氨基酸及无机化合物，又含具有降血糖活性的日本薯蓣多糖 A、薯蓣多糖 B、薯蓣多糖 C、薯蓣多糖 D、薯蓣多糖 E、薯蓣多糖 F。

《全国中草药汇编》指出山药根部分含皂苷、黏液质、尿囊素、胆碱、精氨酸、淀粉酶、蛋白质（2.7%）、脂肪（0.2%）、淀粉（16%）及碘质等。怀山药与山药蛋部分成分含量如表 2-3 所示。

表 2-3　怀山药与山药蛋部分成分含量表

品名	成分含量（%）						
	蛋白质	淀粉	精氨酸	胆碱	皂苷	脂肪	尿囊素
怀山药	1.21	19.12	1.13	1.83	2.3	2.31	0.97
山药蛋	2.54	10.32	0.48	0.89	2.4	3.66	0.84

注：因送检样品处于休眠期，淀粉酶含量极少，未测出。

2. 各种产地所产山药中所含氨基酸成分分析　广东、河南、广西三大产地所产山药中所含氨基酸对比分析如表 2-4 所示。

表 2-4　三大产地山药所含氨基酸分析（%）

种类	广东		河南		广西	
	绝对含量	相对含量	绝对含量	相对含量	绝对含量	相对含量
γ-氨基丁酸	0.00	0.00	0.15	0.02	0.01	0.00
天冬氨酸	0.50	0.13	0.99	0.13	0.44	0.11
苏氨酸	0.15	0.04	0.30	0.04	0.15	0.04
丝氨酸	0.24	0.06	0.48	0.07	0.19	0.05
谷氨酸	0.62	0.16	1.23	0.17	0.51	0.13
脯氨酸	0.18	0.05	0.33	0.04	0.25	0.06
甘氨酸	0.15	0.04	0.32	0.04	0.16	0.04
丙氨酸	0.18	0.05	0.40	0.05	0.26	0.06
胱氨酸	0.01	0.00	0.03	0.00	0.03	0.91

续表

种类	广东		河南		广西	
	绝对含量	相对含量	绝对含量	相对含量	绝对含量	相对含量
缬氨酸	0.20	0.05	0.46	0.06	0.55	0.36
甲硫氨酸	0.05	0.02	0.13	0.02	0.03	0.02
异亮氨酸	0.18	0.05	0.37	0.05	0.22	0.05
亮氨酸	0.31	0.08	0.62	0.03	0.35	0.09
酪氨酸	0.15	0.04	0.24	0.03	0.13	0.04
苯丙氨酸	0.24	0.06	0.50	0.07	0.26	0.06
赖氨酸	0.19	0.05	0.42	0.06	0.22	0.05
组氨酸	0.08	0.02	0.17	0.02	0.06	0.00
精氨酸	0.38	0.10	1.15	0.16	0.40	0.10
总氨基酸	3.81		8.29		4.22	
人体必需氨基酸与总氨基酸比	46.86		58.62		49.51	

注：收购期广东为1~2月、河南为11~12月、广西为12月~翌年1月。绝对含量指直接测定结果，相对含量指绝对含量占总氨基酸的百分含量。必需氨基酸指的是人体自身（或其他脊椎动物）不能合成或合成速度不能满足人体需要，必须从食物中摄取的氨基酸。对成人来讲必需氨基酸共有8种：赖氨酸、色氨酸、苯丙氨酸、甲硫氨酸、苏氨酸、异亮氨酸、亮氨酸、缬氨酸。

从表2-4中可见，河南怀山药的人体必需氨基酸含量与总氨基酸含量的比值较其他两个产地高。

十一、性能与用法用量

（1）性味归经：山药味甘，性平。归脾、肺、肾经。

（2）功能主治：山药补脾养胃，生津益肺，补肾涩精。用于治疗脾虚食少，久泻不止，肺虚喘咳，肾虚遗精，带下，尿频，虚热消渴。

（3）用法用量：①内服：煎汤15~30克，大剂量60~250克；或入丸、散。②外用：适量，捣敷。补阴，宜生用；健脾止泻，宜炒黄用。注意：湿盛中满或有实邪、积滞者禁服。

十二、药理作用

1. 降血糖作用

（1）对四氧嘧啶糖尿病小鼠血糖的影响：可显著降低正常小鼠和四氧嘧啶糖尿病小鼠的血糖。

（2）对肾上腺素分泌增多引起的小鼠血糖升高的影响：可明显对抗肾上腺素分泌增多引起的小鼠血糖升高。

（3）预防给药对四氧嘧啶引起的小鼠血糖升高的影响：山药预防给药能对抗四氧嘧啶引起的小鼠血糖升高。

（4）对葡萄糖引起的小鼠血糖升高的影响：山药能对抗外源葡萄糖引起的小鼠血糖升高。

2. 对免疫功能的影响

（1）对免疫器官重量的影响：山药可显著增加小鼠的脾脏重量，而对胸腺无明显作用。

（2）对小鼠碳粒廓清作用的影响：山药可显著增强小鼠碳粒廓清作用。有报道称，以碳粒廓清实验为指标，研究山药生品、麸炒品及土炒品对小白鼠非特异性免疫功能的影响，结果表明各给药组与对照组相比均有显著性差异，生品效果又强于麸炒品和土炒品，提示补气用山药生品为宜。

（3）对环磷酰胺抑制免疫作用的影响：山药多糖能极有效地对抗环磷酰胺的抑制免疫作用。

对小鼠小肠运动的影响：山药具有刺激小肠运动、促进肠道内容物排空的作用。

十三、选方与临床应用

（1）治脾胃虚弱不思饮食：山药、白术各一两，人参三分。上三味捣罗为细末，煮白面糊为丸如梧桐子大，每服20丸或30丸，食前温米饮下送。（《圣济总录》）

（2）治湿热腹泻：山药、苍术等份，饭丸、米饮服。（《濒湖集简方》）

（3）治噤口痢：干山药一半炒黄色，半生用，研为细末，水饮调下。（《百一选方》）

（4）治脾肺阴分亏损、饮食懒进、虚热劳嗽，并治一切阴虚之证：土山药二两，生薏米二两，柿霜饼八钱。上三味先将山药、薏米捣成粗渣，煮至烂熟，将柿霜饼切碎调入融化，随意服之。（《医学衷中参西录》珠玉二宝粥）

（5）治尿频，遗尿：该品（乌药）辛散温通，入肾与膀胱而温肾散寒，缩尿止遗。常与益智仁、山药等同用，治肾阳不足、膀胱虚冷之小便频数、小儿遗尿，如缩泉丸。（《校注妇人大全良方》）

（6）治消渴：据《中医验方汇选》载，将山药蒸熟，每饭前先吃150~200克，然后再吃饭，20多天可愈。南京铁道医学院（现东南大学医学院）窦国祥介绍，将山药200克，洗净，去皮，切片，猪胰1只洗净。置于锅内，加水，隔水炖熟，再加食盐调味。分为4份，分4天服食。平日坚持常服。又载，用生怀山药120克，水煎至900毫升，为1日量，每日冲服孟阴降糖散3次，每次6克，饭前服，30天为1个疗程，治疗本病36例，显效30例，有效4例。复方（以山药为主）如六味地黄丸、金匮肾气丸、玉液汤、滋脾汤等，均为治消渴的有效方药。

（7）易黄汤：山药一两（炒），芡实一两（炒），黄柏二钱（盐水炒），车前子一钱（酒炒），白果十枚（碎）。水煎服。（《傅青主女科》）功用：补任脉，清湿热，上带下。主治：妇人任脉不足，湿热下注，带下色黄，宛如黄茶浓汁，气味腥秽者。

（8）完带汤：白术一两（土炒），山药一两（炒），人参二钱，白芍五钱（酒炒），车前子三钱（酒炒），苍术三钱（制），甘草一钱，陈皮五分，黑芥穗五分，柴胡六分。水煎服。补脾疏肝，化湿止带。治脾虚肝郁，湿浊带下。带下色白，清稀如涕，面色㿠白，倦怠便溏，舌淡苔白，脉缓或濡弱。（《傅青主女科》）

（9）资生汤：生山药一两，玄参五钱，白术三钱，生鸡内金二钱（捣碎），牛蒡子三钱（炒捣）。热甚者加生地黄五六钱。上药以水煎二次混合，早晚分二次温服，每天一剂。治劳瘵羸弱已甚，饮食减少，喘促咳嗽，身热脉虚数者，亦治女子血枯不月。（张锡纯《医学衷中参西录》）

（10）薯蓣纳气汤：生山药一两，大熟地五钱，五钱萸肉（去净核），柿霜饼四钱（冲服），生杭芍四钱，牛蒡子二钱（炒捣），苏子二钱（炒捣），甘草二钱（蜜炙），生龙骨五钱（捣细）。加水浸泡后煎二次，混合保温存放。每天一剂，分二次早晚空腹服下。治阴虚不纳气作喘逆。（张锡纯《医学衷中参西录》）

（11）清带汤：生山药一两，生龙骨六钱（捣细），生牡蛎六钱（捣细），海螵蛸四钱（去净甲捣），茜草三钱（单赤带加白芍、苦参各二钱，单白带加鹿角霜、白术各三钱）。将上药加水浸泡，煎二次混合。分二次早晚服之。治妇女赤白带下。（张锡纯《医学衷中参西录》）

（12）温冲汤：生山药八钱，当归身四钱，乌附子二钱，肉桂二钱（去粗皮后入），补骨脂三钱（炒捣），小茴香二钱（炒），核桃仁二钱，紫石英八钱（煅研），真鹿角胶二钱（另炖，同服，若恐其伪，可代以鹿角霜三钱）。水煎服。治妇人血海虚寒不育。（张锡纯《医学衷中参西录》）

（13）一味薯蓣饮：生山药四两（切片），煮汁两大碗，以之当茶，徐徐温饮之。治劳瘵发热，或喘或嗽，或自汗，或心中怔忡，或因小便不利，致大便滑泻，及一切阴分亏损之证。（张锡纯《医学衷中参西录》）

（14）薯蓣丸：薯蓣三十分，当归、桂枝、干地黄、曲、豆黄卷各十分，甘草二十八分，人参、阿胶各七分，川芎、麦门冬、芍药、白术、杏仁、防风各六分，柴胡、桔梗、茯苓各五分，干姜三分，白蔹二分，大枣百枚（为膏）。上二十一味，末之，炼蜜和丸，如弹子大，空腹酒送下一丸，一百丸为剂，补虚祛风，治虚劳诸不足，风气百疾。（《金匮要略》）

（15）山术丸：山药、苍术等分。饭丸。米饮服。大人小孩皆宜。治湿热虚泄。（《濒湖集简方》）

十四、各家论述

李杲：仲景八味丸用干山药，以其凉而能补也。亦治皮肤干燥，以此物润之。

《医经溯洄集》：干山药，虽独入手太阴经，然其功亦能强阴，且手太阴为足少阴之上原，原既有滋，流岂无益。

《本草正》：（山药）能健脾补虚，滋精固肾，治诸虚百损，疗五劳七伤。第其气轻性缓，非堪专任，故补脾肺必主参、术，补精水必君茱、地，涩带浊须破故同研，固遗泄仗菟丝相济。诸丸固本丸药，亦宜捣末为糊。总之性味柔弱，但可用力佐使。

《药品化义》：山药……温补而不骤，微香而不燥，循循有调肺之功，治肺虚久嗽，何其稳当。因其味甘气香，用之助脾，治脾虚腹泻，怠惰嗜卧，四肢困倦，又取其甘则补阳，以能补中益气，温养肌肉，为肺脾二脏要药，土旺生金，金盛生水，功用相仍，故六味丸中用之，治肾虚腰痛，滑精梦遗，虚怯阳痿。但性缓力微，剂宜倍用。

《本草求真》：（山药）本属食物。古人用入汤剂，谓其补脾益气，除热……气虽温而却平，为补脾肺之阴，是以能润皮毛、长肌肉……不似黄芪性温能补肺阳，白术苦燥能补脾阳也。且其性涩，能治遗精不禁，味甘兼咸，又能益肾强阴，故六味地黄丸用此以佐地黄。然性虽阴而滞不甚，故能渗湿以止泄泻。生捣敷痈疮，消肿硬，亦是补阴退热之意……至入汤剂以治火虚危症，难图近功，必多用之方愈，以其秉性和缓故耳。入滋阴药中宜生用，入补脾宜炒黄用。

《神农本草经读》：（山药）能补肾而填精，精足则阴强。

《唐本草》：薯蓣，日干捣细筛为粉，食之大美，且愈疾而补。此有两种：一者白而且佳；一者青黑，味亦不美。蜀道者尤良。

《本草图经》：（薯蓣）今处处有之，以北都、四明者为佳。……南中有一种，生山中，根细如指，极紧实，刮磨入汤煮之，作块不散，味更珍美，云食之尤益人，过于家园种者。又江湖、闽中出一种，根如姜、芋之类而皮紫。极有大者，一拔可重斤余，刮去皮，煎、煮食之俱美。但性冷于北地者耳。

《植物名实图考》：狂风藤，江西赣南山中有之。赭根绿茎，蔓生柔荑。参差生叶，长柄细韧，似山药叶而长，仅有直纹数道。土人以治风疾。

章炳麟：薯蓣一味，开血痹特有神效，血痹虚劳方中风气诸不足，用薯蓣丸。今云南人患脚气者，以生薯蓣切片，散布胫上，以布缠之，约一时许，胫上热痒即愈。

《神农本草经》：主伤中，补虚羸，除寒热邪气，补中益气力，长肌肉，久服耳目聪明。

《名医别录》：主头面游风，风头（一作"头风"）眼眩，下气，止腰痛，治虚劳羸瘦，充五脏，除烦热，强阴。

《药性论》：补五劳七伤，去冷风，止腰痛，镇心神，补心气不足，患人体虚羸，加而用之。

《食疗本草》：治头疼，利丈夫，助阴力。

《日华子诸家本草》：助五脏，强筋骨，长志安神，主泄精健忘。

朱震亨：生捣贴肿硬毒，能消散。

《伤寒蕴要全书》：补不足，清虚热。

《本草纲目》：益肾气，健脾胃，止泻痢，化痰涎，润皮毛。

第二节　怀地黄

一、植物名称

1. 道地名称　怀地黄（《本草品汇精要》）。

2. 汉语拼音　huáidìhuáng。

3. 拉丁语　*Radix Rehmanniae* Recens。

4. 本草典籍记载用名　地髓（《神农本草经》），原生地（《本草正义》），干生地（《中药志》），芐（《尔雅》，音 hù），苄（《名医别录》），油奶子（《本草衍义》），狗奶子（《植物名实图考》），婆婆奶（《救荒本草》）。另有山烟、山白草、酒壶花、甜酒棵、蜜灌棵等名称。

5. 名称由来　地黄，因其色而名之。

《日华子本草》云："生者以水浸验之。浮者名天黄，半浮半沉者名人黄，沉者名地黄。入药沉者为佳，半沉者次之，浮者不堪。"

《本草纲目》云："其苗初生塌地，叶如山白菜而毛涩，叶面深青色，又似小芥叶而颇浓，不叉丫。叶中撺茎，上有细毛。茎稍开小筒花，红黄色。结实如小麦粒。根长四五寸，细如手指，皮赤黄色，如羊蹄根及胡萝卜根，曝干乃黑，生食作土气，俗呼其苗为婆婆奶。"

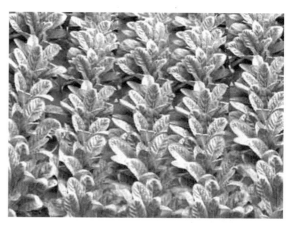

怀地黄大田

《尔雅》一名芐，江东呼为芐。按罗愿解释："芐以沉下者为贵，故字从下。地髓之名言其功，牛奶子、狗奶子因其形似，且鲜地黄折断茎后，分泌出白汁液故名，山烟、山白菜叶形似也，酒壶花、甜酒棵味似也。"

《本草乘雅半偈》云："种植地黄之后，其土便苦，次年止可种牛膝，再二年可种山药，足十年土味转甜，始可复种地黄，否则味苦形瘦，不堪药也。"生地黄之名取其此意。熟地黄乃由生地黄经炮制加工而成。

6. 品种分类　秋季采挖，除去芦头、须根及泥沙，鲜用或炮制后用。根据制法不同，分为鲜地黄、生地黄和熟地黄。

二、药材来源

1. 品种来源　本品为玄参科植物地黄的新鲜或干燥块根。

2. 分类检索　本品为玄参科地黄属。

（1）花基或近基部有 1~2 枚丝状或叶片状小苞片。叶分裂片有齿。

（2）小苞片 1~2 枚，丝状，位于花梗基部以上约 3 毫米处；花黄色；萼齿短渐尖，长仅 1 厘米左右。（湖北地黄）

（3）小苞片 1 对，叶状，位于花梗基础；花紧色或紫红色；萼齿长渐尖，长达 15 厘米。（裂叶地黄）

（4）花梗上无小苞片；叶具齿或分裂。

（5）茎生叶不发达，不存或存在而比呈莲座状的基生叶小得多，花常生于无叶的茎顶端，少有分散于有叶的茎上；花冠长 4.5 厘米以下，下裂片长不超过 1 厘米（怀庆地黄）。怀庆地黄是地黄的一个栽培变型，其与地黄的主要区别为植株与根均较大，花密集成项生总状花序。

（6）茎生叶发达，下部的略比基生叶小，基生叶存在或不存，花分散于其叶的茎上；花冠长 6~7 厘米，下管裂片长 1.5 厘米，如果花冠特征近于（5）所述，则基生叶早期枯萎。

（7）基生叶发达；花片具不规则锯齿，近基部浅裂；花梗和花比裂片（或花叶）长；花冠

长6~7厘米。（天目地黄）

（8）基生叶花枯萎；叶片具锯齿或羽状分裂；花梗花总长不超过苞片（或花叶）；花冠长约4厘米或6~7厘米。

（9）叶羽状分裂，每边具裂片2~6枚，裂片急尖，全裂；花序长，弓曲；花冠长6~7厘米，下唇裂片长约1.5厘米；苞片无柄。（高地黄）

（10）叶不裂，有不规则锯齿；花序挺直；花冠长约4.5厘米，下唇裂片长约1厘米；苞片有梗。（茄叶地黄）

3.品种特点　怀地黄农家品种多达20余种。一般认为小黑英、金状元为历史品种变异，经历代提纯复壮形成的优良品种。几百年来，药农以金状元、小黑英为父、母本，利用自然杂交，用种子繁殖后，对根茎进行多次排选，从变异根茎中培育出优良品种。这些品种都具有产量高、质量好、抗灾力强等优势。怀地黄品种地上部和根茎的外观各具特征，有所区别，如表2-5所示。

表2-5　怀地黄农家品种特征和性状对照表

特征		品种										
		金状元	小黑英	刑疙瘩	新状元	北京1号	北京2号	北京4号	北京Ⅰ号	北京Ⅱ号	北京Ⅲ号	茎尖16号
地上部	株形	半直立	较平展	平展，大	半直立，中大	平展	半直立	半直立	平展，中	中	中	平展，中
	叶形	长椭圆	卵圆	卵圆	卵圆匙状	菱形	长椭圆	长卵形	—	—	—	卵匙状
	叶色	浅绿，背面有紫红色斑	深绿	深绿，有光泽	绿，有光泽	深绿，有光泽	浅绿，有光泽	浅绿，有光泽	—	—	—	碧绿，背面白
	每株叶数（片）	17~45	12~23	15~30	15~20	15~20	15~20	15~20	15~20	15~20	15~20	
地上部	叶面皱褶	皱，明显突起	皱，不明显	皱大，明显突起	皱，稍突起	不明显	不明显	很平	—	—	—	少突起
	抗病性	抗	较抗	不抗	不抗	较抗	抗	抗	较抗	抗	较抗	较抗
	群体整齐否	齐	齐	齐	齐	齐	齐	较齐	齐	齐	齐	—
	春栽开花	少	多	无	少	少	多	无	—	—	—	—

续表

特征		品 种										
		金状元	小黑英	刑疙瘩	新状元	北京1号	北京2号	北京4号	北京I号	北京II号	北京III号	茎尖16号
地下部	芦头	长	较短	较长	长	短	短	短	短	短	短	中
	根茎集中否	不集中	不集中	较集中	不集中	集中	集中	集中	集中	集中	集中	集中
	根茎皮色	粉黄、棕黄	黄褐，粗糙	橙黄	橙黄	浅黄	浅黄	红	浅红	黄	—	—
	根茎肉质色	粉白	乳白	肉色	粉白	乳白	乳白	—	—	—	—	—
	根茎形成层和髓线	大而明显	大，较明显	不大，较明显	不大，较明显	较明显	较明显	明显	明显	明显	明显	—
	根茎形状	薯状，有结节	拳状纺锤形	圆柱形	圆柱形，有结节	纺锤形	纺锤形	纺锤形	纺锤形	纺锤形	纺锤形	纺锤形
	芽眼	深凹	浅，内有斑点	浅，附近木栓化	—	浅	浅	—	—	—	—	较浅
	根茎形成期	晚	中	晚	晚	早	早	早	早	早	早	早
	亲本	自然杂交	自然杂交	自然杂交	自然杂交	新状元×武陟1号	小黑英×大青英	邢疙瘩×小青英	小黑英×邢疙瘩	小黑英×新状元	小黑英×多父本	金状元茎尖组织培养
	鲜、干重比	(4~5):1	4:1	5:1	(4~5):1	(4.1~4.7):1	(4.1~4.7):1	(4.1~4.7):1	(4~5):1	(4~5):1	(4~5):1	(4~5):1
	适应性	喜肥，不耐瘠	较强，较耐瘠	喜肥，不耐瘠	喜肥，不耐瘠	强，耐瘠抗寒	强，耐瘠，抗寒	—	—	—	—	—

三、应用历史

古人对地黄的药用价值，给予了很高的评价，并视为珍品，列为上品。《抱朴子》一书记载：楚文子服地黄八年，夜视有光。《朝野佥载》中记载：雉被鹰伤，以地黄叶帖之。南朝宋诗人谢灵运《山居赋》中有"采石上之地黄，摘竹下之天门"的诗句。唐代白居易《采地黄者》诗云："麦死春不雨，禾损秋早霜。岁晏无口食，田中采地黄。采之将何用？持以易糇粮。凌晨荷锄去，薄暮不盈筐。携来朱门家，卖与白面郎。与君啖肥马，可使照地光。愿易马残粟，救此苦饥肠。"宋代苏东坡《小圃五咏其二地黄》："地黄饲老马，可使光鉴人。吾闻乐天语，喻马施之身。……丹田自宿火，渴肺还生津。愿饷内热子，一洗胸中尘。"至于以地黄喂马，亦出《抱朴子》：韩子治用地黄苗喂五十岁老马，生三驹，又一百三十岁乃死。此说古之学者多信之而亲服用之。苏颂的《本草图经》中记载，崔元亮《海上方》：治一切心痛，无问新久，以生地黄一味，随人所食多少，捣绞取汁，搜面作馎饦或冷淘食，良久当利出虫，长一尺许，头似壁宫，后不复患矣。昔有人患此病，三年不瘥，深以为恨，临终戒其家人，吾死当剖去病本。从其言果得虫，置于竹节中，每所食皆饲之。因食地黄馎饦；亦与之，随即坏烂。由此得方。刘禹锡《传信方》亦记其事云：贞元十年，通事舍人崔抗女患心痛垂气绝，遂作地黄冷淘食之，便吐一物，可方一寸以来，状如蛤蟆，无足、目，微似有口，盖为此物所食。自此遂愈。

　　怀地黄又名地髓、生地，为多年生草本植物。据记载这种植物以水浸验之，浮者名天黄，半浮半沉者为人黄，沉者名地黄。以沉下者为贵，久而久之，遂名为地黄。地黄，原系野生，最早生长于咸阳一带，后传至各地。中国数省均产，但其最佳者为"怀地黄"。地黄可分为生地黄和熟地黄两种，据《本草纲目》记载，张元素说："地黄生则大寒，而凉血，血热者需用之，熟则微温而补肾，血衰者需用之。"王硕《易简方》说："男子多阴虚，宜用熟地黄，女子多血热，宜用生地黄。"尤其是熟地，药用可填骨髓，长肌肉，生精血，补五脏，利耳目、黑须发、通血脉，确系祛病延年之佳品。地黄产地很多，江、浙、京、津、湘、蜀、皖、鲁等均有所出。然而最优者今人唯以怀地黄为上。医家陈嘉谟赞誉怀地黄：江浙壤地种者，受南方阳气，质虽光润而力微，怀庆产者，禀北方纯阴，皮有疙瘩而力大。《本草问答》一书中也载：河南居天下之中，则产地黄，人见地黄黑色，不知其未经蒸晒，其色本黄，河南平原土厚水深，故地黄得中央湿土之气而生，内含润泽土之湿也。

　　怀地黄的种植和应用历史已有3 000多年。怀地黄原野生于太行山中，由野生变栽培，大约开始于周代，开始用种粒繁殖，到了魏晋南北朝才开始用根繁殖，早在1783年，地黄杂交始祖徐习德通过野地黄杂交培育了一种新品种，命名为徐习德，一直沿用至今。后经历代提纯复壮形成新的优良品种。据现代医学试验，温县地黄10克的药力等于他地产的30克或100克以上的药力。据史书记载，从周代开始，历代封建王朝都将四大怀药之一的怀地黄列为皇封贡品，岁岁征收。《博爱县志》载：周桓王二年（前718），魏宣王以来，怀药就一直被作为贡品向天朝进贡。608年，鲁宣公就向周王室进贡怀地黄。据对孟州市古化石的考证，在远古时期，该地已遍地地黄，据此可知，古怀庆所产地黄最多，质美，绝非偶然。沁阳市覃怀办事处郝圪当村"大道寺"院后边产的地黄为明代贡品。历史上，地黄以太行山下的留驾庄，即今西万镇留庄和北关大道寺及北金村观门所产质地最佳，故销往国内外的地黄，必称"留驾庄"货号，方为道地货。

　　由于水土、气候等自然条件的差异，温县地黄种子被外地引进种植后，药性顿减，或种一两年即退化。温县种植地黄历史久远，炮制技艺独特，经验丰富。有许多优良品种，如金状元、四翅锚、7681等。近年来在国际市场上备受欢迎的圆身地黄，其加工技术源于温县南岭，东、西林台，南张羌等村。还有一种"把地"，也叫苏直地、杭直地，其加工方法是西南岭村宋发兴于1845年发明的。这种地黄的选择、炮制规格很严格，价格昂贵，专销往苏、杭、中华人民共和国成立后不再生产。熟地黄加工也是温县特有的技术，九蒸九晒，直至内外漆黑发亮、味微酸甜方成。

　　几百年来，药农以金状元、小黑英为母体，利用自然杂交，种子繁殖后对根茎进行多次排选，从变异根茎中培育出了优良品种，形成了现有怀地黄的9个品种，金状元、邢疙瘩、小黑英、白状元、北京一号、四翅锚、郭里茂、千层叶、大青叶等。1985 年，焦作部分药农又成功试验了青苗移栽，使地黄的繁殖进入了新的时代。

四、植物产地

1. 生长环境　地黄常生于海拔 50~1 100 米的荒山坡、山脚、墙边、路旁等处。

2. 生长地域　地黄的主要产地为中国北方，以河南省焦作市一带，如温县、博爱县、武陟县等地最为著名，焦作市在古时为怀庆府，该地区所出产的地黄因功效最佳而颇负盛名，被称为"怀庆地黄"，简称"怀地黄"。

怀地黄是指位于北纬 34 度 48 分 ~35 度 30 分、东经 112 度 02 分 ~113 度 38 分，焦作市行政辖区的沁阳市、孟州市、温县、博爱县、武陟县、修武县等地出产的地黄。

五、植物特征

地黄属多年生草本植物。体高 10~30 厘米，密被灰白色多细胞长柔毛和腺毛。根茎肉质肥厚，鲜时黄色，在栽培条件下，直径可达 5.5 厘米，茎紫红色。

叶通常在茎基部集呈莲座状，向上则强烈缩小成苞片，或逐渐缩小而在茎上互生；叶片卵形至长椭圆形，正面绿色，背面略带紫色或呈紫红色，长 2~13 厘米，宽 1~6 厘米，边缘具不规则圆齿或钝锯齿以至牙齿；基部渐狭成柄，叶脉在上面凹陷，下面隆起。

花具长 0.5~3 厘米之梗，梗细弱，弯曲而后上升，在茎顶部略排列成总状花序，或几乎全部单生叶腋而分散在茎上；花萼钟状，萼长 1~1.5 厘米，密被多细胞长柔毛和白色长毛，具 10 条隆起的脉；萼齿 5 枚，矩圆状披针形或卵状披针形或三角形，长 0.5~0.6 厘米，宽 0.2~0.3 厘米，少见前方 2 枚各又开裂而使萼齿总数达 7 枚之多；花冠长 3~4.5 厘米；花冠筒状而弯曲，外面紫红色（另有变种，花为黄色，叶面背面为绿色），被多细胞长柔毛；花冠裂片，5 枚，先端钝或微凹，内面黄紫色，外面紫红色，两面均被多细胞长柔毛，长 5~7 毫米，宽 4~10 毫米；雄蕊 4 枚；药室矩圆形，长 2.5 毫米，宽 1.5 毫米，基部叉开，而使两药室常排成一直线，子房幼时 2 室，老时因隔膜撕裂而成一室，无毛；花柱顶部扩大成 2 枚片状柱头。

蒴果卵形至长卵形，长 1~1.5 厘米。花果期 4~7 月。

六、栽培技术

（一）生活习性

怀地黄宜生长在阳光充足、气候温暖而较干燥，土质中性或微碱性、土层深厚、疏松肥沃、排灌条件良好的沙壤土上。黏性大的红壤土、黄壤土或水稻土、黏土或盐碱地、背阳处、低洼易涝处不宜种植。地黄是喜光植物，植地不宜靠近林缘或与高秆作物间作。当土温在 11~13 ℃时，出苗要 30~45 天；25~28 ℃最适宜发芽，在此温度范围内若土壤水分适合，种植后一周发芽，15~20 天出土；8 ℃以下根茎不能萌芽。从种植到收获需 150~160 天。

怀地黄生长期为 140~160 天。4 月中旬（谷雨至小满）种植，5 月初定苗补苗，5 月中下旬地下根茎形成，6~8月地上叶迅速生长，8~9月地下根茎迅速膨大，10月成熟收获。

（二）选种育种

1.选择品种　地黄栽培中品种的选择很重要，不同品种对各要素的要求都不同。选择适合本地区壤质、气候的品种是很关键的一步。现在市面上的品种很多，例如北京1号、"85-5"、串地龙、金状元、小黑英等，不一而足。但适合种植的品种需要经过综合分析、试验等手段来决定，焦作种植面积比较广的是北京1号、"85-5"，串地龙、金状元等也有部分种植。

（1）怀地黄1号的栽培要点：①适合壤土及沙壤土种植，种植密度为每亩5 500株左右。②埂栽为宜，利于排灌。③注意防治病虫害。

（2）怀地黄2号的栽培要点：①选择壤土及沙壤土种植。保证产量的种植密度应以每亩7 500~8 000株为宜。②以起埂种植效果最佳。

（3）怀地黄3号的栽培要点：①除不能重茬之外，棉花、西瓜、芝麻、老菜地等易生枯萎病的地块也不能作地黄的前茬。建议采用高畦种植，以利于雨季排水，防止雨水渍苗。②在种植前用500倍多菌灵液浸泡种栽10~15分钟。③加大施肥量及病虫害防治。④适合壤土及沙壤土种植，种植密度以每亩约5 500株为宜，即株行距约35厘米×33厘米。

（4）北京1号：繁殖系数大，芦头较短，根茎生长集中，便于刨挖，平均每株结块3~4个，含水量和加工等级中等。耐寒种栽越冬好，抗斑枯病较差，发生花叶病，耐瘠薄，适应性广，在一般土质上种植能获得较高的产量。

（5）北京2号：耐寒，耐储藏，春季栽种开花率高，对土壤要求不严。

在栽培中，要按土壤质地、土壤肥力、种植茬口时间的早晚和生育期的长短，选择适宜的种植品种。若茬口晚，生长期短，雨季来临较早，就要选根茎膨大早的品种。若土壤贫瘠，宜用中产品种；若土壤肥力高，灌排方便，就要选用高产品种；若土壤较黏，就要选适应性强的品种；在灌排条件不太好的地块，就要选抗渍、抗病性强的品种。

2.育种　为解决品种退化问题，必须培育优良品种，其方法有两种。

（1）田间育种：即当地黄开花时，选择健壮单花苗株，让其开花结果，种子成熟后，收集种子，翌年春天繁殖，经选优去劣，产量高、质量好的即为优良品种。

（2）杂交育种：即霜降后刨出作亲本，另栽畦内，盖上牲口粪，作为翌春杂交亲本。待亲本开花时，先将母本的雄蕊摘掉，留下雌蕊，然后在父、母本植株上栽下塑料薄膜罩。等花粉成熟时，把父本雄蕊上的花粉扫下，点于母本柱头上，套上罩，然后各扎一标记，注上父本、母本名称；待花落地后去罩，果实成熟后立即收采，装入纸袋，注上名称。翌年春天繁种，并加强田间管理，这样培育出来的品种，经过精心选优去劣，试种后，成功的即为优良品种，然后推广种植。

（三）栽培方法

地黄栽培一般在清明前后，保持地温在15℃以上，适宜种植在沙质土壤中，前茬忌种芝麻、花生、棉花、油菜、豆类等作物，因易生病虫害，如根线虫病和红蜘蛛。最好种植在生茬地。

种植前要平整土地，施足底肥，根据土壤养分的多少科学施肥，多施有机肥，然后深耕平地，截取块根。截取块根时，选择新鲜无病损的手指粗的块根，截成约3厘米的小段，每段至少有3个芽眼。截取块根的时间应在栽种前半天进行。栽种前，应晾干断面水分，但不可在烈日下暴晒或长时间堆积，否则易发热腐烂，栽种时应选择晴天，雨天不宜栽种。块根种植时最好要用多菌灵浸种，预防病虫害。

种植时，埂栽最好，按行距40厘米开沟，深度约3厘米，根据种块大小，在埂上按等边三角形栽种，然后覆土，稍加镇压。目前，在有些地方，农民栽种一般为行距33~35厘米，株距25~30厘米，点播，增加密度提高产量，妥否有待研讨。栽种时，密度还应因品种不同，而略有差异。如金状元地上部分高大，其行距约40厘米，株距为33~35厘米，矮小的品种应适当增大密度。每亩需种块25~30千克即可。

（四）田间管理

1. 肥、水的管理

（1）适时追肥：适时追肥可以达到促长的效果，追肥时要注意不要用锄点播追肥，因为地黄植株的根系很浅，易锄断根系影响地黄生长。应该先将化肥播撒在地里，进而浇水，使肥得到充分的吸收。

（2）适时、适量浇水：地黄喜不干不湿的土壤，即"湿黄墒"（就是手握成团，掉地即散的墒），地黄栽种后，若土壤湿润即发芽，若土壤干燥应当天或次日浇水。方法：顺沟灌溉，使水湿至种根，以后地皮发白时再浇。地黄生长前期，地上部分生长迅速，需水较多；生长后期块根生长快，亦需足够的水分，但不宜过多，否则烂根。一般浇水5~6次。应掌握"二浇""三不浇"。"二浇"即：追肥后浇；地旱预报三日内无雨浇。"三不浇"即：地皮不干不浇；中午烈日下不浇；预报三日内有大雨不浇。

2. 根除杂草 地黄在栽种后，未出苗之前应用灭草剂喷洒，防止杂草生长。地黄生长中期的杂草，应及时根除，一般要进行人工拔草，不要用锄去锄草以免伤着根系，影响地黄生长。

3. 摘除花蕾 地黄在抽薹后应摘除花蕾，防止地上部分疯长，影响块根生长。

（五）病虫害防治

1. 病害防治

（1）斑枯病：即叶上病斑，由少到多，叶片由直立渐向上内卷曲，逐渐枯干，蔓延很快，应及时防治。

（2）线虫病（土锈病）：叶萎黄，根瘦小，有很多毛根，毛根上有许多白毛状的线虫和棕色的胞囊，块根表皮有活着的线虫。预防方法主要是清除病株和残根，注意选地选种，轮作。防治方法：选无病虫截块；轮作倒茬用5%的涕来威（神农丹）或3%呋喃丹（进口原装）每亩1~1.5千克，或6%林丹粉每亩1.5~2千克，处理土壤。此法可兼治多种地下害虫。

以上两种病害多发生在6~7月间，对地黄生长影响很大，应加强注意。

2. 虫害防治

（1）红蜘蛛：发病后，叶上发生黄白点，逐渐萎黄，叶背面布满红色斑点即为红蜘蛛。其能吸叶汁，为害植株。防治方法：根据虫情合理选择40%氧化乐果1 000倍液，80%敌敌畏800~1 000倍液，30%农卫士（或扶农灵）1 000~1 500倍液，配合天丰素或92%二氢钾喷洒于叶面。7~8月夜蛾类、青虫类多种害虫混发时，要及时喷洒农地乐（每亩用40~50毫升），加特效王（每亩用1~2支）或喷洒快杀灵（每亩用40~50毫升），与0.9%的虫螨腈2 000倍混合液，效果十分突出。红蜘蛛严重发生时，可喷洒克螨利果与螨死净（各2 500倍）混合液，既杀卵又治成螨。

（2）拟豹纹蛱蝶幼虫（毛虫）　叶肉被食成网状，仅留叶脉，最有效的方法为人工捕捉。

以上两种病虫害发生在6~7月间的干旱时期，对地黄有毁灭性的影响，也应多加防治。

七、采收与加工炮制

（一）采收

怀地黄成熟的地表特征是"练顶"（中心叶萎缩）。地黄栽种约在当年的10月上旬至11月上旬，叶子逐渐枯黄、萎缩，停止生长，便可挖取根块，除去茎叶须根及泥土。收获时宜逐行挖掘，做到不丢、不折、不损伤块根。

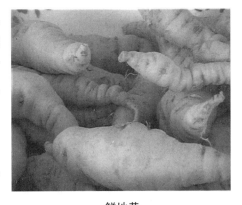

鲜地黄

（二）加工

1. 鲜地黄　采收后，除去须根、笼头，沙藏备用。

2. 干生地黄　将收获后的鲜地黄及时加工。

（1）装焙：根据炕的大小而定，以鲜地黄约45厘米厚度为宜。

（2）看火：应注意火的大小和均匀，火力大会焙吹，因为地黄表皮硬，内部气体不易排出，容易在加热过程中胀破；火力小会流质，即地黄汁外流，干后全身发黑。开始时火力以保持在55~60 ℃为宜；到快焙成时，火力应小些，热度低些亦可，但亦要注意焙火不均匀的现象。

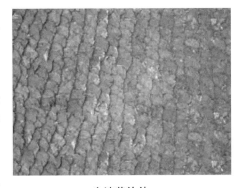

生地黄饮片

（3）翻焙：在装上地黄焙后一天到一天半翻一次，以后每天两次，随翻动拣出成货（以表里柔软者为成货）。

3. 圆身生地　将焙好的干生地再用微火焙2~3小时，火力以60 ℃左右为宜；焙至全身发软，趁热搓（捏拥）成圆球形，放冷后再进行传焙（专业术语，指用文火进行烘焙）。火力为45 ℃

左右为宜，需 3 小时左右，至其不再变形即成商品。

（三）炮制

1. 鲜地黄的制法　洗净后，捞出，切段即得。或取净地黄捣烂，榨取汁液，称生地黄汁（或鲜地黄汁），以上均可临时配用。

2. 生地黄的制法

（1）生用：拣去杂质，清水洗净，捞出，润透后，切厚约 2.5 厘米的斜片，晒干后使用。

（2）炒焦：取生地黄片置于锅内，用中火炒至微焦为度，取出放凉。

（3）酒炙：将生地黄与黄酒拌匀，闷润至酒尽时，置于锅内用中火炒至微焦为度，取出放凉，每 500 克用黄酒 60 毫升。

（4）炒炭：取出生地黄片置于锅内，用武火炒至有泡鼓出为度，喷凉水适量，灭尽火星，取出晾一夜。

3. 熟地黄的制法

（1）罐蒸：取净生地黄置于锅内，加入黄酒、砂仁粉拌匀，装铜罐内，密闭，以武火加热，隔水熬约 48 小时，炖至内外漆黑、中央发空为度，取出晾至八成干，切成厚约 2.5 厘米的片，晾干。每 500 克用黄酒 250 毫升、砂仁粉 4.8 克。

（2）笼蒸：取净生地黄置于锅内，加黄酒拌匀，闷润至酒尽时，置于笼屉中用武火加热，用容器收集流出的熟地汁。蒸约 48 小时，至其中央发虚为度。取出晾一天，拌入熟地黄汁与黄酒，再蒸 24 小时，取出晾一天，如此反复八次，至第九次将黄酒与砂仁粉拌入，蒸 24 小时，以蒸至内外漆黑、味甜酸，无苦味为度。取出晾至八成干，切厚约 2.5 厘米的斜片，晾干。此法蒸熟地黄称为九蒸熟地黄。每 500 克用黄酒 250 毫升、砂仁粉 4.8 克。

八、商品特征与规格及质量标准与鉴别

（一）商品特征与规格

1. 商品特征

（1）鲜地黄：呈纺锤形或条状，长 8~24 厘米，直径 2~9 厘米。外皮薄，表面浅红黄色，具弯曲的纵皱纹、芽痕、横长皮孔样突起及不规则疤痕。肉质，易断，断面皮部淡黄白色，可见橘红色油点，木部黄白色，导管呈放射状排列（俗称菊花心）。气微，味微甜、微苦。

（2）生地黄：多呈不规则的团块状或长圆形，中间膨大，两端稍细，有的细小，长条状，稍扁而扭曲，长 6~12 厘米，直径 2~6 厘米。表面棕黑色或棕灰色，极皱缩，具不规则的横曲纹。体重，质较软而韧，不易折断，断面棕黑色或乌黑色，中间菊花心明显，肉质肥厚，有光泽，具黏性。气微，味微甜。

2. 规格

按 1964 年商业部、卫生部颁发的《七十六种药材商品规格标准》国药联材字（84）第 72 号文附件，生地黄规格标准如下：

一等：干货。呈纺锤形或条形圆根。体重质柔润。表面灰白色或灰褐色，断面黑褐色或黄褐色，具有油性。味微甜。每公斤16支以内。无芦头、老母、生心、焦枯、杂质、虫蛀、霉变。

二等：干货。呈纺锤形或条形圆根。体重质柔润。表面灰白色或灰褐色，断面黑褐色或黄褐色，具有油性。味微甜。每公斤32支以内。无芦头、老母、生心、焦枯、杂质、虫蛀、霉变。

三等：干货。呈纺锤形或条形圆根。体重质柔润。表面灰白色或灰褐色，断面黑褐色或黄褐色，具有油性。味微甜。每公斤60支以内。无芦头、老母、生心、焦枯、杂质、虫蛀、霉变。

四等：干货。呈纺锤形或条形圆根。体重质柔润。表面灰白色或灰褐色，断面黑褐色或黄褐色，具有油性。味微甜。每公斤100支以内。无芦头、老母、生心、焦枯、虫蛀、霉变。

五等：干货。呈纺锤形或条形圆根。体质柔润。表面灰白色或灰褐色，断面黑褐色或黄褐色，具油性。味微甜。但油性少，支根瘦小。每公斤100支以外，最小货直径1厘米以上。无芦头、老母、生心、焦枯、杂质、虫蛀、霉变。

（二）质量标准与鉴别

1. 分类

（1）春货与秋货：春货是指早生地黄，生长期长，质量好，成品皮紫红色。秋货是指晚生地黄，成品表皮淡黄色或灰褐色。

（2）焙货与晒货：焙货是指用焙火加工后的成品，皮较细，油性大，质量好。晒货是指在阳光下晒干的生地黄成品，油性小，质重较次。

（3）生湿货与熟湿货：生湿货是指出于焙货时间短或翻动不匀未焙擦的生地黄，这种生地黄内有硬核，断面色淡黄，含水量大，易腐烂，质次。熟湿货表里一致，身软无核，但仍有一部分水分在内，较生湿货好。

（4）焙吹货：生地黄在焙内时，由于火力过大，焙成皮虚而中空，因而又叫虚皮货，药效低，质次。

（5）泥皮货：生地黄经过摈堆出汗，黏土较多为泥皮货，身个软，含杂质多。

2. 鉴别

（1）外观鉴别：

1）焙干货：

九五干货：支身发软，握之顶手。

九二干货：两端较硬，中间软。

八八干货：支身较软，握之不顶手。

八五干货：全身发软，少有生湿（有硬心）。

2）晒干货：

九五干货：支身稍硬，握之略觉顶手。

九二干货：全身发软，握之无气。

八八干货：全身发软，手捏淹指。

八五干货：全身发软，手捏即扁成饼。

（2）显微鉴别：

1）本品横切面：木栓细胞数列。栓内层薄壁细胞排列疏松；散有较多分泌细胞，含橙黄色油滴；偶有石细胞。韧皮部较宽，分泌细胞较少。形成层成环。木质部射线宽广；导管稀疏，排列成放射状。

生地黄粉末深棕色。木栓细胞淡棕色。薄壁细胞类圆形，内含类圆形核状物。分泌细胞形状与一般薄壁细胞相似，内含橙黄色或橙红色油滴状物。具缘纹孔导管和网纹导管直径约至92微米。

2）取本品粉末2克，加甲醇20毫升，加热回流1小时，放冷，滤过，滤液浓缩至5毫升，作为供试品溶液。另取梓醇对照品，加甲醇制成每1毫升含0.5毫克的溶液，作为对照品溶液。照《薄层色谱法检验标准操作程序》（附录ⅥB）试验，吸取上述两种溶液各5微升，分别点于同一硅胶薄层板上，以三氯甲烷－甲醇－水（14：6：1）为展开剂，展开，取出，晾干，喷以茴香醛试液，在105℃加热至斑点显色清晰。供试品色谱中，在与对照品色谱相应的位置上，显相同颜色的斑点。

3）取本品粉末1克，加80%甲醇50毫升，超声处理30分钟，滤过，滤液蒸干，残渣加水5毫升使溶解，用水饱和的正丁醇振摇提取4次，每次10毫升，合并正丁醇液，蒸干，残渣加甲醇2毫升使溶解，作为供试品溶液。另取毛蕊花糖苷对照品，加甲醇制成每1毫升含1毫克的溶液，作为对照品溶液。照《薄层色谱法检验标准操作顺序》（附录ⅥB）试验，吸取上述供试品溶液5微升、对照品溶液2微升，分别点于同一硅胶薄层板上，以乙酸乙酯－甲醇－甲酸（16：0.5：2）为展开剂，展开，取出，晾干，用0.1%的2.2－二苯基－1－苦肼基无水乙醇溶液浸板，晾干。供试品色谱中，在与对照品色谱相应的位置上，显相同颜色的斑点。

【检查】生地黄水分不得过15.0%。

总灰分不得过8.0%。

酸不溶性灰分不得过3.0%。

【浸出物】照水溶性浸出物测定法（附录ⅩA）项下的冷浸法测定，不得少于65.0%。

【含量测定】梓醇照《高效液相色谱法检验标准操作程序》测定。

色谱条件与系统适用性试验以十八烷基硅烷键合硅胶为填充剂；以乙腈－0.1%磷酸溶液（1：99）为流动相；检测波长为210纳米。理论板数按梓醇峰计算应不低于5 000。

对照品溶液的制备取梓醇对照品适量，精密称定，加流动相制成每1毫升含10毫克的溶液，即得。

供试品溶液的制备取本品（生地黄）切成约5毫米的小块，经80℃减压干燥24小时后，磨成粗粉，取约0.8克，精密称定，置于具塞锥形瓶中，精密加入甲醇50毫升，称定重量，加热回流提取1.5小时，放冷，再称定重量，用甲醇补足减失的重量，摇匀，滤过，精密量取续滤液10毫升，浓缩至近干，残渣用流动相溶解，转移至10毫升量瓶中，并用流动相稀释至刻度，摇匀，滤过，取续滤液，即得。

测定法分别精密吸取对照品溶液与供试品溶液各 10 微升，注入液相色谱仪，测定，即得。

生地黄按干燥品计算，含梓醇不得少于 0.20%。

毛蕊花糖苷照《高效液相色谱法检验标准操作程序》测定。

色谱条件与系统适用性试验以十八烷基硅烷键合硅胶为填充剂；以乙腈 –0.1% 醋酸溶液（16：84）为流动相；检测波长为 334 纳米。理论板数按毛蕊花糖苷峰计算应不低于 5 000。

对照品溶液制备取毛蕊花糖苷对照品适量，精密称定，加流动相制成每 1 毫升含 10 毫克的溶液，即得。

供试品溶液制备精密量取【含量测定】项梓醇项下续滤液 20 毫升，减压回收溶剂近干，残渣用流动相溶解，转移至 5 毫升量瓶中，加流动相至刻度，摇匀，滤过，取续滤液，即得。

测定法分别精密吸取对照品溶液与供试品溶液各 20 微升，注入液相色谱仪，测定，即得。

生地黄按干燥品计算，含毛蕊花糖苷不得少于 0.02%。

（3）化学成分鉴别：怀地黄中的化学成分主要有以下几种。

1）苷类：苷类以环烯醚萜类为主。从鲜地黄及干地黄中可分离出数十种苷类，如梓醇、二氢梓醇、二酰梓醇、益母草苷等。

2）糖类：主要有水苏糖、棉籽糖、葡萄糖、果糖等。鲜地黄中水苏糖含量高于干地黄，而六碳糖、蔗糖及三糖含量低于干地黄，干地黄含有少量还原糖，熟地黄含大量还原糖。

3）氨基酸：地黄中含 20 多种氨基酸。干地黄中含 15 种游离氨基酸，其中 6 种为人体必需的氨基酸。

4）无机元素：地黄约含 20 多种无机元素。

5）有机酸：如苯甲酸甲酯、辛酸甲酯、苯乙酸甲酯等，其中不饱和脂肪酸亚油酸含量最高，占总酸 40% 以上；其次为棕榈酸，约占 27%。

6）其他：还含有 α – 谷甾醇、多甾醇、微量菜油甾醇、樟醇、维生素 A 类物质等。

怀地黄中不同种的鲜地黄，其化学成分含量也不同（表 2-6），不同产地的干地黄的化学成分含量差别也较大（表 2-7）。

表 2-6　不同种鲜地黄的质量比较（毫克／克）

样品	水分	水浸出物	醇浸出物	总还原糖	总灰分	酸不溶灰分	梓醇
怀地黄	79.25	89.89	16.00	80.28	3.79	1.04	4.920
北京 1 号	80.61	86.94	8.43	97.74	2.26	1.51	0.774
山东成武产地黄	81.17	83.22	9.60	45.98	3.00	2.26	1.317
浙江仙居产地黄	79.28	87.31	4.98	62.41	2.92	2.35	1.351
陕西大荔产地黄	75.34	82.67	6.64	65.54	3.39	0.90	1.450
北京野地黄	85.11	79.22	11.46	53.39	4.44	3.68	4.197

注：除水分外，均按干燥品计算。

表 2-7　不同产地干地黄的质量比较（毫克／克）

样品	水分	水浸出物	醇浸出物	总还原糖	梓醇
怀地黄	15.17	87.80	1.74	60.48	0.811
广东增城产地黄	7.71	78.15	1.54	58.11	0.019
广西贵县产地黄	8.26	82.17	3.23	54.07	0.060
山东成武产地黄	9.47	76.57	2.69	48.82	0.036
陕西渭南产地黄	6.83	80.46	2.38	49.85	0.019
山西侯马产地黄	7.61	66.83	2.27	50.17	0.043
浙江仙居产地黄	6.87	80.09	3.70	47.94	0.001
辽宁沈阳产地黄	10.18	88.77	4.27	61.80	0.726

由以上分析测定结果得知，怀地黄中的梓醇高于其他产地的样品。北京野地黄中梓醇含量高，水浸出物偏低，而酸不溶性灰分偏高。鲜地黄梓醇含量高于干地黄，这可能是加工过程导致分解而下降 1/3～1/2。不同产地的干地黄，梓醇含量相差很多，这可能与药材的产地及栽培品种与商品药材的储存期不同有关。辽宁沈阳产的地黄中，水浸出物、醇浸出物、总还原糖含量均高于南方产的，这可能与北方温差大有关。从总体来看，怀地黄质地优于其他产地的地黄。

（4）理化鉴别：

1）氨基酸检查：取干燥细粉 0.2 克，加水 5 毫升，浸泡过夜，取上清液，浓缩点于圆形普通滤纸上，用甲醇展开，喷 0.2% 三酮乙醇溶液，80 ℃烘干后，呈现紫红色斑点。

2）多糖检查：取干燥细粉 1 克，加水 10 毫升，浸泡过夜，取上清液 1 毫升，加入 50% α–萘酚乙醇液 2～3 滴，摇匀后，沿试管壁缓缓加入浓硫酸 1 毫升，两液交界处出现紫红色环。

（5）形态特征经验鉴别：

1）怀地黄的显著特点：油性大，柔软、皮细、内为黑褐色并有光泽，味微甜，尤其是断面呈菊花心状。怀地黄中又以温县产者尤佳。

2）类同品种的鉴别：与怀地黄同供药用的还有辽宁、河北、山西、内蒙古、陕西、山东、安徽、江苏、浙江等地产的地黄，较怀地黄质量次。根状茎中地黄素、柠醇、甘露醇、生物碱、脂肪酸等含量低，不具有怀地黄特有的菊花心、牛角荏等特点，如表 2-8 所示。

表 2-8　怀地黄与山西、河北地黄的比较

品名	横断面	表皮	身个
怀地黄	紫黑色，滑润，菊花心明显	细腻，黑色	坚实，重
山西地黄	黑色，滑润小，菊花心不明显	粗糙，灰黑色	虚，轻
河北地黄	浅黑色，油性小，菊花心较明显	粗糙，灰黑色	较坚实，轻

九、储藏保鲜

如果保存鲜地黄，可将地黄挖出后，趁鲜储藏于沙土中即可。生地黄放于通风干燥处，防潮、防虫蛀即可。熟地黄用缸装，放通风干燥处。

十、化学成分

怀地黄的化学成分以苷类为主，其中又以环烯醚萜苷类为主。鲜地黄的环烯醚萜苷有益母草苷、桃叶珊瑚苷、梓醇等，以梓醇的含量最高。又含糖类，如 D-葡萄糖、D-半乳糖、D-果糖、蔗糖、棉籽糖、水苏糖、甘露三糖、毛蕊花糖，以水苏糖的含量最高，达64.9%。还含赖氨酸、组氨酸、精氨酸、天冬氨酸、谷氨酸等。

根含地黄苷 A、地黄苷 B、地黄苷 C、地黄苷 D、二氢梓醇苷、桃叶珊瑚苷、梓醇苷。鲜根含梓醇苷 0.11%，鲜根醇提取物中还含 β-谷甾醇、甘露醇、胡萝卜甾醇、1-乙基-β-D-半乳糖苷和蔗糖。水溶性成分中含多种糖，其中以水苏糖含量最高，为 32.1%~48.3%；并含多种氨基酸，其中以精氨酸含量最高，为 2%~4.2%；另有 γ-氨基丁酸、磷酸。商品地黄中含少量 α-谷甾醇、豆甾醇及微量菜油甾醇。干地黄中含系列脂肪酸、α-谷甾醇、棕榈酸、丁二酸、胡萝卜苷及 S-8 环状化合物。地上部分含桃叶珊瑚苷、梓醇苷、二氢样醇苷。

十一、性能与用法用量

（1）性味归经：鲜地黄，味甘、苦，性寒；归心、肝、肾经。干地黄，味甘，性寒；归心、肝、肾经。熟地黄，味甘，性微温。归肝、肾经。

（2）功能主治：鲜地黄，清热生津，凉血，止血；用于热病伤阴，舌绛烦渴，温毒发斑，吐血，衄血，咽喉肿痛。干地黄，清热凉血，养阴生津；用于热入营血，温毒发斑，吐血，衄血，热病伤阴，舌绛烦渴，津伤便秘，咽喉肿痛。熟地黄，补血滋阴，益精填髓；用于血虚萎黄，心悸怔忡，月经不调，崩漏下血，肝肾阴虚，腰膝酸软，骨蒸潮热，盗汗遗精，内热消渴，眩晕，耳鸣，须发早白。

（3）用法用量：①内服，一般用量：煎汤 9～18 克，量大可至 30 克。或入丸散。②外用：捣敷。

十二、药理作用

1.降血糖　怀地黄的有效部分（R-BP-F）腹腔注射，对四氧嘧啶所致小鼠实验性糖尿病有降低血糖作用。

2.止血　生地黄、熟地黄煎剂及生地黄炭、熟地黄炭灌胃，对小鼠均可缩短血液凝固时间（毛细管法）。

3.抗弥散性血管内凝血　地黄 70% 甲醇提取物抑制 ADP 引起的大鼠血小板聚集，并有抗凝血酶作用，对内毒素引起的大鼠弥漫性血管内凝血有对抗作用，另外还有抗炎免疫、抗肝损害等作用。

4.治疗肝炎　据临床报道，地黄和甘草合用，无论是肌内注射还是口服，对传染性肝炎都有一定作用，能促进肝功能恢复，尤以谷丙转氨酶（ALT）下降显著且无局部及全身不良反应。

5.治疗白喉　以生地黄为主，配合连翘、黄芩、麦冬、玄参的抗白喉合剂，服用后多在4天内退热，假膜消失，咽痛好转。

十三、选方与临床应用

（1）犀角地黄汤：犀角（磨汁）、生地各二钱，黄连、黄芩各一钱，大黄三钱，水二钟，煎一钟，入犀角汁，和匀，温服。治一切血热、失血、三焦热血、便秘等症。（张介宾《景岳全书》）

（2）地黄饮：生地黄八两（研取汁）、鹿角胶一两（炙燥，研为末）。上二味，先以童子小便五合，于铜器中煎，次下地黄汁及胶末，打令匀，煎令熔，十沸后，分作三服。治肺损吐血不止。（《圣济总录》）

（3）地黄丸：熟地黄八钱，山萸肉、干山药各四钱，泽泻、牡丹皮、茯苓各三钱（去皮）。上为末，炼蜜为丸，每服三丸，空心温水或淡盐水送下，亦可水煎服。滋补肝肾。治肝肾阴虚证。腰膝酸软，头晕目眩，耳鸣耳聋，盗汗，遗精，消渴，骨蒸潮热，手足心热，口燥咽干，牙齿动摇，足跟作痛，小便淋沥，以及小儿囟门不合，舌红少苔，脉沉细数。（《小儿药证直诀》）

（4）明目地黄丸：熟地黄四两，生地黄、山药、泽泻、山茱萸、牡丹皮、柴胡、茯神、当归、五味子各二两。蜜丸，每服三钱。治肾虚目暗不明。（《审视瑶函》）

（5）百合地黄汤：百合七枚，生地黄汁一升。先煎百合去渣，加入地黄汁，再煎，分二次服。治百合病。（《金匮要略》）

（6）秦艽地黄汤：秦艽、生地黄、当归、川芎、白芍药、甘草、防风、荆芥、升麻、白芷、蔓荆子、大力子（蒸）、羌活各一钱。水煎服。治风热血燥筋骨作痛。（张介宾《景岳全书》）

（7）地黄汤：干地黄、甘草、麻黄各一两。上药细切，用酒三升，水七升，煎至四升，去渣，分作八服，不拘时，日进二服。治中风四肢拘挛。（《证治准绳》）

（8）干地黄五两，黄芪、茯神、栝楼根、甘草、麦冬各三两。将上药细切以水八升，煎取二升半，去渣，分三服，日进一剂，服十剂。治消渴。（《备急千金要方》）

（9）鳖甲地黄汤：柴胡、酒当归、麦冬、醋炙鳖甲、石斛、白术、熟地黄、茯苓、秦艽各一两，人参、肉桂、炙甘草各五钱。为粗末，每服四钱，加生姜五片，乌梅少许，水煎服。治五心烦热，心悸怔忡及妇人干血痨，身体羸瘦，月经久闭。（《济生方》）

（10）补阴八珍汤：人参、白术、茯苓、甘草、当归、川芎、熟地、芍药、黄柏（酒炒）、知母（酒炒）各七分。上药水煎服。治瘰疬等疮足三阴虚。（张介宾《景岳全书》）

（11）补益地黄丸　熟地黄、鹿角、肉苁蓉各一两至二两，天冬一两五钱，五味子、远志、桂心、巴戟天、菟丝子、石龙芮各一两。蜜丸，梧桐子大，每服三十丸，温酒送服。治虚劳精亏而致的面色㿠白，腰酸神疲，阴萎等症。（《太平圣惠方》）

（12）冬地三黄汤　麦门冬八钱，生地黄四钱，玄参四钱，黄连一钱，黄柏一钱，黄芩一钱，苇根汁半酒杯，金银花露半酒杯，甘草三钱。水煎服。治阳明温病热郁津少，无汗，小便不利者。

（《温病条辨》）

十四、各家论述

《神农本草经》：久服，轻身不老。

《本草求真》：生地黄性未蒸焙，掘起即用，甘苦大寒……力专清热、消瘀，故凡吐血、咳血、衄血、蓄血、溺血、崩中带下，审其证果因于热盛者，无不用此调治……洗净捣汁以饮，或用酒制，以免伤胃，忌铁。

《本草纲目》：按王硕《易简方》云：男子多阴虚，宜用熟地黄。女子多血热，宜用生地黄。又云：生地黄能生精血，天门冬行入所生之处；熟地黄能补精血，用麦门冬引入所补之处。

《本草正义》：地黄……为补中补血良剂。古恒用其生而干者，故曰干地黄，即今之所谓原生地也。然《本经》独于此味用一干字，而又曰生者尤良，则指鲜者而言，可知干地、鲜地，六朝以前，本已分为两类，但辨别之治，犹未甚严。至《名医别录》，则更出生地黄一条，显与干地黄区别，其主治则干者补血益阴。鲜者凉血清火，功力治疗，不复相混；然究属寒凉之品，惟虚而有热者为宜，若真阴不充，而无热证，则用干地，犹嫌阴柔性质，不利于虚弱之脾胃。于是唐、宋以来，有制为熟地黄之法，以砂仁和酒拌之，蒸晒多次，至中心纯黑极熟为度。则借太阳之真阳，以变化其阴柔性质，俾中虚者服之，不患其凝滞难化，所以熟地黄且有微温之称，乃能补益真阴，并不虞其寒凉滑泄，是以清心胃之火者，一变而为滋养肝、脾、肾之血，性情功效已非昔比。而质愈厚重，力愈充足，故能直达下焦，滋津液，益精血。……凡津枯血少、脱汗失精及大脱血后、产后血虚未复等证，大剂频投，其功甚伟。然黏腻浊滞，如大虚之体服之，亦碍运化，故必胃纳尚佳、形神未萎者，方能任受。不然则窒碍中州，必致胀闷，虽有砂仁拌蒸，亦属无济，则中气太弱，运动无权之弊也。……熟地之补阴补血，功效固不可诬，然亦惟病后元虚及真阴稍弱者，可以为服食补养之用。今人多以入之滋补膏方中，正是恰到好处、苟其人胃纳素薄及虚弱成瘵者，得此中满妨食，甚且作胀，其危害亦颇不浅。而痰饮弥漫，或兼挟外感者，固无论矣。

《中药应用鉴别》：既能补血，又善滋阴，且能生精益髓，为补益肝肾，培元固本之要药。常用治肾阴不足，心肝血虚诸证，如腰酸脚弱羸瘦，目眩须发早白等。

《本草经疏》：干地黄，乃补肾家之要药，益阴血之上品。

《本经逢原》：干地黄，内专凉血滋阴，外润皮肤荣泽，病人虚而有热者宜加用之。戴元理曰，阴微阳盛，相火炽强，来乘阴位，日渐煎熬，阴虚火旺之症，宜生地黄以滋阴退阳。浙产者，专于凉血润燥，病人元气本亏，因热邪闭结，而舌干焦黑，大小便秘，不胜攻下者。用此于清热药中，通其秘结最佳，以其有润燥之功，而无滋腻之患也。

《本草经百种录》：地黄专于补血，血补则阴气得和而无枯燥拘牵之疾矣。古方只有干地黄、生地黄，从无用熟地黄者。熟地黄乃唐以后制法，以之加入温补肾经药中，颇为得宜，若于汤剂及养血凉血等方甚属不合，盖地黄专取其性凉而滑利流通，熟则腻滞不凉全失其本性矣。又仲景《伤寒》一百三十方，惟复脉用地黄。盖伤寒之病邪从外入，最忌滋滞，即使用补，必兼疏拓之性者方可入剂，否则邪气向里，必有遗害。

《本草新编》：生地，凉头面之火，清肺肝之热，热血妄行，或吐血，或衄血，或下血，宜用之为主，而加入荆芥，以归其经，加入三七根末，以止其络。然而此味可多用而不可频用，可暂用而不可久用也。当血之来也，其势甚急，不得已重用生地，以凉血而止血。若血一止，即宜改用温补之剂，不当仍以生地再进也。

第三节 怀菊花

一、植物名称

1. 道地名称 怀菊花。

2. 汉语拼音 huáijúhuā。

3. 拉丁语 *Flos* Chrysanthemi。

4. 本草典籍记载用名 菊花、节花（《神农本草经》），金精（《金匮玉函方》），金蕊（《本草纲目》），家菊（《群芳谱》），馒头菊、簪头菊（《医林要》），甜菊花（《随息居饮食谱》），药菊（《河北药材》）。

5. 名称由来 菊本作鞠。鞠，穷也。《月令》云："九月，菊有黄花。华事至此

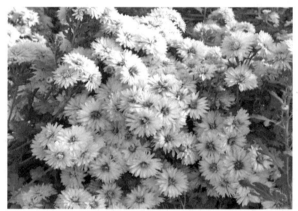

怀菊花

而穷尽，故谓之鞠。"菊花，因采摘时间，皆应节候，故有节花之名。《玉函方》云："用甘菊，三月上寅日采苗，名曰玉英；元月上寅日采叶，名曰容成；九月上寅日采花，名曰金精；十二月上寅日采根茎，名曰长生。"甘菊多莳栽，故为家菊。菊花是我国的传统名花之一，在古代，菊花的颜色主要是黄色，所以菊花又称黄花。贾九如云："甘菊得秋气之深，应候而开，受金正气，秋金木白，故取白色者。"

二、药材来源

（一）品种来源

本品来源于菊科菊属植物菊的干燥头状花序。

（二）分类检索

怀菊花的品种主要有小白菊、小黄菊、大白菊三个品种，另有野菊花1种。

（1）茎多分枝、具细毛，直立、茎部木质。

（2）叶有柄、叶片卵圆形或长圆形，边缘有锯齿，基部心形，下面有白色绒毛。

（3）头状花序大而不等，单生枝端或腋生，总苞片中央绿色外围舌状花，中央管状花黄色。

（4）花瓣饱满宽厚、层多、紧密，白色，少有淡红色或带紫色。（怀白菊）

（5）花瓣饱满宽厚、层多、紧密，黄色或黄白色。（怀黄菊）

（6）花瓣长大、饱满，花蕊较小、白色。（怀大白菊）

（7）叶片羽状浅裂，顶端裂片稍大，侧面两对裂片椭圆形至长圆形，两面均具长柔毛。

（8）花有长梗、小花黄色，外围一层舌状花，先端三浅裂，中部管状花，先端五裂。（野菊花）

三、应用历史

菊花具有悠久的栽培历史，见于典籍和焦作各县志记载已有 3 000 多年。菊花不仅可以供药用，还是我国传统名花之一。文人墨客把它与梅、兰、竹并列，号称"四君子"。春秋战国时，《吕氏春秋·纪·季秋纪》和《礼记·月令》均记载了"鞠有黄华"。屈原的《离骚》中有"夕餐秋菊之落英"句。东晋时，陶渊明赞美"秋菊有佳色"，这是菊花最早作为观赏植物的记载。南朝时，陶弘景的《名医别录》中把菊分为两种，一为苦薏，一为真菊。苦薏为野菊花，也称黄菊；真菊为白菊花。菊花已作为药用载入医书。到唐代，菊花出现了紫色和白色品种，唐《天宝单方图》载白菊云：原生南阳（沁阳在春秋时谓南阳）山谷及田野中，河内名"地微蒿"。仍以药用和食用为主。宋朝菊花栽培大盛，观赏已成为主要栽培目的，品种大量增加，并有记载菊花品种的专著问世。如刘蒙的《菊谱》、范成大的《范村菊谱》等。明代王象晋所著《群芳谱》记载了 300 个菊花品种。唐宋以后，怀菊花被列为贡品，以沁阳皇甫村所产最好。清初陈淏子在《花镜》中对菊花的繁殖栽培做了较详细的记述。时至近代，人们对菊花的生态习性有了更进一步的了解，栽培方法日趋科学化。

世界各地栽培的菊花源出我国。唐宋时期，菊花经朝鲜传到日本。1688 年菊花又被传到欧洲，后又传到美洲。我国菊花在国外被培育出许多新品种，已成为象征友好往来的友谊之花。

菊花有很高的药用价值。《神农本草经》载：主治诸风头眩，肿痛，目欲脱，皮肤死肌，恶风湿痹。久服利血气，轻身耐老延年。《日华子本草》：作枕明目，生、熟并可食。《本草纲目》载：昔人谓其菊花能除风热，益肝补阴，盖不知其……能盖金水二脏也。补水所以制火，益金所以平木，木平则风息，火降则热除，用治诸风头目，其旨深微。《本草经疏》云：菊花专治风木，故为去风之要药。《本草新编》云：近人多种菊，而不知滋补之方间有用之者。又取作茶茗之，以为明目也，然药菊不单明目，可以大用之者，全在退阴阳之胃火。《本草经百种录》云：凡芳香之物，皆能治头目肌表之疾。但香则无不辛燥者，唯菊不至燥烈，较于头目风火之疾，尤宜。今菊花多用于泡茶或入药之用。

菊花最早产于陕西一带，《名医别录》记载"生雍州田野"，《本草经集注》中也有相关记载"生雍州川泽及田野"。古时的雍州说法不一，但大多指向陕西一带。直至唐代的《新修本草》中记载"菊花，生雍州川泽及田野，南阳郦县最多，今近道处处有，取种之便得"，"南阳"指今河南内乡、邓州一带。唐代《天宝单方图》云："菊花，汴洛处处栽之，带土菊为佳。"说明从唐代起河南的菊花就已经盛产。宋代苏颂的《本草图经》载："菊花，生雍州川泽及田野，今处处有之，以南阳菊潭者为佳。""元生南阳山谷及田野，颍川人呼为蜂菊，河内名地薇蒿。"这里的蜂菊和地薇蒿都是菊花，而古代的河内县就是古代的怀庆府，今指河南省焦作市、济源市等。可见早在宋时，怀庆菊花就已经很有名声了。从明代起，怀庆成为菊花的道地产地并延续至今。

四、植物产地

1.生长环境　怀菊花适应性很强，耐旱、耐瘠薄。野生多在路边、堤坡、滩地、林地等，药用以栽种为主。

2.生长地域　菊花全国各地均有栽培，遍布中国各城镇与农村，但大多都为观赏、食用菊。其药用菊花以河南怀菊（即怀菊花）、安徽亳菊和滁菊、浙江杭菊、四川川菊、山东济菊为盛。《本草品汇精要》中说："河南今处处有之，以南阳菊覃地为佳。"（夏朝时，焦作被称为"覃怀"，覃地，即覃怀之地，指古怀庆府、今焦作市）说明怀菊花在药用菊花中占有重要地位。

五、植物特征

菊花属菊科菊属植物多年生草本，高60~150厘米。茎直立，基部木质，多分枝，具细毛或绒毛。叶有柄，叶片卵圆形至窄长圆形，长3.5~5厘米，宽3~4厘米，边缘有缺刻及锯齿，基部心形，下面白色绒毛。秋季开花，头状花序大小不等，直径2.5~5厘米，单生枝端或叶腋，或排列成伞房状，总苞片中央绿色，有宽阔膜质边缘，具白色绒毛，外圈舌状花白色、黄色、淡红色或带浅紫色，中央管状花黄色，也有全为舌状花或管状花。瘦果柱状，无冠毛。

性状：呈不规则球形或扁球形，直径1.5~2.5厘米。多数为舌状花，舌状花类白色或黄色，不规则扭曲，内卷，边缘皱缩，有时可见腺点；管状花大多隐藏。

六、栽培技术

（一）生活习性

怀菊花为短日照植物，在短日照下能提早开花。喜阳光，忌荫蔽，较耐旱，怕风寒，怕涝。喜温暖湿润气候，过于干旱，分枝少，植株生长缓慢，花期缺水则影响产量和质量；若土壤水分过多，则根部易腐烂，故每次浇水，水量不宜太大，雨季应注意排水。但亦能耐寒，严冬季节根茎能在地下越冬。花能经受微霜，但在幼苗发育至孕蕾前均适宜较高的气温，如气温过低，则植株生长不良，分枝和花都少。怀菊花喜肥，宜选择肥沃而排水良好的沙质土壤栽培，黏重及低洼积水地不宜栽种。土壤酸度以中性至微酸为好，碱性土壤生长发育差。忌连作。否则病虫害多，会严重影响产量和提高成本。菊花的适应性很强，最适生长温度为18~21 ℃，最高32 ℃，最低10 ℃，地下根茎耐低温极限一般为 –10 ℃。

（二）种植标准

怀菊花的种植标准主要涵盖五大技术规范，包括怀菊花良种繁育选育技术规范、怀菊花栽培技术规范、怀菊花施肥除草技术规范、怀菊花灌溉排水技术规范和怀菊花病虫害防治技术规范。其中良种繁育选育技术需要确定种子的选育标准并完全了解土壤环境，主要是找出能产出优质怀菊花的土壤类型、土壤养分、气候因素和水质等，一般要求怀菊花的土壤水分较少，土壤厚度60厘米以上较好。栽培技术包括怀菊花的选地整地、种子选育、播种方法和移植方法等，怀菊花的栽培应选择地势比较高的，土壤干燥，土地肥沃，朝向为阳较好，忌连作；怀菊花的选育通常采用分株培育和扦插培育。施肥除草技术包括水肥管理和除草要求等，怀菊花是喜肥、喜光的植物，除了要施足底肥外，还应根据不同生长期进行多次追肥和除草。灌溉与排水技术包括湿度与灌水量；怀菊花喜湿润，但怕涝，生长初期可少浇水，防止菊苗徒长。生长中期，每次施肥后浇水；进入雨季后，因雨量过多，应及时排水，不能有积水，否则易受病害和烂根。病虫害防治技术包括病虫害种类和防治方法，怀菊花的病害主要有斑枯病、根腐病、病毒病、黑斑病等，虫害主要是菊天牛。

（三）繁殖技术

菊花繁殖通常采用营养繁殖，包括分株繁殖、扦插繁殖和压条繁殖三种方法。

1. 分株繁殖 选种菊花采收前，选择生长健壮、无病虫害的菊花地块作为留种的菊地。采花后及时做好割茎和护理工作，割茎时，在离地2~3厘米处割去上部的菊茎，并及时清除所有枯枝败叶和各类杂草，以减少病虫越冬寄主。在留种菊地上松土并施草木灰，灰泥覆盖的高度应高出根茎部10~15厘米，以利防冻保暖，安全越冬。

2. 扦插繁殖 选择地势高燥、阳光充足、土质疏松、排水良好的沙质壤土，于当年秋冬季深翻土地，使其风化疏松。翌年春季扦插前，再结合整地施足基肥，每亩施腐熟厩肥2 000千克，浅耕一遍。然后做成宽1.5米、高20厘米的苗床，四周开好排水沟。选择发育充实、健壮、无病虫害的茎枝做插条。去掉嫩茎，将其截成10~15厘米长的小段，下端近节处，削成马耳形斜面，顶端留2~3枚叶，下部叶片全部摘除；用水浸湿，快速在1 500~3 000毫克/升吲哚乙酸（IAA）溶液中浸蘸一下，取出晒干后立即进行扦插；4~5月或6~8月，选择阴天进行，并要随剪随插；在整好的插床上，按株距×行距=8厘米×10厘米，将插条斜插在苗床上。插条入土深度为穗长的1/2~2/3。插后用手压实并浇水湿润。一般20天左右即可发根。

3. 压条繁殖 选择生长健壮、无病虫害的菊株作为母株；当菊株长到一定高度的时候，将其茎枝向两面行间贴泥压倒，使之落地生根和发出苗，进而长成新的菊株。

（四）菊苗管理

栽后要勤除草，并结合松土；幼苗如遇高温天气，应搭遮阳棚，并增加浇水次数；幼苗前期，要适当施肥，一般每亩施稀薄清水粪500千克左右，并配施草木灰等肥料；如遇高温天气，应增加浇水次数；如遇阵雨、多雨天气特别是梅雨季节，要注意及时排水；当苗长到30厘米左右时，即可打顶。打顶时要选择在晴天进行，摘取主干顶芽7~8厘米，打顶后即追施肥料一次。并结合培土，促使菊根深扎，新枝旺发。

（五）良种选择

怀菊花是利用地下茎的蘖芽直接培育成幼苗的，因此菊花品种的好坏、种苗的优劣与最终的产量和质量关系极大。目前，怀菊花的主要优良品种有四种：

1. 怀菊花 1 号　怀菊花 1 号俗名小黄菊，是怀菊花传统种植品种。药用价值极高，有清肝明目、散风清热之功效。

2. 怀菊花 2 号　怀菊花 2 号俗名小白菊，是怀菊花传统种植品种。药用价值极高，有清肝明目、疏风清热之功效。

3. 怀菊花 3 号　怀菊花 3 号俗名茶菊，是怀菊花传统种植品种，也是多种饮品的重要原料。

4. 野菊　野菊多生长在南太行一带，特别是神农山中，为多年生草本植物。野菊花味甚苦，清热解毒作用很强，常用于治疗热毒炽盛之痈疮、疔疖等症。

（六）种植方法

头年秋冬季深翻土地，使其风化疏松。翌年春季移栽前，深翻土壤 25 厘米左右，结合整地施基肥，每亩施腐熟厩肥 2 000 千克，配施过磷酸钙 15~20 千克，然后整细耙平，做成宽 1.5 米、高 20 厘米的畦，畦间开 40 厘米左右宽的沟，以利排灌水。一般视菊苗栽培时间和苗的大小而决定定植时间。分株繁殖苗，4~5 月，当菊苗高 15 厘米左右时，宜选择阴天进行。扦插繁殖苗，扦插后 40 天左右；将苗根用 50% 多菌灵 600 倍液浸 12 小时及以上；定植前挖出菊苗，分株繁殖苗，顺着茎枝分成带白根的单株；扦插苗连根挖起。定植时，在整好的地上按株行距 30 厘米 ×（70~100）厘米挖穴，每穴栽 2 株，每亩栽 4 000 株。栽后用手压紧苗根并浇水湿润。

（七）田间管理

1. 中耕除草　菊苗移植成活后，到现蕾前，要进行 4~5 次中耕除草。第一次在立夏后，第二次在芒种前后，第三次在立秋前后，第四次在白露前，第五次在秋分前后。前两次宜浅不宜深，后三次宜深不宜浅。因怀菊花根系分部较浅，所以，在后两次中耕除草后，要同时进行培土保根，防止植株倒伏。

2. 追肥　怀菊花根系发达，根部入土较深，细根多，吸肥力强，需肥量大，除施足基肥外，生长期还应进行 3 次追肥，第一次于移栽后半个月，当菊苗已成活并开始生长时，每亩追肥稀薄人畜粪水 1 000 千克或尿素 8~10 千克兑水浇施；第二次在植株开始分枝时，每亩施入稍浓人畜粪水 1 500 千克或腐熟饼肥 50 千克兑水浇施，以促多分枝；第三次在孕蕾前，追施一次较浓的人畜粪水，每亩 2 000 千克，或尿素 10 千克加过磷酸钙 25 千克，兑水浇施，以促多结花蕾、多开花和花肥大，提高产量和品质。

3. 排灌　怀菊花喜湿润，但怕涝，春季要少浇水，防止幼苗徒长，保证成活即可；6 月下旬以后，一般天气干旱，要经常浇水；特别孕蕾期（9 月下旬）前后，不能缺水，追肥后也要及时浇水；夏季大雨连绵季节要注意排水，地上不能积水，防止烂根。

4. 摘心　为了促使菊花多分枝，多结蕾和主秆生长粗壮，应于定植后 20 天左右，即在小满前后，当苗高 15~20 厘米时，进行第一次摘心，选晴天摘去主干顶芽 1~2 厘米。以后每隔半月摘心 1 次，共分 3 次完成。在大暑后，必须停止摘心，否则会分枝过多，营养不良，花头变得细小，反而影响产量和质量。

（八）病虫害防治

怀菊花的病虫害较多。这里重点介绍两种多发病虫害的防治方法。

1. 菊花斑枯病　此病又称褐斑病。在怀菊花整个生长期均可发生，多雨季节较严重。主要为害叶片，由下至上蔓延。初期病斑圆形，黄色或紫褐色，边缘明显。后期病斑中心变为灰褐色至灰黑色，并生有许多小黑点。严重时叶片干枯不脱落。

防治方法：①怀菊花收获后，割去地上部分，清理残株病叶，集中烧毁，减少越冬病原。②增施磷钾肥，给叶面喷施磷酸二氢钾，可提高菊花抗病力。③发病初期，摘除病叶烧毁，并用 1∶1∶100 的波尔多液喷雾，每 7~10 天 1 次，连续 3~4 次。

2. 菊蚜　天气越干旱，蚜虫越猖獗；雨水越多则其数量越少。4~5 月间，菊蚜密集于嫩梢或叶背上，吸取汁液，使叶片发黄，皱缩，枯萎，严重影响菊花产量。

防治方法：①铲除怀菊花四周的杂草和越冬寄主，消灭冬卵。②发生时用 40% 乐果1 000~1 500 倍液喷杀或用 80% 敌敌畏乳油 1 500 倍喷雾，每 7~10 天喷 1 次，连续喷 2~3 次。

七、采收与加工炮制

（一）采收

收获怀菊花，一般在霜降后的晴天进行。不宜过早或过晚，过早则产量低，过晚则品质劣。切记不能带露水采摘。采收后放在通风良好的地方阴干。大面积栽培生产时，为节省摘花劳力，也可以在植株上的花朵大部分开放时，用镰刀从地上 1 寸处割下茎部，捆成小捆，放于屋檐下或通风屋内，待花全干时用剪刀剪下花朵除杂。

（二）加工

（1）传统加工工艺：在干燥通风处搭建用于晾干菊花的晾干架，怀菊花收割后将花朝里、梗朝外摆放于晾干架上，阴干。经 1~2 个月阴干后下架，用剪刀将花朵剪下。将剪下的花朵先用清水喷洒均匀，每 1 千克花朵用水 3 千克，使花朵均匀湿润后，用硫黄熏蒸，每 100 千克用硫黄 2 千克，熏蒸 8 小时，至花色洁白。

（2）无硫加工工艺：把采收的菊花通过拣枝拣杂，使之蓬松后放入干燥焙内，间歇翻动，若翻动太勤，则花瓣会脱落。花心干透即可出焙，焙干的菊花尽量真空或密闭保存，防止散朵、虫蛀、吸潮、霉变、变色。

（三）炮制

（1）生用：拣去杂质，除去残留的梗叶即得。
（2）炒制：选择完整菊花，文火炒至菊花瓣边缘呈褐黄色。

（3）炒炭：取拣净的菊花，置于锅内炒至焦褐色，然后喷淋适量清水，取出晒干即得。炒炭后疏风散热作用极弱，有止血功效。

八、商品特征及质量标准与鉴别

（一）商品特征

干燥头状花序，呈不规则的球状或压扁状，直径 1.5~2 厘米，瓣小、宽、多紧密。花白色或浅紫色，舌状花，花序中央为短小的浅黄色管状花。气清香，味淡微苦。以花朵完整、颜色鲜艳、气清香、无杂质者为佳。

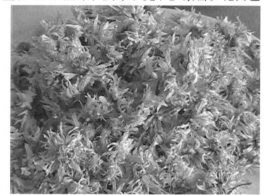

菊花饮片

（二）质量标准与鉴别

1. 直观干湿检验鉴别

（1）足干货的特征：用手触动有响声，握之不成团。

（2）九七干货的特征：用手触动少响声，握之成团，松手即散。

（3）九五干货的特征：用手触动无响声，握之成团，松手散开缓慢，用手指捻花心似乎粘手。

2. 怀菊花与其他品种性状鉴别

（1）怀菊花：呈不规则或压扁状，直径 1.5~2 厘米，花瓣小、多、紧密，花白色或浅紫色，花心小，呈淡黄色。主产于河南焦作。

（2）亳菊：为阴干品。呈类扇形，直径 1.5~2 厘米，花白色或类白色，花瓣较狭长，花大饱满，多紧密。花心小。主产于安徽亳州。

（3）滁菊：为晒品。呈类圆形，直径 1~1.5 厘米，花瓣皱缩、类白色，花心较大、黄色。主产于安徽滁州。

（4）贡菊：为烘焙品，形状似滁菊，直径为 1.5~2 厘米，花瓣细、紧密而厚、白色或带浅黄色，花心较小、浅黄色。主产于安徽歙县。浙江德清产的称德菊。

（5）杭菊：为晒品。呈压扁状，直径约 3.5 厘米，朵大瓣宽、白色或带黄色，花心较大、深黄色。主产于浙江杭州。

3. 显微鉴别　本品粉末黄白色。花粉粒类球形，直径 32~37 微米，表面有网孔纹及短刺，具 3 条孔沟。T 形毛较多，顶端细胞长大，两臂近等长，柄 2~4 个细胞。腺毛头部呈鞋底状，6~8 个细胞两两相对排列。草酸钙簇晶较多，细小。

4. 理化鉴别　取本品 1 克，剪碎，加石油醚（30~60 ℃）20 毫升，超声处理 10 分钟，弃去石油醚，烘干药渣，加稀盐酸 1 毫升与乙酸乙酯 50 毫升，超声处理 30 分钟，滤过，蒸干滤液，残渣加甲醇 2 毫升使溶解，作为供试品溶液。另取菊花对照药材 1 克，同法制成对照药材溶液。再取绿原酸对照品，加乙醇制成每 1 毫升含 0.5 毫克的溶液，作为对照品溶液。照薄层色谱法（2015 版《中华人民共和国药典》通则 0502）试验，吸取上述三种溶液各 0.5~1 微升，分别点于同一聚酰胺薄膜上，以甲苯 - 乙酸乙酯 - 甲酸 - 冰醋酸 - 水（1∶15∶1∶1∶2）的上层溶液为展开剂，展开，取出，晾干，置于紫外光灯（365 纳米）下检视。供试品色谱中，在与对照药材色谱和对照品色谱相应的位置上，显相同颜色的荧光斑点。

【检查】水分不得超过 15.0%（2015 版《中华人民共和国药典》通则 0832 第二法）。

【含量测定】按照高效液相色谱法（2015 版《中华人民共和国药典》通则 0512）测定。

色谱条件与系统适用性试验以十八烷基硅烷键合硅胶为填充剂；以乙腈为流动相 A，以 0.1% 磷酸溶液为流动相 B，按规定进行梯度洗脱；检测波长为 348 纳米。

对照品溶液的制备取绿原酸对照品、木樨草苷对照品、3,5-O- 双咖啡酰基奎宁酸对照品适量，精密称定，置于棕色量瓶中，加 70% 甲醇制成每 1 毫升含绿原酸 35 微克，木樨草苷 25 微克，3,5-O- 二咖啡酰基奎宁酸 80 微克的混合溶液，即得（10 ℃以下保存）。

供试品溶液的制备取本品粉末（过一号筛）约 0.25 克，精密称定，置于具塞锥形瓶中，精密加入 70% 甲醇 25 毫升，密塞，称定重量，超声处理（功率 300 瓦，频率 45 千赫）40 分钟，放冷，再称定重量，用 70% 甲醇补足减失的重量，摇匀，滤过，取续滤液，即得。

测定法：分别精密吸取对照品溶液与供试品溶液各 5 微升，注入液相色谱仪，测定即得。

本品按干燥品计算，含绿原酸不得少于 0.20%，含木樨草苷不得少于 0.08%，含 3,5-O- 二咖啡酰基奎宁酸不得少于 0.7%。

九、储藏保鲜

仓库应通风、干燥、避光，必须安装空调及除湿设备，并具有防鼠、虫、禽、畜的措施，地面应整洁、无缝隙，易清洁。

保管储藏：将加工好的怀菊花，用白布包装，放于干燥通风处。防止潮湿和霉变。存放时应与墙壁保持一定距离。

十、化学成分

花及茎叶含挥发油。油中主要成分为龙脑、樟脑、菊油环酮等，此外，尚含有 3,4- 二羟基乙酮、大波斯菊苷、刺槐苷、水苏碱、胆碱及微量元素，维生素 A、维生素 B_2 等。不同产地菊花微量元素含量如表 2-9 所示。

表 2-9　不同产地菊花微量元素含量测定结果（微克 / 克）

品种	元素含量											
	Pb	Zn	Mn	K	Cu	Mg	Co	Cr	Ni	Na	Ca	Fe
亳菊	6.75	40.12	31.64	19 534	14.43	2 539.1	3.04	13.27	15.32	1 464.0	4 815.6	1 506.6
滁菊	5.05	76.12	60.40	17 570	14.00	2 434.6	2.81	16.44	16.35	2 357.6	959.5	1 128.1
怀菊	0.74	29.95	32.22	19 537	12.53	2 427.3	7.07	6.05	17.41	4 600.4	1 901.7	623.31

续表

品种	元素含量											
	Pb	Zn	Mn	K	Cu	Mg	Co	Cr	Ni	Na	Ca	Fe
杭菊（黄）	8.61	36.55	49.10	22 420	14.40	2 378.2	6.64	2.78	32.42	1 705.4	1 423.5	518.00
杭菊（白）	10.99	24.49	57.75	23 172	8.26	2 408.0	5.40	3.79	27.17	1 686.5	1 021.6	495.31

现代医学研究证实，冠心病的发病率与 Zn/Cu 比值的高低有关，比值高则易患冠心病，怀菊中 Zn/Cu 比值较低，临床用药亦证明怀菊花可除内心烦躁，治头痛眩晕的作用较好。

十一、性能与用法用量

（1）性味归经：菊花味甘苦，性凉。入肺、肝经。

（2）功能主治：菊花具疏风散热、清肝明目、解毒作用。主治风热感冒、头痛眩晕、目赤肿痛、眼目昏花。

（3）用法用量：①煎汤内服，4~9 克；②泡茶或入丸散。

十二、药理作用

（1）抗病原体作用。菊花在体外对金黄色葡萄球菌、β－溶血栓性链球菌、伤寒杆菌有某些抑制作用，其水浸剂对某些常见皮肤致病性真菌亦有抑制作用。高浓度在体外还有抗病毒及抗螺旋体作用。

（2）增强毛细血管抵抗力。菊花提取物对小鼠腹腔注射，可使皮内注射组织胺之局部台酚蓝之扩散较小，显示其能抑制毛细血管的通透性而有抗炎作用。

（3）解热作用。菊花对金黄色葡萄球菌、大肠杆菌、福氏痢疾杆菌等有较强的抑制作用。

（4）对心血管系统的作用。菊花有显著扩张冠状动脉、增强冠脉流量的作用。对冠心病、高血压和高脂血症等老年性疾病均有较好的治疗作用，从而起到祛病延年的作用。近年来，国内使用怀菊花在治疗老年人常见疾病方面取得了显著成绩。

（5）对中枢神经的镇静作用、解毒作用。现代医学研究证明，怀菊花有很好的抗菌、扩张冠状动脉血管作用，既可内服，又可外用。药理研究证实，怀菊花的清热解毒功效，在于它有广谱抗菌作用，对多数皮肤真菌葡萄球菌、链球菌痢疾杆菌、绿脓杆菌和流感病毒等具有较好的抑制作用。用怀菊花煎汤熏洗，可治湿疹和皮肤瘙痒；如患痈肿疔毒、淋巴结发炎，可煎汤内服，并取鲜怀菊花捣烂取汁涂患处；关节炎患者，可用菊花、陈艾做芯，做成护膝，有消炎止痛作用；怀菊花配鱼腥草、忍冬藤，煮汤内服，可防治流行性感冒；用怀菊花泡茶饮，有辅助降压效果。

近年来，怀菊花的身价倍增，医药科研单位发现它含有丰富的黄酮，这类化合物有扩张冠状动脉的作用，能增加冠状动脉的血流量，对心绞痛有一定疗效。用怀菊花浸出物治疗冠心病患者，有效率达 58% 以上，尤其对伴有高血压、心绞痛的患者，有很好的疗效。不同产地菊花化学成分、药理作用、主要用途比较见表2-10。

表2-10 不同产地菊花化学成分、药理作用、主要用途比较

品种	分布	化学成分	药理作用	主要用途
亳菊	安徽亳州	挥发油及铁类含量高	抗病毒、镇痛作用好	药用为主，兼顾茶用
怀菊	河南武陟	总黄酮及铁类含量高	镇痛作用明显	药用为主
滁菊	安徽全椒县	挥发油及硒含量高	抗炎、抗病毒作用明显	药用为主，兼顾茶用
贡菊	安徽歙县	木樨草苷及锰、锶含量较高	抗炎作用明显	茶用为主，兼顾药用
杭菊（黄菊和白菊）	浙江桐乡市	总黄酮类及铜、锌、钴含量较高	抗炎、镇痛作用明显	黄杭菊多药用，白杭菊原供茶用

十三、选方与临床应用

（一）药用验方

（1）槐菊降压汤：槐花、桑寄生各25克，夏枯草、菊花、决明子各20克，川芎、地龙各15克。水煎。每天1剂，分2次服。平肝潜阳，活血化瘀，补肾祛风。主治高血压病。（本方出自《中级医刊》，1983）

（2）菊花明目饮：菊花24克，酒黄芩12克，酒生地黄、赤芍、知母、决明子、玄参各9克，牡丹皮6克，川芎3克，犀角粉（冲服）0.6克。水煎。每天1剂，分2次服。清热凉血，泻肝明目。主治视神经炎。（本方出自《山东中医杂志》，1987）

（3）泻火安神汤：香附、黄芩、菊花、远志各9克，生地黄、生白芍、白蒺藜各12克，夜交藤15~30克，生石决明15~45克（先煎），生赭石25~45克（先煎）。水煎。每天1剂，分2次服，10天为1个疗程。疏肝凉肝，涤痰降火，镇心安寐。主治重症不寐。（本方出自《山西中医》，1990）

（4）疏风清目汤：蔓荆子、白蒺藜、菊花、谷精草、桑叶、赤芍、决明子各15克，密蒙花、蝉蜕、木贼、牡丹皮、薄荷（后下）、甘草各10克。水煎。每天1剂，分2~3次服。同时用干净的氯霉素滴眼液的空瓶吸取煎液的滤过液（用双层消毒纱布过滤）滴眼，每次2~3滴，每天7~8次。疏风清热，凉肝明目，活血通络。主治流行性出血性结膜炎。（本方出自《新中医》，1990）

（5）消赤汤：柴胡、木通、白菊花、紫草、大青叶、川芎、赤芍、荆芥、大黄各10克，薄荷、甘草各6克，石膏30克。水煎。每天1剂，分2次服，每次药物煮沸后，用药液的热气熏眼。疏风泄热，解毒化瘀。主治流行性出血性结膜炎。（本方出自《江西中医药》，1992）

（6）消肝明目汤：柴胡、生地黄、车前子各15克，菊花、栀子、决明子各12克，黄连8克，蝉蜕10克，甘草6克。水煎。每天1剂，分2次服。清肝泄热明目。主治流行性急性结膜炎。（本

方出自《中国中医眼科杂志》，1992）

（7）滋阴潜阳汤：枸杞子、生地黄、首乌各 15 克，菊花、白蒺藜、天麻、钩藤、夏枯草各 10 克，珍珠母 15 克。水煎。每天 1 剂，分 3 次服。滋阴养肝，潜阳定眩。主治梅尼埃病。（本方出自《实用中西医结合杂志》，1992）

（8）加味苍耳散：决明子 25 克，苍耳、菊花、白芷、金银花各 20 克，连翘 15 克，辛夷、薄荷各 7 克。水煎。每天 1 剂，分 2 次服，10 天为 1 个疗程。清热解毒，宣通鼻窍。主治急、慢性鼻窦炎。（本方出自《吉林中医药》，1992）

（9）祛风利咽汤：荆芥、防风、薄荷各 10~12 克，菊花、蝉蜕、牛蒡子各 10 克，桔梗、杏仁各 10~15 克，甘草 4~6 克。水煎。每天 1 剂，分 4~6 次服。祛风利咽。主治慢性单纯性咽炎。（本方出自《云南中医杂志》，1993）

（10）滋阴利咽茶：玄参、麦冬、胖大海、菊花、山豆根、藏青果、半支莲、青黛、赤芍药、生甘草各适量。上药烘干，粉碎装袋，每袋 5 克。每次取 1~2 袋放入茶杯中加入少量蜂蜜，以开水冲泡，每天更换药袋 2 次，反复饮用。滋阴利咽。主治慢性肥厚性咽炎、慢性单纯性咽炎。（本方出自《河北中医》，1993）

（11）杞菊首乌饮：枸杞子 10 克，菊花、陈皮各 6 克，何首乌、生山楂、丹参各 30 克。水煎。每天 1 剂，分 3 次服，7 天为 1 个疗程。每个疗程间隔 2 天，连用 3 个疗程。补肾祛瘀，清热化痰。主治高脂血症。（本方出自《陕西中医》，1993）

（12）二子明目汤：决明子、青葙子、牡丹皮、夏枯草各 8~20 克，菊花、赤芍、刺蒺藜各 5~15 克，桑叶、谷精草、淡竹叶各 5~10 克，生地黄、赤小豆各 10~30 克，生石膏 15~50 克，薄荷 3~5 克，番泻叶 0.5~4 克，生甘草 3 克。水煎。每天 1 剂，分 2 次服。清肝泻脾，祛风明目。主治急性睑腺炎。（本方出自《中国中医眼科杂志》，1993）

（13）泻肝消翳汤：龙胆草、栀子、菊花、黄芩、当归、泽泻、生地黄、车前子（包煎）、柴胡、白蒺藜各 10 克，木通、生甘草各 6 克。水煎。温服，每天 2 次，10 天为 1 个疗程，每个疗程间隔 2 天，胬肉静止后继以杞菊地黄口服 2 个疗程左右，以巩固疗效。清泻肝胆，利湿明目。主治复发性翼状胬肉。（本方出自《中国中医眼科杂志》，1993）

（14）雾化熏眼方：菊花、生地黄、黄连、金银花各 10 克。按传统方法煎煮中药汁。取药汁 45 毫升倒入超声雾化器药杯中，开机定时 15 分钟，喷雾口正对患眼，距离 20 厘米，每天熏眼 3 次。患者接受熏眼治疗后，不再用其他药物或治疗方法。清热散风，解毒消肿。主治小儿胞肿如桃（眼睑炎性水肿）。（本方出自《中国中医眼科杂志》，1994）

（15）双花蓝根汤：银花 16 克，菊花、板蓝根、黄柏各 10 克，薄荷、苦参各 6 克。以上中药加水 200 毫升，煮开后文火煎 10 分钟，滤出药液。先以药液蒸汽熏眼约 3 分钟，然后用消毒纱布蘸药液洗患眼，每天 1 剂，日洗 3~5 次，2~10 天为 1 个疗程。清热解毒，祛风散邪，利湿利痒。主治睑弦赤烂。（本方出自《中国中医眼科杂志》，1995）

（16）荆防菊花饮：荆芥 10 克，防风、生地黄各 12 克，菊花 9 克，栀子、薄荷、龙胆草、红花、柴胡各 6 克，大青叶 15 克，决明子 10 克，生姜 5 克。水煎。每天 1 剂，分 2 次服。同

时采用抗病毒、物理化学清创等治疗。祛风清热，凉血通便。主治单纯疱疹病毒性角膜炎。（本方出自《山东中医杂志》，1995）

（17）通气银翘散：银花20克，连翘、赤芍各15克，菊花、香附、泽泻各10克，桔梗、柴胡各6克，石菖蒲30克，川芎15~25克。水煎。每天1剂，分3次服。疏风清热，行气活血，利湿通窍。主治急性分泌性中耳炎。（本方出自《山西中医》，1995）

（18）消炎明目汤：菊花15克，蒲公英、金银花各30克，蝉蜕10克。将上药用温水浸泡30分钟，急火煎沸3~5分钟，不去药渣。用药液蒸汽熏眼（避免烫伤）。待药稍凉时，用干净纱布或棉球浸湿洗眼，每次熏洗30分钟，每天洗3次，每天1剂，10天为1个疗程。清热解毒，祛风明目。主治睑缘炎。（本方出自《山东中医杂志》，1996）

（19）解毒黄花汤：黄芪、金银花、党参各15克，黄芩、菊花、黄连各2克，黄柏、红花、白蒺藜各9克，甘草6克。水煎。每天1剂，分2次服，连续治疗3周。清热解毒，疏风散热，消肿止痛。主治单纯疱疹性角膜炎。（本方出自《新中医》，1996）

（20）菊花明目饮：菊花18克，黄芩12克，柴胡、青葙子各6克，龙胆草、防风各3克，知母、玄参、赤芍、牡丹皮各9克。水煎。每天1剂，分2次服。同时均配合滴用1%阿托品散瞳、0.5%醋酸可的松滴眼液。清泻肝热，祛风明目。主治葡萄膜炎。（本方出自《山东中医杂志》，1996）

（21）山菊汤：山豆根10~15克，菊花10克，甘草10克（小儿酌减）。水煎。每天1剂，分2次服。清热，解毒，利咽。主治扁桃体炎。（本方出自《贵阳中医学院学报》，1996）

（22）加味桑菊饮：桑叶、菊花、连翘各6~12克，薄荷5~10克，桔梗、香仁各3~6克，甘草1~3克，鲜芦根15~20克，麻黄、干姜各5~6克。水煎。每天1剂，分4次温服。疏风清热，温肺散寒。主治小儿咳嗽。（本方出自《实用中医药杂志》，1997）

（23）泻肝活血汤：龙胆草、栀子、黄芩、柴胡、川芎各10克，菊花、当归、茯苓、车前子、泽泻、赤芍各12克，蒲公英、黄芪、板蓝根各15克。水煎。每天1剂，分2次服。同时配用六神丸温水调涂患处，并给予氯霉素眼液点眼。泻火解毒，活血止痛，清热祛湿。主治眼部带状疱疹。（本方出自《中国中医眼科杂志》，1997）

（24）桑菊清目饮：桑叶、菊花、薄荷、白芷、蝉蜕、黄芩、防风各8克，栀子、大黄各5克，滑石15克。水煎。每天1剂，分3次服，3天为1个疗程。疏风清热利窍。主治风热型小儿眩目。（本方出自《中国中医眼科杂志》，1997）

（25）育阴活络汤：钩藤20克，菊花、何首乌、白芍、川芎、牛膝各10克，夏枯草30克，熟地黄15克，红花12克。水煎。每天1剂，分2次服，14天为1个疗程。平肝育阴活络。主治原发性高血压病。（本方出自《江苏中医》，1997）

（26）养血柔肝汤：当归、白芍、全蝎各10克，钩藤、菊花各18克，天麻、僵蚕、枸杞子、地龙各15克，牛膝、龙骨、牡蛎各30克，蜈蚣（去头足）4条。水煎。每天1剂，分2次服，10天为1个疗程。养血柔肝熄风。主治高血压脑病。（本方出自《新编心血管病验方荟萃》，1997）

（27）解毒滴眼液：黄连、菊花各15克，大青叶25克，玄参20克。制成滴眼用药水。第一次用滴眼药水充分冲洗眼部，以后每2小时滴1次，睡前滴后闭目；也可隔4小时滴1次，48小时后观察。清热凉血，解毒明目。主治流行性结膜角膜炎。（本方出自《中医药信息》，1998）

（28）大黄桑菊汤：生大黄（后下）、桑叶、菊花、桔梗各10克，连翘12克，杏仁6克，芦根15克，薄荷、生甘草各5克。水煎。每天1剂，分2次服。另配合药物外治。小儿药量酌减。宣肺清热，泻水通下，收涩止血。主治鼻出血。（本方出自《河南中医》，1998）

（29）定眩汤：半夏、甘草、全虫各10克，菊花、白术、天麻各15克，茯苓、丹参各30克，蜈蚣1条。水煎。每天1剂，分2次早晚空腹温服，5天为1个疗程。健脾燥湿，化痰活血，平肝熄风。主治内耳性眩晕。（本方出自《中医药学报》，1999）

（30）川芎汤：川芎、赤芍、粉葛根各15克，菊花、当归、丹参、天麻、僵蚕、钩藤各10克，羌活8克，防风6克。水煎。每天1剂，分2次服，配合推拿。活血祛瘀，祛风止痛。主治颈性头痛。（本方出自《浙江中医杂志》，1999）

（31）苦参加味汤：苦参、菊花各60克，蛇床子、银花各30克，白芷、黄柏、地肤子、石菖蒲各20克，射干、胡黄连、白鲜皮各15克。诸药混合煎汁适量。先熏后洗30分钟，每天1次，连用15~20天为1个疗程。清热燥湿，解表透热，除湿止痒。主治手足癣。（本方出自《中医杂志》，1999）

（32）银菊化斑汤：金银花10克，菊花10克，大青叶15克，板蓝根15克，牡丹皮10克，紫草10克。此为7~10岁患者的用量，幼儿及10岁以上患者适当调整用量。水煎。每天1剂，分2次服。清热解毒，凉血化斑。主治传染性红斑。（本方出自《中医杂志》，1999）

（二）常用制剂

（1）明目上清丸：黄连、黄芩、菊花、栀子、连翘、石膏、大黄、车前子、天花粉、玄参、麦冬、白蒺藜、荆芥、蝉蜕、薄荷、当归、赤芍、枳壳、桔梗、甘草。水丸、蜜丸。口服。蜜丸1次1丸，每天2~3次；水丸6~9克，每天2次。3~7岁儿童服成人量的1/3，7岁以上儿童服成人量的1/2。孕妇禁用。清热泻火，退翳明目。临床常用于治疗睑腺炎初起、眼睑脓肿、重型急性卡他性结膜炎、翼状胬肉进行期、化脓性角膜炎、巩膜炎、急性虹膜睫状体炎等。（本方出自《中华人民共和国药典》，1963）

（2）芎菊上清丸：川芎、菊花、羌活、白芷、连翘、蔓荆子、薄荷、防风、荆芥穗、黄芩、黄连、栀子、桔梗、甘草等。水泛丸。每次6克，每天2次。体虚者及小儿酌减，忌食辛辣油腻之品。疏风宣肺，清热止痛。临床多用于神经性头痛、三叉神经痛、神经官能症、眩晕、鼻窦炎、风火牙痛等的治疗。（本方出自《北京市中成药规范》，1968）

（3）桑菊银翘散：桑叶、菊花、银花、连翘、川贝母、桔梗、薄荷、淡竹叶、荆芥、杏仁、牛蒡子、芦根、僵蚕、蝉蜕、滑石、绿豆、淡豆豉、甘草。片剂。1次6片，每天2~3次，口服。辛凉解表，疏风宣肺，清热解毒。主治普通型感冒、流行性感冒、急性扁桃体炎、肺炎、急性

脑炎等。（本方出自《广东药品标准》，1982）

（4）健美茶：山楂、枳实、菊花、厚朴、神曲、火麻仁、陈皮、麦芽、莱菔子、绿茶叶。茶剂。泡茶饮用，每次 3~5 克，每天 3~4 次。消食导滞，轻身减肥，清热利温，理气化痰，润肠通便。主要用于单纯性肥胖症的治疗，亦可用于高脂血症、糖尿病、习惯性便秘、单纯性消化不良、小儿厌食症的治疗。（本方出自《广东省药品标准》，1982）

（5）小儿清热灵：黄芩、菊花、寒水石、白屈菜、紫荆皮、牛黄、射干、珍珠、麝香、蝉蜕、天竺黄等。片剂。每天 3 次，3 岁以下每次 1 片，3~7 岁每次 2 片，7 岁以上每次 3 片，温开水冲服。清热解毒，疏风散邪，利咽镇惊。主治小儿流行性感冒、急性上呼吸道感染、急性咽炎、扁桃体炎、高热惊厥等。（本方出自《吉林省药品标准》，1984）

（6）秋燥感冒冲剂：桑叶、菊花、北沙参、麦冬、杏仁、浙贝母、桔梗、前胡、山豆根、竹叶等。冲剂。口服，每天 3 次，每次 1~2 袋，小儿酌减，温开水冲服。清燥退热，润肺止咳。主治秋季感冒或流行性感冒、急慢性支气管炎等。（本方出自《辽宁省药品标准》，1985）

（7）真菊延龄膏：菊花、炼蜜、单糖浆。煎膏剂。口服，每次 12~15 克，每天 3 次。疏风清热，舒肝明目，利血脉，补肝气。主治头痛、眩晕、目赤肿痛、高血压病等。（本方出自《黑龙江省药品标准》，1986）

（8）小儿紫草丸：紫草、菊花、西河柳、升麻、羌活、金银花、紫花地丁、青黛、雄黄、制乳香、制没药、牛黄、玄参等。蜜丸。每天 2 次，1 次 1 丸。周岁以内小儿减半。发表解肌，透疹解毒。主要用于预防麻疹和治疗过敏性紫斑、色素性紫斑、玫瑰疹、静脉炎、扁平疣、银屑病、急慢性肝炎、烧伤等。（本方出自《中华人民共和国药典》，1997）

（9）桑菊感冒片（冲剂）：桑叶、菊花、薄荷油、苦杏仁、桔梗、连翘、芦根、甘草。片剂或冲剂。片剂每天服 2~3 次，每次 4~8 片，温开水送服；冲剂每天 2~3 次，每次 1 袋，温开水冲服。疏风清热，宣肺止咳。主治感冒、流行性感冒、急性扁桃体炎初期、流行性结膜炎、急性喉炎初期等。（本方出自《中华人民共和国药典》，1997）

（10）明目地黄丸：熟地黄、山茱萸、牡丹皮、茯苓、泽泻、枸杞子、菊花、当归、白芍、蒺藜、石决明。丸剂。成人每次 9 克，每天 3 次，空腹温开水送服。3~7 岁儿童服成人量的 1/3，7 岁以上儿童服成人量的 1/2。滋补肾阴，养肝明目。主治老年性白内障初发期、视神经炎、中心性浆液性视网膜脉络膜炎、慢性单纯性青光眼、视网膜剥离术后玻璃体混浊等。（本方出自《万病回春》）

（11）杞菊地黄丸：枸杞子、菊花、熟地黄、山萸肉、牡丹皮、怀山药、茯苓、泽泻。蜜丸、水泛丸。空腹温开水送服，每天 2~3 次。滋补肝肾，益睛明目。主治老年性白内障初发期、视神经乳头炎、中心性视网膜脉络膜炎、慢性单纯青光眼、视网膜静脉周围炎、视网膜动脉硬化性出血后、视网膜剥离术后等眼科疾病。（本方出自《医级宝鉴》）

（12）牛黄上清丸：牛黄、黄连、黄芩、黄柏、石膏、栀子、大黄、连翘、菊花、冰片、赤芍、地黄、当归、川芎、荆芥、白芷、桔梗、甘草。蜜丸。每次 12 丸，每天 2 次，温开水送服。清热泻火，散风止痛。主治急性结膜炎、急性咽炎、急性扁桃体炎、齿龈炎、齿龈脓肿、风热

感冒、胃热嘈杂泛酸、湿热痢疾、高血压病等。（本方出自《医学入门》）

（13）黄连上清丸：黄连、黄芩、黄柏、菊花、栀子、石膏、大黄、连翘、荆芥、防风、川芎、白芷、薄荷、蔓荆子、桔梗、旋覆花、甘草。蜜丸。温开水送服，1次1~2丸，每天2次。泻火解毒，疏散风热。主治急性结膜炎、急性口腔炎、急性齿龈炎、急性扁桃体炎、急性胃肠炎、菌痢、急性中耳炎以及眩晕、血管神经性头痛、牙痛等，对于高血压病辨证属于实热上攻的头昏耳鸣等症也有疗效。（本方出自《万病回春》）

（14）防芷鼻炎片：防风、白芷、白菊花、苍耳子、白蒺藜、鹅不食草、白芍、旱莲草、胆南星。片剂。口服，每次3~5片，每天3次。疏风清热，燥湿通窍。主治外感风邪、湿热内蕴所致的慢性鼻炎、鼻窦炎、过敏性鼻炎等疾病。（本方出自《广东省药品》）

十四、各家论述

《名医别录》：疗腰痛去来陶陶，除胸中烦热，安肠胃，利五脉，调四肢。

陶弘景：唯花白，五月取，亦主风眩，能令头不白。

《药性论》：能治热头风旋倒地，脑骨疼痛，身上诸风令消散。

《日华子本草》：利血脉，治四肢游风、心烦、胸膈壅闷，并痛毒、头痛，作枕明目。

《珍珠囊》：养目血，去翳膜。

《用药心法》：去翳膜，明目。

王好古：主肝气不足。

《本草纲目》：黄者，入金水阴分；白者，入金水阳分；红者，行妇人血分。

《本草经疏》：菊花专治风木，故为去风之要药。其主风头眩，肿痛、目欲脱，泪出。生捣最治疔疮，血线疔尤为要药，疔者风火之毒也。

《药品化义》：凡头风眩晕，鼻塞热壅，肌肤湿痹，四肢游风，肩背疼痛，皆缘肺气热，以此清顺肺金，且清金则肝木有制。又治暴赤眼肿，目痛泪出。

《本草经百种录》：唯菊不甚燥烈，故于头目风火之疾，尤宜焉。

《本草便读》：甘菊之用，可一言以蔽之，曰疏风而已。

《本草正义》：凡花皆主宣扬疏泄，独菊花则摄纳下降，能平肝火，熄内风，抑木气之横逆。惟菊花之清苦泄降，能收摄虚阳而纳归于下故为目科要药。又治皮肤死肌，恶风湿痹者，则血热而络脉不洁，渐以积秽成腐。菊花苦辛宣络，能理血中热毒，则污浊去而痹着之死肌可愈。菊花滋肾阴而清湿热，是以主之。又治胸中烦热而安肠胃，固无一非清肃泄热之功用也。

《纲目拾遗》：专入阳分。治诸风头眩，解酒毒、疔肿。黄茶菊：明目祛风搜肝气，治头晕目眩，益血润容，入血分。白茶菊：通肺气，止咳逆清三焦郁火疗肌热，入气分。

《药鉴》：补阴气之要药也。主明目聪耳，除胸中烦热，又治头眩头痛。

第四节　怀牛膝

一、植物名称

1. 道地名称　怀牛膝（《本草便读》）。

2. 汉语拼音　huáiniúxī。

3. 拉丁语　*Radix Achyranthis* Bidentatae。

4. 本草典籍记载用名　牛膝、百倍（《神农本草经》），鸡胶骨（《闽东本草》）。

5. 名称由来　《神农本草经》中名牛膝，一名百倍；《本草便读》中名怀牛膝；《闽东本草》中一名鸡胶骨。宋代以后称怀州牛膝，明代以后称怀庆牛膝，简称怀牛膝。因其茎有节，似牛之膝，故名。李时珍曰："《本经》又名百倍，隐语也，

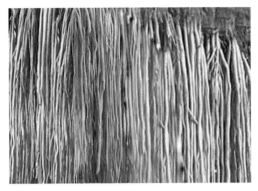

怀牛膝

言其滋补之功，如牛膝之多力也，其叶似苋，其节对生，故俗有山苋、对节之称。"其色淡黄，角质状，又称鸡胶骨。《本草图经》云："牛膝今江淮、闽粤、关中亦有之，然不及怀州（怀庆府：即今河南武陟、沁阳一带）者为真。春生苗，茎高二三尺（尺为非法定计量单位，1 尺 ≈ 0.33 米），青紫色，有节如鹤膝、牛膝，以此名之。"

二、药材来源

（一）品种来源

本品为苋科植物牛膝属怀牛膝的根入药。

（二）分类检索

我国牛膝属有 3 种，除东北外，全国广为分布。

1. 牛膝属分种

（1）叶片倒卵形，或矩圆形；退化雄蕊顶端有缘毛或细锯齿。

（2）叶片倒卵形、宽卵形或椭圆状矩形，顶端圆钝，其突尖；小苞片刺状，基部有 2 枚薄膜质翅；退化雄蕊顶端有具分枝流苏状长缘毛。（土牛膝）

（3）叶片椭圆形或椭圆状披针形，少数倒披针形，顶端尾尖；小苞片刺状，基部有 2 枚卵形膜质小裂片；退化雄蕊顶端无绿毛，有缺刻状细锯齿。（细锯齿牛膝）

（4）叶片披针形或宽披针形，退化雄蕊顶端有不明显锯齿；小苞片针状。基部有耳状薄片。（柳叶牛膝）

2. 怀牛膝农家品种分类检索　怀牛膝在焦作有 2 个品种，即核桃纹和风挣棵，其分种检索如下：

（1）根长圆柱状，上端稍粗，下端稍细，外皮黄白色或土黄色，有稀疏的侧根，质脆易断。

（2）茎直立，有紫色条纹，具棱，节膨大；节上有对生分枝单叶对生，有柄，叶片椭圆形。

（3）花小黄绿色，穗状花序腋生兼顶生。

（4）胞果长圆形，种子褐色。

（5）侧根少，主根匀称，黄白色。

（6）茎节间距短，分枝多而紧凑，叶片近圆形，多皱。（核桃纹）

（7）侧根较多，主根上部较粗，外皮土黄色。

（8）分枝较稀疏、茎节间距较长，叶片椭圆形，少皱。（风挣棵）

怀牛膝农家品种核桃纹和风挣棵的特征对照如表2-11所示。

表2-11　怀牛膝农家品种表

品种＼部位	棵	叶	根
核桃纹	紧凑	圆形，多皱	侧根少，主根匀称，色白
风挣棵	较宽松	椭圆形，少皱	侧根较大，主根粗长，肉红色

三、应用历史

怀牛膝的种植、应用已有3 000多年的历史，秦汉时期在怀庆府就有人工栽培，由于怀牛膝身条通顺、粗壮、皮色黄白鲜艳，肉质肥厚，油性大，产量高、质量好，早在《新唐书·地理志》中就有记载：怀州武德二年（619），上贡牛膝。此后怀牛膝历代被都列为贡品上贡朝廷。怀牛膝尤以沁阳北金村所产质量最佳。

牛膝的应用也有悠久的历史，《神农本草经》中将其列为上品。《名医别录》《日华子本草》等也指出其作用。

到了宋代，苏颂编著的《本草图经》强调：牛膝生河内川谷及临朐，今江淮、闽粤、关中亦有之，然不及怀州者为真。苏颂用对比的方法说明怀州牛膝（今焦作辖区）和其他各地的牛膝相比较，怀州牛膝是最"真"最好的。

明代时，名医刘文泰在《本草品汇精要》中说：牛膝"怀州者佳"。已经明确肯定怀州牛膝是道地的佳品。李时珍的《本草纲目》又采用了对比之法，说：牛膝处处有之，谓之土牛膝，不堪服食，惟北土及川中人家栽莳者良。这里说的"北土"，即河南省的黄河以北，指的正是现在的焦作市辖区。

清代吴其浚编著的《植物名实图考》载：牛膝以怀庆、四川者入汤剂。这与李时珍《本草纲目》的意见完全一致，说明只有怀庆府和四川产的牛膝可以入药。此后的《药物出产辨》，更具体指出了牛膝的主产地：河南怀庆府武陟、温、孟三县。在《怀庆府志》《武陟县志》等地方志中，无一例外地都记载了怀牛膝是最道地的中药材。

中华人民共和国成立以来，在党和政府的重视下，中医药事业得到了史无前例的发展。许多古典本草得到整理重印，许多有关中药教材、科研、生产及临床应用的著作和刊物也得到出版。其种类之繁多，范围之广阔，内容之丰富都是历史上从未有过的。具有代表性的著作有《中国药用植物志》《中药志》《中药大辞典》《全国中草药汇编》《药材学》等，特别是国家于1963年和1977年先后两次颁行的《中华人民共和国药典》，都收载了大量的中草药品种。在所有这些著作中，都一致肯定焦作是包括怀牛膝在内的四大怀药的"主产地""道地药材产地"。2003年8月，国家质检总局下达了2003年第72号公告，提出对怀山药、怀菊花、怀地黄、怀牛膝实施原产地域产品保护，认定其原产地域范围为河南省武陟县、温县、博爱县、沁阳市、孟州市、修武县现辖行政区域。至此，四大怀药的道地产地，被列入国家法定的保护范围。

四、植物产地

1.生长环境　　牛膝栽培或野生于山野路旁。

2.生长地域　　牛膝分布于河南、山西、山东、江苏、安徽、浙江、江西、湖南、湖北、四川、云南、贵州等地，主产于河南。产于河南焦作的牛膝被称为"怀牛膝"，为道地品种。

五、植物特征

怀牛膝为多年生草本，根呈圆柱状，长100厘米左右，直径0.1~1.5厘米，外皮土黄色、肉质、色白。地上部高30~80厘米，茎方形直立，略显紫桃红色条纹，节膨大似牛膝盖状，节上有单叶，对生，分枝椭圆形和广椭圆状披针形，叶面深绿色，叶背浅绿色，嫩时有柔毛。穗状花序，腋生兼顶生，密生绒毛，苞片顶端芒刺状，苞片2~3枚，针状，胞果长圆形，有褐色种子1枚，花期7~9月，果期9~10月。

六、栽培技术

（一）生活习性

怀牛膝属深根系作物，根部最长可向下生长1米左右，性喜气候温暖，光照充足；根部生长期喜黄墒，厌湿墒。地表5~10厘米含水量在18%左右较为适宜。当气温降至-17℃以下时，植株被冻死。适宜在土层深厚、背风向阳，透气性好的土壤中生长。怀牛膝对前茬作物适应性强，生长期为140天左右。

（二）种植方法

1.选地　　适宜阳光充足，气候温和，土层深厚，疏松肥沃的沙质壤土（即两活土），适宜于地下水位低的高地。便于灌溉和排涝，宜重茬，忌洼地、盐碱地。

2.整地　　6月初，每亩施入细碎农家肥2 000千克、饼肥50千克、化肥10千克作底肥。深翻60厘米左右，拌匀、浇水。留地种植或重茬者，可深翻80厘米左右，或在牛膝出土时，每亩施入农家肥3 000千克、饼肥150千克、化肥20千克，混拌均匀，翌年4月后浇水，促进肥力发效。

3.繁殖方法　　用种子繁殖法。牛膝的种子有三种，即秋子、秋蔓苔、蔓苔子，以秋子为最好，秋蔓苔次之，再次蔓苔子。

4. 良种选择　　怀牛膝 1 号，原名核桃纹；怀牛膝 2 号，原名风挣棵，都是怀牛膝传统当家优良品种，因其产量高、品质优而大面积种植。怀牛膝 2 号比怀牛膝 1 号产量略低。此外，怀牛膝的品种还有白牛膝、大疙瘩、小疙瘩等。

5. 采种　　将小雪至冬至前挖出的怀牛膝，精选质优、肥壮、株芽齐全，无菌害、无病虫害的鲜货，从茎基下 15 厘米处剪断，上部作种苗，称牛膝苔。应妥善保管，切忌受冻堆压发热。翌年清明后，按穴距 40 厘米（每穴四根）、株距 20 厘米栽种。立秋后，所生的种子（根茎不可入药）叫秋子，质量最佳；同年清明后，播下种子，生长出牛膝收获的种子（根茎不可入药）叫秋蔓苔，质量较好；当年种植的牛膝，株茎上长出种子，叫"蔓苔子"，留作种子，质量较次。种子严禁同油类、农药、化肥及其他异味物品同时存放。严防霉烂、变质、生虫。

6. 播种　　初伏后 1~2 天，将选好的牛膝地做畦，浇小水一遍，待第三天浅锄、耙细，把种子按每亩 1 千克左右均匀撒入，浅耙 1 遍（深度 1 厘米左右），混拌入土中，观察天气无雨时，普遍用脚踩、踏实，并保持湿润，3 天后可用小水浇一次。5~7 天均可出全苗。注意：播种时，每亩可施入磷肥 40 千克，切忌使用含氮化肥。同时可使用浸种法播种，效果较次。

（三）田间管理

苗高 8 厘米左右时间苗 1 次，除去杂草。苗高 20 厘米左右时定苗，行距、株距 12 厘米左右，用自制小锄浅锄 1 次。9 月上旬，若苗生长欠佳，可浇水，施追肥一次（人粪尿、尿素等适量）。经常根据牛膝生长黄墒情况，适时选择浇灌。

（四）病虫害防治

（1）播种后出现蛴螬、蝼蛄、地老虎，可用 20% 的湿性灵丹、林丹粉，拌玉米粉、麦麸、青菜等制成毒饵诱杀，比例（1.5~5）∶100。

（2）幼苗期易发生青虫、椿象，可用人工捕捉，或用 1∶1 000 的氧化乐果或 1∶1 000 的敌敌畏溶液喷杀。

（3）根腐病：注意墒情，浅锄，下雨时排去积水，可用 0.3~0.5 波美度石硫合剂喷洒防治。

（4）白粉病：可用波尔多液（1∶1∶160）喷洒防治。

（5）根瘤病（根结线虫）：忌前茬种植山药、豆类、油菜等植物。

七、采收与加工炮制

（一）采收

小雪后开始出土至冬至前结束，此期收获质量佳，色泽好，产量高。若提前或推迟都会降低质量、颜色，影响产量。采挖时先从一端开沟，按顺序，看好苗、看准条，保持完好无损，切不可刨断主根。

（二）加工

1. 产地加工　将挖出的牛膝，去净泥土和杂质，选粗细适当，用塑料绳或红薯秧，捆成直径 10 厘米左右的小把（株茎部分）挂在室外晒架上，根条下垂，保持每天晚晒早收。晒至半干时，用手从上向下握一握，使其通顺，不易伤条。晒至六七成干时，放在室内顶摈（让水分回潮）4~5 天。除去地上枝茎，保持 2 厘米左右，然后扎成 3 千克左右的捆。

注意事项：晒鲜货时，保证晴天（每天 9：30~16：30 时晒），如阴天和有雨雪，严防受冻或雨雪淋。否则会变紫黑色，即成残货，质量、等级下降，影响药效。

2. 传统加工工艺

（1）硫黄熏蒸：将药农初加工后的牛膝放入缸内，反复蘸水，洗净泥土，交错放入牛膝焙中（留下适当的窖道以便于硫黄烟雾流通），点燃硫黄锅，用草苫覆盖。每 100 千克牛膝用硫黄 2 千克左右。熏蒸时间以 8 小时为好，做到：水要均匀，上焙要快，硫黄灯要旺，硫黄要熏透，熏蒸时间要足，防止伤水闷色。

第二次熏蒸是在分等、去尾、抽条后，用大锅将水温烧成 100 ℃，把牛膝带茎端沾水 1 分钟（茎下 3 厘米）闷放 2 小时后，再蘸清水，交错放入焙中，按每 100 千克牛膝用硫黄 1 千克，熏蒸 6 小时。

（2）分级拣条：把熏蒸好的牛膝，去除杂质，按特肥 [每寸（寸为非法定计量单位，1 寸 ≈ 3.33 厘米）平摆 1~4 根]、头肥（每寸平摆 4~6 根）、二肥（每寸平摆 6~8 根）、平条、褥（每寸 8 根以下、14 根以上），分别挑拣。做到：色泽好、质量优、规格严、防止上下混淆，特别是残货、冻条、油条，一定挑选出来。

（3）去尾：为了使牛膝等级、粗细均匀，上下顺和，适当去尾，即特肥、头肥去二肥尾，二肥去平条尾，防止过多、过少影响质量和造成损失。

（4）抽条：将各等级的牛膝长短（按 1 尺、1.2 尺、1.4 尺、1.6 尺、1.8 尺……）抽后，保持整齐，严格掌握，使长短一致、规格一致。防止长短不齐，并对粗细不匀的、色泽不好的、残条、油条、冻条复查，防止劣品混入，影响质量。

（5）捆把：将经过挑选、去尾、抽条分开等级的牛膝，削掉鸡冠（指牛膝茎上的两个小耳朵），用红线绳在茎下 4 厘米处捆住，按每千克捆 9 把，同时，将同等级的 2~5 寸，短条夹心。具体要求：把圆整齐，吃心合理，防止抽沟（外面捆得不正，出现向里凹），淹条（外面条淹在把内，影响短条入把），倒栽葱（头朝下、尾朝上），穿大衫（吃心过多，外罩过少），毛狗头、挣眼（捆把红绳未压进去或红绳不在一起）。因此必须精细、耐心，握紧把、蹬紧绳，劲使匀，才能捆好把。

（6）削把：削圆削齐，轻镰浅削。镰数多，皮要薄。防止带眼茎毛、带鸡冠、成马蹄状。

（7）晾晒：将捆把削好的牛膝，分等晾晒，以晒干为宜。也可采用火焙，但要注意闷色。

（8）上顶摈压：将晒干的牛膝，按等级长短，分别上顶（堆成垛）、摈压（用重物压住，使其顺直、出汗，并摈弃内部多余的水分），时间为 15 天左右。

（9）装箱：按国际传统法，做到颜色好、捆把好、摈好、晒好、摆好、数量准。防止湿货、摈不好、碎条、残条、冻条、霉变、油条、不整齐。

（10）部分出现特肥、头肥，可切 5~7 厘米小段（不捆把），按每袋 0.6 千克装成小塑料袋包装，再装成标准箱。

3. 无硫牛膝加工工艺　将收购的干牛膝清洗干净→晾晒至软硬适度→剁坨枝→挑出冻条、牛筋、残条、杂质→按买方要求分等级、切片或整条晒干装箱、装包。（尽量真空包装保色，防止出油变质）

（三）炮制

怀牛膝生用可活血祛瘀，引血下行。酒制后有增强活血祛瘀、通经止痛作用。盐制后引药入肾，有增强补肝肾、强筋骨的作用。炒炭后能入血分，可用于止血。

（1）酒制：方法如下。

1）取牛膝段，加酒拌匀，闷透，置于锅内，用文火炒干，取出，放凉。每 100 千克牛膝段用黄酒 15 千克。

2）取怀牛膝片炒热，喷入黄酒焙干。每 100 千克牛膝片用黄酒 125 千克。

3）先将怀牛膝拣净杂质，每 100 千克药片加白酒 3 千克，喷匀，盖严浸吸 15~30 分钟后晾干即成。也可将原药润软，切成长片。

（2）盐制：方法如下。

1）取牛膝片，加盐水拌匀，闷润至透。置于锅内，用文火加热，炒干，取出放凉。每 100 千克牛膝片用盐 2 千克。

2）每 100 千克牛膝用食盐 3 千克，食盐用清水溶化，与怀牛膝片或段拌匀，润至盐水被吸干，取出，晒至九成干，置于锅内细沙中，用武火继续翻炒至牛膝鼓起，取出，筛去沙，放凉。

（3）烫制：取怀牛膝净片，用适量食盐，拌炒至鼓起，筛去食盐。

（4）麸制：将锅烧热，撒入麦麸，至冒烟时倒入怀牛膝，炒至微黄，筛去麦麸即可。每 100 千克怀牛膝用麦麸 10 千克。

（5）炒制：取牛膝置于锅内，再用文火微炒，取出放凉。

（6）制炭：取怀牛膝净片，清炒至外呈焦褐色、内呈黄色。

八、商品特征及质量标准与鉴别

（一）商品特征

1. 商品特征　怀牛膝，细长圆柱形，有时稍弯曲，上端较粗，下端较细，皮细腻、呈黄白色或肉红色，具细微的纵皱纹和稀疏的侧根痕。质坚脆，受潮则变软，易折断，断面平坦，微呈角质状而油润，中间有明显的黄白色，木心周围有多浅色小点，断续排列成圈，气特异，味微酸而稍苦涩。

2. 商品质量规格要求

（1）特肥：中上段（离芦头 15 厘米）平摆每寸 1~4 根，最短不低于 20 厘米，去二肥尾。

（2）头肥：中上段（离芦头 15 厘米）平摆每寸 4~6 根，最短不低于 20 厘米，去二肥尾。

（3）二肥：中上段（离芦头 10 厘米）平摆每寸 6~8 根，最短不低于 20 厘米，去平条尾。

（4）平条：中上段平摆每寸 9~14 根，最短不低于 15 厘米。

（5）牛膝肉：中上段平摆每寸 9~14 根，长度在 20 厘米以下。

（6）残货：黑崩裂、冻货、次货，另外包装销售。

3. 怀牛膝、野牛膝与川牛膝性状比较　见表 2-12。

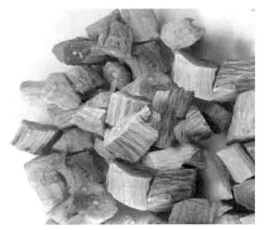

怀牛膝饮片

表 2-12　怀牛膝、野牛膝、川牛膝性状比较

品名	性状
怀牛膝	根呈严密圆柱形，挺直或稍弯曲，表面白色、黄白色或肉红色，有明显的皮孔样疤痕和细根，断面呈角质状，质坚实
野牛膝	带根茎，其周围着生多数的根，根多扭曲，表面灰棕色，有皮孔样疤痕
川牛膝	多为扭曲的圆柱形，表面灰黑色或棕黄色，质坚韧，断面粗糙呈纤维性

（二）质量标准与鉴别

1. 直观干湿检验鉴别

（1）冬货：冬至前后出土的牛膝为冬货，皮细，身坚，质量好。

（2）春货：立春后出土的牛膝为春货，皮较粗，身虚，质量较冬货次。

（3）崩裂残货：分两种。

1）白崩裂，根部有裂纹，表里灰白色。

2）黑崩裂，货身裂纹较深，表里深灰色。

以上两种崩裂残货不能入药，应弃掉。

（4）冻条：由于货身加工不当而冻伤的牛膝，皮色发暗，呈褐红色。严重者变质失效，不能入药。

（5）油条：由于货身不干，堆放时间过长或受热霉变而出油的牛膝，货身发黏呈黑褐色，不能入药。

2. 含水量直观检验

（1）足干货：身条坚硬顶手，用指甲切现白线。

（2）九七干货：身条较硬顶手，用指甲切少显指甲印。

（3）九四干货：身条稍硬不顶手，用指甲切显指甲印。

（4）九〇干货：身条微硬不顶手，用指甲切显较深指甲印。

（5）八五干货：身条软不顶手，此种货由于含水分较大，容易霉变。

3.显微特征及荧光反应

（1）本品根横切面显微观察：有木栓层，皮层为十数裂切向延长的薄壁细胞，中柱布有多数维管束，断续排列成2~4轮，最后一轮维管束较小，有时仅见一至数个导管，束间形成几层连接成环，向内维管束较大，射线宽狭不一。本质部由导本纤维及木薄壁细胞组成，导管类圆形或圆多角形，其中初生木质部2~3圆形薄壁细胞内含有少数草酸钙砂晶。

（2）粉末：土黄色，木栓细胞类长方形，薄壁细胞类圆形，可见少数砂晶细胞，导管易见，有孔纹网纹壁木化，木纤维较长，胞腔大，微木化。本薄壁细胞长方形，微木化，可见单纹孔或网纹增厚。

（3）荧光反应：

1）本品横断面，置于紫外线灯下观察，显黄白色荧光。

2）本品饮片与25%磷钼酸乙醇溶液作用后，在荧光灯下观察，显浅蓝色荧光。

（4）化学反应：取本品饮片置于试管内，加入10%硅钼酸乙醇溶液0.5毫升，置于沸水浴中加热15分钟，显深绿色放冷后，加入5%氢氧化钾溶液，显深蓝色，再加入浓盐酸后，置于沸水浴中加热5分钟，产生蓝绿色沉淀，上清液呈黄棕色。

（5）皂化试验：取本品粉末少许及醋酐0.5毫升置于试管内，沿管壁缓缓加入硫酸2滴，接触面即显红棕色，静置后，上层液渐变暗棕色，最后呈褐色。

（6）牛膝类同品种的鉴别如表2-13所示。

表2-13　牛膝类同品种的鉴别

品名	怀牛膝	川牛膝
来源	苋科植物牛膝的干燥根	苋科植物川牛膝的干燥根
性状	根细长圆柱形，上端较粗，质硬脆，易折断，断面淡黄色，有黄白色小点续断排列成数轮同心环	呈圆柱形，偶有分枝，多数横向突起的皮孔，顶端有时有残留茎基，质坚韧不易折断
气味	气微，味微甜涩	气微，味微甜
表面色泽	表面灰黄色或淡棕色	表面黄棕色或灰褐色
大小	长30~60厘米，直径0.2~1厘米	长30~60厘米，直径0.5~3厘米

九、储藏保鲜

将本品置于干燥通风处，防止发霉、出油、变质和虫蛀。

十、化学成分

怀牛膝根含皂苷，水解生成齐墩果酸及葡萄糖样物质，昆虫变态激素蜕皮甾酮，还含有三萜类、甾体类、多糖类、钾盐及其他有效成分，且怀牛膝多糖含量、无机元素含量比其他地方所产牛膝含量都高，如表2-14和表2-15所示。

表 2-14　牛膝煎药中部分无机元素含量（微克／克）

煎次	产地	元素含量							
		Ca	Na	Mn	Mg	K	Fe	Zn	Cu
第一煎	河南武陟	20.28	103.4	2.56	265.2	4 348	24.66	1.85	0.112
	河北安国	9.76	214.7	2.16	363.2	4 571	31.34	1.40	0.312
	山东泰安	9.54	111.7	1.703	357.1	4 552	30.48	1.393	0.087
第二煎	河南武陟	14.08	75.82	1.733	339.1	3 832	13.97	1.040	0.075
	河北安国	10.76	197.5	1.545	354.6	3 992	11.69	1.030	0.150
	山东泰安	10.08	101.3	0.833	304.4	3 123	8.16	0.450	0.069
第三煎	河南武陟	34.36	178.7	4.382	704.3	8 680	38.57	2.889	0.187
	河北安国	20.52	412.2	3.705	717.8	8 563	42.03	2.439	0.362
	山东泰安	19.62	213.0	2.566	661.5	7 675	38.64	1.763	0.156

注：测定结果均为 6 次平均值。

表 2-15　三大产地所产牛膝多糖含量比较

产地	药材重（克）	测定结果		百分含量（％）	平均（％）
		测得吸收数	平均值		
河南武陟	10.093 1	0.149 0.140 0.151	0.149	6.09	6.11
	10.037 9	0.146 0.150 0.148	0.148	6.69	
	10.050 6	0.152 0.148 0.151	0.150	0.150	
山东泰安	10.135	0.120 0.123 0.124	0.122	5.06	4.84
	10.406	0.110 0.113 0.114	0.112	0.112	
	10.191	0.115 0.114 0.113	0.114	4.73	

续表

产地	药材重（克）	测定结果		百分含量（％）	平均（％）
		测得吸收数	平均值		
河北安国	10.044 4	0.140 0.140 0.141	0.140	5.78	5.67
	10.046 7	0.134 0.135 0.136	0.135	5.61	
	10.031 8	0.135 0.137 0.135	0.136	5.62	

如表 2-15 所示，牛膝中多糖含量以河南武陟怀牛膝最高，从而为怀牛膝的道地性提供了科学依据。

评价药材中微量元素应主要看其溶出量。比较不同产地的牛膝煎液中锌、锰的溶出量，怀牛膝中锌、锰溶出量明显高于其他地方所产牛膝。这就是道地药材关键之所在。现代医学研究表明，牛膝"补肝肾，强筋骨"的作用与其含锌、锰有密切关系，人体缺乏锌、锰将导致内分泌功能低下或腺体萎缩，发生生长缓慢、阳痿、不孕、习惯性流产等病理变化。

十一、性能与用法用量

（1）性味归经：牛膝味苦酸，性平，无毒。入心、肝、大肠三经。

（2）功能主治：牛膝生用可散瘀血、消痈肿，主治经闭、痛经、难产和胞衣不下。熟用可补肝肾、强筋骨，主治寒湿、四肢痉挛、腰痛难伸，逐血气、降血压，久服轻身不老，为常用中药良药。

（3）用法用量：①内服：煎汤，15~25 克（鲜者 50~100 克）。②外用：捣敷，捣汁滴耳或研末吹喉。

十二、药理作用

（1）降压作用。怀牛膝中所含生物碱，具有良好的降压作用，与其他药物配合应用，治疗高血压病，心血管病，安全、可靠。

（2）抗炎与镇痛作用。牛膝酒制后，有明显的活血止痛作用，对于瘀血所致疼痛症状有较好的缓解作用。怀牛膝镇痛效果最佳。牛膝 200% 提取液有较强的抗炎消肿作用。其机制为提高机体免疫能力，扩张血管，改善循环，促进炎性病变吸收等。

（3）增强免疫功能。传统认为怀牛膝偏于补益肝肾，强壮筋骨。现代药理研究表明，怀牛膝富含牛膝多糖（半乳糖、葡萄糖、甘露糖），有明显的增强免疫功能的作用。

（4）兴奋子宫作用。本品的流浸膏使豚鼠子宫的肌肉紧张，多呈弛缓作用，使受孕子宫发生强有力的收缩。

（5）怀牛膝有效成分及提取液均有一定的抗衰老作用。怀牛膝中所含的脱皮甾酮能改善肝功能，降低血浆胆固醇，有增强细胞活性的作用。

（6）利尿作用。怀牛膝对麻醉兔大静脉注射牛膝煎剂或醇提液有轻度利尿作用。

（7）解痉作用。怀牛膝对动物肠胃痉挛有轻度抑制作用。

十三、选方与临床应用

（1）液精煎：怀牛膝、淫羊藿、山萸肉、五味子各15克，五加皮、赤芍、黄柏各10克，车前子30克，天花粉、怀山药各20克。水煎。每天1剂，分3次服，30天为1个疗程。温肾健脾，养阴生津。主治精液不液化所致不育症。（本方出自《浙江中医学院学报》，1990）

（2）滋阴降水汤：怀牛膝、山萸肉、五味子、牡丹皮、僵蚕各10克，熟地黄30克。水煎。每天1剂，分2次服。滋养肺肾，敛降虚火。主治慢性单纯性咽炎。（本方出自《新中医》，1992）

（3）通前汤：怀牛膝、肉桂、白术、炮山甲、当归、海藻、昆布、王不留行各10克，怀熟地黄、山茱萸各12克，茯苓20克，泽泻15克。水煎。每天1剂，分2次服。10天为1个疗程。益肾生精，活血通络。主治前列腺肥大症。（本方出自《广西中医药》，1994）

（4）通精汤：怀牛膝、枸杞子、菟丝子、何首乌、桑寄生、当归各30克，肉苁蓉、王不留行、山茱萸、杜仲各15克，穿山甲10克。水煎。每天1剂，分2次服。10天为1个疗程。益肾生精，活血通络。主治不射精症。（本方出自《江西中医药》，1994）

（5）育阴止崩汤：怀牛膝、阿胶各15克，怀熟地黄、山萸肉、杜仲、川续断、桑寄生各20克，海螵蛸、白芍、牡蛎各25克，炒地榆50克。水煎。每天1剂，分2次服。育阴潜阳，固冲止血。主治功能性子宫出血（崩漏）。（本方出自《中医杂志》，1985）

（6）天麻芎蝎散：怀牛膝、川芎各30克，天麻、全蝎、水蛭、怀菊花、柴胡、甘草各10克，白芍15克，蔓荆子20克。上药共研细末，混匀。每次10克，用开水冲服，每天2次，14天为1个疗程。活血行气，平肝熄风。主治血管神经性头痛。（本方出自《河南中医》，1995）

（7）温肾化瘀汤：怀牛膝、菟丝子、山萸肉、仙茅、车前子、王不留行、巴戟天各15克，淫羊藿20克，水蛭10克，半枝莲、牡蛎（先煎）各30克，穿山甲、桃仁、红花各12克，大黄6克（后下）。水煎。每天1剂，分2次服。1~2个月为1个疗程。温肾助阳，活血化瘀。主治老年慢性前列腺增生症。（本方出自《北京中医》，1996）

（8）补肾养血调经汤：怀牛膝、当归、白芍、熟地黄、山茱萸、丹参各15克，菟丝子、枸杞子、怀山药、薏苡仁各20克。水煎。每天1剂，分2次服。补益肝肾，养血调经。主治肝肾不足型闭经。（本方出自《中医药学报》，1996）

（9）育阳活络汤：怀牛膝、何首乌、白芍、川芎、怀菊花各10克，钩藤20克，夏枯草30克，熟地黄15克，红花12克。水煎。每天1剂，分2次服，14天为1个疗程。平肝育阴

活络。主治原发性高血压病。（本方出自《江苏中医》，1997）

（10）养血柔肝汤：怀牛膝、龙骨、牡蛎各30克，当归、白芍、全蝎各10克，钩藤、怀菊花各18克，天麻、僵蚕、枸杞子、地龙各15克，蜈蚣（去头足）4条。水煎。每天1剂，分2次服，10天为1个疗程。养血柔肝熄风。主治高血压病。（本方出自《新编心血管病验方荟萃》，1997）

（11）加味知柏地黄汤：怀牛膝、知母各12克，怀熟地黄、黄芪、怀山药、茯苓各30克，赤芍、泽泻、车前子各15克，牡丹皮10克，山萸肉、黄柏各2克，金钱草60克。水煎。每天1剂，分2次服，10天为1个疗程。清热利湿，凉血散瘀，通络止痛。主治痛风性关节炎。（本方出自《河北中医》，1997）

（12）黄芪四物汤：怀牛膝、赤芍、当归、山萸肉各10克，黄芪、丹参、生地黄、龟板各15克，川芎、甘草各6克，三七3克。水煎。每天1剂，分2次服，同时配用西药。活血化瘀，益气养阴。主治糖尿病性视网膜病变。（本方出自《四川中医》，1997）

（13）益气育阴通淋汤：怀牛膝、怀生地黄、茯苓、车前子各15克，黄芪30克，山茱萸、泽泻、黄柏、猪苓各12克，甘草6克。水煎。每天1剂，分2次服，7天为1个疗程。益气养阴，利尿通淋。主治糖尿病合并泌尿系统感染。（本方出自《新中医》，1998）

十四、各家论述

《神农本草经》：主寒湿痿痹，四肢拘挛，膝痛不可屈伸，逐血气，伤热火烂，堕胎，久服轻身耐老。

《名医别录》：疗伤中少气，男肾阴消，老人失溺，补中续绝，填骨髓，除脑中痛及腰脊痛，妇人月水不通，血结，益精，利阴气，止发白。

《药性论》：治阴痿，补肾填精，逐恶血流结，助十二经脉。

《日华子本草》：治腰膝软怯冷弱，破症结，排脓止痛，产后腹痛并血运，落胎，壮阳。

《本草衍义》：与苁蓉酒浸服，益肾；竹木刺入肉，捣烂罨之，即出。

张元素：强筋。

朱丹溪：牛膝，能引诸药下行，筋骨痛风在下者，宜加用之。

《滇南本草》：止筋骨痛，强筋舒筋，止腰膝酸麻，破瘀坠胎，散结核，攻瘰疬，退痈疽，疗癫，血风、牛皮癣、脓窠。

《本草纲目》：治久疟寒热，五淋尿血，茎中痛，下痢，喉痹，口疮，齿痛，痈肿恶疮，伤折。……牛膝乃是厥阴、少阴之药。所主之病，大抵得酒则能补肝肾，生用则能去恶血，二者而已。其治腰膝骨痛，足痿、阴消、失溺、久疟，伤中少气诸病，非取其补肝肾之功欤？其治症瘕心腹瘀诸痛，痈肿恶疮、金疮折伤、喉齿淋痛、尿血，经候胎产诸病，非取其去恶血之功欤？

《景岳全书》：主手足血热痿痹，血燥拘挛，通膀胱、涩秘大肠干结，补髓填精，益阴活血。

《本草备要》：酒蒸则益肝肾，强筋骨，治腰膝骨痛，足痿筋挛，阴痿失溺，久疟，下痢，伤中少气，生用则散恶血，破症结，治心腹诸痛，淋痛尿血，经闭难产，喉痹齿痛，痈疽恶疮。

《本草经疏》：牛膝，走而能补，性善下行，故入肝肾。主寒湿痿痹，四肢拘挛，膝痛不可屈伸者，肝脾肾虚，则寒湿之邪客之而成痹，及病四肢拘挛，膝痛不可屈伸。此药性走而下行，其能逐寒湿而除痹也必矣。

《药品化义》：牛膝，味甘能补，带涩能敛，兼苦直下，用之入肾。盖肾主闭藏，涩精敛血，引诸药下行。生用则宣，主治癃闭管涩，白浊茎痛，瘀血阻滞，症瘕凝结，女人经闭，产后恶阻，取其活血下行之功也。酒制熟则补，主治四肢拘挛，腰膝腿疼，骨筋流痛，疟疾燥渴，湿热痿痹，老年失溺，取其补血滋阴之功也。

《本经逢原》：得酒蒸则能养筋，生用则去恶血。《外台》以治积久劳疟，《肘后》以治卒暴症疾，《延年》以之下胞衣，《卫生》以之捣罨折伤，梅师以之捣涂金疮，《千金》以之捣敷毒肿，《集验》以之通利溺闭，皆取其性滑利窍，消血解毒之功。

《本经续疏》：盖痿与痹皆筋节间病，而寒湿有已化有未化，未化则浸淫筋节为病，已化则熏灼筋节为病。《素问》论痹多病于浸淫，论痿多病于熏灼。牛膝之治此，妙在不必问其已化未化，但执定其病在筋节间，痛而不可屈伸者皆能已之……大率强者使柔，槁者使润，上者使下，断者使连，阻者使通，尽抑火令就水，助水令充行之治。

《药鉴》：调补一身虚羸，能助十二经脉。主手足寒湿痿痹，大筋拘挛，理膀胱气化迟难，小便短少。补中续绝，益阴壮阳。填髓，除腰膝酸疼，活血，滋须发乌黑。治妇人血症血瘕，月水行迟。疗产妇血晕血虚，儿枕痛甚。同麝香堕胎甚捷。

张锡纯：牛膝原为补益之品，而善引气血下注，是以用药欲其下行者，恒以之为引经。故善治肾虚腰疼腿疼，或膝疼不能屈伸，或腿痿不能任地，兼治女子月闭血枯，催生下胎。又善治淋疼，通利小便，此皆其力善下行之效也。然《名医别录》又谓其除脑中痛，时珍又谓其治口疮齿痛者，何也？盖此等证，皆因其气血随火热上升所致，重用牛膝引其气血下行，是以能愈也。

《本草正义》：牛膝疏利泄降，所主皆气血壅滞之病……则牛膝曲而能达，无微不至。逐邪者……固倚为君，养正者亦赖以辅佐。所以痿弱痹着，骨痛筋挛诸证，皆不可一日无此也。逐血气者，即所以通其壅滞。治伤热、火烂，亦所以助其流通。且即此可知牛膝之性偏于寒凉故能主热伤、火伤……脑中痛者，多阳邪之上升，牛膝下行为顺，则气火自潜。腰脊痛亦经隧之壅滞，牛膝宣通脉络，则关节自利。又主月水不通，血结等症，则固破瘀导滞之真谛，此皆当就疏通一层着想，则牛膝之真实功用昭昭矣。

第二章　传统道地怀药品种

第一节　怀姜（清化姜）

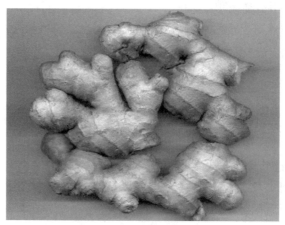

怀姜

一、植物名称

生姜（《本草经集注》）。本地用名：怀姜、博爱姜、清化姜、上庄姜。清化姜因主产于博爱县清化镇故名，亦名"博爱姜"；又以博爱月山镇上庄村为最，故名"上庄姜"。因其疗效特殊、药材道地被称为"第五大怀药"。

二、药材来源

本品为姜科植物姜的新鲜根茎。

三、应用历史

清化姜（怀姜）迄今已有 1 600 多年的栽培历史，晋代诗人潘岳任怀庆令时，曾写有"瓜瓞蔓长苞，姜芋纷广畦"的诗句，生动地记述了清化姜的分布情况。我国许多地方均种植有姜，其中尤以清化姜最为著名。古诗曾有咏清化姜的"作帝师兴百代周，寒居表里见吾愁。蛮也最恶桃花瘴，不中怀姜老少头"。清代乾隆皇帝下江南时，品尝清化姜后，赞不绝口，将其奉为宫廷贡品。

姜的栽培和利用在我国有悠久的历史，早在春秋时代，孔子就有一年四季不离姜的习惯，《论语·乡党》中有"不撤姜食"之说。在焦作一带流传着"怀庆三辣"，"怀庆三辣"对男人来说是指"姜、蒜、烟"，对女人来说是指"姜、蒜、葱"。而其中的"姜"就是怀姜。怀姜中最著名的要数博爱县月山镇上庄村生产的生姜，有流传在博爱的民谣为证："前乔篓，后乔筐，苏寨萝卜，上庄姜"。上庄姜几乎成了怀姜的代名词。生姜既有食用功效又有医用功效。生姜在菜肴中可当调味品，可使菜肴味道鲜美、开胃、杀菌、驱寒，可谓益处多多。生姜味辛，性微温，入脾、胃、肺经，具有发汗解表、温中止呕、温肺止咳、解毒的功效。朱熹在《论语集注》中说："姜能通神明，去秽恶。"《神农本草经》里也有关于姜的记载："干姜，味辛温，主胸满，咳逆上气，温中止血，出汗，逐风湿痹，肠澼下痢。"李时珍在《本草纲目》中也推崇姜的妙用："姜，辛而不荤……可蔬可和，可果可药。"生姜还有个别名叫"还魂草"，生姜熬的汤便叫"还魂汤"。苏东坡的《东坡杂记》中记载钱塘慈安寺中有一位老僧，年纪八十有余，鹤发童颜，僧曰："食生姜四十多年，故不老也。"民间也有"朝含三片姜，不用开药方""冬吃萝卜夏吃姜，不劳医生开药方"等说法。正是："莫看怀姜不起眼，耐心咀嚼有洞天；胃寒胃痛入口止，品尝亚赛活神仙。"

掏老姜也是当地的一大特色。新姜长成前还有一个程序，那就是掏老姜。立秋前后，姜农还要小心地把姜田里的姜种剜出来，这时新姜快长成了，原来的姜种的姜皮变厚，颜色变深，纹络变粗，味道变重，有"姜还是老的辣"之说，拿到市场上销售，价格比新姜还要贵许多。

怀姜是兰州牛肉面的主要调料之一。2006年8月28日，《人民日报》第15版发表了《马子禄拉面：让人回味》，披露了兰州牛肉面始于清代嘉庆年间，系东乡族马六七从河南省怀庆府清化人陈维精处学成后带入兰州的，之后，经后人陈和声、马宝子等人以"一清（汤）二白（萝卜）三红（辣子）四绿（香菜蒜苗）五黄（面条黄亮）"统一了兰州牛肉面的标准。

陈维精，清代嘉庆年间国子监太学生，兰州牛肉面创始人。他出生在萝卜之乡博爱县苏寨村，与自古便是贡品怀姜产地的上庄相邻，得天独厚的地理环境，为陈维精制作牛肉面提供了丰富的食材。他认为怀姜是中国几千年的宝贵食材兼药材，怀姜作牛肉面的调味料，有滋补心肺、益气强身、健脾消积食的功效，恰好具有食补兼药补之功效。陈维精乐善好施，并精通酱、卤、烹、炸及多种烹饪技法，有"怀庆食圣"之称。在京城国子监读书期间，陈维精将老辈留下的牛肉面制作技术传授给东乡族学友马六七，生活上资助过马六七，后来马六七把牛肉面制作技艺带入兰州后，在金城兰州开面庄食肆，由于马六七经营得法，兰州牛肉面名扬天下。

怀姜文化有着深厚的历史底蕴及丰富的文化内涵，是覃怀文化的重要组成部分，且正在传承、光大、充实、丰富着覃怀文化。

四、植物特征

本品为多年生草本。根茎肉质，块状扁平，多分枝，味芳香辛辣。茎直立，叶两列，叶片长线状披针形，全缘，无柄。夏季开花，穗状花序顶生，花下有绿色的苞数层。花两性，两侧对称。花被绿黄色，唇瓣紫色，有黄白色斑点。蒴果矩圆形，三瓣裂。

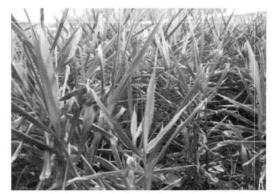

怀姜地上部分

五、本地特色

（一）药材分布

生姜原产于东南亚等热带地区，在亚洲热带地区亦常见栽培，中国中部、东南部至西南部、四川、贵州、湖北、广东、广西、河南等各省（区）广为栽培。清化姜（怀姜）主要分布于河南焦作博爱县的清化镇、月山镇、柏山镇、许良镇、金城乡、孝敬镇、磨头镇和焦作市城乡一体化示范区的苏家作乡八个乡镇。1993 年，以上庄生姜为原料生产的"姜参蜜宝"饮品荣获首届"中国保健品博览会"金奖。2008 年，"上庄姜种植与加工"技术被列入焦作市第一批非物质文化遗产名录；2009 年，该技术被列入河南省第二批非物质文化遗产名录；2011 年，该技术荣获中华人民共和国农业部"农产品地理标志"证书。"清化姜"的地域保护范围包括博爱县的清化镇、月山镇、柏山镇、许良镇、金城乡、孝敬镇、磨头镇和焦作市城乡一体化示范区的苏家作乡八个乡镇，地理坐标为北纬 35 度 05 分 089 秒 ~35 度 12 分 129 秒，东经 112 度 59 分 115 秒 ~113 度 10 分 319 秒，区域总面积 196.88 平方千米，是河南省著名的商品生姜基地。

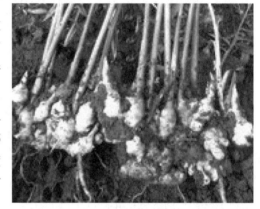

怀姜地下部分

（二）生长环境

1. 温度　姜原产于东南亚的热带地区，喜欢温暖、湿润的气候，耐寒和抗旱能力较弱，植株只能在无霜期生长，生长最适宜温度是 25~28 ℃，温度低于 20 ℃则发芽缓慢，遇霜植株会凋谢，受霜后冻根茎就会完全失去发芽能力。

2. 光照　姜耐阴而不耐强日照，对日照长短要求不严格。故栽培时应搭荫棚或利用间作物适当遮阴，避免强烈阳光的照射。

3. 水分　姜的根系不发达，耐旱抗涝性能差，故对于水分的要求格外讲究。在生长期间土壤过干或过湿对姜块的生长膨大均不利，都容易引起其发病腐烂。

4. 土壤　姜喜欢肥沃疏松的壤土或沙壤土，在黏重潮湿的低洼地栽种会生长不良，在瘠薄保水性差的土地上生长得也不好。姜对钾肥的需要量最多，氮肥次之，磷肥最少。

博爱县位于太行山南麓，焦作市西北部，气候属温带大陆性季风气候。年平均气温 14 ℃左右，全年有效积温 4 875 ℃。春季干旱多风，夏季炎热多雨，秋季昼暖夜凉，冬季寒冷干燥，一年四季分明。全年平均降水量为 600~700 毫米，平均相对湿度为 62%，平均无霜期为 237 天。热量充裕，雨量充沛，无霜期较长。是姜最适宜的生长环境。

（三）质量鉴别

1. 性状特征　本品呈不规则块状，略扁，具指状分枝，长 4~18 厘米，厚 1~3 厘米。表面黄褐色或灰棕色，有环节，分枝顶端有茎痕或芽。质脆，易折断，断面浅黄色，内皮层环纹明显，维管束散生。气香特异，味辛辣。

2. 质量标准　博爱姜个头小于常见姜，但块大、丝细、产量高，而且品质佳、味道鲜、香辣宜口，百煮不烂，抗逆力强，含水量少，易加工储藏，是同类中的佼佼者。

六、栽培技术

（一）栽培季节

一般春季播种，霜前收获。由于姜喜温暖，不耐寒、不耐霜，所以必须在温暖无霜的季节栽培。确定姜的播种期应考虑以下几个条件：

（1）根据发芽所需的温度，应在地下约 10 厘米处，地温稳定在 16 ℃以上时播种。

（2）根据姜的生长习性，要获得较高的产量，需有 135~150 天的适于姜生长的时间。根据本地的气候条件，生姜一般于惊蛰后至 4 月中旬播种。若播种过早，则地温低，发芽慢；若播种过晚，则生育期缩短，产量降低。

（二）整地施肥

姜发芽期由种姜供应营养，幼苗期生长缓慢，需肥较少，"三股杈"以后需大量养分，约占全生育期总吸收量的 88%。全生育期对肥料的需求以钾肥最多，氮肥次之，磷肥较少，氮（N）、磷（P_2O_5）、钾（K_2O）的吸收比例为 1：0.5：2。在中等肥力条件下，生产 1 000 千克生姜产品，需吸收氮（N）5.76 千克、磷（P_2O_5）2.54 千克、钾（K_2O）11.47 千克。施肥时应根据生姜需肥规律、土壤总养分和肥料效应，按照有机肥与无机肥、基肥与追肥相结合的原则，实行平衡施肥。生姜根系细弱、分布浅，生育期长，必须施足基肥。最好在入冬前深翻风化土壤，翌年春耙细耙平。结合翻地，一般每亩施腐熟有机肥 3 000 千克、硫酸钾 30 千克，或每亩施有机肥复合肥 800 千克、普钙 20 千克作基施。基肥施入后进整地，可做成平畦，也可开沟待播。采用沟播，沟距为 50~55 厘米，沟宽约 25 厘米，沟深 10~12 厘米。

（三）播种

应选择晴暖天气播种。

1. 优选种姜　应在前一年，从生长健壮、无病、高产的地块上选留种姜。收获后选肥壮、芽头饱满、个头大小均匀、颜色鲜亮、无病虫、无腐烂、无损伤、未受冻的姜块做姜种储藏。姜在播种前应先进行催芽。幼芽是幼苗生长的基础，培育壮芽是获得高产的基础。壮芽的形态特征是芽身粗壮，顶部钝圆；弱芽的形态特征是芽身细瘦，芽顶细尖。

2. 培育壮芽

（1）晒姜困姜。播种前 1 个月左右，选晴天，将姜种平铺在室外地上晾晒 1~2 天，夜晚收进室内防霜冻。通过晒种，可提高姜块温度，打破休眠，促进发芽，并减少姜块中的水分，防止腐烂。晒种 1~2 天后，再把姜块置于室内堆放 3~4 天，给姜堆盖上草帘，进行困姜，促进种姜内养分分解。经过 2~3 次反复晒姜及困姜后，便可催芽。姜易受姜瘟病、炭疽病等重茬病害为害，所以在晒姜困姜的过程中，应严格淘汰干瘪、瘦弱、发软、肉质变褐色的姜种。

（2）催芽。催芽的方法有许多，如火炕催芽、温室催芽等。

1）土炕催芽：就是利用农村的土炕进行催芽。先在炕上铺一层麦秸，厚 10 厘米左右，麦秸上再铺 2~3 层纸，将姜种一层一层地平放在纸上，堆放厚度为 60~80 厘米。种姜排好后，让其散热，然后再铺一层约 10 厘米厚的草，最上层加盖棉被保温。催芽温度可通过土炕加热或掀盖覆盖物来调节。

2）温室催芽：先在篓筐内四周铺放 3~5 层纸，将姜种头朝上一块一块摆放于篓筐内，堆放 3~4 层，再盖上 3~4 层纸，把篓筐放入温室内，保持适温催芽。

不论采用哪种催芽方法，温度均应掌握在 22~25 ℃之间。温度超过 28 ℃时，虽发芽迅速，但芽瘦弱、徒长；温度低于 20 ℃时，芽虽粗壮，但发芽时间长，影响播种。一般待姜芽生长至 0.5~1 厘米时，即可按姜芽大小分级、分批播种。

（3）掰姜种。播前，把已催好芽的姜块掰成 75~100 克的小种块，每个种块上保留 1 个肥胖的幼芽。结合掰姜种，应再进行一次精选种芽，剔出芽基部发黑或姜断面变褐的姜块。

（4）浇底水。姜出苗很慢，土壤缺水会影响出苗，因此一定要浇足底水，出苗前一般不再浇水。

（5）排放种姜。底水渗下后即可排放姜种。有平播法和竖播法两种。平播时，将种块水平放在沟内，使幼芽方向保持一致；竖播时，种芽一律向上播种。

（6）覆土。随播种，随用细土盖在姜芽及姜种上，播完后覆土 4~5 厘米厚。若覆土太厚，则地温低，发芽慢；若覆土太薄，则表土易干燥，会影响出苗。

（7）播种量。每亩用种量为 400~500 千克。种姜越大，出苗越早，苗越壮、产量越高。因此，种块应尽量大些。

（8）播种密度。一般每亩保苗 5 500 株左右。

（四）田间管理

1. 中耕除草　姜为浅根性作物，根系主要分布在土壤表层，因此不宜多次中耕，以免伤根。一般在出苗后结合浇水，中耕 1~2 次，并及时清除杂草。进入旺盛生长期后，植株逐渐封垄，杂草发生量减少，可采用人工拔除的方法除草。无公害生姜生产，最好不用除草剂防除杂草，可采用覆盖黑色地膜或先覆盖白色地膜再盖一层薄土等方法防除杂草。

2. 浇水　姜不耐旱，根系又浅，应合理浇水，确保植株正常生长。出苗前一般不浇水。幼苗期虽需水不多，但根系吸收力弱，应小水勤浇，浇后浅耕保墒。夏季勤浇水，可降低地温，以早、晚浇水为好，田间积水过多应及时排涝。立秋后，生姜进入旺盛生长期，需水量增多，应保证水分的充足供应，保持土壤相对湿度 75%~80%。收获前 3 天浇最后一次水，以便收获时姜块上可带潮湿泥土，有利于储藏。

3. 追肥与培土　姜极耐肥，除施足基肥外，应多次追肥。幼苗期为促进幼苗生长健壮，应追一次"壮苗肥"，每亩随水冲施腐熟人粪尿 1 000 千克或尿素 10 千克。立秋前后，姜苗处于"三股杈"阶段，是生长的转折期，也是吸肥量变化的转折期，应追施"转折肥"，可每亩施腐熟有机肥 1 000 千克，并配合施入三元复合肥 15~20 千克。9 月上旬前后，姜的根茎进入旺盛生长期，为促进姜块膨大，防止早衰，追一次"补充肥"，每亩施三元复合肥 30 千克。

姜的根茎在土壤里生长，要求黑暗、潮湿，需要进行培土。一般于立秋后结合除草和施肥，培土 2~3 次，逐渐将播种沟变成垄，防止根茎露出地表。

（五）病虫害防治

姜生产中常发生的造成生产损失较重的病害主要有姜瘟病、叶枯病、斑点病、炭疽病等，虫害主要是姜螟。

1.姜瘟病　姜瘟病又称腐烂病或青枯病，是姜生产中最常见，且在各地区普遍发生的一种毁灭性病害。发病地块一般减产 10%~20%，重者减产 50% 以上，甚至绝产。

（1）症状：该病属于细菌性病害，主要为害地下茎或根部。一般是贴近地面的地下茎先染病。肉质茎受害，初成水渍状，黄褐色、无光泽，后内部组织逐渐腐烂，仅留皮囊，挤压病部可流出污白色、米水状、恶臭的汁液。根部发病，初期呈水渍状，后呈黄褐色，最终腐烂。地上茎受害呈暗褐色，内部组织腐烂，仅留纤维。叶片受害呈凋萎状，叶色淡黄，边缘卷曲，直至全株下垂死亡。

（2）防治方法：

1）农业措施：从无病田留种或精选姜种，因生姜瘟病原菌可在土壤中存活 2 年以上，轮作换茬是切断土壤传播病害的重要途径，对已发病的地块要间隔 2~3 年及以上才可种姜，其前茬为新茬或粮食作物或葱蒜茬最好。而种过番茄、茄子、辣椒、马铃薯等茄科作物，特别是前茬发生过青枯病的地块，不宜种植生姜。

2）种姜消毒：用 72% 农用链霉素可溶性粉剂 4 000 倍液或新植霉素 4 000~5 000 倍液浸种 48 小时后播种。

3）药剂防治：出现中心病株后，用 72% 农用链霉素可溶性粉剂 4 000 倍液或 47% 加瑞农可溶性粉剂 750 倍液或 50% 代森铵 1 000 倍液灌根，每株用药 250 毫升，隔 10~15 天 1 次，连续 3~4 次。

2.叶枯病

（1）症状：姜叶枯病属真菌性病害，主要为害叶片，病叶上初生黄褐色病斑，逐渐向整个叶片扩展，病部生出黑色小粒点，严重时全叶变褐枯死。

（2）防治方法：

1）农业措施：与禾本科或非茄科作物进行 3 年以上轮作；施用充分腐熟的有机肥。

2）药剂防治：发病初期用 75% 百菌清可湿性粉剂 600 倍液或 1∶1∶200 波乐多液喷洒姜株，隔 7~10 天 1 次，连续 2~3 次。

3. 斑点病

（1）症状：姜斑点病属真菌性病害，主要为害叶片，叶斑黄白色，菱形或长圆形，长 2~5 毫米，斑中部变薄，易破裂或穿孔。严重时病斑密布，全叶似星星点点，故又名白星病。

（2）防治方法：

1）农业措施：避免连作和偏施氮肥，注意增施磷钾肥和腐熟有机肥。

2）药剂防治：发病初期及时喷洒 50% 复方硫菌灵可湿性粉剂 1 000 倍液或 75% 百菌清可湿性粉剂 600 倍液，隔 7~10 天 1 次，连续 2~3 次。

4. 炭疽病

（1）症状：姜炭疽病也属真菌性病害，为害叶片，多先从叶尖或叶缘出现病斑，初为水渍状褐色小玉斑，后向下、向内扩展成椭圆形或菱形至不定形褐斑，斑面云纹明显或不明显。数个病斑连成斑块，叶片变褐干枯。潮湿时斑面呈现小黑点。

（2）防治方法：

1）农业措施：避免连作和偏施氮肥，注意增施磷钾肥和腐熟有机肥。收姜时，彻底清除病残物。

2）药剂防治：发病初期，及时喷洒 50% 复方硫菌灵可湿性粉剂 1 000 倍液，或 80% 的炭疽福美可湿性粉剂 800 倍液，隔 10~15 天 1 次，连续 2~3 次。

5. 姜螟

（1）症状：姜螟（玉米螟）又叫钻心虫，其食性很杂，以幼虫为害地上嫩茎为主，还可转株为害。

（2）防治方法：可用 52.25% 农地乐乳油或 4.5% 高效氯氰菊酯乳油 1 500~2 000 倍液，或 10% 天王星乳油 1 000 倍液喷雾，10 天 1 次，连续 2~3 次。

七、采收留种

姜不耐寒，通常于 10 月中下旬初霜到来之前收获。收后自茎秆基部削去地上茎（保留 2~3 厘米茎茬），不需进行晾晒。

1. 采收　姜的采收与其他蔬菜不同，可分嫩姜采收、老姜采收及种姜采收三种方法：

（1）嫩姜采收：可作为鲜菜提早供应市场。一般在 8 月初即开始采收。早采的姜块肉质鲜嫩，辣味轻，含水量多，不耐储藏，宜作为腌泡菜或制作糟辣椒调料，食味鲜美，极受市场欢迎，经济效益好。

（2）老姜采收：一般在 10 月中下旬至 11 月进行。待姜的地上部植株开始枯黄、根茎充分膨大老熟时采收。这时采收的姜块产量高，辣味重，且耐储藏运输，作为调味或加工干姜片品质好。但采收必须在霜冻前完成，防止受冻腐烂。采收应选在晴天完成，齐地割断植株，再挖取姜块，以尽量减少损伤。

（3）种姜的采收：一般在地上植株具有 4~5 片叶片时，常在 6 月中下旬进行。采收时小心地将植株根际的土壤拨开，取出种姜后再覆土掩盖根部。若采收过迟，则会伤根，严重影响植株生长。

2. 留种 留种用的姜块，最好另设留种田进行栽培，在生长期间多施钾肥（草木灰等），少施氮肥（如尿素等）。采收时晾晒数天，降低种块水分进行储藏。也可在大田生产中选择植株健壮、姜块充实、无病虫害感染、不受损伤的姜块，进行晾晒，储藏作种。

八、储藏保鲜

（1）掰姜。将鲜姜的秆和叶子掰掉，然后放在一个柳筐里。这是掰姜，不但要把叶、秆掰掉，还得把上面的姜芽掰掉，才能下窖。

（2）挖姜窖。姜农家的姜窖很讲究，一般在自家院里挖一个几米深的洞，洞口很小，里面很大，有的能存放几吨姜。

（3）装窖。下姜很辛苦，一个人在窖里，一个人在上面，一桶桶地将姜下到窖里，然后堆放整齐。洞口小主要是为了保持洞内的湿度，避免姜被风干。在比较潮湿的姜窖存放时，还需要在地上先垫上竹篓，然后再码上新姜。

（4）出窖。冬至后才能开窖。姜窖里的姜一部分用于出售，一部分是留作翌年种用。

九、化学成分

生姜含挥发油 0.25%~3.0%，主要成分为姜醇、姜烯、水芹烯、莰烯、柠檬醛、芳樟醇、甲基庚烯酮、壬醛、d-龙脑等。尚含辣味成分姜辣素，分解则变成油状辣味成分姜烯酮和结晶性辣味成分姜酮、姜萜酮的混合物，又含天冬素、哌啶酸 -2 以及谷氨酸、天冬氨酸、丝氨酸、甘氨酸等，此外，尚含有树脂状物质及淀粉。

十、性能与用法用量

1. 功能及用法

（1）性味归经：味辛，性温。归肺、胃、脾经。

（2）功能主治：散寒解表，降逆止呕，化痰止咳。主治：风寒感冒，恶寒发热，头痛鼻塞，呕吐，痰饮喘咳，胀满，泄泻。

（3）用法用量：分内服和外用。内服：煎汤（3~10克）；或捣汁冲。外用：适量，捣敷；或炒热熨；或绞汁调搽。

（4）用药禁忌：阴虚内热及实热证禁服。

2. 不同炮制品种及其主要性能

（1）生姜皮：性辛凉，治皮肤水肿，行皮水。

（2）生姜汁：性辛温，散胃寒力量强，多用于呕吐。

（3）干姜：性辛温，温中散寒，回阳通脉，温脾寒力量大。

（4）炮姜：味辛苦，走里不走表，温下焦之寒。

（5）炮姜炭：性温，偏于温血分之寒。

（6）煨姜：性苦温，偏于温肠胃之寒。

（7）生姜：性辛而散，温益脾胃，善温中降逆止呕，除湿消痞，止咳祛痰，以降逆止呕为长。

十一、药理作用

（1）对消化系统的作用：生姜可对胃酸及胃液的分泌呈双相作用。从生姜中分离出来的姜油酮及姜烯酮的混合物亦有止吐效果，最小有效量为3毫克。生姜是祛风剂的一种，对消化道有轻度刺激作用，可使肠的张力、节律及蠕动增加，有时继之以降低，可用于因胀气或其他原因引起的肠绞痛。

（2）对循环和呼吸的作用：正常人口嚼生姜1克（不咽下），可使收缩压平均升高11.2毫米汞柱，舒张压上升14毫米汞柱，对脉率则无显著影响。

（3）抗菌及抗原虫作用：体外试验水浸剂对堇色毛癣菌有抑制作用，对阴道滴虫有杀灭作用。

（4）其他作用：蛙皮下注射、家兔静脉注射大量姜油酮，能引起中枢运动麻痹，有时可使兔的血压下降。

十二、选方与临床应用

（1）生姜泻心汤：生姜（四两，切），甘草（炙），人参、黄芩（各三两），半夏（半升，洗），黄连、干姜（各一两），大枣（十二枚，擘）。以上八味，以水一斗，煮取六升。去渣，再煎，取三升，温服一升，日三服。主治伤寒汗出，解之后，胃中不和，心下痞硬，干噫食臭，胁下有水气，腹中雷鸣下利者。（《伤寒论》）

（2）桂枝汤：桂枝（三两），芍药（三两酒洗），甘草（二两炙），生姜（三两切），大枣（十二枚，擘）。上五味，咀以水七升微火煮取三升。去滓适寒温服一升。主治太阳病。头痛发热。汗出恶风者。（《伤寒论》）

（3）生姜甘草汤：生姜（五两），甘草（四两），人参（三两），大枣（十二枚）。咀片，以水七升，煮取三升，去滓，分三服。温中益气，生津止渴。主治肺痿，咳唾涎沫不止，咽燥而渴者。（《备急千金要方》）

（4）当归生姜羊肉汤：当归（三两），生姜（五两），羊肉（一斤）。以水八升，煮取三升，温服七合，日三服。温中养血，祛寒止痛。主治寒疝，虚劳，产后血虚有寒，腹痛，胁痛，喜温喜按，腹中拘急，苔白，脉沉弦而涩。（《金匮要略》）

（5）生姜半夏汤：半夏12克，煎汤取汁，加生姜汁适量，一同煎沸。分4次服用。有开胃和中之功。用于胃气不和，呕哕不安。（《金匮要略》）

（6）生姜饴糖汤：生姜30～60克，饴糖30克。加水煎成浓汤，趁温热徐徐饮。温肺化痰咳，润肺补虚。用于虚寒性咳嗽咯痰。（《本草汇言》）

（7）紫苏生姜汤：紫苏叶30克，生姜9克。煎汤饮。发汗、解表散寒。（《本草汇言》）

十三、各家论述

成无己：姜、枣味辛甘，专行脾之津液而和营卫，药中用之，不独专于发散也。

李杲：孙真人云，姜为呕家圣药。盖辛以散之，呕乃气逆不散，此药行阳而散气也。俗言上床萝卜下床姜，姜能开胃，萝卜消食也。

《药性类明》：生姜去湿，只是温中益脾胃，脾胃之气温和健运，则湿气自去矣。其消痰者，取其味辛辣，有开豁冲散之功也。

《医学入门》：姜，产后必用者，以其能破血逐瘀也。今人但知为胃药，而不知其能通心肺也。心气通，则一身之气正而邪气不能容，故曰去秽恶，通神明。丹溪云：留皮则冷，去皮则热。非皮之性本冷也，盖留皮则行表而热去，去皮则守中热存耳。

《本草纲目》：生用发散，熟用和中。解食野禽中毒成喉痹。浸汁，点赤眼。捣汁和黄明胶熬，贴风湿痛甚妙。……姜，辛而不荤，驱邪辟恶，生啖熟食，醋、酱、糟、盐、蜜煎调和，无不宜之。可蔬可和，可果可药，其利博矣。凡早行山行，宜含一块，不犯雾露清湿之气，及山岚不正之邪。案：方广《心法附余》云：凡中风、中暑、中气、中毒、中恶、干霍乱、一切卒暴之病，用姜汁与童尿服，立可解散。盖姜能开痰下气，童尿降火也。

《本草经疏》：生姜所禀，与干姜性气无殊，第消痰、止呕、出汗、散风、祛寒、止泄、疏肝、导滞，则功优于干姜。

《药品化义》：生姜辛窜，药用善豁痰利窍，止寒呕，去秽气，通神明。助葱白头大散表邪一切风寒湿热之症；合黑枣柴、甘，所谓辛甘发散为阳，治寒热往来及表虚发热；佐灯心通窍利肺气，宁咳嗽；入补脾药，开胃补脾，止泄泻。

《本草新编》：姜通神明，古志之矣，然徒用一二片，欲遽通神明，亦必不得之数。或用人参，或用白术，用石菖蒲，或用丹砂，彼此相剂，而后神明可通，邪气可辟也。生姜性散，能散风邪，伤风小恙，何必用桂枝，用生姜三钱捣碎，加薄荷二钱，滚水冲服，邪即时解散。或问生姜发汗，不宜常服，有之乎？曰，生姜四时皆可服，但不宜多服散气，岂特发汗哉。然而多服则正气受伤，少服则正气无害，又不可过于避忌坐视，而不收其功也。至于偶受阴寒，如手足厥逆，腹痛绕脐而不可止，不妨多用生姜，捣碎炒热，熨于心腹之外，以祛其内寒也。

《本草从新》：姜汁，开痰，治噎膈反胃，救暴卒，疗狐臭，搽冻耳。煨姜，和中止呕，用生姜惧其散，用干姜惧其燥，唯此略不燥散。凡和中止呕，及与大枣并用，取其行脾胃之津液而和营卫，最为平妥。

《本草经读》：仲景桂枝汤等，生姜与大枣同用者，取其辛以和肺卫，得枣之甘以养心营，合之能兼调营卫也。真武汤、茯苓桂枝汤用之者，以辛能利肺气，气行则水利汗止，肺为水之上源也。大小柴胡汤用之者，以其为少阳本经之药也。吴茱萸汤用之者，以其安阳明之气，阳明之气以下行为顺，而呕自止矣；少阴之气，上交阳明中土，而利亦止矣。若人只知其散邪发汗，而不知其有匡正止汗之功，每于真武汤、近效白术汤，辄疑生姜而妄去之，皆读书死于句下之过也。

《神农本草经》：去臭气，通神明。

《名医别录》：主伤寒头痛鼻塞，咳逆上气。

陶弘景：归五脏，去痰下气，止呕吐，除风湿寒热。

《药性论》：主痰水气满，下气；生与干并治嗽，疗时疾，止呕吐不下食。生和半夏主心下急痛；若中热不能食，捣汁和蜜服之。又汁和杏仁作煎，下一切结气实，心胸壅隔，冷热气。

《千金·食治》：通汗，去膈上臭气。

《食疗本草》：除壮热，治转筋、心满。止逆，散烦闷，开胃气。

《本草拾遗》：汁解毒药，破血调中，去冷除痰，开胃。

《珍珠囊》：益脾胃，散风寒。

《医学启源》：温中去湿。制厚朴、半夏毒。

《日用本草》：治伤寒、伤风、头痛、九窍不利。入肺开胃，去腹中寒气，解臭秽。解菌蕈诸物毒。

《会约医镜》：煨姜，治胃寒，泄泻，吞酸。

《现代实用中药》：治肠疝痛有效。

《奇效良方》："一斤生姜半斤枣，二两白盐三两甘草，丁香沉香各半两，四两茴香一处捣。煎也好，煮也好，修合此药胜似宝。每日清晨饮一杯，一世容颜长不老。"该方以生姜为主药，清晨煎服和沸水泡服，有防衰老葆青春的奇特功效，可明显减轻老年斑。也可将姜切碎，拌上精盐、辣椒油等调料，长期食用。

十四、开发利用与发展

（一）产销情况

2016 年，博爱县姜产品年销售额超过 1 亿元。截至 2018 年，博爱县姜种植面积扩大到 4 800 多亩，是 2014 年怀姜种植面积的 10 倍。主要分布在月山镇花园村、金城乡、宏昌街道下期城村等地，年产量 600 多吨。博爱县从事怀姜生产加工销售企业已达 82 家，产品包括怀姜糖膏、怀姜茶、怀姜酱等 8 种。截至 2018 年，淘宝网上销售"怀姜"糖膏的店铺有 3 000 多家，90% 以上是来自博爱的货源。

如今，怀姜已成为博爱县农业支柱产业，为进一步推进怀姜产业发展，该县还成立了博爱县怀姜产业协会，并制定了"三步一成"怀姜产业发展计划，通过积极与研究机构对接，研究开发适合不同年龄段消费人群的产品，鼓励怀姜深加工企业创新，培育龙头企业，打造产业集群，努力使博爱怀姜成为影响全省、辐射全国的名优品牌。

（二）开发利用

博爱姜，除鲜姜出售外，还能加工成多种姜制品，用以入药或做调料、菜食。历史上，人们就制作出糖晒伏姜、糖腌姜片等，用来医治胃寒病。糖晒伏姜是治疗老胃寒病的"灵丹妙药"。其制作简单，价格低，味道甘辛，在民间广为流传。群众用姜和蒜薹捣碎制成的姜蒜薹酱、用姜拌韭菜制作的腌韭花，都是菜族中的老成员，它们味道格外鲜美，姜蒜薹中的蒜薹和腌韭花中的韭花都由寒性变为温性，好吃不寒胃。随着时代的发展，姜的用途越来越广泛，群众用博爱姜制成的品种也越来越多。用姜和大料、花椒、茴香、肉桂制成的五香粉，是汤、菜、包子馅和饺子馅的上好调料；用鲜姜和香油、味精、食盐等制作的姜渣罐头，既可增强食欲，又有健胃功能。

（三）发展前景

博爱县是我国黄河以北生姜的主要产区。随着市场经济的发展，博爱怀姜生产也得到发展。除鲜姜销售外，还可加工成饮料、姜酱等。博爱县现有多家生姜加工出口企业，产品远销多个国家和地区，对地方经济的发展起到了重要的推动作用。博爱县种植怀姜面积最广的地方转移至柏山镇下期城村，所以市场上常见到的怀姜大多是"下期城姜"。下期城村是居民上万人的大村，2010年4月，村里成立了"博爱县延祥生姜种植专业合作社"。合作社成立后，以市场需求为依托，实现了订单生产，以销定产，以销促产。理事会的努力运作，不仅为成员承担风险，使成员达到增产增收的目的，同时为市场建立了高质量、高品质的资源基地，使下期城产出的怀姜畅销全国各地。

2007年，博爱县就建立了河南省怀姜标准化种植示范区。在怀姜种植过程中，该县先后制定了《怀姜种植技术规范》《怀姜质量技术要求》等技术规范。2016年，在博爱县质监局的引领推动下，该县又制定了河南省地方标准《怀姜》。

博爱县的上庄姜种植与加工于2009年6月被河南省人民政府公布为第二批省级非物质文化遗产名录。怀姜已成为焦作市继"四大怀药"之后的又一具有原产地标志的重要品牌，已愈来愈显露出它的勃勃生机。

2016年12月，在北京召开的国家地理标志产品保护申请技术审查会上，博爱"怀姜"因具有一定质量特色，且产品质量特色与产地地理及人文因素具有一定关联性，被确定为国家地理标志保护产品。

随着各大中医院的中医特色疗法——督脉灸的开展，生姜使用量日趋上升，生姜的种植发展势头良好。

第二节　山楂（北山楂）

一、植物名称

山楂（《本草衍义补遗》），本地别名：酸楂、红果、胭脂果、山里红、大山楂。

二、药材来源

本品为蔷薇科植物山楂或野山楂的果实。

三、应用历史

山楂应用的历史悠久，可以上溯到东晋时代。山楂之名最早源于《本草衍义》，《本草经集注》和《唐本草》上也都有收载。陶弘景：煮汁洗漆疮。《唐本草》：汁服主利，洗头及身上疮痒。《本草图经》：治痢疾及腰疼。《履巉岩本草》：能消食。《日用本草》：化食积，行结气，健胃宽膈，消血痞气块。《滇南本草》：消肉积滞，下气；治吞酸，积块。《本草蒙筌》：行结气，疗颓疝。《食鉴本草》：化血块，气块，活血。

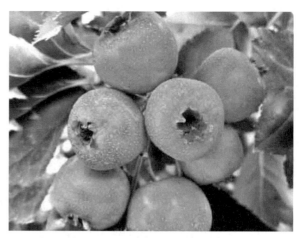

山楂

《本草纲目》：化饮食，消肉积症瘕，痰饮痞满吞酸，滞血痛胀。《本草再新》：治脾虚湿热，消食磨积，利大小便。《本草撮要》：冻疮涂之。

四、植物特征

（一）山楂

山楂，落叶乔木或大灌木，高达 8 米。树皮暗棕色，多分枝，枝条无刺或具稀刺。单叶互生；具托叶，托叶卵圆形至卵状披针形，边缘具锯齿；叶柄长 2~4 厘米；叶片阔卵形、三角卵形至菱状卵形，长 6~12 厘米，宽 5~8 厘米，先端尖，基部楔形，边缘有 5~9 枚羽状裂片，裂片有尖锐和不整齐的锯齿，上面绿色，有光泽，下面色较淡，两面脉上均被短柔毛。花 10~12 朵成伞房花序；花梗被短柔毛；萼片 5 枚，绿色，基部连合成杯状，上部 5 齿裂；花冠白色或带淡红色，直径 8~13 毫米，花 5 瓣，倒宽卵形，长和宽均为 6 毫米；雄蕊 20 枚，不等长；心皮 5 枚，子房下位，5 室，各室具一枚胚珠，花柱 5 枚，柱头圆形。梨果球形或卵圆形，直径约 2.6 厘米，深红色，具多数白色斑点，果之顶端有外曲的宿存花。种子 5 枚。花期 5~6 月，果期 8~10 月。生于河岸的沙土或干燥多砂石的山坡上。多有栽培。

（二）野山楂

野山楂，又名小叶山楂、山果子。落叶灌木，高达 1.5 米。枝条具刺，嫩枝被白色绒毛。单叶互生；托叶近卵形；叶柄长约 3 厘米，有时无柄；叶片倒卵形至倒卵状椭圆形，长 1.5~6 厘米，宽 0.8~2.5 厘米，先端尖，不裂或三深裂，边缘有缺刻及不整齐锯齿，基部楔形，渐窄缩。花 5~6 瓣，簇生成伞房花序；萼片 5 枚，卵状披针形，外侧密生细毛。梨果较小，呈红黄色，近圆形，直径 1~1.5 厘米。花期 5~6 月，果期 8~10 月。生于荒山坡、溪边、路边疏林及灌丛中。

五、本地特色

（一）药材分布

山楂是焦作传统道地药材。在当地有野生和家种两种类型，野生山楂主要分布在修武县、焦作市区、博爱县、沁阳北部的太行山山区。家种山楂主要分布在黄土丘陵以及山区与平原交接处。山楂有南、北之分。当地所产者均为正品北山楂，为食药两用品种，具有果实肥大，深红色、有光泽之特色。济源、辉县等南太行山区域被称为"山楂"之乡。

（二）生长环境

山楂适应性强，喜凉爽、湿润的环境，既耐寒又耐高温，在 −36~43 ℃之间均能生长。喜光也能耐阴，一般分布于荒山秃岭、阳坡、半阳坡、山谷，坡度以 15~25 度为好。海拔 100~1 500 米。耐旱，水分过多时，枝叶容易徒长。对土壤要求不严格，但在土层深厚、质地肥沃、疏松、排水良好的微酸性沙壤土上生长良好。

（三）质量鉴别

1. 性状特征

（1）北山楂：为植物山楂的果实，呈球形或梨形，径约 2.5 厘米。表面深红色，有光泽，满布灰白色细斑点；顶端有宿存花萼，基部有果柄残痕。商品常为 3~6 毫米厚的横切片，多卷缩不平，果肉深黄色至浅棕色，切面可见 5~6 粒淡黄色种子，有的种子已脱落；有的片上可见短果柄或下凹的花萼残迹。气微清香，味酸微甜。

（2）南山楂：为植物野山楂的果实，呈类圆球形，直径 0.8~1.4 厘米，间有压扁成饼状，表面灰红色，有细纹及小斑点，顶端有凹窝，其边缘略突出，基部有果柄残痕。质坚硬，核大，果肉薄，棕红色。气微，味酸微涩。

2. 质量标准　秋季果实成熟时采摘。山楂采得后，横切成厚 1.5~3 毫米的薄片，立即晒干。野山楂采得后，晒干即可，或压成饼状后再晒干。北山楂以个大、皮红、肉厚者为佳；南山楂以个匀、色红、质坚者为佳。

六、栽培技术

（一）选地育苗

选土层深厚肥沃的平地、丘陵和山地缓坡地段，以东南坡向最宜，次为北坡、东北坡。要注意蓄水、排灌与防旱。

用山楂种子培育的苗木，称为实生砧木苗。实生砧木苗一般均需嫁接才能成为供栽培的山楂。山楂种子壳厚而坚硬，种子不易吸水膨胀或开裂。另外，种仁休眠期长，出苗困难。因此，山楂在播种前，种子一定要预先进行处理，才能保证其发芽率。

（二）田间管理

深翻熟化，改良土壤：翻耕园地或深刨树盘内的土壤，是保蓄水分、消灭杂草、疏松土壤、提高土壤通透性能，改善土壤肥力状况，促使根系生长的有效措施。

（三）施肥

（1）条施：即在行间横开沟施肥；全园撒施，即当山楂根系已密布全园时，可将肥料撒在地表，然后翻入土中 20 厘米深。

（2）穴施：即施液体肥料（人粪尿）时，在树冠下按不同方位，均匀挖 6~12 个 30~40 厘米深的穴，倒入肥料，然后埋土。

（四）修剪枝

山楂果树的修剪同一般果树修剪方法。

1. 冬季修剪　防止内膛光秃，由于山楂树外围易分枝，常使外围郁闭，内膛小枝生长弱，枯死枝逐年增多，各级大枝的中下部逐渐裸秃。防止内膛光秃的措施应采用疏、缩、截相结合的原则，进行改造和更新复壮，疏去轮生骨干枝和外围密生大枝及竞争枝、徒长枝、病虫枝，缩剪衰弱的主侧枝，选留适当部位的芽进行小更新，培养健壮枝组，对弱枝重截复壮和在光秃部位芽上刻伤增枝的方法进行改造。

少短截山楂树进入结果期后，凡生长充实的新梢，其顶芽及其以下的 1~4 芽，均可分化为花芽，所以在山楂修剪中应少用短截的方法，以保护花芽。

复势山楂树进入结果期后，多年连续结果，导致枝条下垂，生长势逐渐减弱，骨干枝出现焦梢，产量下降。要及时进行枝条更新，以恢复树势。对于多年连续结果的枝或其他冗长枝、下垂枝、焦梢枝、多年生徒长枝，回缩到后部强壮的分杈处，并利用背上枝带头，以增强生长势，促进产量的提高。

2. 夏季修剪

（1）疏枝：山楂抽生新梢能力较强，一般枝条顶端的 2~3 个侧芽均能抽生强枝，每年树冠外围分生很多枝条，使树冠郁闭，通风透光不良，应及早疏除位置不当及生长过旺的发育枝。对花序下部侧芽萌发的枝一律去除，克服各级大枝的中下部裸秃，防止结果部位外移。

（2）拉枝：夏季对生长旺而有空间的枝在 7 月下旬新梢停止生长后，将枝拉平，缓势促进成花，增加产量。

（3）摘心：5 月上中旬，当树冠内心膛枝长到 30~40 厘米时，留 20~30 厘米摘心，促进花芽形成，培养紧凑的结果枝组。

（4）环剥：一般在辅养枝上进行，环剥宽度为被剥枝条直径的 1/10。

（五）浇水

一般 1 年浇 4 次水。春季有灌水条件的在追肥后浇 1 次水，以促进肥料的吸收利用。花后结合追肥浇水，以提高坐果率。在麦收后浇 1 次水，以促进花芽分化及果实的快速生长。浇封冻水，冬季及时浇封冻水，以利树体安全越冬。

（六）病虫害防治

（1）防治红蜘蛛和桃蛀螟：在 5 月上旬至 6 月上旬，喷布 2 500 倍灭扫利液。

（2）防治桃小食心虫：在 6 月中旬树盘喷 100~150 倍对硫磷乳油液，以杀死越冬代食心虫幼虫。7 月初和 8 月上中旬，往树上喷布 1 500 倍对硫磷乳油液，以消灭食心虫的卵及初入果的幼虫。

（3）防治轮纹病：在谢花后 1 周喷 80% 多菌灵 800 倍液，以后在 6 月中旬、7 月下旬、8 月上中旬各喷 1 次杀菌剂。

（4）对白粉病发病较重的山楂园，在发芽前喷 1 次 5 度石硫合剂，花蕾期和 6 月各喷 1 次 600 倍液的 50% 可湿性多菌灵或 50% 可湿性托布津。

七、化学成分

山楂含有大量胡萝卜素、钙质、红色素、山楂酸、果胶、解脂酶及多种药用成分，维生素 C 的含量极高。

八、性能与用法用量

（1）性味归经：山楂味酸甘，性微温。入脾、胃、肝经。

（2）功能主治：山楂消食积，散瘀血，驱绦虫。治肉积，症瘕，痰饮，痞满，吞酸，泻痢，肠风，腰痛，疝气，产后枕痛，恶露不尽，小儿乳食停滞等。消食健胃，行气散瘀。用于肉食积滞、胃脘胀满、泻痢腹痛、瘀血经闭、产后瘀阻、心腹刺痛、疝气疼痛、高脂血症等。

九、临床应用

（1）治疗绦虫病：用鲜山楂 2 斤（干品半斤，小儿酌减），洗净去核，下午 3 时开始零食，晚 10 时吃完，晚饭禁食。次日清晨用槟榔 2 两加水煎至 1 茶杯，1 次服完，卧床休息。有大便感觉时尽量坚持一段时间再大便，即可排出完整绦虫。冬天应坐在温水便桶上大便，避免虫体遇冷收缩而不能完整排出。观察 40 例均有效。

（2）治疗急性细菌性痢疾：用 20% 山楂煎剂加糖矫味，每服 200 毫升（小儿酌减），每日 3 次，7~10 天为 1 个疗程。治疗 24 例，全部有效。又有用山楂 2 两煎服，治轻型及中型菌痢 30 例，除 3 例无效外均治愈或好转。或用生热山楂片各 1 两，加水 500 毫升煮开 5 分钟，分 2 次服（小儿酌减），4~6 天为 1 个疗程，亦有效果。

（3）用于降低血清胆固醇：每日用山楂 1 两、毛冬青 2 两，分 2 次煎服。观察 20 例，治前血清胆固醇平均 253.2 毫克 %，治后下降至 207 毫克 %，平均每例下降 46.2 毫克 %，经统计学处理，差异非常显著。20 例中有 11 例血清胆固醇降至 200 毫克 % 以下，平均每例下降 52.9 毫克 %。认为山楂所起的作用是主要的，因为毛冬青降低血清胆固醇的效果，各地观察结果颇不一致，目前尚难肯定；而本组病例中有 4 例曾单服山楂而未用毛冬青，亦取得效果，服药前血清胆固醇平均为 259.7 毫克 %，服药至第 6 周时复查，下降至 214 毫克 %。

此外，将山楂的花和叶制成浸剂服用，有降低血压的功效。

十、开发利用

山楂在保健品方面的开发利用情况如下。

（1）山参茶：由山楂和丹参为主原料加工而成的山参茶是一种防治高血压、高血脂、动脉硬化的保健饮品。坚持每天饮用山楂与决明子及何首乌配制成的保健茶，也能达到降血脂软化血管的作用。

（2）菊楂决明茶：山楂片 15 克加菊花 10 克、决明子 15 克，水制代茶，可制成菊楂决明茶，能润肠通便、降压降血脂，适合高血压兼冠心病患者饮用。用山楂 15 克与罗布麻叶 6 克、五味子 5 克及冰糖制成的降压茶，久服可降低血脂、血压，防治冠心病。

（3）山楂荷叶茶：山楂 15 克加荷叶 12 克，水煎代茶，制成山楂荷叶茶，能降血压、血脂，扩张血管，适合高血压兼高血脂患者饮用。

（4）桂皮山楂茶：山楂 10 克、肉桂 6 克加红糖，可制成桂皮山楂茶，能温经散寒、活血化瘀，适用于妇女有寒邪月经延期及痛经者饮用。

（5）山楂内金散：生山楂 60 克去核，干燥，研粉，加鸡内金干燥粉 30 克制成山楂内金散，每次 15 克，用刘寄奴 15 克煎汤加红糖送服，每日 3 次，可治疗闭经。

（6）山楂益母膏：山楂与益母草各 50 克，水煎，加红糖熬制成山楂益母膏，能活血化瘀、补中健胃，适合产后瘀血恶露不止患者食用。

（7）消食散：山楂加谷芽、槟榔、枳壳等量研末制成消食散，每服 12 克，可健脾开胃。

（8）山楂粥：山楂加糯米制成山楂粥，能开胃消食、化滞消积、活血化瘀、收敛止痢，适合食积腹胀、消化不良、腹痛泄泻患者食用。

（9）雪红汤：山楂 60 克加荸荠 300 克、白糖等可制成雪红汤，能开胃消食、强心、降血压、舒张血管、清肝化滞，适合肝火旺的高血压、动脉硬化和冠心病患者食用。

（10）养肝消瘀蜜：山楂 250 克加丹参 500 克、枸杞子 250 克、蜂蜜、冰糖等制成养肝消瘀蜜，能补心血、清肝热、缓肝气、破瘀血、通经脉、润大便，适合恢复期肝炎患者饮用。

（11）山楂肉干：山楂 100 克加猪瘦肉和其他佐料制成山楂肉干，能滋阴润燥、化食消积、降血脂，适用于脾虚、积滞、痞满、泻痢、高血压、高血脂、冠心病、消化不良等症。

（12）双花饮：山楂、金银花、菊花各 500 克加蜂蜜 5 千克制成双花饮，能清热解毒、生津润燥、祛风消积，适用于暑热烦渴、心烦怔忡、头目眩晕、头痛目赤等症。

（13）山楂核桃茶：山楂 50 克、核桃仁 150 克加白糖，可制成山楂核桃茶，能补肾润肺、润肠化食，适用于津液亏损、口干燥渴等。

（14）山楂、麦芽饮：生山楂、沙麦芽各 10 克，开水冲服，制成山楂麦芽饮，能消食导滞，适用于消化不良等症。

第三节　冬凌草

一、植物名称

冬凌草（《全国中草药汇编》），本地用名：冰凌草、冻凌草、六月令、碎米桠、山薄荷、香茶菜。由于冬季本品的茎叶上挂有冰凌，故名"冰凌草"，收入《全国中草药汇编》，定名为冬凌草。

二、药材来源

本品为唇形科香茶菜属碎米桠（亦称冬凌草）的干燥地上部分。

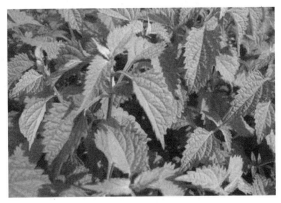

冬凌草

三、应用历史

冬凌草是 1972 年河南省医学科学研究所最先在济源发现的，是中药材新品种。在这之前民间用以治疗食管癌已有数十年的历史。据《济源县医药志》记述，早在 1962 年，济源县人民医院老药工史守礼就谈道，他在日寇占领济源后避乱到山西，曾见到一位老中医患了噎膈症（食管癌）后就是服用一种叶上结有冰凌的草治愈的。但当时并未引起该院的重视。1971 年，已见到济源市轵城乡东天江村张福兴、邵原乡白坡岩村翟进福二人服冬凌草治愈食管癌的实例。1973 年，济源"癌症防研小组"医生钱希涛、郑宣伦等同志走山庄、访药农，终于在克井乡圪针村访问到一位放牧老人。老人说，他在北山上放羊，每到霜降后，曾见到一种上着冰霜的草。他们按照老人指明的方向，终于在克井乡漭河里边找到了。这种草由于冬季茎叶上挂有冰凌，故名冰凌草，又叫冻凌草，后定名为"冬凌草"。

1972 年河南省医学科学研究所在济源发现冬凌草后，河南省生物研究所、河南省医学科学研究所、中国科学院昆明植物研究所、开封市医学科学研究所等单位对其进行了多种科学研究，肯定了它的抗癌和杀菌作用，1977 年，冬凌草被收入《中华人民共和国药典》并编入《全国中草药汇编》。河南省医学院用冬凌草配合治疗食管癌的科研成果获得了国家科研成果二等奖。目前，冬凌草应用已突破历史的局限。其制剂已大量供应临床应用和出口，被人们广泛地应用于防病治病。

自冬凌草被发掘应用以后，当地开始大量开发利用冬凌草资源。1975 年开始组织收购，当年收购 4 万千克，1977 年增至 6 万千克，历史最高年份的 1984 年达到 15.4 万千克，为各医疗单位和河南省几家大药厂提供了大量原料。在第三次中药资源普查中，人们在济源境内山区又发现了冬凌草多处分布资源。

经昆明植物研究所孙汉董院士、中国工程院陈赛娟院士、北京军事医学科学院吴祖泽院士等多名科学家的研究，证实了"济源冬凌草"富含显著生理活性的消炎抗癌成分冬凌草甲素、冬凌草乙素、迷迭香酸等 36 种二萜、三萜类化合物，具有清热解毒、消肿利咽等功能，主要用于治疗急性咽炎、喉炎、口腔炎，以及慢性扁桃体炎，是一种能够用于癌症辅助治疗的"天然中药抗生素"。

《中国土特产大全》将冬凌草列为济源王屋山唯一特产。2015 年 3 月经国家质量监督检验检疫总局审查合格，国家对济源冬凌草实施地理标志产品保护，保护范围为济源市克井镇、承留镇、五龙口镇、邵原镇、下冶乡、思礼乡、王屋乡等 7 个乡镇现辖行政区域，相关产品获准使用地理标志产品保护标志。2016 年 4 月 6 日凌晨 1 时 38 分，济源冬凌草种子乘坐"实践十号"卫星进入太空进行为期 12 天的旅行。

四、植物特征

冬凌草为小灌木，高 30~100 厘米。茎直立，四棱形，嫩枝密被绒毛。叶对生，近菱形，基部常下延成假翅，上面被柔毛及腺点，下面被灰白色短柔毛，边缘具粗齿，聚伞花序具 3~7 朵花，在枝顶组成窄圆锥花序。花萼花室钟形，带紫红色，外面密被灰色微柔毛及腺点，上唇 3 齿，下唇 2 齿，花冠淡蓝色或淡紫红色，二唇形，上唇外翻，先端具 4 圆裂，下唇全缘，通常较上唇长，常呈舟状，花冠基部上方常呈浅囊状，雄蕊 4 枚，二强，伸出花冠外，花柱先端相等 2 浅裂，花盘杯状。小坚果倒卵状三角形，褐色，无毛。花期 8~10 月，果期 9~11 月。

五、本地特色

（一）药材分布

冬凌草主要分布于我国黄河流域及其以南广大地区。主产于河南省济源、焦作、新乡、鹤壁等沿地山区。太行山区山西段，太白山区陕西段，四川南川区，贵州施秉县、习水县、凤冈县也有分布，而从以上各地采取的冬凌草做指纹图谱实验，由指纹图谱对照结果可知，济源产地的冬凌草为道地药材。而贵州施秉县，河南卢氏县、鲁山县、栾川县等地的冬凌草是它的一个变种。

（二）生长环境

太行、王屋山区冬凌草多生于海拔 200~2 000 米的低、中山的灌丛，疏林下或林缘等半阴的环境中。生长的气候属于暖温带地区半干旱气候，年降水量少，集中于夏、秋两季，冬、春季降水量较少，空气干燥。冬凌草的繁殖期在每年的 3 月中下旬，气温 15 ℃以上，8~10 月为花期，开淡蓝色或紫红色花冠。

（三）冬凌草生长发育规律和自然条件的关系

冬凌草属阳性耐阴植物，略喜阴；抗寒性强，既能耐 -20 ℃的低温，又能耐 50 ℃的高温，适宜温度为 25~30 ℃，10~40 ℃适合生长。温度低于 5 ℃基本停止生长。萌蘖力强，耐干旱、瘠薄，即使夏季土壤含水量低于 4%，冬凌草仍能够生长。适应性强，对土壤要求不严，土层深厚、土壤肥沃、沙质壤土、pH 值 6.5~8.0 情况下，冬凌草生长最佳。花期 8~10 月，盛花期 9 月，开花适宜温度为 18~26 ℃，相对湿度为 60%~80%。

冬凌草在霜降过后，遇霜周身结满薄如蝉翼的银白色冰凌，因此又称冰凌花、冰凌草、冰水草。风吹不落，随风摇曳，日出后闪闪发光，展现出神奇的自然景观，具有独到的观赏作用，与常绿植物和冬季花卉一起做板块种植，视觉效果十分完美。冬凌草因原产地气候比较恶劣，具有耐寒、耐干旱、病虫害少等特点，管理容易，它可在绿化荒山、防风固沙、水土保持中有良好的利用价值。同时它花期长、花量大，是很好的蜜源植物，冬凌草是一种具有综合开发利用价值的植物。冬凌草适应性强，对土壤要求不严，选择在干燥、不易积水的沙性或轻黏质土种植。种植时间在春、秋为宜，亩种 4 000 株左右。对冬凌草的主要管理手段是中耕除草，防积水。

冬凌草的药用部位是全株，它的产量较高，一般亩产干草 500 千克以上。作药用，在开花前采收，因为此时的冬凌草药理作用最强；作冬凌草保健茶用，在整个生长期均可，鲜叶直接泡茶或与菊花、金银花等配合饮用，也可晒干或烘干备用。

（四）质量鉴别

1. 性状特征 冬凌草茎基部近圆形，上部方柱形，长 30~70 厘米。表面红紫色，有柔毛；质硬而脆，断面淡黄色。叶对生，有柄；叶片皱缩或破碎，完整者展平后呈卵形或卵形菱状，长 2~6 厘米，宽 1.5~3 厘米；先端锐尖或渐尖，基部宽楔形，急缩下延成假翅，边缘具粗锯齿；上表面棕绿色，下表面淡绿色，沿叶脉被疏柔毛。有时带花，聚伞状圆锥花序顶生，花小，花萼筒状钟形，5 裂齿，花冠二唇形。气微香，味苦、甘。冬凌草与相似品种性状鉴别见表 2-13。

表 2-13 相似品种性状鉴别

品名	冬凌草	蓝萼香茶菜	内折香茶菜	香茶菜
来源	唇形科小灌木植物冬凌草的干燥地上部分	唇形科多年生草本植物蓝萼香茶菜的干燥地上部分	唇形科多年生草本或灌木内折香茶菜的干燥地上部分	唇形科多年生直立草本香茶菜的干燥地上部分
外观	叶小，质厚，齿浅。茎基部近圆形，上部四棱形，叶脉在下面凸出不十分明显，绿色	茎四棱形，粗齿，叶脉略被短柔毛	根状茎木质，肥大，叶两面被短柔毛	茎密被倒向贴生柔毛，叶上长近无毛，下被疏柔毛
气味	极苦	苦	苦	苦辛、气香

2. 质量标准 夏、秋两季茎叶茂盛时采割地上部分，洗净，晒干，切段。成品以干燥、叶多、色鲜绿者为佳。

六、栽培技术

（一）选地整地

移栽种苗地应选择土层深厚、水土条件好的向阳地带。水土条件较差的山地阴坡优于阳坡。种植地附近要无污染源，交通方便。整地时要根据地块的具体情况采取不同的开垦方式：坡度在 15 度以下的生荒地要全垦，农耕地要穴垦；坡度超过 15 度的可进行带状垦，要注意水土流失。开垦时先将杂草埋入土中，以提高土壤肥力；同时平整地面，清除石块；秋、冬季土壤封冻前深耕 40 厘米。种植前进一步整地、做畦、施肥、浇水、镇压保墒，随即挖栽植穴或沟，宽、深 20~30 厘米，沟长度视地形而定。

（二）繁殖

济源冬凌草的繁殖可采用有性繁殖和无性繁殖。有性繁殖采用种皮呈白色花纹的种子，繁殖期在 3 月中旬，气温 15 ℃以上，按 35 厘米见方定苗；无性繁殖采用根茎繁殖，繁殖期在 3 月初，气温升在 10 ℃以上，行距 40 厘米见方。选择排水良好、土层深厚、疏松肥沃、含腐殖质丰富的沙壤土、腐殖质壤土进行播种。

1. 种子繁殖

（1）选种：9~10 月果实成熟高峰期采种，并用 0.5~5 毫米的筛子净化种子，置于通风处晾干（严禁在阳光下暴晒，以免影响发芽率），装袋，置于阴凉、干燥处储藏。

（2）种子处理：冬凌草种子为小坚果，种子外被蜡质，自然繁殖难度大。为了提高种子的发芽率，提早出苗，播种前最好进行种子处理，处理方法有以下两种。

1）温水浸种处理：将净化的种子投入 45 ℃的温水中浸泡 24 小时，然后播种，这样的种子发芽率可达 90%，出苗率可达 50%。

2）用 ABT 生根粉处理：把种子投入 0.01% 的 ABT 生根粉溶液中浸泡 2 小时，再进行播种，种子发芽率可达 95%，出苗率比温水浸种处理略有提高。

（3）选地整地：育苗地宜选择地势向阳、疏松肥沃、排灌方便、透气性好、不板结、pH 值 6.5~8.0、富含腐殖质的壤土。播前深耕、细耙，以熟化表土、疏松土壤、改善土壤理化性质、增加土壤保水力、提高土壤保墒能力，并消灭土壤中的病源、虫源。深耕 20~40 厘米，做成平畦，并浇水灌溉，施足底肥。

（4）播种时间和方法：冬播为 11 月，出苗率比春播高 12%；春播为 3 月。播种时开沟深 2 厘米，行距 20 厘米，以 5 倍于种子的细沙土或草木灰、稻糠等拌匀后撒播，覆土 1.5 厘米。播种量以 7.5~10 千克 / 亩为宜。由于播种后覆土较浅，土壤表层易干，应覆以稻糠或腐殖质。早春干旱时要注意适当浇水，保持土壤表层湿润。

（5）苗期管理：在烈日或干旱的情况下，幼苗易被灼伤，行间盖草可遮阴保苗；高温、干旱时应及时浇水；雨水过多时应及时排水排涝。为使幼苗生长旺盛，应经常除草、中耕。结合中耕，根据幼苗的生长状况适当施肥、间苗，株距 5~8 厘米；发现缺苗可选在阴天补栽。

2. 扦插繁殖

（1）插穗的采集与处理：采集当年无病、虫害的野生冬凌草茎或枝条，将其中、下部剪成 10~15 厘米长的插穗，每穗保留 2~3 个芽节，顶芽带 2~3 个叶片，上部剪口在距第 1 个芽 1~1.5 厘米处平剪，下剪口顺节处平剪，剪口要平滑，不劈裂。剪好后将插穗在清液中浸泡 2 小时，然后将插穗放入 0.01% 的 ABT 生根粉溶液中浸泡 0.5~1 小时，捞出后即可扦插。

（2）扦插方法：苗床应选择避风、向阳、灌溉条件比较好的沙壤地，做成宽 1~1.5 米、长 5~10 米的畦床，于 7~8 月将处理好的插穗以 3.5 厘米株、行距或株距以插后叶片互不重叠为标准插入土中。为防止损坏或折断插穗，最好事先将床土插个洞，然后将插穗插入，用手略按，使土壤与插穗下部紧密接触。插好后浇水，保持土壤湿润，15 天左右开始生根，成苗率达 85%。采用塑料大棚沙床扦插，棚上要架设遮阳网等材料，插床底铺卵石，上铺豆粒石，最上面铺干净的河沙。5~6 月，将处理好的插穗插入苗床，株距、行距以扦插后叶片互不拥挤、重叠为宜。扦插后保持土壤含水率在 5% 左右，棚内空气相对湿度保持在 80%~90%，气温控制在 30 ℃以下，5~7 天后插穗开始生根并长芽，待芽长出 2 片叶时撤去大棚。

（三）育苗

（1）截根育苗：2 月，选二年生（野生的一般为多年生）以上、无病虫害的健壮冬凌草植株的根部，切成 6~10 厘米长的小段，开沟，埋入整好的苗圃畦中，压实后浇水。

（2）分蘖育苗：2 月，将冬凌草整丛挖出，然后分根，每株带 2~3 个根芽，栽入苗床，覆土、压实、灌水。栽后只要注意浇水、保墒，就可以保证成活。

（四）移植技术

1. 移植时间　由于冬凌草发叶较早，种苗的移植宜早不宜迟，因此，冬凌草最适宜的栽培时间在华北南部为早春二月。

2. 种苗的选择与处理　视根系的发育情况在苗圃中选择壮苗。一般情况下，一年生的冬凌草每墩可栽 2~3 株，二年生的冬凌草每墩可栽 1~2 株。起苗时尽量不要损伤幼苗的根、皮、芽，严禁用手拔苗。为了提高成活率，一方面，要边起苗边移植，并尽量带土移植；另一方面，如果定植点距离苗圃较远，挖出的幼苗需放置在阴凉、潮湿的地方，或甩掉幼苗根部的土，并在其根上喷适量的水，然后用塑料膜包裹根部，再用尼龙绳捆扎，低温运输；当天不能定植的幼苗，要假植在苗床中，防止脱水。

3. 移植方法　穴内施入适量的厩肥，然后盖一薄层土，防止根与肥料直接接触；为了使根系与土壤紧密接触，根要蘸泥浆，泥浆宜稀，防止根系粘连。将种苗置于穴中央，使根系舒展，即深栽、浅提、分层填土踏实。栽植深度以土踏实后种苗根茎与地面持平为宜，最后再盖一层土，使根基土略高于地面，以利于保墒。

4. 移植密度　冬凌草的移植密度应根据地形、土壤等条件和不同栽培目的而定。以采收叶子为栽培目的的，株距 0.4 米、行距 0.6 米；立地条件较差的，株距 0.4 米、行距 0.4 米；以种子利用为主要目的的，株距 0.4 米、行距 0.8 米；林药间作的株距为 0.6 米左右。

（五）移植后管理

1. 查苗补栽　在 4~5 月用同龄苗补栽。

2. 中耕除草　加强中耕除草，消除田间杂草，疏松土壤。

3. 肥水管理　每年的 6~8 月是冬凌草开花前生长最旺盛的时期，也是冬凌草需水的关键时期，应适当灌溉，但要注意防止水分过多；雨季或低洼易涝地，要及时做好疏沟、排涝工作。以采收种子为目的的，由于种子的发育需大量的营养，所以，进入生殖初期，应根据生长发育状况适当施肥，以氮、磷肥合施为宜。

4. 植株抚育　冬凌草根系生长迅速，萌蘖力较强，密度逐渐增大。生长到第 3 年时，由于根系密集，根部生长点开始衰退，影响冬凌草的生物产量。一般需在第 4 年早春隔株挖根或将根全部挖出后重栽，换新土抚育复壮。新建的冬凌草园，要加强看护，设立防护带，防止牛、羊践踏和盲目采收。

5. 冬凌草种苗的快速繁殖方法

（1）涉及一种野生中药材冬凌草人工种植时采用的优质种苗快速繁殖方法，按以下步骤进行：①将生长旺盛的冬凌草枝条剪成 10~15 厘米长的插穗，每穗保留 2~3 芽节，插穗上留 2~3 平方厘米的叶片。②配制萘乙酸和吲哚丁酸生根混合处理液，将插穗放在生根处理液中浸泡，而后插入郁闭度在 0.4 左右的沙壤土扦插床，插穗扦插深度 6~7 厘米，扦插角度 45~60 度，喷水保持土壤湿润，待成活的冬凌草扦插苗开始生长，并在芽节处长出 2 片新叶时，移栽。这里所用的萘乙酸和吲哚丁酸的混合液，能有效地提高扦插苗的成活率；扦插床选择郁闭度为 0.4 左右的油茶林或其他林下的沙壤土，成本低、病虫害少，扦插苗成活率可达到 90% 以上。

（2）一般冬凌草快速繁殖方法，按以下步骤进行：①将生长旺盛、无病虫害的冬凌草枝条剪成 10~15 厘米长的插穗，每穗保留 2~3 芽节，上部剪口在距第一个芽 1 厘米处平剪，插穗上留 2~3 平方厘米的叶片。②配制生根处理液，将剪好的插穗放在生根处理液中浸泡 20~50 分钟，生根处理液为 1 000 毫升，处理液中含 20~50 毫克萘乙酸和 20~50 毫克吲哚丁酸的混合液。③选择郁闭度在 0.4 左右的油茶林或其他林下的沙壤土作为扦插床，将冬凌草插穗扦插入扦插床，插穗扦插深度 6~7 厘米。④喷水保持土壤湿润。⑤待成活的冬凌草扦插苗开始生长，并在芽节处长出 2 片新叶时，即可移栽。

（六）病虫害防治

冬凌草一般不会有严重的病虫害，但长期干旱之后，叶上蚜虫较多，从而影响叶的产量和质量。生产中要注意及时灌水，发现病虫害要及时人工捕杀或将病叶摘下烧毁，不宜用化学药物处理，防止造成污染。

七、采收

冬凌草的适时收割是保证药材品质的关键。在植株达 50 厘米以上，植株繁茂时，便可进行采收，通常是一年采收三次，第一次可于 5 月中旬采收，第二次可于 7 月采收，第三次可于

10月采收，这些时间段冬凌草的有效成分含量高。采收时离地面10厘米左右，割取冬凌草植株的草植部分并除去杂草，于阴凉通风干燥处阴干或晾干。

八、化学成分

本品主要含二萜类成分：冬凌草甲素、乙素、维生素C、丁素、辛素、α-香树脂醇，以及挥发油α-蒎烯，β-蒎烯，柠檬烯和β-榄香烯等。《中华人民共和国药典》规定本品含冬凌草甲素不得少于0.25%。

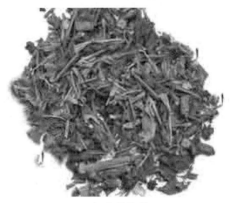

冬凌草饮片

九、性能与用法用量

（1）性味归经：冬凌草味苦、甘，性微寒。归肺、胃、肝经。

（2）功能主治：冬凌草清热解毒，活血止痛。用于咽喉肿痛，症瘕痞块，蛇虫咬伤。

（3）用法用量：①水煎服，30~60克。②外用适量。

十、药理作用

（1）冬凌草煎剂、醇剂及所含冬凌草甲、乙素对动物实验艾氏腹水癌、肉瘤S-180等多种肿瘤有抑制作用，冬凌草制剂对海拉细胞、入食管癌细胞CaEs-17均有明显细胞毒作用。冬凌草甲素对肿瘤细胞的脱氧核糖核酸（DNA）和蛋白质的合成均有抑制作用。

（2）冬凌草对多种肿瘤细胞均有显著抑制或杀伤作用。

十一、临床应用

（1）冬凌草全株粗制剂临床疗效观察，对食管癌、贲门癌、肝癌、乳腺癌、直肠癌有一定缓解作用。

（2）冬凌草对急性喉炎、急性化脓性扁桃体炎有显著疗效，对慢性支气管炎及慢性咽炎等也有良好效果。

（3）冬凌草可防治放射治疗的副反应，急、慢性咽炎，扁桃体炎，腮腺炎，气管炎，慢性迁延性肝炎等。

（4）研究发现，冬凌草还具有解热、降燥润喉、降血脂、降血压等功效。对感冒发热、口舌生疮、焦热上火等都有较好的预防和治疗作用。可作为中老年人和一些特殊人群，如教师、演员、播音员等日常保健饮品，且有延缓衰老之功效。

（5）冬凌草自古以来被太行山区的居民常年当作茶叶饮用。患牙痛、咽喉痛，泡水饮服，三次即愈。民间有"日饮冰凌草一碗，防皱去斑养容颜。亮嗓清音苦后甘，驱除病魔身心安"之说。其因清热解毒、清咽利喉、消炎止痛的功能盛行于当地，被誉为"神奇草"。1972年，中国食管癌研究中心，发现冬凌草具有独特的抗食管癌、贲门癌、原发性肝癌功效，从此被广泛应用于临床。

适应人群：①中青年男性：抽烟是引发中青年男性患咽炎的主要因素。②女性：易发脾气导致虚火上升引起的咽炎症状。③老人、儿童：抵抗力差，细菌侵入导致的急、慢性扁桃体炎，并伴有发烧，感冒症状。

十二、开发利用

冬凌草是太行山区的主产药材，河南不仅是冬凌草的资源大省，同时又是应用大省，以冬凌草为主要原料开发的药品有复方冬凌草含片、冬凌草片、冬凌草胶囊、冬凌草糖浆等。同时，近几年又开发出冬凌草茶叶、冬凌草袋泡茶、冬凌草饮料、冬凌草牙膏等保健品和日用品。目前，冬凌草种植面积发展到 50 000 多亩，已基本实现了药材原料由野生到人工生产的转变。

（一）凸显资源优势，大面积种植冬凌草

"济源冬凌草"的原产地域保护，给冬凌草种植提供了得天独厚的条件，济世药业已和河南中医学院共同完成"冬凌草规范化种植研究"的国家"十五"重大科技计划课题，并在克井镇种植 500 余亩，进行冬凌草种苗繁育示范基地建设。目前，已实现连片种植，为企业自身和其他冬凌草生产厂家提供优质原材料，带动上万农户致富。

（二）开发冬凌草药物高、精、尖产品

（1）冬凌草胶囊的生产。

（2）国家一类新药冬凌草抗癌有效部位制剂的开发。济源市与昆明植物所、上海药物研究所签订了合作协议。

（3）日化和保健品的生产。当地目前已研制和联合开发了冬凌草牙膏、冬凌草洗涤剂、冬凌草洗液、冬凌草香皂、冬凌茶饮料等产品。

（三）建设"济源冬凌草"科技园区

鼓励大型医药公司建立"济源冬凌草"科技开发园区。一是凸显"济源冬凌草"的资源优势，作为从中国走向世界的一个窗口；二是济源调整产业结构、展示济源高新技术产业的一个示范工程。实现产品系列化。工程设计和施工和药品生产区同时进行。资金来源主要是通过同各专业企业和国际财团合作，利用招商引资进行合作生产。医药公司提供原料、技术和专利等资产，对方提供资金和市场，双方共同发展。

第四节 山茱萸

一、植物名称

山茱萸（《神农本草经》），本地用名：萸肉、山萸肉、枣皮。（《新乡地区中草药选编》）

二、药材来源

本品以山茱萸科植物山茱萸除去种子的果肉入药。

三、应用历史

山茱萸是当地传统道地药材，应用历史悠久。据考证：唐代王维的《九月九日忆山东兄弟》（独在异乡为异客，每逢佳节倍思亲。遥

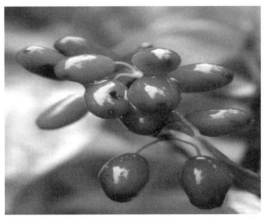

山茱萸

知兄弟登高处，遍插茱萸少一人）就是在云台山茱萸峰写的，至今当地还保留着九月九登山的习俗。应用山茱萸有几百年历史，中华人民共和国成立前就有收购山萸肉的记载，山萸肉是一味常用中药。焦作市原第二中药厂利用当地资源生产的六味地黄丸、知柏地黄丸等都添加了山茱萸，行销全国，是不可多得的道地产品。中华人民共和国成立后，济源县从20世纪50年代开始组织收购，当时收购量较小，原因是山茱萸资源缺乏科学的管理，靠自生自长，得不到保护和发展。1974年，在当地医药公司技术人员的指导下，济源县、博爱县开始了山茱萸人工培植，几经周折，终于取得成功，本地在保持原有野生资源的基础上，已经发展了太行北部山区多个山萸肉生产基地，山萸肉树约有20万株，向社会提供商品。由于受药材价格波动影响，山茱萸种植面积和产量变化很大。山萸肉属需求量较大的药材，当地在栽培技术和自然条件方面对发展山茱萸都十分有利，是良好的种植产区。

四、植物特征

山茱萸，落叶乔木或灌木，高4~10米；树皮灰褐色；小枝细圆柱形，无毛。叶对生，革质，上面绿色，无毛，下面浅绿色；叶柄细圆柱形，上面有浅沟，下面圆形。伞形花序生于枝侧，总苞片卵形，带紫色；总花梗粗壮，微被灰色短柔毛；花小，两性，先叶开放；花萼阔三角形，无毛；花瓣舌状披针形，黄色，向外反卷；雄蕊与花瓣互生，花丝钻形，花药椭圆形；花盘无毛；花梗纤细。核果长椭圆形，红色至紫红色；核骨质，狭椭圆形，有几条不整齐的肋纹。花期3~4月，果期9~10月。

五、本地特色

（一）药材分布

山茱萸分布于我国山西、陕西、甘肃、山东、江苏、浙江、安徽、江西、河南、湖南等省。生长于海拔 400~1 500 米，最高达 2 100 米的林缘或森林中。在河南省焦作太行山区、南阳伏牛山区有大量栽培。

（二）生长环境

山茱萸为暖温带阳性树种，生长适温为 20~30 ℃，超过 35 ℃则生长不良。抗寒性强，可耐短暂的 -18 ℃低温，生长良好，山茱萸较耐阴但又喜充足的光照，通常在山坡中下部地段，阴坡、阳坡、谷地以及河两岸等地均生长良好，一般分布在海拔 400~1 800 米的区域，其中 600~1 300 米比较适宜。山茱萸系野生或栽培品，落叶灌木或小乔木，宜栽于排水良好，富含有机质、肥沃的沙壤土中。黏土要混入适量河沙，增加排水及透气性能。野生一般生于山坡灌木丛中。

（三）质量鉴别

1. 性状特征　肉质果皮皱缩扁压，呈椭圆形或不规则片状，长 1.2~1.8 厘米，宽 1~1.5 厘米。表面紫红色或棕黑色，光亮，有网状皱纹，基部有时可见果柄痕，顶端有一圆形的宿萼痕迹。果皮软润，不易破碎。气无，味酸而涩苦。

2. 质量标准　霜降至冬至采收，摘果时应注意不要损伤花芽。将摘下的鲜果放入开水中烫，见锅边起泡时，将锅放在微火上保持不凉。边捞边捏去果核，晒干即成。以肉肥厚、色红、油润者为佳。

六、栽培技术

（一）育地选择

育苗地要选择肥沃深厚、地势比较平整、土质疏松、背风向阳、有水浇条件的地方，以保证能随时灌水。播种前，育苗地一定要深耕细耙，整平、整细，保证疏松、细碎、平整、无树根、无石块瓦片，翻耕深度在 20 厘米以上，重要的是结合深耕施入沤制好的农家肥。

（二）种子准备

（1）种子采摘：选生长健壮、处于结果盛期、无大小年的优良母树。于 9~10 月采摘完全成熟、粒大饱满、无病虫害、无损伤、

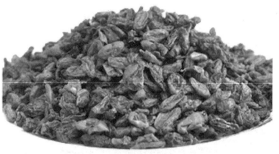

山茱萸饮片

色深红的果实。将采摘的果实除去果肉。

（2）种子处理：种子处理得好坏直接关系到出苗率，非常关键。先将种子放到 5% 碱水中，用手搓 5 次，然后加开水烫，边倒开水边搅拌，直到开水将种子浸没为止。待水稍凉，再用手搓 5 次，用冷水泡 24 小时后，再将种子捞出摊开晒 8 小时，如此反复最少 3 天，待有 90% 的种壳有裂口时，用湿沙与种子按 4∶1 混合后沙藏即可。经常喷水保湿，勤检查，以防种子发生霉烂，翌年春季开坑取种即可播种。这种处理办法适合春播时采用。如果选择秋播，只需用不低于 70 ℃ 的温水将种子浸泡 3 天后即可播种（注意待水凉透后要及时更换热水），下种后用薄膜覆盖催芽。

（三）繁殖方法

1. 播种 春播育苗在春分前后进行，将头年秋天沙藏的种子挖出播种，播前在畦上按 30 厘米行距，开深 5 厘米左右的浅沟，将种子均匀撒入沟内，覆土 3~4 厘米，保持土壤湿润，40~50 天可出苗。用种量 90~150 千克/米²。

2. 压条 秋季收获后或大地解冻、芽萌动前，将近地面两或三年生枝条弯曲至地面，在近地面处将切至木质部 1/3 枝条埋入已施腐熟厩肥的土中，上覆 15 厘米沙壤土，枝条先端露出地面。勤浇水。第二年冬或第三年春将已长根的压条割断与母株连接部分，将有根苗另地定植。

3. 扦插 于 5 月中下旬，在优良母株上剪取枝条，将木质化的枝条剪成长 15~20 厘米的扦条，枝条上部保留 2~4 片叶，插入腐殖土和细沙混匀所做的苗床，行株距为 20 厘米 ×8 厘米、深 12~16 厘米，覆土 12~16 厘米，压实。浇足水，盖农用薄膜，保持气温 26~30 ℃，相对湿度 60%~80%，上部搭遮阳棚，透光度 25%，6 月中旬将透光度调至 10%，避免强光照射。

4. 嫁接 山茱萸实生苗繁育难度大，繁育出的小苗定植后 10 年以上才能结果，而嫁接苗 2~3 年便可开花结果。采用嫁接苗可使山茱萸早结果，早获益。

（1）砧木选择：砧木宜采用自身良种实生苗。

（2）接穗：选择接穗要从产量高、生长健壮、无病虫害的优质母树上取用。采集接穗时要从树冠外围采集发育充实、芽体饱满的一年生枝条。

（3）嫁接时间：早春砧木开始发芽。在接穗芽刚萌动时（3 月中下旬左右）用插皮接；7 月中旬至 8 月中旬，砧木树皮容易剥离、接穗芽饱满时进行芽接。

（4）嫁接方法：

1）插皮接：首先选树皮光滑平整且接近地面 5~10 厘米的部位截断砧木上梢部，削平截口，在迎风面一侧用嫁接刀从上向下切一刀，长约 3 厘米，深达木质部，再用刀将接口的皮层撬开一条裂缝，然后将接穗截成 15 厘米长。在主芽背面下侧削一片长 3~5 厘米的斜切面，过髓心，在削面两侧轻轻刮两刀露出形成层即可，把削好的接穗含入口中，保湿待用。接下来将接穗斜面靠里，尖端对着切缝，用手按紧砧木切口将接穗慢慢插入，再用嫁接刀轻敲接口，使其紧固，削面稍露出接口为宜；最后用塑料薄膜绑好接口。嫁接后及时抹除砧木上萌生的嫩芽。当接穗苗长到高 50 厘米时，将绑缚的塑料膜用小刀划开。

2）芽接：首先选成熟、健壮的接穗在上边取长 2 厘米、宽 1.5 厘米的芽。将砧木剪去顶梢，在距地面 5~10 厘米光滑部位用刀刻取与芽块大小相同的树皮。将待接芽块嵌入砧木取皮部位，然后用塑料膜绑严，但要露出接芽。嫁接 7~10 天后，接口愈合，可解开绑带，在芽上方 5 厘米处将主干截去。嫁接后，要及时抹去砧木上的萌芽，以促进苗木生长。

（二）栽培方法

1. 插后管理　扦插后立即灌水，使插穗和土壤紧密接触，使插穗能吸收充足水分，然后盖农用薄膜，温度要保持在 26~30 ℃，相对湿度 60%~80%，上部搭荫棚，透光度 25%，6 月中旬应避免强光照射。越冬前撤荫棚，浇足水。次年适当松土拔草，加强水肥管理，深秋冬初或翌年早春起苗定植。

2. 苗期管理　幼苗长出 2 片真叶时进行间苗，苗距 7 厘米，除杂草，6 月上旬中耕，入冬前浇水 1 次，并给幼苗根部培土，以便安全越冬。由于山茱萸种皮坚硬，不易发芽，不管是春播还是秋播，播种后都应及时用地膜覆盖以保温保湿。正常情况下幼苗 1 年便可出齐。齐苗后要加强管理，适时松土除草，视土壤墒情浇水，施肥促进幼苗生长，培育至苗高 80~100 厘米时，便可出圃定植。

3. 田间管理　定植后每年中耕除草 4~5 次；5~6 月增施过磷酸钙，促进花芽分化，提高坐果率，冬季增施腊肥，亦能平衡结果大小年差异。夏季培土 1 次，以防倒伏。幼树高 40~60 厘米时，2 月间打去顶梢，选留 3~4 个主枝，再在主枝上选留 3~4 个副主枝，形成自然开心形。幼树以整形为主，修剪为辅。又因山茱萸长、中、短果枝均以顶端花芽结果为主，各类果枝不宜短截。成年树于春、秋两季修剪，调节生长与结果之间的矛盾，更新结果枝群，保留生长枝，进行短截，促进分枝。

（三）病虫害防治

1. 病害防治

（1）角斑病的防治：①加强经营管理，增强树势，提高抗病能力。②春季发芽前清除树下落叶，减少侵染来源，6 月开始，每月喷洒 1：1：100 波尔多液 1 次，共喷 3 次，也可喷洒代森锌 400~500 倍液。③培育抗病品种。

（2）炭疽病的防治：①秋季果实采收后，及时剪除病枝、摘除病果，集中深埋，冬季将枯枝落叶、病残体烧毁，减少越冬菌源。②选育抗病品种，增施磷钾肥，提高植株抗病力。③加强田间管理，进行修剪、浇水、施肥，促进生长健壮，增强抗病力。④苗木运输过程中加强检疫，防止将病菌带入。⑤在初发病期，喷 1：1：100 波尔多液，中期每月上中旬喷 50% 的多菌灵 800~1 000 倍液，8~9 月每隔半月喷 1 次，连续喷 2 次或及时喷施 25% 的施保功乳油 1 000 倍液或 50% 的施保功可湿性粉剂 1 000~2 000 倍液进行防治。⑥栽种前，用 0.2% 的抗菌剂 401 浸泡 24 小时，以保证苗木健壮。

2. 虫害防治

（1）蛀果蛾的防治：①在成虫羽化盛期，喷 2.5% 的溴氰菊酯 5 000~8 000 倍液或 20% 的杀灭菊酯 2 000~4 000 倍液进行防治。②用 2.5% 的敌百虫和 50% 的甲铵磷按 1∶400 比例混合，进行土壤消毒处理，可杀灭越冬虫茧或用 5% 西维因粉 3 千克进行土壤消毒，可杀灭越冬虫。③利用食醋加敌百虫制成毒饵，诱杀成蛾。④采收果实后及时加工，不宜存放过久，以减少害虫的蔓延。

（2）大蓑蛾的防治：①人工捕杀，尤其在冬季落叶后，冬春季结合整枝，摘取挂在树枝上的袋囊。②安装黑光灯，诱杀成蛾。③在发生期，喷射 10% 的杀灭菊酯 2 000~3 000 倍液或喷 90% 的敌百虫 800~1 000 倍液或 40% 的氧化乐果 1 000 倍液。④培养和释放蓑蛾瘤姬蜂，以及保护食虫鸟，进行生物防治。

七、加工炮制

1. 清蒸　取山茱萸，拣去杂质，清水洗净，去净核，置于笼或罐内，密闭，置于水锅中，隔水加热，蒸至呈紫红黑色为度，取出干燥。

2. 酒蒸　将净山茱萸与酒拌匀，闷润至酒尽，置于罐或笼内，密闭，置于水锅中，隔水加热，蒸至酒尽并呈紫红色为度，取出晾干。每 500 克用黄酒 120 毫升。

八、化学成分

本品含有 16 种氨基酸和大量人体所必需的元素。另外，含有生理活性较强的皂苷原糖山茱萸苷、番木鳖苷、皂苷、鞣质、维生素 A、维生素 C、没食子酸、苹果酸、酒石酸等。

九、性能与用法用量

（1）性味归经：山茱萸味酸、涩，性微温。入肝、肾经。

（2）功能主治：山茱萸可补肝肾，涩精，止汗。主治头晕目眩、耳聋、自汗、腰膝酸软、阳痿、遗精、尿频。

（3）用法用量：水煎服，3~9 克。

十、药理作用

（1）山茱萸的水浸剂（1∶8），在试管内对致病性皮肤真菌均有不同程度的抑制作用。山茱萸在体外对志贺痢疾杆菌及金黄色葡萄球菌均有抑制作用。

（2）山茱萸有显著的利尿作用，且能使血压降低。

（3）山茱萸能对抗组织胺、氯化钡及乙酰胆碱所引起的肠管痉挛。

（4）山茱萸对于因化学疗法及放射线疗法引起的白细胞下降，有使其升高的作用。

十一、临床应用

（1）治肾虚腰痛，阳痿遗精：山茱萸、补骨脂、菟丝子、金樱子各12克，当归9克。水煎服。

（2）治自汗：山茱萸、党参各15克，五味子9克。水煎服。

（3）治汗出不止：山茱萸、白术各15克，生龙骨、生牡蛎各30克（先煎）。水煎服。

（4）治遗尿：山茱萸、牡丹皮、茯苓、覆盆子（酒炒）、肉桂、附子（盐炒）各9克，熟地黄、山药各12克，薏苡仁（盐炒）、甘草各8克。水煎服。

（5）治老人尿频失禁：山茱萸9克，五味子5克，益智仁6克。水煎服。

第五节　全　蝎

一、动物名称

全蝎（《蜀本草》），别名：虿（《诗经》），画、虿尾虫（《说文》），杜伯（《广雅》），主簿虫（《酉阳杂俎》），蛜蝌（《蜀本草》），全虫（《中药形性经验鉴别法》），茯背虫（《山西中药志》）。本地用名：蝎子、十足全虫。

二、药材来源

本品为钳蝎科动物东南亚钳蝎的干燥体。

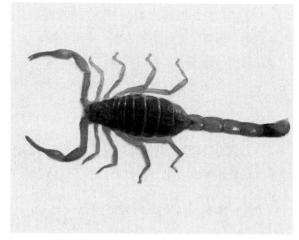

全蝎

三、应用历史

全蝎始载于《蜀本草》，后历代本草多有记载。《酉阳杂俎》：江南旧无蝎，开元初，尝有一主簿，竹筒盛过江，至今江南往往有，俗呼为主簿虫。蝎常为蜗所食，以迹规之，蝎不复去。旧说过满百，为蝎所螫，蝎前谓之螫、后谓之虿。《开宝本草》：蝎出青州，形紧小者良。《本草图经》：蝎今人捕得，皆火逼干死收之。陶隐居《集验方》云：蝎有雌雄，雄者螫人痛止在一处；雌者痛牵几处。若是雄者用井泥敷之，温则易；雌者当用瓦屋沟下泥敷之。又云：曾经螫毒痛苦不可忍，诸法疗不效，有人令以冷水渍指亦渍手，即不痛，水微暖复痛，即易冷水，余处不可用冷水浸，则以故布拓之，小暖则易之，皆验。《本草纲目》：蝎形如水龟，八足而长尾，有节，色青，今捕者多以盐泥食之。《本草备要》：人被蝎螫者，涂蜗牛即解。

四、动物特征

本品为头胸部与前腹部呈扁平长椭圆形，后腹部成尾状，皱缩弯曲，完整者体长约6厘米。头胸部呈绿褐色，前面有1对短小的螯肢及1对较长大的钳状脚须，形似蟹螯。背面覆有梯形背甲，腹面有足 4 对，均为 7 节，末端各具 2 爪钩；第 2 节腹面两侧各有一栉状器，为短耙状，呈"八"字形排列，上有丰富的神经末梢，是蝎子重要的感觉器官，有识别异性及调节躯体平衡功能。前腹部由 7 节组成，第 7 节色深，背面绿褐色；后腹部棕黄色，6 节，节上均有纵沟，末节有锐钩状毒刺，毒刺下方无距。

五、本地特色

（一）药材分布

全蝎遍布我国 10 余省，其中以山东、河北、河南、陕西、湖北、山西等省分布较多。全蝎为焦作传统道地药材，资源丰富，地处浅山的修武县西村、岸上 2 个乡，焦作市区北部山区、博爱县、沁阳市以及济源市等均有较广分布，产量大，不仅畅销本省，还大量销售至外省，作为贵重药材深受欢迎，蕴藏量在 6 000 千克左右。

（二）生长环境

蝎子昼伏夜出，喜潮怕湿。大多生活在背风、较为隐蔽的地方，如岩石缝、夹杂泥土的山坡、湿度适宜的巢穴或是植被稀疏、不干不湿的地方，而土壤质地为花岗岩的山地则少见蝎子。蝎子虽惧怕强光刺激，但它们仍需一定的光照度，吸收太阳的热量，用以提高消化能力，加速生长发育，以及利于胚胎在孕蝎体内孵化的进程。据报道和观察，蝎子对弱光有正趋势，对强光有负趋势，且最喜欢在较弱的绿色光下活动。蝎子喜群居，好静不好动，并且有识窝和认群的习性。一般在大群蝎窝内大都有雌有雄，有大有小，和睦相处，很少发生相互残杀现象。但若不是同窝蝎子，相遇后往往会相互残杀。蝎子的生长发育和繁殖，与温度有密切的关系，蝎子虽是变温动物，但比较耐寒和耐热。外界环境的温度在 5~40 ℃，蝎子均能够生存。其生长发育最适宜温度为 25~39 ℃。蝎子有冬眠习性，全年活动时间为 6 个月左右，一般 11 月上旬到翌年 4 月中下旬为冬眠期。蝎子对外界环境的水分和湿度有严格要求。在自然界中的蝎子，如遇久旱无雨，就会钻到地下约 1 米深的湿润处躲藏、隐蔽起来；当阴雨天气，地上有积水，它们会爬往高处躲避。因此，在养殖蝎子时要十分注意饲料的水分以及饲养场地和窝穴的湿度。蝎子的嗅觉十分灵敏，对各种强烈的气味，如油漆、汽油、煤油、沥青以及各种化学品、农药、化肥、生石灰等有强烈的回避性，这些物质的刺激对蝎子是十分不利的，甚至会致其死亡。蝎子对各种强烈的振动和声音也十分敏感，噪声会使蝎子烦躁不安，发情、怀孕、产仔的蝎子特别喜欢安静的场所。

（三）质量鉴别

清明至谷雨前后捕捉者，称为"春蝎"，此时未食泥土，品质较佳；夏季产量较大，称"伏蝎"，因已食泥土，品质较次。饲养全蝎，隔年各收获一次，采集后，用凉水淘洗全蝎，然后用盐开水煮僵，捞出晒干后即成，以色黄、完整、腹中少杂物者为佳。

十足全虫：即十条腿的蝎子，以体黑、体肥、毒盛而驰名。在河南云台山、山东沂蒙山都有"十足全虫"的称谓。它含有蝎毒抗癌多肽及 17 种氨基酸,具有增强机体免疫力功能,能清血解毒,能有效去除痤疮、暗疮、粉刺等。在云台山还有一种名贵药膳——"十足全虫宴"。因为这种药膳里的十足全虫比别处的蝎子多两条腿,个个颜色呈深褐色,尾巴往上翘,经过油炸,虫壳金黄透明,入药较一般全虫药效好。需要说明的是,"十足全虫"只是民间的说法,其实指的就是东亚钳蝎。其他种类的蝎子,腿的数目都是一样的。

六、养殖技术

(一)蝎子的养殖形式

1. 罐头瓶养蝎子　罐头瓶养蝎子:一是将罐头瓶用作"单居独孕"临产孕蝎的产房,二是用于养殖数量少的初学养蝎者,三是研究人员做试验用。把罐头瓶洗刷干净,里面放一些风化土、碎石片、黄沙及湿海绵等。若要充分利用空间,还可做一些栅架,把罐头瓶一层层摆放起来。临产孕蝎每瓶放 1 只,其他蝎子每瓶可放 1~2 只,幼蝎能放 1 窝。每隔 3 天左右投食 1 次即可。

2. 盆养蝎子　养蝎盆可用塑料盆或内壁光滑的陶盆、瓷盆、铝盆等。一个塑料大盆能养200 只蝎子。盆底要放一些风化土、沙、海绵等,在土上摆放几层砖块供蝎子栖息,或用养鸡户运输鸡蛋的纸模叠放数层也可。盆壁要经常擦拭,保持光滑,以防止蝎子逃出。盆养的优点是操作简便、花费少、可移动、易管理,但不适于大量饲养。

3. 假山养殖池养蝎子　在温室中建造假山养殖幼蝎。假山可用石片或瓦块等和壤土混在一起建造,因体积较大,适于大量幼蝎做窝和蜕皮。假山下边留 20~30 厘米宽的活动场地,在边缘竖贴玻璃条,进行全封闭。假山中种植一些花草,经常浇水保持山坡湿润和花草生长,以满足蝎子的活动和饮水需要。

4. 缸养蝎子　缸养蝎子也是一种简单的饲养方法。缸的大小不限,视缸的深浅可埋入地下20~30 厘米,缸底放一些土、沙、海绵等,可摆几层砖块供蝎子栖息,缸口用纱网封严。缸养蝎子适于冬季,用发酵升温法能使缸内温度保持在 25 ℃以上。夏季因通风不良,尤其是阴雨季节易致霉菌滋生,对蝎子生长不利,因此缸养不适于夏季。

5. 箱养蝎子　用纸箱或木箱等做养蝎箱,在箱底放 5 厘米厚的土、沙及海绵等,再用砖块或鸡蛋模叠放几层,箱子内壁上口要用透明胶带粘贴,防止蝎子外逃。每箱能养 200 条蝎子。冬季升温用 100 瓦灯泡或小型取暖器均可。为防蝎子爬出或天敌入侵,上口要用纱网封严。

6. 架养蝎子　架养蝎子的好处,一是能充分利用养殖空间,在有限的养殖面积中取得较好的经济效益;二是日常管理较为简便。养殖框架可用木材或角铁制作,其规格视房间的大小而定。若是用大塑料盆养蝎子,则框架做成 3 米 ×2 米 ×0.5 米较为适宜。在盆中放一些风化土、少量黄沙及湿海绵,土上叠放 4~5 层鸡蛋模。塑料盆壁要经常擦拭,保持光滑,以防止蝎子逃逸。

7. 坑养蝎子　坑养蝎子适于北方干燥地区。因蝎子怕水,选址时必须选择地势高、水位低的地方建坑。坑的大小一般约为 5 米 ×2 米 ×1 米,也可建成四方形坑池。坑口处可铺 30 厘米宽的塑料薄膜以防止蝎子逃跑。坑底要用有机土垒实或用水泥做地坪,上垒数个内土外砖(瓦)

的养蝎垛，垛中养一盆花草。因坑内湿度较为适宜，故极有利于蝎子的生长发育。沿坑口向上垒约半人高的砖墙，用塑料薄膜或沥青纸搭棚，以防雨淋。

8.野外养蝎子　野外人工养蝎是一种新的养殖方式，也是一种开放式回归自然的养殖办法，其生长环境和野生的基本相同，适于大面积人工养殖。为防止农药及化肥的为害，要选择地势高、地面平、杂草多、四面有水、干湿度不同的荒山或荒坡作为养殖场。场内用石头或砖瓦搭建蝎窝，四周用砖块和塑料薄膜修建 30 厘米高的防逃墙。用一人看守即可，待蝎子养大后，若欲销售则可用付费方式发动群众捕捉。

（二）常温养殖

人工养蝎中常温养殖所占比重比较大，这是一种传统的养蝎技术，在长期的实践过程中，其技术已经成熟。近年来，虽然无冬眠恒温养殖技术已得到快速发展，但常温养殖仍具有设备简陋、技术简单、管理方便的优点。

1.引种时间　常温养蝎的引种时间一般安排在春末夏初或者秋季。这是由蝎子在一年四季中的活动情况决定的：初春时蝎子刚出蛰，未大量活动，体力尚未恢复，盛夏进入产仔时节，冬季气候寒冷；而春末夏初和秋季，无论是从气候还是从蝎子的活动情况来说，都是运输的大好季节，另外，春末夏初即将进入繁殖期，便于当年产仔，提高经济效益。

2.养殖方式　常温养蝎的主要方式有缸养、盆养、坑养、池养等。其中池养是一种比较理想的养殖方式，一般有两种方式。

（1）一般池养。蝎池建在室内、室外均可。建蝎池的地面要注意硬化，以防止老鼠破坏。一个蝎池一般占地 2 平方米左右（根据各人各地情况而定），铺上 5 厘米左右厚的细土，上面用砖瓦构筑蝎垛，在四周建防逃设施。室外蝎池的垛顶要打棚防雨雪。要始终注意防鼠灭蚁。

（2）半地下室蝎池养。半地下室蝎池较一般蝎池更有利于保温、保湿，并且可以使蝎子安全越冬。可选择背风向阳的地方挖坑，坑深 40 厘米左右，待坑底硬化后铺上细土，周围建防逃蝎壁，搭砖瓦蝎垛，垛高出地面 50 厘米左右。垛顶搭棚防雨雪，注意防鼠、防蚁。冬天垛顶覆干草，垛体用草泥密封保温，使蝎子安全冬眠。高温季节蝎池内温、湿度要均衡；低温状态下，注意蝎池湿度不可过大，以免蝎子生长受抑制。

3.蝎子一年四季中的生活方式　蝎子属于变温动物，在一年四季中会随季节的气温变化而表现出不同的生活方式。

（1）复苏。3 月下旬至 4 月中旬，处于休眠状态的蝎子开始苏醒出蛰。惊蛰以后，气温回升，蛰伏的蝎子陆续复苏出蛰活动。由于早春气温偏低，昼夜温差大，蝎子的活动时间不长，活动范围也不大，除了白天外界气温转高时出穴活动外，夜间很少出窝活动。在这个时期，蝎子的消化能力很差，凭借书肺孔吸收大气或土壤中少量的水分，利用体内蓄积的营养来维持生命。

（2）生长。4 月中旬至 9 月上旬是蝎子生长发育和交配产仔的时期。清明以后，气温逐渐变暖，蝎子的活动范围和活动量不断增大，消化能力也随气温升高而不断增强，蝎子的生长发育和交配产仔大都在这个时期进行。每年的 6 月底至 8 月底气温较高，蝎子活动最活跃，生命力也最旺盛，这是蝎子生长发育的高峰时期，也是蝎子交配产仔的最佳时期。

（3）填充。9月中旬至10月中旬是蝎子为入蛰储存营养的时期。秋分以后，气温逐渐下降，蝎子食量大增，进入捕食高峰期，蝎子会尽量吃饱肚子，把获得的营养储存起来，以便供给休眠和复苏消耗。这个时期，雌蝎刚产过不久，体瘦身弱，应做好育肥复壮工作。

（4）休眠。10月下旬至翌年3月下旬，蝎子入蛰。冬眠时，蝎子不食不动，体内活动微弱，新陈代谢处于很低的水平。

常温养殖时，可根据蝎子在一年四季中的生活方式，结合本地区四季气温变化而适时进行饲养管理。

七、炮制方法

（1）全蝎。《圣济总录》：去足。去尾。《洪多集验方》：汤浸泡去腹内土。《朱多集验方》：蝎尾去刺。《寿世保元》：洗去膜。现行：取原药材，除去杂质洗净或漂洗，干燥。

（2）酒全蝎。《圣济总录》：酒炒。《普济方》：酒浸软，竹刀切作二片。《疮疡全书》：酒洗，瓦上焙干。现行：取净全蝎，用酒洗后，干燥。

（3）制全蝎。《普济方》：用龙脑薄荷叶裹，线系竹夹炙，候薄荷焦，去之。《证治准绳》：干薄荷叶酒浸开，包炙亦可。现行：取薄荷叶加沸水适量，盖盖闷泡0.5小时，去渣。再用薄荷水洗净盐霜，捞出，滤去水，晒干或低温烘干。每全蝎100千克，用薄荷叶20千克。

八、化学成分

本品含蝎毒，蝎毒系一种类似神经毒的蛋白质，此毒中含多种蝎毒素，包括昆虫类神经毒素，甲壳类神经毒素、哺乳动物神经毒素、抗癫痫活性的多肽、镇痛活性多肽如蝎毒素Ⅲ、透明质酸酶等。全蝎水解液含有人体必需的17种氨基酸，并含29种无机元素。

九、性能与用法用量

（1）性味归经：蝎子味辛，性平，有毒。归肝经。

（2）功能主治：蝎子可祛风止痉，通络止痛，攻毒散结。主治小儿惊风、抽搐痉挛、中风、口眼㖞斜、半身不遂、破伤风、风湿顽痹、偏正头痛、牙痛、耳聋、痈肿疮毒、瘰疬痰核、蛇咬伤、烧伤、风疹、顽癣等。

（3）用法用量：①内服：煎汤，2~5克；研末入丸、散，每次0.5~1克；蝎尾用量为全蝎的1/3。②外用：适量，研末掺、熬膏或油浸涂敷。

十、药理作用

（1）蝎毒：主要作用为使呼吸麻痹。蝎毒无溶血及凝血作用。

（2）蝎子汤对实验动物破伤风的疗效：全蝎15克，赤芍12.5克，大黄10克，甘草7.5克，做成200毫升煎剂即为蝎子汤。用1%~10%的蝎子汤与破伤风杆菌混合60~90分钟无抑菌作用，但混入培养基进行培养后，有一定的抑制作用。

（3）毒性：从华北产活蝎的腹节毒腺提得的毒素，给小鼠静脉注射 0.5~1.0 毫克 / 千克可产生流涎和惊厥，给兔静脉注射 0.07~0.1 毫克 / 千克导致其瞳孔缩小、流涎、强直性惊厥，最后窒息而死。

十一、各家论述

《开宝本草》：疗诸风瘾疹，及中风半身不遂，口眼㖞斜，语涩，手足抽掣。

《本草图经》：治小儿惊搐。

《本草会编》：破伤风宜以全蝎、防风为主。

《本草正》：开风痰。

《王楸药解》：穿筋透骨，逐湿除风。

《山东中草药手册》：息风通络，镇痉。治血栓闭塞性脉管炎，淋巴结结核，骨关节结核，流行性腮腺炎。

《本草衍义》：蝎，大人小儿通用，治小儿惊风，不可阙也。有用全者，有只用梢者，梢力尤功。

《本草纲目》：蝎产于东方，色青属木，足厥阴经药也，故治厥阴诸病。诸风掉眩搐掣，疟疾寒热，耳聋无闻，皆属厥阴风木。故东垣李杲云，凡疝气、带下，皆属于风。蝎乃治风要药，俱宜加而用之。

《本草求真》：全蝎，专入肝祛风，凡小儿胎风发搐，大人半边不遂，口眼㖞斜，语言謇涩，手足搐掣，疟疾寒热，耳聋，带下，皆因外风内客，无不用之。

张寿颐：蝎乃毒虫，味辛。其能治风者，盖亦以善于走窜之故，则风淫可祛，而湿痹可利。若内动之风，宜静不宜动，似非此大毒之虫所可妄试。然古人恒用以治大人风涎、小儿惊痫者，良以内风暴动，及幼科风痫，皆挟痰浊上升，必降气开痰，始可暂平其焰。观古方多用蝎尾，盖以此虫之力，全在于尾，性情下行，且药肆中此物皆以盐渍，则盐亦润下，正与气血上菀之病情针锋相对。入煎剂轻者三尾，重用至四、五尾，亦有入丸散用者，则可较多。

十二、选方与临床应用

（一）选方

（1）牵正散（《杨氏家藏方》）：祛风化痰止痉，主治中风、口眼㖞斜。

（2）止痉散（《方剂学》上海中医学院编）：祛风止痉，主治惊厥、四肢抽搐、顽固性头痛、关节痛。

（3）五虎追风散（史传恩家传方《中医杂志》）：祛风解痉，止痛，主治破伤风、牙关紧闭、手足抽搐、角弓反张者。

（4）撮风散（《证治准绳》）：主治惊痫、破伤风、抽搐。

（二）临床应用

（1）治痉挛抽搐：该品主入肝经，性善走窜，既平息肝风，又搜风通络，有良好的息风止痉之效，为治痉挛抽搐之要药。用治各种原因之惊风、痉挛抽搐，常与蜈蚣同用，即止痉散（《经验方》）；如用治小儿急惊风高热，神昏、抽搐，常与羚羊角、钩藤、天麻等清热、息风药配伍；用治小儿慢惊风抽搐，常与党参、白术、天麻等益气健脾药同用；用治痰迷癫痫抽搐，可与郁金、白矾等份，研细末服；若治破伤风痉挛抽搐、角弓反张，又与蜈蚣、天南星、蝉蜕等配伍，如五虎追风散（广州中医学院《方剂学》）；或与蜈蚣、钩藤、朱砂等配伍，如摄风散（《证治准绳》）；治疗风中经络、口眼㖞斜，可与白僵蚕、白附子等同用，如牵正散（《杨氏家藏方》）。

（2）治疮疡肿毒，瘰疬结核：该品味辛，有毒，故有散结、攻毒之功，多作外敷用。如《本草纲目》引《澹寮方》用全蝎、栀子，麻油煎黑去渣，入黄蜡为膏外敷，治疗诸疮肿毒；《医学衷中参西录》以该品焙焦，黄酒下，消颌下肿硬；《经验方》小金散，以该品配马钱子、半夏、五灵脂等，共为细末，制成片剂用，治流痰、瘰疬、瘿瘤等证。近代用该品配伍蜈蚣、地龙、全蝎各等份，研末或水泛为丸服，以治淋巴结核、骨与关节结核等。亦有单用全蝎，用香油炸黄内服，治疗流行性腮腺炎。

（3）治风湿顽痹，偏正头痛：该品善于通络止痛，对风寒湿痹久治不愈，筋脉拘挛，甚则关节变形之顽痹，作用颇佳。可用全蝎配麝香少许，共为细末，温酒送服，对减轻疼痛有效，如全蝎末方（《仁斋直指方》）；临床亦常与川乌、白花蛇、没药等祛风、活血、舒筋活络之品同用。本品搜风通络止痛之效较强，用治偏正头痛，单味研末吞服即有效；配合天麻、蜈蚣、川芎、僵蚕等同用，则其效更佳。

十三、开发利用

利用蝎子可加工烹调成上百种美味佳肴，如油炸全蝎、醉全蝎、十足全蝎、蝎子滋补汤等。以蝎子为原料制作的药膳食品，早已上了宾馆、饭店甚至寻常百姓的餐桌。这些菜肴由于有了蝎子的加入，不仅风味独特、美味可口、极富营养，而且具有很强的强身健体、活血化瘀、安神等滋补功能。此外，蝎子还可制成具有强身健体、延年益寿功效的滋补保健食品，如蝎精口服液、蝎精胶囊、蝎粉、中华蝎补膏、中华蝎酒等。

第六节　酸枣仁（怀枣仁）

一、植物名称

酸枣仁（《雷公炮炙论》），本地用名：酸枣、枣仁。

二、药材来源

本品为鼠李科植物酸枣的种子。

三、应用历史

酸枣仁的应用有悠久的历史。《神农本草经》始称其原植物为"酸枣",《药品化义》把其种子称为"枣仁",我国最早的诗歌总集《诗经》中的"棘"和"樲"就是指现在的酸枣。我国现存最早的药学专著《神农本草经》中记述植物药200多种,其中不但有枣仁,而且把它列为"上品";梁代陶弘景的《神农本草经集注》中述其植物为"山枣",并对其产地、采集加工、真伪鉴别做了详

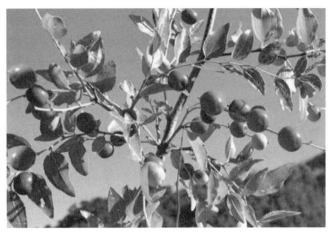

酸枣

细的论述;唐代《唐本草》收载的844种药物中,亦载有"酸枣仁",书中除加以文字说明外,还配有植物图谱;明代伟大的医药家李时珍编写的巨著《本草纲目》中,又对枣仁做了详细评述。中华人民共和国成立后,随着我国医药卫生事业的发展,为保障人民用药安全有效,1953年版的《中华人民共和国药典》,对酸枣仁的来源、功效、鉴别、质量标准,做了详细论述和规定。1985年出版的《中华人民共和国药典》第四版,又对其重新整理收载。历代本草对酸枣仁都有详述,这不但说明了枣仁应用之久,而且说明了它在诸药中享有一定的地位,是名贵的传统中药材品种之一。

酸枣仁也是焦作市传统道地药材,应用历史悠久,产量和质量都在全省前列,在太行山浅山区以及坡地分布极广。济源县医药公司从20世纪50年代开始收购、经销,1957年收购5 899千克,1970年增加到6 693千克,1979年达到58 672千克,给当地群众增加了很多经济收入,为全国各地提供了大量药源,充分发挥了焦作市的资源优势。随着对酸枣仁的研究开发和应用,人们已突破历史的局限,更加广泛地利用其养肝,宁心,安神敛汗,治虚烦不得眠、惊悸怔忡的君药功能,还对其叶、根皮进行研究利用。其叶不但能制茶,而且可提取酸枣叶酮,对冠心病有一定的疗效;其根皮亦可入药,对治疗神经官能症有显著疗效。

四、植物特征

酸枣,落叶灌木或小乔木,高1~3米,枝节上有直的和弯曲的刺。叶互生,长椭圆形至簇状披针形,长2~3.5厘米,宽6~12毫米,先端钝,

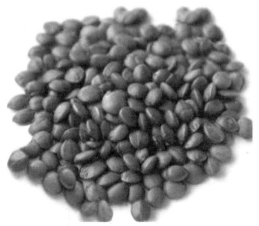

酸枣仁饮片

边缘有细锯齿，基出三脉。花黄绿色，常 2~3 朵簇生于叶腋；萼征、花瓣及雄蕊均为 5 出数；子房上位，2 室，埋于花盘中，柱头 2 裂。核果小，长圆形或近圆形，暗红色，味酸，果核两端常为钝头。花期 4~5 月，果期 9 月。

五、本地特色

（一）药材分布

焦作地处太行山区，山地面积广，气候属温带大陆性季风气候，具有由平原向山地过渡的地方性气候特征，非常适合酸枣的生长发育，因此，酸枣在当地分布极广，主要分布在山坡、丘陵和山涧盆地三个部分。

（1）山坡：酸枣在该区多生长于海拔 500~800 米向阳山坡的灌木、杂草、乱石间。

（2）丘陵：是酸枣的主要生长发育地带。有蕴藏量多、产量大的特点。酸枣在这一地带，多生长于岭坡的乱石、岗丘、岸上、沟边等。

（3）山涧盆地：酸枣在该区多生长于岸头、路旁、田边，分布疏密不均。

（二）生长环境

酸枣适应性很强，耐旱、耐涝、耐瘠薄，只要能扎住根，即便是寸草不生的光秃山坡也能生长，开花结果。

（三）质量鉴别

1. 性状特征　种子扁圆形或长扁圆形，长 6~9 毫米，宽 5~7 毫米，厚约 8 毫米，表面紫红色或紫褐色，微有光泽，有时显裂纹，一面平坦，中央有条状隆起的纵纹，另一面隆起。种子一端稍凹，另一端有一小突起。种皮质坚硬，除去种皮后，可见两片种仁，淡黄色，肥厚油润。气微，味微苦。

2. 质量标准　酸枣以粒大饱满、完整有光泽、外皮紫红色、无核壳者为佳。

六、栽培技术

（一）整地

将土地深翻 30~40 厘米，然后每亩施基肥 1 500~2 500 千克，翻后耙平做畦，畦宽 1~1.3 米。

（二）繁殖方法

（1）分株繁殖：在移植前，按行距 1 米开穴，宽、深各约 30 厘米，然后施以堆肥以备栽植。春季发芽前和秋季落叶后，先将老株根部新发出的带着新根的植株从老根上劈下，移栽入穴内，用土压紧，浇水保持土壤湿润。

（2）种子繁殖：于 10~11 月土地未冻结前，在已整好的畦上，按行距 33 厘米开沟，沟深 7~10 厘米条播或点播种子，株距 7~10 厘米，播覆土浇水，定植株宜于次年早春发芽前进行，按行株距 2 米 ×1 米开穴，穴深及直径 27~33 厘米，将苗植入穴内，每穴 1 株，覆土压紧，栽后浇水。

（3）分蘖繁殖：选取健康母株嫁接成或芽接。

（三）田间管理

（1）栽后如遇天旱，每隔 5~10 天浇水一次，直至苗齐。

（2）生长多年的枣树，隔 3~5 年平茬一次（除去地上部分），待翌年长出新株后，结果率超过老树 1~2 倍。此法也适用于野生酸枣。

（四）病虫害防治

1. 病害防治　枣疯病是酸枣树的主要疾病，发病率高，对酸枣的生长发育危害性极大。

防治措施：①分蘖繁殖树苗时，应选择无病母株，砧木选用无病酸枣，接穗从无病母株上选取。②选育抗病品种。③铲除病株，防止传染。④药物防治：用"去疯灵"制剂防治。

2. 虫害防治

（1）枣黏虫的防治：枣黏虫又名枣实菜蛾，枣小蛾，俗称贴叶虫。

防治措施：①冬季或早春进行刮树皮灭蛹，刮下粗皮应集中烧毁。②在秋后幼虫尚未进入越冬期前，有条件的地方可以在树上束草诱集越冬幼虫化蛹，集中消灭。③药剂防治：重点掌握第一代幼虫初盛期，酸枣树展叶期进行喷药。如果这次防治不及时，那么在二代幼虫发生初盛时，即酸枣现蕾前后进行第二次喷药。④利用成虫的趋光性较强，有条件的地方可用黑光灯诱杀成虫。

（2）枣尺蠖的防治。

防治措施：①挖蛹：秋季或早春在成虫开始羽化前，距树干 33 厘米（3 尺）范围内，深 3~9 厘米（1~3 寸）处挖蛹，集中消灭。②树干周围堆沙捕捉雌蛾。③敲树震虫：幼虫发生后尤其是 1、2 龄的幼虫，利用其假死性，敲树震虫集中消灭。④药剂防治：要把幼虫消灭在 3 龄以前。虫龄愈大，危害性愈烈，抗药力也愈强，防治效果也愈差，可喷洒药物防治。

七、加工炮制

（一）采收加工

酸枣在秋季果实成熟时采收，加工方法分脱皮和枣核加工两个步骤。

1. 酸枣的脱皮方法　传统的酸枣脱皮方法有：

（1）搓皮法：将果实用清水浸泡，待果肉变软后，用木搓搓去皮肉。

（2）沤制法：用清水浸润后，让其自然腐烂脱皮。

（3）石碾法：将采收后的果实充分干燥，用石碾除去皮肉。

传统的加工方法都是将皮肉毁掉的加工方法。这样皮肉被白白毁掉，造成了资源的浪费。随着技术的进步，酸枣皮肉的利用逐渐被人们所认识，人们摸索出了一种新的加工方法，即将收获的成熟果实用清水洗净，加入剥肉机中，将皮核分离后晾干备用。

2. 酸枣核的加工方法

（1）石碾法：用石碾碾碎果核，放入竹笼内，沉入清水缸中，使仁、壳皮分离，将仁捞出晾干。

（2）破核机法：用破核机将果核碾碎，用大小不同的竹笼逐档分离，取出种仁。

随着医药科学的发展，湿加工枣仁的方法已经不符合技术、质量要求，科学的高效益的干加工设备与方法，还需要进一步研制，加以完善提高。加工后的枣仁，晾干后，装入包装袋中入库。仓库要求通风干燥。在保管中要防治鼠咬、虫蛀、受潮，每年熏蒸1~2次。

（二）加工炮制

（1）生用：拣去杂质，用清水洗净，捞出晒干，碾碎即可。

（2）炒枣仁：取净枣仁置于锅内，用文火炒至表面呈紫红色，鼓起为度，用时碾碎。

（3）炒炭：取净枣仁置于锅内，用文火炒至表面呈黑色、内呈黑褐色为度，喷洒凉水适量，灭尽火星，取出，晾一夜。

八、化学成分

酸枣含多量脂肪油、蛋白质、维生素 C、有机酸、谷甾醇和伊百灵内脂等，并含两种三萜类物质：桦木素、桦木酸。

九、性能与用法用量

（1）性味归经：酸枣味甘、酸，性平。入心、脾、肝、胆经。

（2）功能主治：酸枣具养心、安神、敛汗功效。主治神经衰弱、失眠、多梦、心悸、盗汗、烧伤。

（3）用法用量：水煎服，6~15 克。

十、药理作用

（1）镇静、催眠作用：酸枣仁煎剂给大白鼠口服或腹腔注射均表现为镇静及嗜睡，无论白天或黑夜，酸枣仁均能表现上述作用。小白鼠口服时的镇静指数为 1.95，与巴比妥类药物表现协同作用，酸枣仁被连续使用 6 天后，动物睡眠会变浅，持续时间缩短，即产生耐受性，但停药 1 周后可消失。口服酸枣仁可使防御性运动性条件反射次数显著减少，内抑制扩散，条件反射消退，抑制猫由吗啡引起的躁狂现象。生枣仁与炒枣仁的镇静作用并无区别，但生枣仁作用较弱，久炒油枯后则失效，有人认为其镇静的有效成分可能与油有关，另有人认为与水溶性部分有关。

（2）镇痛、抗惊厥、降温作用：用热板法证明酸枣仁煎剂 5 克／千克注射入小白鼠腹腔后有镇痛作用，对小鼠无论注射或口服均有降温作用，但不能拮抗实验性电休克。

（3）对心血管系统的影响：酸枣仁可引起血压持续下降，心传导阻滞。对大白鼠以两肾包膜法形成的高血压，在手术前或手术次日给酸枣仁［20~30 克／（千克·天）自由取食］，均有显著的降压作用，但大白鼠吃酸枣仁时将外层薄皮留下后，并未见镇静现象。

（4）对烧伤的影响：酸枣仁单用或与五味子合用，均能提高烫伤小白鼠的存活率，延长其存活时间，还能推迟大白鼠烧伤性休克的发生和延长其存活时间，并能减轻小白鼠烧伤局部的水肿。

（5）其他作用：酸枣仁对子宫有兴奋作用，对狗因阿扑吗啡引起的呕吐无抑制作用。不能拮抗家兔的咖啡因中毒。

十一、临床应用

（1）治神经衰弱、失眠心烦、心悸：（酸枣仁汤）炒酸枣仁 15 克，知母、茯苓各 9 克，川芎、甘草各 6 克。水煎 2 次，傍晚及睡前 1 小时分服。

（2）治肺结核、失眠：酸枣仁 15 克，南沙参 6 克，五味子 8 克，水煎，睡前服。

（3）治Ⅰ~Ⅱ度烧伤：酸枣树皮晒干研末，用 60% 的酒精浸泡（以高出药面 1 厘米为宜）48 小时后过滤，用过滤液喷涂创面。

（4）治神经衰弱、长期失眠：酸枣根皮 1.8 克，丹参 0.3 克，研面（一次量），睡前 15 分钟开水送服。

第七节　金银花

一、植物名称

金银花（《履巉岩本草》），本地用名：银花、二花、双花、忍冬（《新乡地区中草药选编》）、密银花、怀银花。金银花，三月开花，五出，微香，蒂带红色，花初开则色白，经 1~2 天则色黄，故名金银花。又因为一蒂二花或同时有黄白两种颜色的花，又称二花、双花。主产于河南省的密县、温县、博爱县、沁阳市、登封市、巩义市、荥阳市、武陟县、孟州市，称"怀银花"，又名"淮银花"，尤以河南密县产者为道地，商品特称"密银花"。

二、药材来源

本品为忍冬科植物忍冬的干燥花蕾或初开的花。

三、应用历史

金银花在河南各地具有悠久的栽培历史。梁代著名医学家陶弘景所著《名医别录》中已有明确记载。主产区位于黄河河南段两岸，以其乡土的气候、地质、环境等自然条件适合金银花的生长。《增订伪药条辨》："金银花，产河南怀庆者为怀密，色黄白，软糯而净，朵粗长，有细毛者为最佳。禹州产者曰禹密，花朵较小，无细毛，易于变色，亦佳。济南出者为济银，色深黄，朵碎者次。亳州出者，朵小性梗，更次。湖北、广东出者，色黄黑，梗多屑重，气味

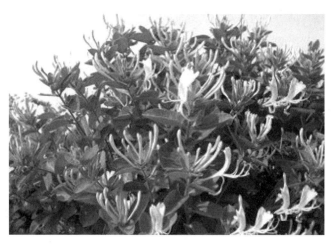

金银花

俱浊，不堪入药。"密银花，是密县著名的特产，栽培历史悠久。封丘金银花也有 1 500 多年的种植历史，1984 年封丘县金银花栽培面积已达 10 028 亩，当年最高金银花收购量为 25 万余千克，被国家确定为金银花生产基地。

四、植物特征

金银花属多年生半常绿缠绕及匍匐茎的灌木。小枝细长，中空，藤为褐色至赤褐色。卵形叶子对生，枝叶均密生柔毛和腺毛。夏季开花，苞片叶状，唇形花有淡香，外面有柔毛和腺毛，雄蕊和花柱均伸出花冠，花成对生于叶腋，花色初为白色，渐变为黄色，黄白相映，球形浆果，熟时黑色。

五、本地特色

（一）药材分布

野生金银花多生于较湿润的地带，如溪河两岸、湿润山坡灌丛、疏林中。中国大部分地区均有栽培，以山东产量最大，但河南产的质量最佳。

（二）生长环境

金银花喜温和湿润气候，喜阳光充足，耐寒、耐旱、耐涝，适宜生长的温度为 20~30 ℃，对土壤要求不严，耐盐碱。但以土层深厚疏松的腐殖土栽培为宜。

（三）质量鉴别

1.性状特征　花蕾呈棒状，上粗下细。外面黄白色或淡绿色，密生短柔毛。花萼细小，黄绿色，先端 5 裂，裂片边缘有毛。开放花朵筒状，先端二唇形，雄蕊 5 枚，附于筒壁，黄色，雌蕊 1 枚，子房无毛。气清香，味淡，微苦。

2.质量标准　金银花以花蕾未开放、色黄白或绿白、花条长、质地纯、色泽佳、骨茬硬无枝叶杂质者为佳。具有色泽绿白、花冠厚、质稍硬、握之顶手、气味清香、泡之直立的特点。怀银花泡茶多立于水中，有"不饮花不倒"的特点。

金银花商品按相关国家标准分为四等：

（1）一等：货干，花蕾呈棒状，上粗下细，略弯曲，表面绿白色，花冠厚，稍硬，握之有顶手感；气清香，味甘微苦。开放花朵、破裂花蕾及黄条不超过 5%。无黑条、黑头、枝叶、杂质、虫蛀、霉变。

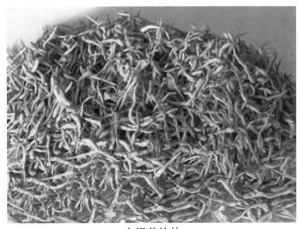

金银花饮片

（2）二等：与一等基本相同，唯开放花朵不超过 5%，破裂花蕾及黄条不超过 10%。

（3）三等：货干，花蕾呈棒状，上粗下细，略弯曲，表面绿白色或黄白色，花冠厚质硬，握之有顶手感。气清香，味甘微苦。开放花朵、黑头不超过 3%。无枝叶、杂质、虫蛀、霉变。

（4）四等：货干。花蕾或开放花朵兼有，色泽不分。枝叶不超过 3%，无杂质、虫蛀、霉变。

六、栽培技术

金银花的适应性很强，对土壤和气候的选择并不严格，以土层较厚的沙质壤土为最佳。山坡、梯田、地堰、堤坝、瘠薄的丘陵都可栽培。繁殖可用播种、插条和分根等方法。在当年生新枝上孕蕾开花。对土壤要求不严，酸性土壤、盐碱地均能生长。根系发达，生根力强，是一种很好的固土保水植物，山坡、河堤等处都可种植，故农谚讲："涝死庄稼旱死草，冻死石榴晒伤瓜，不会影响金银花。"

（一）繁殖技术

1. 种子繁殖　4 月播种，将种子在 35~40 ℃温水中浸泡 24 小时，取出后拌 2~3 倍湿沙催芽，等裂口在 30% 左右时播种。在畦上按行距 21~22 厘米开沟播种，覆土 1 厘米，每 2 天喷水 1 次，10 余日即可出苗，秋后或翌年春季移栽，每亩用种子 1 千克左右。

2. 扦插繁殖　一般在雨季进行。在夏秋阴雨天气，选健壮无病虫害的 1~2 年生枝条截成 30~35 厘米，摘去下部叶子作插条，随剪随用。在选好的土地上，按行距 1.6 米、株距 1.5 米挖穴，穴深 16~18 厘米，每穴 5~6 根插条，分散、斜立着埋土内，地上露出 7~10 厘米，填土压实（以透气透水性好的沙质土为佳）。

扦插的枝条开根之前应注意遮阴，避免阳光直晒造成枝条干枯。也可采用扦插育苗；在 7~8 月间，按行距 23~26 厘米开沟，深 16 厘米左右，株距 2 厘米，把插条斜立着放到沟里，填土压实，以透气透水性好的沙质土为育苗土，开根最快，并且不易被病菌侵害而造成枝条腐烂。栽后喷 1 遍水，以后干旱时，每隔 2 天要浇 1 遍水，半月左右即能生根，翌年春季或秋季移栽。

（二）整形修剪

剪枝在秋季落叶后到春季发芽前进行，一般是旺枝轻剪、弱枝强剪、枝枝都剪，剪枝时要注意新枝长出后要有利于通风透光。细弱枝、枯老枝、基生枝等全部剪掉，肥水条件差的地块剪枝要重些，株龄老化的剪去老枝，促发新枝。幼龄植株以培养株型为主，要轻剪，山岭地块栽植的一般留 4~5 个主干枝，平原地块要留 1~2 个主干枝，主干要剪去顶梢，使其增粗直立。

整形是结合剪枝进行的，原则上是以肥水管理为基础，整体促进，充分利用空间，增加枝叶量，使株型更加合理，并且能明显地增花，促高产。剪枝后的开花时间相对集中，便于采收加工，一般剪后能使枝条直立，去掉细弱枝与基生枝有利于新花的形成。摘花后再剪，剪后追施一次速效氮肥，浇一次水，促使下茬花早发，这样一年可收 4 次花，平均每亩可产干花 150~200 千克。

（三）田间管理

追肥：栽植后的头 1~2 年内，是金银花植株发育定型期，多施一些人畜粪、草木灰、尿素、硫酸钾等肥料。栽植 2~3 年后，每年春初，应多施畜杂肥、厩肥、饼肥、过磷酸钙等肥料。第一茬花采收后即应追适量氮、磷、钾复合肥料，为下茬花提供充足的养分。每年早春萌芽后和第一批花收完时，开环沟浇施人粪尿、化肥等。每种肥料施用 250 克。施肥处理对金银花营养生长的促进作用大小依次为尿素 + 磷酸氢二铵、硫酸钾复合肥、尿素、碳酸氢铵，其中尿素 + 磷酸氢二铵、硫酸钾复合肥、尿素能够显著提高金银花产量，结合营养生长和生殖生长状况以及施肥成本，追肥以追施尿素 + 磷酸氢二铵（150 克 +100 克）或 250 克硫酸钾复合肥为好。

（四）病虫害防治

1. 病害防治

（1）褐斑病：叶部常见病害，会造成植株长势衰弱。多在生长后期发病，8~9 月为发病盛期，在多雨潮湿的条件下发病重。发病初期在叶上形成褐色小点，后扩大成褐色圆病斑或不规则病斑。病斑背面生有灰黑色霉状物，发病重时，能使叶片脱落。防治方法：剪除病叶，然后用 1：1.5：200 的波尔多液喷洒，每 7~10 天喷 1 次，连续喷 2~3 次；或用 65% 代森锌 500 倍稀释液或托布津 1 000~1 500 倍稀释液，每隔 7 天喷 1 次，连续喷 2~3 次。

（2）白粉病：在温暖干燥或植株荫蔽的条件下发病重；施氮过多时，植株茂密，发病也重。发病初期，叶片上产生白色小点，后逐渐扩大成白色粉斑，继续扩展布满全叶，造成叶片发黄、皱缩变形，最后引起落花、落叶、枝条干枯。防治方法：清园处理病残株；发生期用 50% 托布津 1 000 倍液喷雾。

（3）炭疽病：叶片病斑近圆形，潮湿时叶片上着生橙红色点状黏状物。防治方法：清除残株病叶，集中烧毁；移栽前用 1：1：（150~200）波尔多液浸种 5~10 分钟；发病期喷施 65% 代森锌 500 倍液或 50% 退菌特 800~1 000 倍液。

2. 虫害防治

（1）蚜虫：为害叶片、嫩枝，引起叶片和花蕾卷曲，生长停止，产量锐减。4~6月虫情较重，立夏前后，特别是阴雨天，蔓延更快。防治方法：用40%乐果1 000~1 500倍稀释液或灭蚜松（灭蚜灵）1 000~1 500倍稀释液喷杀，连续多次，直至杀灭。

（2）尺蠖：头茬花后幼虫蚕食叶片，引起减产。防治方法：入春后，在植株周围1米内挖土灭蛹。幼虫发生初期，喷2.5%鱼藤精乳油400~600倍液，或用敌敌畏（一种有机磷杀虫剂）、敌百虫等喷杀，但花期要停止喷药。

（3）天牛：植株受害后，逐渐衰老枯萎乃至死亡。防治方法：成虫出土时，用80%敌百虫1 000倍液灌注花的底部。在产卵盛期，每7~10天喷1次90%敌百虫晶体800~1 000倍液；若发现虫枝，则剪下烧毁；如有虫孔，则塞入80%敌敌畏原液浸过的药棉，用泥土封住，毒杀幼虫。

七、化学成分

本品主要含挥发油、黄酮类、三萜类、有机酸类、醇类及微量元素等。其中有机酸类约占6%，以绿原酸为主；挥发油约含0.6%，已测得70多种成分；黄酮类物质含量约占3.55%。

八、性能与用法用量

（1）性味归经：金银花味甘，性寒。归肺、心、胃经。

（2）功能主治：金银花可清热解毒，疏风散热。用于痈肿疔疮、喉痹、丹毒、热毒血痢、风热感冒、温病发热。

（3）用法用量：煎汤内服，6~15克。

九、药理作用

（1）抗病原微生物作用：体外实验表明，金银花的花和藤对多种致病菌如金黄色葡萄球菌、溶血性链球菌、大肠杆菌、痢疾杆菌、霍乱弧菌、伤寒杆菌、副伤寒杆菌等均有一定抑制作用，对肺炎球菌、脑膜炎双球菌、绿脓杆菌、结核杆菌亦有效。水浸剂比煎剂作用强，叶煎剂比花煎剂作用强。若和连翘合用，抗菌范围还可互补；与青霉素合用，能加强青霉素对耐药金黄色葡萄球菌的抗菌作用，这可能是由于二者在抑制细菌体内蛋白质合成上有协同的作用。

（2）抗炎和解热作用：金银花具有明显的解热作用。

（3）中枢兴奋作用。

（4）降血脂作用：大鼠灌胃金银花2.5克/千克能减少肠内胆固醇的吸收，降低血浆中的胆固醇含量。

（5）抗内毒素作用：用鲎试验法测定内毒素含量，300%金银花（忍冬）注射液以（1:2）~（1:64）稀释，体外试验无论用凹片法或试管法，均明显降低试液中的内毒素含量，其中（1:2）~（1:8）的稀释管与阴性对照管一样呈液态，阳性对照呈凝胶状。金银花（忍冬）蒸馏液6克/

千克静脉注射，对绿脓杆菌内毒素 2.8 毫克 / 千克静脉注射引起的兔体温下降及白细胞数下降有对抗作用，金银花（忍冬）蒸馏液 7.5 克 / 千克或注射液 2.5 克 / 千克腹腔注射，对绿脓杆菌内毒素 65 毫克 / 千克腹腔注射的小鼠有保护作用，能减少小鼠的死亡率。

十、采收加工

金银花采收最佳时间是清晨和上午，此时采收花蕾不易开放，养分足、气味浓、颜色好。下午采收应在太阳落山以前结束，因为金银花的开放受光照制约，太阳落山后成熟花蕾就要开放，影响质量。不带幼蕾，不带叶子，采后放入条编或竹编的篮子内，集中的时候不可堆成大堆，应摊开放置，放置时间最长不要超过 4 小时。

金银花商品以花蕾为佳，混入开放的花或梗叶杂质者质量较逊。花蕾以肥大、色青白、握之干净者为佳。5~6 月采收，择晴天早晨露水刚干时摘取花蕾，置于芦席、石棚或场上摊开晾晒或通风阴干，以 1~2 天内晒干或阴干为好。晒花时切勿翻动，否则会花色变黑而降低质量。至九成干时，拣去枝叶杂质即可。忌在烈日下暴晒。阴天可用微火烘干，但花色较暗，不如晒干或阴干者。

十一、选方与临床应用

（一）选方

（1）预防乙脑、流脑：金银花、连翘、大青根、芦根、甘草各 15 克。水煎代茶饮，每日 1 剂，连服 3~5 天。（《江西草药》）

（2）治太阴风温、温热，冬温初起，但热不恶寒而渴者：连翘一两，金银花一两，苦桔梗六钱，薄荷六钱，竹叶四钱，生甘草五钱，荆芥穗四钱，淡豆豉五钱，牛蒡子六钱。上杵为散，每服六钱，鲜苇根煎汤服。（《温病条辨》银翘散）

（3）治痢疾：金银花（入铜锅内，焙枯存性）五钱。红痢以白蜜水调服，白痢以砂糖水调服。（《惠直堂经验方》）

（4）治热淋：金银花、海金沙藤、天胡荽、金樱子根、白茅根各 50 克。水煎服，每日 1 剂，5~7 天为 1 个疗程。（《江西草药》）

（5）治胆道感染、创口感染：金银花 50 克，连翘、大青根、黄芩、野菊花各 25 克。水煎服，每日 1 剂。（《江西草药》）

（6）治疮疡痛甚，色变紫黑者：金银花连枝叶（锉）二两，黄芪四两，甘草一两。上细切，用酒 1 升，同入壶瓶内，闭口，重汤内煮两三个时辰，取出，去滓，顿服之。（《活法机要》回疮金银花散）

（7）治一切肿毒，不问已溃未溃，或初起发热，并疔疮便毒，喉痹乳蛾：金银花（连茎叶）自然汁半碗，煎八分服之，以滓敷上，败毒托里，散气和血，其功独胜。（《万氏积善堂集验方》）

（8）治痈疽发背初起：金银花五两，水十碗煎至二碗，入当归二两，同煎至一碗，一气服之。（《洞天奥旨》归花汤）

（9）治一切内外痈肿：金银花四两，甘草三两。水煎顿服，能饮者用酒煎服。（《医学心悟》忍冬汤）

（10）治大肠生痈，手不可按，右足屈而不伸：金银花三两，当归二两，地榆一两，麦冬一两，玄参一两，生甘草三钱，薏苡仁五钱，黄芩二钱。水煎服。（《洞天奥旨》清肠饮）

（二）临床应用

金银花自古以来就以药用价值高而著名，其功效主要是清热解毒，主治温病发热、热毒血痢、痈疽疔毒等。现代研究证明，金银花含有绿原酸、木犀草素苷等药理活性成分，对溶血性链球菌、金黄葡萄球菌等多种致病菌及上呼吸道感染致病病毒等有较强的抑制力，另外还可增强免疫力、抗早孕、护肝、抗肿瘤、消炎、解热、止血（凝血）、抑制肠道吸收胆固醇等，其临床用途非常广泛，可与其他药物配伍用于治疗呼吸道感染、菌痢、急性泌尿系统感染、高血压等40余种病症。

金银花藤煲水后对小孩湿疹等皮肤瘙痒有一定治疗作用，对畜禽的多种致病的病菌、病毒有抑制作用，在动物饲养过程中若能添加一定剂量的金银花藤叶（忍冬藤）粉，或用金银花藤叶煲水，对预防和治疗动物的温病发热、风热感冒、咽喉炎症、肺炎、痢疾、肿溃疡、丹毒、蜂窝组织炎等症均有相当好的作用。用连翘、板蓝根煎金银花汤可以治疗腮腺炎；金银花茶可以祛暑明目；连翘金银花凉汤可治疗外感发热咳嗽。同时将金银花、菊花、桔梗和甘草加水煮沸10分钟，候凉，当饮料饮用，可治疗咽喉炎和扁桃体炎。

已生产的金银花制剂有银翘解毒片、银黄片、银黄注射液等。金银花露是金银花用蒸馏法提取的芳香性挥发油及水溶性馏出物，为清火解毒的良品，可治小儿胎毒、疮疖、发热口渴等症；暑季用以代茶，能治温热痧痘、血痢等。茎藤称"忍冬藤"，也供药用。金银花的有效成分为绿原酸和异绿原酸。这是植物代谢过程中产生的次生物质，其含量的高低不仅取决于植物的种类，而且可能在很大程度上受气候、土壤等生态、地理条件以及物候期的影响。

金银花茶有独特的减肥功能，还能抑制与杀灭咽喉部的病原菌，对老人和儿童有抗感染功效。经常服用金银花浸泡或煎剂有利于风火目赤、咽喉肿痛、肥胖症、肝热症和肝热型高血压的治疗与康复。

第八节　连　翘

一、植物名称

连翘（《神农本草经》），别名：旱莲子（《药性论》）、大翘子（《唐本草》）、空壳（《中药志》）。

二、药材来源

本品为木樨科落叶灌木植物连翘的干燥果实。

三、应用历史

连翘是一味常用中药材，至少在《神农本草经》成书时已经收入主流本草学著作中。需要指出的是，《神农本草经》中实际收录了连翘与翘根 2 味名称中含"翘"字的药，其中连翘入《神

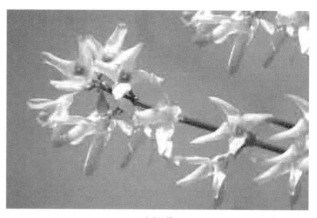

连翘花

农本草经》下品，"连翘，味苦平，主寒热，鼠瘘，瘰疬，痈肿，恶疮，瘿瘤，结热，蛊毒"，并无疑义，而翘根至少在陶弘景（456—536）时代人们就已经感到相当陌生了，《神农本草经》遗文说"翘根，味甘寒平。主下热气，益阴精，令人面悦好，明目。久服轻身，耐老"。陶弘景注曰"方药不复用，俗无识者也"。此后，唐、宋诸本草多将其列入"有名未用"条目下作为一则传世文献加以保存。直至李时珍编撰《本草纲目》时，才将其并入连翘条内加以讨论，认为所谓翘根即连翘之根，临床医家例多遵用。

在不了解连翘品种变迁轨迹的前提下，对前代临床、本草文献妄加评议，势必形成张冠李戴之谬。今天普遍认为连翘的原植物为木樨科植物连翘的果实。历史上连翘的使用品种曾经有过明显的变化，唐或唐以前概以湖南连翘为主，宋代湖南连翘与连翘并用，并且已经呈现出连翘取代湖南连翘之趋势。吴立宏、胡海燕等人指出：大致从《本草图经》始，中药连翘的原植物湖南连翘已开始让位于木樨科的连翘。《本草图经》：连翘……有大翘、小翘二种，生下湿地或山冈上，叶青黄而狭长，如榆叶、水苏辈。……今南中医家说云：连翘盖有两种，一种似椿实之未开者，壳小坚而外完，无跗萼，剖之则中解，气甚芬馥，其实才干，振之皆落，不着茎也。……如椿实者，乃自蜀中来，用之亦胜江南者。这正是木樨科连翘这一木本植物的特征，果实也似椿实，但壳小而坚硬，无宿存花萼，剖开后气甚香，果实干后即脱落。南中医家所说的连翘极似现代的"青翘"。

从其应用源流上可以看出，连翘的原植物经历了从金丝桃科草本到木樨科木本的转变，其使用部位则经历了从翘根、茎叶、花、实逐渐向果实集中的过程。从历代方书医案的记载来看，青翘、老翘多混在一起统称连翘，清代以前未见明确的"青翘""老翘"专名出现，但本草、临证书籍中，却在事实上对二者进行了一定程度的区分。二者的使用情况，宋元之际，难以确考；明清之际，似以青翘略盛；而当代则以老翘为主流商品。我们有理由相信，青翘、老翘的明确区分使用实践早于文献，从目前可以查考的资料可知，明清以降，本草学家和临床医家在各自著作中实质性描述或提倡使用青连翘已越来越多。

"十一五"国家重点图书《中医药学高级丛书·中药学》一书指出，"连翘商品分青翘及老翘即黄翘两种，以老翘为主流商品，一般不分等级，均为统货。青翘以色绿、不开裂者为佳。

老翘以色黄、瓣大、壳厚者为佳"。2015 年版《中华人民共和国药典》中规定连翘的检测标准也有青老之分，"【检查】杂质　青翘不得过 3%；老翘不得过 9%（通则 2301）"。"【浸出物】照醇溶性浸出物测定法（通则 2201）项下的冷浸法测定，用 65% 乙醇作溶剂，青翘不得少于 30.0%；老翘不得少于 16.0%"。上述信息提示，青翘、老翘不论在《中华人民共和国药典》质检和参考教材中均已有所区别，但在大多数药材集散市场和医院药房中，青翘、老翘仍同处一柜、混为一体。通过温习文献，我们知道明清以降的临床家已能分别青翘、老翘之用，各取其长。但青翘、老翘间取舍分寸的拿捏尚未达到像青皮、陈皮、枳实、枳壳那般细微、准确。对于青翘、老翘的本草学考证只是精细鉴别、审势度用的开始而非终结。借助现代科技手段，将药理药效、临床实践二者互相印证，对青、老翘的精细应用才能取得真正的突破，因此有必要对二者的差异进行更加全面细致、周到深入的研究。

四、植物特征

连翘为落叶灌木。枝开展或下垂，棕色、棕褐色或淡黄褐色，小枝土黄色或灰褐色，略呈四棱形，疏生皮孔，节间中空，节部具实心髓。叶通常为单叶，或三裂至三出复叶，叶片卵形、宽卵形或椭圆状卵形至椭圆形，长 2~10 厘米，宽 1.5~5 厘米，先端锐尖，基部圆形、宽楔形至楔形，叶缘除基部外具锐锯齿或粗锯齿，上面深绿色，下面淡黄绿色，两面无毛；叶柄长 0.8~1.5 厘米，无毛。花通常单生或两至数朵着生于叶腋，先于叶开放；花梗长 5~6 毫米；花萼绿色，裂片长圆形或长圆状椭圆形，长 6~7 毫米，先端钝或锐尖，边缘具睫毛，与花冠管近等长；花冠黄色，裂片倒卵状长圆形或长圆形，长 1.2~2 厘米，宽 6~10 毫米；在雌蕊长 5~7 毫米的花中，雄蕊长 3~5 毫米，在雄蕊长 6~7 毫米的花中，雌蕊长约 3 毫米。果卵球形、卵状椭圆形或长椭圆形，长 1.2~2.5 厘米，宽 0.6~1.2 厘米，先端喙状渐尖，表面疏生皮孔；果梗长 0.7~1.5 厘米。花期 3~4 月，果期 7~9 月。

五、本地特色

（一）药材分布

连翘是焦作市的传统道地中药材，应用历史有 2 000 多年，开发利用潜力很大。全部为野生资源品种，遍布于太行山区，在博爱县、沁阳市、焦作市区、修武县的低山区以及济源市的中山区均有分布，蕴含量在 150 万千克以上。春天漫山遍野布满黄花，成为一道观赏风景。

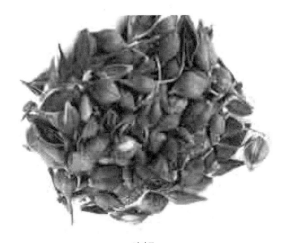

连翘

（二）生长环境

连翘系落叶灌木，喜向阳和温暖气候，

耐寒，宜生长于沙壤土及黏壤土，家种野生皆宜，排水良好的荒地和庭园、路旁、河堤均宜栽培，种子繁殖以及分株、压条、扦插均可，野生一般在山坡、草地、灌丛等处。3~6 月，花逐渐开放。6 月，花开始凋谢，这时候，果实开始萌发，叶子逐渐长出。果期 7~8 月，8 月以后，果实逐渐成熟。8~9 月采收的略带青色的果实，称为"青翘"；10 月，果实发黄，这时采收的果实称为"黄翘"。

纵观连翘生长的全过程，对土壤的要求不高。在开花期内，不易受风寒侵袭。在此期间，要求雨水充足，如果雨水充足，则长出的果实肥厚、紧密。否则瘦小、稀疏。此时，适逢焦作北部山区降水集中而且量大，加之气温较高，光照充足，十分有利于连翘的生长。其后，连翘的生长对气候的要求不太强。

（三）质量鉴别

1. 性状特征　连翘长卵形至卵形，稍扁，长 1.5~2.5 厘米，直径 0.5~1.3 厘米。顶端锐尖，基部有小果柄或已脱落。表面有不规则的纵皱纹或多数凸起的小斑点，两边各有一条明显的纵沟。青翘多不开裂，表面绿褐色，凸起的灰白色小斑点较少；质硬，种子多数黄绿色，细长，一侧有翘。老翘自顶端开裂或已裂成两瓣，外表面黄棕色或红棕色，内表面多为浅黄棕色，平滑，具一纵隔；质脆；种子棕色，多已脱落。气微香，味苦。

2. 质量标准　连翘药材分青翘和老翘（黄翘）两种，秋季采收青绿色初熟果实，蒸熟或用开水煮沸片刻，晒干，即为青翘，以身干、色青绿，完整不开裂，无杂质者为佳；霜降后采收成熟变黄的果实，拣去杂质，簸净种子，即为老翘，以身干、色黄、壳厚、无种子、无杂质者为佳。

六、栽培技术

（一）选地整地

育苗地最好选择土层深厚、疏松肥沃、排水良好的夹沙土地；扦插育苗地，最好采用沙土地（通透性能良好，容易发根），而且要靠近有水源的地方，以便于灌溉。要选择土层较厚、肥沃疏松、排水良好、背风向阳的山地或者缓坡地成片栽培，以利于异株异花授粉，提高连翘结实率。一般挖穴种植，亦可利用荒地、路旁、田边、地角、房前屋后、庭院空隙地零星种植。

地选好后于播前或定植前，深翻土地，施足基肥，每亩施基肥 3 000 千克，以厩肥为主，均匀地撒到地面上。深翻 30 厘米左右，整平耙细做畦，畦宽 1.2 米，高 15 厘米，畦沟宽 30 厘米，畦面呈瓦背形。栽植穴要提前挖好。施足基肥后栽植。

（二）育苗

连翘可用种子、扦插、压条、分株等方法进行繁殖，生产上以种子、扦插繁殖为主。

1. 种子繁殖

（1）采种：要选择优势母株。选择生长健壮、枝条间短而粗壮、花果着生密而饱满，无病虫害、品种纯正的优势单株作母树。注意观察开花、结实的时期，掌握适宜的采种时间。采集要及时，避免种子成熟后自行脱落。一般于9月中下旬到10月上旬采集成熟的果实。要采收发育成熟、籽粒饱满、粒大且重的连翘果，然后薄摊于通风阴凉处，阴干后脱粒。经过精选去杂，选取整齐、饱满又无病虫害的种子，储藏留种。

（2）种子储藏：在不同条件下储藏连翘种子，对其发芽率影响极大。北京科研单位1977年收连翘种子放鸡心瓶藏室温下，至1979年2月26日测发芽率为43.7%。据海南药物站试验：连翘种子采用干燥器储存较好，储存11个月后出苗率仍可达85.3%；用沙储存7个月后，出苗率则降至31.3%，储存8个月以上则完全丧失发芽力；而用潮沙储存，在储藏期间种子已陆续发芽，故播种后期出苗率不如干燥器储存高。

（3）种子萌发：连翘种子适宜在较高的温度下萌发。依据种子储存及萌发情况，结合实践经验，栽培时间可安排在春季或冬季，春播在4月上中旬，冬播在封冻前进行。

（4）种子育苗：连翘种子的种皮较坚硬，不经过预处理，直播圃地，需1个多月时间才发芽出土。因此，在播前可进行催芽处理。新引种地区可采用此法。具体方法为：选择成熟饱满的种子，放到30℃左右温水中浸泡4小时左右，捞出后掺湿沙3倍用木箱或小缸装好，上面封盖塑料薄膜，置于背风向阳处，每天翻动2次，经常保持湿润。10多天后，种子萌芽，即可播种。播后8~9天即可出苗，比不经过预处理的种子可提前出苗20天左右。如土地干旱，先向畦内浇水，水渗下表土稍松散时播种。春播在清明前后，冬播在封冻前（种子不用处理，翌年能出苗）。播时，在整好的畦面上，按行距20~25厘米，开1厘米深的沟，将种子掺细沙，均匀地撒入沟内，覆土耧平，稍加镇压。10~15天后幼苗可出土。每亩用种量2~3千克。覆土不能过厚，一般为1厘米左右，然后再盖草保持湿润。种子出土后，随即揭草。苗高10厘米时，按株距10厘米定苗，翌年4月上旬苗高30厘米左右时可进行大田移栽。

（5）大田直播：按行距2米，株距1.5米开穴，施入堆肥和草木灰，与土拌和。3月下旬至4月上旬开始播种，也可在深秋土壤封冻前播种。每穴播入种子10余粒，播后覆土，轻压。注意要在土壤墒情好时下种。

2.压条繁殖　在春季将植株下垂枝条压埋入土中，翌年春剪离母株定植。一般以扦插繁殖为主，苗木宜在向阳而排水良好的肥沃土壤中栽植，若选地不当、土壤瘠薄，则生长缓慢、产量低，每年花后应剪除枯枝、弱枝及过密、过老枝条，同时注意根际施肥。

3.插条繁殖　秋季落叶后或春季发芽前，均可扦插，但以春季为好。选1~2年生的健壮嫩枝，剪成20~30厘米长的插穗，上端剪口要离第一个节0.8厘米，插条每段必须带2~3个节位。然后将其下端近节处削成平面。为提高扦插成活率，可将插穗分扎成30~50根1捆，用500×10^{-6}ABT生根粉或$500 \sim 1\,000 \times 10^{-6}$吲哚丁酸溶液，将插穗基部（1~2厘米处）浸泡10秒，取出晾干待插。南方多于早春露地扦插，北方多在夏季扦插。插条前，将苗床耙细整平，作高畦，宽1.5米，按行、株距20厘米×10厘米，斜插入畦中，插入土内深18~20厘米，将枝条最上一节露出地面，然后埋土压实，天旱时经常浇水，保持土壤湿润，但不能太湿，否则插穗入土部分会发黑腐烂。正常管理，扦插成苗率可高达90%。加强田间管理，秋后苗高可达50厘米以上，于次年春季即可挖穴定植。

4. 分株繁殖　在霜降后或春季发芽前，将 3 年以上的树旁发生的幼条，带土刨出移栽或将整棵树刨出进行分株移栽。一般一株能分栽 3~5 株。采用此法的关键是要让每棵分出的小株上，都带一点须根，这样成活率高，见效快。

（三）定植

栽植前，先在穴内施肥，每穴施腐熟厩肥或土杂肥及适量的复合肥（见选地整地）。栽植时要使苗木根系舒展，分层踏实，定植点覆土要高于穴面，以免雨后穴土下沉，不利于成活和生长。为克服连翘同株自花不孕，提高授粉结果率，在其栽植时必须合理配置长花柱花与短花柱花植株定植点。据有关报道，这两种不同类型花的植株同时生长在不同的环境下结果率差异很大。在相间栽培（行间混交）条件下，结果率为 63.9%，在自然情况下结果较多的地块，结果率仅 47%。因此，将相同栽培改为株间混交配置栽植，其结果率要高些，因为株间混交使长花柱花植株与短花柱花植株互相处在包围之中，授粉时比行间混交授粉受风向、坡向、上下坡的影响要小些，能明显提高授粉率。连翘株间混交，相邻两行长花柱植株与短花柱植株配置不同，两者上下左右要错开，即单行与单行、双行与双行配置的植株要一致。除花期外，连翘长花柱花植株与短花柱花植株在外形上也不易辨别，特别是幼苗。为适应生产需要，可在其开花时，将其分别采用扦插、压条、分株等方法繁殖，其中主要是扦插，因为其繁殖材料来源广、利用率高、繁殖系数大，能满足造林需要。由此，便可解决两种不同类型的花植株混交栽植种苗不足的问题。

（四）田间管理

1. 中耕除草　苗期要经常松土除草，定植后于每年冬季在连翘树旁要中耕除草 1 次，植株周围的杂草可铲除或用手拔除。

2. 施肥　苗期勤施薄肥，也可在行间开沟。定植后，每年冬季结合松土除草施入腐熟厩肥、饼肥或土杂肥，用量为幼树每株 2 千克，结果树每株 10 千克，采用在连翘株旁挖穴或开沟施入，施后覆土，壅根培土，以促进幼树生长健壮，多开花结果。有条件的地方，春季开花前可增加施肥 1 次。在连翘树修剪后，每株施入草木灰 2 千克、过磷酸钙 200 克、饼肥 250 克、尿素 100 克，于树冠下开环状沟施入，施后盖土、培土壅墒。早期连翘株行距间可间作矮秆作物。

3. 排灌　注意保持土壤湿润，旱期及时沟灌或浇水；雨季要开沟排水，以免积水烂根。

4. 整形修剪　定植后，在连翘幼树高达 1 米左右时，于冬季落叶后，在主干离地面 70~80 厘米处剪去顶梢。再于夏季通过摘心，多发分枝。从中在不同的方向上，选择 3~4 个发育充实的侧枝，培育成为主枝。

以后在主枝上再选留 3~4 个壮枝，培育成为副主枝，在副主枝上，放出侧枝。通过几年的整形修剪，使其形成低干矮冠，内空外圆，通风透光，小枝疏朗，提早结果的自然开心形树型。

同时于每年冬季，将枯枝、包叉枝、重叠枝、交叉枝、纤弱枝以及徒长枝和病虫枝剪除。

生长期还要适当进行疏删短截。对已经开花结果多年、开始衰老的结果枝群，也要进行短截或重剪（即剪去枝条的 2/3），可促使剪口以下抽生壮枝，恢复树势，提高结果率。

七、采收

药用分青翘、老翘两种。青翘在 9 月上旬，果皮呈青色尚未成熟时采下，置于沸水中稍煮片刻或放蒸笼内蒸约半小时，取出晒干。老翘在 10 上旬果实熟透变黄且果壳裂开时采收，晒干，筛去种子及杂质。

八、化学成分

本品含有连翘酚、连翘苷、连翘苷元、齐墩果酸、白桦脂酸、熊果酸、松脂素、甾醇化合物、马苔树脂醇苷。尚含有多种烃类、醛酮类、醇酯醚类挥发性成分：α-蒎烯、莰烯、β-蒎烯、对聚伞花烯、柠檬烯、γ-松油烯、β-水芹烯、香叶烯、β-罗勒烯、樟脑、香叶醛、龙脑、α-萜品醇、黄樟醚、芳樟醇、松油烯醇 -4、去甲拉帕醇以及香豆素、芦丁等。

九、性能与用法用量

（1）性味归经：连翘味苦，性微寒。归肺、心、胆经。

（2）功能主治：连翘可清热解毒、消肿散结。主治风热感冒、温病、丹毒、斑疹、小便淋闭、尿闭、痈疽、肿毒、瘰疬、瘿瘤、喉痹。

（3）用法用量：①水煎服，6~15 克。②或入丸、散。

十、临床应用

（1）治疗急性肾炎：取连翘 6 钱，加水用文火煎至 150 毫升，分 3 次食前服，小儿酌减。视病情需要连服 5~10 天，忌辣物及盐。8 例患者治疗前均有浮肿，血压在（140~200）/（96~110）毫米汞柱之间，尿检有蛋白、颗粒管型及红、白细胞等。治疗后 6 例浮肿全部消退，2 例显著好转，血压显著下降；尿检 6 例转阴，2 例好转。

（2）治疗紫癜病：取连翘 6 钱，加水用文火煎成 150 毫升，分 3 次食前服，忌辣物。治疗血小板减少性出血性紫癜 1 例，过敏性紫癜 2 例。经 2~7 天治疗，皮肤紫癜全部消退。连翘对本病所起的作用，可能与其中含有大量芸香苷，具有保持毛细血管正常抵抗力，减少毛细血管的脆性和通透性有关。

（3）治疗肺脓肿：将连翘制成注射液，每毫升含连翘 1 克。采用气管滴入法合并肌内注射。气管滴入一般用 6~10 毫升，每天 1 次；症状好转后隔天 1 次；趋向萎缩或闭合后则每周 2 次。治疗 25 例，治愈 14 例，好转 10 例，死亡 1 例；据 18 例统计，平均治疗 12 天退热，气管滴注平均 26.8 次，最多者 50 次。

（4）治疗视网膜出血：取连翘 6~7 钱，文火水煎，分 3 次食前服，2 例视网膜黄斑区出血者，服药 20~27 天后，均显著吸收，视力有所增强。

（5）其他：连翘叶对治疗高血压、痢疾、咽喉痛等效果较好。

十一、产销情况

连翘，每年都是一个有争议的品种，由于它产区多，分布广泛，为品种的预测与考察带来了很大困境。连翘每年的用量大概在9 000吨。

山西连翘资源占全国60%的产量，山西真正的主产区主要在临汾、长治、屯留、左权、黎城、陵川等地。

第九节　竹　茹

一、中药名称

竹茹（《本草经集注》）。

二、药材来源

本品为禾本科植物刚竹属植物青竿竹、大头典竹或淡竹茎竿的干燥中间层。本地刚竹属植物以筼竹、淡竹为主。

三、应用历史

《金匮要略》载有橘皮竹茹汤和竹皮大丸，是竹茹入药的最早记载。《本草图经》云："竹、淡竹、苦竹，《本经》并不载所出州土，今处处有之。竹之类甚多，而入药者，惟此三种，人多不能尽别。谨按《竹谱》：……甘竹似篁而茂，即淡竹也。……淡竹肉薄，节间有粉，南人以烧竹沥者，医家只用此一品，与《竹谱》所说大同小异也。《本草纲目》载有淡竹茹、苦竹茹、筀竹茹。《本草蒙筌》谓：皮茹削去青色，惟取向里黄皮。综上所述，古代竹茹来源于多种竹类竿的中间层，与今一致。

据《新乡地区中草药选编》记载：本区博爱、沁阳有栽培，生长良好。这里也是最靠北方栽培竹子的区域。

四、植物特征

1.筼竹　筼竹高12米，径粗8厘米左右；新竿绿色，脱箨时节下有白粉，后节间逐渐满布雾状白粉，自下而上竿面渐次出现紫褐色斑点或斑块，愈老愈密。笋紫褐色，箨鞘淡红色至淡紫绿色，稀疏散生紫褐色斑点，无箨耳；箨舌紫色，先端有灰色短毛；箨片带状披针形，紫绿色，边缘枯黄色，直立或外展，有时有皱褶。小枝2~3片叶，叶鞘初有小叶耳及肩毛，后渐脱落；叶片长7~16厘米，宽1.2~2.5厘米，背面近基部有毛；叶舌紫色或紫褐色。笋期5月。

2. 淡竹　淡竹又名毛金竹（《南林科技》），白夹竹。植株木质化，呈乔木状。竿高 6~18 厘米，直径 5~7 厘米，成长后仍为绿色，或老时为灰绿色，竿环及箨环均隆起。箨鞘背面无毛或上部具微毛，黄绿至淡黄色而具有灰黑色之斑点和条纹；箨耳及其继毛均极易脱落，箨叶长披针形，有皱褶，基部收缩；小枝具 1~5 片，叶鞘鞘口无毛；叶片深绿色，无毛，窄披针形，长7.5~16 厘米，宽 1~2 厘米，边缘一侧具小锯齿，一侧平滑。次脉 6~8 对，质薄。穗状花序小枝排列成覆瓦状的圆锥花序；小穗含 2~3 朵花，顶端花退化，颖 1 或 2 片，披针形，具微毛；外稃锐尖，表面有微毛；内稃先端有 2 齿，生微毛；鳞被 1~3 枚或缺如，披针形；花药在开花时，以具有甚长之花丝而垂悬于花外；子房呈尖卵形，顶生一长形之花柱，柱头 3 枚，呈帚刷状。笋期 4~5 月，花期当年 10 月至翌年 5 月。

五、本地特色

（一）药材分布

青竿竹多生于平地或丘陵，为常见栽培竹类，分布于广东、广西等华南地区。大头典竹生长分布同青竿竹，台湾有栽培。淡竹多生长于黄河流域至长江流域间以及陕西秦岭等地，为常见的栽培竹类，分布于江苏、浙江、安徽、河南、山东等省，湖北也有少量分布。河南省竹子主要分布在博爱县的许良、上庄、磨头等乡，竹茹蕴藏量很大，每年可收购 3 000 千克以上。竹茹也是博爱县的特产之一，市场销路好。

（二）生长环境

青竿竹生于低丘陵地或溪河两岸，也常栽培于村落附近。大头典竹分布自华南至西南，生长于平地、山坡或河岸。淡竹、筠竹耐寒耐旱性较强，常见于平原地、低山坡地及河滩上。

（三）质量鉴别

1. 性状特征　本品呈带状或丝状，粗糙，长短不一，皱缩卷曲，常常多数聚卷成团，淡黄白色，质柔韧，纤维性。气弱，味淡。

2. 质量标准　全年可采，以冬季采伐当年的新竹为宜，除去枝叶，将砍取的新鲜茎截成65 厘米左右，用特制刮刀刮取。先将外层表皮刮去；第二层俗称"二青竹茹"，质量佳，将稍带绿色的中间层刮成丝条或削成薄片，捆扎成束，晾干，前者称"散竹茹"，后者称"齐竹茹"；其内层黄白色质次，一般不用。亦有部分地区利用竹器生产刮下的竹丝作竹茹用，质次。

本品以丝细、均匀、青黄色、质柔韧者为佳。

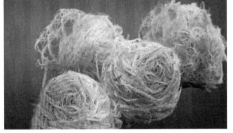

竹茹

六、栽培技术

（一）种植技术

用母竹移栽。2月中旬至3月下旬，选择竹竿健壮、节间稠密、分枝矮、枝叶茂盛、竹鞭生长势强、粗壮、鞭芽新鲜、芽饱满新鲜、无病虫害的二年生竹为母竹。挖掘长60厘米、宽40厘米、深30厘米的根盘，2~3株或多至5株均可，挖母竹时应多带鞭根及泥土，不损伤芽孢及须根，切口要砍平，搬运时用稻草包裹。竹梢要切去一部分，留4~7丛丫枝，按行株距5米×3米挖穴。穴要比原来根盘稍大，将竹栽入穴内。先填入一层细表土或塘泥。立正竹株，覆土分层踏实，并浇透水，培土，防止水分蒸发，并固定竹株。为防止风吹摇动，用支柱在四周撑扶固定。

（二）田间管理

移栽母竹成活后要除草松土。除雨季及冬季外，均要经常浇水，保持土壤湿润。竹喜氮肥，其所需氮、磷、钾肥比例为5∶1∶2。一般追肥2~3次，以勤施少施为原则。

（三）病虫害防治

1. 病害　竹的病害主要有竹锈病，为害叶片。发病初期可喷洒波尔多液防治。
2. 虫害　竹的虫害主要有竹大象虫，为害竹笋，在成虫交尾、产卵期，可进行人工捕捉；在幼虫孵化期，用90%晶体敌百虫500倍液喷杀。

七、加工炮制

（1）传统加工方法：取新鲜茎竿，除去外表皮，然后将稍带绿色的中间层刮成丝条，晾干，打包成捆，或削薄条，捆扎成束，阴干。前者称散竹茹，后者称齐竹。

（2）炒竹茹：取净竹茹团，置于热锅内用文火炒，有火星时稍洒清水，炒至黄色、微具焦斑时取出，摊凉。竹茹性微寒，火炒可减弱竹茹寒性，使其清热作用减弱，而留其化痰功能。

（3）姜汁炒：取净竹茹，加姜汁拌匀，置于锅内用文火炒至黄色，取出，晾干。

（4）姜汁焙：取净竹茹，将丝状竹茹撕开，加姜汁拌匀，稍闷，压平，置于锅内，用文火加热，炒焙至两面显黄色焦斑，取出，晾干。每100千克竹茹，用生姜10千克或干姜3千克。生姜辛温，功能温中止呕，温肺止咳，与竹茹同制，一温一凉，寒热互济，辛开化痰，又能兼制竹茹微寒之性，增加和胃止呕之功能。

（5）玫瑰炒竹茹：取净竹茹团，加玫瑰花汁拌匀，稍润，待汁吸尽，置于热锅内用文火加热，炒至竹茹团黄色，表面微具焦斑时取出，摊开晾干。每100千克竹茹，用玫瑰花15千克。玫瑰花汁的制备方法：取玫瑰花置于锅内用适量水煎取2次，合并备用。如能用蒸馏法提取玫瑰露，则效果更佳。玫瑰花能行气解郁，和血散瘀，入肝、胃二经，其性香而不燥，行气而不伤阳，与竹茹同制，能行气化瘀，解郁安神。

（6）枳实（或枳壳）炒竹茹：取净竹茹团加枳实（或枳壳）汁拌匀，稍润，待汁吸尽，置于热锅内用文火加热。炒至竹茹团黄色，表面微具焦斑时取出，摊开晾干。每100千克竹茹，用枳实（或枳壳）25千克。枳实（或枳壳）汁的制备方法：先用冷水适量将枳实（或枳壳）浸泡15~20分钟，再置于锅内煎煮2次，合并汁液备用。枳实（或枳壳，枳壳作用较缓和）具破气消积、化痰除痞的功能，与竹茹同制，清热行气而化痰。

（7）朱砂制竹茹：取竹茹，抖去灰渣，加飞朱砂细粉1%，兑水适量搅匀后，喷洒竹茹，至染成均匀红色，晒干。

（8）麸制竹茹：先将锅烧热，放入麦麸，炒至冒烟，加入竹茹翻炒至黄色，筛去麦麸即可。每100千克竹茹，用麦麸20千克。

此外，竹茹是儿科常用药，不同的病症应采取不同的炮制方式，如呕吐用姜竹茹可增加止呕效果，而牙龈出血要选秋石竹茹以增强凉血止血效果，而目前药房或药店均没有炮制的刮丝竹茹、姜汁竹茹、盐搓竹茹、秋石拌竹茹。因此，竹茹对中药炮制的理论方法研究和满足中药饮片各种炮制品的市场均具有举足轻重的作用。

八、化学成分

本品含木质素、纤维素。淡竹的竹茹含有对cAMP磷酸二酯酶有抑制作用的成分：2,5-二甲氧基－对－羟基苯甲醛、丁香醛、松柏醛。另含对苯二甲酸β－羟乙基甲基酯。

九、性能与用法用量

（1）性味归经：竹茹味甘，性微寒。归肺、胃经。

（2）功能主治：竹茹具有清热化痰、除烦止呕的功效，常用于因热痰引起的痰热咳嗽、胆火挟痰、胃热呕吐等的治疗。

（3）用法用量：①水煎服，5~10克。②或入丸、散。

十、选方与临床应用

（一）选方

（1）竹茹汤（《普济本事方》）：温中降逆，主治胃热呕吐，症见呕吐酸腐、食入即吐、脘腹胀满、口臭而渴、嗳气、厌食、舌黄脉数。

（2）涤痰汤（《济生方》）：涤痰开窍，主治中风痰迷心窍、舌强不能言。

（3）温胆汤（《三因极一病症方论》）：理气化痰，清胆和胃，主治胆胃不和、痰热内扰、虚烦不眠或呕吐呃逆，以及惊悸不宁、癫痫等症。

（4）黄连温胆汤（《六因条辨》）：清热除烦，理气化痰，主治痰热内扰、失眠、眩晕、心烦、口苦、舌苔黄腻。

（5）羚羊钩藤汤（《通俗伤寒论》）：凉肝熄风，增液舒筋，主治肝经热盛、热极动风、高热不退、烦闷躁扰、手足抽搐、发为痉厥、甚则神昏、舌绛而干或舌焦起刺、脉弦而数。

（6）橘皮竹茹汤（《金匮要略》）：主治胃中热盛，气逆上冲。

（7）竹皮大丸（《金匮要略》）：治妇人乳中虚，烦乱呕逆，安中益气。

（8）竹茹汤（《圣济总录》）：治伤暑烦渴不止。

（9）淡竹茹汤（《千金方》）：治产后虚烦，头痛短气欲绝，心中闷乱不解。

（10）竹茹膏（《济生方》）：治黄疱热疮。

（二）临床应用

竹茹粉在平皿上对白色葡萄球菌、枯草杆菌、大肠杆菌及伤寒杆菌等均有较强的抗菌作用。还具有增加尿中氯化物量、增高血糖等作用。

第十节　补骨脂（怀故子）

一、植物名称

补骨脂（《雷公炮炙论》），别名：胡韭子（徐表《南州记》），婆固脂、破故纸（《药性论》），补骨鸱（《本草图经》），黑故子、胡故子（《中药志》），吉固子（《江西中药》），黑同脂（云南）。本地别名：怀故子、故子（《新乡地区中草药选编》）。

李时珍曰：补骨脂言其功也。胡人呼为婆固脂，而俗讹为破故纸也。胡韭子，因其子之状相似，非胡地之韭子也。

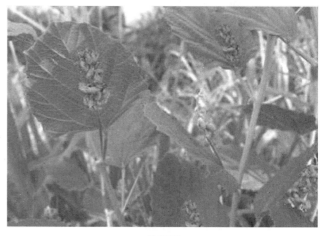

补骨脂

二、药材来源

本品为豆科补骨脂属植物补骨脂的果实。

三、应用历史

补骨脂始载于《开宝本草》，历代应用较为普遍。《药性论》谓："治男子腰疼膝冷湿，逐诸冷痹顽，止小便利，腹中冷。"李时珍曰："补骨脂言其功也……"《本草备要》云："壮元阳缩小便，膝冷痛肾虚泄泻。"《中华人民共和国药典》1977年版、1985年版均有收载。补骨脂在焦作市，特别是在博爱县有悠久的栽培历史，据考：其最初是由博爱县张茹集乡南里村宋金恒于1866年从江西省吉安县引种的。中华人民共和国成立前，南里村200余户人家，800多口人，当时家家户户都有种植，少则几分地多则几亩地，总面积达200余亩，亩产200余千克，总产达 5 万千克左右，其价值人称"1 亩园 10 亩田"。中华人民共和国成立后，其又有较大的发展，博爱县医药公司在 20 世纪 60 年代开始组织收购，1962 年收购 500 多千克，到 1970 年增加到 176 500 千克，1985 年全县种植面积达 5 050 亩，总产量 52 万千克，达历史最高水平。除满足当地需要外其余大部分调往外地。除博爱县外，还带动其他县的种植，至今，还延续着种植补骨脂的传统。博爱县生产的补骨脂个大饱满质优，畅销全国各地，临床疗效较高，为当地道地药材之一。

四、植物特征

原形态为一年生草本，高 40~90 厘米，全体被黄白色毛及黑褐色腺点。茎直立，枝坚硬，具纵棱。叶互生，枝端常侧生小叶 1 片；叶阔卵形或三角状卵形，长 4~11 厘米，宽 3~8 厘米，先端圆形或钝圆，基部心形、斜心形或圆形，边缘有粗阔齿，叶两面均有显著的黑色腺点；叶柄长 2~4 厘米，小叶柄长 2~3 毫米，被白色绒毛；托叶成对，三角状披针形，长约 1 厘米，膜质。花多数，密集成穗状的总状花序；花轴腋生，长 6~10 厘米；萼钟状，基部连合成管状，先端 5 齿，被黑色腺点；花冠蝶形，淡紫色或黄色，旗瓣倒阔卵形，翼瓣阔线形，龙骨瓣长圆形，先端钝，稍内弯；雄蕊 10 枚，1 束，花药小；雌蕊 1 枚，子房上位，倒卵形或线形，花柱丝状。荚果椭圆形，有宿存花萼，果皮黑色，与种子贴在一起；种子气香而腥，花期 7~8 月，果期 9~10 月。

五、本地特色

（一）药材分布

焦作各地均有栽培，主要分布在博爱县的界沟、孝敬、金城、张茹集、高庙等乡和焦作市城乡一体化示范区苏家作乡。

（二）生长环境

补骨脂喜在温暖、湿润、肥沃和阳光充足的地方生长，在瘠薄和荫蔽的情况下生长不良。适应性强，在各种土壤和不同气候条件下都能生长。种子在 15 ℃以上有足够水分、空气时就能发芽。成熟的种子发芽率可达 90% 以上。博爱县在清明前后播种。补骨脂从 6 月起具有连续开花结果的特征。直至霜降前后枯萎。全生育期 180 天左右。

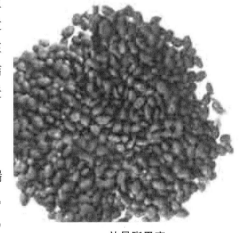

补骨脂果实

（三）质量鉴别

1.性状特征　补骨脂果实扁圆状肾形，一端略尖，小数有宿萼，长 4~5.5 毫米，宽 2~4 毫米。厚约 1 毫米，表面黑褐色或棕褐色，具微细网纹。

在放大镜下可见众多点状凹凸纹理，质较硬脆，剖开可见果皮与外种紧密贴住，厚不及 0.5 毫米，除去果皮后，可见种脐小点状，位于种子凹侧的上端略下处，全点位于另一端，种脊不明显。外种皮较硬，内种皮膜质，灰白色。无胚乳，子叶两枚，肥厚。淡黄色至黄棕色，陈旧者色深，其内外表面常可见白色物质。于放大镜下观察为细小针晶；胚根小，可见。宿萼茎部联合，上端五裂，灰黄色，具茸毛，并密布褐色腺点。气芳香特异，味苦微辛。

2. 质量标准　补骨脂种子富含油脂。气微香，味苦。以粒大、色黑、饱满、坚实、无杂质者为佳。

六、栽培技术

（一）选地整地

选择向阳、地势高燥、排水良好的二荒地或缓坡地种植。秋作收获后，亩施畜厩粪、土杂肥 3~4 吨、普钙（即普通过磷酸钙）50~60 千克，施匀后深耕翻地，整平细耕后，以坡向或阳向开墒种植。坡地墒宽 1.5~2 米，平地 1~1.3 米；坡地墒高 10~15 厘米，平地 15~20 厘米。墒面整成龟背形，墒平垡细。

（二）种子处理

播种前先将种子用 1 毫克 / 千克三十烷醇或 1 毫克 / 千克赤霉素水溶液浸种 12 小时。实践表明：经过处理的种子能促进补骨脂的生长和发育，减少落花、落果，坐果率提高 6.5%~17.4%，结实率增加 21.6%~28.8%，产量增加 31.5%~34.8%，增产效果显著。

（三）播种

1. 直播　在适宜种植区，于清明至谷雨在整好的墒上播种。播种前种子用冷水浸泡 48~72 小时，使其充分吸水，捞出晾干。条播，在墒面上挖行距 40~45 厘米、窄墒 3 行、宽墒 5 行的条沟。塘播，按行株距（40~45）厘米 ×（15~20）厘米规格打塘。沟、塘深 5~7 厘米，在沟中每 10 厘米放种 1~2 粒，塘播每塘下种 3~5 粒。覆盖约 5 厘米厚的土，浇透水后再盖 1~2 厘米厚的干土。覆盖地膜保温保湿，7~10 天即可出苗。

2. 育苗移栽

（1）争取节令。解除与前作地的矛盾，确保全苗壮苗。

（2）省工省材。清明前后采取苗床育苗，加盖地膜或加罩小拱棚保温保湿，7~10 天出苗，30~40 天即可移栽。

按直播规格移栽，条栽行株距为（40~45）厘米 ×（15~20）厘米栽 1 株；塘栽以行株距为（40~45）厘米 ×（15~20）厘米每塘栽双株（分开栽），栽时压实根部，浇定根水。

（四）田间管理

（1）间苗定植。5 月中下旬进行间苗。以株距 15~20 厘米留苗 1~2 株，间苗时，留大间小补缺，留壮间弱，保证全苗。

（2）中耕除草。植物移栽苗成活后或大雨后，要注意中耕松土除草，全生育期进行 3~5 次，保持土壤疏松无杂草。

（五）水肥管理

苗期注意浇水，保持土壤湿润，中、后期注意排水。全生育期必须保证两次追肥，第 1 次是在苗期 5~10 厘米时，亩施人粪尿 1~1.5 吨作为提苗肥；第 2 次是在植株中部叶腋花芽冒出时，亩用畜厩肥 2~3 吨、普钙 20~30 千克施于根部，作为促花肥。结合清沟培土盖粪。有条件时，在花蕾初期喷施两次 0.2% 磷酸二氢钾，作为壮籽肥。

（六）病害防治

（1）菌核病：主要为害茎秆，形成倒伏。病从上部叶片开始，产生褐色枯斑。后期蔓延到茎和茎基，产生褐色腐烂，其上产生白色菌丝和黑色颗粒状菌核，严重时病茎中空，皮层烂成麻丝状。防治措施：冬季清园，认真处理残体；控水排湿，降低土壤和棵间湿度；发病初期喷洒 50% 扑海因可湿性粉剂 1 000~1 500 倍液，或 40% 菌核净可湿性粉剂 800 倍液，或 70% 甲基托布津可湿性粉剂 1 000 倍液，任选 1 种均可。发病后期重点喷洒植株下部。

（2）灰霉病：在叶片上产生褐绿色、水渍状的大斑驳，茎部感病后产生淡黄斑块，花序腐败，各病部均可产生灰色霉状物，都会局部腐烂。防治措施：注意雨后排除积水，降低湿度；发病初期喷洒 1∶1∶100 倍波尔多液或 50% 扑海因可湿性粉剂 1 000~1 500 倍液或 50% 多硫可湿性粉剂 500~600 倍液，交替使用。

（3）轮纹病：主要为害叶片。在叶片上产生圆形、褐色、具有同心轮纹的大病斑，病部质脆易裂，形成孔洞。防治措施：冬春清除病株残体，集中处理，减少菌源；发病时喷洒 70% 甲基托布津可湿性粉剂 800 倍液，或 50% 甲基硫菌灵悬浮剂 1 500~2 000 倍液，或 77% 可杀得可湿性粉剂 500~700 倍液，任选 1 种效果均好。

七、加工炮制

（1）补骨脂：取原药材，除去杂质，洗净，干燥。

（2）炒补骨脂：取净补骨脂，置于锅内，用武火炒至发出爆裂声时，取出放凉。

（3）盐补骨脂：取净补骨脂，加入盐水拌匀，闷透，置于锅内，用文火炒至微鼓起、有香气逸出时，取出放凉。每补骨脂 100 千克，用食盐 2 千克。

（4）饮片性状：炒补骨脂形如补骨脂，具白色裂口。盐补骨脂形如补骨脂，微鼓起，色泽加深，气微香，味微咸。

八、化学成分

补骨脂果实、种子含香豆精类、黄酮类、单萜酚类以及挥发油、皂苷、多糖、类脂等成分。另含类脂化合物，内有三甘油酯、二甘油酯、单甘油酯、蜡酯、碳氢化合物、极性类脂等。

九、性能与用法用量

（1）性味归经：补骨脂味苦，性辛、温。归肾、脾经。

（2）功能主治：补骨脂具有补肾壮阳、固精缩尿、温脾止泻、纳气平喘等功能。主治肾阳不足、下元虚冷、腰膝酸软冷痛、阳痿遗精、尿频、遗尿、肾不纳气、肾漏、虚寒喘咳、脾肾两虚、大便久泻、白癜风、斑秃、银屑病等。外用治白癜风、牛皮癣、秃发。

（3）用量用法：①内服：煎汤，6~15克；或入丸、散。②外用：酒浸涂。阴虚内热者禁服。

十、药理作用

（1）对心血管系统的作用：异补骨脂查耳酮能显著扩张冠状动脉，增加冠脉血流量，并能对抗垂体后叶素对冠状动脉的收缩，能加强豚鼠、大鼠的心肌收缩力；能兴奋蛙心，并能对抗乳酸引起的蛙心心力衰竭。异补骨脂查耳酮对家兔实验性缓慢心律还有明显提高作用。

（2）抗肿瘤作用：补骨脂素对乳腺癌细胞 EMT-6 的生长有明显抑制作用。补骨脂种子能抑制 50% 以上的实体肿瘤。

（3）促黑色素生成作用：补骨脂素和异补骨脂素能促进皮肤黑色素的合成，并使之沉积于皮下。95% 乙醇的补骨脂提取物对酪氨酸酶有明显的激活作用。而酪氨酸是人体内黑色素生物合成的关键酶，因此认为补骨脂系通过提高酪氨酸酶的活性使黑色素生成的速度和数量增加。

（4）抗早孕和雌激素样作用：异补骨脂素、补骨脂酚对小鼠有明显的抗着床作用。补骨脂酚对去卵巢雌鼠可引起动情期变化，使子宫重量明显增加，有较强的雌激素样作用。

（5）对平滑肌的作用：补骨脂提取物能使离体和在位肠管兴奋。对支气管平滑肌，补骨脂酒浸膏、补骨脂素有舒张作用，补骨脂定有收缩作用，异补骨脂素无作用。

（6）抗病原体作用：40% 补骨脂水煎液对阴道毛滴虫有较强的杀灭作用，效果强于大黄。补骨脂水煎液对囊尾蚴有杀伤作用，40% 浓度作用 24 小时，能杀死 88.0% 的囊尾蚴；4% 浓度时能杀死 47.5% 的囊尾蚴。

（7）其他作用：20% 补骨脂水煎液浸泡桑叶能延长家蚕幼虫期和家蚕寿命。动物实验表明，补骨脂对粒系祖细胞（CFU—D）的生长有促进作用，并能保护动物在注射环磷酰胺后引起的白细胞下降。补骨脂对大剂量醋酸氢化可的松对肝细胞的损伤有一定的保护调节作用。补骨脂素对多种辐射有增敏作用。补骨脂中的异巴库查耳酮、新补骨脂异黄酮能抑制花生四烯酸、血小板活化因子和胶原诱导的血小板凝集作用。

十一、临床应用

（1）治腰疼：破故纸为末，温酒下三钱七。（《经验后方》）

（2）治打坠凝瘀，腰疼：通用破故纸（炒香，研）、茴香（炒）、辣桂等份。上为末。每服二钱，热酒调，食前进。（《直指方》茴香酒）

（3）治寒湿气滞，腰疼脚膝肿满，行走艰难：破故纸一两（炒），黑牵牛（研取头末）二两。上为细末。每服三钱，橘皮汤调下，食前，以利为度。（《杨氏家藏方》补骨脂散）

（4）治小便白浊：破故纸（炒）、青盐各四两，白茯苓、五倍子各二两。上为细末，酒煮糊为丸，如梧桐子大。每服三十丸，空心，用温酒或盐汤送下。(《奇效良方》锁精丸）

（5）治肾气虚冷、小便无度：破故纸（大者盐炒）、茴香（盐炒）。上等份为细末，酒糊为丸如梧桐子大。每服五十丸或百丸，空心温酒、盐汤下。(《魏氏家藏方》破故纸丸）

（6）治小儿遗尿：破故纸一两（炒）。为末，每服一钱，热汤调下。(《补要袖珍小儿方论》破故纸散）

（7）治脾肾虚弱，全不进食：破故纸四两（炒香）、肉豆蔻二两（生）。上为细末，用大肥枣四十九个，生姜四两切片同煮，枣烂去姜，取枣剥去皮核用肉，研为膏，入药和杵，丸如梧桐子大。每服三十丸，盐汤下。(《本事方》二神丸）

（8）治赤白痢及水泻：破故纸一两（炒香熟），罂粟壳四两（去穰、顶蒂，新瓦上焙燥）。上两味，为细末，炼蜜为丸如弹子大。每服一丸，水一盏化开，姜二片，枣一个，煎取七分，如小儿分作四服。(《百一选方》）

（9）治脾肾虚弱，大便不实，或五更作泻：破故纸四两（炒）、吴茱萸四两（炒）、肉豆蔻二两（生用）、五味子二两（炒），各为末，生姜四两，红枣五十枚。上用水一碗煮姜枣。水干去姜，取枣肉，丸桐子大。每服五、七十丸，空心日前服。(《内科摘要》四神丸）

（10）治小儿气卵之疾：破故纸、萝卜子、牵牛子、橘核各等分。炒各令焦以黄色，上为细末，酒糊为丸如绿豆大。每服三十丸，盐汤下。(《普济方》）

（11）治赤白带下：破故纸、石菖蒲等分（并锉，炒）。上为末。每服二钱，用菖蒲浸酒调，温服。(《妇人良方》破故纸散）

（12）治牙痛，肾虚：补骨脂二两，青盐半两。炒，研，擦之。(《御药院方》）

（13）治疗白细胞减少症：取补骨脂微炒，研为细末，炼蜜为丸，每丸重6~9克。每服1~3丸，每日3次，盐开水送下；或取其粉3克，盐开水冲服。4周为1个疗程。如果效果不显著，可停药10天，再开始第二个疗程。观察19例，14例痊愈，4例好转，1例无效。

（14）治妇科及其他出血症：对服用甾体避孕药物所致的子宫出血、人工流产后出血、上宫腔内节育器引起的出血等，可服用补骨脂煎剂，亦可使用"止血灵"（由补骨脂和赤石脂组成）。本品对血友病、鼻出消化性溃疡出血也有一定的止血效果。

（15）治银屑病：补骨脂对本病进行期的疗效优于静止期或退行期。亦可使用补骨脂素注射液，并配合紫外线照射，可获得较满意的效果。

（16）治白癜风：用祛白素（由补骨脂素和异补骨脂素组成）、补骨脂注射液及复方补骨脂酊（补骨脂、菟丝子）口服。外搽或肌内注射，部分患者辅以日光或紫外线照射，有一定的疗效。

（17）治鸡眼和秃发：补骨脂醇浸液，外搽鸡眼或鸡眼中心注射，能获得较好疗效。补骨脂制成的补骨脂素肌内注射，同时以紫外线照射，治秃发有效。

（18）治阳痿、腰膝冷痛：多使用补骨脂丸或青娥丸等。

（19）治滑精、遗尿尿频：补骨脂与盐等分同炒为末，每服6克，治滑精，单本品炒研末每服 3 克，热汤下。治小儿遗尿：破故子丸即以破故纸、茴香等分为丸治肾气虚冷，小便无度。

（20）腰疼：破故纸为末，温酒下 9 克。

第十一节 红 花

一、植物名称

红花（《本草图经》），本地用名：草红花（《新乡地区中草药选编》）、怀红花、淮红花、卫红花、红蓝花、刺红花。怀红花因产于怀庆府者质佳故名。淮红花，将怀讹传为淮故也。卫红花，主产于卫国，周朝的诸侯国，疆域大致位于黄河以北，山东聊城西部、菏泽北部一带，先后建都于朝歌、楚丘、帝丘、野王。野王，今沁阳市旧称。

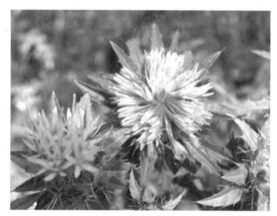

红花

二、药材来源

本品为菊科植物红花的管状花。

三、应用历史

红花始载于《本草图经》，《金匮要略》中称之为红蓝花，历代本草书籍和《中华人民共和国药典》均予以记载。红花在我国栽培历史悠久，自魏至今，河南省作为主要红花产区一直保持至今，以产于怀庆府者质优。

四、植物特征

红花为一年生草本。高 30~90 厘米。茎直立，上部分枝，全部茎枝白色或淡白色，光滑，无毛。中下部茎叶披针形、披状披针形或长椭圆形，长 7~15 厘米，宽 2.5~6 厘米，边缘大锯齿、重锯齿、小锯齿以至无锯齿而全缘，极少有羽状深裂的，齿顶有针刺，针刺长 1~1.5 毫米，向上的叶渐小，披针形，边缘有锯齿，齿顶针刺较长，长达 3 毫米。全部叶质地坚硬，革质，两面无毛无腺点，有光泽，基部无柄，半抱茎。头状花序多数，在茎枝顶端排成伞房花序，为苞叶所围绕，苞片椭圆形或卵状披针形，包括顶端针刺长 2.5~3 厘米，边缘有针刺，针刺长 1~3 毫米，或无针刺，顶端渐长，有篦齿状针刺，针刺长 2 毫米。总苞卵形，直径 2.5 厘米。总苞片 4 层，外层竖琴状，边缘无针刺或有篦齿状针刺，针刺长达 3 毫米，顶端渐尖，下黄白色；中内层硬膜质，倒披针状椭圆形至长倒披针形，长达 2.3 厘米，顶端渐尖。全部苞片无毛无腺点。小花红色、橘红色，全部为两性，花冠长 2.8 厘米，细管部长 2 厘米，花冠裂片几达檐部基部。

瘦果倒卵形，长 5.5 毫米，宽 5 毫米，乳白色，有 4 条棱，棱在果顶伸出，侧生着生面。无冠毛。花果期 5~8 月。

五、本地特色

（一）药材分布

原产于中亚地区。在全国 25 个省市（自治区）均有栽培分布，河南、新疆、四川和浙江等地为主要产区。在不同产地有不同的名称。

（1）怀红花：又名淮红花。产于河南温县、沁阳、武陟、孟州一带者，质亦佳。

（2）杜红花：产于浙江宁波，质佳。

（3）散红花：产于河南商丘一带，质亦佳。

（4）大散红花：产于山东。

（5）川红花：产于四川。

（6）南红花：产于中国南方（一说指产于四川南充）。

（7）西红花：产于陕西。

（8）云红花：产于云南。

（二）生长环境

红花喜温暖、干燥气候，抗寒性强，耐贫瘠。抗旱怕涝，适宜在排水良好、中等肥沃的沙壤土种植，以油沙土、紫色夹沙土最为适宜。种子容易萌发，5 ℃以上就可萌发，发芽适温为 15~25 ℃，发芽率为 80% 左右。适应性较强，生长周期 120 天。

（三）质量鉴别

1.性状特征 本品为干燥的管状花，橙红色，花管狭细，先端 5 裂，裂片狭线形，花药黄色，联合成管，高出裂片之外，其中央有柱头露出。

2.质量标准 本品为以花片长、花色红黄、鲜艳、干燥、质柔软者为佳。

六、栽培技术

（一）选地

红花对土壤要求不严，但要获得高产，必须选择土层深厚、土壤肥力均匀、排水良好的中上等土壤。地势平坦，排、灌条件良好。前茬以大豆、玉米为好。

（二）种子准备

选择适合本地栽培的红花品种红花 2 号和新红花 1 号。

（三）施肥

前茬作物收获后应立即进行耕翻、施肥、灌溉。亩施1~1.5吨农家肥，8~10千克尿素，8~10千克磷肥，1千克锌肥，速效钾低于350毫克/千克以下的地块亩施3~5千克钾肥。在翻地前全部作基肥均匀撒施地面，然后深翻入土，耕地质量应不重不漏，深浅一致，翻扣严密，无犁沟犁梁，可采用秋灌、冬翻、春耙的整地方式。整地质量应达到"齐、平、松、碎、净、墒"六字标准。

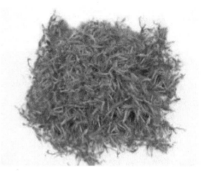

红花饮片

（四）化除

耙地前每亩用氟乐灵80~100克兑水30千克进行土壤处理，用机力喷雾器均匀喷雾，做到不重喷，不漏喷，喷后立即用轻型圆盘耙，耙摩使药土混匀，耙摩深度4~5厘米。

（五）播种

（1）播种期的确定：在5厘米地温稳定通过5℃以上时即可播种，适期早播可以提高产量，本地区红花的适宜播种期一般在3月下旬至4月初。

（2）播种方法和播种量：播种方法采用谷物播种机条播，45厘米等行距播种，播深4~5厘米，每米落种50粒，落种均匀。播行端直，播深一致。不重播、不漏播，覆土严密，镇压踏实，每亩播种量2~2.5千克。

（六）田间管理

1.苗期田间管理

（1）间苗：红花出齐苗后就可以开始间苗，将苗间开苗距1~2厘米，这样有利于促进幼苗生长均匀一致。

（2）定苗：当幼苗长出5~6片真叶时开始定苗，株距5~7厘米，去小留大、去弱留强。

（3）亩留苗密度：高肥力土壤红花分枝能力强，亩留苗密度较稀，平均株距7厘米，亩留苗密度2.1万株；中肥力土壤平均株距6厘米，亩留苗密度2.4万株；低肥力土壤红花分枝能力弱，亩留苗密度较密，平均株距5厘米，亩留苗密度2.9万株。

（4）及时中耕、除草：播后若遇雨应及时破除板结，拔锄幼苗旁边的杂草。第一次中耕要浅，深度3~4厘米，以后中耕逐渐加深到10厘米，中耕时防止压苗，伤苗。灌头水前中耕、锄草2~3次。

2.分枝期至开花期田间管理

（1）施肥：红花是耐瘠薄作物，但要想获得高产，除了播期施用基肥以外，还要在分枝初期追施一次尿素，增加植株花球数和种子千粒重。结合最后一次中耕开沟追肥，沟深15厘米左右，每亩追施尿素 8~10 千克，追肥后立即培土。

（2）灌水：第一水应适当晚灌，在红花分枝后，中午植株出现暂时性萎蔫时灌头水。灌水方法采用小水漫灌，灌水要均匀。灌水后田内无积水。一般情况下在红花出苗后 60 天左右灌头水，亩灌量 60~70 立方米。从分枝期开始灌头水，开花期和盛花期各灌一次水。以后根据土壤墒情控制灌水，不干不灌。特别是在肥力高的下潮地上控制灌水是防止分枝过多、田间郁蔽、预防后期发病的关键措施。红花全生育期一般需灌水 3~4 次，灌水质量应达到不淹、不旱。灌水方法可采取小畦漫灌，严禁大水漫灌。

（七）病虫害防治

1. 锈病

（1）病状：土壤和种子带菌、连作栽培、高湿等是导致该病害发生的主要原因。其为害是锈病孢子侵入幼苗的根部、根茎和嫩茎，形成束带，使幼苗缺水或折断，造成严重缺苗。随风传播的孢子常侵染红花的子叶、叶片及苞叶，形成栗褐色的小疱疹，破裂后散出大量锈褐色粉末，发病严重时，造成红花减产。

（2）防治措施：选择地势高、排水良好的地块种植；进行轮作栽培，使用不带菌的种子；控制灌水，雨后及时排水，适当增施磷、钾肥，促使植株生长健壮；红花收获后及时清园，集中处理有病残株；在发病初期用 0.2~0.3 波美度石硫合剂，或 20% 三唑酮乳油 1 500 倍液，或 15% 三唑酮可湿性粉剂 800~1 000 倍液防治。

2. 根腐病

（1）病状：由根腐病菌侵染，在整个生育阶段均可发生，尤其是幼苗期、开花期发病严重。发病后植株萎蔫，呈浅黄色，最后死亡。

（2）防治方法：发现病株要及时拔除烧掉，防止传染给周围植株，在病株穴中撒一些生石灰或呋喃丹，杀死根基线虫，用 50% 的托布津 1 000 倍液浇灌病株。

3. 黑斑病

（1）病状：病原菌为半知菌，在 4~5 月发生，受害后叶片上呈椭圆形病斑，具同心轮纹。

（2）防治方法：清除病枝残叶，集中销毁；与禾本科作物轮作；雨后及时开沟排水，降低土壤湿度。发病时可用 70% 代森锰锌 600~800 倍液喷雾，每隔 7 天一次，连续 2~3 次。

4. 炭疽病

（1）病状：本病为红花生产后期的病害，主要为害枝茎、花蕾茎部和总苞。

（2）防治方法：选用抗病品种；与禾本科作物轮作；用 30% 菲醌 25 克拌种 5 千克，拌后播种；用 70% 代森锰锌 600~800 倍液进行喷洒，每隔 10 天一次，连续 2~3 次。要注意排除积水，降低土壤湿度，抑制病原菌的传播。

5. 钻心虫

（1）病状：本病对花序为害极大，一旦有虫钻进花序中，花朵死亡，严重影响产量。

（2）防治方法：在现蕾期应用甲胺磷叶面喷雾 2~3 次，杀死钻心虫。在蚜虫发生期，可用乐果 1 000 倍喷雾 2~3 次，杀死蚜虫。

6. 猝倒病

（1）病状：猝倒病是红花的重要病害，各种植区普遍发生，严重影响红花的产量和品质。主要危害幼苗的茎或茎基部，初生水渍状病斑，后病斑组织腐烂或缢缩，幼苗猝倒。病菌侵入后，在皮层薄壁细胞中扩展，菌丝蔓延于细胞间或细胞内，后在病组织内形成卵孢子越冬。该病多发生在土壤潮湿和连阴雨多的地方，与其他根腐病共同为害。

（2）防治方法：

1）农业防治：重病田实行统一育苗，无病新土育苗。加强苗床管理，增施磷钾肥，培育壮苗，适时浇水，避免低温、高湿条件出现。

2）药剂防治：①采用营养钵育苗的，移栽时用 15% 绿亨 1 号 450 倍液灌穴。采用直播的可用 20% 甲基立枯磷乳油 1 000 倍液或 50% 拌种双粉剂 3 00 克兑细干土 100 千克制成药土撒在种子上，然后再覆土。②出苗后发病的可喷洒 58% 甲霜灵锰锌可湿性粉剂 800 倍液或 64% 杀毒矾可湿性粉剂 500 倍液或 72% 克露可湿性粉剂 800~1 000 倍液或水分散粒剂 800~900 倍液。

七、采收

（1）收花：以花冠裂片开放、雄蕊开始枯黄、花色鲜红、油润时开始收获，最好是每天清晨采摘，此时花冠不易破裂，苞片不刺手。特别要注意的是：红花收花不能过早或过晚。若采收过早，花朵尚未授粉，颜色发黄；若采收过晚，花会变为紫黑色，所以过早或过晚收花，均会影响花的质量，这样的花不宜药用。

（2）收籽：当红花植株变黄，花球上只有少量绿苞叶，花球失水，种子变硬，并呈现品种固有色泽时，即可收获。一般采用普通谷物联合收割机收获。

八、化学成分

红花含红色的和黄色的色素、红花苷、多酚类等成分，还含挥发性成分、鼠李糖、阿拉伯糖、木糖、葡萄糖以及具降血压作用的丙三醇 – 呋喃阿糖 – 吡喃葡萄糖苷等。

九、性能与用法用量

（1）性味归经：红花具特异香气，味微苦，性辛，温。归心、肝经。

（2）功能主治：红花可活血通经，散瘀止痛，有助于治经闭、痛经、恶露不行、胸痹心痛、瘀滞腹痛、胸胁刺痛、跌打损伤、疮疡肿痛等。

（3）用法用量：①内服：煎汤，1~2 钱；入散剂或浸酒，鲜者捣汁。②外用，研末撒。

（4）注意事项：孕妇忌服。

（5）中毒反应：红花中毒后主要表现为腹部不适、腹痛、腹泻，甚或胃肠出血、腹部绞痛、妇女月经过多。主要与红花对肠管及子宫有兴奋作用有关。中毒发生时，有的可出现神志萎靡不清、震颤，严重者可致惊厥，呼吸先兴奋后抑制，以致循环、呼吸衰竭；少数患者出现头晕、皮疹和一过性荨麻疹等。与红花对神经系统的兴奋作用和过敏反应有关。红花中毒的主要原因一是误用，二是用量过大。因此临床上对孕妇应忌用，有溃疡病及出血性疾病者应慎用，用量（煎服）不宜大，以 3~9 克为宜。

十、药理作用

（1）对心血管系统的作用：红花有轻度兴奋心脏、降低冠脉阻力、增加冠脉流量和心肌营养性血流量的作用。大剂量红花煎剂对离体蟾蜍心脏有抑制作用，小剂量对心脏却有轻微的兴奋作用，使心跳有力；煎剂 0.5 克／千克静脉注射可轻度兴奋在体犬心；红花注射液对离体兔心有较明显的减慢心律作用；大剂量的红花浸剂能使离体蟾蜍与大鼠心脏停止于舒张期，但洗去药液后心跳可迅速恢复，幅度与频率有明显增加。动物实验证明：与乙酰胆碱、枸橼酸钾等心脏停搏药物相比较，红花浸剂有使心脏迅速恢复正常跳动而不易发生纤颤的优点；红花水浸液有一定的扩张冠状动脉作用，但维持时间较短。

（2）对血液系统的作用：红花可使全血凝固时间及血浆（缺血小板）复钙时间显著延长。从红花中分离出的有效成分——红花黄色素，具有抑制血小板凝聚、增加纤维蛋白溶解酶活性、抑制体外血栓形成等作用。红花黄色素能延长家兔血浆的复钙时间、凝血酶原时间和凝血酶时间，表明其对凝血过程的内在凝血酶原及凝血酶－纤维蛋白的反应具有显著抑制作用。

（3）对子宫的作用：红花煎剂对小鼠、家兔、猫、豚鼠、狗等动物的在体或离体子宫均有不同程度的兴奋作用。小剂量可使子宫发生紧张性或节律性收缩，大剂量可使子宫紧张性与兴奋性升高，自动收缩，甚至痉挛。此作用对已孕子宫较未孕子宫更为明显。亦有报道称，将红花煎剂注射于摘除卵巢的小鼠阴道周围，能使子宫重量明显增加，提示其有雌激素样作用。

（4）对血脂的作用：多数报告认为，红花油有降血脂作用。口服红花油可降低实验性高胆固醇血症家兔的血总胆固醇、总脂、硝酸甘油及非酯化脂肪酸的水平。红花油能降低大鼠血清胆固醇，但会增加肝内脂质及胆固醇。亦有报告指出，家兔口服红花煎剂 90 天后血脂明显升高；红花油可致家兔肝内大量沉积胆固醇及早期肝硬化，并不能预防主动脉及冠状动脉粥样硬化斑块的形成。

（5）其他作用：红花还具有降血压、抗疲劳、消炎和提高免疫等功能。

第三章　大宗优质怀药品种

第一节　根与根茎类

一、三棱

1. 本地用名　三棱，本地称扁杆荆三棱、水莎草、三棱草、黑三棱。

2. 药材来源　本品为黑三棱科植物黑三棱的干燥块茎。

3. 识别要点　黑三棱为多年生草本，高60~90厘米，根状茎横走，圆柱形，下生粗短的块茎和多数须根。茎直立，圆柱形，光滑。叶丛生，排成2列，长条形，长60~95厘米，松软而稍呈海绵质，先端钝，全缘，基部鞘状抱茎。6~7月从叶丛中生出花葶，具叶状苞片；花单性，雌雄同株，花密集呈头状。果为核果状，倒卵状圆锥形，具棱角。

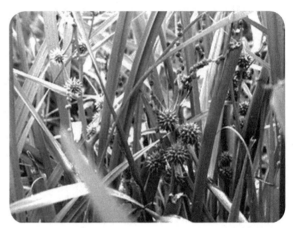

三棱

4. 习性分布　黑三棱喜暖湿润气候，宜在向阳、低湿的环境中生长。对土壤要求不严，多生于池沼及水沟等处。可栽种在沟渠、池塘的浅水处，也可栽在水田里。焦作及辉县、原阳县等生长较多。

5. 采收加工　本品宜于秋、冬季采挖，除去残茎及须根，留下块茎，削去外皮，晒干或焙干。

6. 药材性状　本品近圆球形，下面略有锥形突起，或呈倒圆锥形，长3~4厘米，直径2~3厘米，常有黑色外皮及支根残疤，须根痕较少。去皮者外形略小，质轻而坚，极难折断，劈开面平坦，黄色，散生的维管束明显。气微，味淡。

本品以个大质坚、色白、外皮削净者为佳。

7. 性能与用法用量

（1）性味归经：味辛、苦，性平。归肝、脾经。

（2）功能主治：破血行气，消积止痛。用于症瘕痞块、瘀血经闭、食积胀痛。

（3）用法用量：水煎服，4.5~9克。

8. 加工炮制

（1）生用：拣去杂质，洗净，浸泡至透，捞出，切3毫米厚的片，晒干即可。

（2）醋煮：取净三棱置于开水锅内，浸没，煮至五六成透时，加醋再煮至八成透，停止加水，并停止续火，留在锅内焖透，吸尽余汤，捞出，晾至外皮无水分，切片，晒干。每100千克三棱，用醋30千克。

（3）其他：本区尚有一种荆三棱（属于莎草科），其块茎亦入药，与三棱的主要区别是：茎三棱形，叶互生，长20~30厘米，花两性，果为瘦果。荆三棱的性味功效与三棱相同，但一般认为其质量较三棱稍差。

二、土茯苓

1. 本地用名　土茯苓，本地又称光叶菝葜、冷饭团、红土令、山猪粪。

2. 药材来源　本品为百合科植物土茯苓的块形根状茎。

3. 识别要点　土茯苓为多年生攀缘状灌木。地下根状茎横生，细长，生多数须根，每间隔一定距离生一肥厚的块形结节（即块形根状茎），质较坚实，外皮褐色，内面肉质粉性，黄白色。单叶互生，革质，叶柄长1~2厘米；叶片长圆形至椭圆状披针形，叶面深绿，叶背有白粉，全缘，主脉3条明显，细脉网状，托叶变成2条卷须。7~8月开白色的单性花，雌雄异株，伞形花序腋生。浆果球形，熟时蓝紫色或紫红色，外被白粉。

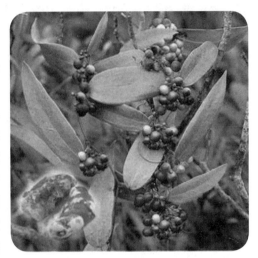

土茯苓

4. 习性分布　土茯苓多生于山坡林下、山谷、灌木丛中。焦作市山区均有生长。沁阳、博爱、修武、济源、辉县等地山区较多。

5. 采收加工　春、秋挖块形根状茎，去茎叶、泥土，洗净，晒干，或趁鲜切片，晒干。

6. 药材性状　根状茎为不规则的块状，稍扁或略呈圆柱状，多分歧，具结节状隆起，大小不等，长5~15厘米，直径2~5厘米。表面土棕色或棕色；粗糙，凹凸不平，常有刀伤切口及侧根的残余部分，端具茎痕。质坚硬，不易折断，断面粗糙，常凹陷，黄色或乳白色。气微，味甘淡。

本品以淡棕色、粉性足、纤维性少者为佳。

7. 性能与用法用量

（1）性味归经：味甘、淡，性平。归肝、胃、脾经。

（2）功能主治：清热解毒，除湿通络。主治钩端螺旋体病、梅毒、风湿关节痛、痈疖肿毒、湿疹、皮炎、淋症白带；梅毒及汞中毒所致的肢体拘挛、筋骨疼痛。

（3）用法用量：水煎服，9~15克。

8. 加工炮制　拣去杂质，用清水洗净，闷润至透，切成1分厚横片或斜片，晒干。

三、山豆根

1. 本地用名　山豆根，本地称老婆叶、北豆根、蝙蝠葛。

2. 药材来源　本品为防己科植物蝙蝠葛的根状茎。

3. 识别要点　蝙蝠葛为落叶缠绕木质藤本，长达10米以上。根状茎细长，圆柱形，外皮棕色至黑褐色，断面黄白色。单叶互生，叶柄长约10厘米；叶片圆盾形，先端尖，心形或截形，稍具7~8浅裂，裂片近三角形；5~7掌状叶脉，下面苍白色，无毛。夏季开黄绿色单性小花，雌雄异株，圆锥花序腋生。核果肾形，熟时黑色。

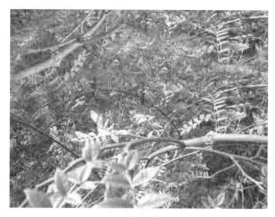

蝙蝠葛

4. 习性分布　蝙蝠葛为多生于山坡林缘、路边、沟谷灌木丛中。焦作市山区、辉县、济源等地山区均有生长。

5. 采收加工　山豆根春、秋均可采挖，去芦头和须根，洗净，晒干。

6. 药材性状　根状茎细长圆柱形，常弯曲或分歧，长可达50厘米，直径2~8毫米。表面黄棕色至暗棕色，上有多数棕色细长而弯曲的细根，并可见凸起的根痕及纵皱，外皮常呈层状或片状脱落。质韧，难折断，断面纤维性。气无，味苦。

本品以根状茎粗长、色外黄内白、无须根者为佳。

7. 性能与用法用量

（1）性味归经：味苦，性寒，有毒。归肺、胃经。

（2）功能主治：清热解毒，消肿止痛，利咽喉，通便。主治火毒蕴结、乳蛾喉痹、咽喉肿痛、齿龈肿痛、口舌生疮、肺热咳嗽、湿热黄疸、痈疖肿毒、便秘。

（3）用法用量：水煎服，3~6克。

8. 加工炮制　除去残茎及杂质，浸泡，洗净，润透，切厚片，干燥。本品呈不规则的类圆形厚片。外表皮棕色至棕褐色。切面皮部浅棕色，木部淡黄色。有豆腥气，味极苦。

四、木通

1. 本地用名　木通，本地称山木通、木通马兜铃。

2. 药材来源　本品为木通科植物木通的藤茎。

3. 识别要点　木通为木质藤本，长8~10米，常缠绕于他物上，外表皮灰色，断面浅黄色，有放射状线和密集细小孔洞。单叶互生，具柄，叶片心形，全缘，叶背色淡有短毛。花单生于叶腋，花筒呈马蹄形，上部膨大，外面淡黄绿色，内有紫红色圈及斑点蒴果圆柱状，具6条棱，褐色，顶端开裂。种子淡灰褐色。

4. 习性分布　木通生于山坡、山沟、溪旁等较阴湿的林下及潮湿的乔木与灌木林中。博爱县、修武县、辉县等山区有少量生长。

5.采收加工　木通于春、秋季采收，刮去外表皮，晒干。用时润透，切片。

6.药材性状　本品呈圆柱形，长短不一，直径1~2.5厘米；外表灰棕色至黄棕色，栓皮较平滑。较粗的茎部分栓皮已除去，露出淡棕色而带光泽的纵直纹（系中柱鞘纤维束），质轻而坚硬，细者易折断，断面可见多数导管孔洞。气无，味微苦。

本品以条无老皮、内皮黄色、折断面鲜黄色者为佳。

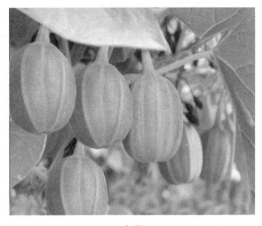

木通

7.性能与用法用量

（1）性味归经：味苦，性寒。归心、脾、肾、小肠、膀胱经。

（2）功能主治：清热利尿，活血通脉，通乳。主治小便赤涩、淋浊、水肿、胸中烦热、喉咙疼痛、口舌生疮、风湿痹痛、乳汁不通、经闭、痛经。

（3）用法用量：水煎服，3~6克；或入丸、散。

8.加工炮制　木通用水稍浸泡，闷润至透，切片，晾干。

五、天冬

1.本地用名　天冬，本地名有丝冬、天冬草、天门冬、明天冬。

2.药材来源　本品为百合科植物天冬的干燥块根。

3.识别要点　天冬为多年生攀缘草本。根茎短，生多数细长须根，须根中部膨大为肉质块根，呈纺锤形或长椭圆形，外皮灰黄色。茎细长，常扭曲，长1~2米，多分枝，主茎上的鳞状叶常变为下弯的短刺，叶状枝（常误认为叶），2~4片丛生，扁平而具棱，线形或狭线形，稍弯曲。夏季开黄白色或白色花，花1~3朵簇生，下垂。浆果球形，熟时红色。种子1枚，黑色。

4.习性分布　天冬多生于阴湿山坡林缘、灌丛或草丛中。焦作市山区均有生长，下属各县市也有栽培。

5.采收加工　天冬于秋、冬二季采挖，洗净，除去茎基和须根，置于沸水中煮或蒸至透心，趁热除去外皮，洗净，干燥。

6.药材性状　本品块根细长，呈长纺锤形，略弯曲，长5~18厘米，直径0.5~2厘米。表面黄白色至淡黄棕色，半透明，光滑或具深浅不等的纵皱纹，偶有残存的灰棕色外皮。质硬或

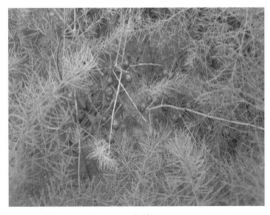

天冬

柔润，有黏性，断面角质样，中柱黄白色。气微，味甜、微苦。

本品以饱满壮实、色白微黄、半透明而干者为佳。

7. 性能与用法用量

（1）性味归经：味甘苦，性寒，无毒。入肺、肾经。

（2）功能主治：养阴润燥，清肺生津。用于肺燥干咳，顿咳痰黏，腰膝酸痛，骨蒸潮热，内热消渴，热病津伤，咽干口渴，肠燥便秘；肺结核、支气管炎、白喉、百日咳、糖尿病等。外用治疮疡肿毒，蛇咬伤。

（3）用法用量：水煎服，6~12 克。

8. 加工炮制　本品为除去须根，可入沸水中煮或蒸，除去外皮，用微火烘干或用硫黄熏后再烘干。

六、天南星

1. 本地用名　天南星，本地又名山苞米、南星、蛇苞米。

2. 药材来源　本品为天南星科植物天南星、异叶天南星的干燥块茎。

3. 识别要点　天南星为多年生草本，高30~90 厘米。块茎扁球形，黄褐色，直径 2.5~5.5 厘米，茎基部有多数须根。叶 1 片，基生；叶柄肉质，圆柱形，直立如茎状，长 40~85 厘米；下部成鞘，基部包有透明膜质长鞘，白绿色或其上散生污紫色斑点；叶片辐射状全裂成 7~23

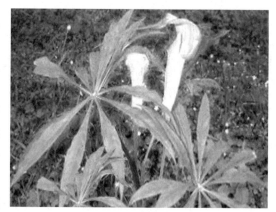
天南星

片，集于叶柄顶端，裂片披针形或长披针形，全缘。5~6 月开花，肉穗花序，雌雄异株，佛焰苞绿色，偶为紫色，先端呈长线状。浆果红色。

4. 习性分布　天南星是一种阴性植物，多野生于海拔 200~1 000 米的山谷或林内阴湿环境中，怕强光，喜水喜肥，怕旱怕涝，忌严寒。焦作市山区均有分布，下属各县市常栽培。

5. 采收加工　本品多于秋季茎叶枯黄后挖块茎，去须根，刮净外皮，晒干。

6. 药材性状　块茎扁球形或半球形，直径 2~5 厘米，顶面中央有茎的凹陷残痕，其周围有多数须根痕，块茎周围有突起的圆芽，呈不规则瘤块。表面土棕色，除净外皮的部分呈乳白色，偶有未去净外皮的棕色斑。质坚硬不易折断，断面白色粉质或棕色角质（加工时煮过），气无，味辣而麻舌。

本品以去净外皮、色白饱满、体质坚硬、粉质重者为佳。

7. 性能与用法用量

（1）性味归经：味苦、辛，性温，有毒。归肺、肝、脾经。

（2）功能主治：燥湿化痰，祛风止痉，散结消肿。主治顽痰咳嗽、风痰眩晕、中风痰壅、口眼㖞斜、半身不遂、癫痫、惊风、破伤风。生用外治痈肿、蛇虫咬伤。

（3）用法用量：一般炮制后用，3~9克；外用，生品适量，研末以醋或酒调敷患处。

8.加工炮制

（1）生用：天南星拣去杂质，清水洗净，捞出，晒干。

（2）制南星：取净天南星，按大小分档，用清水浸泡，夏季泡7天左右，冬季泡14天左右，每天换水2~3次，泡至口尝稍有麻辣感为度，取出，再用捣烂的生姜、白矾同入锅内，加清水适量煮至内无白心，取出，晾至六成干，切顺刀片0.6~0.9毫米，干燥。每500克用生姜、白矾各60克。

（3）胆南星：取磨成粉的天南星500克，用牛胆10只，汁水约1300克，将浓缩的胆汁与之拌和，做成小块，日晒夜露至干燥为止。

【附注】

（1）天南星中毒，可引起舌、喉发痒而灼热、肿大，严重时窒息，呼吸停止。轻者可服稀醋或鞣酸及浓茶、蛋清、甘草水、姜汤等解之。如呼吸困难则给氧气，必要时做气管切开。

（2）本地山区尚有下列植物的块茎亦作天南星用。

1）全缘灯台莲：多年生草本，叶鸟趾状全裂，裂片5枚，倒卵形或广倒卵形，先端锐尖，基部楔形，全缘。

2）灯台莲：是全缘灯台莲的变种，其与全缘灯台莲的主要区别是：其裂片边缘有不整齐的锯齿。

七、丹参

1.本地用名　丹参，本地称血参、红根、大红袍、血山根。

2药材来源　本品为唇形科丹参的干燥根及根茎。

3.识别要点　丹参为多年生草本，高30~80厘米，全株密被黄白色柔毛及腺毛。根细长圆柱形，多分枝，新鲜时，表面棕红色，断面肉白色，渐变粉红色，干后呈紫黑色或砖红色。茎方形，直立，上部分枝。单数羽状复叶，对生，具柄，小叶通常5片，顶端小叶大于侧生小叶，叶片卵圆形，先端急尖或渐尖，基部斜圆形，边缘有圆锯齿。夏季开花，轮伞花序呈总状排列，顶生或胶生，花冠唇形，蓝紫色。小坚果长圆形，熟时多为黑色，包于宿萼内。

4.习性分布　丹参喜气候温和，光照充足，空气湿润，土壤肥沃。适宜在土质肥沃的沙质壤土上生长，土壤酸碱度适应性较广，中性、微酸、微碱均可生长。多生于山坡草地林边道旁，或疏林干燥地上。焦作市多为栽培。

5.采收加工　野生丹参在春、秋挖根。栽培者于栽种后第二年秋季挖根。除去泥沙，洗净，晒干。置于阴凉干燥处，防蛀。如用芦头栽培则当年可收。

6.药材性状　丹参根略呈细长圆柱形，微弯曲，有时分枝，其上生多数须状细根，根长10~25厘米，直径0.8~1.5厘米，支根长5~8厘米。表面棕红色，粗糙，具不规则纵皱或栓皮，多呈鳞片状剥落。质坚脆，易折断。气微弱，味微苦。

本品以条粗、色紫红、有菊花状白点者为佳。

7. 性能与用法用量

（1）性味归经：味苦，性微寒。归心、肝经。

（2）功能主治：活血祛瘀，通经止痛，清心除烦，凉血消痈。主治胸痛、月经不调、经闭痛经、症瘕积聚、胸腹刺痛、热痹疼痛、疮疡肿痛、心烦不眠；对肝脾肿大、心绞痛等病症亦有一定的疗效。

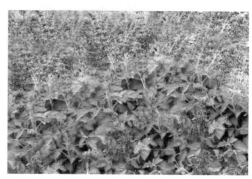
丹参

（3）用法用量：水煎服，9~15 克。若想活血化瘀，宜酒炙用。

8. 加工炮制

（1）生用：丹参拣去杂质，清水洗净，略泡捞出，润透后切顶刀片 0.9~1.2 厘米厚，晒干。

（2）炒炭：取丹参片置于锅内，用武火炒至外呈黑色、内呈焦黑色为度，喷洒适量水，灭尽火星，取出，晾一夜。

（3）酒炙：将丹参片与黄酒拌匀，闷润至酒尽时，置于锅内用文火炒至微带焦斑为度。每 500 克用黄酒 60 毫升。

八、半夏

1. 本地用名　半夏，本地又名三叶半夏、三叶老、三步跳、麻玉果、燕子泥。

2. 药材来源　本品为天南星科植物半夏的干燥块茎。

3. 识别要点　半夏为多年生草本，高 15~30 厘米。块茎球形或扁球形，直径 1~2 厘米，白色肉质，下部生多数须根。叶生于块茎顶端，具长柄，在叶柄下部内侧常生一白色珠芽；一年生的叶为单叶，卵状心形，2~3 年生的叶为三出复叶，小叶片椭圆形至披针形，全缘，中间裂片较大，先端锐尖，基部楔形，具短柄，叶脉为羽状网脉，侧脉在近边缘处联合。5~7 月开花，肉穗花序顶生，花单性，花序上部为雄花，下部为雌花；佛焰苞下部绿色，内部黑紫色。浆果椭圆形，熟时红色。

4. 习性分布　半夏多生于山坡、林下、溪边及阴湿草地上。焦作市山区均有野生。半夏喜暖温潮湿，耐荫蔽；可栽培于林下或果树行间，或与其他作物间作，各县市亦有栽培。

5. 采收加工　半夏于 6~9 月收获，出土后，拣出大的入药，小的作种栽。将入药部分放在水缸内，添适量水，用扫帚撞去外皮，或放在筐内浸在河水中，用木棒杵去外皮，淘净晒干即可。

6. 药材性状　半夏块茎呈圆球形、半圆球形或偏斜形，有的不规则，直径 0.8~1.5 厘米，高 0.5~1 厘米；表面浅黄色或乳白色，未去外皮的具黄色斑点；上端多圆平，中心有凹陷的茎痕，呈黄棕色，其周围密布棕色下凹的须根痕；下面钝圆而滑，少数微有突起；质坚实，致密；纵向切开呈肾脏形，断面洁白，粉质细腻。粉末嗅之呛鼻，味辛辣，嚼之发黏，麻舌而刺喉。

本品以个大、色白、颗粒均匀完整、质坚实、粉性足者为佳。

7. 性能与用法用量

（1）性味归经：味辛，性温，有毒。归脾、胃、肺经。

（2）功能主治：燥湿化痰，降逆止呕，生用消痞散结。用于寒痰咳嗽，咳喘痰多，痰饮眩悸，风痰眩晕，痰厥头痛呕吐反胃，胸脘痞闷，梅核气；外用治痈肿。

（3）用法用量：①内服：一般炮制后使用，3~9克。②外用：适量，磨汁涂或研末以酒调敷患处。

（4）注意事项：孕妇慎用，反乌头、草乌。阴亏燥咳，津伤口渴者忌用。

8. 加工炮制

（1）生半夏：半夏拣去杂质，清水洗净，捞出，干燥。

（2）清半夏：取拣净的生半夏，大小分档用清水浸泡。夏天泡7天左右，冬天泡14天左右，每天换水1~2次。泡至口尝稍有麻辣感时，移置于锅内加白矾与水煮透；或再加面粉拌匀，取出，制成团，略晾后，切片0.3毫米厚左右，干燥（同时筛去粉末）。每500克用白矾6~9克，面粉适量。

（3）姜半夏：取净半夏片，用生姜汁拌匀，稍润，置于锅内用文火炒至黄色为度，取出放凉。每500克用生姜60克取汁。

（4）法半夏：制法有两种。

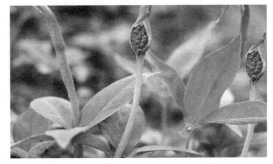

半夏

1）照上述清半夏的制法，将半夏浸泡至口尝稍有麻辣感时，再加白矾浸泡1天，取出。另取甘草碾碎，加水煎汁至味尽，去渣。用甘草汁泡生石灰，加适量水混合，除去石灰渣，倒入半夏缸中浸泡，每日搅拌，使其颜色均匀，至内外呈黄色、无白心为度，捞出洗净石灰，阴干。

2）按上述清半夏的制法，将半夏浸泡至口尝稍有麻辣感时，再加白矾浸泡1天，取出。另取甘草碾碎，加水煎汁至味尽，去渣。与半夏同置于缸内，加水以淹没半夏2~3指深为度，再加入生石灰，搅拌均匀，闷24小时，取出，用清水洗净，干燥。每500克用白矾9克，甘草75克，生石灰块195克。

经浸泡和白矾、生姜、甘草等处理能解半夏之毒，而白矾还能起防腐之作用，石灰能去半夏之滑涩。

【附注】

（1）焦作本地当半夏用的还有一种是掌叶半夏，焦作本地山区有野生，间有栽培。与半夏的区别在于其块茎较大，直径长3~4厘米，叶柄长45~60厘米或更长，其基部内侧无珠芽；叶片掌状，具小叶9~11片。其采集加工、性味功能、主治用法均与半夏相同。

（2）半夏有毒，生食时有强烈的麻辣味，舌、喉发痒而灼热、肿大、流涎、言语不清、嘶哑、张口困难。严重者可致窒息，呼吸停止。处理：内服中毒，给服稀醋或鞣酸，或浓茶、蛋白等。

呼吸困难者给氧，必要时作气管切开。支持疗法，对症下药。中草药：生姜30克、防风60克、甘草15克，煎汤，先含漱一半，后内服一半。或醋30~60克，加姜汁少许，内服或漱口。

九、龙胆草

1. 本地用名　龙胆草，本地称龙胆、石龙胆、条叶龙胆、小龙胆。

2. 药材来源　本品为龙胆科植物条叶龙胆、石龙胆的干燥根及根茎。

3. 识别要点　龙胆草为一年生小草本，高3~8厘米。茎细弱，分枝，被短腺毛。叶对生，茎下部者较大，卵圆形或卵状椭圆形，茎上部的叶匙形至倒卵形，近革质，粗糙，顶端有芒刺，反卷，基部连合。夏季开花，单生于枝端；花萼钟形；花冠钟

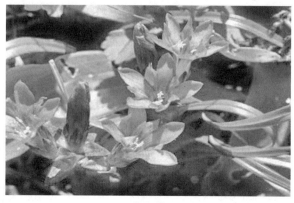

龙胆草

形，淡蓝色，有白色而下宽之管及5裂片。蒴果倒卵形，具长柄，外露。种子细小，褐色，椭圆形，具网纹。

4. 习性分布　龙胆草性喜潮湿凉爽气候，野生于山坡草地、路边、河滩、灌丛中、林缘及林下、草甸，海拔400~3 000米。焦作市山区常见分布。

5. 采收加工　龙胆草多于春、秋季采挖，洗净，干燥。切段，以色黄或色黄棕者为佳。

6. 药材性状　龙胆根茎呈不规则块状，长1~3厘米，直径0.3~1厘米；表面暗灰棕色，上端有茎痕或残留茎基，周围和下端着生多数细长的根，根圆柱形，略扭曲，长10~20厘米，直径0.2~0.5厘米；表面淡黄色或黄棕色，上部多有显著的横皱纹，下部较细，有纵皱纹及支根痕。质脆，易折断，断面略平坦，皮部黄白色或淡黄棕色，木质部色较淡，中心有数个筋脉点（维管束）。气微，味甚苦。

7. 性能与用法用量

（1）性味归经：味苦，性寒。归肝、胆经。

（2）功能主治：泻肝胆实火，除下焦湿热。治肝经热盛，惊痫狂躁，乙型脑炎，头痛，目赤，咽痛，黄疸，热痢，痈肿疮疡，阴囊肿痛，阴部湿痒。用于湿热黄疸、阴肿阴痒、带下、湿疹瘙痒、耳聋、胁痛、口苦、惊风抽搐。

（3）用法用量：①内服：煎汤，3~6克；或入丸、散。②外用：适量，煎水洗；或研末调搽。

8. 加工炮制　拣去杂质，除去残茎，用清水洗净，闷润至透，切成1分厚横片，晒干。

十、白术

1. 本地用名　白术，本地称于术、术、冬术、种术。

2. 药材来源　本品为菊科植物白术的干燥根茎。

3. 识别要点　白术为多年生草本，高 50~60 厘米。根状茎粗壮，略呈拳形，有不规则分枝，外皮灰黄色。茎直立，上部分枝，基部木质化，有浅纵槽。单叶互生，茎下部叶有长柄，叶片 3 深裂，稀 5 深裂，裂片椭圆形或卵状披针形，边缘具锯齿状刺；茎上部叶柄渐短，叶片不分裂，椭圆形至卵状披针形，边缘有弱刺，叶脉明显。秋季开花，头状花序，总苞片 7~8 层，基部有一层羽状深裂的

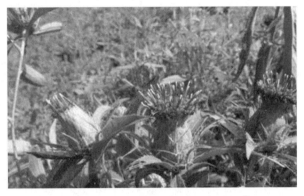

白术

叶状苞片，花全部为管状，紫色。瘦果长圆状椭圆形，稍扁，具黄色冠毛。

4. 习性分布　白术喜凉爽气候，怕高温高湿环境，对土壤要求不严格，但以排水良好、土层深厚的微酸性土壤、碱性土壤及轻黏土为好。野生于山坡草地及山坡林下。焦作市有栽培。

5. 采收加工　栽种后的第二年霜降至立冬时采挖，除去地上茎和须根，打下种子，储藏备用。然后将白术置于太阳下晒干，叫"晒术"。一般采用烘干的办法，烘时火力不要过猛，烘约一小时，至白术表面发热，这时火力应逐渐降低，多次翻动，使其均匀一致，大的翻于下面，小的翻于上面，翻动时使其须根自落，烘 8 天左右达八成干时，取出堆放 5~10 天，使其内部水分外渗（返潮），然后再以大火回炕至干，除去杂质，叫"烘术"。

6. 药材性状　白术根状茎肥厚如拳块状，有不规则的瘤状突起，亦有中央稍细长如哑铃状者，长 5~8 厘米，直径 2~5 厘米。较小型者，根茎主轴延伸如马蹄状。表面灰黄色或暗棕色，有浅细的纵皱纹。烘术的表面偶有烧灼痕。瘤状突起的先端，有暗色而微下陷呈圆盘状的芽痕，偶见稍光亮的棕色膜质鳞片。在茎基的下方，偶有横环纹。根痕较明显，下部分偶见未除净的断根残基。质坚硬，不易折断，折断面不平坦。烘术横断面淡黄色，角质，有时中央有裂隙。生晒术横切面皮部类白色，木部淡黄色至黄色，有油点，气强烈而香，味甜，带黏液性。

本品以个大、表面色灰黄、断面色黄白、质坚实、无空心者为佳。

7. 性能与用法用量

（1）性味归经：味苦、甘，性温。归脾、胃经。

（2）功能主治：健脾益气，燥湿和中，利尿安胎。主治脾虚便溏、泄泻、水肿、气虚自汗、痰饮、小便不利、头晕、胎动不安。被誉为"补气健脾第一要药"。

（3）用法用量：水煎服，6~12 克。

8. 加工炮制

（1）生用：拣去杂质，清水洗净，用清水浸泡至 5~6 成透时，捞出，润透后，切顺刀片 1.5~8 毫米厚，晒干或烘干。

（2）土炒：先将灶心土置于热锅内炒松，倒入白术片，用中火炒至微焦为度，取出，筛去土，放凉。每千克用灶心土 300 克。

（3）麸炒：先将麸皮撒于锅内，待麸皮冒烟时，倒入白术片，用武火炒至黄色为度，取出，除去麸皮，放凉。每千克用皮 180 克。

（4）米炒：先将米撒于热锅内，待米冒烟时，倒入白术片，用文火炒至米呈黑色、白术呈焦黄色为度，取出，筛去米，放凉。每千克用米 120 克。

（5）炒炭：取白术片置于锅内，用武火炒至外呈黑色、内呈黑褐色为度，喷洒凉水适量，灭尽火星，取出，晾一夜。

（6）炒焦：取白术片置于锅内，用中火炒至呈焦黄色为度，取出，放凉。

（7）米泔水浸：将白术片用米泔水拌匀，浸润至透，捞出，晒干。每千克用米泔水 100 毫升。

土炒、炒焦、麸炒、米炒，有增强止泻的作用；炒炭，有增强止泻止痢的作用；米泔水浸，去燥性。

十一、白茅根

1. 本地用名　白茅根，本地称白茅、茅根、茅草根、茅茅根、甜根、丝茅根、茅根草。

2. 药材来源　白茅根为禾本科植物白茅的根状茎。

3. 识别要点　白茅为多年生草本，高 20~100 厘米。根状茎横生于地下，白色，节明显，味甜。茎秆丛生，直立，基部有残叶鞘。基部叶较长，茎生叶较短，叶片条形，扁平，长 20~60 厘米，边缘及叶背面较粗糙，主脉明显。春、夏开花，穗状圆锥花序顶生，银白色。颖果椭圆形，被白色长柔毛。

4. 习性分布　白茅喜温暖湿润气候，喜阳耐旱，选一般坡地或平地栽培。生于低山带平原河岸草地、沙质草甸、山坡、沟岸、路旁。焦作市广泛分布，资源丰富。

5. 采收加工　春、秋采挖白茅根时，除去地上部分及泥土，洗净、晒干后，揉去须根及膜质叶鞘。

6. 药材性状　根状茎呈细长的圆柱形，通常不分枝。表面乳白色或淡黄色，有光泽，具不明显的纵皱纹，节间长短不一，节明显，呈细环状，微隆起，节上可见残留的鳞叶、根及芽痕。未完全干燥的根状茎，质柔韧，不易折断；干燥品质脆，易折断。气无，味微甜。

本品以色白、条肥大、无须根、味甜者为佳。

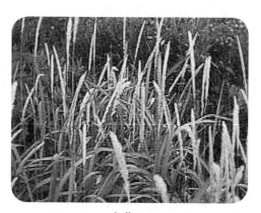

白茅

7 性能与用法用量

（1）性味归经：味甘，性寒。入肺、胃、小肠经。

（2）功能主治：凉血止血，清热利尿。主治血热吐血、衄血、尿血、热病烦渴、黄疸、水肿、热淋涩痛、急性肾炎水肿，热病烦渴，肺热咳嗽。

（3）用法用量：①内服：煎汤 10~30 克，鲜品 30~60 克；或捣汁。②外用：适量，鲜品捣汁涂。

8.加工炮制

（1）干茅根　拣净杂质，洗净，微润，切段，晒干，簸净碎屑。

（2）茅根炭　取茅根段，置于锅内用武火炒至黑色，喷洒清水，取出，晒干。

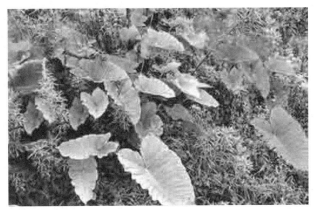

独角莲

十二、白附子

1.本地用名　白附子，本地称禹白附、鸡心白附子、乳头附子、牛粉白附子。

2.药材来源　白附子为天南星科植物独角莲的干燥块茎。

3.识别要点　独角莲为多年生草本，高 30~60 厘米。地下块茎卵形至卵状椭圆形，外被褐色鳞片，有 6~8 条环状节，茎节周围生多数须根。无地上茎。一或二年生植株上仅有叶 1 片，初生时叶片向右旋卷呈尖角状，故有“独角莲”之称；三或四年生植株有叶 2~4 片，丛生，叶柄长而肥厚，基部扩大成鞘，叶片三角状卵形，基部戟形，全缘或微波状。肉穗花序紫色，被紫色佛焰苞包围。花单性，雌雄同株。浆果熟时红色。

4.习性分布　独角莲喜冷凉湿润气候和阴湿环境，怕强光，应适度荫蔽或与高秆作物或林木间作。以选湿润、疏松、肥沃、富含腐殖质的壤土或沙壤土栽培，黏土及洼地不宜种植。山区可在山间沟谷、溪流两岸或疏林下的阴湿地种植。忌连作。

独角莲野生于林下、山涧、山坡路旁、沟谷附近的阴湿处。亦有栽培。焦作市山区均有生长。

5.采收加工　白附子于春、秋两季均可采挖，但以秋季（霜降后 3~5 天）采挖的质量较好。块茎挖出后，装入麻袋，搓去外皮，取出洗净，加工制成白附子。或直接鲜用，亦可晒干备用。该药有毒，采收加工时应注意防止中毒。

6.药材性状　已去栓皮的块茎呈卵圆形或椭圆形，长 2~4 厘米，直径约 12 厘米。表面类白色或淡黄色，略平滑；或加工成卵圆形片状，表面棕色，粗糙皱缩，密生薄膜状鳞叶，顶端尤多，内包顶芽，剥落鳞叶后可见节。切开面类白色。质坚脆，易折断，粉质。气微弱，味淡，嚼之麻辣刺舌。

本品以个大、形似蚕茧、肥壮、坚实、色白、粉性大者为佳。

7. 性能与用法用量

（1）性味归经：味辛，性温，有毒。归胃、肝经。

（2）功能主治：祛风痰，定惊搐，解毒散结，止痛。主治中风痰壅、口眼㖞斜、语言謇涩、惊风癫痫、破伤风、痰厥头痛、正头痛、瘰疬痰核、毒蛇咬伤。

（3）用法用量：水煎服，3~6 克，一般炮制后用；外用，取生品适量捣烂，熬膏或研末以酒调敷患处。

8. 加工炮制

（1）生白附子：取原药材，除去杂质。

（2）制白附子：取净白附子，分开大小个，浸泡，每日换水 2~3 次，数日后如起黏沫，换水后加白矾（每白附子 100 毫克，用白矾 2 毫克），泡一天后再进行换水，至口尝微有麻舌感为度，取出。将生姜片、白矾粉置于锅内，加适量水，煮沸后，倒入白附子共煮至无干心，捞出，除去生姜片，晾至六至七成干，切厚片，干燥。每白附子 100 克，用生姜片、白矾粉各 12.5 克。

十三、白芍

1. **本地用名**　白芍，本地称芍药。

2. **药材来源**　本品为毛茛科植物芍药的干燥根。

3. **识别要点**　芍药为多年生草本，高50~80 厘米，无毛。根肥大，长圆柱形或略呈纺锤形，茎直立，上部略分枝，叶互生，茎下部叶为 2 回三出复叶，小叶狭卵形、披针形或椭圆形，长 7.5~12 厘米，边缘密生骨质白色小齿，下面沿脉疏生短柔毛；叶柄长 6~10 厘米。春季开白色或粉红色花，花较大，单生于花茎分枝顶端，每花茎有 2~5 朵花。蓇葖果 3~5 枚，卵形长约 2 厘米，先端钩状向外弯曲。

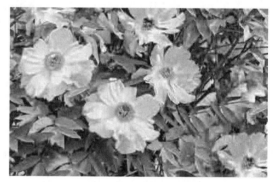

芍药

4. **习性分布**　芍药喜温暖湿润气候，耐严寒、耐旱、怕涝。宜选阳光充足、土层深厚、排水良好、肥沃、疏松、含腐殖质的壤土或沙壤土栽培。盐碱地和涝洼地不宜栽种。忌连作，可与红花、菊花、豆科作物轮作。白芍生于山坡、山谷的灌木丛或草丛中。焦作市各地均有栽培。

5. **采收加工**　栽培 3~4 年后，在秋季采挖，去地上茎及泥土，刮去外皮，按粗细分开加工。将根放入开水中煮，水温保持 90 ℃为宜，捞出放入凉水内浸 5 分钟，用竹刀刮去外皮，再捞出晒干。若遇阴雨天应烘炕。

6. **药材性状**　白芍呈粗细均匀的圆柱形，长 10~20 厘米，直径 1~1.8 厘米。表面呈棕色、浅棕色或棕褐色，斑痕状，较粗糙，有纵皱和须根痕迹，偶见横向皮孔。质坚实而重，不易折断，断面灰白色或略带棕色。木部呈放射状排列（通称"菊花心"）。气无，味微苦而酸。

本品以根干燥、平直而圆、粗长、两头粗细相似、色浅棕、光滑、坚实而重者为佳。

7. 性能与用法用量

（1）性味归经：味苦、酸，性微寒。归肝、脾经。

（2）功能主治：平肝止痛，养血调经，敛阴止汗。用于头痛眩晕、胁痛、腹痛、四肢挛痛、血虚萎黄、月经不调、自汗、盗汗。

（3）用法用量：水煎服，6~15 克。

8. 加工炮制

（1）炒白芍：取净白芍片，放入锅内炒至微黄色。

（2）酒白芍：取净白芍片，用黄酒喷洒均匀，稍润后放入锅内炒至微黄色。每 50 千克白芍片用黄酒 5 千克。

十四、白头翁

1. 本地用名　白头翁，本地称毛姑朵花、老婆子花、老公花。

2. 药材来源　本品为毛茛科植物白头翁的根。

3. 识别要点　白头翁为多年生草本，高 10~30 厘米，全株具白长绒毛。主根粗大稍扭曲，呈圆锥状，表面黄褐色较粗糙，有纵纹。基生叶在果后增大，三出复叶，承叶片再作 6~8 深裂，表面绿色，疏被白柔毛，背面淡绿色，密

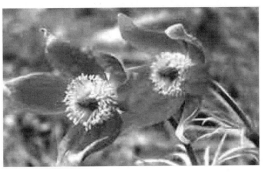

白头翁

被白长柔毛。花蓝紫色，单朵顶生。瘦果多数集成聚合果，每一瘦果具宿存羽毛状花柱，银白色，酷似老头白发，故名"白头翁"。

4. 习性分布　白头翁多生于向阳山坡、路边、草丛、灌丛和丘陵等地。焦作市各地都有生长，产量比较丰富。

5. 采收加工　春、秋挖根，习惯认为春挖者质较佳。采后除去地上部分，洗净，晒干。

6. 药材性状　白头翁根呈长圆柱形至圆锥形，稍弯曲，有时略扭曲而稍扁，长 5~18 厘米，直径约 0.5 厘米。表面黄棕色或棕褐色，根头部稍膨大，有时可见鞘状叶基残留，外层暗棕色，内层黄白色，顶端有成簇白色绒毛，偶有芽存在，表面具不规则的裂纹及皱纹，亦有小根被除去后的根痕，有时皮部脱落而露出黄色木质部，且往往朽蚀成凹洞，常见纵向菱状突起的花纹（维管束），质硬而脆，折断面稍平坦，皮部类白色，木部黄色，中央色较深。有微弱的特殊香气，味涩而收敛。

本品以根条整齐、坚实、均匀、表面棕褐色、顶端有灰白绒毛者为佳。

7. 性能与用法用量

（1）性味归经：味苦，性寒。归胃、大肠经。

（2）功能主治：清热解毒，凉血。主治细菌性痢疾、阿米巴痢疾、湿热带下；全草切碎压

出浆汁可喷杀蛆虫和孑孓。

（3）用法用量：水煎服，9~15克。

8.加工炮制

（1）生用：拣去杂质，洗净，润透后切1毫米左右厚的片，晒干。

（2）炒炭：取白头翁片放于锅内，用武火炒至外呈黑色、内呈黑褐色为度，喷洒凉水适量，灭尽火星，取出晾一夜。

【附注】

在本区，白头翁的同名异物植物有下列两种：

（1）蓝刺头（祁州漏芦）：菊科植物，其与白头翁的主要区别是：茎直立，高 30~60 厘米，叶互生，羽状深裂至全裂；头状花序。瘦果。

（2）大火草（野棉花）：属于毛茛科，其与白头翁的主要区别是：植株高达 1.5 米；花粉红色，瘦果虽密生长柔毛，但非羽毛状花柱。本种根有小毒。

白头翁、蓝刺头与大火草性味功能及主治用法不同，不宜混用，应注意区别。

十五、白芷

1.本地用名 白芷，本地称香白芷。

2.药材来源 本品为伞形科植物白芷或杭白芷的干燥根。

3.识别要点 白芷为多年生草本，高可达 2.5 米。根粗大，直生。茎粗大，近于圆柱形，中空，通常呈紫红色，基部光滑无毛。叶柄长，基部扩大呈鞘状，抱茎；叶为 2~3 回羽状分裂，先端锐尖，边缘有尖锐的重锯齿，基部下延成小柄；茎上部的叶较小，叶柄全部扩大成卵状

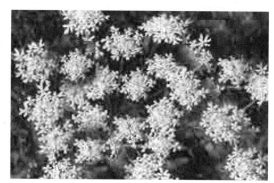

白芷

的叶鞘，叶片两面均无毛，仅叶脉上有短柔毛，复伞形花序顶生或腋生；花瓣 5 枚，白色，卵状披针形。花期 6~7 月，果期 7~9 月。

4.习性分布 白芷喜温暖湿润气候、耐寒。宜在阳光充足、土层深厚、疏松肥沃、排水良好的沙质壤土栽培。种子在恒温下发芽率低，在变温下发芽较好，以 10~30 ℃变温为佳。栽培于江苏、安徽、浙江、江西、湖北、湖南、四川等地。

5.采收加工 白芷于夏、秋间叶黄时采挖，除去须根及泥沙，晒干或低温干燥。

6.药材性状 白芷根呈圆锥形，长 10~20 厘米，直径 2~2.5 厘米。表面灰棕色，有横向突起的皮孔，顶端有凹陷的茎痕。质硬，断面白色，粉性足，皮部密布棕色油点。气芳香，味辛、微苦。

7.性能与用法用量

（1）性味归经：味辛，性温。归胃、大肠、肺经。

（2）功能主治：散风除湿，通窍止痛，消肿排脓。用于感冒头痛、眉棱骨痛、鼻塞、鼻渊、牙痛、白带、疮疡肿痛。

（3）用法用量：水煎服，3~9克。

8.加工炮制　除去杂质，分开大小个，略浸，润透，切厚片，干燥。

十六、玉竹

1.本地用名　玉竹，本地称玉参、尾参、小笔管、甜草根、靠山竹。

2.药材来源　本品为百合科黄精属植物玉竹的根茎。

3.识别要点　玉竹为多年生草本，高40~65厘米。地下根状茎横生，黄白色，多节，密生多数须根。茎单一，自一边斜生，光滑无毛，有棱。单叶互生，无柄；叶片椭圆形或狭椭圆形，先端钝尖或急尖，基部楔形，全缘，叶脉平行，叶面绿色，背面粉白色。4~5月开白色花，1~2朵生于叶腋。浆果球形，熟时紫黑色。

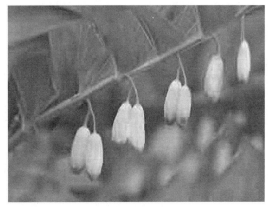

玉竹花

4.习性分布　玉竹适宜温暖湿润气候，喜阴湿环境，较耐寒，在山区和平坝都可栽培。宜选上层深厚、肥沃、排水良好、微酸性的沙壤土栽培，忌连作。

玉竹多生于山坡林下、灌木丛、草丛或石隙间的阴湿处。焦作市山区均有生长。

5.采收加工　玉竹栽种3~4年后于8~9月收获，割去茎叶，挖取根茎，抖去泥沙，晒或炕到发软时，边搓揉边晒，反复数次，至柔软光滑、无硬心、色黄白时，晒干。有的产区则将鲜玉竹蒸透，边晒边搓，揉至软而透明时，晒干或鲜用。

6.药材性状　玉竹根状茎呈圆柱形，弯曲稍扁，多数不分枝，长5~10厘米，直径0.5~1厘米。表面淡黄色至土棕黄色，半透明，稍粗糙，具细纵皱纹，节明显，节间长，多在1厘米以下，节上有多数须根痕，有时可见圆盘状的地上茎痕迹。干燥者质坚硬，角质样而脆，受潮变柔软。折断面颗粒性，黄白色。气微弱，味略甜，嚼之发黏。

本品以细长、色黄、形扁、二头相等、味甜涩者为佳。

7.性能与用法用量

（1）性味归经：味甘，性平。归肺、胃经。

（2）功能主治：养阴润燥，止咳生津。主治热病伤阴、咳嗽烦渴、虚劳发热、消谷易饥。

（3）用法用量：①内服：煎汤，6~12克；熬膏、浸酒或入丸、散。②外用：适量，鲜品捣敷或熬膏涂。

8.加工炮制

（1）生用：拣去杂质，洗净，捞出润至内外湿度均匀，切片，晒干。

（2）蒸玉竹：取洗净的玉竹，置于蒸器内加热蒸闷 2~3 次，至内外均呈黑色为度，取出，晒至半干，切片，再晒至足干。

十七、地丁

1.本地用名　地丁，本地称花瓣堇菜、犁头草、紫花地丁、小豆棵、棒槌草、紫花菜。

2.药材来源　本品为豆科植物米口袋的带根全草。

3.识别要点　米口袋为多年生草本，高 5~14 厘米，全体有伏生的白色长柔毛。根长而直，圆锥形，粗壮，常有分枝。茎极短。叶丛生，单数羽状复叶，小叶 11~21 片，长圆形或长椭圆形，全缘，两面密被白色长柔毛。春季开花，花葶从叶丛中抽出，花 5~7 朵顶生，集成伞形

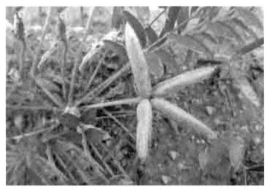

米口袋

花序；花冠蝶形，紫红色。荚果圆柱状，长 1.5~2.2 厘米，密被长柔毛。种子多数，肾形，黑色。

4.习性分布　米口袋喜温暖湿润环境，怕干旱，适宜在水源充足、肥沃的坡地栽培。生于田野、路旁、山坡草丛中。本区各地广泛分布，产量丰富。

5.采收加工　春、秋季采挖带根的全草，除去泥土，晒干或鲜用。

6.药材性状　地丁多为根部或带根全草。主根呈纺锤形、长锥形或长圆柱形，长 10~20 厘米，直径 3~6 毫米。表面红棕色至土黄色，粗糙，有纵皱纹及细纵沟纹，多少扭曲，并可见支根及须根存在，皮孔横生，稍突起，呈点线状，色稍深。靠近根的上部，常可见芦头，上有多数基生叶。叶为羽状复叶，灰绿色，被白色柔毛。有时可见圆筒形的荚果，表面密被柔毛，开裂或不开裂。主根质坚而稍韧，较难折断。折断面外面现绵毛状，纤维极多，乳白色。气微臭，味淡而稍甜。

本品以根粗壮而长、叶绿、无杂质、整齐者为佳。

7.性能与用法用量

（1）性味归经：味苦、辛，性寒，无毒。入心、肺经。

（2）功能主治：清热解毒、凉血消肿。用于疗疮肿毒、痈疽发背、丹毒、毒蛇咬伤。

（3）用法用量：①内服：煎汤，15~30 克。②外用：取鲜品适量，捣烂敷于患处。

8.加工炮制　取原药材，除去杂质，用清水洗净，切段，干燥。炮制后储存于干燥容器内，置于阴凉干燥处，防潮。

【附注】

地丁的来源很复杂，主要应用的有三大类：一类为豆科植物米口袋及同属植物，称"甜地丁"；一类为堇菜科堇菜属的多种植物，称"紫花地丁"；一类属罂粟科植物地丁草，称"苦地丁"。

（1）甜地丁：作为甜地丁入药的豆料米口袋属植物，除米口袋外，本区普遍应用、分布广

泛的尚有一种狭叶米口袋，外形与米口袋近似，其区别点是小叶 7~19 片，小叶片长椭圆形或条形。伞形花序有花 4~6 朵。荚果长一般在 1.8 厘米以内，疏被柔毛。

（2）紫花地丁：作为紫花地丁入药的堇菜科堇菜属植物有以下几种。

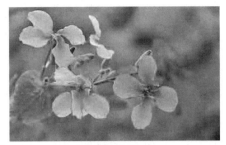

紫花地丁

1）白毛堇菜：一年生草本，全株有短白毛。根状茎很短，主根粗壮，白色。叶基生，有长叶柄，叶柄上部两侧有翅，托叶线形，附着于叶柄上；叶长卵形至广披针形，顶端钝，边缘有浅锯齿。春季开淡紫色花，花梗长，中部有线形小苞片 2 枚；花瓣 5 枚，下面一片较大，基部延长成长筒状的矩。蒴果椭圆形，成熟时开裂为三瓣，种子多数。全草入药。本区各地分布广泛。

2）东北堇菜：根状茎粗而较长，呈深褐色或黄白色。托叶分离，部分全缘。花蓝紫色，花距粗管状，长 5~10 毫米，末端粗圆，侧瓣有明显的须毛。果椭圆形，长约 1 厘米。全草入药。本区各地均有分布。

3）犁头草：通常为无毛草本。根茎短。春生叶卵形至宽卵形或狭三角状卵形，长 2~5 厘米，宽 1.5~3.5 厘米，基部心形至近心形；夏生叶常为长三角形，长达 8 厘米，叶柄长 2~8 厘米，上部有狭翅。花有长柄，紫色。蒴果长圆形，裂瓣有棱沟。生于林下或荒地。本区各地有分布。

（3）苦地丁：作为苦地丁入药的是罂粟科植物地丁草的全草。矮小的草本，茎柔弱，多分枝，无毛。叶灰绿色，2 回羽状全裂，裂片长圆形、线形或阔披针形。4~5 月开紫红色花，花腋生，排列成总状花序；花瓣 4 枚，唇形。蒴果扁椭圆形，膜质，熟时 2 瓣裂。种子数枚，肾形，黑色有光泽。生于山沟、溪旁、杂草丛及田边。本区各地分布普遍。有部分栽培。

十八、地榆

1. 本地用名　地榆，本地称黄瓜香、山枣子、红根。

2. 药材来源　本品为蔷薇科植物地榆的干燥根。

3. 识别要点　地榆为多年生草本，高 0.5~1.5 米。根粗壮，常呈不规则的纺锤形或圆柱形，外面棕紫色或棕黑色，粗糙有纵皱，断面粉红色或淡黄色。茎直立，有棱沟，上部分枝，光滑无毛。单数羽状复叶，基生叶常较茎生叶大，具柄，茎生叶互生；小叶 5~19 片，长圆形，边缘有锯齿到托叶近镰形。夏季开暗紫红色小花，密集为穗状花序，常倒卵形或短圆柱形。瘦果小，椭圆形，棕色。种子 1 枚。

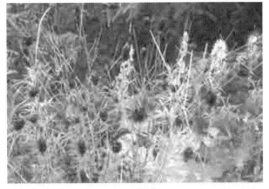

地榆

4. 习性分布　地榆喜温暖湿润气候，耐寒，北方栽培幼龄植株冬季不需要覆盖防寒。生长季节4~11月，以7~8月生长最快。以富含腐殖质的沙壤土、壤土及黏壤土栽培为好。生长于山地的灌木丛、草原、山坡或田岸边。焦作市山区都有生长，产量较大。

5. 采收加工　地榆于春季将发芽时或秋季植株枯萎后采挖，除去须根，洗净，干燥，或趁鲜切片，干燥。

6. 药材性状　地榆根呈长纺锤形，或上部粗、部较细的长圆柱形，稍弯曲，通常已折断，长8~13厘米，直径约0.5厘米。表面灰褐色至暗紫红色，有纵皱纹及横向裂纹，顶端有时具环纹及根茎的痕迹。质坚硬不易折断，折断面淡黄色或红棕色。气微，味涩。

本品以根粗、断面暗紫红色或淡黄色、无根头者为佳。

7. 性能与用法用量

（1）性味归经：味苦、酸、涩，性微寒。归肝、大肠经。

（2）功能主治：凉血止血，解毒敛疮。用于便血、痔血、血痢、崩漏、水火烫伤、痈肿疮毒。外用治烧烫伤。

（3）用法用量：①内服：煎汤，9~15克。②外用：取适量研末，涂敷患处。

8. 加工炮制

（1）切制：拣去杂质，用水洗净，稍浸泡，润透，切成厚片，晒干。

（2）炒炭：取地榆片置于锅内炒至外表变为黑色、内部老黄色，喷洒清水。取出，晒干。

十九、防风

1. 本地用名　防风，本地称东防风。

2. 药材来源　本品为伞形科植物防风的根。

3. 识别要点　防风为多年生草本，高20~80厘米，全体无毛。根粗壮，顶端密被棕黄色纤维状的叶柄残基。茎单生，直立，多分枝。基生叶具长柄，基部鞘状抱茎，二回或近于三回羽状分裂，最终裂片条形至窄倒披针形，顶端2~3裂或不裂；茎生叶较小。秋季开白色小花，复伞形花序顶生，伞幅5~9。双悬果长卵形，具疣状突起，稍侧扁。

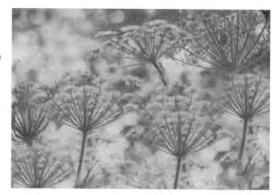
防风

4. 习性分布　防风适应性强，适宜温暖、凉爽的气候，喜阳光，耐旱、耐寒；在排水良好、质地疏松的风沙土、生草沙土、黑钙型沙土的草原、草甸草原生长。多生于山坡、丘陵地。焦作市山区以及孟州丘陵地区均有生长，资源比较丰富。

5. 采收加工　野生防风于春、夏、秋季均可采挖。以春、秋季采挖的质量好，质坚、折干率高，一般2.2~2.5千克鲜货可出1千克干货。夏季（伏天）采挖的防风，含水量大，质疏松，折干率低，一般3千克鲜货可出1千克干货。种子采收应在秋季，当大部分种子成熟，色黄绿或淡黄时，即割下地上植株，晒干，脱粒，再将种子晒干备用。防雨淋发霉变黑。防风采挖后，去净泥土、晾晒，至八成干时打捆，每捆约 1 千克，继续晾干即可。

6. 药材性状　防风根呈圆锥形或纺锤形，稍弯曲，长 20~30 厘米，直径约 1 厘米。表面粗糙，有密集的细环纹，其顶端残留黑褐色纤维状的叶脉。根表面灰棕色或棕色皱缩，可见散生污黄色横长皮孔和点状突起的须根疤痕。质软松，易折断。折断面不平坦，木质部淡黄色，占根的绝大部分，皮层部分的组织疏松、棕黄色，裂隙较多，其中散生黄棕色油点。气清香，味微苦而涩。

本品以根条肥大、平直、皮细质润、断面有菊花心者为佳。

7. 性能与用法用量

（1）性味归经：味辛、甘，性微温。归膀胱、肝、脾经。

（2）功能主治：祛风解表，胜湿止痛，止痉定搐。主治外感表证，风疹瘙痒，风湿痹痛，破伤风。

（3）用法用量：①内服：煎汤，5~10 克；或入丸、散。②外用：适量，煎水熏洗。

8. 加工炮制

（1）生用：拣去杂质，除去残茎，用清水洗净，捞出，润透后切 1 毫米左右厚的片，晒干。

（2）炒炭：取防风片置于锅内，用武火炒至外呈黑色、内呈黑褐色为度，喷洒清水适量，灭尽火星，取出晾一夜。

二十、沙参

1. 本地用名　沙参，本地称泡参、南沙参、泡沙参。

2. 药材来源　本品为桔梗科植物轮叶沙参（四叶沙参）和杏叶沙参的根。

3. 识别要点

（1）轮叶沙参：轮叶沙参为多年生草本，高 30~150 厘米。主根粗壮，胡萝卜形，具横纹。茎直立，常单生，在花序下不分枝，无毛或近无毛。基生叶成丛；卵形，长椭圆形或近圆形；茎生叶 4~6 片轮生，无柄或有不明显的柄，叶片卵形、椭圆状卵形、披针形至条形，长 4~8 厘米，宽 1.5~3 厘米，边缘有锯齿。夏季开蓝色花，花序圆锥状，下部花枝轮生，顶部花序有时互生。蒴果倒卵球形，长约 5 毫米。

（2）杏叶沙参：杏叶沙参为多年生草本，高 50~100 厘米，全株被白色细毛。主根粗肥，长胡萝卜形，长达 20 厘米。茎直立，单一，上部分枝。基生叶有长柄，叶片广卵形；茎生叶互生，无柄或近无柄；叶片卵形或窄卵形，长 8~9 厘米，宽 1.2~4 厘米，愈向上部叶愈小，边缘有不整齐的锯齿。夏季开蓝色花，花序狭长，不分枝或基部有极短的分枝，有

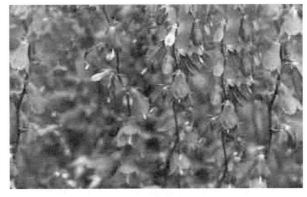

沙参

疏或稍密的短毛。蒴果近球形。

4.习性分布　上述两种沙参，多生于山坡草丛中、林边或山路旁。焦作市山区均有生长，资源丰富。

5.采收加工　秋季挖根，除去地上部分及须根，刮去粗皮，晒干。

6.药材性状　沙参根呈长圆柱形或长圆锥形，上粗下细，有时稍弯曲或稍扭曲。全长5~25厘米，上部直径1~8厘米。顶端带芦头（根茎），上有显著横纹。带皮者表面黄白色至棕色，有横皱纹；去皮者表面黄白色，有纵皱。体轻质松，易折断，断面白色，不平坦，有多数裂隙。气微弱，味甘，微苦。

本品以根粗大、饱满、去净外皮、色黄白者为佳。

7.性能与用法用量

（1）性味归经：味甘、微苦，性微寒。归肺、肾经。

（2）功能主治：养阴润肺，生津止咳。主治气管炎、百日咳、肺热咳嗽、咯痰黄稠。

（3）用法用量：水煎服，6~12克。

（4）用药禁忌：反藜芦。

8.加工炮制

（1）生用：拣去杂质，除去茎基洗净，捞出润透，切厚6~9毫米片晒干。

（2）蜜炙：先将蜂蜜置于锅内，加热至沸，加入沙参片，用文火炒至黄色不粘手为度，取出，晾凉。每500克用炼熟蜜60~90毫升。

（3）米炒：先将小米撒入锅内，待小米冒烟时倒入沙参片，用文火炒至黄色为度，取出，筛去小米，放凉，每500克用小米60克。

【附注】

沙参属多种植物的根均作南沙参入药，本地常见的有下列两种：

（1）荠苨：荠苨为多年生草本。茎直立，上部多分枝。叶互生，有柄；叶片心状卵形至三角状卵形，先端锐尖，基部截形、浅心形或心形；上部叶小，近无柄。圆锥花序顶生。花柱与花冠近等长。

（2）石沙参：石沙参的茎通常数条自根抽出。茎生叶，无柄；叶片革质或革质，条形、条状披针形至狭卵形，边缘有长或短的尖齿，两面有疏或密的短柔毛，稀无毛。花柱与花冠近等长或伸出。

二十一、苍术

1.本地用名　苍术，本地称枪头菜、山苍术、赤术、茅苍术。

2.药材来源　本品为菊科植物茅苍术或北苍术的干燥根茎。

3.识别要点　苍术为多年生草本，高30~50厘米。根状茎粗大，呈结节状，节上有细须根，外表棕褐色，具香气。茎直立，不分枝或上部分枝。单叶互生，革质，无柄，叶片倒卵形或椭圆形，不裂或3~5羽状浅裂，顶端短尖，基部楔形至圆形。头状花序顶生，白色或蓝色，总苞片披针形，羽状裂片刺状。瘦果密生白色冠毛。

4.习性分布　苍术喜表土层疏松、肥沃、渗透性良好的暗棕壤或沙壤土。北苍术耐寒性强，喜冷凉、光照充足及昼夜温差较大的气候条件。茅苍术喜凉爽、温和、湿润的气候，耐寒力较强，怕强光和高温。多生于山坡、林下、灌木丛和草丛中。焦作市山区均有生长。

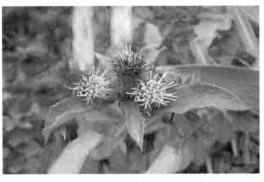

苍术

5.采收加工　春、秋季采挖，除去泥沙，晒干，摘去须根。

6.药材性状　苍术根状茎类圆柱形，常分歧或呈疙瘩块状，不规则弯曲，长3~10厘米，直径1~4厘米。根状茎上有较多的圆形茎基或茎痕，或有芽附着，下方有小根脱落的痕迹或短的小根附着。表面棕褐色，粗糙。质轻，易折断，折断面纤维状，不平坦。断面黄白色。气芳香，味微辛苦。

本品以肥大、坚实、去净毛须、气味芳香者为佳。

7.性能与用法用量

（1）性味归经：味辛、苦，性温。入脾、胃经。

（2）功能主治：具有燥湿健脾、祛风辟秽的功效。主治湿阻中焦、食欲减退、消化不良、胃腹胀痛、水肿、湿痰留饮、风寒湿痹、脚膝肿痛、痿软无力、雀目夜盲、佝偻病、湿疹。

（3）用法用量：①内服：煎汤,5~10克；或入丸、散。②外用：适量,煎水熏洗。一般生用，止泻炒用，止血炒炭用。

8.加工炮制

（1）生用：拣去杂质，清水泡至七八成透，洗净捞出，润透后切顺刀片8毫米厚，晒干。

（2）麸炒：先将麸皮撒于热锅内，待冒烟时，放入苍术片，用武火炒至表面呈黄色，取出，筛去麸皮，放冷。每500克用麸皮90克。

（3）土炒：先将灶心土放入热锅炒松，倒入苍术片，用中火炒至闻到香气为度，取出，筛去土，放凉即可。每500克用土150克。

（4）米泔水炙：取苍术片,用米泔水喷洒湿润,置于热锅内,用文火炒至微黄色,取出,放凉。每500克用米泔水90~120毫升。

二十二、芦根

1.本地用名　芦根，本地称苇根、芦草根。

2.药材来源　本品为禾本科植物芦苇的新鲜或干燥根茎。

3.识别要点　芦苇为多年生草本，高1~5米。根状茎横生于地下，在沙质土里可长达10余米，黄白色或乳白色，节间中空，每节生一芽和多数须根。地上茎直立。单叶互生，叶片广披针形至宽条形，全缘，叶鞘抱茎。4~5月开花，大型圆锥花序顶生，呈扫帚状，花小。颖果椭圆形。

4. 习性分布　芦根喜温暖湿润气候，耐寒。以选土层深厚、腐殖质丰富的河流、池沼岸边浅水中栽培为宜。栽培技术：用根茎繁殖；春、夏、秋季均可栽种。芦根生长于河流、池沼、岸边浅水中。焦作市各地均有生长，资源丰富。

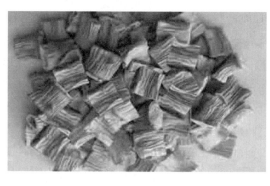

芦根

5. 采收加工　全年均可采挖，除去芽、须根及膜状叶，鲜用或晒干。如用鲜芦根，挖出后，用湿沙覆盖备用。

6. 药材性状

（1）鲜芦根：呈长柱形，中空有分枝。长短不一，节间明显。表面有光泽，呈黄白色，节上有残根及芽痕。质轻而韧，不易折断。横断面黄白色，中空，周壁厚约 2 毫米，有排列成环的小孔，外皮疏松，可剥离。

（2）干芦根：呈压扁的长圆柱形，表面有光泽，黄白色，节部显红黄色，较硬，节间有纵皱纹，质轻而柔韧。不易折断。气无，味微甘。

鲜芦根以色白、条粗而匀、有光泽、圆条坚硬不带细根者为佳，干芦根以色黄白、扁条柔软、有光泽、不带根者为佳。

7. 性能与用法用量

（1）性味归经：味甘，性寒。归肺、胃经。

（2）功能主治：清热泻火，生津止渴，除烦，止呕，利尿。用于热病烦渴，肺热咳嗽，肺痈吐脓，胃热呕哕，热淋涩痛。

（3）用法用量：水煎服，15~30 克；鲜品用量加倍，或捣汁用。

8. 加工炮制

（1）鲜芦根：除去杂质，洗净，切段。

（2）干芦根：除去杂质，洗净，切段，干燥。

二十三、赤芍

1. 本地用名　赤芍，本地称山芍药、野芍药、草芍药。

2 药材来源　本品为毛茛科植物草芍药的干燥根。

3. 识别要点　草芍药为多年生草本，高 40~100 厘米。根肥大，圆柱形或纺锤形，有分枝，外皮棕红色。茎直立，无毛。叶互生，最下部的叶为 2 回三出复叶，上部的叶为三出复叶或单叶；顶生小叶最大，倒卵形或广卵形，先端

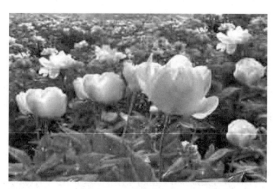

草芍药

锐尖，基部楔形，侧生小叶较小。春季开粉红色或白色花，花单生于茎顶。蓇葖果通常3枚，长圆形，稍弯曲。种子宽椭圆形，深蓝色。

4.**习性分布** 草芍药喜光照，耐旱。草芍药植株在一年当中，随着气候节律的变化而产生阶段性发育变化，主要表现为生长期和休眠期的交替变化，其中以休眠期的春化阶段和生长期的光照阶段最为关键。草芍药多生于山地林下、林缘、草坡上及灌木丛中。焦作市山区均有生长。

5.**采收加工** 春、秋二季采挖，除去根茎、须根及泥沙，晒干。

6.**药材性状** 草芍药根为圆柱形，两端粗细相似，稍弯曲，长10~36厘米，直径0.6~2厘米。表面暗褐色或暗棕色，粗糙，具粗深的纵皱纹，手搓则外皮易破而脱落，显出白色或浅棕色皮层。质硬而脆，易折断，断面平坦，粉白色或黄白色，皮层窄，中央髓部小，木质部射线明显，有时具裂隙。气微香，味微苦涩。

本品以根粗长，外皮易脱落，皱纹粗而深，断面白色，粉性大者为佳。

7.**性能与用法用量**

（1）性味归经：味苦，性微寒。归肝经。

（2）功能主治：清热凉血，散瘀止痛。用于温毒发斑，吐血衄血，目赤肿痛，肝郁胁痛，经闭痛经，症瘕腹痛，跌扑损伤，痈肿疮疡。

1）炒赤芍：炒后药性偏于缓和，活血止痛而不伤中，可用于瘀滞疼痛。

2）酒赤芍：以活血散瘀力胜，清热凉血作用较弱。多用于闭经或痛经，跌打损伤。

（3）用法用量：水煎服，6~12克。

8.**加工炮制** 除去杂质，分开大小，洗净，润透，切厚片，干燥。

（1）炒赤芍：取赤芍片，置于热炒制容器内，用文火加热，炒至颜色加深，取出晾凉，筛去碎屑。

（2）酒赤芍：取赤芍片，加黄酒拌匀，稍闷，待酒被吸尽后，置于热炒制容器内，用文火加热，炒至微黄色，取出晾凉，筛去碎屑。每100千克赤芍片，用黄酒12千克。

二十四、麦冬

1.**本地用名** 麦冬，本地又称麦门冬、寸冬、细叶麦冬、沿阶草。

2.**药材来源** 本品为百合科植物麦冬（沿阶草）的干燥块根。

3.**识别要点** 麦冬为多年生常绿草本，根状茎粗短，地下具细长匍匐茎，其节上有膜质鳞片；须根细长，常于先端或中部膨大成纺锤形的肉质块根，外面白色或黄白色。单叶丛生，长条形，长15~25厘米，宽1~4毫米，叶脉明显，通常呈暗绿色。夏季开花，花葶从叶丛中生出，高7~12厘米，隐于叶丛中。总状花序顶生，生少数小花，常1~3朵聚生，下垂；花

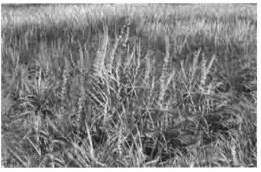

麦冬

被 6 枚，淡紫色或青紫色，子房半下位。浆果球形，熟时碧紫色或黑紫色。

4. 习性分布　麦冬喜温暖湿润、降雨充沛的气候，5~30 ℃能正常生长，最适宜生长气温为 15~25 ℃，低于 0 ℃或高于 35 ℃生长停止，生长过程中需水量大，要求光照充足，尤其是块根膨大期，光照充足才能促进块根的膨大。麦冬多生于山坡林下、溪边、沟谷及草丛中。焦作市山区均有野生。本区各地都有栽培，很多场所栽培作观赏用。

5. 采收加工　夏季采挖，洗净，反复暴晒、堆置，至七八成干，除去须根，干燥。

6. 药材性状　本品块根纺锤形，长 2~4.5 厘米，直径 4~6 毫米，表面呈淡黄色或黄白色，全体柔软，略呈半透明，外面有不规则纵皱纹。横断面中央有细小的木质部。气弱，味微甜。

7. 性能与用法用量

（1）性味归经：味甘、微苦，性微寒。归心、肺、胃经。

（2）功能主治：养阴生津，润肺清心。用于肺燥干咳，虚痨咳嗽，津伤口渴，心烦失眠，内热消渴，肠燥便秘；咽白喉。

（3）用法用量：水煎服，6~12 克。

8. 加工炮制

（1）生用：拣去杂质，洗净，捞出，干燥。

（2）米炒：先将小米撒于锅内，待小米冒烟时，倒入麦冬，用文火炒至小米呈焦黑色、麦冬呈黄色或微带焦斑为度，取出，筛去小米，放凉。每 500 克麦冬用小米 60 克。

（3）蜜炙：先将蜂蜜置于锅内，加热至沸，倒入麦冬，用文火炒至老黄色、不粘手为度，取出，放凉。每 500 克麦冬用炼熟蜜 60 毫升。

二十五、苦参

1. 本地用名　苦参，本地称野槐、野槐根、好汉枝、苦骨、地骨、地槐、山槐子。

2. 药材来源　本品为豆科植物苦参的根。

3. 识别要点　苦参为草本状小灌木，高约 1 米。根粗壮，圆柱形。茎直立，具不规则纵沟，幼时被毛，小棱绿色。单数羽状复叶，互生，叶柄基部具线形的托叶，小叶 11~29 片，具叶柄，叶片卵状椭圆形，至长椭圆状披针形，全缘，叶背绿白色，密生平贴柔毛。夏季开黄白色花，总状花序顶生。荚果细长，先端具长喙，节间紧缩，熟时不开裂。种子 7~8 枚，棕褐色。

4. 习性分布　苦参喜阳，怕积水。生活在排水良好的向阳山坡、灌丛中。多生在山坡、沙地、草坡、灌木林中及田野附近，目前尚未由人工引种栽培。焦作市山区均有生长，资源比较丰富。

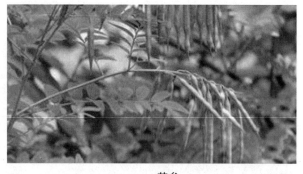

苦参

5. 采收加工 春、秋采收，以秋采者为佳。挖出根后，去掉根头、须根，洗净泥沙，晒干。鲜根切片晒干，称苦参片。

6. 药材性状 本品根圆柱形，长 10~30 厘米，直径 1~2.4 厘米。表面有明显纵皱，皮孔明显突出而稍反卷，横向延长。栓皮很薄，棕黄色或灰棕色，多数破裂向外卷曲，易剥落而呈现黄色的光滑皮部。质坚硬，不易折断，折断面粗纤维状。横断面黄白色，形成层明显。气刺鼻，味极苦。

本品以根粗细均匀、不带根头及细根、外皮较细者为佳。

7. 性能与用法用量

（1）性味归经：味苦，性寒。入肝、肾、大肠、小肠经。

（2）功能主治：清热燥湿，杀虫，利尿。主治热痢、便血、黄疸尿、赤白带下、阴肿阴痒、湿疹、湿疮、皮肤瘙痒、疥癣麻风；外用治滴虫性阴道炎、烧烫伤、灭蛆、灭孑孓等。

（3）用法用量：①内服：煎汤，3~10 克；或入丸、散。②外用：适量,煎水熏洗；或研末敷；或浸酒搽。

8. 加工炮制 拣去杂质，除去残茎，用清水泡至六成透，捞出，润透，切片，晒干。

二十六、百合

1. 本地用名 百合,本地称野百合、药百合、家百合、山百合。

2. 药材来源 本品为百合科植物百合和细叶百合的鳞茎。

3. 识别要点

（1）百合：多年生草本，高达 1 米。鳞茎球形，白色，暴露于地上的部分常带紫色，先端鳞叶常开放如荷花状，鳞茎下端生多数须根。

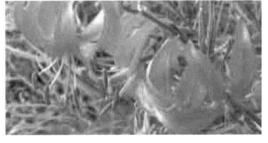

百合

茎直立，圆柱形，不分枝，无毛，常带褐紫色斑点。单叶互生，无柄；叶片披针形至椭圆状披针形，长 5~10 厘米，宽 0.8~2 厘米，先端渐尖，基部渐狭，全缘或微波状，平行脉 5 条。夏季开花，常单生于茎顶，花大而香；花被漏斗状，白色而背带紫褐色，裂片 6 片。蒴果椭圆形，长 5~6.5 厘米，有棱线。种子多数，扁平。

（2）细叶百合：细叶百合又名山丹花，多年生草本，高 20~60 厘米。叶互生密集，狭条形，长 8~14 厘米，宽 1~8 毫米。花单生于茎顶或在茎顶叶腋间各生 1 朵花，成总状花序状，俯垂，花被红色，向外反卷。蒴果椭圆形，长 2~8 厘米。

4. 习性分布 百合适应范围广，耐寒，对土壤要求不严，以其强健的适应性，无须驯化，便可从野生引进城市的园林绿化之中，或于家中盆栽作为观赏花卉。

百合生长在山坡、林缘草地、灌丛及朝阳的石质山坡。焦作市山区均有生长。各地有零星栽培。

5. 采收加工　当秋季地上部分枯萎时，挖地下鳞茎根部横切一刀，鳞茎即散开。加工时，洗净泥土，将鳞片倒入竹篓内，连竹篓一起放在沸水中煮 5~10 分钟。煮时要不断翻动，同时，火力不宜过猛。煮至手捏鳞片无硬性时，迅速连篓捞出，再放凉水中漂洗 2~3 分钟去掉黏液，立即摊开暴晒或炕干。

本品以瓣匀、肉厚、色白、筋脉少者为佳。

6. 药材性状

鳞片肥厚肉质，呈长椭圆形、披针形或长三角形片状，常扭曲，中间较厚，边缘较薄，呈波浪状向内卷曲。长 2~4 厘米，宽 0.5~1.5 厘米。表面乳白色至淡棕黄色，平面光滑，略半透明状。质坚硬，稍脆，折断面略平坦而现颗粒状。气微弱，味微苦而稍黏。

7. 性能与用法用量

（1）性味归经：味甘、微苦，性平。归心、肺经。

（2）功能主治：解毒消肿，活血祛瘀。治痈疽肿毒、疔疮、吐衄、跌打损伤。

（3）用法用量：①内服：煎汤，6~12 克；蒸食或煮粥食。②外用：捣敷。

8. 加工炮制

（1）生用：拣去杂质，清水洗净，捞出晒干。

（2）蜜炙：先将蜂蜜置于锅内，加热至沸，倒入百合，用文火炒至表面呈老黄色、不粘手为度，取出，放凉。每 500 克用炼熟蜂蜜 60 毫升。

二十七、知母

1. 本地用名　知母，本地称羊胡子根、地参。

2. 药材来源　本品为百合科知母属植物知母的根茎。

3. 识别要点　知母为多年生草本，高 50~100 厘米。根状茎横生，肉质，粗壮，外有

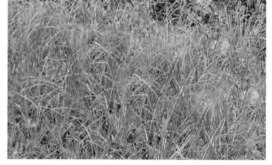

知母

黄褐色纤维状的残叶基，下面生多数粗长的须根，形似"毛毛虫"，故称"毛知母"。叶丛生，条形，长 20~70 厘米，质稍硬。夏季开白色或淡紫色花，花葶由叶丛中抽出，上有鳞状苞片，花 2~3 朵生于苞腋间，稀疏分布于花葶上部，排列成长穗状。蒴果三角状卵圆形。种子瘦长，黑色。

4. 习性分布　焦作市向阳山地、丘陵及固定沙丘上，常有知母成群生长。

5. 采收加工　春、秋季挖取根状茎，去芦头、须根及泥土，晒干，即为"毛知母"；或趁鲜刮去外皮，晒干，即为"知母肉"。栽培知母，种后 2 年挖取。

6. 药材性状

（1）毛知母：毛知母呈长条状，微弯曲，略扁，偶有分枝，长 3~15 厘米，直径 0.8~1.5 厘米，一端有浅黄色的茎叶残痕。表面黄棕色至棕色，上面有一凹沟，具紧密排列的环状节，节

上密生黄棕色的残存叶基，由两侧向根茎上方生长；下面隆起而略皱缩，并有凹陷或突起的点状根痕。质硬，易折断，断面黄白色。气微，味微甜、略苦，嚼之带黏性。本品以条肥、质坚实、断面黄白色者为佳。

（2）光知母：光知母又叫知母肉，表面黄白色或淡黄棕色，无栓皮及毛状物，上面有扭曲的纵沟，下面有多数不规则散生的须根痕。质硬，易折断，断面白色或黄白色，开水浸后有黏液，气味与毛知母相同。

本品以条肥大、质硬、色黄白、嚼之发黏者为佳。

7.性能与用法用量

（1）性味归经：味苦，性寒。入肺、胃、肾经。

（2）功能主治：滋阴降火，润燥滑肠。治烦热消渴、骨蒸劳热、肺热咳嗽、大便燥结、小便不利。

（3）用法用量：水煎服，6~12克；或入丸、散。

8.加工炮制　盐炙：取知母片与盐水拌匀，闷润至盐水尽时，置于锅内用文火炒至黄色、微带焦斑为度。每500克用食盐9克，加水适量化开澄清。

二十八、贯众

1.本地用名　贯众，本地称为狗脊。

2.药材来源　本品为蹄盖蕨科植物峨眉蕨和鳞毛蕨科植物贯众的根状茎和叶柄残基。

3.识别要点

（1）峨眉蕨（亚美蹄盖蕨）：峨眉蕨为多年生草本，高30~90厘米。根状茎短粗，直立或倾斜，顶端有宽披针形鳞片。叶簇生，叶柄长约20厘米，杆黄色；叶片革质，长20~60厘米，宽7~20厘米，先端渐尖，基部渐狭，沿叶轴、羽轴和主脉生有棕色短毛；2回羽状深裂，中部羽片长12~15厘米，宽1~2厘米，羽裂几达羽轴，下部羽片3~4对略缩短，裂片（小羽片）线形至椭圆形，先端钝或浑圆，边缘有浅圆齿，有单一的侧脉5~8对。孢子囊群狭长圆形，囊群盖新月形，全缘，质厚。

（2）贯众：贯众为多年生草本，高30~80厘米。根状茎粗短，倾斜或直立，连同叶柄基部密生宽卵状披针形的红褐色大鳞片。单数羽状复叶，丛生，杆黄色，叶柄长15~30厘米，被卵形和线形鳞片；叶片革质，长圆状披针形，长15~45厘米，宽10~17厘米，叶轴和羽疏生小鳞片；羽片10~20对，互生，两侧羽片呈镰状披针形，基部圆形，不对称，上侧稍呈耳状突起，边缘有细锯齿。叶脉网状，有内藏小脉1~2条。孢子囊群散布叶背，着生于内藏小脉顶端，在主脉两侧各排成不整齐的3~4行；囊群盖大，圆盾形，全缘。

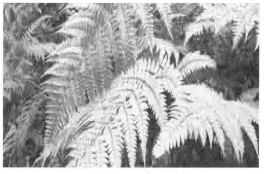

贯众

4.习性分布 峨眉蕨多生于山坡林下或灌丛中。焦作各地有生长。贯众多生于山坡林边、林下等阴湿处。焦作各地均有生长，偶见于丘陵地区。

5.采收加工

（1）峨眉蕨：春、秋季挖根状茎，洗净泥，削去叶柄及须根，晒干。

（2）贯众：全年可采挖，洗净泥土，削去部分叶柄、须根，晒干。

6.药材性状

（1）峨眉蕨：本品呈长卵圆形，上端钝圆，下端较尖、稍弯曲或不弯曲，长 10~16 厘米，直径 3~5 厘米。表面黑棕色，根状茎细长，倾斜，密被叶柄残基，并有细长弯曲的须根及少量鳞片。叶柄残基上部较宽而扁，向下渐细，两侧边缘具明显的刺状突起，基部较窄，常呈菱方形。背面隆起，腹面稍向内凹，基部具棱脊。质硬而脆，易折断，断面平坦，维管束 2 条，呈"八"字形排列。维管束中间常有一个暗色点或已成空洞。叶柄基部外侧生有 1 条或 3 条须根，常压扁，有分枝。气微而特异，味涩或苦辛。

（2）贯众：本品呈倒卵形或长倒卵形。上端钝圆，下端尖而弯曲呈鸟嘴状，长 5~8 厘米，直径 3~4 厘米。表面棕褐色。根状茎粗壮，倾斜，稍弯曲，密被较长叶柄基部，并有须根及鳞片。叶柄残基呈扁圆柱状，弯曲，表面稍粗涩，内侧面较平坦，常具浅槽，背面隆起，具数条皱纹。质坚硬，折断面平坦，棕褐色，叶柄有维管束 3~4 个，呈点状，黄白色。每一叶柄基部侧生有 2 条弯曲的须根。鳞片多已脱落，上端的叶柄残基密被亮棕色的鳞片，边缘具茸毛。气弱，味涩。

7.性能与用法用量

（1）性味归经：味苦，性凉，有小毒。归肝、胃、肾、大肠经。

（2）功能主治：清热，解毒，止血，杀虫。用于瘟疫、斑疹、吐血、衄血、肠风便血、血痢、血崩、带下、流行性感冒、痢疾、钩虫病、蛔虫病、蛲虫病。

（3）用法用量：水煎服，9~15 克。

（4）用药禁忌：孕妇慎用。

8.加工炮制

（1）生用：拣去杂质，除去残留的须根，洗净，晒干，捣碎。

（2）炒炭：将捣碎的贯众置于锅内用武火炒至外呈黑色、内呈黑褐色，喷洒凉水适量，灭尽火星，取出，晾一夜。

【附注】

本地作贯众用的植物尚有下列几种。

（1）鳞毛蕨科植物辽东鳞毛蕨：本植物为多年生草本，高 25~50 厘米。根状茎粗壮；叶柄簇生，长 10~17 厘米，稻秆色，基部被线状披针形、棕色质薄的鳞片，长 1.5~2 厘米，叶柄上部的鳞毛稀疏而较小，在叶轴上的鳞片呈深棕色，长 3~5 毫米；叶片长 15~40 厘米，2 次羽状分裂；不生孢子的叶 2~5 对，稍呈镰刀状，长 8~12 厘米；小羽片矩圆状披针形，长 2~2.5 厘米，稍呈镰刀形，基部耳形，边缘有微锯齿或近全缘；叶脉羽状分离，在叶下明显；生孢子的羽片

1~16 对，占叶的 1/3~2/3，与不生孢子的羽片相似而较小，各裂片有孢子囊群沿中肋两旁各 1 行着生，囊群盖宿存。

（2）蹄盖科植物华东蹄盖蕨：本植物为多年生草本，高 35~80 厘米。根状茎斜生；叶柄散生，长 10~25 厘米，稻秆色，疏被较小的鳞片；叶片卵形，长 20~40 厘米，先端各对羽片较以下各对羽片急狭缩，长渐尖，二回羽状或三回浅羽裂；羽片斜展，披针形；小羽片无柄或具狭翅的短柄，边缘具小锯齿或浅裂。孢子囊群沿侧脉密生，呈马蹄形；囊群盖同形。

（3）蹄盖蕨科植物柯氏蹄盖蕨：本植物为多年生草本，高 30~50 厘米。根状茎斜生；叶柄丛生，长 15~30 厘米，稻秆色，基部被褐色鳞片；叶片矩圆状卵圆形，长 20~30 厘米，先端渐尖，羽轴和小羽轴的叶腹面被软刺，二回羽状复叶；小羽片具短柄，羽状深裂，有锯齿状缺刻，每齿具细脉 1 条。孢子囊群长矩圆形或马蹄形，囊群盖大型。

二十九、板蓝根

1.本地用名　板蓝根，本地称大青根、大蓝根。

2.药材来源　本品为十字花科植物菘蓝的根。其叶为大青叶，亦入药。

3.识别要点　菘蓝为二年生草本，高 40~90 厘米。主根深长，圆柱形，稍弯曲，外皮灰黄色。茎直立，上部多分枝，光滑无毛，常多白粉状。基生叶丛生，较大，具叶柄；茎生叶互生，较小，无叶柄，基部半抱茎。夏季

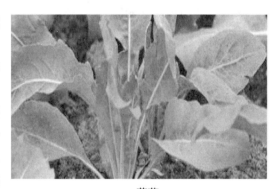

菘蓝

开黄色小花，总状花序。角果长远形，扁平有翅。种子 1 枚。

4.习性分布　菘蓝喜温暖湿润气候，宜选排水良好、疏松肥沃的沙壤土栽种。焦作市各地均有栽培。

5.采收加工　秋季采挖，去茎秆，洗净，晒干。

6.药材性状　本品呈细长圆柱形，长 10~20 厘米，直径 3~8 毫米。表面浅灰黄色，粗糙，有纵皱纹及横斑痕，并有支根痕，根头部略膨大，顶端有一凹窝，周边有暗绿色的叶柄残基，较粗的根并现密集的疣状突起及轮状排列的灰棕色的叶柄痕。质坚实而脆，断面皮部黄白色至浅棕色，木质部黄色。气微弱，味微甘。

本品以根平直粗壮、坚实、粉性大者为佳。

7.性能与用法用量

（1）性味归经：①叶：味苦、咸，性大寒。②根：味苦，性寒。归心、胃经。

（2）功能主治：凉血止血，清热解毒。叶主治伤寒斑疹、瘟疫、时行热病、丹毒、喉痹。根主治伤寒发斑、丹毒、大头瘟疫毒。

（3）用法用量：水煎服，15~30 克。

8.加工炮制　拣去杂质，用清水洗净，捞出，润透，切1分厚片，晒干。

【附注】

大青叶是菘蓝的叶。叶一年可收三次，初伏第一次割大青叶时，要留茬8厘米高；第二次在白露后收叶；第三次在霜降前采叶。晒干。大青叶对心脏、血管、肠平滑肌有直接抑制作用，对子宫平滑肌有直接兴奋作用；对无菌性炎症有消炎作用；能加强机体吞噬细胞的吞噬能力，能降低毛细血管的通透性。

三十、柴胡

1.本地用名　柴胡，本地称北柴胡、竹叶柴胡。

2.药材来源　本品为伞形科植物柴胡的干燥根。

3.识别要点　柴胡为多年生草本，高45~85厘米。主根粗大，圆柱形，有或无侧根。茎直立，丛生，少单生，上部多分枝，稍呈"之"字形弯曲。单叶互生，无柄，叶片条状宽披针形，长3~11厘米，宽6~16毫米，先端渐尖，最终呈短芒状，全缘，具平行叶脉7~9条，下面具粉霜。秋季开鲜黄色花，复伞形花序腋生兼顶生，伞幅3~8个，不等长。双悬果宽椭圆形。柴胡多生于较干燥的山坡、路旁等处。济源、沁阳、博爱、修武、辉县等地的山区均有生长，资源比较丰富。

4.习性分布　柴胡喜温暖湿润的气候，野生于较干燥的山坡、林中空隙地、草丛、路边、沟边等地。耐寒性强，抗干旱，怕水浸。生于干燥的山坡、路旁等处。焦作市及济源、辉县山区均有生长，资源比较丰富。

5.采收加工　春、秋季采挖，除去茎叶及泥沙，切段，晒干。全草则在春末、夏初拔起后晒干。

6.药材性状　柴胡根圆柱形至圆锥形，侧根多。根头部残存长短不等的茎，或茎除去后的片状叶鞘及短须状纤维。外表浅棕色至土棕色，上部有不明显的纵纹，下部纵皱纹逐渐明显，近根头处可见少数不明显的环纹和一些芽痕。质较坚韧，不易折断，平整的切断面皮部浅棕色，木质部白色或淡黄色，侧根则易折断。微有香气，并带有浓浓的泥土气，味淡。

本品以根条粗、皮细、侧根少者为佳。

7.性能与用法用量

（1）性味归经：味苦、辛，性微寒。归肝、胆经。

（2）功能主治：透表泄热，疏肝解郁，升举阳气。主治肝郁气滞、胸肋胀痛、脱肛、子宫脱落、月经不调。

（3）用法用量：水煎服，3~10克。解表退热用量宜稍重，且宜用生品。疏肝解郁宜醋炙，升阳举陷可生用或醋炙，其用量均宜稍轻。

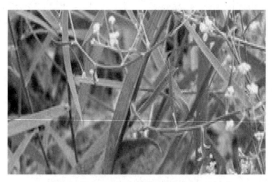

柴胡

8.加工炮制

（1）生用：拣去杂质，洗净浸泡至六成透，捞出，润透，切0.15厘米厚的片，晒干。

（2）醋炙：取柴胡片与醋拌匀，闷润至醋尽时，置于锅内用文火炒至黄色、微带焦斑为度。每千克用醋180毫升。

（3）炒黄：取柴胡片置于锅内，用文火炒至黄色为度。

（4）酒炙：取柴胡片与黄酒拌匀，闷润至酒尽时，置于锅内用文火炒至微黄色为度。每千克用黄酒120毫升。

（5）蜜炙：先将蜂蜜置于锅内，加热至沸，倒入柴胡片，用文火炒至黄色不粘手为度。每千克用炼熟蜂蜜250克。

（6）炒炭：取净柴胡片置于锅内，用武火炒至外呈黑色、内呈褐色为度，喷洒适量清水，灭尽火星，晾一夜。

（7）鳖血柴胡：取柴胡片置于大盆内，淋入用温水少许稀释的鳖血，拌匀，闷润，置于锅内用文火微炒，取出，放凉。每50千克柴胡，用活鳖200个取血。

【附注】

（1）狭叶柴胡：狭叶柴胡为多年生草本，高30~60厘米。根茎基部密被红色纤维状叶鞘残留物。茎单一或2~3丛生。基生叶条形，长6~16厘米，宽3~7毫米，具5~7条平行脉。双悬果椭圆形。本区山区常见分布。

（2）锥叶柴胡：锥叶柴胡为多年生草本，高10~30厘米。根茎基部具纤维状叶鞘残留物。茎多数丛生。基生叶多而密，条形，长7~16厘米，宽1~3毫米，具3~5条平行脉。双悬果矩圆形。孟州、新乡县的丘陵地有生长。

上述两种植物的根，亦当柴胡入药。

三十一、何首乌

1.本地用名　何首乌，本地称紫乌藤、夜交藤。

2.药材来源　本品为蓼科植物何首乌的干燥块根。其藤茎称"夜交藤"，亦入药。

3.识别要点　何首乌为多年生缠绕草本，长达8米余。根细长，末端呈肥大不规则的块根，质坚硬而重，外面赤褐色，平滑或隆曲；内面暗赤褐色。茎基部略木质，上部多分枝，革质，中空,绿紫色或红紫色,无毛。单叶互生,具柄；叶片狭卵形或心脏形，顶端渐尖，基部心形、箭形或截形，全缘或微波状，托叶鞘状，膜质，抱茎。秋季开白色小花，圆锥花序顶生或腋生。瘦果卵形至椭圆形，有三棱，黑色，光亮。

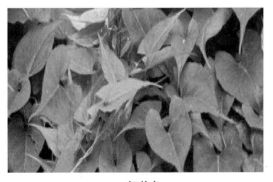

何首乌

4.习性分布　何首乌喜温暖潮湿气候，忌干燥和积水，以土层深厚、疏松肥沃、排水良好、腐殖质丰富的沙壤土栽培为宜，黏土不宜种植。何首乌生长于草坡、路边、山坡石隙及灌木丛中。焦作市山区都有生长。

5. 采收加工　何首乌培育 3~4 年即可收获，但以 4 年收产量较高，在秋季落叶后或早春萌发前采挖。除去茎藤，将根挖出，洗净泥土，大的切成 2 厘米左右的厚片，小的不切。晒干或烘干即成。

6. 药材性状　本品呈团块状或不规则纺锤形，长 6~15 厘米，直径 4~12 厘米。表面红棕色或红褐色，皱缩不平，有浅沟，并有横长皮孔及细根痕。体重，质坚实，不易折断，断面浅黄棕色或浅红棕色，显粉性，皮部有 4~11 个类圆形异型维管束环列，形成云锦状花纹，中央木部较大，有的呈木心。气微，味微苦而甘涩。

本品以块根大、坚实、质重、色红褐、内有花纹者为佳。

7. 性能与用法用量

（1）性味归经：味苦、甘、涩，性温。归肝、心、肾经。

（2）功能主治：解毒，消痈，润肠通便。用于瘰疬疮痈、风疹瘙痒、肠燥便秘、高血脂。补肝，益肾，养血，祛风。治肝肾阴亏、发须早白、血虚头晕、腰膝软弱、筋骨酸痛、遗精、崩带、久疟、久痢、慢性肝炎、痈肿、瘰疬、肠风、痔疾。制首乌补肝肾，益精血，乌须发，壮筋骨；用于眩晕耳鸣、须发早白、腰膝酸软、肢体麻木、神经衰弱、高脂血症。生用治阴血不足之便秘、淋巴结结核、痈疖。

（3）用法用量：①内服：煎汤，10~20 克；熬膏、浸酒或入丸、散。②外用：煎水洗、研末撒或调涂。

8. 加工炮制　除去杂质，洗净，稍浸，润透，切厚片或块，干燥。

（1）生首乌：拣去杂质，洗净，用水泡至八成透，捞出，润至内外湿度均匀，切片或切成方块，晒干。

（2）制首乌：取何首乌块倒入盆内，用黑豆汁与黄酒拌匀，置于罐内或适宜容器内，密闭，坐入水锅中，隔水炖至汁液吸尽，取出，晒干。每 50 千克何首乌块，用黑豆 5 千克、黄酒 13 千克。

黑豆汁制法：取黑豆 5 千克，加水煮约 4 小时，熬汁约 8 千克，豆渣再加水煮约 3 小时，熬汁约 5 千克，两次共熬汁约 12.5 千克。

【附注】

何首乌的藤茎入药，称夜交藤（首乌藤）。秋季割取，洗净、切段晒干。性平，味甘。具养心安神、祛风湿之效。主治神经衰弱、失眠、多梦、全身酸痛，外用治疮癣瘙痒。用法用量：煎汤内服，9~15 克；外用适量，煎汤洗患处。

三十二、前胡

1. 本地用名　前胡，本地称为白花前胡。

2. 药材来源　本品为伞形科植物白花前胡和紫花前胡的根。

3. 识别要点

（1）白花前胡（鸡脚前胡、官前胡）：白花前胡为多年生草本，高 30~120 厘米。根粗壮，直生，根头处有叶鞘残存纤维。茎直立，上部分枝。基生叶有长柄，叶柄基部膨大成叶鞘，抱茎；叶为 2~3 回三出或羽状复叶，长 15~20 厘米，第一回小叶 2~3 对，最下方的一对有长柄，上方的有短柄或无柄；茎生叶较小，有短柄或近无柄，在顶端的叶片生在膨大的叶鞘上。秋

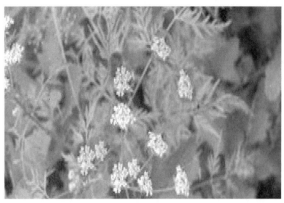

前胡

季开白色小花，复伞形花序顶生或腋生，伞幅 7~18 个，不等长；总苞片 1~2 枚，条状披针形，边缘膜质，花后多数脱落。双悬果卵形或椭圆形。

（2）紫花前胡（土当归、野当归）：紫花前胡与白花前胡相似，主要区别是：紫花前胡为多年生草本，高 1~2 米。叶 1 回至近乎 2 回羽状复叶。花紫色，复伞形花序顶生，总苞片 1~2 枚，囊状卵圆形，紫色，宿存；伞幅 10~20 个。

4. 习性分布　前胡喜冷凉湿润气候，耐旱、耐寒。适应性较强，在山地及平原均可生长。以肥沃深厚的腐殖质壤土生长最好，黏土及低湿地方不宜栽种。前胡多生于向阳山坡路旁、草丛林缘、溪沟边或杂木林灌丛中。焦作市山区均有生长。

5. 采收加工　栽后 3 年秋冬季挖取根部，除去地上茎及泥土，晒干。

6. 药材性状

（1）白花前胡：白花前胡主根形状不一，圆锥形、圆柱形或纺锤形，稍弯曲或有支根，但根端及支根多数已折断除去，长 3~9 厘米，直径 1~1.5 厘米，根端周围有多少不等的残留叶鞘。外表面棕色至暗棕色，近根头部有环状细横纹，根头部以下有纵直沟纹，并具多数横列皮孔。质较柔软，易折断。断面疏松，木栓层窄，韧皮部自外向内呈黄白色、浅棕色至棕色，占根的主要部分，木质部黄色或黄色略带棕色。气芳香，略带松脂气，味甘，后苦。

（2）紫花前胡：紫花前胡主根分歧或有侧根，长达 20 厘米。主根圆柱形，长 8~15 厘米，直径 0.8~1.7 厘米，根端周围有时残留叶鞘纤维；侧根数条，长 7~30 厘米，直径 0.2~0.4 厘米，细圆柱形。根表面粗糙，棕色或黑棕色，有浅直的细纵沟纹和灰白色横的凸起的皮孔，有时可见圆点状的须根痕。质坚实不易折断，断面不平整，皮部与木部极易分离，皮部较窄，浅棕色，中央木质部黄白色，占根的大部分。气微芳香，带油腥气，味淡，后辛苦。

7. 性能与用法用量

（1）性味归经：味苦、辛，性微寒。归肺、脾、肝经。

（2）功能主治：疏散风热、降气化痰。主治外感风热、肺热痰郁、咳喘痰多、痰黄稠黏、呃逆食少、胸膈满闷。

（3）用法用量：水煎服，5~10 克；或入丸、散。

8.加工炮制

（1）生用：拣去杂质，除去残茎，洗净，捞出润透后切8毫米厚横片，晒干。

（2）蜜炙：先将蜂蜜置于锅内，加热至沸，倒入前胡片，用文火炒至片呈赭黄色，以不粘手为度，取出放凉。每500克用炼熟蜂蜜90毫升。

（3）炒黄：取前胡片置于锅内，用文火炒至表面呈黄色为度，取出，放凉。

三十三、威灵仙

1.本地用名　威灵仙，本地称铁脚威灵仙、铁丝威灵仙、百条根、老虎须、铁扫帚。

2.药材来源　本品为百合科植物铁丝灵仙的根和根状茎。

3.识别要点　铁丝灵仙为多年生攀缘状藤本，长达2余米。根状茎短粗，丛生多数细长的根，外皮灰褐色，坚韧，上生少数细刺。茎枝略呈四棱形，绿色，具条棱和直立细刺，尤以茎基部较多。单叶互生，

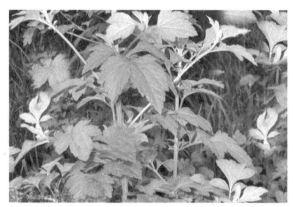

铁丝威灵仙

叶柄基部略扩大抱茎；托叶和叶柄基部合生，向上再分离成卷须；叶片椭圆形至三角卵圆形，全缘或略呈波状，主脉5~7条，明显。夏季开黄绿色的单性花，雌雄异株，伞形花序腋生，花序梗长于叶柄。浆果球形，熟时黑色。

4.习性分布　铁丝灵仙喜肥沃、排水良好的碱性壤土，忌积水或夏季干旱而不能保水的土壤。耐寒性强，可耐 –20 ℃低温。

铁丝灵仙多生于山地杂木林或稀疏灌木丛中。焦作市山区均有生长，资源比较丰富。

5.采收加工　秋季挖出，去净茎叶，洗净泥土，晒干，或切成段后晒干。

6.药材性状　根状茎呈不规则块状，奔曲，其上有针状刺，根状茎下侧生有许多细长根，根长20~100厘米，直径1~2毫米。表面灰褐色或灰棕色并有细小钩状刺及少数须根。质坚韧，不易折断。断面白色，有浅棕色环，肉眼可见小孔（导管）。气无，味淡。

本品以根细长、质坚实、有韧性、去净支根者为佳。

7.性能与用法用量

（1）性味归经：味辛、微苦，性温，有毒。归膀胱经。

（2）功能主治：祛风除湿，通络止痛，消痰水，散癖积。主治痛风顽痹、风湿痹痛、肢体麻木、腰膝冷痛、筋脉拘挛、屈伸不利、脚气、疟疾、癥瘕积聚、破伤风、扁桃体炎、诸骨鲠咽。

（3）用法用量：①内服：煎汤，6~9克；浸酒或入丸散。②外用：适量捣碎敷患处。

8.加工炮制

（1）威灵仙：拣净杂质，除去残茎，用水浸泡，捞出润透，切段，晒干。

（2）酒灵仙：取威灵仙段，用黄酒拌匀闷透，置于锅内用文火微炒干，取出放凉。每50

千克威灵仙，用黄酒 6~7.5 千克。

【附注】

本地山区还生长一种毛茛科植物威灵仙，根入药，性味归经功能主治、用法用量与百合科植物铁丝灵仙相同，但很少使用。其主要特征是：茎上无刺；羽状复叶，互生，小叶常 5 片；花白色，圆锥花序顶生或腋生；瘦果扁卵形，疏生柔毛，果实顶端有羽毛状花柱。

三十四、扁担木

1. 本地用名　扁担木，本地称孩儿拳头、扁担格子、棉筋条、葛妃麻。

2. 药材来源　本品为椴树科植物扁担木的根或全株。

3. 识别要点　扁担木为落叶灌木，高 1~2 米。小枝和叶柄密生黄褐色短毛。单叶互生，叶片菱状卵形或菱形，长 8~11 厘米，宽 1.6~6 厘米，边缘密生不整齐的小牙齿，有时不明显浅裂，两面有星状短柔毛，下面的毛较密。夏季开淡黄色花，聚伞花序与叶对生。核果，无毛，熟时红色。

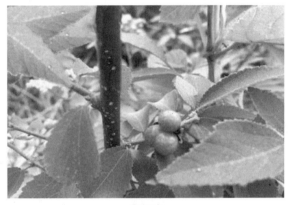

扁担木

4. 习性分布　扁担木喜温暖湿润气候，有一定耐寒力，黄河流域可露地越冬。多生于山坡灌丛、沟旁、路边。焦作市山区均有生长。

5. 采收加工　夏、秋季采挖，洗净晒干。

6. 性能与用法用量

（1）性味归经：味辛、甘，性温。

（2）功能主治：健脾益气，固精止带，祛风除湿。主治小儿疳积、脾虚久泻、遗精、赤白带、子宫脱垂、脱肛、风湿关节痛。

（3）用法用量：水煎服，15~30 克；或适量，浸酒服。

7. 加工炮制　拣去杂质，用清水洗净，润透，切段，干燥。

三十五、穿山龙

1. 本地用名　穿山龙，本地称野山药、穿龙薯蓣、穿地龙、山常山。

2. 药材来源　本品为薯蓣科植物穿山龙的干燥根茎。

3. 识别要点　穿山龙为多年生缠绕草本。根状茎横生，质硬，呈不规则的弯曲的圆柱形，稍扁，长 10~35 厘米，外皮黄棕色至黄褐色，常片状脱落，断面灰白色，颗粒状，地上茎细长，具纵沟纹。单叶互生，具长柄，叶片卵形至阔卵形，掌状 3~7 浅裂，先端尖，基部心脏形，叶脉下部隆起。夏季开黄绿色小花，雌雄异株，集成腋生疏穗状花序。蒴果倒卵状椭圆形，有 8 翅，成串下垂。

4.习性分布 穿山龙喜肥沃、疏松、湿润、腐殖较深厚的黄砾壤土和黑砾壤土，适应性强，耐严寒，耐旱性极强，适宜生长温度为12~25 ℃。对于土壤要求不严，常分布在海拔100~1 700米，集中在300~900米间。穿山龙生于山坡林边、灌木林下及沟边。焦作市山区均有分布，产量大。

5.采收加工 春、秋季采挖，洗净，除去须根及外皮，晒干。

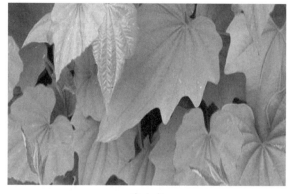

穿山龙

6.药材性状 本品为不规则长柱形，弯曲稍扁，常有细分叉，每1分叉先端常又分成2叉。长5~30厘米，直径1~2厘米，外皮呈薄片状，多已脱落。表面黄棕色至浅棕色。有皱纹及纵沟，并有凸起的细痕，沿根痕上下常形成凸起的短棱脊。质坚硬，难折断，断面灰白色，颗粒状。气弱，味稍苦。

本品以条粗壮、质坚实、去净外皮及须根者为佳。

7.性能与用法用量

（1）性味归经：味甘、苦，性温。归肝、肾、肺经。

（2）功能主治：有祛风除湿、舒筋通络、活血止痛、止咳平喘的作用。用于风湿痹病、关节麻木、跌扑损伤、闪腰岔气、咳嗽气喘。

（3）用法用量：水煎服，9~15克，也可制成酒剂用。

8.加工炮制 除去杂质，洗净，润透，切厚片，干燥。本品呈圆形或椭圆形的厚片。外表皮黄白色或棕黄色，有时可见刺状残根。切面白色或黄白色，有淡棕色的点状维管束。气微，味苦涩。

三十六、香附

1.本地用名 香附，本地称香附子、莎草疙瘩、雷公头、三棱草、香头草、回头青。

2.药材来源 本品为莎草科植物莎草的根茎。

3.识别要点 莎草为多年生草本，高15~60厘米。地下具细长匍匐根状茎，其末端有灰黑色纺锤形的块茎（即香附），具香气，有时数个相连。茎单一，直立，三棱形。单叶，狭条形，丛生于茎基部，叶鞘包于茎秆上。复穗状花序，在茎顶排成伞状，基部有2~4枚片叶状总苞；花两性，细小。瘦果三棱形，褐色。

4.习性分布 莎草适应性较强，喜湿

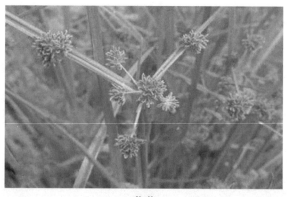

莎草

润环境,常生于荒地、路边或田间向阳处。多生于山坡草地或水边潮湿地上。本区均有大量生长。

5. 采收加工　春、秋两季均可采收,但多为秋季（10~11 月）采收,且质量较佳。挖出后,晒半干,用火燎去须根,用笼蒸 40 分钟左右,晒干（称毛香附）。置于干燥通风处,防虫蛀、霉变,一般较易存放。

6. 药材性状　本品呈纺锤形或短圆柱形,长 1.5~3.5 厘米,直径 0.5~1 厘米。表面棕褐色或灰褐色。具光泽及纵皱纹,通常有 6~10 个明显隆起的环节,节上有棕色或黑褐色线形毛状物（鳞叶）,并有根痕及芽痕。质坚硬,横断面皮部呈淡棕色或黄棕色,中柱色较深,显黄棕色或深棕色,散布有黑色点状维管束。气芳香,味辛苦。

本品以个大、色棕褐、质坚、断面明亮、香气浓者为佳。

7. 性能与用法用量

（1）性味归经：味辛、微苦、甘,性平。归肝、三焦经。

（2）功能主治：理气解郁,调经止痛。用于肝郁气滞、胸胁脘腹胀痛、消化不良、月经不调、经闭痛经、寒疝腹痛、乳房胀痛。

（3）用法用量：①内服：煎汤,5~10 克;或入丸、散。②外用：适量,研末撒,调敷。

8. 加工炮制

（1）生用：拣去杂质,洗净,晒干后碾成小豆大的颗粒,筛去碎屑,簸去皮毛,即为香附米。

（2）醋炙：取香附米与醋拌匀,润至醋尽时,置于锅内用文火炒至紫红色为度。取出放凉。每 500 克用醋 120 毫升。

（3）酒炙：将香附米与酒拌匀,闷润至酒尽时,置于锅内用文火炒至表面呈紫红色为度,取出放凉,每 500 克用黄酒 90 毫升。

（4）炒炭：取香附置于锅内用武火炒至外呈黑色、内呈黑褐色为度,喷洒凉水适量,灭尽火星,取出晾一夜。

（5）四制香附：将香附米分成四份,分别与盐水、黄酒、醋、乳汁拌匀,闷润至汁尽时,分别置于锅内用文火微炒,取出,放凉后将四份香附混合均匀即四制香附。每 2 千克香附用黄酒、乳汁、醋各 60 毫升,食盐 9 克,加水适量,化开澄清。

生用,上行胸膈,外达肌表;炒炭,止血;青盐炙,理肾气;酒炙,理气滞;醋炙,清肝积;乳汁炙,润燥。

三十七、茜草

1. 本地用名　茜草,本地称涩拉秧、小涩拉秧、红根、拉拉秧、活血草、红茜草、四轮车、挂拉豆、红线草、小血藤、血见愁。

2. 药材来源　本品为茜草科植物茜草的干燥根及根茎。

3. 识别要点　茜草为多年生攀缘草本。根常丛生,细长,圆柱形,外面红褐色,断面红色或淡红色。茎蔓生,四棱形,棱上生倒钩刺。单叶,常 4 片轮生,具长柄;叶片卵状心形或狭卵形,先端急尖,基部心形,全缘,基出 5 脉,叶背中脉及叶柄上均具倒刺;夏季开黄白色小花,聚伞花序顶生或腋生，集成圆锥状。浆果扁球形，熟时由红变黑。

4. 习性分布　茜草喜温暖湿润气候。适应性较强，南、北各地均可栽培。以肥沃的沙壤土栽培为宜。生于山坡路旁、沟沿、田边、灌丛及林缘。本区各地均有分布，资源比较丰富。

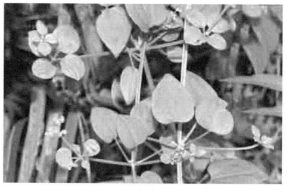

茜草

5. 采收加工　春、秋季采挖，除去泥沙，干燥。

6. 药材性状　本品根茎呈不规则块状，顶端有地上茎残基及细根残留，下着生数条根。根圆柱形，弯曲，长 10~20 厘米，直径 0.1~1 厘米。表面棕色或红棕色，有细纵纹，栓皮较易剥落，露出黄红色木部。质脆易折断，断面平坦，呈黄红色或淡红色。气微弱，味淡。

本品以根粗壮、表面红棕色、内深红色，分枝少且须根和残茎少者为佳。

7. 性能与用法用量

（1）性味归经：味苦，性寒。归肝经。

（2）功能主治：凉血，祛瘀，止血，通经。用于吐血、衄血、崩漏、外伤出血、瘀阻经闭、关节痹痛、跌扑肿痛。

（3）用法用量：水煎服，6~10 克。

8. 加工炮制　将原料除去杂质，洗净。

（1）切制：取原药材，除去杂质，洗净润透，切厚片或段，干燥，筛去灰屑。生用凉血止血，活血祛瘀。

（2）炒炭：取净茜草段或片，置于锅内用武火加热，炒至表面焦黑色、内部棕褐色，喷淋清水少许，灭尽火星，取出再炒至水汽逸尽，取出，晾干，凉透。炒炭后寒性降低，性变收涩，止血作用增强。

（3）炒制：取净茜草段或片，置于锅内用文火加热，炒黄。

（4）酒制：取净茜草片与黄酒拌匀，置于锅内用文火微炒，取出，晾干。每茜草片 100 千克，用黄酒 25 千克。

三十八、射干

1. 本地用名　射干，本地称乌扇、扁竹、剪刀草、野萱花。

2. 药材来源　本品为鸢尾科植物射干的干燥根茎。

3. 识别要点　射干为多年生草本，高 50~120 厘米，根茎鲜黄色，须根多数。茎直立。叶 2 列，扁平，嵌叠状广剑形，长 25~60 厘米，宽 2~4 厘米，绿色，常带白粉，先端渐尖，基部抱茎，叶脉平行。总状花序顶生，二叉分歧；花梗基部具膜质苞片，苞片卵形至卵状披针形，长 1 厘米左右；花直径 3~5 厘米，橘黄色而具有暗红色斑点；蒴果椭圆形，长 2.5~3.5 厘米，具 3 棱，成熟时 3 瓣裂。种子黑色，近球形。

4.习性分布　射干喜温暖干燥气候，耐寒、耐旱。以阳光充足、土层深厚、疏松肥沃、排水良好的沙壤土栽培为宜。生长于山坡、草原、田野旷地，或为栽培。本区各地均有分布，资源比较丰富。

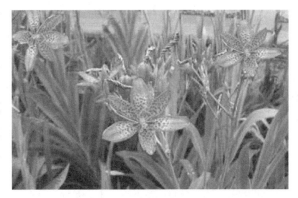

射干

5.采收加工　栽后 2~3 年收获，春、秋两季采挖，除去泥土，剪去茎苗及细根，晒至半干，燎净毛须，再晒干。

6.药材性状　干燥根茎呈不规则的结节状，长 3~10 厘米，直径 1~1.5 厘米。表面灰褐色或有黑褐色斑，有斜向或扭曲的环状皱纹，排列甚密，上面有圆盘状茎痕，下面有残留的细根及根痕。质坚硬，断面黄色，颗粒状。气微，味苦。

本品以根粗壮，表面红棕色、内部深红色，分枝少，须根和残茎少者为佳。

7.性能与用法用量

（1）性味归经：味苦，性寒，有毒。归肺、肝经。

（2）功能主治：降火，解毒，散血，消痰。治喉痹咽痛、咳逆上气、痰涎壅盛、瘰疬结核、疟疾、妇女经闭、痈肿疮毒。

（3）用法用量：①内服：煎汤，0.8~1.5 钱；入散剂或鲜用捣汁。②外用：研末吹喉或调敷。

8.加工炮制　拣去杂质，用水洗净，稍浸泡，捞出，润透，切片，晒干，筛去须、屑。

三十九、党参

1.本地用名　党参，本地称东党、台党、口党、路党。

2.药材来源　本品为桔梗科植物党参的干燥根。

3.识别要点　党参为多年生缠绕草本，全株含白色乳汁和特殊臭气。根圆柱形，长约 30 厘米，顶端有一膨大的根头，具多数瘤状茎痕，中下部常分枝，外皮灰黄色至灰棕色，有纵横沟纹。茎细长而多分枝，幼嫩处有白毛。单叶，多互生或对生，具柄，叶片卵形或阔卵形，先端钝或尖，基部圆形或微心形，全缘或呈微波状，两面有短毛。8~9 月开花，单生于叶腋，具细花梗，花冠

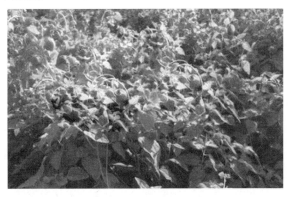

党参

广钟形，先端 5 裂，淡黄绿色，夹有紫色斑点。蒴果圆锥形，有宿存花萼。种子多数，细小无翅，褐色，有光泽。

4.习性分布　党参喜温和凉爽气候，耐寒，根部能在土壤中露地越冬。幼苗喜潮湿、荫蔽，怕强光。播种后缺水不易出苗，出苗后缺水可大批死亡。高温易引起烂根。大苗至成株喜阳光充足。适宜在土层深厚、排水良好、土质疏松而富含腐殖质的沙壤土栽培。生于海拔 1 560~3 100 米的山地林边及灌丛中。焦作市各地有栽培。

5.采收加工　党参采收年限一般在 3~5 年，采收季节，从秋季地上部分枯萎开始，直至次年春季植株萌芽为止。

6.药材性状　根似圆柱形，末端较细，长 8~20 厘米，直径 5~13 毫米。根头部有许多疣状突起的茎痕。表面灰黄色至浅棕黄色，具明显纵沟，近根头处有紧密的环状皱纹，逐渐稀疏约占全体之半。皮孔横生，略突出。支根脱落处常见黑褐色胶状物，系内部乳汁溢出干燥所成。质稍坚脆，易折断。断面皮部白色，有裂隙，木部淡黄色。气特殊，味微甜。

本品以根条肥大、粗实、皮紧、横纹多、味甜者为佳。

7.性能与用法用量

（1）性味归经：味甘，性平。归脾、肺经。

（2）功能主治：补中，益气，生津。治脾胃虚弱、气血两亏、体倦无力、食少、口渴、久泻、脱肛。

（3）用法用量：水煎服，3~5 钱，大剂 1~2 两；熬膏或入丸、散。

8.加工炮制

（1）生用：拣去杂质，用清水洗净，捞出，润透后切 1.5~3 毫米厚的片，晒干。

（2）米炒：先将米撒于热锅内，待米冒烟时，倒入党参片，用文火炒至米呈黑色、党参片呈焦黄色为度，取出，筛去米，放凉，每 500 克用米（大米、小米均可）60 克。

（3）蜜炙党参：先将蜂蜜置于锅内加热至沸，倒入党参片，用文火炙至老黄色、不粘手为度，取出，放凉。每 500 克用炼熟蜜 60~90 毫升。

（4）土炒：先将灶心土置于热锅内炒松，倒入党参片，用中火炒至表面呈土黄色，能闻到党参香气为度，取出，筛去土，放凉。每 500 克党参片用灶心土 150 克。

（5）单炒：取党参片置于锅内，用文火炒至呈黄色、具焦斑为度。

四十、鬼箭羽

1.本地用名　鬼箭羽，本地称鬼见愁。

2.药材来源　本品为卫矛科植物卫矛的具翅状物的枝条或翅状附属物。

3.识别要点　卫矛为落叶灌木，高 2~3 米，茎多分枝，小枝绿色，圆柱状四棱形，常见 2~4 条木栓质的翅。单叶对生，具短柄，叶片椭圆形或倒卵形，边缘具细齿。夏季开黄绿色小花，聚伞形花序，腋生。蒴果椭圆形，绿色或略紫色。

4.习性分布　卫矛喜光，也稍耐阴；对气候和土壤适应性强，能耐干旱寒冷，在中性、酸性及石灰性土上均能生长。焦作市山区均有大量生长，生于山坡、山沟、山间杂木林下、林缘或灌丛中。多为庭院栽培植物。

5.采收加工 全年可采，割取枝条后，除去嫩枝及叶，晒干。或收集其翅状物，晒干。

6.药材性状 本品为细长圆柱形的枝条，顶端多分枝，长40~50厘米或更长，直径0.4~1厘米。表面粗糙，暗灰绿色至灰黄绿色，具纵皱纹或皮孔。具翅状物木栓

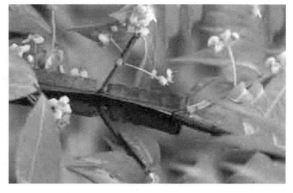

卫矛

四列，状似古代箭尾之羽，翅状物扁平片状，靠近茎部处稍增厚，向外渐薄，表面深灰棕色至暗红棕色，具细长的纵直纹理或微波状弯曲，并可见细的横直压纹。此翅极易剥落，故条上常见其断痕，枝坚而韧，难折断，断面白色，粗纤维性。气微，味微苦。翅状物质脆，易折断，断面较平坦，暗红棕色，细粒性。气微，味微涩。

本品具枝者以枝梗嫩、条均匀、翅状物突出面整齐者为佳，翅状物以纯净、色红褐、无杂质者为佳。

7.性能与用法用量

（1）性味归经：味苦、辛，性寒。归肝经。

（2）功能主治：破血通经，解毒消肿，杀虫。主治症瘕结块、心腹疼痛、闭经、痛经、崩中漏下、产后瘀滞腹痛、恶露不下、疝气、疬节痹痛、疮肿、跌打伤痛、虫积腹痛、烫火伤、毒蛇咬伤。

（3）用法用量：①内服：煎汤，4~9克；或浸酒，或入丸、散。②外用：适量，捣敷或煎汤洗；或研末调敷。

8.加工炮制 拣去杂质，用水浸透，捞出，切段，晒干。

四十一、紫菀

1.本地用名 紫菀，本地称为夹板菜、软紫菀。

2.药材来源 本品为菊科植物紫菀的干燥根及根茎。

3.识别要点 紫菀为多年生草本，高1~1.5米。根状茎粗短，上有多数须根，灰褐色。茎单一，直立，表面有沟槽，上部有分枝且疏生短毛，下部无毛。基生叶丛生，开花时渐枯萎，叶片篦状长椭圆形或椭圆

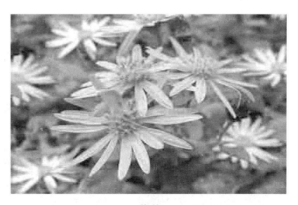

紫菀

状披针形，基部渐狭，下延长成翅状叶柄，两面疏生短刚毛；茎生叶互生，渐无柄，叶片狭长圆形或披针形。夏、秋季开花，头状花序多数，排列呈伞房状，具长柄，密被短毛；边缘舌状花蓝紫色，雌性，中央管状花黄色，两性。瘦果扁平，冠毛白色。

4. 习性分布　紫菀喜温暖湿润气候，耐寒，耐涝，怕干旱。冬季气温 –20 ℃时根可以安全越冬。除盐碱地外均可栽种，尤以土层深厚、疏松肥沃，富含腐殖质，排水良好的沙壤土栽培为宜，黏性土不宜栽培。忌连作。生于低山阴坡湿地、山顶和低山草地及沼泽地。分布于东北，华北、陕西、甘肃南部、安徽北部、河南西部。

5. 采收加工　春、秋季采挖，除去有节的根茎（习称"母根"）和泥沙，编成辫状晒干或直接晒干。

6. 药材性状　本品根茎为不规则的块状，长 2~6 厘米，直径 1.5~3 厘米。其上有多数残存的茎基及叶柄，其下簇生许多细根，根长 5~14 厘米，直径 1~2 毫米，表面淡紫棕色，具纵纹，细根多编成辫状。质稍柔软。气微，味甜。

本品以根条细长、表面紫棕色、质柔润、去净地上茎、无杂质者为佳。

7. 性能与用法用量

（1）性味归经：味辛、苦，性温。归肺经。

（2）功能主治：润肺下气，消痰止咳。用于痰多喘咳、新久咳嗽、劳嗽咳血。

（3）用法用量：水煎服，5~9 克。

8. 加工炮制

（1）紫菀：拣去杂质，除去残茎，洗净，稍闷润，切成小段晒干。

（2）蜜紫菀：取紫菀段加炼蜜（和以适量开水）拌匀，稍闷润，用文火炒至不粘手为度，取出放凉。每 50 千克紫菀，用炼蜜 12.5 千克。

四十二、桔梗

1. 本地用名　桔梗，本地称苦桔梗、白桔梗、包袱花、铃铛花、道拉基。

2. 药材来源　本品为桔梗科植物桔梗的干燥根部。

3. 识别要点　桔梗为多年生草本，高 40~120 厘米，全株含白色乳汁，光滑无毛。根胡萝卜形，长达 20 厘米，外皮浅褐色或灰褐色。茎直立，通常不分枝或稍有分枝。单叶近无柄，茎中下部的叶常 3~4 片轮生或 2 片对生，茎上部的叶互生，卵形至披针形，顶端尖锐，基部宽楔形，边缘有尖锯齿，叶背被白粉。7~8 月开花，单生于茎枝顶部或数朵成疏总状花序；花萼钟形，绿色；花冠宽钟形，蓝紫色。蒴果倒卵圆形，熟时顶部 5 瓣裂，种子多数。

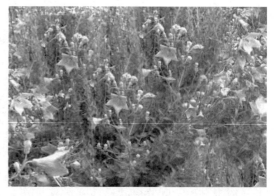

桔梗

4. 习性分布　桔梗喜光，喜温和湿润凉爽气候。抗干旱，耐严寒，怕风害。适宜在土层深厚、排水良好、土质疏松而含腐殖质的沙壤土上栽培。土壤水分过多或积水，则根部易腐烂。桔梗多生于山坡、山野沟洼潮湿地带、林缘、灌木林下、草丛中或沟旁。焦作市及济源市、辉县等地山区均有生长，资源比较丰富。也有栽培。

5. 采收加工　春、秋季采挖，去须根，纵切晒干；或蒸后切片晒干。

6. 药材性状　本品根为长纺锤形或圆柱形，下部渐细，有时分枝，弯曲不直，顶端具芦头，上面有许多半月形茎基，习称"芦碗"。表面白色或淡棕色，皱缩，上部有横纹，通体有纵沟，下部尤多，并有类白色或淡棕色的皮孔样根痕，横向略延长。质坚脆易折断，断面类白色至类棕色，略带颗粒状，有放射状裂隙，习称"菊花心"，皮部较窄，形成层明显，淡棕色，木部类白色，中央无髓。气无，味微甘而后苦。

本品以肥大坚实、除尽外皮、内外洁白、有甜味者为佳。

7. 性能与用法用量

（1）性味归经：味苦、辛，性微温。归肺经。

（2）功能主治：宣肺祛痰，利咽排脓。主治咳嗽痰多、咽喉肿痛、肺痈吐脓、胸满胁痛、痢疾腹痛、口舌生疮、目赤肿痛、小便癃闭。

（3）用法用量：水煎服，6~15 克。

8. 炮制加工

（1）生用：拣去杂质，冬、春季用热水清洗，夏、秋季用冷水清洗。伏天洗桔梗，加明矾少许，捞入筛内并加盖湿布，次日取出，切成 2 厘米厚横片，晒干或烘干。

（2）蜜炙：先将蜂蜜置于锅内，加热至沸，倒入桔梗片，用文火炒至微黄色、不粘手为度，取出，放凉。每 500 克用炼熟蜜 90 毫升。

四十三、野棉花

1. 本地用名　野棉花，本地称山棉花、满天星、野牡丹、接骨连、铁蒿、水棉花、土白头翁。

2. 药材来源　本品为毛茛科植物大火草的根、茎和叶。

3. 识别要点　大火草为多年生草本，植株高可达 1.5 米。根粗壮，表面深褐色。茎直立，具分枝。叶为三出复叶，基生叶具长柄，小叶 3 片，中间小叶卵圆形，边缘深裂，有粗锯齿，表面疏生白硬毛，背面密生白色绒毛；茎生叶较基生叶小。花大，粉红色，呈三分枝的聚伞花序，其轴上密生白绒毛。瘦果密生长绵毛，多数集成聚合果。

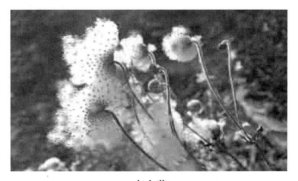
大火草

4. 习性分布　大火草多生于低山山坡、沟边、路旁、草丛中。焦作市山区大量生长。

5.采收加工　春、秋季挖根,洗净,晒干或鲜用,春、夏、秋季采茎叶,去杂质,洗净,切段,晒干或鲜用。

6.性能与用法用量

（1）性味归经：味苦,性寒,有小毒。归肺、肝、胆经。

（2）功能主治：杀虫,止痢。主治各种顽癣、秃疮、疮疖痈肿、无名肿毒、湿热下痢、牙痛、杀蛆虫。

（3）用法用量：水煎服,9~15克。外用适量。

7.加工炮制　拣去杂质,用清水洗净,切段,晒干。

四十四、黄芩

1.本地用名　黄芩,本地称山茶根、黄芩茶、土金茶根。

2.药材来源　本品为唇形科植物黄芩的干燥根。

3.识别要点　黄芩为多年生草本,高20~60厘米。主根粗壮,外面暗褐色,断面黄色,老根中空。茎丛生,直立,方形。单叶对生,近无柄;叶片披针形,先端钝或急

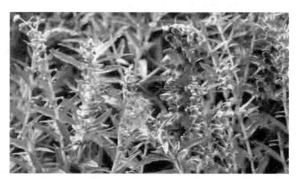

黄芩

尖,基部圆形,全缘,表面深绿色,背面淡绿色,有分散的腺点。夏季开蓝紫色花,总状花序顶生,花偏向一侧,排列较紧密,花冠唇形。小坚果近球形,黑色,表面有突起,包于宿萼内。

4.习性分布　黄芩野生于山顶、山坡、林缘、路旁等向阳较干燥的地方。喜温暖,耐严寒,成年植株地下部分可忍受 −30 ℃的低温。耐旱怕涝,地内积水或雨水过多,生长不良,重者烂根死亡。排水不良的土地不宜种植。土壤以壤土和沙壤土,酸碱度以中性和微碱性为好,忌连作。5~6月为茎叶生长期,10月地上部枯萎,翌年4月开始重新返青生长。焦作市山区均有生长。

5.采收加工　春、秋季采挖,除去须根及泥沙,晒后撞去粗皮,晒干。

6.药材性状　本品根呈倒圆锥形,扭曲不直,大小不等,长10~25厘米,直径1~4厘米。表面棕黄色,具扭曲的纵皱纹或不规则状纹理,并可见疣状枝根痕。质坚而脆,易折断,断面刺状,外层深黄色,支根的木部中央呈暗棕色;可见棕褐色片状朽木。气无,味苦。

本品以根长、质坚实、表面较光滑、表面棕黄色、根头少者为佳。

7.性能与用法用量

（1）性味归经：味苦,性寒。归肺、胆、脾、大肠、小肠经。

（2）功能主治：清热燥湿,泻火解毒,止血安胎。主治湿温、暑温胸闷呕恶,湿热痞满,泻痢,黄疸,肺热咳嗽,高热烦渴,血热吐衄,痈肿疮毒,胎动不安,烧伤烫伤。

（3）用法用量：①内服：水煎服,3~9克;化痰止咳宜炙用。②外用：取适量研末调敷。

8. 加工炮制

（1）生用：润透后切约 1 毫米厚的片，及时晒干。

（2）酒炙：将黄芩片与黄酒拌匀，同润至酒尽时，置于锅内用文火炒至深黄色为度，取出，放凉，每 500 克黄芩片用黄酒 60 毫升。

（3）炒炭：取黄芩片置于锅内，用武火炒至外呈黑色、内呈黑褐色为度，喷洒凉水适量，灭尽火星，取出，晾一夜。

切制黄芩宜选择晴天。锅内水沸后才能将黄芩倒入，一次不宜煮得太多，所煮的黄芩应在当天切完，润透后即行切制，切好的饮片应迅速干燥，否则均易导致黄芩发绿变色。

四十五、黄精

1. **本地用名**　黄精，本地称老虎姜、鸡头参、鸡头黄精。

2. **药材来源**　本品为百合科草本植物黄精的根状茎。

3. **识别要点**　黄精为多年生草本，高 50~120 厘米。根状茎横生，由数个形似鸡头的部分连接而成，生长茎的一端较肥大，另一端较小，茎枯萎后残留圆形茎痕；根状茎肥大肉质，黄白色，味稍甜，节上有环纹突起，并散生少数须根。茎单一，圆柱形，稍倾斜，光滑无毛。单叶，无柄，常 4~5 片叶轮生，稀 6~7 片叶轮生；条状披针形，长 7~11 厘米，先端卷曲，表面绿色，背面淡绿色。夏季开白绿色花，花腋生，下垂，花梗顶端 2 分叉，叉上各生一朵花；花被钟形，先端 6 裂。浆果球形，熟时黑色。

4. **习性分布**　黄精适宜阴湿气候条件，具有喜阴、怕旱、耐寒的特性。黄精多见于阴湿的山地灌木丛中及林缘草丛中，在肥沃的沙壤土生长。多生于山坡林下、林缘、灌木丛或草丛等较阴湿处。焦作市山区均有生长，资源比较丰富，是焦作市道地药材和有名土特产。

5. **采收加工**　春、秋季采收均可，以秋末冬初采收的根状茎肥壮而饱满，质量最佳。

6. **药材性状**　本品大部呈不规则圆柱形，先端膨大，另一端较小，形似鸡头。长 8~10 厘米，直径 0.5~1.5 厘米。表面黄白色或较深，可见多数纵皱纹。地上茎痕呈中心稍下凹的圆盘状，散生黑点（即维管束）。根痕呈点状突起，多生于波状环的节上，节间长 0.5~0.8 厘米，排列整齐。干燥品呈半透明角质样，质较坚而脆，未全部干燥者较柔韧，易折断，折断面较平坦，其中散生多数黄白色小点（即维管束）。气无，味微甜而有黏性。

本品以个大、肥润、色黄白、大小均匀、断面平坦透明者为佳。

7. **性能与用法用量**

（1）性味归经：味甘，性平。归脾、肺、肾经。

（2）功能主治：滋肾润肺，补脾益气。主治阴虚肺燥、干咳痰少、消渴多饮、脾胃

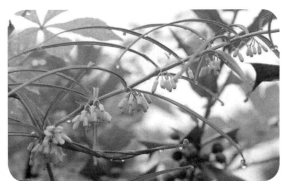

黄精

虚弱、脾气虚或脾阴不足、肾虚精亏、腰膝酸软、须发早白。

（3）用法用量：煎汤，煎膏滋，浸酒。10~30 克。

8.加工炮制　采挖后，去掉茎叶，洗净泥沙，除去须根，如长大者可酌情分为 2~3 节，置于蒸笼或木甑中蒸约 12 小时，至呈现油润时方取出晒干或烘干（无烟、微火）；或置于水中煮沸后，捞出晒干或烘干，以蒸法加工为佳。

四十六、黄栌

1.本地用名　黄栌，本地称黄栌柴。

2.药材来源　本品为漆树科黄栌属植物黄栌的根、树枝及叶。

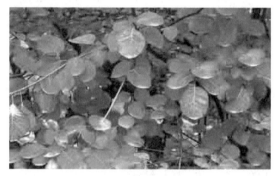

黄栌

3.识别要点　黄栌为落叶灌木或小乔木，高达 3~6 米。单叶互生，具柄，叶片长圆形或倒卵形，长 3~8 厘米，宽 2.5~6 厘米，无毛或仅下面脉上有短柔毛。圆锥花序顶生，花杂性，小型，直径约 8 毫米。果序长 5~20 厘米，有多数不孕花的紫绿色羽毛状细长花梗宿存。核果小，红色，肾形，直径 3~4 毫米。

4.习性分布　黄栌性喜光，也耐半阴；耐寒，耐干旱瘠薄和碱性土壤，不耐水湿，宜植于土层深厚、肥沃而排水良好的沙壤土中。生长快，根系发达，萌蘖性强。秋季当昼夜温差大于 10 ℃时，叶色变红。生于海拔 700~1 620 米的向阳山坡林中。焦作市山区及辉县、济源等地山区均有大量生长。

5.采收加工　根随时可采；夏季枝叶茂密时砍下枝条，摘下叶，分别晒干。

6.性能与用法用量

（1）性味归经：味辛、苦，性凉。归肝、肾经。

（2）功能主治：清热利湿，散瘀解毒。根、茎主治黄疸、肝炎；叶主治跌打瘀痛、皮肤瘙痒、赤眼、丹毒、烫火伤、漆疮。

（3）用法用量：①内服：煎汤，3~9 克。②外用：取枝、叶煎水洗或叶捣烂敷患处。

7.加工炮制　拣去杂质，用清水洗净，捞出，略润后切 6 ~ 9 毫米长段，晒干。

四十七、菝葜

1.本地用名　菝葜，本地称金刚藤、铁菱角、红灯果。

2.药材来源　本品为百合科植物菝葜的根茎。其叶也入药。

3.识别要点　菝葜为落叶攀缘灌木。地下根状茎横生，木质，坚硬，膨大部分呈不规则的菱角状，棕色。茎圆柱形，长 2 米余，散生倒刺，茎上有少数分枝。单叶互生，叶柄基部鞘状；叶片革质，有光泽，卵圆形或椭圆形，先端短尖或圆形而有凸头，基部近圆形或心形，全缘，两面无毛,具 3~5 条主脉;托叶变成 2 条卷须。夏初开绿黄色的单性花,雌雄异株,伞形花序腋生。浆果球形,熟时粉红色。

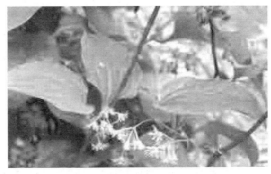

菝葜

4. 习性分布　菝葜喜光,稍耐阴,耐旱,耐瘠薄。生于山坡、林下灌木丛中、路旁、河谷上。焦作市山区均有生长。

5. 采收加工　全年可采,洗净,切片晒干,或用盐水浸泡数小时后蒸熟,晒干。夏季采叶,晒干。

6. 药材性状　本品为弯曲扁圆柱形或不规则块状,有隆起的结节,长 10~20 厘米,直径 2~4 厘米。表面黄棕色或紫棕色,结节膨大处有坚硬弯曲的细根。质坚硬,难折断,断面黄棕色至红棕色,平坦,纤维性。气微,味微苦。

7. 性能与用法用量

（1）性味归经:味甘、酸,性平。归肝、肾经。

（2）功能主治:祛风利湿,解毒消痈。主治风湿痹痛、淋浊、带下、泄泻、痢疾、痈肿疮毒、烧烫伤,为疮科要药。叶捣烂外敷治恶疮。

（3）用法用量:水煎服,10~30 克;或浸酒;或入丸、散。

8. 加工炮制　将原药用清水浸洗,润透,切成薄片,晒干。

四十八、葛根

1. 本地用名　葛根,本地称葛条、葛藤、粉葛、干葛、葛麻藤。

2. 药材来源　本品为豆科植物野葛的干燥根。

3. 识别要点　野葛为多年生草质藤本,长 8~10 米,全株密被黄褐色粗毛。块根肥大,圆柱状,外皮棕色、灰黄色、褐色,断面多灰白色,富含粉质和纤维。茎基部粗壮,上部多分枝。三出复叶,互生,具长柄,叶两面被硬毛,背面较密,顶生小叶为阔卵形,侧生小叶为斜卵形,边缘有 2~3 波状浅裂。秋季开花,总状花序腋生或顶生;花冠蝶形,紫红色,长约 1.5 厘米。荚果条形,扁平,密生黄色毛。种子数粒,赤褐色。

4. 习性分布　野葛适应性强,在向阳湿润的荒坡、林边都可栽培。土壤以深厚、肥沃、疏松的夹沙土较好。多生于山坡、草丛、灌丛或路旁、疏林及较阴湿的地方。焦作市山区均有生长,资源丰富。

5. 采收加工　栽培 3~4 年采挖,在冬季叶片枯黄后到发芽前进行。把块根挖出,去掉藤蔓,切下根头作种,除去泥沙,刮去粗皮,切成 1.5~2 厘米厚的斜片,晒干或烘干。

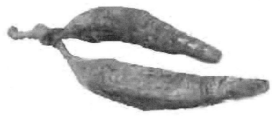

葛根

6. 药材性状　本品完整的根似圆柱形，商品常为斜切或纵切的板状片，长 4~36 厘米，直径 4~14 厘米，厚 0.5~1 厘米。类白色或淡棕色，表面有时可见残存的棕色栓皮，切面粗糙，纤维性极强。质坚硬而重，富粉性，并含有大量纤维，呈绵毛状，横断面可见由纤维所形成的同心性环层，纵切面可见纤维与粉质相同，形成纵纹。气微，味甜。

本品以致密、色白、含粉性、纤维少者为佳。

7. 性能与用法用量

（1）性味归经：味甘、辛，性凉。入脾、胃经。

（2）功能主治：解表退热，生津透疹，升阳止泻。主治外感发热头痛、高血压颈项强痛、口渴、消渴、麻疹不透、热痢、泄泻。

（3）用法用量：①内服：煎汤，6~15 克；或捣汁。②外用：捣敷。

8. 加工炮制

（1）生用：拣去杂质，洗净，用水浸泡，捞出，润透，及时切片，晒干。

（2）煨葛根：取葛根，用湿纸包好，埋入热火灰中，煨至纸呈黑色为度。

（3）麸炒葛根：先以少量麸皮撒入热锅内，待冒烟后，将葛根片倒入，上面覆盖剩下的麸皮，随即以铁铲将葛根与麸皮不断翻动，至葛根片呈深黄色为度，取出，筛去麸皮，凉透。每 50 千克葛根，用麸皮 12.5 千克。

四十九、墓头回

1. 本地用名　墓头回，本地称臭脚跟、糙叶败酱。

2. 药材来源　本品为败酱科植物糙叶败酱的根。

3. 识别要点　糙叶败酱为多年生草本，高 30~60 厘米。根粗壮圆柱形，黄白色，有奇特臭味。茎多分枝，被短毛。基生叶倒披针形，2~4 羽状浅裂，开花时枯萎；茎生叶对生，窄卵形至披针形，13 对羽状深裂至全裂，中央裂片较大，两侧裂片镰状条形，全缘，两面被毛。6~7 月开黄色小花，聚伞花序在枝顶集成伞房状。蒴果卵圆形至长圆柱形，边缘具膜质翅。

4. 习性分布　糙叶败酱多生于山坡、灌丛和丘陵等干燥处。焦作市的山区、丘陵均有生长，尤以孟州西部、西北部丘陵地区最多。

5. 采收加工　秋季挖根，去地上部分，洗净，晒干。

6　药材性状　本品呈不规则的圆柱形，长短不一，直径 1~1.5 厘米。外皮棕褐色或棕黑色，皱缩易剥落，剥去外皮后呈土黄色。体轻质松，断面呈放射状裂纹，外层为黄棕色的环状纹。有特殊的缬草样臭气，味稍苦。

本品以条长、肥实、色棕褐者为佳。

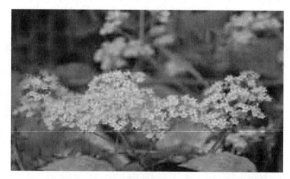

糙叶败酱

7.性能与用法用量

（1）性味归经：味苦、微酸、涩，性凉。入心、肝二经。

（2）功能主治：清热燥湿，止血，止带，截疟。主治早期宫颈癌、白带、崩漏、疟疾。

（3）用法用量：①内服：煎汤，9~15克。②外用：适量，捣敷。

8.加工炮制

（1）生用：拣去杂质，洗净，润透后切1.5毫米厚的片，干燥。

（2）炒炭：将墓头回片置于锅内，用中火炒至表面呈黑色、内呈黑褐色为度，喷洒凉水适量，灭尽火星，取出，晾一夜。

五十、漏芦

1.本地用名　漏芦，本地称狼头菜。

2.药材来源　本品为菊科植物祁州漏芦或禹州漏芦的根。

3.识别要点

（1）祁州漏芦（打锣锤、大脑袋花）：祁州漏芦为多年生草本，高20~80厘米。主根粗大，圆柱形，上部密被残存叶柄。茎直立，单一或数条生于同一根上，不分枝，密被白色柔毛。基生叶长达30厘米，具长柄；叶片羽状深裂至全裂，裂片再浅裂，边缘具疏齿，两面均被蛛丝状毛或粗毛，茎生叶较小，无叶柄或具短柄，羽状分裂。春末夏初开淡红紫色花，头状花序单一顶生，大型，直径5~6.5厘米。瘦果倒圆锥形，顶端有粗羽毛状冠毛。

（2）蓝刺头（禹州漏芦、刺蓟）：蓝刺头为多年生草本，高约1米，全株被白色蛛丝状毛。根圆柱形，外皮黄棕色。茎直立，通常单一，基部宿存褐色的叶脉残基。叶互生，基生叶长20~25厘米，具长柄，羽状全裂或深裂，裂片再浅裂或深裂，边缘具短针刺，上面疏生蛛丝状毛，下面密被白色绵毛；茎生叶较小，羽状深裂，无柄。夏末、初秋开天蓝色花，由许多小头状花序聚合成球状复头状花序，直径2~3.5厘米。瘦果圆柱形，顶端有鳞片状冠毛。

4.习性分布　漏芦适应力强，耐干旱，耐瘠薄，耐寒，喜凉爽气候和排水良好的沙质土，忌炎热、湿涝，可粗放管理。漏芦多生于山坡草地、林缘路边和丘陵地。焦作市山区有大量生长，孟州丘陵地亦有生长。

5.采收加工　春、秋季采挖，除去残茎及须根，洗净泥土，润透，切厚片，晒干，置于通风干燥处。

6.药材性状

（1）祁州漏芦：本品根呈圆锥形，根头部膨大，上面有少数茎基和白色毛，偶见叶柄残基。向下渐细略扭曲，常折断。一般长10~20厘米，直径1~3厘米。表面灰褐色或

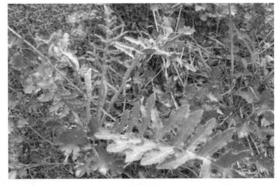

漏芦

暗棕色，粗糙，栓皮易脱落，具明显纵沟及菱形网状裂纹。质轻而脆，易折断，折断时皮部常与木部分离，断面不平坦，木质部黄色，呈放射状排列，中央常有裂隙，裂隙处显深棕色。气特异，似败油气，味微苦。

（2）蓝刺头：本品根呈长圆柱形，根头部有许多纤维状棕色毛，全体略扭曲，下部渐细，长7~30厘米，直径5~15毫米。表面灰棕色，具纵皱纹，近根头部可见细横纹。质坚硬，不易折断，断面纤维性，皮部与射线呈灰黑色，木质部黄白色，形成黑黄相间的放射状纹理。气微，味微涩。

7. 性能与用法用量

（1）性味归经：味微咸，性寒，有小毒。入胃、大肠经。

（2）功能主治：清热解毒，消痈，下乳，舒筋通脉。主治乳痈肿痛、痈疽发背、瘰疬疮毒、乳汁不通、湿痹拘挛、骨节疼痛、热毒血痢、痔疮出血。

（3）用法用量：①内服：煎汤，3~12克（鲜品30~60克）；或入丸、散。②外用：煎水洗或研末调敷。

注意：气虚、疮疡平塌者及孕妇忌服。

8. 加工炮制　拣净杂质，去毛，洗净，润透，切片晒干。

【附注】

本地区个别地方把毛茛科植物白头翁和菊科植物鸦葱（萝萝葱）的根误作漏芦使用，应注意鉴别。

五十一、萱草

1. 本地用名　萱草，本地称黄花萱草、野金针花、金针菜。

2. 药材来源　本品为百合科植物萱草的根。

3. 识别要点

（1）萱草（黄花萱草、野金针花、金针菜）：萱草为多年生草本，高70~100厘米。宿根，多胀大成纺锤形，灰黄色，有环状密纹。叶线形，根生叶丛生，基部抱茎。夏、秋开花，花茎自叶丛中抽出，花5~9朵，疏生成圆锥状，鲜黄色；花冠6裂，漏斗状，开花前为棒状，名金针菜。蒴果长圆形，有3条棱。种子黑色。

（2）小萱草：小萱草与萱草相似，不同之处是：小萱草高40~60厘米，根细长圆柱形，无肥大部分。花1~6朵生于花葶顶端。

4. 习性分布　萱草野生于山坡草地

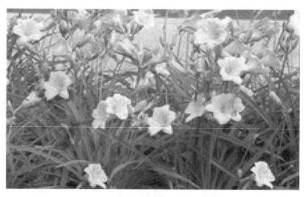

萱草

及原野处。萱草有栽培。焦作市山区常见分布。

5. 采收加工　秋季采挖，去泥土和残茎，晒干。

6. 药材性状

（1）萱草根：本品为多条纺锤形根丛，生于一个圆形疙瘩头状根茎上，长 3~5 厘米，直径 6~8 毫米。表面灰黄色或土黄色，有少许横纹及多数纵皱纹。质疏松而薄，易折断，折断面不甚平，白色，有时为棕黄色，皮部组织疏松，有大裂隙，木部小，不明显。气微香，味稍甜。以表面色灰黄、条根肥胖、质充实、无残茎者为佳。

（2）小萱草根：本品根全形如马尾，圆柱状，细长，丛生于根茎上，于根上又生多数须根。表面灰黄色，质轻而微带韧性。

7. 性能与用法用量

（1）性味：味甘，性凉。

（2）功能主治：利尿，止血，清湿热。主治小便不利、水肿、黄瘟、淋病、衄血、吐血、乳痈肿痛。

（3）用法用量：①内服：煎汤，6~9 克。②外用：适量，捣敷。

8. 加工炮制　拣去杂质，除去残茎，用清水洗净，捞出，润透后切 0.8~1 厘米长段，晒干。

五十二、藕节

1. 本地用名　莲。

2. 药材来源　藕节为睡莲科植物莲的干燥根茎节部。花、叶、莲房、种子等亦入药。

3. 识别要点　莲为多年生水生草本。根状茎横生，习称"莲藕"。节上生叶，高出水面，叶柄着生于叶背中央，叶片大，圆形，粉绿色。夏季开红色、粉红色或白色花，单生于花梗顶端；花托于果期膨大，海绵质，有 20~30 个小孔，每个小孔内有坚果一枚，呈椭圆形或卵形。种子习称"莲子"。

4. 习性分布　莲生于水泽、池塘、湖泊中，本区各地都有栽培。

5. 采收加工　秋、冬季挖莲的根状茎（藕），洗净泥土，在用藕时收集被切下的节部晒干。秋季采叶，剪下叶柄，晒干为荷梗入药；叶晒至七八成干去梗，对折叠成半圆形，晒至全干，或趁鲜切丝晒干。

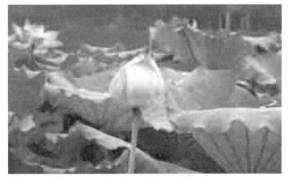

莲

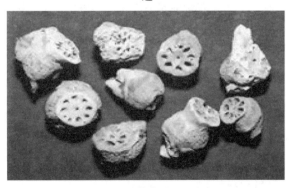

藕节

荷花于 6~7 月间采含苞未放的大花蕾或将开放的花，阴干。莲须于 6~8 月当花初开放时采收，阴干或盖上白纸晒干，不宜烈日久晒。莲房于 10 月间果实成熟后采收，去掉实后晒干。取出果实晒干即为石莲子。在莲房中取出果实，趁鲜用快刀划开，剥开壳皮，晒干即为莲子。将莲子剥开，取出绿色的胚，晒干即为莲子心。

6. 药材性状

（1）藕节：节为短圆柱形，长 2~4 厘米，直径 2 厘米，表面黄棕色至灰棕色，中央节部稍膨大，节两端残留的节间部表面有皱纹，横切面中央可见较小的圆孔，周围约有 8 个大孔，体轻，节部质坚硬、难折断；气无，味微甘涩。以节部黑褐色、两头白色、干燥、无须根和泥土者为佳。

（2）荷梗：近圆柱形，长 20~60 厘米，直径 8~15 毫米，表面淡棕黄色，具深浅不等的纵沟及多数短小的刺状突起。折断面淡粉白色。可见数个大小不等的孔道，质轻，易折断。气微弱，味淡。

（3）荷叶：商品常折叠成半圆形或扇形，完整或稍破碎。叶片展开后，呈圆形，直径 30~60 厘米。上表面灰绿色或棕绿色，有白色短腺毛；下表面灰黄色或浅灰绿色，平滑，有光泽；中心有一突起的叶柄残基，全缘，叶脉辐射状，明显突出。质脆易碎。气微，味淡。以叶大、完整、色绿、无霉者为佳。

（4）荷花：花蕾椭圆形，顶端略尖，花瓣长倒卵形，表面灰黄色或淡黄褐色，有褐色平行脉，膜质。气无，味微酸涩。

（5）莲须：呈线状，花长 1~1.5 厘米，多数扭转呈螺旋状，黄色或浅棕黄色，内有多数黄色花粉。花丝呈丝状而略扁，稍弯曲，长 1~1.6 厘米，棕黄色或棕褐色。质轻，气微香，味微涩。

（6）莲房：略呈倒圆锥形，多破裂，顶面圆形而平，直径 7~10 厘米，高 3~8 厘米。表面红棕色，有纵纹及纵皱，顶面有多数果实除去后留下的凹洞，呈蜂窝状，基部有花梗残基。质松软如海绵，气无，味涩。

（7）石莲子：即莲的果实，卵圆形或椭圆形，两端微尖，长 1.5~2 厘米，表面灰棕色或灰黑色，被灰白色粉霜，除去后略有光泽；顶端有小圆孔，基部具短果。质坚硬，极难破开。果皮内表面红棕色，粗糙有纵纹。

（8）莲子：种子呈卵圆形，长 1.2~1.7 厘米。表面红棕色，有纵纹，顶端中央有深红棕色的乳状突起。种皮海绵质，不易剥落，除去后可见 2 片黄白色的子叶，中央有大型孔隙，具绿色的莲心。气无，种皮味涩，子叶味微甜。

（9）莲子心：略呈棒状，长 1.2~1.6 厘米。顶端具 2 个分枝，呈深绿色，向下倒折，用水浸软后可见 2 片盾状卷曲的子叶，一长一短，中央的胚芽直立，基部胚根黄绿色，略呈圆柱形，气无，味极苦。

7. 性能与用法用量

（1）性味归经：

1）藕节：味甘、涩，性平。归肝、肺、胃经。

2）藕：味甘，性寒。

3）荷叶：味微苦，性平。

4）荷梗：味微苦，性平。

5）荷花：味苦、甘，性温。

6）莲须：味甘、涩，性温。

7）莲房：味苦、涩，性温。

8）莲子：味甘、涩，性平。

9）莲子心：味苦，性寒。

（2）功能主治：

1）功能：①藕节：消瘀，止血。②藕：凉血散瘀，止渴除烦。③荷叶：升清降浊，清暑解；炒炭止血。④荷梗：清暑，宽中理气。⑤荷花：祛湿止血。⑥莲须：固肾涩精。⑦莲房：祛瘀，止血。⑧莲子：健脾止泻，养心益肾。⑨莲子心：清心火，降血压。

2）主治：①藕节：主治吐血、衄血、咯血、便血、尿血、血痢、功能性子宫出血。②藕：主治热病烦渴、咯血、衄血、吐血、便血、尿血。③荷叶：主治中暑、肠炎、吐血、便血、尿血、功能性子宫出血。④荷梗：主治中暑头晕、胸闷、气滞。⑤荷花：主治跌损呕血、天疱疮。⑥莲须：主治遗精、滑精、白带、尿频、遗尿。⑦莲房：主治产后瘀血、腹痛、崩漏带下、便血、尿血、产后胎衣不下。⑧莲子：主治脾虚泄泻、便溏、遗精、白带。⑨莲子心：主治热病口渴、心烦失眠、高血压。

（3）用法用量：水煎服，9~15克。

8.加工炮制　秋、冬或春初挖取根茎（藕），洗净泥土，切下节部，除去须根，晒干。藕节炭：取净藕节，照炒炭法炒至表面黑褐色或焦黑色、内部黄褐色或棕褐色。本品形如藕节，表面黑褐色或焦黑色、内部黄褐色或棕褐色，断面可见多数类圆形的孔。

五十三、藜芦

1.本地用名　藜芦，本地称黑藜芦、大叶藜芦、人头发、七厘丹。

2.药材来源　本品为百合科植物藜芦的根和茎。

3.识别要点　藜芦为多年生草本，高60~100厘米。鳞茎稍膨大，生多数细长肉质的根，外皮黄色。茎直立，圆柱形，上部生白毛，基部有叶鞘腐烂后残留的叶脉成棕毛状纤维。

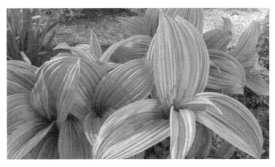

藜芦

单叶互生，叶片宽卵形或宽卵状披针形，先端常渐尖，基部渐狭呈鞘状抱茎，全缘或微波状，两面无毛，叶脉平行，明显而隆起。7~8月开紫黑色小花，圆锥花序顶生，花杂性，雄花常生于花序轴下部，两性花多生于中部以上。蒴果卵状三角形，熟时3裂。种子多数。

4.习性分布　藜芦多生于山地阴坡、疏林下或灌木丛中。焦作市山区均有生长，资源比较丰富。

5. 采收加工　夏、秋开花前采收，除去叶和泥土，洗净，晒干。

6. 药材性状　本品地上茎圆柱形，外有数层抱茎的叶基，残留棕色毛状、长短不一的叶脉，形如蓑衣。鳞茎短粗，其上有根，根脱落处可见凹入的根痕。根细长圆柱形，长 8~10 厘米，直径 1~2 毫米，表面土黄色或黄褐色，具细密横皱；质轻易折断。气无，味苦。

本品以根粗壮、干燥无杂质者为佳。

7. 性能与用法用量

（1）性味归经：味辛、苦，性寒，有毒。归肝、肺、胃经。

（2）功能主治：祛痰，催吐，杀虫。用于中风痰壅、癫痫、疟疾、骨折；外用治疥癣。还能灭蝇蛆。

（3）用法用量：①内服：研末，1.5~8 克，或入丸剂。②外用：研末，调敷。

（4）用药禁忌：不宜与人参、沙参、丹参、玄参、苦参、细辛、芍药等同用。

8. 加工炮制　拣去杂质，除去棕毛，清水洗净，捞出，润透后切 6 毫米长，晒干。

【附注】

茖葱：属于百合科植物，叶可食用。本地山区群众有一句俗语"三叶藜芦二叶茖"，认为长二叶时为茖葱，长三叶时为藜芦，意指同一种植物，实系误解。茖葱与藜芦并非同一种植物，只是外形相似，二者的主要区别是：茖葱叶质软而平滑，叶脉不隆起，花白色或淡紫色，伞形花序，蒴果。藜芦叶质较硬而粗糙，叶脉隆起，花紫黑色，圆锥花序，浆果。

五十四、藁本

1. 本地用名　藁本，本地称香藁本。

2. 药材来源　本品为伞形科植物藁本或辽藁本的干燥根茎和根。

3. 识别要点

（1）辽藁本：辽藁本为多年生草本，高 15~65 厘米。根状茎短，生多数细长的根，淡褐色，有芳香气。茎直立，中空，基部带紫色。基生叶在花期时枯萎，茎生叶互生，中、下部的叶具长柄，基部鞘状抱茎，2~3 回三出羽状复叶，最下面的小叶片卵形或广卵形，边缘有少数缺刻状牙齿，表面沿叶脉有细微的乳头状突起。夏季开白花，复伞形花序，伞幅 6~19 个。双悬果椭圆形，长 8 毫米，宽 2 毫米。

（2）藁本：藁本为多年生草本，高达 1

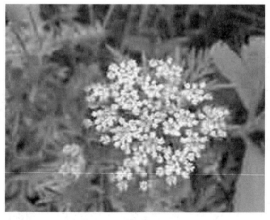

藁本

米以上。根状茎呈不规则的团块状，生多数条状根，具浓香气味。茎直立，中空，具纵沟。叶互生，2~3回羽状复叶，最终小叶卵形，两侧不相等，边缘具不整齐的羽状浅裂或粗大锯齿，表面脉上有乳头状突起；叶柄长9~20厘米，基部鞘状抱茎，茎上部的叶近于无柄。夏、秋开白色小花，复伞形花序，伞幅16~20个。双悬果广卵形，稍压扁，长2毫米，宽1毫米。

4.习性分布　藁本喜土层深厚、肥沃疏松、湿润而排水良好的沙壤土及腐殖土。栽培2年收获，以地上茎节（俗称节盘）繁殖。藁本多生于气候凉爽，土壤肥沃、深厚、雨量充沛，海拔700~2 500米的山地林缘草地或林下水少阴湿处。本区山区有分布。

5.采收加工　秋季茎叶枯萎或次春出苗时采挖，除去泥沙，晒干或烘干。置于阴凉干燥处，防潮，防蛀。

6.药材性状

（1）辽藁本：本品根状茎呈不规则的柱状或团块状，长1.5~6厘米，直径0.5~1.5厘米，顶端有残留茎基，有时下陷呈凹洞状。表面灰棕色至暗棕色，粗糙，密生细长而弯曲的根，有突起的节及根痕。质轻较易折断，断面略呈纤维状，黄白色至浅棕色，中央有髓。根直径2~5毫米，表面灰棕色至暗棕色，具纵皱及横纹，并有略突起的细根痕外皮，易剥离。质轻，略带韧性，较难折断，断面纤维状，中央无髓。气特异而芳香，味辛而微苦。

（2）藁本：本品根状茎为不规则结节状，根状茎下而生多数根和细根，但商品大部分已除去，顶端具一至数个较长的茎基残留，根直径1~5米，外表黄棕色或土黄色，具不规则纵沟纹，栓皮易剥落，质韧不易折断，断面淡黄色或黄白色。气郁香，味微苦而辛。

本品以身干整齐、味香者为佳。

7.性能与用法用量

（1）性味归经：味辛，性温。归膀胱经。

（2）功能主治：祛风除湿、散寒止痛。用于风寒感冒、巅顶疼痛、风湿肢节痹痛。

（3）用法用量：①内服：煎汤，3~10克；或入丸、散。②外用：适量，煎水洗；或研末调涂。

8.加工炮制　除去杂质，洗净，润透，切厚片，晒干。

第二节　种子与果实类

一、火麻仁

1.本地用名　火麻仁，本地称大麻子、线麻子、大麻仁、火麻。

2.药材来源　本品为桑科植物大麻的种仁。

3.识别要点　大麻为一年生草本，高1~8米，茎直立，有纵沟，皮层富含纤维。叶互生或下部叶对生，叶柄长4~15厘米，掌状复叶，小叶8~11片，披针形，边缘有锯齿。夏季开花，单性异株；雄花集成疏散的圆锥花序，顶生或腋生；雌花丛生叶腋。瘦果卵圆形，灰褐色，表面光滑，内含种子1枚。

4. 习性分布　大麻适应性强，以排水良好的沙壤土或壤土为佳。焦作市各地均有栽培。

5. 采收加工　秋季果实成熟时割取全株，晒干，打下果实，除去杂质，即为成品。

6. 药材性状　果实扁卵形，长4~5毫米，直径3~4毫米。表面光滑，灰绿色或灰黄色，有网状花纹，两侧各有一条浅色棱线。一端钝尖，另一端有一圆形凹点，为果柄脱落的痕迹。外果皮薄，内果皮坚硬。种仁黄白色，扁椭圆形，富有油性。气无，味淡。

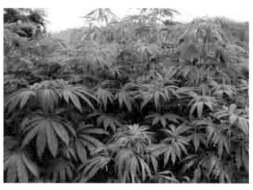

大麻

本品以种仁整齐饱满、色白、油性足而不泛油、无外壳者为佳。

7. 性能与用法用量

（1）性味归经：味甘，性平。归脾、胃、大肠经。

（2）功能主治：润燥滑肠。用于体弱、津亏便秘。

（3）用法用量：水煎服，9~15克。

（4）用药禁忌：中虚便溏、男子遗精、女子带下者，不宜用。

8. 加工炮制

（1）生用：取火麻仁，拣去杂质及残留壳，捞出，晒干，入药时打碎。

（2）炒黄：取净火麻仁置于锅内，用文火炒至爆裂为度，取出，碾去外壳，入药时打碎。或取净火麻仁，置于锅内用文火微炒，取出，放凉。

二、车前子

1. 本地用名　车前子，本地称猪耳朵棵、车轱辘菜、牛舌草、猪耳朵草。

2. 药材来源　本品为车前科植物车前或平车前的干燥成熟种子。

3. 识别要点　车前为多年生草本，高10~30厘米。根茎短，有多数须根。叶丛生基部直立或展开，叶片宽椭圆形或卵形，先端钝或短尖，基部渐狭成柄，全缘或呈不规则波状浅齿，叶脉5~7条，弧形。夏、秋间开淡绿色小花，花葶数条，从叶丛中抽出，穗状花序长20厘米左右。蒴果卵状圆锥形，果熟时由中部周裂。种子细小，黑褐色。

4. 习性分布　车前喜温暖，阳光充足、湿润的环境，怕涝、怕旱，适宜于肥沃的沙壤土种植。生于路边、田埂、河岸、渠边、荒地等处。本区

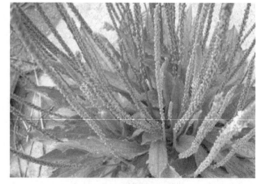

车前

各地广泛分布，资源丰富。

5. 采收加工　夏、秋季种子成熟时采收果穗，晒干，搓出种子，除去杂质。

6. 药材性状　本品种子呈椭圆形或不规则长圆形，稍扁，长2毫米，宽1毫米。表面淡棕色至黑棕色。气微，见水带有黏液性。

本品以粒大、色黑、饱满者为佳。

7. 性能与用法用量

（1）性味归经：味甘，性微寒。归肝、肾、肺、小肠经。

（2）功能主治：清热利尿，渗湿通淋，明目，祛痰。用于水肿胀满、热淋涩痛、暑湿泄泻、目赤肿痛、痰热咳嗽。

（3）用法用量：水煎服，9~15克，宜包煎。

8. 加工炮制

（1）车前子：拣去杂质，筛去泥屑、空粒。

（2）盐车前子：取净车前子，置于锅内用文火炒至鼓起，喷淋盐水，再略炒取出，晾干。每50千克车前子，用盐1.25千克，加适量开水化开澄清。

三、杏仁

1. 本地用名　杏仁，本地称苦杏仁。

2. 药材来源　本品为蔷薇科植物杏的干燥成熟种子。

3. 习性分布　杏适应性强，耐旱，耐寒，抗盐碱。夏季在43.9 ℃高温下，生长正常；在 –40 ℃低温仍可安全越冬。长于平地或坡地。生于向阳山坡的灌丛中或疏乔木林中。

4. 采收加工　夏季采收成熟果实，除去果肉及核壳，取出种子，晒干。

5. 药材性状　本品种子扁心脏形，顶端略尖，基部钝圆，长1~1.6厘米，宽7~12毫米，厚5~7毫米。种皮薄，棕色至暗棕色，满布着深棕色的维管束脉纹。用温水浸润后，剥去种皮，可见大型白色的2片子叶。气无，味苦。

本品以颗粒均匀而大、饱满、无虫蛀、不发油者为佳。

6. 性能与用法用量

（1）性味归经：味苦，性微温。归肺、大肠经。

（2）功能主治：降气止咳平喘、润肠通便。主治咳嗽气喘、胸满痰多、血虚津枯、肠燥便秘。

（3）用法用量：①内服：煎汤，3~10克；或入丸、散。②外用：捣敷。

7. 加工炮制

（1）生用：拣去杂质及残留的硬壳，筛去灰屑，用时捣碎。

（2）炒黄：取净杏仁置于沸水中煮至外皮微

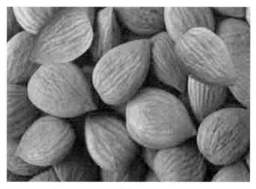

杏仁

皱，捞出，迅速浸入凉水中，搓去种皮，干燥后簸净种皮，置于锅内用文火炒至微黄色为度，取出，放凉，用时捣碎。

（3）麸炒：先将麸皮撒入锅内，待麸皮冒烟时，倒入净杏仁，用文火炒至表面呈黄色取出，放凉，除去麸皮。用时捣碎。每500克杏仁用麸皮30克。

（4）蜜炙：先将蜂蜜置于锅内，加热至沸，倒入净杏仁用文火炒至黄色、不粘手为度。

四、柏子仁

1. 本地用名　柏子仁，本地称扁柏、香柏、柏树、柏子树。

2. 药材来源　本品为柏科植物侧柏的种仁。

3. 识别要点　侧柏为常绿乔木或灌木状。小枝扁平，为交互对生的鳞片状绿叶所包。3~4月开花，单性，雌雄同株，着生于上年小枝顶上。果圆球形，熟时木质化，褐色，干后开裂。种子卵状，棕褐色。

4. 习性分布　侧柏为温带阳性树种，栽培、野生均有。喜生于湿润肥沃排水良好的钙质土壤，

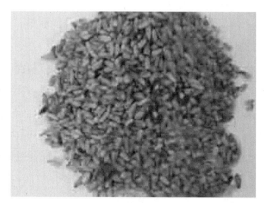

柏子仁

耐寒、耐旱、抗盐碱，在平地或悬崖峭壁上都能生长；在干燥、贫瘠的山地上，生长缓慢，植株细弱。浅根性，但侧根发达，萌芽性强、耐修剪、寿命长，抗烟尘，抗二氧化硫、氯化氢等有害气体，分布广，为我国应用最普遍的观赏树木之一。焦作市山区及沿太行山山区常见野生，平原区域多有栽培。

5. 采收加工　秋季球果成熟时采收，除去外壳，簸净，晒干，为毛柏子。

6. 药材性状　本品种仁呈长卵圆形至长椭圆形，长3~7毫米，直径1.5~3毫米，棕褐色。种皮薄膜质，种仁横切面乳白色，含丰富的油质。气微香，味淡而有油腻感。以仁粒饱满、黄白色、不泛油、无杂质者为佳。

7. 性能与用法用量

（1）性味归经：味甘，性平。入心、肝、脾经。

（2）功能主治：养心安神，润肠通便。主治神经衰弱、心悸、失眠、便秘。

（3）用法用量：水煎服，6~9克。

8. 加工炮制

（1）生用：拣去杂质，除去残留的外壳，用时捣碎。

（2）制霜：取净柏子仁，碾碎，用吸油纸包裹，加热，压榨去油，至油尽为度，碾细。

（3）炒黄：将柏子仁置于锅内，用中火炒至微黄色为度，用时碾细。

五、牵牛子

1. 本地用名　牵牛子，本地称二丑、黑白丑、白丑、黑丑、江良子、喇叭花子。

2. 药材来源　本品为旋花科植物裂叶牵牛或圆叶牵牛的干燥成熟种子。

3. 识别要点　牵牛为一年生缠绕草本，全株密被短毛，多分枝。叶互生，有长柄，叶片阔心形，常3裂至中部，呈戟形，先端急尖，基部心形，全缘，两面具毛。夏季开花，3~5朵簇生；花冠喇叭状，蓝紫色、粉红色或白色。蒴果球形,基部有反卷的宿存萼，

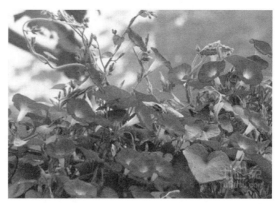

牵牛

内有种子数枚。种子三棱卵状，颜色浅的种子黄褐色，称"白丑"；颜色深的种子多为黑褐色，称"黑丑"。

4. 习性分布　适应性较强，对气候土壤要求不严，但以温和的气候和中等肥沃的沙壤土为宜。过于低湿或干燥瘦瘠之地，生长均不良。生于平地、田边、路旁、宅旁或山谷林内，栽培或野生。焦作市普遍分布，产量大。

5. 采收加工　秋末果实成熟、果壳未开裂时采割植株，晒干，打下种子，除去杂质。

6. 药材性状　本品种子三棱卵形，背面隆起，呈弓形，两侧面平直。表面黑褐色（黑丑）或黄褐色（白丑）。质硬，种皮坚韧，种仁淡黄色，有油性。气无，味辛涩，有麻辣感。

本品以籽粒饱满、无杂质者为佳。

7. 性能与用法用量

（1）性味归经：味苦，性寒，有毒。归肺、肾、大肠经。

（2）功能主治：泄水通便，消痰涤饮，杀虫攻积。用于水肿胀满，二便不通，痰饮积聚，气逆喘咳，虫积腹痛、蛔虫、绦虫病。

（3）用法用量：水煎服，3~6克。

8. 加工炮制

（1）牵牛子：除去杂质。用时捣碎。

（2）炒牵牛子：取净牵牛子，照清炒法炒至稍鼓起。用时捣碎。

六、韭菜子

1. 本地用名　韭菜子，本地称扁菜、韭子。

2. 药材来源　本品为百合科植物韭菜的干燥成熟种子。根亦入药。

3. 习性分布　韭菜性喜冷凉，耐寒也耐热，地下部分能耐较低温度。中等光照强度耐阴性强。焦作市各地均有栽培。

4. 采收加工　秋季果实成熟时采收果序，晒干，搓出种子，除去杂质。

5. 药材性状　韭菜种子扁卵圆形或三角状扁卵圆形，一面平或微凹入，一面隆起，长 2~4 毫米，宽 2~3 毫米。表面黑色，隆起面有明显皱缩，凹入面皱缩不甚明显。质坚硬，气特异，味微辣，嚼之有韭菜味。

本品以色黑、饱满、无杂质者为佳。

6. 性能与用法用量

（1）性味归经：味辛、甘，性温。归肝、肾经。

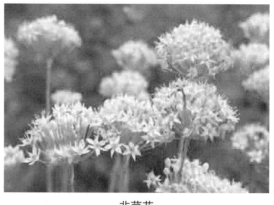
韭菜花

（2）功能主治：温补肝肾，壮阳固精。用于肝肾亏虚、腰膝酸痛、阳痿、遗精、遗尿、尿频、白浊带下。

（3）用法用量：水煎服，3~9 克；或入丸散；黄酒炙，炒熟磨粉。

7. 加工炮制

（1）生用：拣去杂质，除去果柄，清水洗净，晒干，用时打碎。

（2）炒韭菜子：取净韭菜子放入锅内，用文火炒至有香气、裂开为度。

（3）盐炒韭菜子：取净韭菜子与盐水拌匀，放入锅内用文火微炒即可。每 500 克用食盐 9 克，水 60 毫升，化开澄清。

七、桃仁

1. 本地用名　桃仁。

2. 药材来源　本品为蔷薇科植物桃或山桃的干燥成熟种子。

3. 习性分布　桃喜阳光和温暖的气候，在肥沃干燥的沙壤土中生长最好。怕涝，在低洼碱性土壤中生长不良。幼树抗寒力弱，容易冻梢。耐修剪，寿命较短。桃为栽培果树，也有半野生。河南省普遍栽培。

4. 采收加工　6~7 月待夏、秋季果实成熟时采摘，除去果肉及核壳，取出种子，晒干。

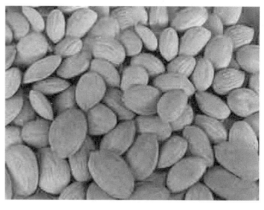
桃仁

5. 药材性状　本品种子呈扁平长卵圆形或椭圆状心脏形，种皮红棕色，有不规则纵脉纹。剥去种皮，可见肥厚的子叶，黄白色，富油质，气微，味微苦。

本品以身干、个匀、饱满、无虫蛀、不生油、不霉败者为佳。

6. 性能与用法用量

（1）性味归经：味苦甘，性平，无毒。归心、肝、大肠、肺、脾经。

（2）功能主治：破血行瘀，润燥滑肠。主治经闭、症瘕、热病蓄血、风痹、疟疾、跌打损伤、瘀血肿痛、血燥便秘。

（3）用法用量：①内服：煎汤，3~9克；或入丸、散。②外用：捣敷。

7.加工炮制　除去杂质。用时捣碎。

（1）生用：拣去杂质及残留的硬壳，洗净，晒干，用时打碎。

（2）去仁皮：取净桃仁，放入沸水锅内，用武火煮至表皮微皱，捞出，浸入凉水中，搓去仁皮，晒干。

（3）炒桃仁：取净桃仁，放入锅内，用文火炒至微黄色为度。用时捣碎。

八、核桃仁

1.本地用名　核桃仁，本地称胡桃、核桃仁、核桃肉。

2.药材来源　本品为胡桃科植物核桃的种仁。分心木（种隔）、外果皮（青龙衣）、嫩枝（核桃枝）及叶都可入药。

3.识别要点　核桃为落叶乔木，高可达30米以上，树皮银灰色，具纵裂，小枝有片状髓。单数羽状复叶，互生；小叶5~9片，椭圆形、长圆状卵形或倒卵形，全缘，长5~13厘米，宽2~6.5厘米。夏季开花，花单性，雌雄同株，雄花成柔荑花序，下垂，长6~9厘米，堆花1~4朵。核果球形，外果皮肉质，绿色，内果皮坚硬，骨质，表面有不规则的凹纹和2条纵棱，黄褐色。子叶深裂，乳白色，富有油性。

4.习性分布　核桃喜光，耐寒，抗旱、抗病能力强，适应多种土壤生长，喜水、肥，同时对水肥要求不严，落叶后至发芽前不宜剪枝，易产生伤流。核桃生于山坡或溪谷两旁。焦作市各地均有栽培，尤以山区为多。

5.采收加工　秋季果实成熟时采收，沤去肉质的外果皮，洗净，晒干，砸破果核（内果皮），即得种仁及种仁中间木质的分心木，分别供药用。夏、秋果实未成熟时，采收肉质青绿色的外果皮，鲜用或晒干备用，称青龙衣。胡桃枝即为胡桃的嫩枝，随用随采。叶多鲜用，随用随采。

6.药材性状　种仁有2片子叶，多破碎，完整者呈类球形，皱缩凹凸不平，形似猪脑，外披棕褐色或淡褐色薄膜状种皮，剥去种皮，子叶为黄白色，质脆，富有油性。

本品气微，味甘美，油样，种皮味涩，以色黄、个大、饱满、油多者为佳。

7.性能与用法用量

（1）性味归经：①核桃仁：味甘，性温。②分心木、青龙衣（外果皮）、叶：味苦、涩，性平。外皮、叶有毒。归肺、肾、大肠经。

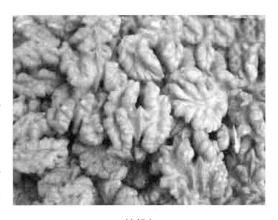

核桃仁

（2）功能主治：

1）功能：①核桃仁：补肾固精，敛肺定喘。②分心木：补肾涩精。③青龙衣（外果皮）：消肿，止痒。④叶：解毒，消肿。

2）主治：①核桃仁：主治肾虚耳鸣、咳嗽气喘、遗精、阳痿、腰痛、中耳炎、便秘。②分心木：主治肾虚遗精、滑精、遗尿。③核桃青龙衣：主治慢性气管炎，外用治头癣、牛皮癣、痈肿疮疡。④叶：主治象皮肿、白带过多、疥癣。⑤枝：主治食管癌、乳腺癌、胃癌、淋巴系统肿瘤。

（3）用法用量：①内服：核桃仁煎汤：30~50克，或捣碎嚼10~30克，或捣烂冲酒。②外用：适量，捣烂，涂搽。

九、莱菔子

1.本地用名　莱菔子，本地称萝卜子。

2.药材来源　本品为十字花科植物萝卜的干燥成熟种子。

3.采收加工　夏季果实成熟时采割植株，晒干，搓出种子，除去杂质，再晒干。

4.习性分布　萝卜的生长需要充足的日照，日照充足，植株健壮，以土层深厚、土质疏松、保肥性能良好的沙壤土为最好。焦作市各地普遍栽培。

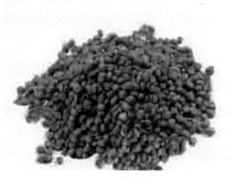

莱菔子

5.药材性状　本品种子类卵圆形或椭圆形，稍扁，长2.5~4毫米，宽2~3毫米。表面黄棕色、红棕色或灰棕色，一端有深棕色圆形种脐，一侧有数条纵沟。种皮薄而脆，子叶2枚，黄白色，有油性。味淡、微苦、辛。

本品以粗大、饱满、油性大者为佳。

6.性能与用法用量

（1）性味归经：味辛、甘，性平。归肺、脾、胃经。

（2）功能主治：消食除胀，降气化痰。用于饮食停滞、脘腹胀痛、大便秘结、积滞泻痢、痰壅喘咳。

（3）用法用量：水煎服，4.5~9克。

7.加工炮制

（1）莱菔子：簸去杂质，漂净泥土，捞出，晒干，用时捣碎。

（2）炒莱菔子：取净莱菔子，置于锅内用文火炒至微鼓起，并有香气为度，取出，放凉。

十、菟丝子

1.本地用名　菟丝子，本地称豆寄生、无根草、黄丝、黄丝藤、金黄丝子。

2.药材来源　本品为旋花科植物菟丝子的干燥成熟种子。

3.识别要点　菟丝子为一年生无色寄生藤本，茎蔓生，左旋，细弱，丝状，随处生根，伸入寄主体内。叶退化成鳞片状，三角状卵形。夏季开花。花簇生成近球状；花两性，白色。蒴果球形，黄褐色，内有淡褐色的种子2~4枚。

4.习性分布　菟丝子喜高温湿润气候，对土壤的要求不严。生于田边、路边、荒地、灌木丛中、山坡向阳处。多寄生于豆类、菊科、蒺藜科等多种草本植物上。全国大部分地区有分布，焦作市各地分布很普遍。

5.采收加工　秋季果实成熟时采收植株，晒干，打下种子，除去杂质。

6.药材性状　本品种子类圆形，细小，直径1~1.5毫米。表面灰棕红色或灰黄色。在放大镜下可见表面有细密的小点。质坚硬，沸水煮之易破裂，露出白色卷旋形的胚。气无，味淡。

本品以颗粒饱满、无杂质者为佳。

7.性能与用法用量

（1）性味归经：味甘，性温。归肝、肾、脾经。

（2）功能主治：滋补肝肾，固精缩尿，安胎，明目，止泻。用于阳痿遗精、尿有余沥、遗尿、尿频、腰膝酸软、目昏耳鸣、肾虚胎漏、胎动不安、脾肾虚泻；外用治白癜风。

（3）用法用量：水煎服，6~12克；外用适量。

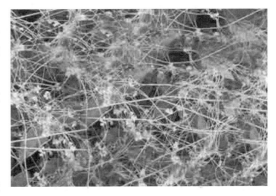

菟丝子

8.加工炮制

（1）生用：菟丝子除去杂质，洗净，晒干。

（2）盐菟丝子：取净菟丝子，照盐水炙法炒至微鼓起。

（3）制饼：取净菟丝子置于锅内加水适量，加黄酒少许，煮至爆花水尽，取出捣烂做饼，干燥。

十一、薏苡

1.本地用名　薏苡，本地称薏苡仁、苡仁、药玉米。

2.药材来源　本品为禾本科植物薏苡的干燥成熟种仁。

3.识别要点　薏苡为一年生草本，高1~2米。杆直立，多分枝。叶互生，长披针形，基部鞘状抱茎，叶脉平行，中脉粗壮，两面光滑，边缘粗糙。秋季开花，总状花序从上部叶鞘内抽出1至数个成束，单性，雌雄穗位于同一总

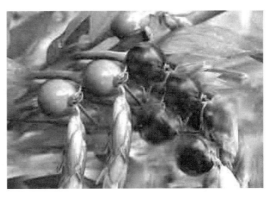

薏苡

状花序上；雌小穗在下，生于一枚卵圆形珠状总苞内；雄小穗位于雌穗之上。颖果椭圆形，珠状，灰白色或蓝紫色，坚硬而光滑，顶端尖，有孔，内有种仁，白色，即薏苡仁。

4. 习性分布　薏苡喜温暖湿润气候，怕干旱、耐肥。各类土壤均可种植，对盐碱地、沼泽地的盐害和潮湿的耐受性较强，但以向阳、肥沃的壤土或黏壤土栽培为宜。忌连作，也不宜与禾本科作物轮作。

薏苡多生于屋旁、荒野、河边、溪涧或阴湿山谷中。一般多为栽培品。焦作市大部分地区均有栽培。

5. 采收加工　秋季果实成熟时采割植株，晒干，打下果实，再晒干，除去外壳、黄褐色种皮及杂质，收集种仁。

6. 药材性状　本品种仁广卵形或矩圆形，基部较宽而略平，顶端钝圆，长约 4~8 毫米，直径 3~6 毫米。表面白色或黄白色，侧面有 1 条深而宽的纵沟，沟内有未除尽的淡棕色种皮。质坚硬，破开后白色，有粉性。气无，味甘。

7. 性能与用法用量

（1）性味归经：味甘、淡，性凉。归脾、胃、肺经。

（2）功能主治：利水渗湿，健脾止泻，除痹，排脓，解毒散结。用于水肿、脚气、小便不利、脾虚泄泻、湿痹拘挛、肺痈、肠痈、赘疣、癌肿。

（3）用法用量：水煎服，9~30 克。

8. 加工炮制

（1）薏苡仁：除去杂质。

（2）麸炒薏苡仁：取拣净的薏苡仁，先将炒制容器加热，至撒入麸皮即刻烟起，随即投入薏苡仁，迅速翻动，炒至微黄色时，取出，筛去麸皮，放凉。每 100 千克薏苡仁，用麸皮10~15 千克。

十二、女贞子

1. 本地用名　女贞子，本地称冬青、冬青子。

2. 药材来源　本品为木樨科植物女贞的干燥成熟果实。

3. 识别要点　女贞为常绿大灌木或小乔木，树干直立，树皮灰色，枝条开展，光滑而具明显的皮孔。叶对生，叶片革质，卵形至卵状披针形，全缘，叶面深绿色，有短柄。夏季开白色小花，圆锥花序顶生，花芳香，密集。浆果状核果，长圆形，一侧稍凸，略弯，幼时绿色，熟时蓝黑色，内含种子 1~2 枚。

4. 习性分布　女贞适宜在温暖湿润气候条

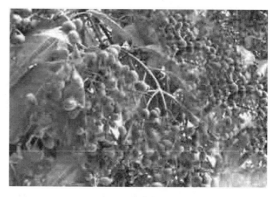

女贞

件下生长，具有喜温、喜光、稍耐阴、较耐寒的特性。在土质肥沃、土层深厚、排水良好的中性或微酸性土壤中生长良好。

野生的女贞多分布于海拔 200~2 900 米的山坡、丘陵向阳处疏林中；栽培的多生长在庭园、路边、田埂旁。平原地区常栽种为绿篱。焦作市区域均有栽培，山区有野生。

5. 采收加工　一般于冬季果实成熟时采收，除去枝叶，稍蒸或置于沸水中略烫后，晒干。也可直接晒干。储藏期间，应保持环境干燥、整洁，可用密封或抽氧充氮养护。发现受潮或少量轻度虫蛀，应及时晾晒或用磷化铝熏杀。

6. 药材性状　本品果实椭圆形，表面蓝黑色，皱缩不平，外果皮薄，中果皮稍厚而松软，剥除后可见木质的内果皮，显黄棕色，有数个纵棱。气微，味微酸涩。

本品以干燥、颗粒大、色棕黑、饱满者为佳。

7. 性能与用法用量

（1）性味归经：味甘、苦，性凉。归肝、肾经。

（2）功能主治：补肝肾阴，乌须明目。主治肝肾阴虚、腰酸耳鸣、须发早白、眼目昏暗、视物昏暗、阴虚发热、胃病及痛风和高尿酸血症。现代医学研究认为女贞子具有可以抑制幽门螺杆菌的作用，可以治疗胃病，还具有抑制嘌呤异常代谢的作用，可用于痛风和高尿酸血症的治疗。

（3）用法用量：水煎服，10~15 克。

8. 加工炮制

（1）生用：拣去杂质及残留果柄，洗净，捞出，晒干。用时打碎。

（2）酒蒸：取净女贞子与黄酒拌匀，闷润至酒尽时，置于蒸笼或罐内，密闭，蒸 3~4 小时取出，干燥，每 500 克用黄酒 90 毫升。

（3）盐炙：取净女贞子与盐水拌匀，闷润至盐水尽时，置于锅内用文火炒至微干为度，每 500 克女贞子用食盐 9 克。

十三、小茴香

1. 本地用名　小茴香，本地称茴香、西小茴、香丝菜、怀香。

2. 药材来源　本品为伞形科植物茴香的干燥成熟果实。

3. 识别要点　茴香为多年生草本，高 90~100 厘米，全株无毛，表面被白粉，有强烈香气。茎直立，上部分枝。基生叶丛生，茎生叶互生，3~4 回羽状分裂，裂叶成丝状，叶基呈鞘状而抱茎。夏、秋开花，复伞形花序顶生或侧生，花小，黄色或白色。双悬果卵状长圆形，黄绿色，具特异香气。

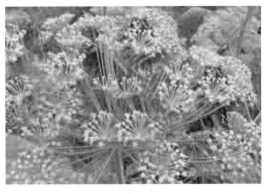

茴香

4.习性分布　茴香喜湿润气候，不耐寒，一般土壤均可栽种。焦作市各地均有栽培。

5.采收加工　秋季果实初熟时采割植株，晒干，打下果实，除去杂质。

6.药材性状　本品完整果实长圆柱形或稍弯曲，两端略尖。长4~8毫米，直径2~3毫米，表面黄绿色或淡黄色，有明显的纵棱线和沟纹，顶端有突起的花柱基，基部有时可见细果柄。果实易分离为两个小分果。分果长椭圆形，背部隆起，腹部稍平。横切面略呈五边形。种子一枚，灰白色，有油性。具特异香气，味甘而微辣。

本品以颗粒饱满、黄绿色、气浓厚、无杂质者为佳。

7.性能与用法用量

（1）性味归经：味辛，性温。归肝、肾、脾、胃经。

（2）功能主治：散寒止痛，理气和胃。用于寒疝腹痛、睾丸偏坠、痛经、少腹冷痛、脘腹胀痛、食少吐泻。盐小茴香：暖肾，散寒止痛。用于寒疝腹痛、睾丸偏坠、经寒腹痛。

（3）用法用量：水煎服，3~6克。

8.加工炮制

（1）小茴香：取原药材，除去梗及杂质，筛去灰屑。

（2）炒小茴香：取净小茴香，用文火炒至微黄色，略具焦斑，或炒至深黄色，取出放凉。

（3）盐制小茴香：取净小茴香，用盐水拌匀，吸尽后，用文火炒至微黄色，取出放凉。每100千克小茴香，用食盐2千克。

（4）制小茴香：将大青盐加入黄酒、醋和童便的混合液中化开，投入净小茴香，拌匀，稍闷，用文火炒至微黄色，取出放凉。每100千克小茴香，用大青盐1.7千克，黄酒、醋及童便各6.25千克。

十四、五味子

1.本地用名　五味子，本地称南五味子、华中五味子。

2.药材来源　五味子为木兰科植物华中五味子的干燥成熟果实。商品名为"南五味子"。

3.识别要点　五味子为落叶藤本，小枝长，红棕色或灰紫色，上有黄色椭圆形的皮孔。单叶互生，叶片倒卵形、椭圆形或卵状披针形，长4~10厘米，宽3~6厘米，顶端渐尖，基部圆形或楔形，边缘疏生细锯齿。5月开花，单性，雌雄异株，花橙黄色，单生于叶腋，直径约1.5厘米，花梗细长；雄花雄蕊10~15枚；雌花心皮多数，成球状体，发育成果实后，花托伸长，呈穗状排列。浆果，熟时红色，内含1~2枚种子。

4.习性分布　五味子喜微酸性腐殖土。其耐旱性较差。自然条件下，在肥沃、排水好、湿度均衡适宜的土壤中发育最好。生于半阴湿的山沟、灌木丛中。焦作市山区广泛分布，资

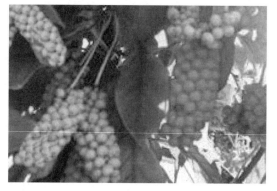

五味子

源丰富。

5. 采收加工　秋季果实成熟时采摘，晒干或蒸后晒干，除去果梗及杂质。

6. 药材性状　五味子呈不规则球形或圆球形，直径 4~8 毫米，外表暗红色或紫褐色，微具皱缩，果肉薄，内含种子 1~2 枚。气特异，果皮味酸，种子味辛辣。

本品以干燥、色紫红、不霉、无杂质者为佳。

7. 性能与用法用量

（1）性味归经：味酸、甘，性温。归肺、心、肾经。

（2）功能主治：收敛固涩，益气生津，补肾宁心。主治久咳虚喘、梦遗滑精、遗尿尿频、久泻不止、自汗盗汗、津伤口渴、内热消渴、心悸失眠。

（3）用法用量：①内服：煎汤，10~15 克；或浸酒、醋等。②外用：适量，浸酒涂擦；或炒研末调敷。

8. 加工炮制

（1）五味子：筛净灰屑，除去杂质，置于蒸笼内蒸透，取出晒干。

（2）酒五味子：取拣净的五味子，加黄酒拌匀，置于罐内，密闭，隔水蒸之，待酒吸尽，取出，晒干。

此外尚有用蜜蒸、醋蒸者，方法与酒蒸同。每 50 千克五味子用黄酒 10 千克，或用蜂蜜 15 千克，或用米醋 7.5 千克。

十五、木瓜

1. 本地用名　木瓜，本地称贴梗海棠、皱皮木瓜、贴梗木瓜。

2. 药材来源　本品为蔷薇科植物皱皮木瓜的果实。

3. 识别要点　皱皮木瓜为落叶灌木，高 2~3 米。枝外展，无毛，棕褐色，有长达 2 厘米的刺。单叶互生，托叶大，革质；叶片革质，长椭圆形或椭圆状倒披针形，边缘有细锯齿。春季花先叶开放或与叶同放，3~5 朵簇生于二年生枝上；花梗短粗，长约 8 毫米；花冠绯红色，也有白色、粉红等。梨果卵形或球形，芳香，成熟时黄色，果皮平滑。

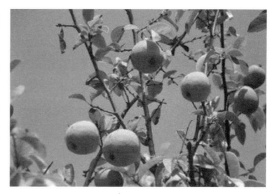

木瓜

4. 习性分布　皱皮木瓜喜阳光充足，适宜土质肥沃、湿润的土壤。生于湿润通风的杂木林中、山路边及溪谷两旁或栽培于庭园间。焦作市多有栽培。

5. 采收加工　7~8 月上旬，木瓜外皮呈青黄色时采收，用铜刀切成两瓣，不去籽。薄摊放在竹帘上晒，先晒几日至颜色变红时，再翻面晒至全干。阴雨天可用文火烘干。

6. 药材性状　本品果实呈长圆形，新鲜时纵剖成 2 或 4 块，外表面棕红色至紫红色，微有光泽，常因干缩而有多数不规则的深皱纹，边缘向内卷曲。剖开面呈棕红色，平坦或有凹陷的子房，种子大多已脱落。种子略呈三角形，红棕色，内含白色种仁。果肉味酸涩，气微。

本品以个大、色紫红、皮皱者为佳。

7. 性能与用法用量

（1）性味归经：味酸，性温。归肝、肺、肾、脾经。

（2）功能主治：舒筋活络，和胃化湿。主治风湿痹痛、肢体酸重、筋脉拘挛、吐泻转筋、脚气水肿。

（3）用法用量：①内服：煎汤，5~10克；或入丸、散。②外用：煎水熏洗。

8. 加工炮制　清水洗净，稍浸泡，闷润至透，置于蒸笼内蒸熟，趁热切片，日晒夜露，以由红转紫黑色为度。炒木瓜：将木瓜片置于锅内，用文火炒至微焦为度。

十六、牛蒡子

1. 本地用名　牛蒡子，本地又称大力子、牛子、恶实。

2. 药材来源　本品为菊科植物牛蒡的果实。

3. 识别要点　牛蒡为多年生草本，高1~1.5米。根粗壮，锥形。茎直立，上部多分枝，紫色，有微毛。基生叶丛生，茎生叶互生，有长柄，向上渐短；叶片心状卵形至宽卵形，长40~50厘米，表面有短毛，背面有白色密绵毛。

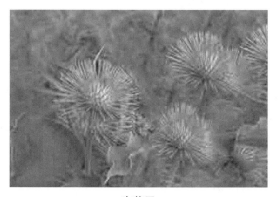

牛蒡子

夏季开紫红色花，头状花序簇生茎顶，略成伞房状；外面总苞成球形，总苞片先端弯成钩针状；花全为管状，先端5裂。瘦果长椭圆形或倒卵形，灰褐色。

4. 习性分布　牛蒡生于路旁、沟边或山坡草地。焦作市各地有栽培，山区有野生。

5. 采收加工　秋季果实成熟时采割，晒干，打下果实，除去杂质，再晒至足干。

6. 药材性状　本品瘦果长扁卵形，微弯曲，长5~7毫米，直径2~2.5毫米。表面灰褐色，散有稀疏的紫黑色斑点，有较显著的纵肋5~8条，中间1条较凸起。一端略窄，顶上有浅色小点；另一端钝圆，稍宽，有一小凹点。果皮坚硬，种子黄白色，富有油性。气无，味微苦。

本品以粒大饱满、外皮灰褐色、无杂质者为佳。

7. 性能与用法用量

（1）性味归经：味辛、苦，性寒。归肺、胃经。

（2）功能主治：疏散风热，宣肺透疹，散结解毒。主治风热感冒、头痛、咽喉肿痛、流行性腮腺炎、疹出不透、痈疖疮疡。

（3）用法用量：水煎服，3~12克。

8.加工炮制

（1）生用：清水洗净，捞出晒干，用时碾碎。

（2）炒黄：取净牛蒡子置于锅内，用文火炒至鼓起，并微有香气，取出放凉，用时捣碎。

十七、白扁豆

1.本地用名　白扁豆，本地又称扁豆、眉豆、扁豆子、茶豆。

2.药材来源　本品为豆科扁豆属植物扁豆的干燥成熟种子。

3.识别要点　扁豆为一年生缠绕性草本。叶为三出复叶，托叶细小。夏、秋开花，总状花序，腋生；花蝶形，白花或浅紫色。荚果镰形，扁平。种子扁，长椭圆形或肾形。

4.习性分布　扁豆喜温暖湿润气候，怕寒霜，受霜害后，轻者影响生长，重者死亡。苗期需潮湿，

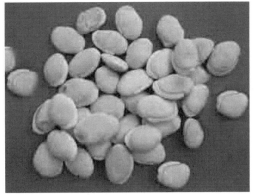
白扁豆

应注意浇水。花期要求干旱，空气和土壤湿度大，容易落花。喜欢肥沃、排水良好的沙壤土种植。系栽培的蔬菜，全市各地广泛栽培。

5.采收加工　秋、冬二季采收成熟果实，晒干，取出种子，再晒干。

6.药材性状　本品种子呈扁椭圆形或扁卵圆形，长 8~15 毫米，宽 6~10 毫米，厚 6~8 毫米。表面黄白色，平滑，略有光泽，有时可见黑色斑点；边缘有半月形隆起的白色种阜。种皮薄，略呈革质样，剥去种皮，可见两片黄白色肥厚的子叶。气微，味甘，嚼之有豆腥气。

本品以粒大、饱满、色白、无杂质者为佳。

7.性能与用法用量

（1）性味归经：味甘，性微温。归脾、胃经。

（2）功能主治：健脾化湿，和中消暑，解毒。用于脾胃虚弱、食欲减退、大便溏泻、白带过多、暑湿吐泻、胸闷腹胀、酒毒、河鲀毒素。扁豆衣、花：解暑化湿，治暑湿困中、呕恶不食、痞闷不舒。

（3）用法用量：水煎服，种子 9~15 克，衣 9~15 克，花 9~30 克。

8.加工炮制

（1）生用：拣去杂质，洗净，晒干，用时打碎。

（2）扁豆仁：取净白扁豆，置于沸水中煮至皮微鼓起、松软为度，取出倒至冷水中，搓去皮，晒干即扁豆仁。

（3）炒黄：取净白扁豆，置于锅内用文火炒至微带焦斑为度，取出放凉，用时捣碎。

（4）土炒：先将灶心土置于锅内炒松，倒入净白扁豆，炒至微黄色或爆裂为度，取出，筛去土，放凉，用时捣碎或碾碎。每千克扁豆用土 300 克。

（5）沙炒：先将净沙子置于锅内加热，倒入净白扁豆，炒至微黄色或爆裂为度，取出，筛去沙子，放凉，用时碾碎。

十八、白果

1. 本地用名　白果，本地又称银杏、白果树、公孙树、飞蛾叶、鸭甲子。

2. 药材来源　本品为银杏科银杏（白果树、公孙树）的种仁。叶亦入药。

3. 识别要点　银杏为落叶乔木，高可达30~40米。树皮灰色，枝则呈黄褐色，深裂。枝有长枝与短枝之分，长枝上的叶螺旋状散生，短枝上的叶簇生。叶片扇形，先端中间2浅裂或深裂，具多数刀叉状并列的细脉。4~5月开花，花单性，雌雄异株；雄球花呈葇荑花序状；雌球花具长梗，梗端2叉。种子核果状，倒卵圆形或椭圆形，外种皮肉质，被白粉，熟时淡黄色或橙黄色，形似小杏，有臭气；中种皮骨质，白色；内种皮膜质；胚乳丰富。

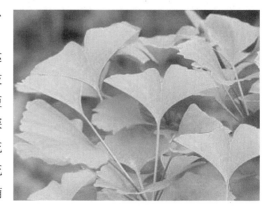

银杏

4. 习性分布　银杏为强阳性树种，对光照要求严格。深厚肥沃湿润的酸性或中性黄壤、红壤中生长良好，不耐干旱瘠薄和盐碱土。喜生于肥沃的沙壤土和向阳的地方，我国特产，现今均为栽培。焦作市多有栽培。济源的王屋乡、辉县的白云寺、百泉栽培的大树可谓银杏树之王。

5. 采收加工　10~12月种子成熟时采收，收集种子，堆放，使外种皮腐烂，洗净，晒干。秋季采叶，晒干。

6. 药材性状　本品种子呈椭圆形，两头渐尖，长1.5~2.5厘米，宽1~1.5厘米。外壳白色或灰白色，平滑坚硬边缘有隆起的棱线。壳内为椭圆形的种仁，种仁呈圆球形，淡黄色或黄绿色，内部白色，粉质，中有空隙，空隙有细小的胚，味淡而微苦，有淀粉性。

本品以大小均匀，洁白，满、种仁不霉者为佳。

7. 性能与用法用量

（1）性味归经：①种子（白果）：味甘、苦、涩，性平；有小毒。归肺、肾经。②叶：味微苦，性平。归心、肺经。

（2）功能主治：①功能：种子润肺，定喘，涩精，止带；叶活血止痛。②主治：种子主治支气管哮喘、慢性气管炎、肺结核、尿频、遗精、白带；外敷治疔疮。叶主治冠状动脉硬化性心脏病、心绞痛、血清胆固醇过高症、痢疾、象皮肿。

（3）用法用量：水煎服，种子、叶5~9克。

8. 加工炮制

（1）生用：拣去杂质，除去硬壳。

（2）炒黄：取白果置于锅内，用中火炒至表面带焦斑或爆裂为度，取出放凉去壳，捣碎。

（3）蜜炙：先将蜂蜜置于锅内，加热至沸，倒入捣碎的白果仁，用文火炒至表面呈黄色、不粘手为度，取出，放凉。每500克白果仁，用炼熟蜂蜜60克。

【附注】

白果以绿色的胚最毒。误服过量能中毒。中毒症状为呕吐、腹痛、腹泻、发热、发绀、恐惧、怪叫、昏迷、抽搐，严重者呼吸麻痹而死。解救方法：可洗胃，导泻，灌肠，可给服蛋清活性炭。抽搐者给予镇静剂，发绀者给予氧气、呼吸兴奋剂、人工呼吸。

十九、白蒺藜

1.本地用名　白蒺藜，本地又称蒺藜、硬蒺藜、刺蒺藜、蒺藜子。

2.药材来源　本品为蒺藜科植物蒺藜的干燥成熟果实。

3.识别要点　蒺藜为一年生草本，全株有柔毛。茎由基部分枝，平铺地面，长30~60厘米。叶对生，双数羽状复叶，小叶10~14片，长圆形，长5~10毫米。夏、秋开黄花，花小，单生叶腋，萼片5枚，花瓣5枚。果五角形，直径约1厘米，由5枚果瓣组成，每瓣有长短刺各2枚。每个分果有种子2~3枚。

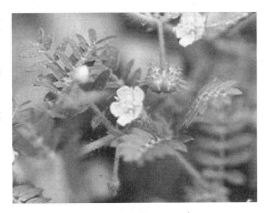

蒺藜

4.习性分布　蒺藜喜阳光，耐干旱，喜干燥环境，对土壤要求不十分严格，各种土壤、各种土质，不同地形地貌均可生长。生于田野、路旁及河边草丛。焦作市分布很广，资源丰富。

5.采收加工　秋季果实成熟时采割植株，晒干，打下果实，除去杂质。

6.药材性状　本品由5枚分果瓣组成，呈放射状排列，直径1.5~2厘米。多已分离为单个的小分果，黄白带绿色，背部隆起，有许多网纹及小刺，并有一对长刺和一对短刺。果皮木质，质坚硬。

本品以身干、粒大、饱满、无杂质者为佳。

7.性能与用法用量

（1）性味归经：味辛、苦，性微温，有小毒。归肝经。

（2）功能主治：平肝解郁，活血祛风，明目，止痒。用于头痛眩晕、胸胁胀痛、乳闭乳痈、目赤翳障、风疹瘙痒。

（3）用法用量：水煎服，6~10克。

8.加工炮制

（1）蒺藜：除去杂质。

（2）炒蒺藜：取净蒺藜，炒至微黄色，碾去刺即可。

（3）盐蒺藜：取去刺蒺藜，用盐水拌匀，闷透，用文火炒至微黄色，取出晾干。

二十、地肤子

1. 本地用名　地肤子，本地又称扫帚苗。

2. 药材来源　本品为藜科植物地肤的干燥成熟果实。

3. 识别要点　地肤为一年生草本，高0.5~1.5米。茎直立，多分枝，被短柔毛。嫩叶绿色，秋后渐变为紫红色。叶互生，披针形或条状披针形，全缘，两端尖。秋季开黄绿色小花，花两性或雌性，单生或2朵并生于叶腋。胞果扁球形，内含1枚黑色扁球形种子。

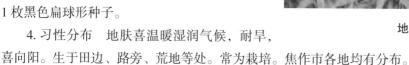

地肤

4. 习性分布　地肤喜温暖湿润气候，耐旱，喜向阳。生于田边、路旁、荒地等处。常为栽培。焦作市各地均有分布。

5. 采收加工　秋季果实成熟时，拔下全株，晒干，打下果实，除去枝叶等杂质。

6. 药材性状　本品胞果呈扁圆形五角星状，直径2~3毫米，外面有宿存膜质的花被，灰棕色或带红晕，有翅5枚。背面中央有一小凹点，为果柄残痕，并可见数条明显放射状的棱线，腹面露出五角星状的空隙，内含一枚小坚果，果皮薄膜状，易剥离。种子褐棕色，扁卵圆形，在放大镜下可见花被和种子表面有许多小点。开后种仁显油性。气微，味微苦。

本品以色灰绿、饱满、无杂质者为佳。

7. 性能与用法用量

（1）性味归经：味辛、苦，性寒。归肾、膀胱经。

（2）功能主治：清热利湿，祛风止痒。用于小便涩痛阴痒带下、风疹、湿疹、皮肤瘙痒。

（3）用法用量：①内服：煎汤，6~15克；或入丸、散。②外用：煎水洗。

8. 加工炮制

（1）生用：秋季果实成熟时割取全草，晒干，打下果实，除净枝、叶等杂质。

（2）炒地肤子：取净地肤子，用文火炒至色变深时取出，放凉。

二十一、荭草

1. 本地用名　荭草，本地又称荭蓼、山红花、大红花、水红花、白胖蓼、东方蓼、红蓼、红草、天蓼、狗尾巴花。

2. 药材来源　本品为蓼科植物荭蓼的果实。

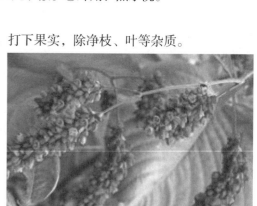

荭草

3.识别要点　荭蓼为一年生草本,高 1~2 米,全株密被白色长毛。茎直立,一中空,有节,上部多分枝。单叶对生,具长柄;叶片宽卵形或卵形,两面均有长毛及腺点;托叶鞘筒状,围绕茎节。秋季开淡红色或白色小花,总状花序,顶生或腋生,下垂。瘦果扁平,略呈圆形,两面中部微凹,褐黑色,有光泽,包于宿存的花被内。花期 4~6 月。果期 7~8 月。

4.习性分布　荭蓼喜温暖湿润的环境,喜光照充足;宜植于肥沃、湿润之地,也耐瘠薄,适应性强。生于田间、路旁,常生于湿地上。

5.采收加工　晚秋霜后,采割茎叶,洗净,茎切成小段,晒干;叶置于通风处阴干。

6.药材性状　果扁圆形,先端微尖,黑色,有光泽,果皮甚厚。以黑色、有光泽、皮厚者为佳。

7.性能与用法用量

(1)性味归经:味辛,性平。归肝、脾经。

(2)功能主治:祛风除湿,清热解毒,活血截疟。主治风湿痹痛、痢疾、腹泻、吐泻转筋、水肿、脚气、痈疮疔疖、蛇虫咬伤、小儿疳积疝气、跌打损伤、疟疾。

(3)用法用量:①内服:煎汤,3~10 克;研末、熬膏或浸酒。②外用:适量,熬膏;或捣烂外敷。

8.加工炮制　拣去杂质,用清水洗净,润透后切片段。

二十二、赤小豆

1.本地用名　赤小豆,本地又称赤豆、红小豆、朱豆。

2.药材来源　本品为豆科植物赤小豆或赤豆的干燥成熟种子。

3.识别要点

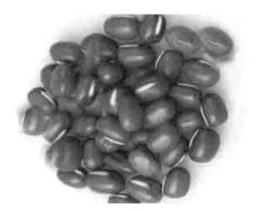

赤小豆

(1)赤小豆:一年生半攀缘草本。茎细长,密被倒生细毛。三出复叶,叶卵形或卵状披针形;托叶线形。夏季开花,总状花序腋生,花数朵至多数;花淡黄色,花冠蝶形。荚果细长,圆筒状,于种子间不收缩,表面无毛。种子暗红色,长圆形,种脐凹陷。

(2)赤豆:一年生直立草本,高 30~90 厘米。茎具显著的长硬毛。三出复叶,叶卵形至斜方状卵形。夏季开花,花 2~6 朵,着生于腋生短的总花梗顶端;花黄色,花冠蝶形。荚果扁圆筒状,于种子间收缩。种子暗红色,矩圆形,两端截形或圆形,种脐不凹陷。

4.习性分布　赤小豆适应性强,一般农田都可栽种。以向阳、土壤疏松、中等肥力(过肥易徒长,结荚少)为好,不宜连作。栽培或野生。焦作各县均有栽培。

5.采收加工　秋季果实成熟而未开裂时拔取全株,晒干,打下种子,除去杂质,再晒干。

6.药材性状　赤小豆种子又名赤小豆,赤豆种子又名红小豆。

(1)赤小豆:种子略呈圆柱形而稍扁,长 5~7 毫米,直径 2~3 毫米。表面暗棕紫色或暗棕红色，平滑。种脐白色，突起，中间凹陷成一纵沟。质坚硬，不易破碎。气微，有豆腥味。

（2）赤豆（红小豆）：种子矩圆形，两端截状或钝圆，长5~8毫米，直径4~6毫米。表面暗棕红色或稍淡，平滑，有光泽；种脐白色，不显著突起，不凹陷。

本品以身干、颗粒饱满、色赤红发暗者为佳。药材以赤小豆品质为好，但货源不多，渐为赤豆所代替。

7. 性能与用法用量

（1）性味归经：味甘、酸，性平。归心、小肠经。

（2）功能主治：利水消肿，解毒排脓。用于水肿胀满、脚气肢肿、黄疸尿赤、风湿热痹、痈肿疮毒、肠痈腹痛。

（3）用法用量：①内服：煎汤，9~30克。②外用：适量，研末调敷。

8. 加工炮制 夏、秋分批采摘成熟荚果，晒干，打出种子，除去杂质，再晒干。

二十三、花椒

1. 本地用名 花椒，本地又称红花椒、大花椒、香椒。

2. 药材来源 本品为芸香科植物花椒的果皮，称花椒。种子也入药，称椒目。

3. 识别要点 花椒为落叶灌木或小乔木。茎棕褐色，疏生略向上斜的皮刺。叶互生，单数羽状复叶；小叶5~11片，对生；叶片卵圆形、椭圆形至广卵圆形，长2~5厘米，宽5~8厘米，下面主脉基部具柔毛一丛。夏季开花，伞房状圆锥

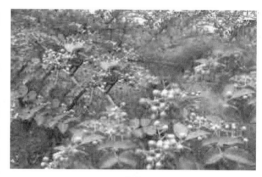

花椒

花序顶生，花单性，雌雄异株，蓇葖果红色至紫红色，密生疣状突起的腺点，沿背逢线开裂。种子一枚，黑色，有光泽。

4. 习性分布 花椒喜温暖湿润气候。喜阳光，不耐严寒，在 -18 ℃幼苗枝条即受冻，成年树在 -25 ℃低温亦会冻死。耐旱，较耐阴，不耐水湿，不抗风。对土壤适应性较强，在土层深厚、疏松肥沃的沙壤土或壤土中生长良好，但在石灰岩发育的碱性土壤中生长最好，故多用在钙质多的山地造林。

（1）喜生于阳光充足、温暖肥沃处，也有栽培。

（2）生于林缘、灌丛或坡地石旁。焦作市山地有野生，平原各地有栽培。

5. 采收加工 培育2~3年，9~10月果实成熟，选晴天，剪下果穗，摊开晾晒，待果实开裂，果皮与种子分开后，晒干。

6. 药材性状 本品果皮（花椒）裂开两瓣，直径4~5毫米。表面红紫色至红棕色，粗糙，满布呈疣状突起的油腺。基部常见有小果柄及1~3个小颗粒状物。壳内面淡黄色，光滑，内果皮常与外果皮分离而向内反卷。有时可见种子（椒目），黑色，具光泽，圆形或稍扁长。香气

浓厚，味麻辣而持久。

本品以颜色鲜红、光艳、皮细、颗粒均匀整齐、无杂质者为佳。

7.性能与用法用量

（1）性味归经：味辛，性温，有小毒。归脾、肺、肝、肾、心、心包经。

（2）功能主治：温中止痛、除湿止泻、杀虫止痒。主治脾胃虚寒之脘腹冷痛、蛔虫腹痛、呕吐泄泻、肺寒咳喘、龋齿牙痛、阴痒带下、湿疹皮肤瘙痒。

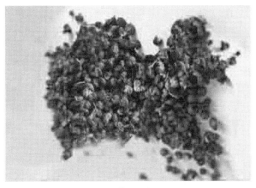
花椒饮片

（3）用法用量：①内服：煎汤，3~6克；或入丸、散。②外用：适量，煎水洗可含漱；研末调敷。

8.加工炮制

（1）除去果柄及种子（椒目），置于锅内炒至发响、油出，取出放凉。

（2）炒制：取净花椒置于锅内，用文火炒至有香气，取出放凉。

（3）醋制：取花椒用微火炒热,陆续淋醋,炒至醋尽,迅速出锅,闷1小时,使其发汗,晒干,每1千克花椒，用黄醋120克。

（4）盐制：取花椒用微火炒至有响声，喷淋盐水炒干即得。

二十四、苍耳子

1.本地用名　苍耳子，本地又称苍刺头、道士头、毛苍子、老苍子、苍刺头。

2.药材来源　本品为双子叶植物菊科苍耳及蒙古苍耳的干燥成熟带总苞的果实。全草亦入药。

3.识别要点　苍耳为一年生草本，高40~100厘米。茎黄绿色，直立，圆柱形，被白色短毛。叶互生，具长柄；叶片不规则三角形，基部近心形，边缘有不规则锯齿。夏秋季开花，头状花序几无梗，腋生、顶生或聚生；花单性，

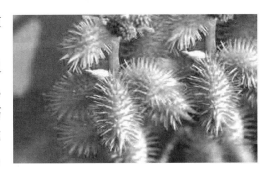
苍耳

黄绿色，雌雄同株；雄花序球形，生于枝梢；雌花序卵形，在下部，总苞片2~3列，连合成2室的椭圆状总苞体，灰褐色或黄褐色，表面生多数钩刺及短毛。瘦果藏于带钩刺的总苞体内。

4.习性分布　苍耳常生长于平原、丘陵、低山、荒野路边、田边。焦作市各地广泛分布，蕴藏量极为丰富。

5.采收加工　秋季果实成熟时采收，干燥，除去梗、叶等杂质。

6.药材性状　本品为带总苞体的果实，长卵形或椭圆形，长1~1.5厘米，直径4~7毫米。

表面浅绿色或黄绿色，着生许多钩刺。质坚体轻，破开后，皮较厚，内有 2 枚瘦果，瘦果略呈纺锤形，外面有灰黑色果皮，果皮革质，易剥落，内含 1 枚种子，白色，有油性。气无，味甘微。

本品以粒大、饱满、色黄绿者为佳。

7. 性能与用法用量

（1）性味归经：味辛、苦，性温，有小毒。归肺经。

（2）功能主治：发散风寒，通鼻窍，祛风湿，止痛。①苍耳子：主治感冒头痛、慢性鼻窦炎、副鼻窦炎、疟疾、风湿性关节炎。②苍耳草：主治子宫出血、深部脓肿、麻风、皮肤湿疹。

（3）用法用量：①内服：煎汤，3~10 克；或入丸散。②外用：适量，捣敷，或煎汤洗。

8. 加工炮制

（1）苍耳子：取原药材，除去杂质及灰屑。用时捣碎。

（2）炒苍耳子：取净苍耳子，置于预热的炒制容器内，用中火加热，炒至焦黄色，刺焦时取出，晾凉，碾取刺，筛净。用时捣碎。

二十五、栝楼

1. 本地用名　栝楼，本地也称栝楼。子名栝楼子。根名天花粉。

2. 药材来源　本品为葫芦科植物栝楼的果实。根和种子亦入药。

3. 识别要点　栝楼为多年生攀缘性草质藤本，长达 10 米。块根肥大。茎丛生，卷须腋生。单叶互生，有长柄；叶形多变，通常近心形，不裂或掌状 5~7 浅裂至深裂。夏季开白花，腋生，雌雄异株，雄花数朵生于总花梗先端；雌花单生，子房下位。瓠果广椭球形或近球形，熟时橙黄色。种子多数，瓜子状。

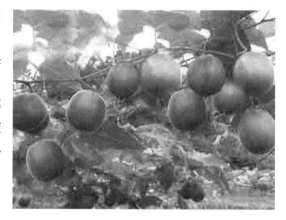

栝楼

4. 习性分布　栝楼喜温暖潮湿气候。较耐寒，不耐干旱。选择向阳、土层深厚、疏松肥沃的沙壤土地块栽培为好，不宜在低洼地及盐碱地栽培。野生多生于山坡草地，焦作市各地广泛栽培。

5. 采收加工　秋分后采摘成熟果实，采时应带果柄 15 厘米左右，便于悬挂在房檐下或室内阴干。注意不要碰破果皮，以免果液流出。

（1）栝楼皮（果皮）：将成熟果实纵切两半，取出瓜瓤和种子，晒干。

（2）栝楼子：加工栝楼皮时，将取出的瓜瓤和种子放于盆内，任其发酵，数天后，将种子取出，用清水冲洗干净，晒干。

（3）栝楼根（天花粉）：栽后 2 年即可刨挖，但以生长 4~5 年者为好。霜降前刨挖，洗净泥土，刮去粗皮和细根，切成 9~13 厘米的小段，粗大者可纵切两开，放入石灰水中浸泡 2 天，取出用清水冲洗干净，晒干。

6. 药材性状

（1）栝楼：为长椭圆形或卵圆形的干燥果实，果皮橙黄色或土黄色，皱缩，顶端有无形的花柱残存，另一端有果柄残余。质重，剖开后内表面黄白色并有纤维。种子多数。气如焦糖，味略甜。以个大、不破、皮厚、色橙黄、味甜者为佳。

（2）栝楼皮：为卷成筒状的长纺锤形或卷曲的半圆球形，外表面橙黄色或土黄色、内表面黄白色，常有未去净的果肉，质薄而坚脆。气微带焦糖样，味淡。以外表面橙黄色、内表面黄白色、不破碎、皮厚者为佳。

（3）栝楼子：为扁平椭圆形的种子，长1.2~1.5厘米，宽6~10毫米，厚约4毫米。表面淡棕色至暗棕色，种子四周有1毫米的边缘。种皮坚硬，破开后，可见绿色的膜质内种皮，内含两片黄白色肥厚的子叶。气微弱，味特异，富油性。以颗粒饱满者为佳。

（4）栝楼根：为不规则的圆柱状，多弯曲；表面黄白色或类白色，横切面类白色，粉状，中心散布着浅黄色的维管束，质地粉性而硬。气微，味淡微苦。以色白、粉性足、质细嫩、体肥满者为佳。

7. 性能与用法用量

（1）性味归经：①全栝楼：味甘、微苦，性寒。归肺、胃经。②根：味甘、微苦，性微寒。③种子：味甘，性寒。

（2）功能主治：全栝楼清热化痰，润肺，滑肠散结；根清热解毒，养胃生津，化痰，消肿；种子润燥滑肠，清热化痰。全栝楼主治肺热咳嗽、胸闷、心绞痛、便秘、乳腺炎；根主治肺热燥咳、津伤口渴、糖尿病、疮疡疖肿；种子主治大便燥结、肺热咳嗽、痰稠难咯。

（3）用法用量：水煎服，全栝楼6~24克，根9~30克，种子6~12克。

（4）用药禁忌：全栝楼、栝楼仁、天花粉均不可与乌头同用。

8. 加工炮制　栝楼去柄，清水洗净，捞出，压扁，切丝3~5毫米宽，晾干。

（1）栝楼子：①生用：拣去杂质，清水洗净，捞出，晒干，捣碎。②炒黄：取净栝楼子置于锅内，用文火炒至表面有焦斑，并微鼓起为度，取出，放凉，碾碎。③制霜：取净栝楼仁，碾碎，用吸油纸包裹，加热微炕，压榨去油，至油尽为度，碾细，过筛。④蜜炙：先将蜂蜜置于锅内，加热至沸，倒入净栝楼仁，用文火炒至深黄色，不粘手为度，取出，放凉。每500克用炼熟蜂蜜60毫升。

（2）栝楼皮：拣去杂质，清水洗净，捞出稍晾，切丝0.5~1厘米宽，晒干。

二十六、鹤虱

1. 本地用名　鹤虱，本地又称天名精。

2. 药材来源　本品为伞形科植物野胡萝卜和菊科植物天名精的果实。两者全草亦处方药。

3. 识别要点

（1）野胡萝卜：一年生或二年生草本，高20~120厘米，全体被粗硬毛。主根细直，黄白色。

叶互生，2~3回羽状分裂，裂片条形或披针形，叶柄长 1~5 厘米，基部鞘状。夏季开花，复伞形花序顶生或侧生，苞片叶状，羽状分裂；小伞形花序多数，有花 2 朵左右；花小，白色。双悬果长圆形，沿次棱翅上密生钩刺。

（2）天名精：多年生草本，高 30~100 厘米。茎直立，幼时被细毛。叶互生，长椭圆形或宽椭圆形，长 10~15 厘米，宽 5~8 厘米，先端钝或尖，基部渐狭，边缘有不规则锯齿或全缘。夏季开花，头状花序多沿着枝条生于叶腋，向上或下垂，直径 6~8 毫米；花冠黄色，全为管状花，外边为雌花，中央为两性花。瘦果长约 3.5 毫米，有纵棱，先端呈喙状，无冠毛。

4. 习性分布　天名精喜温暖湿润气候和阴湿环境，山区、平原等地均可栽培。生于山坡、原野、路旁草丛等处。焦作市区域广泛分布，产量较多。

5. 采收加工

（1）野胡萝卜：于秋季成熟时，割回全草，晒干，打下果实，除净杂质。

（2）天名精：于秋季成熟时摘下果实，剥去外层薄皮，除净杂质。

6. 药材性状

（1）野胡萝卜子：商品名又称南鹤虱。双悬果，广椭圆形，药材多为分果，长 3~4 毫米，宽 1.5~2.5 毫米。表面黄棕色或黄褐色，先端有小突起，基部钝圆，偶有小果柄。分果背面隆起，有 4 条突起的棱，上密生一列黄白色钩刺；腹面稍平坦，有 8 条纵脉纹。种仁黄白色，显油性。搓碎时有特异香气，味微辛苦。

本品以果粒充实、棕黄色、无杂质者为佳。

（2）天名精子：商品名又称北鹤虱。果实呈扁圆柱形，长 3~4 毫米，表面黄褐色或暗褐色，具多数细纵棱及沟纹。气微，味微苦。

7. 性能与用法用量

（1）性味归经：味辛，性寒。归肝、肺经。

（2）功能主治：祛痰清热，破血止血，解毒杀虫。主治乳蛾、喉痹、疟疾、急性肝炎、急慢惊风、虫积、血瘕、衄血、血淋、疔肿疮毒、皮肤痒疹。

（3）用法用量：①内服：煎汤，9~15 克；捣汁或入丸、散。②外用：捣敷或煎水熏洗。

8. 加工炮制　取净品置于锅内，用文火炒至黄色或微黑色为度。

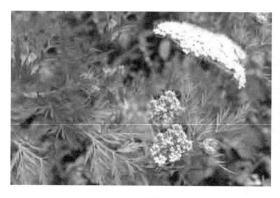

野胡萝卜

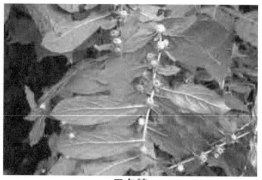

天名精

第三节　花、叶、皮、藤木、全草类及其他

一、月季花

1.本地用名　月季花，本地称月月红、月季红。

2.药材来源　本品为蔷薇科植物月季的干燥花。根、叶和枝亦入药。

3.识别要点　月季叶互生，小叶 3~5 片，少数 7 片，宽卵形或卵状短圆形，长 2~7 厘米，宽 1~3 厘米，先端渐尖，基部楔形或近圆形，边缘有锐锯齿，两面无毛；叶柄和叶轴散生皮刺和短腺毛；托叶大部附生于叶柄上，边缘有腺毛。春末开花，直至秋季，粉红色或近于白色，花常数朵聚生；花梗长 2~3 厘米；花红色或玫瑰色，微香。蔷薇果卵形或梨形，红色。

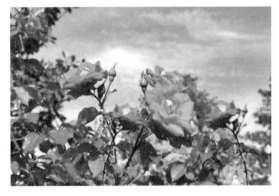

月季花

4.习性分布　月季适应性强，耐寒耐旱，对土壤要求不严，但以富含有机质、排水良好的微带酸性的沙壤土最好。焦作市各地均有栽培，生长良好。月季为焦作市市花。

5.采收加工　择晴天，采收将开放的花蕾，及时摊开，晒干，如遇阴天可用微火烘干。春秋挖根，洗净，晒干，叶多鲜用。

6.药材性状　本品花蕾完整或散碎。完整的花蕾呈球形或卵圆形，长 1.5~2 厘米，质轻易碎。花萼钟状，上部 5 深裂，裂片呈长尾状，锐尖头向下反曲，顶端玫瑰色，基部渐成淡黄棕色，脉纹明显。雄蕊多数，黄棕色，卷曲，着生于花萼筒上。心皮多数，子房有毛。气微香，味微苦而涩。

本品以花大、色红、含苞不散瓣者为佳。

7.性能与用法用量

（1）性味归经：味甘，性温。归肝经。

（2）功能主治：活血调经，疏肝解郁。用于气滞血瘀、月经不调、痛经、闭经、胸胁胀痛。

（3）用法用量：水煎服，3~6 克。

8.加工炮制　取原药材，拣去杂质，摘去梗，筛去灰屑。

二、辛夷

1.本地用名　玉兰，本地又称木笔花、望春花、春花。其花初出枝头，苞长半寸，而尖锐俨如笔头，因而俗称木笔。及开则似莲花而小如盏，紫苞红焰，作莲及兰花香，亦有白色者，人又称为玉兰。

2.药材来源　本品为木兰科植物玉兰的干燥花蕾。

3. 识别要点　玉兰为落叶乔木，高数丈，木有香气。树冠卵形，分枝少，幼枝有毛。叶互生；花大，单生，先叶开放，杯状，直径 10~15 厘米，白色，或外面紫色而内面白色；果实圆筒形，长 7~10 厘米。花期 2 月，果期 6~7 月。

4. 习性分布　玉兰喜温暖湿润气候，较耐寒、耐旱，忌积水。幼苗怕强光和干旱。以选阳光充足、肥沃、微酸性的沙壤土栽培为宜。

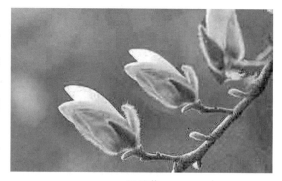

玉兰花

主产于河南，多栽培或野生于阔叶林中。焦作市有大量栽培，作观赏植物。

5. 采收加工　冬末春初花未开放时采收，除去枝梗，阴干。

6. 药材性状　本品为干燥的花蕾，呈倒圆锥状，形如毛笔头，基部带有木质短枝。花蕾长 1~4 厘米，中部直径 0.7~2 厘米。外裹苞片 2 枚成两层，两层之间尚可见小芽鳞。苞片表面密被长约 5 毫米的黄绿色柔软茸毛，内表面平滑，棕紫色。除去苞片后可见 3 枚花萼与 6~12 枚紧密相包的棕紫色花瓣，其内有多数棕黄色雄蕊与 1 枚褐色雌蕊。质脆易破碎。有特殊香气，味辛凉而稍苦。

本品以花蕾未开、身干、色绿、无枝梗者为佳。

7. 性能与用法用量

（1）性味归经：味辛，性温。归肺、胃经。

（2）功能主治：散风寒，通鼻窍。用于风寒头痛、鼻塞流涕、鼻衄、鼻渊。

（3）用法用量：水煎服，3~10 克，包煎。外用适量。

8. 加工炮制　拣净枝梗杂质，捣碎用。

三、洋金花

1. 本地用名　洋金花，本地又称曼陀罗、胡茄、醉心花。

2. 药材来源　本品为茄科植物的曼陀罗和毛曼陀罗的花。叶和种子亦入药。

3. 识别要点

（1）曼陀罗：一年生直立草本，高 0.5~2 米，光滑无毛，有臭气。茎基部木质化，上部呈二叉状分枝。单叶互生，具柄；叶片宽卵形或宽椭圆形，长 8~16 厘米，宽 4~12 厘米，顶端渐尖，茎部不对称楔形，边缘有不规则

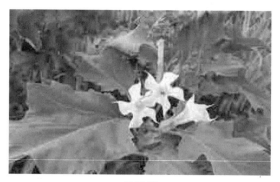

曼陀罗

波状浅裂，裂片三角形，有时具疏齿。夏季开花，花单生于枝分叉处或叶腋，直立；花萼筒状，

长 3~5 厘米；花冠漏斗状，白色或紫色，长 7~15 厘米；蒴果直立，卵形或卵状球形，表面密生坚硬的针刺，或稀仅粗糙而无针刺，熟后 4 瓣裂。种子多数，黑色或淡褐色。

（2）毛曼陀罗：一年生直立草本，高 1~2 米，具恶臭，全株密生白色细腺毛和短柔毛。单叶互生成近对生，具长柄；叶片宽卵形，长 8~20 厘米，宽 5~12 厘米，先端渐尖，基部呈不对称楔形或圆形，边缘全缘或具少数微波状短刺。夏季开花，单生，直立或斜上花萼筒状，长 8~10 厘米，花冠漏斗状，长 15~20 厘米，白色或淡紫色。蒴果，果柄下垂，近圆形，外表密生柔软针刺和白色短柔毛，熟时顶端不规则开裂。种子多数，略呈肾形，淡褐色或黄褐色。

4. 习性分布　曼陀罗和毛曼陀罗喜温暖湿润气候，阳光充足之地，要求土层疏松肥沃、排水良好的沙壤土。一年生草本，在低纬度地区可长成亚灌木。常生于荒地、旱地、宅旁、向阳山坡、林缘、草地。上述两种植物，焦作市各地均有栽培或野生。

5. 采收加工　本品 4~11 月花初开时采收，晒干或低温，置于干燥处，防霉，防蛀。

6. 药材性状

（1）曼陀罗：全花呈喇叭状，已压扁，多皱褶；萼筒长 3~4 厘米，淡黄绿色，具 5 条明显棱角；花冠管长 7~10 厘米，多白色，雌蕊 5 枚，雄蕊略等长或稍长。

（2）毛曼陀罗：花形与曼陀罗相似，但较大。花萼筒状，长 5~10 厘米，黄绿色至灰绿色。花冠长 15~20 厘米，黄棕色至淡棕色，上端 5 裂，裂片尖端丝状。雄蕊 6 枚，略短于花冠，革质，易碎。气微，味苦。

本品以去萼、朵大、整齐、有香气者为佳。

7. 性能与用法用量

（1）性味归经：味辛，性温，有毒。归肺、肝经。

（2）功能主治：平喘止咳，解痉定痛。用于哮喘咳嗽、脘腹冷痛、风湿痹痛、小儿慢惊；外科用于麻醉。

（3）用法用量：①内服：0.3~0.6 克，宜入丸散；亦可作卷烟分次燃吸（每天量不超过 1.5 克）。②外用：适量，煎水洗或研末调敷。

8. 加工炮制　去净杂质及梗，筛去灰屑。

四、野菊花

1. 本地用名　野菊花，本地也称野菊、野黄菊、苦薏。

2. 药材来源　本品为菊科植物野菊的干燥头状花序。

3. 识别要点　野菊为多年生草本，高 25~100 厘米，有特殊香气，全株有绒毛。茎基部常匍匐，上部多分枝，表面有细纵槽。单叶互生，有柄；叶片卵状椭圆形至卵状三角形，

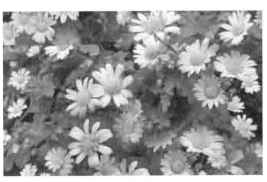
野菊花

羽状分裂，顶端裂片大，侧裂片 2 对，全部裂片边缘浅裂或有锯齿，两面均有细柔毛，上部叶渐小。秋末开花，头状花序顶生或腋生，直径 2~2.5 厘米，总苞半球形，外层薄片椭圆形，较内层苞片短，小花黄色，外围一层舌状花，中部管状花，两性。瘦果无冠毛。

4.习性分布　野菊喜凉爽湿润气候，耐寒。以土层深厚、疏松肥沃、富含腐殖质的壤土栽培为宜。生长于路边、丘陵、荒地、山坡及林缘。焦作市广为分布，以山区为多。

5.采收加工　秋、冬二季花初开放时采摘，晒干，或蒸后晒干。

6.药材性状　野菊花头状花序的外形与菊花相似，呈类球形，直径 0.3~1 厘米，棕黄色。总苞由 4~5 层苞片组成。舌状花一轮，黄色，皱缩卷曲；管状花多数，深黄色。体轻。

本品以色黄无梗、完整、苦辛、花未全开者为佳。

7.性能与用法用量

（1）性味归经：味苦、辛，性微寒。归肝、心经。

（2）功能主治：清热解毒，泻火平肝。用于疗疮痈肿、目赤肿痛、头痛眩晕。

（3）用法用量：煎汤内服，9~15 克。外用适量，煎汤外洗或制膏外涂。

8.加工炮制　秋、冬二季花初开放时采摘，晒干，或蒸后晒干。

五、旋覆花

1.本地用名　旋覆花，本地也称金沸草、六月菊、鼓子花、滴滴金、小黄花子。

2.药材来源　本品为菊科植物旋覆花或欧亚旋覆花的干燥头状花序。

3.识别要点　旋覆花为多年生草本，茎具纵棱，绿色或微带紫红色。叶互生，椭圆形、椭圆状披针形或窄长椭圆形。头状花序少数或多数，顶生，呈伞房状排列。瘦果长椭圆形，被白色硬毛，冠毛白色。花期 7~10 月，果期8~11 月。

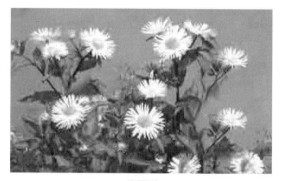

旋覆花

4.习性分布　旋覆花以温暖湿润的气候最适宜。以肥沃的沙壤土或腐殖质壤土生长良好。生于山坡、沟边、路旁湿地。焦作市均有生长。

5.采收加工　夏、秋二季花开放时采收，除去杂质，阴干或晒干。

6.药材性状　本品干燥头状花序呈扁球形，有时散落，直径 8~15 毫米。底部有 4 层浅灰绿色、膜质的总苞片，有时残留花梗。外缘 1 层舌状花，黄色，长约 1 厘米，先端 3 齿裂，多卷曲；中央管状花密集，花冠 5 齿裂，子房顶端有多数白色冠毛，长约 5 毫米，质柔软，手捻易散。气微弱，味微苦咸。

本品以朵大、金黄色、有白绒毛，无枝梗者为佳。

7. 性能与用法用量

（1）性味归经：味苦，辛、咸，性微温。归肺、脾、胃、大肠经。

（2）功能主治：降气，消痰，行水，止呕。用于风寒咳嗽、痰饮蓄结、胸膈痞满、喘咳痰多、呕吐噫气、心下痞硬。

（3）用法用量：水煎服，3~9克，包煎。

8. 加工炮制

（1）旋覆花：拣净杂质，除去梗叶，筛去泥土。

（2）蜜炙旋覆花：取净旋覆花，加炼熟蜂蜜与开水少许，拌匀，稍闷，用文火炒至黄色、不粘手为度，取出晾凉。每50千克旋覆花，用炼熟蜂蜜12.5千克。

六、款冬花

1. 本地用名　款冬花，本地也称冬花。

2. 药材来源　本品为菊科植物款冬的花蕾。

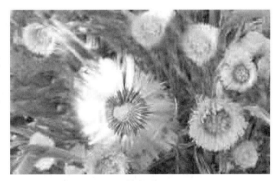

款冬花

3. 识别要点　款冬为多年生草本，高10~25厘米。根状茎褐色，横生地下。叶基生，具长柄；叶片圆心形或肾心形，长 7~10 厘米，宽 10~15 厘米，先端钝尖或近圆形，基部心形，边缘有波状疏齿，表面暗绿色，光滑，背面密生白茸毛，具主脉 5~9 条。花冬季先叶开放，花葶数枝，高 5~10 厘米，被白茸毛，具互生鳞片状叶 10 多片，淡紫褐色；头状花序顶生，总苞片 1~2 层，被茸毛；边缘有多层雌花，舌状，黄色，子房下位，柱头 2 裂；中央为两性管状花，顶端 5 裂，雄蕊 5 枚，柱头头状，因通常不结实，故亦有人称此花为雄性。瘦果长椭圆形，具纵棱，冠毛淡黄色。

4. 习性分布　款冬性喜凉爽湿润气候和肥沃疏松土壤，怕热、怕旱、怕涝。多生于山区沟谷两侧，林缘较潮湿处。焦作市山区均有野生，孟州、博爱、武陟等地有栽培。

5. 采收加工　本品在 12 月药尚未出土时挖取花蕾，不宜用手摸或水洗，以免变色，放于通风处阴干，待半干时筛去泥土，去掉花梗，再晾至全干备用。还宜日晒及用手翻动，并防止雨雪冰冻，否则变色发黑。

6. 药材性状　本品花蕾呈不整齐棒状，长 1~2.5 厘米。表面黄棕色至棕紫色，被有鳞片状叶，取下鳞片状叶，可见其内表面密被白色茸毛。舌状花及管状花细小，长约 2 毫米，子房下位。气清香，味微苦而带黏性，久嚼似棉絮。

本品以干燥、色紫红、不破碎、无花梗者为佳。

7. 性能与用法用量

（1）性味归经：味辛、微甘，性温。归肺经。

（2）功能主治：润肺下气，化痰止咳。用于新久咳嗽、气喘、劳嗽咳血。

（3）用法用量：①内服：煎汤，3~10克；或熬膏；或入丸、散。②外用：适量，研末调敷。

8. 加工炮制

（1）款冬花：拣去残梗、沙石、土块。

（2）蜜冬花：取拣净的款冬花同炼蜜加适量开水，拌匀，稍闷，放入锅内用文火炒至微黄色、不粘手为度，取出放凉。每50千克款冬花，用炼蜜12.5千克。

七、槐花

1. 本地用名　槐花，本地也称金药树、护房树、豆槐。

2. 药材来源　本品为豆科植物槐树的花。花蕾（槐米）、果实（槐角）、树皮和嫩枝均入药。

3. 识别要点　槐树为落叶乔木。树皮灰色至棕灰色。一年生枝暗绿色，具皮孔。单数羽状复叶互生；小叶7~17片，卵形至卵状披针形，长2.5~7.5厘米，宽1.5~3厘米，先端尖，基部圆形或广楔形，全缘，上面深绿色，

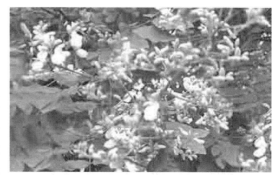

槐花

下面苍白色并有细毛。夏季开花，圆锥花序顶生；花萼钟形，具5枚小齿；蝶形花冠乳白色或略带黄色。荚果肉质，串珠状，长2.5~5厘米，无毛，不裂。种子1~6枚，肾形，棕黑色。

4. 习性分布　槐树多生于温带，土层深厚、湿润、肥沃、排水良好，一般为中性及微酸性的沙壤土中。常栽培于屋边、路边。本区各县均有栽培，生长良好。焦作市药王庙等地多有千年古槐。

5. 采收加工　夏、秋采花蕾（槐米）、初开放的花（槐花），晒干；冬初采果实（槐角），晒干；春、夏采收树皮、嫩枝，切片晒干。果实于11~12月成熟时采收。将打落或摘下的果实平铺席上，晒至干透成黄绿色时，除去果柄及杂质，或以沸水稍烫后再晒至足干。鲜果实在果期随采随用。

6. 药材性状

（1）槐花：花瓣多数散落，完整的花呈飞鸟状，花瓣黄色或浅棕色，皱缩或卷曲；萼筒黄绿色，上端5浅裂；雄蕊10枚，9枚基部连合，花丝细长，有时弯曲；子房膨大。质轻，气微弱，味微苦。以黄白色、整齐、无枝梗杂质者为佳。

（2）槐米：花蕾呈卵形或长椭圆形，长2.5~5毫米。外表黄褐色或黄绿色，稍皱缩，下部为钟状花萼，先端具5齿裂，上部为未开放的花冠，大小不等，花冠和花萼外面均疏生白色短柔毛。质松脆。气弱，味微苦。以花蕾干壮、花萼绿色而厚、无枝梗杂质者为佳。

（3）槐角：荚果呈串珠状，有时弯曲，长1~6厘米。表面黄绿色、棕色至棕黑色，一侧边缘（背缝线）呈黄色。顶端有突起的残留柱基；基部常有果柄残存。果肉肉质柔软而黏，干后皱缩，气微弱，味微苦。剥开果皮，可见1~6枚种子，肾形，表面棕色至棕黑色，种皮革质。以肥大、角长、黄绿色、饱满者为佳。

7.性能与用法用量

（1）性味归经：花味苦，性微寒。果实（槐角）味苦，性寒。归肝、大肠经。

（2）功能主治：

1）功能：①花：凉血止血，清肝明目。②果实（槐角）：凉血止血。

2）主治：①花：主治吐血、衄血、便血、痔疮出血、血痢、崩漏、风热目赤、高血压病。②果实（槐角）：主治便血、痔疮出血、血痢、崩漏。

（3）用法用量：

1）果实。①内服：煎汤，6~12克；或入丸、散；嫩角捣汁。②外用：适量，水煎洗；研末掺或油调敷。

2）花：水煎服，9~15克。

8.加工炮制

（1）槐角：①生用：拣去果柄及杂质，洗净晒干。②清蒸：取净槐角，置于笼内或罐内，隔水加热，蒸至黑褐色为度，取出晒干。③炒炭：取净槐角置于锅内用武火炒至外呈黑色、内呈黑褐色为度，喷洒凉水适量，灭尽火星，取出，晾一夜。④蜜炙：先将净槐角置于锅内，用文火炒至鼓起，倒入蜂蜜，炒至不粘手为度，取出，放凉。每500克用炼熟蜂蜜30~60毫升。

（2）槐花：①生用：拣去杂质，筛去皮屑。②炒黄：取净槐花置于锅内，用文火微炒，取出放凉。③蜜炙：先将蜂蜜置于锅内，加热至沸，倒入净槐花，用文火炒至不粘手为度，取出，放凉。每500克用炼熟蜂蜜120毫升。④炒炭：取净槐花置于锅内，用中火炒至黑褐色为度，喷洒凉水适量，灭尽火星，取出，晾一夜。

八、艾叶

1.本地用名　艾叶，本地称艾、家艾、艾蒿。

2.药材来源　本品为菊科植物艾的叶。

3.识别要点　艾为多年生草本，高50~120厘米。茎直立，有沟棱，密生灰白色绵毛。叶互生，基生叶羽状深裂或浅裂，茎生叶不规则3~5裂，叶背灰白色。夏、秋季开花，头状花序，无梗，多数集成圆锥花序，总苞密被白色绵毛，边花为雌花，不发育中央两性花，为管状花，红色。瘦果长圆形。

4.习性分布　艾对气候的适应性强，以阳光充足的湿润环境为佳，耐寒。对土壤要求不严，一般土壤可种植，但在盐碱地中生长不良。野生于山坡原野、草地、路旁等处，多见栽培。焦作市各地有野生或栽培。

5.采收加工　春、夏二季花未开，叶茂盛时采摘，晒干或阴干。

6.药材性状　为皱缩卷曲或破碎的叶，少

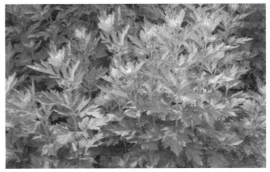

艾

数有茎枝，茎灰黄色，有沟棱，表面密被灰白色绵毛。叶片 1~2 回羽状深裂，茎端叶不分裂，表面深黄绿色，有腺点及稀疏的白绵毛，背面灰白色，密被绵毛。有香气，味苦。以叶正面色灰绿，背面灰白色，香气浓者为佳。

7. 性能与用法用量

（1）性味归经：味辛、苦，性温，有小毒。归肝、脾、肾经。

（2）功能主治：温经止血，散寒止痛；外用祛湿止痒。用于吐血、崩漏、月经过多、胎漏下血、少腹冷痛、经寒不调、宫冷不孕；外用治皮肤瘙痒。醋艾炭温经止血，用于虚寒性出血。

（3）用法用量：水煎服，3~10 克；外用适量。

（4）用药禁忌：阴虚血热者忌用。

8. 加工炮制　醋艾炭：取净艾叶，用中火炒至表面焦黑色，喷醋，炒干。

【附注】

本区各县常见一种野艾的叶，可当艾叶入药，性味功效相同。主要区别是：野艾叶为 1~2 回羽状深裂或全裂，裂片条形或条状披针形，全缘，边缘常稍外卷。花序淡褐色。

九、侧柏叶

1. 本地用名　侧柏叶，本地称扁柏、香柏、柏树、柏子树。

2. 药材来源　本品为柏科植物侧柏的干燥枝梢、叶。

3. 识别要点　侧柏为常绿乔木或灌木。小枝扁平，为交互对生的鳞片状绿叶所包。3~4 月开花，单性，雌雄同株，着生于上年小枝顶上。球果圆球形，熟时木质化，褐色，干后开裂。种子卵状，棕褐色。

4. 习性分布　侧柏为温带阳性树种，栽培、野生均有。喜生于湿润、肥沃、排水良好的钙质土壤耐寒、耐旱、抗盐碱，在平地或悬崖峭壁上都能生长；在干燥、贫瘠的山地上，生长缓慢，植株细弱。浅根性，但侧根发达，萌芽性强、耐修剪、寿命长，抗烟尘、抗二氧化硫、氯化氢等有害气体，分布广，为我国应用最普遍的观赏树木之一。焦作市山区及沿太行山山区常见野生，平原区域多有栽培。

5. 采收加工

（1）嫩枝、叶：全年可采，将嫩枝叶剪下，阴干，生用或炒炭用。

（2）种子：秋季球果成熟时采收，除去外壳，簸净，晒干，为毛柏子。

6. 药材性状　本品为干燥枝叶，长短不一，分枝稠密。叶为细小鳞片状，贴伏于扁平的枝上，交互对生，青绿色。小枝扁平，线形，外表棕褐色。质脆，易折断。微有清香气，味微苦，微辛。以叶嫩、青绿色无碎末者为佳。

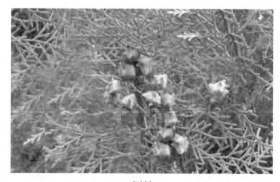

侧柏

7. 性能与用法用量

（1）性味归经：味苦涩，性寒。归心、肝、大肠经。

（2）功能主治：凉血，止血，祛风湿，散肿毒。治吐血、衄血、尿血、肠风、崩漏、风湿痹痛、细菌性痢疾、咳嗽、丹毒、痄腮、烫伤。

（3）用法用量：①内服：煎汤，6~12 克；或入丸、散。②外用：煎水洗或研末调敷。

8. 加工炮制

（1）侧柏叶：拣净杂质，揉碎去梗，筛净灰屑。

（2）侧柏炭：取净侧柏叶，置于锅内用武火炒至焦褐色，存性，喷洒清水，取出，晒干。

十、薄荷

1. 本地用名　薄荷，本地称苏薄荷。

2. 药材来源　本品为唇形科植物薄荷和家薄荷的地上部分。

3. 识别要点

（1）薄荷：多年生草本，高 10~80 厘米，有清凉香气。根状茎细长；地上茎基部稍倾斜向上直立，四棱形。叶对生，长圆形或长圆状披针形，边缘具尖锯齿，两面有疏短毛，下面

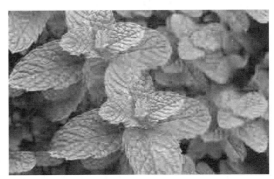

薄荷

并有腺鳞。夏季开花，花小，唇形，淡紫红色，轮生于茎上部的叶腋中成轮伞花序。小坚果长圆形，藏于宿萼内。生于山溪边、路旁及山野潮湿地。焦作市各地均有分布。

（2）家薄荷：与薄荷相似，其区别在于本种叶为卵形至长圆形，两面均有腺鳞；花冠淡紫色或白色。多为栽培，有时逸为野生。焦作市各地均有栽培或野生。

4. 习性分布　薄荷喜温暖湿润气候。喜阳光，不宜在荫蔽处栽培，薄荷对土壤要求不严，但以疏松、肥沃、湿润的夹沙土或油沙土较好。土壤 pH 5.5~6.5 为宜，微碱性的土壤也能栽培。产于南北各地，生于水旁潮湿地。

5. 采收加工　以每年收割 2 次为好。第一次于 6 月下旬至 7 月上旬，第二次在 10 月上旬开花前进行。割回后要立即摊开暴晒干，不能堆积，以免发酵。

6. 药材性状　茎方柱形，直径 2~5 毫米。紫红色或淡绿色，有节，节间 2~6 厘米，上部有对生的分枝，折断面中空而白色，四面平坦或微有凹陷，表面有白色茸毛。叶对生，多卷曲皱缩或破碎，叶表面有白色茸毛，上表面深绿或灰绿色，下表面浅绿色，质脆易破碎。枝顶常有轮伞花序。气芳香，搓碎时更显著，味辛而凉。以条匀、叶密、红梗、白毛、香气浓、叶绿不带根者为佳。

7. 性能与用法用量

（1）性味归经：味辛，性凉。归肺、肝经。

（2）功能主治：疏散风，清利头目，利咽透疹，疏肝行气。主治疏风、散热、辟秽、解毒、

外感风热、头痛、咽喉肿痛、食滞气胀、口疮、牙痛、疮疥、瘾疹、温病初起、风疹瘙痒、肝郁气滞、胸闷胁痛。

（3）用法与用量：水煎服（不宜久煎），3~9克；或入丸、散。

8. 加工炮制　除去老茎及杂质，略喷清水，稍润，切短段，及时低温干燥。本品多为5~8毫米的短段，墨绿色、紫棕色或灰褐色。

十一、五加皮

1. 本地用名　五加皮，本地称北五加皮、杠柳皮、香五加皮、香五加。

2. 药材来源　本品为萝藦科植物杠柳的干燥根皮。

3. 识别要点　杠柳为落叶蔓性灌木，折断流出乳汁，除花外全株无毛。主根圆柱形，外皮灰棕色，有香气。茎灰绿色至灰棕色，有光泽，具突起皮孔。小枝常对生，黄褐色。单叶对生，革质，具短柄；叶片披针形或长圆状披

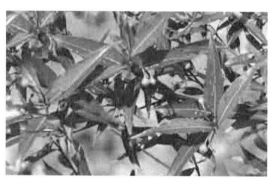

杠柳

针形，先端渐尖，基部楔形或近圆形，全缘，上面深绿色，有光泽，下面淡绿色。夏秋开淡紫红色花，聚伞花序腋生。蓇葖果圆锥形，对生，微弯。种子褐色，顶端生多数白色细长毛。

4. 习性分布　杠柳性喜阳性，喜光，耐寒，耐旱，耐瘠薄，耐阴。对土壤适应性强，具有较强的抗风蚀、抗沙埋的能力。多生于平原、丘陵、山坡、沙质地、低山的林缘、沟坡。焦作市各地均有生长，资源丰富。

5. 采收加工　栽后4~5年采收，但10年以上的产量质量较好，夏、秋、季挖取全根，除去须根，洗净，用木棒轻轻敲打，剥下根皮，晒干或烘干。

6. 药材性状　本品呈卷筒状，少数呈槽状或不规则块片状，长短不一，筒直径0.7~2.5厘米，厚2~5毫米。外表面棕黄色或灰棕色，栓皮常呈鳞片状剥离。内表面淡黄色，有纵向纹理，质较脆，易折断，断面黄白色较整齐。有浓烈的香气，味极苦。以块大肉厚、呈卷筒状、不带木心、香气浓、味苦者为佳。

7. 性能与用法用量

（1）性味归经：味辛、苦，性温。归肝、肾、心经。

（2）功能主治：祛风湿，强筋骨。主治风寒湿痹、腰膝酸软、心悸气短、下肢浮肿。

（3）用法用量：水煎服，6~9克；浸酒或入丸、散。

8. 加工炮制　除去杂质，洗净，润透，切厚片，晒干。

（1）净制：除去杂质，洗净。筛去泥沙，拣去木质。

（2）切制：洗净，润透，切厚片，晒干。如有长条者，适当铡短即可。

（3）炮炙、酒制：将五加皮片与黄酒拌匀，闷润至酒尽时，取出晾干。每500克五加皮，

用黄酒 60 克。

【附注】

（1）本品功能与南五加皮略同，有毒，不可过量和久服，以免中毒。

（2）五加（南五加皮、刺五加、五加皮）为五加科植物，根皮入药。与杠柳的主要区别：五加为落叶灌木，不含乳汁；干、枝上常有短而粗壮的刺；掌状复叶，小叶 5 片，稀 3~4 片；伞形花序腋生或顶生，浆果近球形。五加仅生于辉县、博爱、修武、济源等山区的山坡、沟谷林边或灌木丛中等处。

根皮中含芳香成分为 4 - 甲氧基水杨醛。此外，尚含有花生酸、鞣质、软脂酸、亚油酸及亚麻仁酸等。

十二、合欢皮

1. 本地用名　合欢，本地称绒花树、马缨花、夜合花。

2. 药材来源　本品为豆科植物合欢的干燥树皮。

3. 识别要点　合欢为落叶乔木，高达 10 米以上。树皮灰褐色，有皮孔，嫩枝绿色。被短绒毛。2 回双数羽状复叶，互生，具柄，基部大；羽片 4~16 对，每片有小叶 10~30 对，昼开夜合，小叶无柄，叶片镰状长圆形，长 6~12 毫米，宽 2~3 毫米。夏季开淡红色花，头状花序簇生叶腋或密集于小枝先端而呈伞房状。荚果扁长，边缘波状。种子扁椭圆形。

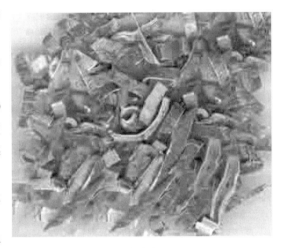

合欢皮

4. 习性分布　合欢喜温暖向阳环境，耐寒和干旱。对土壤要求不严，在沙壤土和黏壤土中生长迅速。野生于山坡或栽培。

5. 采收加工　6~9 月间剥皮，切段，晒干或烘干。

6. 药材性状　合欢树皮卷曲呈筒状或半筒状，外表面粗，灰绿色或灰褐色，有横细裂纹散在，稍有纵皱纹，见带红棕色的皮孔。内表面淡棕色或淡黄色，有细密的纵纹。质硬脆，折断面淡黄色，呈纤维状。微有香气，味淡。

本品以皮薄条匀，不粗糙，外表灰黑色或灰白色、内皮黄白色为佳。

7. 性能与用法用量

（1）性味归经：味甘，性平。归心、肝经。

（2）功能主治：安神解郁，活血消痈。主治心神不安、惊悸、忧郁、不眠、内外痈疡、跌打损伤。

（3）用法用量：①内服：煎汤，10~15 克；或入丸、散。②外用：适量，研末调敷。

8. 加工炮制　除去杂质，洗净，润透，切丝或块，干燥。

【附注】

山合欢（山槐）亦属豆科植物。形态与合欢相似，不同点是：山合欢羽片 2~3 对，小叶 5~14 对，小叶片近矩形，长达 4~5 厘米，宽达 1.8 厘米；花白色。本地山区各县市区均有野生，其树皮亦作合欢皮入药。

十三、牡丹皮

1. 本地用名　牡丹皮，本地称丹皮、粉丹皮、木药、条丹皮、洛阳花。

2. 药材来源　本品为毛茛科植物牡丹的干燥根皮。

3. 识别要点　牡丹为落叶小灌木，高 1~2 米。根状茎肥厚，根皮折断有香气。茎干直立，分枝短而粗。叶互生，2 回三出复叶；顶生小叶长达 10 厘米，3 裂近中部，裂片上部 3 浅裂或不裂；侧生小叶较小，斜卵形，不等

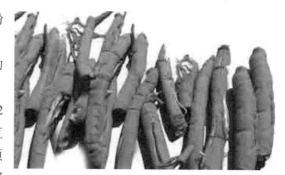

牡丹皮

2 浅裂，上面绿色，无毛，下面有白粉，只在中脉上有疏柔毛或近无毛。花大型，单生于枝顶，有紫、红、白、黄、玫瑰等颜色。蓇葖果卵形，绿色，常 5 枚聚生，其上密生黄褐色毛。

4. 习性分布　牡丹喜温暖湿润气候，较耐寒、耐旱、怕涝、怕高温，忌强光。喜上层深厚、排水良好、肥沃疏松的沙壤土或粉沙壤土。盐碱地、黏土地不宜栽培。忌连作，隔 3~5 年再种，种子千粒重 198 克，适宜随采随播。生于向阳及土壤肥沃的地方，常栽培于庭院。分布于河北、河南、山东、四川、陕西、甘肃等地。全国各地均有栽培。

5. 采收加工　秋季采挖根部，除去细根和泥沙，剥取根皮，晒干；或刮去粗皮，除去木心，晒干。前者习称连丹皮，后者习称刮丹皮。

6. 药材性状　根皮呈圆筒状、半筒状或破碎的块片，有纵剖开的裂缝，向内卷曲，长短不等，通常长 3~8 厘米，厚约 2 毫米；外表面灰褐色或紫棕色，稍粗糙，常带少许泥土，木栓层有的已脱落而露棕红色，可见须根脱落后的根痕及突起的横皮孔，内表面淡棕色或灰黄色，有明显的纵细纹理及发亮的结晶状物。质硬而脆，折断面不平坦，或显粉质状，淡黄色而微红。有特殊香气，味淡。

7. 性能与用法用量

（1）性味归经：味苦、辛，性微寒。归心、肝、肾经。

（2）功能主治：清热凉血，活血化瘀。用于热入营血、温毒发斑、吐血见血、夜热早凉、无汗骨蒸、经闭痛经、跌扑伤痛、痈肿疮毒。

（3）用法用量：水煎服，6~12 克。

8. 加工炮制

（1）生用：拣去杂质，除去残留木心，清水洗净，捞出，润透后切3毫米厚片，晒干。

（2）炒黄：取牡丹皮片置于锅内，用文火微炒，取出，放凉。

（3）酒炙：取牡丹皮片与黄酒拌匀，闷润至酒尽时，置于锅内用文火微炒，取出，放凉。每500克牡丹皮片用黄酒60毫升。

（4）炒炭：取牡丹皮片置于锅内，用中火炒至外呈黑褐色、内呈焦黑色为度，喷洒清水适量，灭尽火星，取出，晾一夜。

十四、远志

1. 本地用名　远志，本地称小草、细草、小鸡腿、小鸡根、细叶远志。

2. 药材来源　本品为远志科植物远志的干燥根皮。

3. 识别要点　远志为多年生草本，高25~40厘米。根圆柱形，肥厚，长而稍弯。茎直立或斜上，多数，由基部丛生，上部多分枝。单叶互生，斜向上，无柄或近于无柄；叶片条形，长1~4厘米，宽1~3毫米，先端渐尖，基部渐窄，全缘，中脉明显，侧脉不

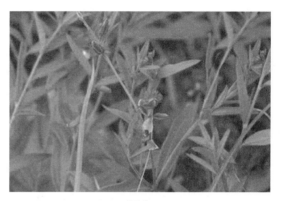

远志

显，无毛或稍被柔毛。夏季开花，总状花序，花小，有长梗，淡紫色，花瓣3枚，其中1枚较大，先端有丝状附属物。蒴果扁卵圆形，先端微凹，边缘有窄翅。

4. 习性分布　远志喜凉爽气候，耐干旱，忌高温，多野生于较干旱的田野、路旁、山坡等地，以向阳、排水良好的沙壤土栽培为好，其次是黏壤土及石灰质壤土，黏土及低湿地区不宜栽种。焦作市山区、孟州丘陵和黄河大堤上均有生长。

5. 采收加工　春、秋二季采挖，去掉残茎、须根及泥土，放置2~3天，待皮皱缩柔软后，用木棍捶打，使皮离木心，抽出木心，晒干为远志桶。另一部分细小的，不能抽木心，用木棒捶打后，拣去木心晒干为远志肉。

6. 药材性状　本品呈圆柱形，形似蚯蚓，中空。表面浅棕色或灰黄色，有支根脱落的痕迹，并有密而深陷的横皱纹或裂纹。质脆易断。断面黄白色，平坦。气特殊，味苦微辛，有刺激感。以皮细、肉厚、条长者为佳。

7. 性能与用法用量

（1）性味归经：味苦、辛，性温。归心、肺、肾经。

（2）功能主治：安神益智，祛痰，消肿。主治心肾不交引起的失眠多梦、健忘惊悸，神志恍惚，咳痰不爽，疮疡肿毒，乳房肿痛。

（3）用法用量：水煎服，3~10克；或入丸、散。

8.加工炮制

（1）制远志：取甘草适量，置于锅内加清水适量，煎煮取汁，取净远志肉放入药汁内，泡至汁尽为度，取出晒干。每 500 克远志肉用甘草 30 克。

（2）蜜炙：先将蜂蜜置于锅内，加热至沸，放入制远志，用文火炒至表面呈深黄色、不粘手为度。每 500 克制远志用炼熟蜂蜜 90 克。

（3）麸炒：先将麸皮撒于锅内，待麸皮冒烟时放入制远志，用武火炒至表面呈焦黄色为度，除去麸皮。每 500 克制远志用麸皮 9 克。

十五、苦楝皮

1.本地用名　苦楝皮，本地称苦楝、楝树果、楝树皮、苦楝子、楝枣子、楝树。

2.药材来源　本品为楝科植物楝的根皮和树皮。花和果亦入药。

3.识别要点　楝为落叶乔木。树皮暗褐色、有纵裂纹，幼枝棕绿色，老枝紫色。叶互生，多为 2 回羽状复叶，叶柄基部膨大；小叶卵形或椭圆形，先端长尖，基部宽楔形或圆形，边缘有钝锯齿。夏季开淡紫色花，圆锥花序顶生或腋生。核果近球形或长卵形，初时绿色，熟后变黄色。种子黑色。

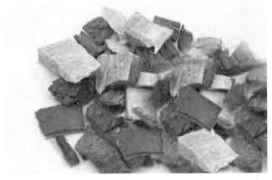

苦楝皮

4.习性分布　楝喜温暖湿润气候，耐寒、耐碱、耐瘠薄。适应性较强。以上层深厚、疏松肥沃、排水良好、富含腐殖质的沙壤土栽培为宜。多生于山坡田野、路边、树旁，常栽培于屋前房后或半野生。本区各地均有生长。

5.采收加工　楝的根皮和树皮以冬春采为好，伐后剥取，去净粗皮，晒干；4 月采花，阴干；霜降采果实（苦楝子），晒干。果实秋、冬两季成熟呈黄色时采收，或收集落下的果实。晒干、阴干或烘干。

6.药材性状

（1）树干皮：呈不规则长块状或稍呈槽状卷曲，老皮外表粗糙，紫棕色，有宽大的纵裂纹与细小的横向纹，可见横生皮孔。幼枝外表较平滑，皮孔明显。内表皮绿色。不易折断，断面纤维状，可剥离为十多层，黄白相间的薄层微臭，味极苦。

（2）根皮：呈弯曲不规则条块，卷筒或半卷筒，表面粗糙；带木栓层者外表呈棕黄色，有大小横向皮孔，刮去栓皮后呈淡黄白色，内表面呈淡黄白色，有纵直细纹，质坚不易折断，断面可见薄片状纤维。气微，味极苦。

7.性能与用法用量

（1）性味归经：①苦楝皮：味苦，性寒。②苦楝子：味苦，性寒，有小毒。归肝、胃经。

（2）功能主治：

1）功能：①苦楝皮：杀虫，疗癣。②苦楝子：理气止痛，杀虫，疗癣。

2）主治：根皮：主治蛔虫病、钩虫病、蛲虫病、疥疮、头癣等。苦楝子：主治胃痛、腹痛、疝痛、虫积腹痛等。

（3）用法用量：①内服：煎汤，苦楝皮干品 8~10 克、鲜品 15~30 克，苦楝子 10~15 克。②外用：适量，研末调涂。

8.加工炮制　拣去杂质，刮去粗皮，浸泡至七八成，润透后切 3 毫米厚横片，晒干。

苦楝子：

（1）生用：拣去杂质，除去果柄，洗净，晒干，破碎。

（2）盐炙：取净碎苦楝子与盐水拌匀，闷润至盐水尽，置于锅内用中火炒至表面微带焦斑为度。每 500 克碎苦楝子用食盐 15 克，加水适量。

十六、桑白皮

1.本地用名　桑白皮，本地亦称桑白皮。

2.药材来源　本品为桑科植物桑的根皮。其桑枝、桑葚、桑叶均可入药。

3.识别要点　桑为落叶灌木或小乔木。根皮红黄色至黄棕色，纤维性甚强。单叶互生，具柄；叶片卵圆形至宽卵形，先端尖，急尖或钝，基部近心形，边缘有粗锯齿，有时不规则分裂。春、夏开绿色单性花，雌雄异株，均为野生穗状花序。聚花果（桑

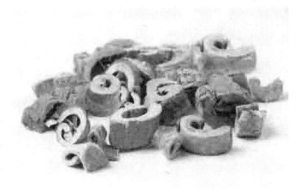

桑白皮

葚）长 1~2.5 厘米，熟时多紫黑色，瘦果外被肉质花被。

4.习性分布　桑对土壤气候没有特殊要求，一般海拔 1 700 米以下都能生长。野生于丘陵、山坡、村旁、田野等处，焦作市多为人工栽培。

5.采收加工　春、秋挖根，剥取根皮，刮去黄棕色外皮，晒干。春、秋采嫩枝，晒干。霜降后采叶，晾干。果实成熟时采桑葚，晒干或烘干。

6.药材性状

（1）根皮：常呈槽状、卷筒状或为长带状块片。除去栓皮者外表面呈乳白色、白色至淡黄色，平坦，具细纵纹，并可见许多茸毛状纤维；内表面呈淡黄白色，平坦有细纵纹。质柔韧，不易横向折断，但易纵向撕裂，断面粗纤维性。气微弱，味淡而微涩。以皮厚、色洁白、质柔韧者为佳。

（2）桑枝：为细长的幼嫩枝条，表面灰绿色至淡灰绿色，可见小点状皮孔和细纵皱纹。叶痕明显，常可见腋芽，栓皮甚薄，韧皮部较窄，纤维性，淡乳白色，木质部宽广，并可见放射

性花纹。质坚硬，不易折断，折断面粗纤维性。气微弱，味淡。

（3）桑叶：市售通常破碎或卷缩，亦有整齐平叠成小捆者。完整的叶片呈卵形或宽卵形，基部近心形，先端尖、急尖或钝，边缘有粗锯齿，表面平坦或稍皱缩，浅黄棕色或黄绿色，嫩桑叶多呈暗绿色，上面颜色较深，下面颜色稍浅，叶脉突起呈网状。质脆，易碎，气淡，味微涩。以叶大、不碎、色黄绿、无霉者为佳。

（4）桑葚：呈圆柱状，有的稍弯曲，长 1~2 厘米。基部具总花柄。表面土黄色至深棕色。桑葚由 30~60 个瘦果紧密聚合而成，瘦果稍扁，呈卵圆形或心脏形，表面光滑，淡棕色。气微，味酸。以紫红色、粒肥大、饱满纯净者为佳。

7. 性能与用法用量

（1）性味归经：①桑根皮：味甘，性寒。②桑枝：味苦，性平。③桑葚：味甘、酸，性平。④桑叶：味苦、甘，性寒。归心、肝、肾经。

（2）功能主治：

1）功能：①桑根皮：泻肺平喘，利水消肿。②桑枝：祛风湿，利关节，通络，清热。③桑葚：滋补肝肾，养血明目，生津止渴。④桑叶：清热疏风，清肝明目。

2）主治：①桑根皮：主治肺热咳嗽、面目浮肿、小便不利、高血压病、糖尿病、跌打损伤。②桑枝：主治风湿性关节炎、风热臂痛。③桑葚：主治耳聋目昏、须发早白、神经衰弱、血虚便秘、风湿关节痛。④桑叶：主治风热感冒、头痛、目赤、咽喉肿痛、肺热咳嗽。

（3）用法用量：水煎服，9~15 克。注意：脾胃虚寒、便溏者禁服。

8. 加工炮制

（1）生用：拣去杂质，用清水洗净，略泡，捞出，润透后切 2~3 毫米宽丝，干燥。

（2）蜜炙：取桑皮丝与蜂蜜拌匀，略润，置于锅内用文火炒至黄色、不粘手为度，取出，放凉。每 500 克桑白皮丝，用炼熟蜂蜜 120~150 克。

十七、石南藤

1. 本地用名　石南藤。

2. 药材来源　本品为胡椒科植物石南藤的干燥带叶藤茎。

3. 识别要点　石南藤为多年生攀缘藤本。茎节明显，下部节处生根，平滑无毛。叶互生，革质，椭圆形，全缘，下面被毛，基出脉 5 条，单性花，雌雄异株；穗状花序，下垂；苞片盾状，无花被。浆果无柄，集成长短不等的果穗。花期 5~6 月，果期 8~9 月。

4. 习性分布　石南藤主产于四川、广西、贵州、湖北等省区，本地也有生长。生于山地林边，攀缘于树上或石山上。

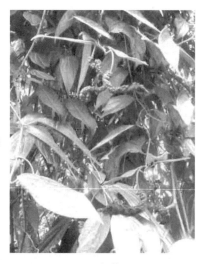

石南藤

5.采收加工　全年均可采挖，或于夏秋季采集茎、叶，除去杂质，干燥。

6.药材性状　本品藤茎呈扁圆柱形，有分枝；表面灰褐色或灰棕色，有细皱纹和纵沟纹，节膨大，具不定根；体轻而脆，易折断；断面纤维性，皮部窄，维管束与射线相间排列，呈射线状，髓部宽，内有纤维束数个。叶多皱缩，展平后呈卵圆形，顶端渐令尖至短尖，基部稍偏斜，上表面灰绿色至灰褐色，下表面灰白色，两面或下面被短柔毛，有5条明显凸起的叶脉。气清香，味辛辣。

7.中药性能

（1）性味归经：性温，味辛。归肝、脾、小肠经。

（2）功能主治：祛风湿，强腰膝，止痛，止咳。主治湿风痹痛，扭挫伤，腰膝无力，痛经，风寒感冒，咳嗽气喘。

（3）用法用量：水煎服，9~15克。

8.加工炮制　拣去杂质，用清水洗净，捞出，润透后切9毫米长段，晒干。

十八、络石藤

1.本地用名　络石藤，本地称络石。

2.药材来源　本品为夹竹桃科植物络石的带叶藤茎。

3.识别要点　络石为常绿攀缘木质藤本。老茎紫褐色，节稍膨大，多分枝，表面有点状皮孔，有气根；幼茎绿色，密生灰褐色柔毛。单叶对生，具短柄；叶片椭圆形或卵状披针形，近革质，先端尖或钝，基部楔形，全缘，无毛或叶背有短柔毛。夏季开白花，芳香，聚伞花

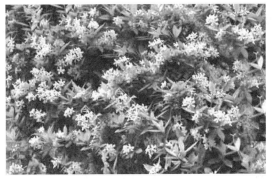

络石

序腋生。蓇葖果2个，圆柱状，褐色，成熟时开裂，含多数顶端有一束白毛的种子。

4.习性分布　络石性喜温暖，湿润，半阴。不择土壤，耐一定干旱，但忌水涝。多生于山野、溪边、路旁、林绿或杂木林中，常缠绕于树上或攀缘于墙壁、岩石上。焦作市山区有分布。

5.采收加工　全年可采，以秋末冬初采收为好。割取带叶茎藤，晒干。

6.药材性状　本品茎枝呈圆柱形，弯曲，有分枝，长短不等，直径1~5毫米。表面棕褐色，散生攀缘根及点状突起的根痕。质地坚韧或脆。叶对生，多已脱落。叶片椭圆形，厚革质，呈淡黄绿色。药材中未见花、果。气微弱，味微苦。

7.性能与用法用量

（1）性味归经：味苦、辛，性微寒。归心、肝、肾经。

（2）功能主治：通络止痛，凉血清热，解毒消肿。主治风湿性关节炎、腰腿痛、跌打损伤、痈疖肿毒，外用治创伤出血。

（3）用法用量：①内服：煎汤，6~15克，单味可用至30克；浸酒，30~60克；或入丸、散剂。

②外用：适量，研末调敷或捣汁涂。

8.加工炮制　用水洗去泥土，拣净杂质，稍浸泡，润透，切断，晒干。

十九、马兜铃

1.本地用名　马兜铃，本地称臭葫芦。

2.药材来源　本品为马兜铃科植物北马兜铃的成熟果实。茎叶入药，称天仙藤。

3.识别要点　北马兜铃为多年生缠绕草本，长1~2米，全株无毛。根细长圆柱形，外皮黄褐色，有香气，断面具油点。茎丛生，有纵棱。单叶互生，叶片广卵状心形或三角状心形，先端钝圆，基部深心形，全缘。夏季叶腋簇生8~10朵绿紫色花，花被喇叭状，

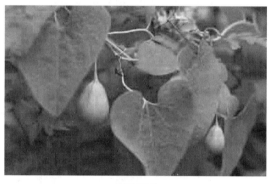

北马兜铃

有长梗花上部紫色，先端渐尖成尾芒状，中部收缩成管状，下部子房处膨大成球头为形。蒴果宽倒卵形，果柄长，果下垂，熟时黄绿色，熟后由基部沿室间开裂。种子扁平三角形。多数，周围有宽翅。

4.习性分布　北马兜铃多生于山坡、沟谷、林缘灌木丛中。焦作市山区都有生长，沁河堤上亦有少量野生。

5.采收加工　秋季果实由青变黄时采收，晒干。

6.药材性状　本品蒴果宽倒卵形，长3~7厘米，直径2~4厘米。表面黄绿色或灰棕色，有12条纵棱线。果实顶端较平坦，与每一果瓣相连。果皮质脆，易破裂。种子扁平三角形，表面灰黄色、灰棕色或棕褐色，稍光滑。气微弱，味淡。

7.性能与用法用量

（1）性味归经：味苦、微辛，性寒。归肺、大肠经。

（2）功能主治：清肺降气，咳平喘。主治慢性支气管炎、肺热咳嗽、百日咳。

（3）用法用量：水煎服，3~9克。

8.加工炮制

（1）生用：拣去杂质，搓碎去筋，筛去灰屑。

（2）蜜炙：先将蜂蜜置于锅内，加热至沸，放入搓碎之马兜铃，用文火炒至不粘手为度，每500克马兜铃用熟蜜250毫升。

【附注】

（1）天仙藤：为北马兜铃的茎叶，多为霜降前叶未落时割取地上部分，打捆晒干。茎叶中含兜碱，性温，味苦，有行气活血、止痛、利尿之效。主治妊娠水肿、胸腹痛、疝痛、风湿痛等症。

（2）青木香：为北马兜铃的根，于春、秋采挖，去泥，晒干切片。味辛、苦，性寒。具理气止痛、健胃、解毒疮之效。主治胸腹胀痛、疝气痛、高血压、风湿性关节炎等症。

二十、马齿苋

1. **本地用名**　马齿苋，本地称马食菜、马杓菜、豆瓣菜、马齿菜、马见菜、猪母菜、瓜仁菜、瓜子菜、长寿菜、马蛇菜等。

2. **药材来源**　本品为马齿苋科植物马齿苋的幼嫩茎叶。

3. **识别要点**　马齿苋为一年生肉质草本，茎平铺地面或斜上，多分枝，常带紫红色。单叶互生或对生，叶片肉质肥厚，瓜子状，先端圆，稍凹下或平截，基部宽楔形。夏季开黄色

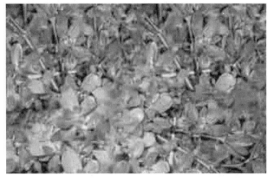

马齿苋

小花，3~5 朵簇生于枝顶的叶状总苞内。蒴果短圆锥形，盖裂。

4. **习性分布**　马齿苋喜欢温暖、阳光充足而干燥的环境，阴暗潮湿之处生长不良。极耐瘠薄，一般土壤均能适应，能自播繁衍。见阳光花开，早、晚、阴天闭合，故有太阳花、午时花之名。大部分生于山坡、田野间和路边。焦作市分布极广，为一种常见田间杂草。

5. **采收加工**　夏、秋二季茎叶茂盛时割取全草，洗净泥土，除去根部，用开水略烫或略蒸，取出，晒干或鲜用。

6. **药材性状**　本品茎细而扭曲，表面黄褐色至绿褐色，有明显的纵沟纹，折断面中心黄白色，叶皱缩呈团形或卷曲，暗绿色或深褐色。茎端常有椭圆形蒴果或其裂瓣残留，果内有多数黑色细小的种子。全草质脆，易破碎。气微弱而特殊，味淡而黏。

本品以干燥、色绿、整齐不碎、叶多者为佳。

7. **性能与用法用量**

（1）性味归经：味甘、酸，性寒。归心、肝、脾、大肠经。

（2）功能主治：清热解毒，利水祛湿，散血消肿，消炎止痛，止血凉血。主治痢疾、肠炎、肾炎、产后子宫出血、便血、乳腺炎等病症。

（3）用法用量：①内服：煎汤，9~15 克。②外用：适量，捣敷患处。

8. **加工炮制**　除去残根及杂货，洗净蒸干后或烫后晒干。

二十一、马鞭草

1. **本地用名**　马鞭草，本地又称马鞭梢、铁马鞭、白马鞭。

2. **药材来源**　本品为马鞭草科植物马鞭草的干燥地上部分。

3. **识别要点**　马鞭草为多年生草本，高 30~120 厘米。茎四棱，棱及节上有刚毛。叶对生，基生叶有柄，茎生叶无柄；叶片卵形至长圆形，通常 3 裂，裂片呈不规则羽状分裂，边缘有锯

齿，两面有粗毛。夏、秋开花，穗状花序细长，顶生或腋生，花小，淡紫色。小坚果，褐色。

4.习性分布 马鞭草喜干燥、阳光充足的环境。对土壤要求不严。喜肥，喜湿润，怕涝，不耐干旱。一般的土壤均可生长，但以土层深厚、肥沃的壤土及沙壤土长势健壮，低洼易涝地不宜种植。常生长在低至高海拔的路边、山坡、溪边或林旁。

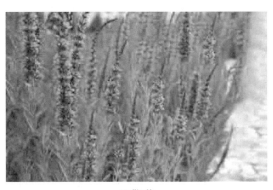

马鞭草

5.采收加工 常于6~8月花开时采割，除去杂质，晒干。

6.药材性状 本品茎方柱形，灰绿色或个别多黄绿色，有纵棱；表面粗糙，具稀疏的草毛，以嫩枝为多质硬，但易折断，断面纤维状，中央有白色的髓，或已成空洞；叶片灰绿色或棕黄色，质脆，多已皱缩破裂，具毛。顶端具花穗，小花排列紧密，有时可见黄棕色的花瓣。有时已成果穗，而果实排列较稀，果实外有灰绿色萼片，有时萼片已脱落而露出灰黄色的4枚小坚果，有时二者均已脱落，只见其残痕。味微苦。

本品以色青绿、带花穗、无根及杂质者为佳。

7.性能与用法用量

（1）性味归经：味苦，性寒。归肝、脾经。

（2）功能主治：清热解毒，活血散瘀，利水消肿。治外感发热、湿热黄疸、水肿、痢疾、疟疾、白喉、喉痹、淋病、经闭、症瘕、痈肿疮毒、牙疳。

（3）用法用量：①内服：煎汤，0.5~1两（鲜者捣汁1~2两）；或入丸、散。②外用：捣敷或煎水洗。

8.加工炮制 除去残根及杂质，洗净，稍润，切段，晒干。

二十二、小蓟

1.本地用名 小蓟，本地称刺菜、刺儿菜、刺牙菜、青青菜、曲曲菜、齐齐菜、刺角菜、白鸡角刺、小鸡角刺、小牛扎口、野红花、刺脚菜、刺脚芽。

2.药材来源 本品为菊科植物刺儿菜的地上部分。

3.识别要点 刺儿菜为多年生草本，具匍匐根状茎，白色，肉质。茎直立，微紫色，有纵槽纹和绵毛。叶互生，无柄，叶片长椭圆状披针形，全缘或有微齿裂，边缘有金黄色的小

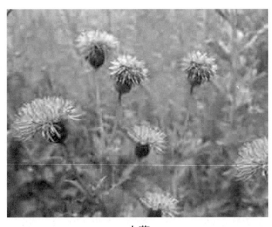

小蓟

尖刺，故称"刺角（脚）芽"，两面均有绵毛，开花后下部叶凋落。春、夏开花，头状花序顶生，紫红色，总苞钟状。瘦果长椭圆形，无毛。

4. 习性分布　刺儿菜喜温暖湿润气候，耐寒、耐旱。适应性较强，对土壤要求不严。生于田间、荒野、路旁、渠边。本区各地分布极广，药源丰富。

5. 采收加工　夏、秋开花时收割全草，晒干或鲜用。

6. 药材性状　本品茎呈圆柱形，有的上部分枝，长5~30厘米，直径0.2~0.5厘米；表面灰绿色或带紫色，具纵棱及白色柔毛；质脆，易折断，断面中空。叶互生，无柄或有短柄；叶片皱缩或破碎，完整者展平后呈长椭圆形或长圆状披针形，长3~12厘米，宽0.5~3厘米；全缘或微齿裂至羽状深裂，齿尖具针刺；上表面绿褐色，下表面灰绿色，两面均具白色柔毛。头状花序单个或数个顶生；总苞钟状，苞片5~8层，黄绿色；花紫红色。气微，味微苦。

本品以茎叶黄绿色、无杂质、不发黑者为佳。

7. 性能与用法用量

（1）性味归经：味甘、苦，性凉。归心、肝经。

（2）功能主治：凉血止血，祛瘀消肿。用于衄血、吐血、尿血、便血、崩漏下血、外伤出血、痈肿疮毒。

（3）用法用量：①内服：煎汤，4.5~9克。②外用：鲜品适量，捣烂敷患处。

8. 加工炮制　除去杂质，洗净，稍润，切段，干燥。小蓟炭：取净小蓟段，照炒炭法炒至黑褐色。

二十三、大蓟

1. 本地用名　大蓟，本地称飞廉、大刺儿菜、大刺盖、牛喳口、鸡母刺、山萝、刺萝。

2. 药材来源　本品为菊科植物的干燥地上部分或根。

3. 识别要点　大蓟为多年生草本，高0.5~1米。根簇生，圆锥形，肉质，表面棕褐色。茎直立，有细纵纹，基部有白色丝状毛。蓟基生叶丛生，有柄，倒披针形或倒卵状披针形，长15~30厘米，

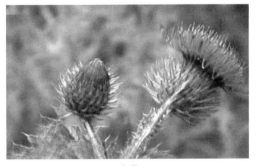

大蓟

羽状深裂，边缘齿状，齿端具针刺，上面疏生白丝状毛，下面脉上有长毛；茎生叶互生，基部心形抱茎。头状花序顶生；总苞钟状，外被蛛丝状毛；总苞片4~6层，披针形，外层较短；花两性，管状，紫色；花药顶端有附片，基部有尾。瘦果长椭圆形，冠毛多层，羽状，暗灰色。花期5~8月，果期6~8月。

4. 习性分布　大蓟生于山野、路旁、荒地。焦作市常见分布。

5. 采收加工　夏、秋季花盛时采割全草，洗净泥土，阴干。

6. 药材性状　本品地上部分呈圆柱形，基部直径可达1.2厘米。褐棕色或绿褐色，有很直

的棱线（有数条纵棱），质略硬而脆。断面灰白色，髓部疏松或中空。叶皱缩，多破碎，绿褐色，完整叶片展平后呈倒披针形或倒卵状椭圆形，羽状深裂，边缘具有不等长针刺，茎、叶均被灰白色蛛丝状毛，质松脆，头状花序球形或椭圆形，总苞黄褐色，苞片披针形，先端微带紫黑色，花冠常脱落，露出灰白色羽状冠毛。气微，味淡。

7. 性能与用法用量

（1）性味归经：味甘、苦，性凉，无毒。归心、肝经。

（2）功能主治：凉血止血，散瘀消肿。主治吐血、衄血、尿血、崩漏、痈肿疮毒、水肿、水臌、痰饮、瘰疬等。

（3）用法用量：水煎服，3~9克。

8. 加工炮制　洗净，润软，切段，干燥。

二十四、木贼

1. 本地用名　木贼，本地称节节草、接续草、马草、笔头菜、节疤草。

2. 药材来源　本品为木贼科植物木贼的全草。

3. 识别要点　木贼为多年生草本；根状茎横走，黑色。地上茎高 20~100 厘米，直立，基部分枝，各分枝中空，表面粗糙，有棱脊 6~20 条。叶退化，下部连合成鞘，包被节间基部，膜质，棕褐色；每节有小枝 2~5 个。孢子囊穗顶生，矩圆形，有小尖头，黄褐色。

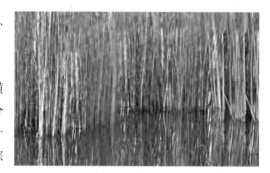

木贼

4. 习性分布　木贼喜潮湿，喜直射阳光。多生于山坡河岸、路边、沙地、荒地和田间，为常见的杂草。本区广泛分布，资源丰富。

5. 采收加工　夏季采收，除去杂质，晒干或阴干储藏。

6. 药材性状　本品长管状，不分枝，长 40~60 厘米，直径约 0.6 厘米。表面灰绿色或黄绿色。有纵棱，粗糙，节明显，节间长 2.5~9 厘米。节上着生筒状鳞叶，叶鞘基部和鞘齿深棕色，中部淡黄色，棱上有多数光亮的疣状突起。质脆，易折断，中空，周边有多数圆形小空腔，排列成环。气微，味甘、微苦涩，嚼之有沙粒感。以茎长、粗壮、棱锋锐利、表面青绿色的为佳。

7. 性能与用法用量

（1）性味归经：味甘、苦，性平。归肺、肝经。

（2）功能主治：疏散风热，明目退翳，止血。主治目生云翳、迎风流泪、肠风下血、血痢、脱肛、疟疾、喉痛、痈肿。

（3）用法用量：①内服：煎汤，3~9克。或入丸、散。②外用：研末撒。

8. 加工炮制　除去枯茎及残根，喷淋清水，稍润，切段，干燥。

二十五、乌蔹莓

1. **本地用名** 乌蔹莓,本地称绞股蓝、五爪龙、猪草秧、母猪藤、红母猪藤、五叶藤、五龙草。

2. **药材来源** 本品为葡萄科植物乌蔹莓的全草。

3. **识别要点** 乌蔹莓为多年生草质藤本。茎细长,有卷须,卷须与叶对生,上部分 2 枝。叶互生,鸟足状复叶,小叶 5 片,椭圆形至狭卵形,长 2.5~7 厘米,顶端急尖或短渐尖,边缘有疏锯齿;中间小叶较大,侧生小叶较小。夏季开黄绿色小花,聚伞花序腋生或假腋生。浆果紫黑色。

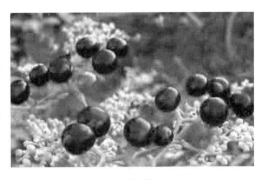

乌蔹莓

4. **习性分布** 乌蔹莓多生于田间、路旁、荒野、宅边和河岸等地方。焦作市各地广泛分布,产量丰富。

5. **采收加工** 夏、秋挖取带根全草,洗净,晒干或鲜用。

6. **性能与用法用量**

（1）性味归经：味酸、苦,性寒。归心、肝、小肠经。

（2）功能主治：清热解毒,活血消炎,利尿。内服主治咽喉肿痛、目翳、乳痈、咯血、尿血、痢疾;外用主治痈肿、腮腺炎、跌打损伤、毒蛇咬伤。

（3）用法用量：①内服：煎汤,15~30 克。②外用：适量,捣敷。

7. **加工炮制** 拣去杂质,喷淋清水,稍润后切 9~10 毫米长段,晒干。

二十六、龙葵

1. **本地用名** 龙葵,本地称黑天茄、天地稞、黑天天、天茄子、苦葵、黑茄子。

2. **药材来源** 本品为茄科植物龙葵的全草。果亦入药。

3. **识别要点** 龙葵为一年生草本,高 30~60 厘米。直立,有分枝。单叶互生,叶片菱状卵形,长 4~10 厘米,宽 3~6 厘米,先端渐尖或钝尖,基部宽楔形,下延至叶柄,全缘或有疏波状齿。夏季开花,伞形聚伞花序腋生,花冠 5 裂,白色。浆果球形,下垂,熟时黑色,基部有宿萼。

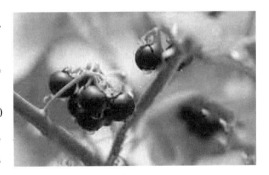

龙葵

4. **习性分布** 龙葵多生于田边、荒地及村庄附近。本区各地分布极广,产量很大。

5. **采收加工** 夏、秋采全草（将果摘下另行干燥,另用）,洗净,晒干。

6.性能与用法用量

（1）性味归经：味苦，性寒。有小毒。归肾、脾经。

（2）功能主治：清热，解毒，活血，消肿。治疗疮、痈肿、丹毒、跌打扭伤、慢性气管炎、急性肾炎。用于疮痈肿毒、皮肤湿疹、小便不利、老年慢性气管炎、白带过多、前列腺炎、痢疾。

（3）用法用量：①内服：煎汤，15~30克。②外用：捣敷或煎水洗。

7.加工炮制　将原药去除老梗及杂质，喷淋清水，切段干燥。

二十七、白屈菜

1.本地用名　白屈菜,本地称山黄连、土黄连、牛金花、八步紧、断肠草等。

2.药材来源　本品为罂粟科植物白屈菜的全草。

3.识别要点　白屈菜为多年生草本，高30~50厘米。主根粗壮，圆锥形，土黄色或暗褐色。全株有细长白毛，折断后有黄色苦汁外流。叶互生，1~2回羽状分裂，边缘有缺刻，表面绿色，叶背面灰绿色。夏季开黄色花，伞形花序顶生和

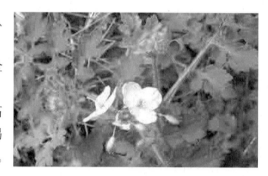

白屈菜

腋生，萼2枚，早落，花瓣4枚。蒴果细长圆柱形，成熟时由基部向上开裂。

4.习性分布　白屈菜喜阳光充足；喜温暖湿润气候，耐寒，耐热；不择土壤；耐干旱，耐修剪。种子自播能力强。生于山谷湿润地、水沟边、绿林草地或草丛中、住宅附近。焦作市山区有分布，平原地区也有生长。

5.采收加工　盛花期采收，割取地上部分，晒干，储放于通风干燥处。亦可鲜用。

6.性能与用法用量

（1）性味归经：味苦，性凉，有小毒。归肺、心、肾经。

（2）功能主治：镇痛，止咳，利尿，解毒。用于胃痛、腹痛、肠炎、痢疾、慢性支气管炎、百日咳、咳嗽、黄疸、水肿、腹水、疥癣疮肿、蛇虫咬伤。

（3）用法用量：①内服：煎汤，3~6克。②外用：适量，捣汁涂；或研粉调涂。

7.加工炮制　拣去杂质，喷淋清水，稍润后切9~12毫米长段，晒干。

二十八、刘寄奴

1.本地用名　刘寄奴,本地又称阴行草、金钟茵陈、黄花茵陈、铃茵陈。

2.药材来源　本品为玄参科植物阴行草的干燥全草。

3.识别要点　阴行草为一年生草本，高

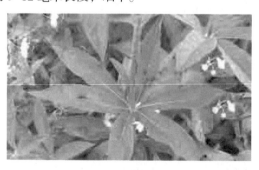

阴行草

25~70 厘米。茎直立，不分枝或上部分枝，通常被白色柔毛。叶对生，羽状分裂，小裂片条形或条状披针形。夏季开花，花单朵腋生或顶生，集成总状花序；花萼长筒状，有明显棱肋 10 条，先端 5 裂；花冠二唇形，黄色。蒴果长椭圆形，包于宿萼筒之内。

4.习性分布　阴行草喜温和湿润气候，土质疏松肥沃的沙壤土。野生于山坡、树林下。

5.采收加工　7~9 月开花时节，割取地上部分，除去泥土，晒干即得。

6.药材性状　本品为带果的干燥全草。茎硬而直立，长达 30 厘米以上，表面灰棕色或棕黑色，叶多已脱落，留有残痕，枝梢有多数筒状花萼，长约 1.5 厘米，表面有明显的棱肋 10 条，顶端 5 裂，有时可见唇形花冠残留，棕黄色。蒴果长椭圆形，黑色，长 0.5~1 厘米，上有多数纵肋，质脆易破裂，藏于宿存的萼筒内。种子多数，细长。气微，味淡。

本品以棕紫色、无根、果多、整齐、无杂质者为佳。

7.性能与用法用量

（1）性味归经：味苦，性寒。归脾、胃、肝、胆经。

（2）功能主治：活血祛瘀，通络止痛，凉血止血，清热利湿。主治跌打损伤、外伤出血、瘀血经闭、月经不调、产后瘀痛、癥瘕积聚、血痢、血淋、湿热黄疸、水肿腹胀、白带过多。

（3）用法用量：①内服：煎服，6~9 克。②外用：适量，研末撒或调敷，亦可用鲜品捣烂外敷。

8.加工炮制　除去杂质，洗净，切段，干燥。

二十九、仙鹤草

1.本地用名　仙鹤草，本地又称龙芽草、狼牙草。

2.药材来源　本品为蔷薇科植物龙芽草的地上部分。

3.识别要点　龙芽草为多年生草本，高 30~70 厘米。根状茎横走，圆柱形，棕褐色，秋末自当年的根状茎先端生出一至数芽，白色，圆锥形，向上弯曲。茎直立，绿色，老时带紫色，具纵棱，上被柔毛。叶互生，单数羽状复叶，小

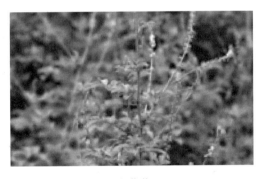

龙芽草

叶 7~21 片，大小相间排列，顶生小叶片较大，椭圆状卵形或倒卵形，先端尖，基部楔形，两侧边缘各有尖锯齿 7~13 枚，两面绿色，有长柔毛，下面密布细小的金黄色腺点，上面腺点较少。夏季开花，总状花序顶生，花黄色。瘦果小，每 1~2 枚包于具钩刺的宿存萼筒内。

4.习性分布　龙芽草喜温暖湿润的环境，适宜生长温度为 20~30 ℃，对土壤要求不严，但以土层深厚、土质疏松肥沃的沙壤土为好，种植用种子或分根繁殖。多生于林边、山坡、路旁、草地等处。焦作市山区有大量分布。

5.采收加工　夏、秋间，在枝叶茂盛未开花时，割取全草，除净泥土，晒干。

6.药材性状　本品茎基部木质化,淡棕褐色,直径4~6毫米,茎节明显,节间距离2~2.5厘米,愈往上则节间愈长,下部茎上有时可见托叶残存。上部茎绿褐色或淡黄色,被白色柔毛。叶灰绿色,皱缩且卷曲。偶可见花及果。气微,味微涩。

本品以梗紫红色、枝嫩、叶完整、无杂草者为佳。

7.性能与用法用量

（1）性味归经:味苦、涩,性平。归心、肝经。

（2）功能主治:收敛止血,止痢,解毒,补虚。用于咯血、吐血、阴痒带下、脱力劳伤。

（3）用法用量:①内服:煎汤,6~12克。②外用:适量。

8.加工炮制　除去残根及杂质,洗净,稍润,切段,干燥。

三十、旱莲草

1.本地用名　旱莲草,本地称墨旱莲、鳢肠、胖婆娘腿、水旱莲、莲子草、墨菜、墨汁草、乌心草。

2.药材来源　本品为菊科植物鳢肠的全草。

3.识别要点　鳢肠为一年生草本,高15~60厘米,全株有白色粗毛。茎直立,下部常匍匐,着地部分节上生根,圆柱形,绿色或带紫色。叶对生,无柄,叶片披针形、椭圆状披针形或线状披针形,长8~10厘米,宽0.5~2.5厘米,先端渐尖,

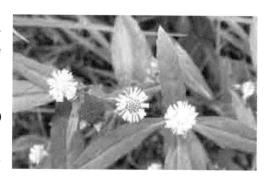

鳢肠

基部渐狭,全缘或有疏齿,两面均密被白色粗毛。茎叶折断后,数分钟后断口处即变为蓝黑色,故又名"墨旱莲"。夏秋季开花,头状花序顶生或腋生,具细长的总花梗或近无梗,总苞钟形,密被粗毛;花杂性,边缘1~2层为舌状花,白色,雌性,发育或不发育;中央花为管状花,淡绿色,两性,发育。瘦果椭圆形而扁,无冠毛。

4.习性分布　鳢肠喜生于湿润之处,见于路边、田边、塘边及河岸,亦生于潮湿荒地或丢荒的水田中,常与马齿苋、白花蛇舌草、千金子等伴生。耐阴性强,能在阴湿地上良好生长;不耐干旱。常见于路旁草丛、沟边、田埂、溪边等潮湿之处。焦作市各地广泛分布,产量很大。

5.采收加工　夏、秋季割取全草,洗净泥土,去除杂质,阴干或晒干。鲜用或随采随用。

6.药材性状　本品茎圆柱形,有纵棱,常折断,长短不等。表面绿棕色至紫棕色,被有白色粗毛,具节,节上有对生叶,叶腋间有小枝,茎顶端有头状花序。质脆易折断,中央有白色疏松的髓。叶常皱缩、卷曲或破裂,灰绿色或墨绿色,两面有白色粗毛。头状花序（多已成熟为果实）,直径4.6毫米。瘦果椭圆形而扁,棕黑色。气微弱,味涩。

本品以色墨绿、茎长、叶大、无杂质为佳。

7.性能与用法用量

（1）性味归经:味甘酸,性凉,无毒。归肝、肾经。

（2）功能主治：滋补肝肾，凉血止血。主治各种吐血、肠出血等症。捣汁涂眉发，能促进毛发生长，内服有乌发、黑发的功效。在临床上，墨旱莲常与女贞子同用。旱莲草和女贞子都有保肝、解毒、降低转氨酶的作用，能治疗肝肾阴虚、失眠心烦、耳鸣头晕、腰膝酸软等病症。

（3）用法用量：①内服：煎汤，9~30克；或熬膏；或捣汁；或入丸、散。②外用：适量，捣敷；或捣绒塞鼻；或研末敷。

8.加工炮制

（1）将原药拣去杂质，用清水洗去泥屑，捞出摊开晾干，切短片晒干。

（2）墨旱莲炭。取旱莲草短片，置于锅内用文火炒至焦黑色，存性，取出洒水灭火星，待凉透后晒干。炒炭有增强止血的功效。

三十一、佩兰

1.本地用名　佩兰，本地称兰草、泽兰、省头草。

2.药材来源　本品为菊科植物佩兰的地上部分。

3.识别要点　佩兰为一年生草本，高70~120厘米。茎直立，下部光滑无毛，上部有柔毛。叶对生，下部的叶常早落，中部的叶有短柄，通常 8 深裂，裂片长圆形或长圆状披针形，长 5~9 厘

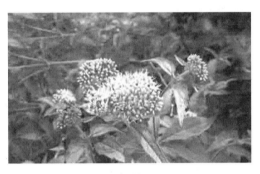
佩兰

米，宽 1~2 厘米，先端渐尖，基部楔形，边缘有锯齿；上部较小，通常不分裂，揉碎后有香气。秋季开花，头状花序在茎端排列成伞房状聚伞花序；总苞钟状，常带紫红色。每个头状花序有4~6 朵花，花两性，全为管状花，花冠白色。瘦果圆柱形，熟时黑褐色。

4.习性分布　佩兰喜温暖湿润气候，耐寒、怕旱、怕涝。对土壤要求不严，以疏松肥沃、排水良好的沙壤土栽培为宜。常生于溪边或原野低洼湿地。焦作市沁阳、修武、孟州及济源、辉县等地有野生，其他地方有栽培。

5.采收加工　7月底至8月初，当植株刚形成花蕾不久时收割。晒干，或置于通风处晾干。

6.药材性状　本品茎多平直，圆柱形或呈扁压状，表面黄棕色或黄绿色，并有紫彩带，带明显，表面有纵纹理。质脆，易断，断面类白色，髓大，有时中空，叶对生，皱缩，多少破裂，两面光泽无毛，暗绿色或微带黄色，质薄脆，易破碎。多不具花。气芳香，味微苦。

本品以叶多、茎少、未开花、香气浓、不带根及杂质者为佳。

7.性能与用法用量

（1）性味归经：味辛，性平。归脾、胃经。

（2）功能主治：解暑化湿，辟秽和中。主治感受暑湿、寒热头痛、湿润内蕴、脘痞不饥、恶心呕吐、口中甜腻。

（3）用法用量：水煎服，6~10克；鲜品可用15~20克。

8.加工炮制　拣净杂质，用水洗净，捞出，稍润后，除去残根，切段，晒干。

【附注】

本区沁阳、修武、博爱、孟州等县、市还有菊科的两种植物可作佩兰入药。

（1）泽兰（山泽兰、红花蛇草、伤力草）：高80~200厘米。茎全部有短毛和细点，香气较佩兰差。叶片卵圆形、卵状椭圆形，长7~12厘米，宽2~5厘米，不深裂，两面有毛，下面有腺点，最下一对侧脉常较长。筒状花的花冠与冠毛等长。

（2）白鼓钉（尖佩兰、佩兰）：叶无柄，条状披针形，长5~12厘米，宽1~2厘米，或基部三裂，叶脉通常三出，下面有腺点，边缘为不规则齿裂。筒状花的花冠长于冠毛。

三十二、卷柏

1.本地用名　卷柏，本地称一把爪、老虎爪、长生草、万年松、老不死、九死还魂草。

2.药材来源　本品为卷柏科植物卷柏或垫状卷柏的干燥全草。

3.识别要点　卷柏为多年生常绿草本，高5~15厘米。全株呈莲座状，干后内卷如拳，遇湿复又展开，故名"卷柏"。根多，聚生成短干。主茎短或长，直立，上部分枝多而丛生，各枝为二

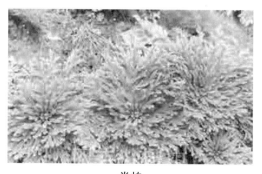
卷柏

叉式扇状分枝到二至三回羽状分枝。叶鳞毛状，密生于小枝上。枝端生棒状四棱形的孢子囊穗。

4.习性分布　卷柏喜光，具很强的抗旱能力，多生于向阳的山坡岩石上，或干旱的岩石缝中。焦作市山区有分布。

5.采收加工　全年均可采收，除去须根及泥沙，晒干。

6.药材性状　本品全体紧缩如拳形，基部簇生许多须根，呈棕色至棕黑色或灰白色。枝丛生，形扁有分枝，绿色或棕黄色，向内卷曲。质脆易折。鳞叶质厚而稍硬，无叶柄。气无，味淡。

本品以色青绿、不带大根、叶多、完整不碎者为佳。

7.性能与用法用量

（1）性味归经：味辛，性平，无毒。归肝、心经。

（2）功能主治：活血通经。主治经闭、症瘕、跌打损伤、腹痛、哮喘、吐血、便血、尿血、衄血。

（3）用法用量：①内服：煎汤，5~10克。②外用：适量，研末敷。注意：孕妇禁服。

8.加工炮制

（1）生用：拣去杂质，除去残根，洗净捞出，略润后切成1厘米左右长的段，晒干。

（2）炒炭：将卷柏段放入锅内，武火炒至外呈焦黑色、内呈棕黄色为度，但要存性，取出，喷洒凉水，晒干即得。

【附注】

焦作市山区还零星分布一种垫状卷柏，全株入药，当卷柏用，性味功能与卷柏相同。垫状卷柏形态与卷柏相似，主要区别是：垫状卷柏根散生，不聚生成干。主茎短。

三十三、青蒿

1. 本地用名　青蒿，本地称臭蒿、黄花蒿、香蒿。

2. 药材来源　本品为菊科植物黄花蒿的干燥地上部分。

3. 识别要点　黄花蒿为一年生草本，高50~150厘米，全株有特殊气味。茎直立，有纵条，多分枝，光滑无毛。叶互生，幼时绿色，老时变为黄褐色，3回羽状全裂，裂片短而细，表面绿色，

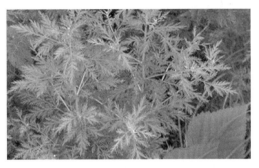

黄花蒿

背面淡绿色，有腺点。秋季开花，头状花序球形，细小，直径约2毫米，多数头状花序组成圆锥状；全为管状花，黄色。瘦果椭圆形。

4. 习性分布　黄花蒿喜温暖湿润气候，不耐阴，忌涝。多生于荒野、山坡、田埂、路旁、宅旁、河岸等处。焦作市各地广泛分布。

5. 采收加工　秋季花盛开时采割，除去老茎，阴干。

6. 药材性状　本品茎圆柱形，表面浅棕色或灰棕色，有纵条棱，质硬，折断面粗糙，中央有白色的髓。未开花的嫩枝叶多，叶片羽状分裂，质脆，易破碎。带果穗或花穗的枝，叶少或已脱落。头状花序多数，组成圆锥状，花已脱落，只剩棕黄色的苞片，呈小球状，质脆易碎。有特殊气，味苦，有清凉感。

本品未开花的嫩枝，以色青绿、叶多、无花枝、嫩者为佳；带果穗或花穗的枝，以色黄绿、穗多、枝细、味香者为佳。

7. 性能与用法用量

（1）性味归经：味苦、辛，性寒。归肝、胆经。

（2）功能主治：清虚热，除骨蒸，解暑热，截疟，退黄。用于温邪伤阴、夜热早凉、阴虚发热、骨蒸劳热、暑邪发热、疟疾寒热、湿热黄疸。

（3）用法用量：水煎服，6~12克，后下。

8. 加工炮制　切制：除去杂质，喷淋清水，稍润，切段，晒干。

三十四、茵陈

1. 本地用名　茵陈，本地称茵陈蒿、白蒿、绒蒿、绵茵陈。

2. 药材来源　本品为菊科植物茵陈蒿的去根幼苗。

3. 识别要点　茵陈蒿为多年生草本，高30~60厘米。茎直立，木质化，紫色，幼苗密被

灰白色细柔毛，老时脱离。叶互生，为不规则的2~3回羽状分裂，裂片线形。9~10月开花，头状花序球形，多数密集式圆锥状，管状花淡紫色。瘦果很小，长圆形。

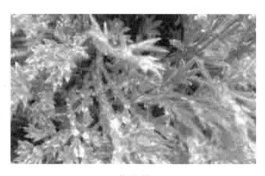

茵陈蒿

4.习性分布　茵陈蒿耐寒性较强，生活力极强，既抗旱，又耐涝，去掉生长点后，留在地下部分的根又重新形成多个生长点。对土壤要求不严格，但以土质疏松、向阳肥沃的壤土或沙壤土最宜。多生于路旁、沙滩、山坡、河岸、地埂等处。焦作市各地广泛分布，产量很大。

5.采收加工　春季幼苗高6~10厘米时采收或秋季花蕾长成至花初开时采割，除去杂质和老茎，晒干。春季采收的习称"绵茵陈"，秋季采割的习称"花茵陈"。

6.药材性状　本品幼苗多揉成团状，灰绿色，全株密被灰白色或灰黄色的绒毛。茎细小，质脆，易折断。茎上或由基部着生多数具细长叶柄的叶，叶柔软，皱缩并反卷曲，多为2~3回羽状分裂，裂片线形，成簇。气微香，味微苦。

本品以叶细嫩、柔软、灰白色、有香味者为好。

7.性能与用法用量

（1）性味归经：味苦、辛，性微寒。归脾、胃、肝、胆经。

（2）功能主治：清利湿热，利胆退黄。用于黄疸尿少、湿温暑湿、湿疮瘙痒。

（3）用法用量：①内服：煎汤，6~15克。②外用：适量，煎汤熏洗。

8.加工炮制

（1）花茵陈：除去残根及杂质，搓碎或切碎。

（2）绵茵陈：筛去灰屑。

三十五、益母草

1.本地用名　益母草，本地称坤草、茺蔚、益母蒿、益母艾、红花支、三角胡麻。

2.药材来源　本品为唇形科植物益母草的新鲜或干燥地上部分。果实亦入药，称茺蔚子。

3.识别要点　益母草为一年生或二年生草本，高60~100厘米。茎单一或有分枝，四棱形叶对生，基出叶开花时已枯萎，有长柄，略呈圆形，叶缘浅裂；中部叶3全裂，裂片披针形；上部叶不裂，条形。6~8月开花，花多数，细小，唇形，淡红色，在叶腋中集成轮伞状。小坚果黑褐色，三棱形。

4.习性分布　益母草喜温暖较湿润环境，一般土壤均可栽培。生于山野荒地、田埂、草地、

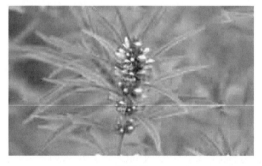

益母草

溪边等处。本区各县均有栽培或野生。

5. 采收加工 鲜品春季幼苗期至初夏花前期采割；干品夏季茎叶茂盛、花未开或初开时采割，晒干，或切段晒干。8~9月果实成熟时，割取全株晒干，打下果实，除净杂质，即为茺蔚子。

6. 药材性状 本品为带叶、花及少数果实的茎，全体呈黄绿色。茎方柱形，有稀疏分枝，四侧凹下成纵沟。叶对生，皱缩扭曲，质薄而脆，通常破碎。花腋生，轮状排列。有青草气，味甘，微苦。以茎细、质嫩、色绿、身干、无杂质者为佳。

茺蔚子为细小的坚果，呈三棱形，一端稍宽，另一端渐窄而钝尖，长2~3毫米，宽约1.5毫米。表面灰棕色，具深色斑点，无光泽。气无、味苦。以粒大饱满、无杂质者为佳。

7. 性能与用法用量

（1）性味归经：①全草：味苦、辛，性微寒。归肝、心包、膀胱经。②果实：味辛、性微寒。归心包、肝经。

（2）功能主治：

1）功能：①全草：调经活血，祛瘀生新，利尿消肿。②果实：活血调经，清肝明目。

2）主治：①全草：主治月经不调、闭经、产后瘀血腹痛、肾炎浮肿、小便不利、尿血；外用治疮疡肿毒。②果实：主治目赤肿痛、高血压病、月经不调、产后瘀血腹痛。

（3）用法用量：水煎服，9~30克，鲜品12~40克，果实8~9克。

8. 加工炮制

（1）鲜益母草：除去杂质，迅速洗净。

（2）干益母草：除去杂质，迅速洗净，润透，切段，干燥。

（3）种子：拣去杂质，洗净，晒干，用时捣碎。或放入锅内，用文火微炒，用时捣碎。

【附注】

（1）焦作区山地产一种錾菜为古代所用的益母草，现今我国药用最普遍的一种为益母草。錾菜亦药用，效用同益母草，形态近似益母草，主要区别是其茎上叶卵形，3浅裂或不分裂；花大，长21~26毫米。（益母草花大，长9~10毫米）

（2）河南省原阳、延津、封丘等地尚有以夏至草当益母草使用，实际上二者不能混用，应加以区别。夏至草植株比较低小，高20~40厘米，花白色。本区田间、路边、宅旁、原野广泛分布。

三十六、荆芥

1. 本地用名 荆芥，本地称香荆芥、线芥、四棱杆蒿、假苏。

2. 药材来源 本品为唇形科植物裂叶荆芥以全草和花（果）穗（荆芥穗）入药。

3. 识别要点 裂叶荆芥为一年生草本，高60~80厘米，有强烈香气。茎直立，四棱形，上

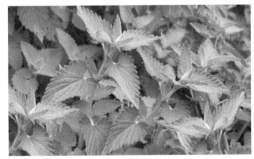

裂叶荆芥

部有分枝，长 50~80 厘米，直径 0.2~0.4 厘米，表面淡黄绿色或淡紫红色，被短柔毛；体轻，质脆，断面类白色。叶对生，多已脱落，叶片 3~5 羽状分裂，裂片细长。穗状轮伞花序顶生，长 2~9 厘米，直径约 0.7 厘米。花冠多脱落，宿萼钟状，先端 5 齿裂，淡棕色或黄绿色，被短柔毛；小坚果棕黑色。气芳香，味微涩而辛凉。

4. 习性分布　裂叶荆芥适应性较强，喜温暖湿润的气候，以排水良好、肥沃的土壤或沙土为宜。多为栽培，亦野生于山坡、路旁及草丛中。焦作市各地有栽培，山区均有野生。

5. 采收加工　6~9 月盛花时即可收割，于晴天露水干后进行，否则易变黑。晾晒六七成干后扎成把，再放置于通风处阴干。全草者为全荆芥；将花穗剪下，晾干为荆芥穗。如留种，则要待成熟后采收。

6. 药材性状

（1）荆芥（全草）：为干燥的带有花穗的茎枝。叶片多已脱落，或有碎片残留。枝茎方柱形，表面黄紫色或紫棕色，质坚实而硬，折断面纤维状，黄白色，中心有白色疏松的髓。花穗着生于枝茎的顶端，黄绿色。气微弱，搓碎时则有强烈的薄荷样香气，味辛香，有清凉感觉。以茎细、色紫、穗多而密者为佳。

（2）荆芥穗：为干燥的花穗，花冠多已脱落，花萼黄绿色，质脆易碎，花萼内藏棕色或棕黑色的小坚果。气味与全草相似，但较强烈。

7. 性能与用法用量

（1）性味归经：味辛、微苦，性微温。归肺、肝经。

（2）功能主治：祛风，解表，透疹，止血。主治感冒发热、头痛、目痒、咳嗽、咽喉肿痛、麻疹、痈肿、疮疥、衄血、吐血、便血、崩漏、产后血晕。

（3）用法用量：①内服：煎汤，3~10 克；或入丸、散。②外用：适量，煎水熏洗；捣敷；或研末调散。

8. 加工炮制

（1）生用：拣去杂质，除去穗，分开粗细，捆扎好，用清水洗净，润透后，切成 0.5 厘米长，及时晒干。荆芥穗稍润，切成 0.7 厘米长小段，及时晾干。

（2）炒炭：将荆芥段或荆芥穗置于锅内，用中火炒至外呈焦黑色、内呈焦褐色为度，喷洒凉水适量，灭尽火星，取出，晾放一夜。

（3）炒黄：将荆芥段或荆芥穗置于锅内，用文火炒至微黄色为度，取出放凉。

（4）蜜炙：取荆芥段或荆芥穗与蜂蜜拌匀，略润，置于锅内用文火炒至黄色、不粘手为度，取出，晾干。每 1 千克荆荆芥段或芥穗用炼熟蜂蜜 240 克。

【附注】

本区山地野生一种荆芥，有时也供药用，但不是常用荆芥的正品。野生荆芥与裂叶荆芥的主要区别是：野生荆芥叶片不分裂，呈卵状至三角状心形。

三十七、鬼针草

1. 本地用名　鬼针草,本地称婆婆针、一包针。

2. 药材来源　本品为菊科植物鬼针草的全草。

3. 识别要点　鬼针草为一年生草本,高25~80厘米。茎直立,四棱形。中部和下部叶对生,2回羽状深裂;上部叶互生,羽状深裂;裂片边缘有不规则锯齿,两面有短毛。秋季开花,头状花序顶生或腋生,有长梗,边缘有少数黄白色舌状花,中央有多数黄色管状花。瘦果长条形,有

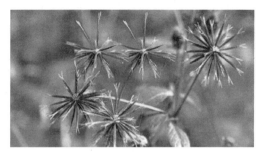

鬼针草

3~4条纵棱黄褐色,果顶有针状冠毛3~4条,有倒刺。

4. 习性分布　鬼针草喜温暖湿润气候,以疏松肥沃、富含腐殖质的沙壤土、黏壤土栽培为宜。鬼针草多生于路旁、荒野、宅旁、山坡、草地等处。本区各地均有分布。

5. 采收加工　开花时采收,去净杂质,晒干。

6. 药材性状　本品茎略呈方形,幼茎稍有稀疏的短绵毛。叶多皱缩而破碎,常脱落,质薄脆。茎顶有扁平盘状的花托,可见长5~8毫米的头状花序。气味均无。

7. 性能与用法用量

(1)性味归经:味苦,性平,无毒。归肝、肺、大肠经。

(2)功能主治:清热解毒,散瘀消肿,用于阑尾炎、肾炎、胆囊炎、肠炎、细菌性痢疾、肝炎、腹膜炎、上呼吸道感染、扁桃体炎、喉炎、闭经、烫伤、毒蛇咬伤、跌打损伤、皮肤感染、小儿惊风、疳积等症。

(3)用法用量:①内服:煎汤,0.5~1两(鲜者1~2两);或捣汁。②外用:捣敷或煎水熏洗。

8. 加工炮制　去除杂质,切段。

三十八、萹蓄

1. 本地用名　萹蓄,本地称猪芽草、铁疙瘩皮、大扁蓄、乌扁竹、竹节草、道生草。

2. 药材来源　本品为蓼科植物萹蓄的全草。

3. 识别要点　萹蓄为一年生草本。茎匍匐或斜上,多分枝。叶互生,长椭圆形或披针形,全缘,有短柄,托叶鞘抱茎、膜质。花淡红色,甚小,数朵簇生于叶腋。瘦果三角状卵形、黑色。

4. 习性分布　萹蓄多生于郊野道旁,初夏于节间开淡红色或白色小花,入秋结子。生长于田野路旁、荒地及河边等处。

5. 采收加工　夏季叶茂盛时采收,除去根和

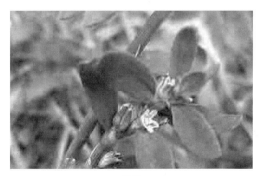

萹蓄

杂质，晒干。

6. 药材性状　萹蓄茎圆柱形，多分枝，直径不超过 3 毫米。表面灰绿色或棕红色，具明显的节和纵走细纹。节上具膜质托叶椭，叶鞘上部白色，透明，先端呈丝状细裂，下部合生抱茎节。茎质脆，易折断，断面有类白色髓。叶片皱缩，完整或稍破碎，叶片披针形至狭长椭圆形，全缘，灰绿色或棕绿色。有时在叶腋间可见数朵小花和具有宿存花被的小瘦果。气无，味微苦。

本品以茎叶壮绿、无杂质及霉斑者为佳。

7. 性能与用法用量

（1）性味归经：味苦，性微寒。归膀胱经。

（2）功能主治：利尿通淋，杀虫，止痒。主治热淋涩痛、小便短赤、虫积腹痛、皮肤湿疹、阴痒带下等症。

（3）用法用量：①内服：煎汤，9~15 克。②外用：适量，煎洗患处。

8. 加工炮制　去净杂质及根，洗净，润软，切段晒干。

三十九、蒲公英

1. 本地用名　蒲公英，本地称黄花苗、公英、黄花地丁、婆婆丁。

2. 药材来源　本品为菊科植物蒲公英的全草。

3. 识别要点　蒲公英为多年生草本，高 10~25 厘米；全株含有白色乳汁。根粗壮而直，外皮黄棕色。叶基生，平铺于地面，排列成莲座状；叶柄基部两侧扩大呈鞘状；叶片匙形至倒披针形，叶缘为不规则羽裂，裂片三角形。早春至晚秋开花，花葶 1~3 个自叶丛抽出，中空，紫红色；

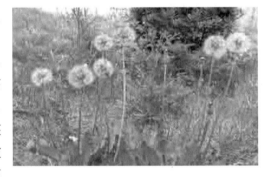

蒲公英

头状花序，单一顶生于花葶上；总苞钟状，总苞片多层，密生蛛丝状毛，外层总苞片先端背部有角状小突起；花黄色，两性，全为舌状花。瘦果倒披针形，暗褐色，有纵棱和刺状突起，先端有喙，上部延长成细柱状，顶端着生多数白色冠毛。

4. 习性分布　蒲公英适应性广，抗逆性强。抗寒又耐热，早春地温 1~2 ℃时即可萌发，发芽最适宜温度为 15~25 ℃，30 ℃以上发芽缓慢，叶生长最适宜温度为 20~22 ℃。可在各种类型的土壤条件下生长，但最适合在肥沃、湿润、疏松、有机质含量高的土壤栽培。广泛生于中、低海拔地区的山坡草地、路边、田野、河滩。焦作市各县市区都有分布，产量很大。

5. 采收加工　春至秋季花初开时采挖，除去杂质，洗净晒干。

6. 药材性状　本品根略呈圆锥状，弯曲，长 4~10 厘米，根头部直径 3~7 毫米。表面紫棕色或棕色，有不规则纵皱，质脆，易折断。叶基生，多数卷曲，皱缩，质脆，易破裂，表面灰绿色。有时有不完整的头状花序或反卷的总苞片。气微弱，味微苦。

本品以叶多、色灰绿、茎短、有花序和根完整者为佳。

7. 性能与用法用量

（1）性味归经：味苦、甘，性寒。入肝、胃经。

（2）功能主治：清热解毒，利尿散结。主治急性乳腺炎、淋巴腺炎、瘰疬、疔毒疮肿、急性结膜炎、感冒发热、急性扁桃体炎、急性支气管炎、胃炎、肝炎、胆囊炎、尿路感染。

（3）用法用量：①内服：煎汤，10~30 克，大剂量 60 克；或捣汁；或入散剂。②外用：适量，捣敷。

8. 加工炮制　①净制：除去杂质，洗净。②切制：洗净，切段，晒干。

四十、淫羊藿

1. 本地用名　淫羊藿，本地称仙灵脾、三枝九叶草、羊藿。

2. 药材来源　本品为小檗科植物大花淫羊藿的全草。

3. 识别要点　大花淫羊藿为多年生草本，高 30~40 厘米。茎细弱，常数枝丛生。叶为 2 回三出复叶（三枝九叶），小叶卵形，顶端尖，基部斜心脏形，边缘具刺状锯齿，表面光滑，背面有毛。花茎腋生，花梗密生茸毛，顶生总状花序，花较大，直径约 2 厘米；萼片红紫色；花瓣白色，有长距。蒴果卵形。

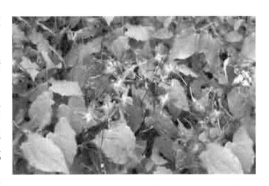

大花淫羊藿

4. 习性分布　大花淫羊藿适应范围广，且生长势强，喜富含腐殖质的土壤。淫羊藿生于阴湿山沟、山地、密林、岩石缝中、溪旁或阴处潮湿地。焦作市山区广泛分布，产量大。

5. 采收加工　夏、秋采收，割取茎叶，除去杂质，晒干，扎成小捆。

6. 药材性状　本品为不带根茎及根的全草。茎细长圆柱形，长 20~30 厘米，棕色或黄色，具纵棱，无毛，易折断，断面中空。叶片卵状心形，长 4~9 厘米、宽 2.5~5 厘米，叶先端锐，叶基斜心形，叶缘具棕黄色刺毛状锯齿，上表面绿色，无毛；下表面灰绿色或黄绿色，脉上有棕黄色或白色的柔毛；革质易破碎。气无，味苦。

本品以色青绿、无枝梗、叶整齐不碎者为佳。

7. 性能与用法用量

（1）性味归经：味辛、甘，性温。入肝、肾经。

（2）功能主治：补肾壮阳，祛风除湿，强筋健骨。用于阳痿遗精、虚冷不育、尿频失楚、肾虚喘咳、腰膝酸软、风湿痹痛、半身不遂、四肢不仁。

（3）用法用量：①内服：煎汤，3~9 克，大剂量可用至 15 克；或浸酒、熬膏，入丸、散。②外用：煎汤含漱。

8. 加工炮制

（1）淫羊藿：拣净杂质，去梗，切丝，筛去碎屑。

（2）炙淫羊藿：先取羊脂油置于锅内加热熔化，去渣，再加入淫羊藿微炒，至羊脂油基本吸尽，取出放凉。每50千克淫羊藿，用炼成的羊脂油12.5千克。

四十一、紫苏

1. **本地用名**　紫苏，本地称赤苏、紫菜、香苏。

2. **药材来源**　本品为唇形科植物紫苏和野紫苏的茎、叶和种子。

3. **识别要点**　紫苏为一年生草本，高80~100厘米，全株有特异的浓香味。茎四棱形，紫色或绿紫色。叶对生，有长柄，叶片广卵圆形，先端突尖或渐尖，基部近圆形，边缘有粗圆齿，两面紫色，或表面绿色而背面紫色。6~7月开花，聚伞花序集成穗状，腋生；花小，花冠二唇形，淡紫色或淡红色。小坚果倒卵形，褐色。

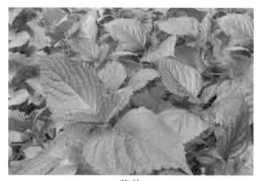
紫苏

4. **习性分布**　紫苏喜温暖湿润气候，在阳光充足的环境下生长旺盛，产量较高。以疏松、肥沃、排灌方便的壤土栽培为宜。生于村边、路旁或荒野，多系栽培。焦作市均有零星栽培。

5. **采收加工**　紫苏茎、叶应在生长最旺盛、花序刚形成时，用镰刀从地面上割下，置于通风处阴干。摘下叶片即为苏叶；留下的茎，切段即为苏梗。二者分别储藏。若收紫苏子，应于秋季种子成熟时收割，晒干，打下果实，扬去杂质，复晒至足干。

6. **药材性状**　本品茎呈方柱形，有四棱。表面棕紫色，有白色茸毛，具明显的节，节上有对生的小被或叶。质脆易折断，断面大部分为白色疏松的髓。叶多皱缩，卷曲或已破碎，两面均呈棕紫色或下表面棕紫色、上表面灰绿色，叶柄长2.5~7.5厘米。叶片薄而脆。气芳香，揉碎时更为显著。味微苦、辛。

紫苏以茎叶棕紫、无老梗、气味芳香者为佳。叶以叶厚、色紫、香气浓郁者为佳。老梗以梗粗、质坚实、外色紫棕、内色淡白、髓小者为佳。嫩苏梗以体松、外棕紫或青色、内色白、髓大而空虚者为佳。

苏子呈卵形或类球形，细小，表面有隆起的网纹，棕色至暗棕色，或带红黄色，基有果柄痕。果皮薄，质硬脆。种子子叶富含油质。气微香，咀嚼有油腻感。以粒大、饱满、纯净者为佳。

7. **性能与用法用量**

（1）性味归经：味辛，性温。归肺、脾、胃经。

（2）功能主治：

1）功能：①紫苏全草：散寒解表，理气宽中。②苏叶：发表散寒。③苏梗：理气宽胸，解郁安胎。④苏子：降气定喘，化痰止咳，利膈宽肠。

2）主治：①全紫苏：主治风寒感冒、头痛、咳嗽、胸腹胀满。②苏叶：主治风寒感冒、鼻塞头痛、咳喘、鱼蟹中毒。③苏梗：主治胸闷不舒、气滞腹胀、妊娠呕吐、胎动不安。④苏子：主治咳嗽痰多、气喘、胸闷呃逆。

（3）用法用量：①内服：煎汤，5~10克。②外用：适量，捣敷、研末或煎汤洗。

8. 加工炮制　拣去杂质，除去老茎，用清水洗净，捞出，润透后切4~6毫米厚片，晒干。

四十二、豨莶草

1. 本地用名　豨莶草，本地称热黏泥、毛豨莶、虾柑草、黏糊菜。

2. 药材来源　本品为菊科植物毛豨莶的全草。

3. 识别要点　本品为一年生草本，高50~100厘米。茎直立，粗壮，具纵棱，紫褐色，被灰白色长柔毛或腺毛。叶对生，广卵形，长8~12厘米，宽2~6厘米，先端尖，基部楔形，下延成叶柄之翼，边缘有尖头的粗齿，掌状3脉明显，上部叶渐小呈披针形。秋季开花，头状花序直径约2厘米，多数头状花序在茎顶排成圆锥状，花黄色，

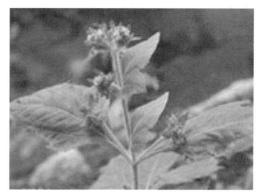

毛豨莶

花梗及总苞内外密生腺毛，分泌黏液，易粘于身，故称"热黏泥"。瘦果倒卵形，具4棱，微弯，长约4毫米，黑色，平滑无毛。

4. 习性分布　本品多生于山坡、路旁、荒地。焦作市各地常见分布，尤以山区较多，产量较大。

5. 采收加工　夏、秋间花苞未开放时，割取地上部分，晒干或阴干，扎成小捆。

6. 药材性状　本品茎直，略呈方形或五棱柱形，表面黄棕色或紫棕色，有纵沟，被灰白色柔毛。节明显，略膨大。质脆易折断，断面黄白或带绿色，中央髓部宽广，白色，中空。分枝对生。叶对生，多破碎而不完整，灰绿色，两面均有白色柔毛，尤以叶脉处为多。茎顶或叶腋间，有时可见黄色的头状花序，外有匙形的总苞，总苞上可见点状的腺毛。气微，味微苦。

本品以茎粗、花未开放、叶多、灰绿色、无杂质者为佳。

7. 性能与用法用量

（1）性味归经：味苦，性寒。有小毒。归肝、肾经。

（2）功能主治：祛风湿，利筋骨，降血压。主治风湿关节痛、腰肢无力、四肢麻木、半身不遂、高血压病、神经衰弱、急性黄疸型传染性肝炎、疟疾；外用治疮疖肿毒。

（3）用法用量：①内服：煎汤，1~15克。②外用：适量。

8. 加工炮制

（1）生用：拣去杂质，用清水洗净，捞出，润透后切4~5毫米厚片，晒干。

（2）酒蒸：取豨莶草片与黄酒拌匀，闷润至酒尽时，置于笼内蒸4~6小时，取出，晾干。每500克豨莶草，用黄酒90克。

四十三、翻白草

1. **本地用名** 翻白草，本地称鸡腿根、鸡腿子、叶下白、鸡爪参、土洋参。

2. **药材来源** 本品为蔷薇科植物翻白草和委陵菜的全草。

3. **识别要点**

（1）翻白草：多年生草本，高 15~50 厘米。根肥厚，纺锤形。茎短、密生短白绒毛。单数羽状复叶，基生叶斜展或平伸，小叶 5~9 片，长椭

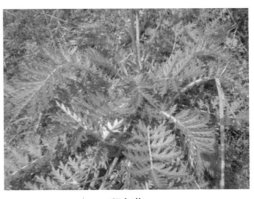
翻白草

圆形，质地较厚，长 2~7 厘米，宽 0.6~2 厘米，边缘有缺刻状钝齿，上面绿色无毛或有长毛，下面密被绒毛，呈白色；茎生叶通常为 3 片小叶，几无柄，托叶具齿裂。夏季开黄色花，聚伞花序顶生。瘦果卵形。

（2）委陵菜：多年生草本，高 30~60 厘米，全株大部有白绒毛。主根圆锥状。茎直立或斜上。单数羽状复叶，小叶 1~3 片，顶端小叶最大，叶缘羽状深裂，上面绿色，无毛，下面灰白色有绵毛。夏季茎顶抽出聚伞花序，花黄色。瘦果球形。

4. **习性分布** 翻白草和委陵菜喜温和湿润气候，喜土质疏松肥沃的沙壤土。两种植物均生于荒地、山谷、山坡草地、丘陵地埂、田边、路旁等及疏林处。焦作市山区广泛分布，产量丰富，平原地区也常见分布。

5. **采收加工** 夏、秋采收。未开花前连根挖取，除净泥土，晒干。

6. **药材性状**

（1）翻白草：为带根全草。根呈纺锤形或圆锥形，有时有分枝，表面暗棕色，扭曲皱缩，折断面为灰白色。无明显的茎。叶根生，单数羽状复叶，皱缩，多从中脉向内对折，上面暗绿色，下表面灰白色，密布茸毛，边缘具粗锯齿。根头部及叶柄均被白色茸毛。质脆易碎。气微弱，味甘微涩。以无花茎、色灰白、无杂质者为佳。

（2）委陵菜：为带根的全草，性状与翻白草相似。只是很多为圆柱形而挺直，栓皮易片状剥离，折断面为红棕色。小叶 8~11 对，呈羽状深裂，叶片背面密被白柔毛。

7. **性能与用法用量**

（1）性味归经：味甘、微苦，性平，无毒。归胃、大肠经。

（2）功能主治：清热解毒，止痢止血。主治妇女赤白带和月经过多症。经临床验证，本品对糖尿病也有治疗功效。

（3）用法与用量：①内服：煎汤，9~15 克；或浸酒。②外用：捣敷。

注意：阳虚有寒、脾胃虚寒者等少用。

8. **加工炮制**

（1）净制：除去杂质，洗净。

（2）切制：洗净，稍润，切段，干燥。取原药材洗净，闷润 12 小时，切 1 厘米长段。

四十四、瞿麦

1. 本地用名　瞿麦，本地称石竹、石竹子花、十样景花、洛阳花。

2. 药材来源　本品为石竹科植物瞿麦和石竹的地上部分。

3. 识别要点　瞿麦为多年生草本，高 30~70厘米。茎直立丛生，光滑，有膨大的节。叶对坐，无柄，线状披针形，基部成短鞘状包茎，全缘。夏季开白色或红色花，花单生或数朵簇生成聚伞

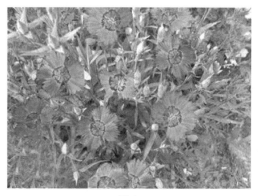

瞿麦

花序；花瓣 5 枚，先端浅裂或成锯齿状，基部有长爪。蒴果长椭圆形，与宿存萼等长或稍长，熟时顶端 4 齿裂。

4. 习性分布　瞿麦耐寒，喜潮湿，忌干旱。土壤以沙壤土或黏壤土最好。生于丘陵山地疏林下、林缘、草甸、沟谷溪边、田间。焦作市常见分布。

5. 采收加工　夏、秋花果期割取全草，除去杂草和泥土，切段或不切段，晒干。

6. 药材性状　本品茎直立，上部少有分叉，全草呈淡绿色至黄绿色，茎基部微带紫色。茎光滑无毛，具节，节部稍膨大，节间长 3~7 厘米。叶对生，多数完整，线状披针形。少数具花，花冠棕紫色或棕黄色，皱缩而往往破碎，完整的花瓣先端浅裂或呈锯齿状。茎中空，质脆易折断。气微，味微甜。

本品以青绿色、无杂草、无根、花未开放者为佳。

7. 性能与用法用量

（1）性味归经：味苦，性寒。归心、肾、小肠、膀胱经。

（2）功能主治：清热利水，破血通经。主治小便不通、淋病、水肿、经闭、痈肿、目赤障翳、浸淫疮毒。

（3）用法用量：①内服：煎汤，3~10 克；或入丸、散。②外用：适量，煎汤洗；或研末撒。

8. 加工炮制　拣净杂质，除去残根，洗净，闷润，切段，晒干。

四十五、皂角刺

1. 本地用名　皂角刺，本地称天丁、皂针、皂丁。

2. 药材来源　本品为豆科植物皂荚的刺针。豆荚亦入药。

3. 识别要点　皂荚为落叶乔木，高可达 15 米。树干及枝条上有粗壮的刺针，刺针坚硬，有分枝。叶互生，双数羽状复叶，小叶 3~8 对，叶片卵形或卵状披针形，边缘有锯齿。春天开花，总状花

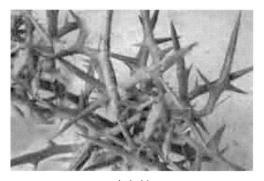

皂角刺

序腋生；花杂性，淡黄色。荚果扁平，长 7.5~30 厘米，深棕色，内有种子 10 多枚。

4. 习性分布　皂荚喜光而稍耐阴，喜温暖湿润的气候及深厚、肥沃适当的湿润土壤，但对土壤要求不严，在石灰质土及盐碱土甚至黏土上或沙土上均能正常生长。山坡、山沟、村旁都可生长。本区各地都有分布。

5. 采收加工　秋季采割刺针，趁鲜切成薄片后晒干，或用干品浸泡、蒸透，切薄片晒干。

6. 药材性状　本品完整的刺具多数分枝，紫棕色，光滑。刺的主干长圆柱形，末端尖锐，分枝螺状排列，每个分枝的基部内侧有小突起。质坚硬，难折断。商品多切成斜切片，切面中央有棕红色松软的髓部。气无，味淡。

7. 性能与用法用量

（1）性味归经：味辛，性温。归肝、胃经。

（2）功能主治：活血消肿，排脓通乳，杀虫。主治疮痈肿毒未溃、急性乳腺炎、产后缺乳。鲜皂荚能灭蛆和孑孓。外用治疥癣、麻风。

（3）用法用量：①内服：煎汤，3~10 克。②外用：适量，醋蒸取汁涂患处。

8. 加工炮制　除去杂质；未切片者略泡，润透，切厚片，干燥。

四十六、丝瓜络

1. 本地用名　丝瓜络，本地称丝瓜筋。

2. 药材来源　本品为葫芦科植物丝瓜的成熟果络。叶、藤、根及种子亦入药。

3. 习性分布　丝瓜喜潮湿，耐高温，生长期需充足的水分供应。喜肥沃、疏松、排水良好的土壤。

4. 采收加工　秋季果产成熟，果皮变黄，内部干枯时采摘，搓去外皮及果肉；或用水浸泡至果皮和果肉腐烂，取出洗净，除去种子，晒干。

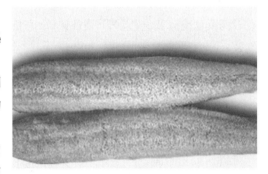

丝瓜络

5. 药材性状　丝瓜络为由纵横交错的纤维构成的多层细密而坚韧的网状物，长圆筒形，表面白色或黄白色，极粗糙，体轻泡。有弹性，不易折断，剪断后，见子房 3 室，呈 3 个大空洞。气无，味淡。

本品以个大、色黄体白、柔软而壮、不带外皮、内无种子、不破碎者为佳。

6. 性能与用法用量

（1）性味归经：①丝瓜络：味甘，性平。②叶：味苦、酸，性微寒。③子：味微甘，性平。④藤：味甘，性平。⑤根：味甘，性平。归肺、肝、胃经。

（2）功能主治：

1）功能：①丝瓜络：清热解毒，活血通络，利尿消肿。②叶：止血，清热解毒，化痰止咳。③子：清热化痰，润燥，驱虫。④藤：通经活络，止咳化痰。⑤根：清热解毒。

2）主治：①丝瓜络：主治筋骨酸痛、胸胁痛、闭经、乳汁不通、乳腺炎、水肿。②叶：主治百日咳、咳嗽、暑热口渴；外用治创伤出血、疥癣。③子：主治咳嗽痰多、蛔虫病、便秘。④藤：主治腰痛、咳嗽、鼻炎、支气管炎。⑤根：主治鼻炎、副鼻窦炎。

（3）用法用量：①丝瓜络、叶：水煎服，5~15克；或烧存性研末，每次1.5~3克。外用：适量，煅存性研末调敷。②子：水煎服，6~9克。③藤：水煎服，30~60克。④根：水煎服，15~30克。

7. 加工炮制

（1）丝瓜络：洗净晒干，切段。

（2）炒丝瓜络：取切成小段的丝瓜络，用麸皮拌炒至黄色为度，取出，筛去麸皮。

（3）丝瓜络炭：取切成小段的丝瓜络，盛于锅内（以装满为度），上覆同样大小的锅一只，两锅结合处以黄泥封严，然后用微火烧煅4~5小时停火（一般用白纸贴在上面的锅底上，纸呈焦黄色时为煅透），候冷取出。

四十七、柿蒂

1. 本地用名　柿，本地称柿子、猪果。

2. 药材来源　本品为柿科植物柿的干燥宿萼。柿霜、柿叶和柿漆亦入药。

3. 识别要点　柿为落叶乔木，高达10米。单叶互生，卵状椭圆形至倒卵形，先端渐尖，基部阔楔形，全缘，革质。花杂性，雄花成聚伞花序，雌花单生于叶腋，花黄白色，花萼宿存，随果实成熟而增大。浆果卵圆形或扁圆形，橙黄色或鲜黄色，基部有木质宿存萼片。

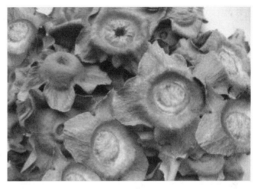

柿蒂

4. 习性分布　柿适应性强。在年平均气温9℃以上，极端低温 −20 ℃以内的地区都能正常生长，北方的柿树较耐干旱；对土壤的要求不严格，平地、丘陵、山地都可种植，但以土层深厚、排水良好，有机质丰富的壤土或黏壤土最好。焦作市各地广泛栽培，尤以山区为多。

5. 采收加工　冬季果实成熟时采摘，食用时收集，洗净，晒干。收集柿子的果蒂（宿萼），洗净，晒干，即为柿蒂。秋季做饼时，收集渗出果实表面的柿霜，放入锅内，用文火煎煮，至柿霜成饴糖状时，倒入特制的模型中，晾至七成干时，铲下，再晾至全干，即成柿霜饼。叶于夏、秋收集，晒干备用。

6. 药材性状

（1）柿蒂：呈盖状，暗棕色，先端4裂，裂片宽三角形，向外反卷，萼筒喉部类方形，直径10~15毫米，内面生锈色短柔毛，质薄而体轻。气无，味涩。以红棕色、质厚、味涩、表面带柿霜者为佳。

（2）柿霜饼：扁圆形，灰白色，平滑，易碎裂。气弱，味甜并有清凉感。

7. 性能与用法用量

（1）性味归经：①柿蒂：味苦,性温。②柿霜：味甘,性寒。③柿叶：味涩,性平。归胃经。

（2）功能主治：

1）功能：①柿蒂：降气止呕。②柿霜：清热生津,润肺止咳。③柿叶：活血止血。

2）主治：①柿蒂：主治呃逆呕吐。②柿霜：主治热病伤阴之咳嗽、咽痛、口疮、燥咳、劳嗽、吐血、声音嘶哑、咽干。③柿叶：主治血小板减少性紫癜、高血压、冠心病和中心性视网膜炎等。

（3）用法用量：①内服：煎汤,5~10克。②外用：适量。

8. 加工炮制

（1）生用：拣去杂质,清水洗净,晒干。

（2）柿蒂炒炭：取净柿蒂置于锅内,用中火炒至外呈黑色、内呈黑棕色,喷洒清水,灭尽火星,晾一夜。

【附注】

柿饼,即柿树的成熟果实（柿子）的干制品,味甘性平,能和胃肠,止痔血。适量烧熟食,可止泻,止痢；生食可治便秘、痔血等症。

四十八、蜂蜜

1. 本地用名　蜂蜜,本地称实糖、蜂糖、蜂皂、乳浆。

2. 药材来源　本品为蜜蜂科昆虫中华蜜蜂所酿的蜜。

3. 习性分布　蜂蜜多在春、夏、秋三季采收。采收时,先将蜂巢割下,置于布袋中。焦作市各地均有生产,山区尤多。

4. 采收加工　将蜜挤出或置于离心机内将蜜摇出,过滤,除去蜂蜡的碎片及其他杂质。

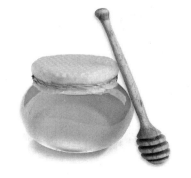

蜂蜜

5. 药材性状　本品为稠厚液体,无色、淡黄色或琥珀色,新鲜时半透明,存放较久即变成不透明,并析出葡萄状细颗粒。气香,味极甜。

本品以含水分少、有油性、稠如凝脂、味甜而纯正、有香气、不发酸、清洁无杂质者为佳,春蜜较秋蜜为优。

6. 性能与用法用量

（1）性味归经：味甘,性平。归肺、脾、大肠经。

（2）功能主治：清热补中,润燥滑肠,止咳,止痛,解毒；外用生肌敛疮。用于脘腹虚痛、肺燥干咳、肠燥便秘,解乌头类药毒；外用治疮疡不敛、水火烫伤。

（3）用法用量：水煎服,15~30克。

7.加工炮制

（1）生用：滤去杂质、蜂体、蜡质。

（2）炼蜜：将净蜂蜜置于锅内，用文火熬炼，滤去沫，炼至"挂丝"，取出，放凉。

【附注】

蜂蜡为蜂巢中的蜡经精制而成，含软脂酸、蜂酯及蜡酸等。味甘，性微温，有益气、补中、止痛、生肌等功效。

四十九、薤白

1.本地用名　薤白，本地又称小根蒜、野蒜。

2.药材来源　本品为百合科植物小根蒜的鳞茎。

3.识别要点　小根蒜为多年生草本，高30~70厘米。鳞茎近球形，外有白色膜质鳞被。叶基生，窄条形，席卷状圆形或稍扁，先端渐尖，基部鞘状抱茎。花茎由叶丛中抽出，单直立，高达70厘米。6~7月开粉红色或淡紫红色的花，伞形花序顶生，呈球形。蒴果倒卵形。

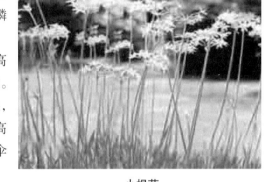

小根蒜

4.习性分布　小根蒜多生于田间、路边、草地或山坡草丛中。本地山区、丘陵、平原均有生长，资源丰富。

5.采收加工　春、秋挖鳞茎，洗净，去茎及须根，用开水煮烫至内无生心为度，晒干，簸去浮皮。

6.药材性状　小根蒜鳞茎为不规则的卵圆形，长约1.5厘米，直径约1厘米。上部有茎痕，表面黄白色或淡黄棕色，有皱纹，有时外具数层有纹理的膜质鳞被，揉之易脱。质坚硬，角质透明。具强烈蒜臭，味稍辣。以黄白色、粒大整齐、质坚、无外层鳞被、显透明、味辛者为佳。

7.性能与用法用量

（1）性味归经：味辛、苦，性温。归心、肺、胃、大肠经。

（2）功能主治：温中通阳，利气宽胸。主治胸痛、胸闷、心绞痛、胁肋刺痛、咳嗽、慢性支气管炎、慢性胃炎、痢疾。

（3）用法用量：水煎服，8~9克。

8.加工炮制　拣去杂质，簸去薄衣（鳞被），洗净，晒干。

五十、红豆杉

1.本地用名　红豆杉。

2.药材来源　本品为红豆杉科植物东北红豆杉的枝和叶。

3.识别要点　东北红豆杉为乔木，高达30米，胸径达60~100厘米；树皮灰褐色、红褐色或暗褐色，裂成条片脱落；大枝开展，一年生枝绿色或淡黄绿色，秋季变成绿黄色或淡红褐色，二或三年生枝黄褐色、淡红褐色或灰褐色；冬芽黄褐色、淡褐色或红褐色，有光泽，芽鳞三角状卵形，背部无脊或有纵脊，脱落或少数宿存于小枝的基部。叶排列成两列，条形，微弯或较直，长 1~3（多为 1.5~2.2）厘米，宽 2~4（多为 3）毫米，上部微渐窄，先端常微急尖，稀急尖或渐尖，上面深绿色，有光泽，下面淡黄绿色，有两条气孔带，中脉带上有密生均匀而微小的圆形角质乳

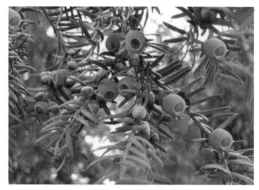

东北红豆杉

头状突起点，常与气孔带同色，稀色较浅。雄球花淡黄色，雄蕊 8~14 枚，花药 4~8（多为 5~6）枚。种子生于杯状红色肉质的假种皮中，间或生于近膜质盘状的种托（即未发育成肉质假种皮的珠托）之上，常呈卵圆形，上部渐窄，稀倒卵状，长 5~7 毫米，直径 3.5~5 毫米，微扁或圆，上部常具二钝棱脊，稀上部三角状具三条钝脊，先端有突起的短钝尖头，种脐近圆形或宽椭圆形，稀三角状圆形。

4. 习性分布　东北红豆杉性耐阴，密林下亦能生长，多年生，不成林。多见于以红松为主的针阔混交林内。生于山顶多石或瘠薄的土壤，多呈灌木状。性喜凉爽湿润气候，可耐 −30 ℃以下的低温，抗寒性强，最适宜温度为 20~25 ℃，属阴性树种。喜湿润但怕涝，适于在疏松湿润、排水良好的沙壤土上种植。生于山地、沟谷疏林中。焦作市云台山区有野生，云台山茱萸峰药王洞有一棵国家一级保护植物红豆杉，相传由药王孙思邈所植。

5. 采收加工　春、夏、秋季采集，晒干。

6. 性能与用法用量

（1）性味归经：味苦、辛，性寒。归肾经。

（2）功能主治：抗癌，利尿消肿，驱虫。主治肾脏病、糖尿病、肾炎浮肿、小便不利、淋病、月经不调、产后瘀血、痛经等。

（3）用法用量：水煎服，叶 5~18 克，小枝（去皮）9~15 克。

7. 加工炮制　取本品，去除杂质，洗净，切断，干燥。可粉碎成中药粉。

五十一、松节

1. 本地用名　松节，本地称松瘤。

2. 药材来源　本品为松科植物油松、华山松、马尾松、赤松、云南松等枝干的结节。

3. 识别要点

（1）油松：常绿乔木，树皮灰褐色，呈鳞甲状裂，裂隙红褐色。小枝粗壮，淡红褐色或淡灰黄色，无毛。冬芽长椭圆形，红褐色。叶针形，2 针一束，长 10~15 厘米；叶鞘黑灰色，宿存。花单性，雌雄同株，雄花簇生于前一年小枝顶端，花开后成葇状。松球果卵球形，长 4~10 厘米，

成熟后宿存，暗褐色。种子长 6~8 毫米，种翅长约 10 毫米。

（2）华山松：常绿乔木，一年生，枝绿色或灰绿色，干后褐色或灰褐色，无毛；冬芽褐色，微具树脂。叶针形，5 针一束，长 8~15 厘米；叶鞘早落。松球呈圆锥状长卵形，长 10~22 厘米，熟时张开，种子脱落。种子褐色至黑褐色，无翅或上部具棱脊，长 1~1.8 厘米。

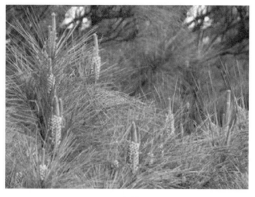

油松

4. 习性分布　油松为阳性树种，不耐庇荫，喜光、喜温。适生于年均温度 13~22 ℃，年降水量 800~1 800 毫米，绝对最低温度不到 −10 ℃的地区。对土壤要求不严格，喜微酸性土壤，但怕水涝，不耐盐碱，在石砾土、沙质土、黏土、山脊和阳坡的冲刷薄地上，以及陡峭的石山岩缝里都能生长。油松生于海拔 100~2 600 米的山地；马尾松生于海拔 1 500 米以下山地；赤松生于温带沿海山地和平原；云南松生于 1 000~2 800 米的山地林中。焦作市山区有分布。

5. 采收加工　多于采伐时或木器厂加工时锯取之，经过选择修整，晒干或阴干。

6. 药材性状　本品松节呈不规则的块状，表面赤棕色至暗棕色。质坚硬，不易折断，断面呈刺状。有松节油气，味微苦。

本品以棕红色、油性足者为佳。

7. 性能与用法用量

（1）性味归经：味苦，性温。入心、肺经。

（2）功能主治：祛风燥湿，止痛。主治风寒湿痹、历节风痛、脚痹痿软、跌打伤痛。

（3）用法用量：①内服：煎汤，10~15 克；或浸酒、醋等。②外用：适量，浸酒涂擦；或炒研末调敷。

8. 加工炮制　掰碎，用水洗净，浸泡，捞出，润透，待软切片，晒干。或浸泡后置于蒸笼内蒸透，趁热切片。

第四节　动物与矿物类

一、土元

1. 本地用名　土元，本地称土鳖、土鳖虫、土虫、地鳖、地乌龟。

2. 药材来源　本品为无脊椎动物鳖蠊科昆虫地鳖的雌性干燥全体。

3. 识别要点　地鳖体呈扁圆形，盖状，黑色带光泽，雌雄异形，雄虫有翅，雌虫无翅。雌虫长约 8 厘米。头小，触角丝状。腹部有横环节 9 个，腹面深棕色，胸足具细毛，生刺颇多。药材质脆，易破碎，足多已脱落。腹内有灰黑色物质。气腥臭。

4. 习性分布 地鳖多生活于阴湿的松土中，怕阳光，常见于潮湿温暖和富有腐殖质的红薯窖、地窖、灶脚、仓脚及墙脚的松土内，柴草堆、猪圈、牛棚、马厩近旁的松土中，白天入土潜伏，夜晚出来活动、觅食或交尾。喜生于阴湿处及墙角松土中，焦作市各地均有分布。

5. 采收加工 夏季捕捉，先用清水洗净其上泥土，加工时按每 500 克土元用 30~60 克食盐的标准，先将食盐放入水中，煮沸后加入土元，待沸腾后捞出土元、晒干。

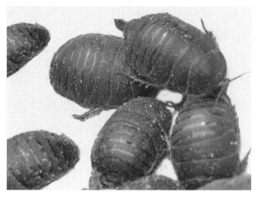

土元

6. 性能与用法用量

（1）性味归经：味咸，性寒，有小毒。归肝经。

（2）功能主治：破血逐瘀，续筋接骨。主治闭经、产后瘀阻、症瘕等症，亦可用于骨折损伤、瘀滞疼痛、腰部扭伤等症。

（3）用法用量：水煎服，3~9 克。孕妇忌服。

7. 加工炮制 夏季捕捉，置于沸水中烫死，晒干；或先用清水洗净，再用盐水煮后晒干或用微火烘干。

二、九香虫

1. 本地用名 九香虫，本地称蟑螂虫、打屁虫、放屁虫。

2. 药材来源 本品为蝽科昆虫九香虫的全体。

3. 识别要点 九香虫虫体呈六角状椭圆形，表面棕褐色或黄色，头很小，略呈三角形，黑色，有单眼 1 对，呈球状突起；触角 1 对。背部有膜质半透明的翅 2 对，紧贴背部，胸部有足 3 对。后胸腹板近前缘区有 2 个臭孔，由此放出臭气。

4. 习性分布 九香虫多生长于瓜类植物上，吸取汁液。本区各地均有分布。

5. 采收加工 冬、春季捕，捕得后放入沸水中烫死，或置入罐内加盖并拧紧，将其闷死后取出，用微火烘干。

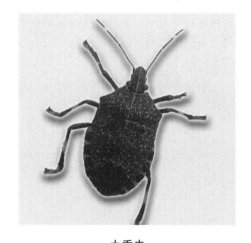

九香虫

6. 药材性状 本品干燥虫体呈六角状椭圆形，表面棕褐色或棕黑色，长约 1.8~2.2 厘米，宽约 1~1.2 厘米。头小，星类三角形，有单眼 1 对，呈球状突起。背部有膜质半透明的翅 2 对，棕色和棕褐色。胸部有足 3 对，多数脱落。腹部棕红色至棕黑色，5~6 带，有油光。质脆，折断后腹内有浅棕色内含物。有特异的腥臭气，味微咸。

本品以个大均匀、油性大、无虫蛀者为佳。

7.性能与用法用量

（1）性味归经：味咸，性温。归肝、脾、肾经。

（2）功能主治：理气止痛，温肾助阳。用于寒郁中焦或肝胃不和、脘闷腹胀、胁肋作痛、胃脘疼痛、肾阳不足、阳痿腰痛等症。

（3）用法用量：水煎服，3~6克，或研末服，或入丸散。

8.加工炮制　拣净杂质，筛去灰屑，以文火微炒后用。

三、五倍子

1.本地用名　五倍子，本地称百虫仓、百药煎。

2.药材来源　本品为漆树科植物盐肤木的叶柄被五倍子（角倍）蚜虫刺伤而生成的囊状虫瘿。

3.识别要点　盐肤木的识别要点见"盐肤木"项下。角倍则寄生在本植物上。

4.习性分布　盐肤木多生于山坡。焦作市山区均有生长，在孟州丘陵地区亦有少量生长。

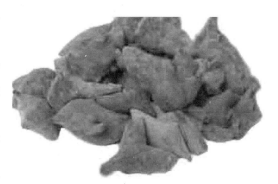

五倍子

5.采收加工　角倍在7月初采收，随采随用笼蒸透晒干。

6.药材性状　角倍：呈不规则的囊状，有若干瘤状突起或角状分枝，表面黄棕色至灰棕色，上有灰白色绒毛，破碎后，则见中心为空洞，内有黑褐色五倍子蚜虫的尸体及粉状排泄物等，壁厚1~2毫米，内壁浅棕色，平滑。破折面角质样。质坚脆。气特异，味极涩而有收敛性。

本品以皮厚、灰棕色、完整不碎者为佳。

7.性能与用法用量

（1）性味归经：味酸、咸，性平。归肺、大肠、肾经。

（2）功能主治：敛肺止咳，涩肠止泻，敛汗止血。主治肺虚久咳、盗汗、久泻久痢、便血、滑精、遗尿；外用治口腔溃疡、烧烫伤、外伤出血，另可治脱肛。

（3）用法用量：①内服：煎汤，3~6克。②外用：适量，研末撒敷患处。

8.加工炮制　拣净，敲开剔去其中杂质。

四、五灵脂

1.本地用名　五灵脂，本地称灵脂米、灵芝块、药本、寒号虫粪、寒雀粪。

2.药材来源　本品为鼯鼠科动物飞鼠的干燥粪便。

3.识别要点　飞鼠为一种小型鼯鼠。体形似松鼠，身长135~162毫米。前后肢间具被毛的飞膜。尾长约为体长的2/3。眼大，周围有黑毛窄环。尾扁平，被密而柔软的毛。体毛细软。

夏季毛棕灰色，或灰黑色而杂有少数棕色毛尖。冬季毛淡黄色或灰黄色。腹部毛尖白色或稍带土黄色。尾两侧橙黄，背腹中央深褐色。飞膜上、下面毛色与体背、腹面相同，唯与腹面两侧相交处带橙黄色。

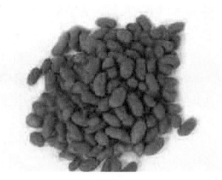

五灵脂

4.习性分布　飞鼠栖居于深山密林、悬岩石洞、岩缝或树洞中。白昼一般匿伏于窝中，夜晚活动觅食。以松子、橡实、嫩树枝、浆果等为食。焦作市山区均产。

5.采收加工　全年均可收。从高山岩洞或树洞中掏取，拣净杂质，晒干。

6.药材性状　药材分为灵脂块、灵脂米两种。

（1）灵脂块：由鼯鼠尿和粪粒凝结而成的不规则团块，大小不一。表面黑棕色、黄棕色、红棕色，凸凹不平，有的有油润性光泽，粪粒呈长椭圆柱形，其表面常裂碎，显纤维性，体轻，质较硬，但易碎。断面不平坦，可模糊地看出粪粒的形状，有腥臭气。

（2）灵脂米：呈长椭圆形颗粒，两端钝圆，长0.5~1.2厘米，直径0.3~0.6厘米。表面粗糙，棕褐色或黑褐色，显麻点，体轻，质松，易折断。断面呈纤维性，黄色、黄绿色或黑棕色。气微弱，味苦咸。

7.性能与用法用量

（1）性味归经：味甘，性温。归肝、脾经。

（2）功能主治：活血散瘀，炒炭止血。用于心腹瘀血作痛、痛经、血瘀经闭、产后瘀血腹痛；炒炭治崩漏下血；外用治跌打损伤，蛇、虫咬伤。

（3）用法用量：①内服：煎汤，1.5~3钱；或入丸、散。②外用：研末调敷。

8.加工炮制

（1）五灵脂：取原药材，除去杂质及灰屑；灵脂块，捣碎。

（2）醋五灵脂：取净五灵脂置于锅内，用文火加热，微炒后喷淋米醋，炒至微干，有光泽时取出晾干。每100千克五灵脂用米醋10千克。

（3）酒五灵脂：取净五灵脂置于锅内，用文火加热，炒至有腥气溢出，色黄黑时，立即取出，趁热均匀喷淋定量黄酒，摊开晾干。每100千克五灵脂用黄酒15千克。

五、地龙

1.本地用名　地龙，本地称土地龙、蚯蚓、曲蟮、曲串。

2.药材来源　本品为巨蚓科动物蚯蚓的干燥体。

3.习性分布　蚯蚓生活于潮湿、多有机物的土壤中。焦作市各地均有分布。

4.采收加工　春、夏、秋三季挖捕，捕后拌入草木灰，晒干或烘干。

5.药材性状　本品呈圆柱状，干缩弯曲，长5~10厘米，直径3~7毫米，外皮灰褐色或灰棕色，多抽皱不平。全体具环节，头部环节较突出，顶端略平，中心有小圆孔。质轻脆，折断后，可见中间充满泥土。气腥，味微咸。

本品以身干、肥壮、条大、不碎者为佳。

6. 性能与用法用量

（1）性味归经：味咸，性寒。归肝、脾、膀胱经。

（2）功能主治：清热定惊，通络，平喘利尿。主治高热神昏、惊痫抽搐、关节痹痛、肢体麻木、半身不遂、肺热喘咳、尿少水肿、高血压。

（3）用法用量：水煎服，5~9克。

7. 加工炮制　除去杂质，洗净，切段，干燥。

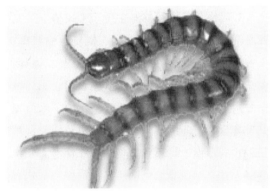

蚯蚓

六、蜈蚣

1. 本地用名　蜈蚣，本地称虫朗疽、吴公、天龙、百脚。

2. 药材来源　本品为蜈蚣科动物少棘巨蜈蚣的干燥全体。

3. 识别要点　本品体形扁平而长，全体由22个同型环节构成，长6~16厘米，宽5~11毫米。头部红褐色；头板近圆形，前端较窄而突出，长约为第一背板之2倍。头板和第一背板为金黄色，生触角1对，17节，基部6节，少毛。单眼4对。头部之腹面有颚肢1对，上

少棘巨蜈蚣

有毒钩；颚肢底节内侧有1矩形突起，上具4枚小齿，颚肢齿板前端亦具小齿5枚。身体自第2背板起为墨绿色，末板黄褐色。背板自2~19节各有2条不显著的纵沟，第2、4、6、9、11、13、15、17、19各节之背板较短；腹板及步肢均为淡黄色，步肢21对，足端黑色，尖端爪状；末对附肢基侧板端有2尖棘，同肢前腿节腹面外侧有2棘，内侧1棘，背面内侧1~3棘。

4. 习性分布　蜈蚣生长在气候温暖的丘陵和多沙土的低山区。栖息于自然村落附近的山坡、田畔、路旁岩石间，或朽木及草丛中。焦作市各地多有分布。

5. 采收加工　4~6月间捕捉，捕得后，用两端削尖的竹片，插入其头尾两部，绷直晒干；或先用沸水烫过，然后晒干或烘干。有些地区于冬季在阴湿处埋下鸡毛、鸡骨等物，引诱蜈蚣在此产卵繁殖，至翌春捕捉。

6. 药材性状　本品为干燥全虫，呈扁平长条形，长9~16厘米，宽5~10毫米。头部红褐色，

背部黑绿色，有光泽，并有 2 条突起的棱线。腹部棕黄色，瘪缩。足黄色或红褐色，向后弯曲，最后一节如刺。头部及尾部有加工时所穿的孔。断面有裂隙或空虚。气微腥，并有特殊刺鼻的臭气；味辛而微咸。

本品以身干、条长、头红色、足红棕色、身黑绿色、头足完整者为佳。

7. 性能与用法用量

（1）性味归经：味辛，性温，有毒。归肝经。

（2）功能主治：息风镇痉，攻毒散结，通络止痛。主治小儿惊风、抽搐痉挛、中风口歪、半身不遂、破伤风、风湿顽痹、疮疡、瘰疬、毒蛇咬伤。

（3）用法用量：①内服：煎汤，2~6 克；或入丸、散。②外用：研末调敷。

8. 加工炮制　支竹片，洗净，用微火焙黄，剪段。

七、蝉蜕

1. 本地用名　蝉蜕，本地称蝉壳、蝉衣。

2. 药材来源　本品为蝉科昆虫黑蚱蝉的幼虫羽化时脱落的皮壳。

3. 习性分布　黑蚱蝉多生于平原树下，尤其是河床边，栖息于柳、杨、枫杨、榆、槐、洋槐、苹果、梨、桃、杏、樱桃、桑、葡萄、柑橘及荔枝等阔叶树木上，其中以柳、杨、枫杨等树上最多。这些树一般生长于地下水位较高及富含有机质的壤土，地下水位较低及含水量较差的沙性土均不宜生长。黑蚱蝉也需要这些树木和土壤供其取食和生长。焦作全市均有分布。

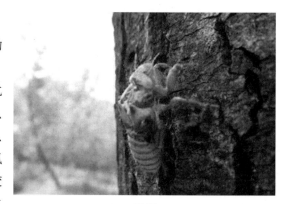

蝉蜕

4. 采收加工　在夏、秋季可到黑蚱蝉所栖息的树下附近地面收集，或到树干上采集。收集后去净泥杂，晒干。可用竹篓包装置于高处保存，防止压碎和潮湿。

5. 性能与用法用量

（1）性味归经：味甘，性寒。归肺、肝经。

（2）功能主治：散风除热，利咽透疹，退翳解痉。主治风热感冒、咽痛、喑哑、麻疹不透、风疹瘙痒、目赤翳障、惊风抽搐、破伤风。

（3）用法用量：①内服：煎汤，3~6 克；或入丸、散。②外用：适量，煎水洗；或研末调敷。

6. 加工炮制　拣去杂质，用清水洗净，捞出，晒干。

八、壁虎

1. 本地用名　壁虎，本地又称爬墙虎、蝎虎。

2. 药材来源　本品为壁虎科动物无蹼壁虎、多疣壁虎、蹼趾壁虎等的全体。

3. 识别要点 壁虎头部扁，舌幅广，能伸出口外以捕食小动物，喉头部具声带可以发声，体面颗粒状或有平滑小鳞，背部暗灰或灰白有暗色不明斑纹，腹面黄白。具四肢，指趾的下面有横褶襞，用如吸盘，故能在垂直的壁面或天花板上爬行自如。尾细长，遇危险时尾部有自断性。

4. 习性分布 壁虎栖于壁间、树洞、石下或檐下等隐僻处，夜间活动，捕食昆虫。

壁虎

5. 采收加工 夏、秋两季捕捉，可于夜间用灯光诱捕。捕得后将完整壁虎除去内脏，擦净，用竹片撑开，使其全体扁平顺直，晒干或烘干。采集加工时，应注意勿使尾部脱落。

6. 药材性状 本品呈干瘪、屈曲状，头呈卵圆形，尾多残缺不全，背部黑色，腹部黄褐色质脆，易折断。气腥。

7. 性能与用法用量

（1）性味归经：味咸，性寒，小毒。归肝经。

（2）功能主治：祛风定惊，解毒散结。主治历节风痛、四肢不遂、惊痫、破伤风、瘰疬、疬风、风癣、噎膈。

（3）用法用量：水煎服，2~5 克；研末冲服，每次 1~2 克；亦可浸酒或入丸、散。

8. 加工炮制

（1）净制：除去灰土，勿使尾部脱落。

（2）切制：竹片插在嘴巴下方提起，用文火烤干即可。

九、钟乳石

1. 本地用名 钟乳石，本地又称石乳钟、夏石、黄石沙、石钟乳。

2. 药材来源 本品为一种含碳酸钙的矿石。

3. 识别要点 钟乳石为石钟乳状集合体，略呈圆锥形或圆柱形。表面白色、灰白色或棕黄色，粗糙，凹凸不平，有瘤状突起，土灰色、灰白色或棕黄色。体重，质坚硬，易砸碎，断面较平整，白色至浅灰白色，对光观察时可见具闪星状的亮光，近中心常有一圆孔，周围具多数浅橙黄色同心环层。无臭，味微咸。

4. 习性分布 钟乳石多见于石灰岩山中，凡有洞穴处可产出。焦作市山区均有分布。

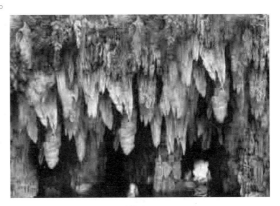

钟乳石

5. 采收加工　钟乳石全年皆可采收，从山洞中采集后，除去杂石，选择细如管状的称滴乳石，粗如酒杯的称钟乳石。

6. 药材性状　钟乳石呈圆柱形成圆锥形。大小不等，长 5~15 厘米，直径 2~7 厘米。色洁白、灰白、棕黄或淡棕红色，表面粗糙，凹凸不平。质坚而重，断面较平整，洁白色或棕黄色。由略呈放射状结晶排成环状层次，外圈较明显色泽多与表面同，中央多有一小孔洞。大型钟乳石敲击可从环层外断裂成弧形薄片。气无，味微咸。滴加盐酸则产生大量气泡。

7. 性能与用法用量

（1）性味归经：味甘，性温。归肺、肾、胃经。

（2）功能主治：温肺，助阳，平喘，制酸，通乳。属补虚药下属分类的补阳药。主治寒痰咳喘、阳虚冷喘、腰酸冷痛、胃痛泛酸、产后乳汁不通。

（3）用法用量：水煎服，3~9 克。

8. 加工炮制

（1）生用：拣净杂质，洗净晒干，砸碎碾细即可。

（2）飞钟乳石：取钟乳石细粉用水飞法，取悬浮液澄清，倾去水，晒干研细即可。

（3）煅钟乳石：取钟乳石块置于坩埚内，入炭火中烧 1~2 小时至红透，放冷研细即可。

（4）煅淬钟乳石：取钟乳石块放在 500~600 ℃炭火中，煅至红透，取出用醋拌匀研细。

第五节　菌　类

一、灵芝

1. 本地用名　灵芝，本地又称灵芝草、菌灵芝、木灵芝。

2. 药材来源　本品为菌类植物灵芝的子实体。

3. 识别要点　灵芝为腐生真菌，子实体伞状，菌盖坚硬木质，肾形或半圆形，由黄色渐变为红色；表面光如，有环状楼纹和辐射状皱纹；菌盖下面白色，后变为浅褐色，有细密管状孔洞，内生许多孢子。

4. 习性分布　灵芝为腐生菌，由于可寄生在活树上，故又称为兼性寄生菌。灵芝为好气菌，子实体培养时应有充足的氧气和散射的光照。多腐生于栎树和其他阔叶树的根部或枯木杆上。焦作市山区有生长。

5. 采收加工　子实体开始释放孢子前可套袋收集孢子，待菌盖外缘不再生长，菌盖下面管孔开始向外喷射孢子时，表示已成熟，即可采收，从菌柄下端拧下整个子实体，晾

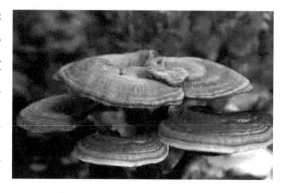

灵芝

干或低温（温度不超过 55 ℃）烘干收藏，并要通风，以防止霉变。

6. 性能与用法用量

（1）性味归经：味甘，性平，无毒。归肺、心、脾、肾经。

（2）功能主治：益气血，安心神，健脾胃。主治虚劳、心悸、失眠、头晕、神疲乏力、久咳气喘、冠心病、硅肺、肿瘤。

（3）用法用量：水煎服，10~15 克；研末冲服，2~6 克；或浸酒。

7. 加工炮制　取原药材，除去杂质，筛去沙土。储于干燥容器内，密闭，置于阴凉干燥处。

二、猪苓

1. 本地用名　猪苓，本地称野猪粪。

2. 药材来源　本品为菌类植物猪苓的菌核。

3. 识别要点　猪苓上的寄生菌常见者为其菌核，呈不规则块状，表面凸凹不平，皱缩，多瘤状突起，并具多数大小不等的细小孔，黑褐色，内面白色或淡黄色。伏天雨后到桦、栎、槭树林中，若发现有一处先干，地面有灰白色蘑菇状白色菌体，即猪苓苗，掘泥土至 30 厘米左右处即有一窝猪苓。

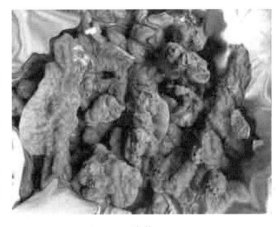

猪苓

4. 习性分布　猪苓多寄生在桦、栎、槭树等植物的根上。焦作市山区均有生长。

5. 采收加工　夏季采挖，洗净，晒干。

6. 药材性状　猪苓呈不规则的球块状或长形块状，大小粗细不等。外表面灰黑色或黑棕色，全体有瘤状突起和明显的皱纹，常附有泥土沙砾或寄主植物的细根。质坚实而重或轻松而软。折断面白色或淡棕色，略呈颗粒状，细腻，按之略软。气无，味淡。

本品以个大、外皮黑褐色、光亮、内色粉白、体重质坚、无泥沙者为佳。

7. 性能与用法用量

（1）性味归经：味甘、淡，性平。归肾、膀胱经。

（2）功能主治：利尿，渗湿。主治水肿、小便不利、泌尿系感染、腹泻。

（3）用法用量：水煎服，6~15 克。

8. 加工炮制　拣去杂质，用清水洗净，浸泡 12~24 小时，捞出，润透后捶扁，挖去沙石，切 0.2~0.3 厘米厚斜片，晒干。

第四章　普查怀药品种名录

依据焦作市第三次中药资源普查结果编辑的《焦作中药资源普查名录》以及第四次中药资源普查情况、焦作师范学校编辑的《焦作植物志》，下面将焦作的植物种类与药用种类进行对比编辑，使人们对生长于焦作市的植物以及药用植物有一个清晰的了解，也较全面、系统地整理出焦作药用植物的种类与分布，为焦作市的中草药开发利用奠定了良好基础和数据。

根据普查统计：焦作市共计有植物类药161科,907种。其中：蓝藻类植物门有1科1种；真菌植物门有7科12种；地衣植物门有1科1种；苔藓植物门有4科4种；蕨类植物门有17科42种；裸子植物门有6科12种；被子植物门有125科125种。不包括动物类、矿物类和加工类。

第一节　蓝藻类植物门

一、念珠藻科

念珠藻：又名地木耳、葛米。全植物入药。清热收敛、明目益气。

第二节　真菌植物门

一、木耳科

（1）木耳：又名黑木耳。子实体入药。补气血、润肺、止血。

（2）毛木耳：子实体入药。补血、润肺、止血。

二、多孔菌科

（3）灵芝：又名灵芝草、菌灵芝、木灵芝。子实体入药。滋养强壮。

（4）猪苓：见本篇第三章"大宗优质怀药品种"中"猪苓"的相关内容。

三、灰包科

（5）大马脖：又名灰包、马粪包。子实体入药。清热利咽、止血。

四、地星科

（6）硬皮地星：又名地蜘蛛、米屡菇。子实体或孢子入药。清肺热、活血止血。

（7）密环蕈：又名榛蘑。子实体入药。祛风活络、强筋壮骨。

五、麦角菌科

（8）麦角菌：又名麦角。菌核入药。收缩子宫、止血。

六、淡色丝菌科

（9）白僵：又名僵蚕。家蚕因感染白僵菌而致死的干燥全体入药。祛风热、镇惊、化痰。

七、白蘑科

（10）墨汁鬼伞：又名鬼伞。子实体入药。益肠胃、化痰理气、解毒消肿。

（11）双孢蘑菇：又名洋菌。子实体入药。消食、消神、平肝阳。

（12）四孢蘑菇：又名野蘑菇。子实体入药。益肠胃、维持正常糖代谢及神经传导。

第三节　地衣植物门

一、梅花衣科

藻纹梅花衣：又名石衣、梅藓。叶状体入药。清热利湿、止崩漏。

第四节　苔藓植物门

一、地钱科

（1）地钱：又名巴骨龙、米海苔、龙眼草。全草入药。解毒、祛瘀、生肌。

二、蛇苔科

（2）蛇苔：又名蛇地钱。全草入药。清热解毒、消肿止痛。

三、葫芦藓科

（3）葫芦藓：全草入药。除湿止血。

四、提灯藓科

（4）大叶提灯藓：又名水木草。全草入药。止血。

第五节　蕨类植物门

蕨类植物也称羊齿植物，是具有维管束的孢子植物，陆生或附生，少为水生，直立或少有成缠绕的多年生草本，稀为高大树形。

现存蕨类植物约 12 000 种，分布很广，尤以热带和亚热带为多。我国约有 2 000 种，为森林植被中草本层的重要组成部分。河南有 29 科，70 属，205 种及变种。焦作市有 19 科，30 属，67 种，2 变种。其中，药用植物有 17 科，42 种。

一、石松科

（1）石松：又名伸筋草、石松子、狮子尾、狮子草、绿毛伸筋。小型草本，焦作市山区有分布。全草入药。有祛风利湿、舒筋活络之功。

二、卷柏科

（2）卷柏：见第二篇第三章"大宗优质怀药品种"中"卷柏"的相关内容。

（3）蔓生卷柏：又名地柏、地柏枝。山区有分布，民间用其全草治烧伤。

（4）中华卷柏：又名地柏枝。山区广有分布。全草入药，具清热、利湿、消炎之功。民间用其全草煎水冲鸡蛋喝，治耳聋。

（5）兖州卷柏：又名岩柏、石柏。山区有分布。全草入药，具清热利湿、疏肝明目、强筋止血之功。

三、木贼科

（6）问荆：又名节节草、接续草、马草、笔头菜。山区有分布。全草入药。具清热利尿、止咳、止血消肿之功。

（7）草问荆：民间常与问荆同用。

（8）木贼：见第二篇第三章"大宗优质怀药品种"中"木贼"的相关内容。

（9）节节草：又名土木贼、锁眉草、笔杆草。全草入药。具清热利尿、明目退翳、祛痰止咳之功。治骨髓炎、小便不利等症。马驹食之易中毒。

四、瓶尔小草科

（10）瓶尔小草：又名一支枪、一支箭、矛盾草、蛇须草。山区有分布。全草入药。具清热解毒、消肿止痛之功。主治毒蛇咬伤、无名肿毒等。是国家珍稀保护植物。

五、阴地蕨科

（11）阴地蕨：又名春不见、一朵云。上两者山区有分布。全草入药。具清热解毒、消肿散结、平肝之功。民间用作止血药；外敷治毒疮。

（12）扇羽阴地蕨：同阴地蕨。

六、凤尾蕨科

（13）蕨：又名拳菜、蕨菜、如意菜、狼萁。山区有分布。全草入药。有利尿、解毒降压之功。民间煎服可以治食嗝、气嗝。

（14）蜈蚣草：又名野鸡林、蜈蚣蕨、舒筋草、牛肋巴。山区有分布。全草入药。具祛风杀虫、治痔疮之功。外用治蜈蚣咬伤、疥疮。

（15）凤尾草：又名鸡脚草、井口边草、金鸡尾。焦作市有分布。全草入药。具清热解毒、凉血、止血、利尿之功。治传染性肝炎、感冒发热、痢疾、乳痈、内痔、出血、烫烧伤等。

（16）大叶井口边草：又名井边草、线鸡尾、凤尾蕨。山区有分布。全草入药。具清热利湿、凉血解毒、强筋活络、止泻之功。

七、中国蕨科

（17）银粉背蕨：又名通经草、金丝草、金牛草、伸筋草、铁刷子。山区有分布。全草入药。有调经活血、止血之功。

八、铁线蕨科

（18）团羽铁线蕨：全草入药。煎服治痢疾、颈淋巴结核，外敷治毒蛇咬伤。

（19）铁线蕨：全草入药。具清热解毒、祛风除湿、利尿通淋之功。

（20）掌叶铁线蕨：又名铁丝七、铁线草、铜丝草、五叶灵芝、掌叶凤尾、金鸡尾。全草入药。具清热利湿、调经止血之功。民间用于清肺止咳。

九、裸子蕨科

（21）普通凤丫蕨：根入药。有补肾、涩精、祛风渗湿之功。

十、蹄盖蕨科

（22）峨眉蕨：又名亚美蹄盖蕨、贯众。其根状茎在华北一带充当"贯众"入药。

十一、铁角蕨科

（23）过山蕨：又名马灯草、马蹬草。全草入药。有止血消炎、生肌之功。

（24）铁角蕨：全草入药。治疗疮、热疖；泡酒服治跌打损伤及腰痛。

（25）虎尾铁角蕨：全草入药。民间用于小儿惊风。

（26）华中铁角蕨：全草入药。有清热解毒之功。

（27）变异铁角蕨：民间用其全草治月经不调。

十二、球子蕨科

（28）荚果蕨：又名黄瓜香。根状茎作贯众之用。

十三、岩蕨科

（29）耳羽岩蕨：民间用其根状茎治伤筋。

十四、鳞毛蕨科

（30）贯众：见第二篇第三章"大宗优质怀药品种"中"贯众"的相关内容。

（31）革叶耳蕨：又名新裂耳蕨。民间用其根状茎治内热腹痛。

（32）绵马鳞毛蕨：又名粗茎鳞毛蕨。根状茎通称"绵马"，有毒。用于驱绦虫和十二指肠虫。在伏牛山区充当"贯众"用。

（33）华北鳞毛蕨：又名美丽鳞毛蕨。根状茎入药。有除风湿、强腰膝、降压之功。

十五、水龙骨科

（34）网眼瓦韦：民间用其全草治小便热、尿血等。

（35）瓦韦：又名七草、骨牌草、剑丹、金星草。全草入药。有清热通淋、消肿解毒、止血、止咳之功。民间用来治走马疳、发背痈疮。

（36）有柄石韦：又名石韦、独叶草、小尖刀、石茶。全草入药。有清热、利尿、通淋、止咳之功。

（37）石韦：又名石茶叶、小石韦、飞刀剑、金茶匙。全草入药。有清热、利尿、通淋、止血、排石之功。

（38）北京石韦：又名刀尖药、观音茶。干燥的叶入药。具利尿通淋、清热止血之功。

（39）槲蕨：又名骨髓补、肉骨补、石岩姜、猴姜、毛姜、申姜、爬岩姜、岩连姜。根状茎入药。具补肾壮骨、祛风湿、活血止痛之功。

（40）水龙骨：又名石蚕、石豇豆、青龙骨。有解毒退热、祛风利湿、止咳止痛之功。

十六、苹科

（41）苹：又名四瓣草、田字草、破铜钱、四叶草、十字草。焦作市均有分布。连根全草入药。有清热解毒、利尿消肿、安神、截疟之功。

十七、槐叶苹科

（42）槐叶苹：又名大浮萍。焦作市均有分布。连根全草入药。具清热解毒、活血止痛之功。全草煎服治虚劳发热、湿疹，外敷治丹毒疔疮和烫伤。

第六节　裸子植物门

裸子植物乔木或灌木，稀木质藤本，多为常绿，稀落叶。整个胚珠是否能发育成种子，是裸子植物与蕨类植物的主要区别点。

现存的裸子植物共13科，70属，约700种，分布较广，常组成大面积森林。我国有12科，39属，近300种。其中银杏科、银杉属、金线松属、水松属、水杉属为我国特有科、属。河南有10科，28属，14变种及变型。焦作有9科，16属，19种，7变种。药用植物有6科，12种。

一、苏铁科

（1）苏铁：又名铁树。焦作市有栽培。叶、根、花及种子均入药。叶有收敛止血、解毒止痛之功；花有理气止痛、益肾固精之效；种子具平肝、降压之功；根有祛风、活络、补肾之能。民间用其叶作抗癌药。

二、银杏科

（2）银杏：见第二篇第三章"大宗优质怀药品种"中"白果"的相关内容。

三、松科

（3）白皮松：又名三叶松。沁阳山区有分布。种鳞称白松塔，入药治疗慢性支气管炎。

（4）马尾松：山区有分布。树脂入药。具燥湿祛风、生肌止痛之功，有小毒。外用治痈疖疮疡、湿疹、外伤出血及烧烫伤。

（5）油松：又名红皮松、短叶松。松节、松针、松油、松塔入药。

（6）华山松：又名青松、五须松。以其树脂除去挥发油后所留存的固体（松香）、松节、花粉（松花粉）、松针、松干内皮、松子仁等入药。

四、柏科

（7）侧柏：见第二篇第三章"大宗优质怀药品种"中"侧柏叶"的相关内容。

（8）圆柏：又名刺柏、柏树、桧、桧柏。焦作全市有栽培。枝、叶及树皮入药。有小毒，具祛风散寒、活血消肿、解毒利尿之功。

（9）柏树：又名柏木。以种子（柏子仁）、叶、树脂、根入药。见第二篇第三章"大宗优质怀药品种"中"柏子仁"的相关内容。

（10）刺柏：又名刺松。根入药。具退热、透疹之功。

五、罗汉松科

（11）罗汉松：又名土杉、罗汉杉。焦作全市有栽培。根皮及球果入药。果有益气补中的作用；根皮有活血止痛、杀虫之功。

六、红豆杉科

（12）红豆杉：见第二篇第三章"大宗优质怀药品种"中"红豆杉"的相关内容。

第七节　被子植物门

乔木、灌木或草本，少数为半寄生或寄生。次生木质部多数有导管。被子植物分为单子叶植物纲和双子叶植物纲两大类，共413科，30 000余种。我国有251科，约25 000种。河南有156科，3 300多种。焦作有131科，1 354种及106变种及变型。被子植物用途极广，与人类生活有极为密切的关系，焦作市药用植物有125科，共800多种。

一、双子叶植物纲

（一）金粟兰科

（1）银线草：又名大叶细辛、四叶对、四叶细辛、万根丹、灯笼花、分叶芹。山区有分布。根状茎入药。有毒，具散寒止咳、活血止痛、散瘀解毒等功效。

（二）杨柳科

（2）山杨：又名火杨、红心杨。山区有分布。叶、枝、树皮均入药。具寒风、行瘀、消痰之功。

（3）白毛杨：又名响杨、大叶杨、白亮杨。枝叶入药有祛痰之效。水煎外洗治无名肿痛。

（4）旱柳：又名柳树。各地均有栽培。嫩叶或枝叶入药。有散风、燥湿、清湿热之功。

（5）垂柳：又名清明柳、吊杨柳、线柳、倒垂柳、青龙须。广有栽培。枝、叶、树皮、根皮、须根均入药。有清热解毒、祛风利湿之功。

（6）皂柳：又名山柳。民间以其根入药，治风湿性关节炎。

（三）三白草科

（7）三白草：又名白面姑、白舌骨、塘藕藕。根状茎及全草入药。有清热利尿、解毒消毒之功。

（8）蕺菜：又名鱼腥草。全草入药。有清热解毒、利尿消肿之功。

（四）胡椒科

（9）巴岩香：茎、叶或全株入药。具祛风湿、强腰膝、止痛、止咳之功。

（五）胡桃科

（10）枫杨：山区野生，平原有栽培。树皮及根皮入药。能祛风除湿、解毒杀虫。

（11）核桃：又名胡桃、胡桃肉、胡桃仁、核桃仁。广为栽培。见第二篇第三章"大宗优质怀药品种"中"核桃仁"的相关内容。

（12）核桃楸：又名山核桃、胡桃楸。种仁、青果和树皮入药。种仁可敛肺定喘，温肾润肠；青果有毒，可止痛；树皮有清热解毒之功。

（六）桦木科

（13）白桦：又名桦树、桦木、粉桦、桦皮树。山区有生长。柔软树皮入药。有清热利湿、解毒之功。干皮有利尿、治黄疸的功能。

（七）壳斗科

（14）板栗：又名栗、大栗、栗壳、栗子树、油栗、栗子。板栗的各部均可入药。树皮及根有消毒作用，主治疮毒、漆疮、疝气等；树皮煎水外洗治丹毒；叶为收敛药，治百日咳；花主治淋巴结核，民间用来治腹泻；果壳治反胃及消渴，并治泄血及鼻衄不止；果实为滋补强壮之品。

（15）茅栗：又名锥栗、野栗子。根、果实入药。具补肾气、厚肠胃之效。

（16）槲树：又名槲叶、槲栎头、橡子、橡树。果实、果壳入药。有止泻、止痛之功。

（17）蒙古栎：又名柞树、橡子树、青风栎。树皮、叶入药。有清热利湿、解毒之功。

（八）榆科

（18）大果榆：又名黄榆、毛榆、山榆。山区有分布。种子入药。可驱蛔虫。

（19）榆：又名榆树、白榆、家榆、榆钱、春榆。果实、树皮、根皮、叶入药。榆钱安神健胃；皮、叶安神，利小便。榆树内皮治骨折、外伤出血等。

（20）榔榆：又名小叶榆、蚊榔树、鸡瘤、秋榆。树皮入药。清热、消肿、止痛。可治牙痛、乳腺炎、腰肌劳损，外敷治疗火烫伤、疖肿等。

（21）小叶朴：又名棒子木、黑弹木、朴树、白麻子。树干入药。祛痰、止咳、平喘。

（22）朴树：根皮入药。有清热祛痰、止咳平喘之效。治腰痛、漆疮。

（九）桑科

（23）葎草：又名涩拉秧、拉拉秧、拉拉藤、五爪龙、拉狗蛋。本地均有分布。全草入药。有清热解毒、利尿消肿、凉血之功。民间用其全草煎水洗脚治腹泻，特别是治小儿腹泻效果明显。

（24）大麻：又名好麻、线麻、火麻、线麻子、大麻仁。根、叶、花、种子、种仁、种子油均可入药。根治带下崩中不止；叶下蛔虫；籽仁滋养润燥、镇咳镇痛、利小便、破积血；种子治五劳七伤、散脓；花可通经。

（25）柘树：又名柘桑。浅山区均有分布。根茎入药。具祛风、活血、消炎、止痛之效。

（26）无花果：又名文先果、奶浆果、树地瓜、映日果、明目果、蜜果。各地均有栽培。果实、根、叶入药。果润肺止咳、清热润肠；根叶消肿解毒。民间用其果治子宫出血与奶汁不足。

（27）异叶榕：又名牛奶子、大山比巴。果实入药。能补血、下乳。

（28）粗叶榕：又名佛掌榕、大叶牛奶子。根与花序托（俗称果）入药。祛风利湿、活血祛瘀。

（29）桑：见第二篇第三章"大宗优质怀药品种"中"桑白皮"的相关内容。

（30）构树：又名楮实子、沙子树、谷木、谷浆树、楮桃、谷桃。分布较广。乳液、根皮、树皮、叶、果实及种子均入药。果实有补肾、壮筋骨、明目、健胃、消肿之效；叶捣汁服可治鼻衄、痢疾；树皮能利尿，治急性胃肠炎、全身浮肿；白色汁液外用治癣。

（十）荨麻科

（31）宽叶荨麻：又名蝎子草、蜂麻、哈拉海。丘陵山区有分布。全草、根和种子入药。有小毒。祛风定惊、消食通便。可治虫、蛇咬伤。

（32）狭叶荨麻：又名小蜂麻、螫麻子、小苎麻。全草入药。有小毒。祛风定惊、消食通便。

（33）裂叶荨麻：又名活麻草。全草入药。有小毒。祛风除湿。

（34）大蝎子草：又名大荨麻、大荃麻、蝎子草。全草入药。有毒。祛痰、利湿、解毒。

（35）艾麻草：又名铁秤砣、禾麻草。块根入药。祛风、除湿、调经。

（36）珠牙艾麻：又名艾麻草、红禾麻。全草或根入药。主治痄积。

（37）细野麻：全草入药。清热解毒、祛风止痒、利湿。

（38）悬铃木叶苎麻：又名方麻、八角麻、山麻。根叶入药。活血化瘀、温经止痛。治跌打损伤、骨折、痔疮、皮肤瘙痒。

（39）墙草：山区有分布。全草入药。有补虚、益肾、解毒、祛风湿、消食、利尿之功。

（十一）檀香科

（40）百蕊草：又名打食草、百乳草、地石榴、小草。全草入药。有补虚、益肾、解毒、祛风湿之功。

（十二）桑寄生科

（41）槲寄生：又名桑寄生、北寄生、冬青。山区较多。全株入药。有补肝肾、强筋骨、祛风湿、降压安神、养血安胎、催乳之功。

（42）北桑寄生：又名欧洲桑寄生、寄生、桑上寄生。山区广布。茎叶入药。祛风湿、强筋骨。民间用其全株治风湿腰痛。

（十三）马兜铃科

（43）川南马兜铃：又名土防己、大青叶、木香。分布山坡林缘。根入药。解毒排脓。主治关节结核、慢性骨髓炎。

（44）北马兜铃：又名臭葫芦、茶叶色、河沟精、马兜铃。果（马兜铃）、茎叶（天仙藤）、根（青木香）入药。见第二篇第三章"大宗优质怀药品种"中"马兜铃"的相关内容。

（45）木通马兜铃：藤茎入药。清热，利尿，通乳。

（46）马兜铃：果实、茎叶、根入药。果实清肺降气、止咳平喘；茎叶行气活血、止痛利尿；根理气止痛、健胃解毒。

（47）北细辛：又名山细辛。山区广有分布。全草入药。有解热散寒、利尿、祛痰、止痛之效。

（48）杜衡：又名马辛、马细辛、水马蹄。焦作市阴湿林下、沟旁及草丛有分布。同属多种植物的全草入药。有小毒。具散寒、止痛、活血解毒之功。外用治毒蛇咬伤。

（十四）蓼科

（49）波叶大黄：山区野生，也有栽培。根入药。用作健胃缓泻剂。

（50）大黄：又名香大黄、马蹄黄、将军、生军。山区均生长。根状茎入药。泄湿热、破积滞、行瘀血。

（51）掌叶大黄：广有栽培。根为常用泻药，有泄水解毒、逐瘀通经、健胃的作用。

（52）酸模：又名牛舌头棵。山区广泛分布。根及全草入药。有清热解毒、凉血利尿之功。民间常用于治疗皮肤病。花有健胃解热的作用。

（53）尼泊尔酸模：全草入药。有清热解毒、凉血止血之效。山区有作大黄用。

（54）齿果酸模：又名野菠菜、山菠菜、酸溜溜、牛舌头棵、水牛舌头。根和叶入药。有清热解毒、凉血止血、杀虫之效。外用治癣及脂溢性皮炎等。

（55）巴天酸模：功用同齿果酸模。

（56）土大黄：又名金不换、红筋大黄、血三七、化血连、鲜大青。根及叶入药。有清热解毒、止血、祛瘀、消肿、通便、杀虫之效。

（57）金钱草：又名毛蓼、山蓼、一串红、铁拳头、红花铁菱角、蓼子七、鸡心七、九龙盘。全草入药。有清热解毒、凉血止血、祛瘀止痛之功。

（58）荞麦三七：又名荞当归、野荞麦、赤地利、苦荞头、铁石子。多有栽培。块根入药。清热解毒、软坚散结、行气活血、调经、消肿止痛。研粉搽敷治虫、蛇、犬咬伤，并治痈疽毒疮。还有抗肿瘤的作用。

（59）荞麦：又名花麦、三角麦。种子、茎叶入药。茎叶降压、止血；种子健胃收敛。

（60）萹蓄：见第二篇第三章"大宗优质怀药品种"中"萹蓄"的相关内容。

（61）习见蓼：又名小萹蓄。全草入药。功用同萹蓄。

（62）杠板归：又名贯叶蓼。全草入药。清热解毒、利尿驱湿、镇痛消肿、杀虫。

（63）刺蓼：全草入药。清热解毒、消肿。

（64）雀蓼：又名箭叶蓼。全草入药。为镇痛、消肿、杀虫、清热解毒之剂。治疗百日咳效果显著。

（65）长戟叶蓼：全草入药。利水解毒、消肿。民间常用其全草治肠炎、痢疾。

（66）何首乌：见第二篇第三章"大宗优质怀药品种"中"何首乌"的相关内容。

（67）虎杖：又名花斑竹、刚牙根、酸筒杆、川筋龙。根及根茎入药。清热利湿、降血脂。

（68）西伯利亚蓼：又名剪刀蓼。全草入药。清热利湿、解毒。在豫东地区作败酱草用。

（69）珠芽蓼：又名蝎孔、猴蛙七、山高粱、染子布。根状茎入药。有清热解毒、收敛止血之效。

（70）支柱蓼：又名红三长。功用同珠芽蓼。

（71）拳参：又名紫参。根状茎入药。清热解毒、散结消肿、收敛止痢。

（72）头状蓼：又名尼泊尔蓼。全草入药。有收敛固肠、祛风湿之效。

（73）荭蓼：见第二篇第三章"大宗优质怀药品种"中"荭草"的相关内容。

（74）蓼蓝：又名大青。全草入药。清热解毒。外用治天疱疮、颈淋巴结结核和皮肤或阴囊湿疹发痒等。

（75）酸模叶蓼：又名大马蓼、旱苗蓼、白辣蓼。全草、果实入药。清热解毒、利湿止痒。果实为利尿药，治消肿疮疮。用鲜茎叶加食盐揉汁后治霍乱和日射病；外敷治疮肿及蛇毒。

（76）桃叶蓼：全草入药。清热解毒、利湿止痒。

（77）水蓼：又名辣蓼、辣蓼草。全草入药。祛风利湿、散寒止痛、解毒消肿、杀虫止痒。茎叶外敷治跌打损伤、疮肿及毒蛇咬伤；果实可消肿及治疮毒。

（78）火炭母：又名赤地利、火炭星、白饭草。全草入药。清热解毒、利湿消滞、凉血止痒、明目退翳。

（79）牛耳酸模：又名牛耳大黄、土大黄、金不换。根叶入药。清热解毒、凉血止血、通便、杀虫。

（80）邹叶酸模：又名羊蹄、牛舌头、野菠菜。根或全草入药。有小毒。清热解毒、止血通便、杀虫。

（81）翼蓼：又名红药子、白药子、金荞仁。块根入药。清热解毒、止血止痛。

（十五）藜科

（82）君达菜：广泛栽培。根及种子入药。有解风热毒、止血生肌之效。

（83）菠菜：全株入药。有利五脏、解酒毒、通血脉、开胸膈、下气调中、止渴润燥之功。

（84）刺藜：又名铁扫帚。全草入药。祛风止湿，治荨麻疹及湿疹。

（85）大叶藜：又名大灰灰菜。全草入药。通经活血、安神、止血。

（86）藜：又名灰灰菜、粉仔菜、灰条菜、白藜。全草入药。有小毒。清热利湿、止泻止痒、透疹。

（87）地肤：见第二篇第三章"大宗优质怀药品种"中"地肤子"的相关内容。

（88）猪毛菜：又名扎蓬棵、扎蓬蒿、猪毛缨、猪毛蒿、三叉明棵。全草入药。有降压作用。

（十六）苋科

（89）刺苋：又名野苋菜、刺苋菜、野刺苋、假苋菜、猪毒苋、白刺苋。山坡、路边均有分布。

全草入药。清热利湿、解毒消肿、凉血止血。外用治毒蛇咬伤、皮肤湿疹、疖肿脓疡。

（90）苋：又名苋菜。种子、根入药。种子可清肝明目；根可凉血解毒、止痢。

（91）凹头菜：全草入药。清热利尿、收敛、止痛。

（92）绿苋：又名野苋菜。全草及根入药。清热利湿。

（93）牛膝：见第二篇第一章第四节"怀牛膝"的相关内容。

（94）土牛膝：又名倒扣草、倒钩草、粗毛牛膝。根或全草入药。清热解毒、利尿。

（95）千日红：又名百日红、千日白、千年红。花序入药。止咳平喘、平肝明目。

（96）青葙：又名野鸡冠花、狗尾花、狗尾苋。种子、茎叶及花序入药。种子（青葙子）清肝火、祛风热、明目、降血压；茎叶清湿热；花及根治月经不调及热病。

（97）鸡冠花：又名鸡公花、鸡髻花、鸡冠头。花序、种子入药。花序可凉血止血、止带、止痢；种子可清肝火、祛风热、明目、降血压。

（98）尾穗苋：又名老枪谷。根入药。滋补强壮。

（十七）紫茉莉科

（99）紫茉莉：又名粉豆、胭粉豆、胭脂花、水粉花、粉子头、夜晚花、入地老鼠。广泛栽培。全草入药。祛风利尿、活血凉血、解毒。

（十八）商陆科

（100）商陆：又名山萝卜、花商陆、见肿消、土冬瓜、抱母鸡、地萝卜。根入药。有毒。内服可泻水、利尿、消肿。外用可治脚气、痈肿疮毒。

（十九）番杏科

（101）粟米草：又名降龙草、四月飞、瓜子草、瓜疮草。全草入药。清热解毒、利湿消暑。还治毒蛇咬伤。

（二十）马齿苋科

（102）大花马齿苋：又名洋马齿苋、午时花、半枝莲、草杜鹃。有栽培。全草入药。散瘀止痛、解毒消肿。

（103）马齿苋：见第二篇第三章"大宗优质怀药品种"中"马齿苋"的相关内容。

（104）土人参：又名栌兰、瓦参、申时花。根与叶入药。补中益气、润肺生津。

（二十一）石竹科

（105）灯芯草蚤缀：根入药。清热、凉血。民间用其根治关节痛。

（106）蚤缀：又名谷精草、鹅不食草、铃铃草。焦作各地均有分布。全草入药。清热解毒、止咳明目。

（107）鹅不食草：又名球子草、石胡荽、地胡椒、三芽戟。全草入药。通窍散寒、祛风利湿、散瘀消肿。

（108）簇生卷耳：全草入药。清热解毒、消肿止痛。

（109）牛繁缕：又名抽筋菜。全草入药。清热利尿、解毒祛瘀、下乳。

（110）繁缕：又名抽筋菜、鹅儿肠、鸡肠菜、合筋草、小被单草、园酸菜。全草入药。清热解毒、化瘀止痛、利尿、催乳。同属植物石生繁缕、中国繁缕、雀舌草等也入药，功同繁缕。

（111）狗筋蔓：全草入药。有滋补、祛风、活血、接筋骨之效。

（112）蝇子草：又名银柴胡、土桔梗、脱力草、野蚊子草、银胡、鹤草、山银胡、粘蝇子草。全草、根入药。清热凉血、解毒消肿、祛风湿、利尿。外用治毒蛇咬伤、扭挫伤、关节酸痛。

（113）麦瓶草：又名面条菜、面条根。全草入药。止血、助消化。

（114）旱麦瓶草：根入药。清热凉血。

（115）女娄菜：又名马不留、罐罐花、对叶草。全株入药。活血调经、散积、解毒、利尿通乳、健脾。民间用于通乳，治奶汁不足。

（116）王不留行：又名麦莲子、大麻子。广有分布。种子入药。行血通经、下乳消肿。

（117）瞿麦：又名石竹子花、十样景花、洛阳花。全草或根入药。清热利尿、破血通经。

（118）石竹：又名瞿麦。全草入药。清热利尿、破血通经。

（119）霞草：又名山银柴胡。根茎入药。清热凉血、活血散瘀、消肿止痛。

（120）麦篮菜：又名留行子、奶米、王牡牛、大麦牛。种子入药。行血调经、下乳消肿。

（121）米瓦罐：又名麦瓶草、面条菜。全草及种子入药。消炎、止血、补气、补血。

（二十二）金鱼藻科

（122）金鱼藻：全草入药。治疗吐血。

（二十三）睡莲科

（123）莲：见第二篇第三章"大宗优质怀药品种"中"藕节"的相关内容。

（124）芡实：又名鸡头米、鸡头。根入药。益肾涩精、补脾止泻。

（二十四）毛茛科

（125）牡丹：见第二篇第三章"大宗优质怀药品种"中"牡丹皮"的相关内容。

（126）赤芍：见第二篇第三章"大宗优质怀药品种"中"赤芍"的相关内容。

（127）白芍：根入药。凉血活血、消肿止痛。

（128）乌头：又名附子、五毒根。山区均有生长。根入药。有毒。回阳救逆、温中止痛、散寒燥湿。

（129）高乌头：又名麻布七。根入药。消肿止痛、活血散瘀、祛风除湿。

（130）牛扁：又名曲芍。根入药。祛风止痛、止咳平喘。

（131）翠雀：又名大花翠雀。全草入药。泻火止痛、杀虫。民间用其根煎水含漱（有毒勿咽）治风火牙痛。

（132）金龟草：又名小升麻、三叶升麻、帽辫七、三面刀、八角莲。根入药。有小毒。消肿散寒、降压、理气活血。

（133）升麻：又名绿升麻、莽牛卡架、龙眼根、窟窿牙根。根状茎入药。解热透疹、解毒凉血、升提。

（134）类叶升麻：又名类叶牡丹、和尚头、绿豆升麻。根状茎及全草入药。祛风止咳、清热解毒。外用治犬咬伤。

（135）驴蹄草：全草入药。有毒。祛风散寒。

（136）金莲花：花入药。清热解毒。治扁桃体炎、中耳炎。

（137）铁筷子：根状茎入药。活血止痛、消炎利水、清热解毒。

（138）天葵：又名铁筷子。块根入药。清热解毒、活血化瘀、利尿。

（139）无距耧斗菜：根入药。拔毒生肌。民间研粉，用菜油调和治黄水疮。

（140）小花耧斗菜：又名血见愁、猫爪花。全草入药。调经止血。

（141）大叶铁线莲：又名草牡丹。根茎入药。祛风除湿、通络止痛。

（142）山蓼：又名棉团铁线莲。根入药。治疗关节炎。

（143）短尾铁线莲：茎叶入药。清热利尿。孕妇忌用。同属钝萼铁线莲有同样功效。均可作木通用。

（144）粗齿铁线莲：又名威灵仙。棉团铁线莲等铁线莲均可做威灵仙用。见第二篇第三章"大宗优质怀药品种"中"威灵仙"的相关内容。

（145）石龙芮：又名鸭巴掌、水堇、清香草。全草入药。有毒。消肿拔毒、散结、截疟。一般外用。

（146）回回蒜：小回回蒜、小虎掌草、水虎掌草、野桑葚、鸭脚板、鹅巴掌、山青果草。全草入药。有毒。消炎退肿、平喘、截疟。一般外用。

（147）毛茛：又名牙痛草、地桑茛、鱼疗草、鸭脚板、毛芹菜。带根全草入药。有毒。利湿、消肿、止痛、退翳、截疟、杀虫。

（148）唐松草：又名马尾莲。根入药。清热燥湿、泻火解毒、明目、止泻。

（149）瓣蕊唐松草：又名马尾莲。根入药。可作黄连的代用品；根烘干研粉治渗出性皮炎。

（150）贝加尔唐松草：又名马尾黄连。根入药。清热燥湿、泻火解毒、清心除烦。

（151）秋唐松草：又名马尾黄连。根入药。清热解毒。治牙痛、急性皮炎及湿疹。

（152）阿尔泰银莲花：又名石菖蒲、九节菖蒲、太原菖、京菖蒲、陕西菖蒲、节菖蒲。根状茎入药。芳香开窍、化痰安神、化湿和中、散风祛湿。

（153）打火草：又名山棉花、野棉花。根茎入药。杀虫、止痢。治各种顽癣、秃疮、疮疖、无名肿毒。

（154）白头翁：见第二篇第三章"大宗优质怀药品种"中"白头翁"的相关内容。

（二十五）木通科

（155）三叶木通：又名八月炸、八月花、狗腰藤、预知子、腊瓜。果实及根入药。疏肝补肾、止痛。

（二十六）小檗科

（156）细叶小檗：又名三颗针、狗奶子、酸酷溜、刺刺溜、刺黄连、刺黄柏。根皮、茎及茎皮入药。清热燥湿、泻火解毒。外用治湿疹。小檗属植物均有本品之功用。

（157）八角金盘：又名八角莲、一把伞、一碗水。根状茎入药。有小毒。清热解毒、活血化瘀。

（158）山荷叶：一碗水、旱荷、阿儿七。根状茎入药。有毒。活血化瘀、解毒消肿。

（159）十大功劳：又名黄天竹、土黄柏。根、茎、叶入药。叶滋阴清热；根、茎清热解毒。

（160）南天竹：又名白天竹、南天烛、钻石黄。根、茎、果实均入药。根、茎清热除湿、通经活络；果有小毒，止咳平喘。

（161）类叶牡丹：又名和尚头、红毛七、威严仙、鸡骨升麻。根及根状茎入药。理气止痛、祛风活血。

（162）淫羊藿：见第二篇第三章"大宗优质怀药品种"中"淫羊藿"的相关内容。

（二十七）防己科

（163）山豆根：见第二篇第三章"大宗优质怀药品种"中"山豆根"的相关内容。

（164）防己：又名山木通、青桐条。根茎入药。祛风除湿、杀虫、利水、通经活络。

（165）木防己：又名青藤。全株入药。补肾益精、强筋壮骨、祛风除湿、利尿。

（二十八）木兰科

（166）玉兰：又名辛夷。见第二篇第三章"大宗优质怀药品种"中"辛夷"的相关内容。

（167）五味子：见第二篇第三章"大宗优质怀药品种"中"五味子"的相关内容。

（168）华中五味子：又名南五味子。功用同五味子。

（二十九）蜡梅科

（169）蜡梅：又名黄梅花、黄蜡梅、蜡木、铁筷子。花蕾、根、根皮入药。花蕾可解暑生津、开胃散瘀、止咳；根、根皮可祛风、解毒、止血。

（三十）樟科

（170）樟树：又名乌樟、香通、香樟、油樟。根、木材、树皮、叶、果实均可入药。祛风散寒、理气活血、止痛止痒。

（171）三桠乌药：树皮入药。舒筋活血。

（172）木姜子：又名山胡椒、木香子、山姜子。果实、叶入药。祛风行气、健脾利湿。外用解毒。

（173）轮叶木姜子：又名过山风、五指青、樀树。根、叶和树皮入药。祛风通络、活血消肿、止痛。

（三十一）罂粟科

（174）白屈菜：见第二篇第三章"大宗优质怀药品种"中"白屈菜"的相关内容。

（175）博落回：又名号筒梗、三钱三、泡通珠、博落通。山区丘陵。全草入药。有大毒。杀虫、祛风解毒、散瘀消肿。

（176）小果博落回：又名号筒杆、博落回、黄薄荷。功用同博落回。

（177）秃疮花：又名兔子花、秃子花。全草入药。清热解毒、消肿止痛、祛风、杀虫。外用煎水洗或捣烂敷患处治头癣、体癣和秃疮。

（178）荷青花：又名刀豆三七。根状茎入药。活络止痛、补虚止咳。

（179）角茴香：又名咽喉草、山黄连。全草入药。有小毒。清热解毒、止痛。

（180）中国角茴香：又名雪里青、咽喉草。功用同角茴香。

（181）延胡索：又名元胡、玄胡索。块茎入药。活血散瘀、理气止痛。

（182）土元胡：功用同"延胡索"。

（183）紫堇：又名山黄连、蝎子花、断肠草。根、全草入药。有毒。清热解毒。

（184）地丁草：又名苦地丁、苦丁。全草入药。清热解毒、活血消肿。

（三十二）白花菜科

（185）白花菜：又名臭花菜、羊角菜、臭花菜子。全草及种子入药。有小毒。祛风散寒、活血止痛、清热除湿。

（三十三）十字花科

（186）萝卜：又名莱菔子、萝卜子。见第二篇第三章"大宗优质怀药品种"中"莱菔子"的相关内容。

（187）蔊菜：又名野油菜、野菜子、铁菜子、干油菜、山芥菜、地豇豆。全草入药。清热解毒、镇咳、利尿、退黄消肿。

（188）印度蔊菜：全草和种子入药。清热解毒、止咳化痰、健胃利水。外用治毒蛇咬伤、疔疮痈肿。

（189）独行菜：又名辣辣根、苈子。种子和全草入药。清热、利尿、通淋。种子有止咳、平喘、化痰之效。

（190）菘蓝：又名大青叶、板蓝根。见第二篇第三章"大宗优质怀药品种"中"板蓝根"的相关内容。

（191）播娘蒿：又名葶苈子、米米蒿、米蒿菜。种子入药。祛痰定喘、泻肺利水。

（192）荠菜：又名枕头草、粽子菜、三角菜、荠荠菜、菱角菜、地菜、上巳菜。全草入药。

凉血止血、清热利尿、清肝明目。

（193）甘蓝：又名包菜、洋白菜、擘蓝、卷心菜。茎入药。治十二指肠溃疡。叶的浓汁可治胃溃疡。

（194）芜菁：又名蔓菁、大芥。根及叶入药。芜菁根及叶入药。开胃下气、利湿解毒；芜菁花补肝明目；芜菁子明目、清热、利湿。

（195）芥菜：又名芥、白菜。种子及全草入药。化痰、平喘、消肿止痛。

（196）白芥：又名芥菜子、青菜子、芥菜。种子入药。利气豁痰、散寒、消肿止痛。

（197）油菜：又名芸薹子。种子入药。行气祛瘀、消肿散结。

（198）大白菜：又名白菜。根入药。有清热作用。民间常用其根煎服治感冒。

（199）糖芥：又名糖芥菜、剪刀股。全草入药。有强心作用。

（200）碎米荠：又名见肿消。全草入药。清热解毒。民间用其全草治毒蛇咬伤。

（三十四）景天科

（201）小丛红景天：全草入药。清热明目、养血安神、滋阴补肾。

（202）费菜：全草入药。清热凉血。

（203）土三七：又名景天三七、水三七、见肿消、血见愁、墙头三七、血山草、破血丹、六月淋、血当归、紫背三七。全草入药。止血、活血、解毒散瘀、消肿止痛。

（204）白景天：全草入药。凉血止血、解毒消肿。

（205）宽叶景天：又名土三七。全草入药。治跌打损伤、疮疖肿毒。

（206）狭穗景天：全草入药。清热解毒、顺气。

（207）景天：又名八宝、活血三七、胡豆七。全草入药。祛风散热、活血化瘀、止血止痛。

（208）大苞景天：全草入药。清热解毒、活血止痛、消肿、接骨。

（209）垂盆草：又名小马齿菜、山马齿菜、野马齿菜、狗牙半支、石指甲、瓜子草。全草入药。清热解毒、消肿排脓。外用治烧烫伤、痈肿疮疡、带状疱疹、毒蛇咬伤。

（210）瓦松：又名瓦花、瓦塔、狗指甲。全草入药。有大毒。活血止血、敛疮。外用治疮口久不愈合。

（三十五）虎耳草科

（211）扯根菜：又名赶黄草。全草入药。利水、消肿、祛痰、行气。

（212）虎耳草：又名石荷叶、狮子耳、金丝荷叶。全草入药。清热解毒。

（213）中华金腰：又名金腰子。全草入药。清热退黄。

（214）红升麻：又名落新妇。何升麻、金毛三七、山花七、阴阳虎、虎麻、术活、铁杆升麻。根状茎及全草入药。散瘀止痛、祛风除湿、强筋健骨。

（215）绣球花：又名阴绣球、八仙花、土常山。根或全草入药。有小毒。截疟退热、消积和中。

（216）大花溲疏：根入药。利尿退热、消肿解毒。

（三十六）杜仲科

（217）杜仲：又名丝绵树、扯丝皮、思仲、丝绵皮、玉丝皮。干燥树皮入药。补肝肾、强筋骨、安胎、降压。

（三十七）蔷薇科

（218）绣球绣线菊：又名珍珠梅、绣球、石棒子，根入药。清热解毒、消炎止痛。

（219）白鹃梅：又名茧子花、金瓜果。根皮或树皮入药。强筋壮骨、活血止痛。

（220）山楂：见第二篇第二章第二节"山楂（北山楂）"的相关内容。

（221）山里红：果实入药，山楂变种，功用同山楂。

（222）枇杷：有栽培。嫩叶能清肺泻火、止咳化痰；种仁能镇咳祛痰；花治寒咳、头风及鼻流清涕；木白皮治吐逆不下、虚劳咳嗽，可镇痛下乳；果能止咳正气、利肺气、止吐逆。

（223）花楸树：又名花楸、马加木、红果、臭山槐。茎、茎皮、果实入药。果实能健胃利水；茎、茎皮具清肺止咳之功。

（224）石楠：又名冬青、扇骨木、千年红。根及叶入药。祛风止痛。

（225）木瓜：见第二篇第三章"大宗优质怀药品种"中"木瓜"的相关内容。

（226）豆梨：根、叶及果入药。健胃消食、止痢、止咳。

（227）棠梨：又名杜梨。果实入药。健胃消食、止痢、止咳，并能解闹羊花、藜芦及食物中毒。

（228）苹果：果实、叶、皮入药。生津、润肺、除烦、解暑、开胃、醒酒。

（229）花红：又名沙果。果实、叶入药。止渴、化痰、涩精。

（230）河南海棠：又名大叶毛栌、冬绿茶、山里棉。果实入药。消积化滞。

（231）金樱子：花、叶、根及种子入药。收敛止泻、补益。

（232）月季花：又名月季、月月红。见第二篇第三章"大宗优质怀药品种"中"月季花"的相关内容。

（233）蔷薇：又名野蔷薇、红根、七星梅、刺梅花、营实。根、叶、花和果实入药。根可祛风活血、调经固涩；叶可清热解毒；花可清暑解渴、止血；果可利关节。

（234）山刺玫：又名黄刺玫、刺玫果、红根。花、果、根入药。花可止血、活血、解瘀调经；果可健脾胃、助消化；根可止咳、祛痰、止痢、止泻。

（235）玫瑰：又名玫瑰花。花入药。理气、活血、收敛。

（236）钝叶蔷薇：根入药。治月经不调及痛经。

（237）龙芽草：全草入药。收敛止血、消炎止泻。外用治痈疖疔疮、阴道滴虫。

（238）地榆：见第二篇第三章"大宗优质怀药品种"中"地榆"的相关内容。

（239）山莓：根入药。活血散瘀、止血、祛风利湿。

（240）茅莓：又名红蒙子刺、花米托盘、三月泡、红梅消、虎波草。根和茎叶入药。清热凉血、散结止痛、利尿消肿。

（241）覆盆子：果入药。补肾明目。

（242）路边青：又名见肿消、水杨梅。全草入药。镇痛、除湿、消肿、止痛。

（243）蛇莓：又名地蒙子、托盘、蛇泡草、蛇益草、蛇果草、龙吐珠、宝珠草、三叶莓、地杨梅。全草入药。有小毒。清热解毒、散瘀消肿。

（244）萎枝委陵菜：又名鸡爪棵。全草入药。止咳平喘。

（245）三叶委陵菜：又名老鼠屎、地蜂子、三爪金、铁枕头。根或全草入药。有小毒。清热解毒、止咳化痰、止血止痛。外用治烧烫伤、毒蛇咬伤。

（246）翻白草：见第二篇第三章"大宗优质怀药品种"中"翻白草"的相关内容。

（247）多茎委陵菜：又名细叶翻白草、浮尸草。全草入药。补虚敛汗、止血。

（248）二裂委陵菜：又名痔疮草、地红花、土地榆。带根全草入药。止血止痢、消炎杀虫。

（249）李：又名李子、灰子、柳。核仁可活血利水、润肠；根白皮可消渴、治赤白痢、止心烦；李子胶可治目翳、止痛、消肿。

（250）杏李：又名鸡血李、红李。根和叶入药。活血调经、止血。

（251）山杏：又名西伯利亚杏。种子入药。止咳、平喘、宣肺润肠。

（252）杏：见第二篇第三章"大宗优质怀药品种"中"杏仁"的相关内容。

（253）梅：又名酸梅。花蕾（以白花梅为主）、未成熟果实（乌梅）及根入药。花蕾可开胃散郁、生津化痰、安神解毒；果可除燥解热、镇咳祛痰、止呕、驱虫、敛肺涩肠；根研粉治黄疸。

（254）山桃：又名山毛桃。种仁能破血行瘀、润燥滑肠、镇痛；用其鲜嫩叶揉搓患处可治手癣、脚癣。

（255）桃：见第二篇第三章"大宗优质怀药品种"中"桃仁"的相关内容。

（256）毛樱桃：又名山樱桃、野樱桃。果实能调中益气；种子有发表，治斑疹、麻疹、牛痘之效。

（257）郁李：又名郁李仁、小李仁。种子入药。缓泻、利尿、消肿。

（258）欧李：又名牛李。种子入药。健胃、润肠、利尿、消肿。根皮有宣结气、破积聚之功，治白皮病。

（259）樱桃：果核能发表斑疹、灭斑痕；果实能清血热、补血、补肾；枝煎水外洗能防治冻疮；根皮能收敛镇咳；根、叶能治蛇咬伤。

（三十八）豆科

（260）含羞草：全草入药。安神镇静、止血、收敛、散瘀止痛。

（261）合欢：见第二篇第三章"大宗优质怀药品种"中"合欢皮"的相关内容。

（262）山合欢：又名山槐、白合欢。根、茎皮及花入药。补气活血、消肿止痛。

（263）紫荆：又名紫荆树、紫荆花、乌桑、紫珠、裸子树、箩筐树。种子、根、皮、花梗入药。种子可强壮利尿、平肝敛汗；根及树皮可活血行气、消肿止痛。树皮、花梗为外科疮疡要药。民间用其花治风湿筋骨痛。

（264）望江南：又名羊奶子角、羊角豆、山绿豆、假决明、假槐花。种子及全草入药。清肝明目、健胃润肠；茎叶可解毒止痛，外敷治蛇、虫咬伤。民间用其种子治疗高血压头痛、目赤肿痛及口腔溃疡等。

（265）皂角：见第二篇第三章"大宗优质怀药品种"中"皂角刺"的相关内容。

（266）白刺花：又名马角刺。根可清热解毒、利湿消肿；果可理气消肿。

（267）国槐：见第二篇第三章"大宗优质怀药品种"中"槐花"的相关内容。

（268）苦参：见第二篇第三章"大宗优质怀药品种"中"苦参"的相关内容。

（269）苦豆子：全草入药。有清热利湿、止痛、杀虫之效；种子可治胃痛、滴虫性肠炎、白带过多；外用治疮疖、湿疹、顽癣。

（270）野苜蓿：全草入药。能清热解毒、降压利尿。

（271）紫苜蓿：又名苜蓿、木栗、怀风。全草入药。健胃、清热利尿。

（272）天蓝苜蓿：又名野苜蓿。全草入药。解毒消肿、散瘀止痛。

（273）草木樨：又名野木樨、铁扫把、野苜蓿、省头草。全草入药。清热解毒、健胃化湿、利尿、杀虫。

（274）花苜蓿：全草入药。清热解毒、止咳、止血。

（275）野大豆：又名野黄豆。种子入药。养血祛风、明目益精。

（276）大豆：又名豆豉、杜豆豉。种子入药。滋补活血、清热利尿。

（277）葛藤：见第二篇第三章"大宗优质怀药品种"中"葛根"的相关内容。

（278）菜豆：又名四季豆、四季眉、豆角。种子入药。清热利尿、消肿。

（279）绿豆：种子入药。清热解毒、利尿、明目。

（280）赤豆：又名赤小豆。见第二篇第三章"大宗优质怀药品种"中"赤小豆"的相关内容。

（281）饭豇豆：又名豇豆。种子入药。健胃补气。

（282）豇豆：又名豆角、菜豆角、角豆。种子入药。健胃补气、滋养消积。

（283）扁豆：又名白扁豆、眉豆、眉豆角、茶豆。种子及全草入药。消暑除湿、健脾解毒。

（284）蚕豆：又名南豆。花、荚果、种壳及种子、叶均可入药。止血利尿、降血压、解毒消肿。

（285）歪头菜：又名两叶豆苗、草豆。全草入药。补虚调肝、理气止痛、清热利尿、降压。

（286）救荒野豌豆：又名野豌豆、大巢菜。全草入药。活血平胃、利五脏、明耳目。鲜品捣烂外敷治疗疮。

（287）山野豌豆：野豌豆、豆豆苗、芦豆苗、透骨草、宿根苕子。全草入药。清热解毒；外洗治风湿毒疮。

（288）广布野豌豆：又名草藤、野扁豆、细叶落豆秧。全草入药。活血平胃、利五脏、明耳目。鲜品捣烂外敷治疗疮。

（289）豌豆：种子入药。强壮、利尿、止泻。茎为清凉解暑药。

（290）花木蓝：又名小葛花、吉氏木蓝、山豆根。根入药。治咽喉肿痛。同属多花木蓝又名杭子梢、青杭子梢，功用与花木蓝相同。

（291）野蓝枝：又名小杭子梢、山豆根、豆根。全株入药。清热止血、消肿解毒。外敷治创伤、强筋骨；民间用其果煎水服，治咽炎。

（292）马棘：又名野蓝枝、青杭子梢。根入药。清凉解毒、活血散瘀。

（293）补骨脂：又名破故纸。见第二篇第二章第十节"补骨脂（怀故子）"的相关内容。

（294）紫藤：又名葛藤、藤萝、葛花。茎皮、花及种子均入药。解毒驱虫、利水止泻。

（295）洋槐：又名刺槐、刺儿槐。树皮入药。利尿消肿、止血。

（296）红花锦鸡儿：又名茶花根、黄荆条。根入药。祛风除湿、通经活络、止咳化痰。

（297）锦鸡儿：又名白茶花根。花及根入药。根可祛风利湿、活血调经、滋补强壮；花可祛风活血、化痰止咳。

（298）直立黄芪：又名沙打旺、薄地犟。种子入药。治神经衰弱。

（299）紫云英：又名紫花草。种子及全草入药。补气固精、益肝明目、清热利尿、祛风止咳。

（300）扁茎黄芪：又名沙苑子、潼蒺藜、白蒺藜。豆科植物，种子入药。补肝，益肾，明目，固精。治肝肾不足、腰膝酸痛、目昏、遗精早泄、小便频数等。

（301）黄芪：又名棉芪、蒙古黄芪。根入药。补气升阳、固表止汗、消肿排脓、生肌。

（302）甘草：又名甜甘草、甜草。根状茎入药。清热解毒、调和诸药。

（303）狭叶米口袋：根及全草入药。清热解毒。

（304）米口袋：又名地丁、小豆棵、棒槌草。根及全草入药。清热解毒、消肿。

（305）落花生：茎叶和种子入药。茎叶治失眠及高血压头晕等；种子治脾胃虚寒、消化不良、肺热咳嗽、咯痰不利。

（306）拟蚕豆岩黄芪：根入药。补气、生肌、利尿。

（307）鸡眼草：又名斑鸠草、掐不齐、人字草。全草入药。利尿通淋、解热止痢。

（308）长萼鸡眼草：全草入药。清热解毒、利湿止泻。

（309）胡枝子：又名杭子梢。根入药。清热解毒、消肿止痛。

（310）美丽胡枝子：又名杭子梢。根入药。清凉消肿、除湿解毒。

（311）短梗胡枝子：又名圆叶胡枝子。根入药。民间用其根煮猪瘦肉吃治腰腿痛。

（312）山豆花：又名猎耳朵草、毛胡枝子。根及全草入药。健脾补虚。民间用其全草治腰腿痛。

（313）尖叶铁扫帚：又名铁扫帚。根及茎叶入药。根可补气血、强筋骨；茎叶可舒筋活血、解表、生津润燥。

（314）截叶铁扫帚：又名铁扫帚、铁杆蒿、夜关门。根及全株入药。根可补气、强筋骨；茎叶可益肝明目、清热解毒、活血利尿。

（315）铁杆蒿：又名万年蒿、白莲蒿。全草入药。清热解毒、凉血止血。

（316）白指甲花：又名野苜蓿、掐不齐。根入药。民间用其根煮猪瘦肉吃治腰腿痛。

（317）铁马鞭：又名掐不齐。全草入药。祛风活络、健胃益气、安神。

（318）中华胡枝子：全草入药。清热止痢、祛风止痛、截疟。

（319）杭子梢：又名见肿消、万年消、毛杭子梢。根及叶入药。发汗解表、消炎解毒。

（320）田皂荚：又名合萌、水松柏、水槐子、水通草。中药名梗通草。以全草（田皂荚）、去外皮的茎部（梗通草）入药。田皂荚可清热利湿、明目；梗通草可清热利尿、通乳。

（三十九）酢浆草科

（321）酢浆草：又名酸浆草、酸不浆、酸酸草、三叶酸。全草入药。清热解毒、利尿活血、消肿散瘀、祛湿止痛。

（四十）牻牛儿苗科

（322）老鹳草：又名鸭脚草、老鸦嘴、见血愁、老鹤嘴、老贯筋、老年金。全草入药。祛风湿、活血通经、清热止泻。

（323）鼠掌老鹳草：又名凤露草。全草入药。祛风湿、活血通经、清热止泻。

（324）牻牛儿苗：又名太阳花、老鹤草、老鸦嘴。全草入药。强筋骨、祛风湿、活血通经、清热解毒。

（四十一）蒺藜科

（325）蒺藜：又名白蒺藜、硬蒺藜。果实或全草入药。平肝明目、祛风止痒、行血解郁。

（四十二）芸香科

（326）野花椒：根和叶入药。散寒健胃、止吐泻、利尿。

（327）花椒：又名香椒、大花椒、椒目。果皮及种子入药。温中散寒、燥湿杀虫、行气止痛。

（328）香椒子：又名狗椒、崖椒、野花椒。根、叶及果入药。散寒解毒、消肿止痛、健胃。

（329）臭檀：又名臭辣树、野米辣、野吴芋、臭桐子树。果实入药。祛风化痰、止咳健脾。

（330）白鲜皮：又名白鲜、羊鲜草、八股牛、羊藓草。树皮入药。清热解毒、祛风化湿、止痒。

（331）枳：又名构橘、臭橘、铁篱寨、臭杞。果入药。破气消积、理气止痛；叶能行气消食、止呕。

（332）黄柏：又名黄蘖、蘖皮、蘖木。树皮（去栓皮）入药。清热解毒、泻火燥湿。

（四十三）苦木科

（333）臭椿：又名樗、樗树、椿树皮、凤眼草。根皮和果实入药。燥湿清热、止泻止血。果实可清热利尿、止痛、止血。

（334）苦木：又名黄楝瓣树、苦树、苦皮树。树皮及茎皮入药。泻湿热、杀虫。

（四十四）楝科

（335）楝树：又名楝、苦楝、楝树果、楝枣子、苦楝子。见第二篇第三章"大宗优质怀药品种"中"苦楝皮"的相关内容。

（336）香椿：又名红椿、香椿树、椿芽树、椿花、香令子。根皮、叶、嫩枝及果入药。祛风利湿、止血止痛。

（四十五）远志科

（337）远志：又名细叶远志、小草、细草、小鸡腿、小鸡根。根皮入药。益智安神、散郁化痰。

（338）西伯利亚远志：又名小草、细草、小鸡腿、线茶。根或根皮入药。功用同远志。

（339）瓜子金：又名金牛草、辰砂草、金锁匙、瓜子草。全草入药。活血化瘀、祛痰镇咳、解毒止痛。外用治毒蛇咬伤、跌打损伤、疔疮疖肿。

（四十六）大戟科

（340）叶底珠：又名一叶萩、山扫条、狗杏条、老米饮。叶、花入药。有毒。祛风活血、补肾强骨。全株含一叶萩碱，对小儿麻痹后遗症有一定疗效。

（341）地构叶：又名瘤果地构叶、透骨草、珍珠透骨草。全草入药。散风祛湿、解毒止痛。

（342）蓖麻：又名大麻子、红蓖麻、天麻子果、蓖麻子。种子、根及叶入药。有毒。消肿、排脓、拔毒。种仁可润肠通便；叶有小毒，可消肿拔毒、止痒；根可祛风活血、止痛镇静。

（343）铁苋菜：又名海蚌含珠、溏鸡屎稞、人苋、血见愁、撮斗装珍珠、叶里含珠、野麻草。全草入药。清热解毒、消积、止痢、止血。

（344）地锦：又名小虫卧旦、奶浆草、铺地锦、铺地红、盐见愁、卧旦草、儿卧蛮、小虫儿卧旦。全草入药。清热利湿、凉血止血、解毒消肿。外用治跌打肿痛、蛇咬伤、头疮、皮肤疮、创伤出血。

（345）泽漆：又名猫儿眼、五朵云、狮子头、五凤草、灯合草、倒毒伞、烂肠草、绿叶绿茶草、五点草。全草入药。有毒。逐水肿、散结、杀虫。民间用其全草治疮疔肿毒和肝腹水。

（346）狼毒大戟：又名白狼毒、大猫眼草、山红萝卜根。根入药。有大毒。破积、杀虫、除湿止痒。

（347）大戟：又名北京大戟、京大戟、龙虎草、将军草。根入药。有毒。逐水通便，消肿散结。

（348）钩腺大戟：根入药。利水、泻下。煎水外洗治疥疮。

（349）猫眼草：又名打碗稞、打盆打碗、猫眼稞、猫儿眼、肿手稞。全草入药。有毒。利尿消肿、拔毒止痒。外用治疮癣瘙痒。

（350）油桐：又名三年桐、罂子桐、虎子桐。有小毒。根可消积杀虫、祛风利湿；叶可解毒、杀虫；花可清热解毒、生肌。

（351）算盘子：又名野南瓜、果盒子、山金瓜。根、叶入药。清热利湿、祛风活络。

（352）蜜柑草：全草入药。清暑消积、利水止泻。

（353）千金子：又名续随子。种子入药。排脓消肿、破血散结。

（四十七）黄杨科

（354）黄杨：又名瓜子黄杨、乌龙木。根、叶入药。祛风除湿、行气活血。

（四十八）漆树科

（355）黄连木：又名楷木、黄楝树。根皮及叶入药。有小毒。清热解毒、祛风止痒。

（356）盐肤木：见第二篇第三章"大宗优质怀药品种"中"五倍子"的相关内容。

（357）青肤杨：又名乌倍子。叶或叶柄因受五倍子蚜虫的刺伤生成的囊状虫瘿。功用同五倍子。

（358）漆树：又名干漆、家漆。根、树皮、叶、种子及树皮渗出物入药。有毒。破瘀调经、消积杀虫。

（359）黄栌：又名黄栌柴。根、树枝及叶入药。清热解毒、散瘀止痛。

（360）野漆树：根、叶、树皮及果入药。有小毒。平喘解毒、散瘀消肿、止痛止血。

（361）木蜡树：野漆树、野毛漆。树皮入药。解毒消肿、止血止痛、散瘀。

（四十九）冬青科

（362）冬青：又名四季青、油叶树、树顶子。根皮、叶及种子入药。清热解毒、活血止血。

（363）猫儿刺：又名老鼠刺。根入药。清热解毒、润肺止咳。

（364）枸骨：又名功劳叶、羊角刺、六角茶。根皮、叶及果实入药。根可祛风止痛；叶可滋阴清热、补肾壮骨；果可固涩下焦。

（五十）卫矛科

（365）卫矛：又名鬼箭羽、鬼见愁、八树。见第二篇第三章"大宗优质怀药品种"中"鬼箭羽"的相关内容。

（366）白杜：又名明开暗合、丝绵木、桃叶槐卫矛。树皮和根入药。强筋骨、壮腰膝、补心肾。

（367）冬青卫矛：又名正木、大叶黄杨。根皮入药。利尿、强壮。

（368）扶芳藤：又名爬卫矛、换骨筋、小藤仲、爬行卫矛。茎叶入药。散瘀止血、舒筋活络。

（369）苦皮藤：又名苦树皮、萝卜药、苦通皮、马断肠、菜虫药、老虎麻。根及根皮入药。有小毒。清热利湿、杀虫。

（370）南蛇藤：又名合欢花、南蛇风、黄果藤。根、藤、叶及果入药。根、藤可祛风活血、消肿止痛；果可安神镇静；叶可解毒。

（五十一）省沽油科

（371）野鸦椿：又名鸡眼睛、鸡肫子。根和果实入药。根可解表、清热、利湿；果可祛风散寒、行气止痛。

（372）省沽油：又名水条。根皮、果实入药。行瘀止血、润肠止咳。

（五十二）槭树科

（373）元宝槭：又名平基槭、华北五角枫。根皮入药。祛风除湿。

（374）地锦槭：又名五角枫。枝叶入药。祛风除湿、活血散瘀。

（375）茶条槭：又名茶条、华北茶条槭、稀散叶。叶及芽入药。清热明目。

（五十三）七叶树科

（376）七叶树：又名娑罗树、娑罗子。种子入药。理气宽中。

（五十四）无患子科

（377）文冠果：又名文官果、土木瓜。木材及枝叶入药。祛风湿。

（378）倒地铃：又名假苦瓜、风般葛。全草入药。散瘀消肿、凉血解毒。

（五十五）青风藤科

（379）泡花树：灵寿茨、降龙木。根皮入药。利水、解毒。

（五十六）凤仙花科

（380）凤仙花：又名指甲花、指甲草、急性子、透骨草。全草及种子入药。种子可活血通经、软坚消积；花可活血通经、祛风止痛，外用解毒；全草可散风祛湿、解毒止痛。

（381）水金凤：又名野菜花、野凤仙花。根及全草入药。活血调经、舒筋活络。

（五十七）鼠李科

（382）拐枣：又名枳椇、甜半夜、鸡爪梨、成字果。树皮与种子入药。种子清热利尿、止渴除烦、解酒毒；树皮可活血、舒筋解毒；果梗可健胃补血。

（383）酸枣：又名酸棘、棘、山枣仁。干燥成熟的种子入药。养心安神、敛汗。

（384）枣：又名大枣、红枣、枣子。果实、根及树皮入药。果实可补脾益气、养血安神；树皮可消炎、止血、止泻；根可行气、活血、调经。

（385）鼠李：又名大绿、老鸹眼、臭李子。树皮和果实入药，清热通便；果实有小毒，止咳祛痰。

（386）勾儿茶：又名枪子菜。根、根皮和叶入药。补脾利湿、舒筋活络、调经止痛。

（387）牛鼻拳：又名大叶铁包金、勾儿茶、紫罗花。根入药。祛风利湿、止咳化痰。

（388）冻绿：又名绿泥根。根、根皮及树皮入药。凉血、清热、解毒。

（五十八）葡萄科

（389）葡萄：又名莆陶、草龙珠、索索葡萄。果、根、藤入药。果可解表透疹、利尿、安胎；根、藤可祛风湿、利尿。

（390）华北蛇葡萄：根茎入药。清热解毒、消肿祛湿、止痛止血。

（391）葎草叶蛇葡萄：又名老鸦眼、野葡萄。根皮入药。活血散瘀、消肿解毒、生肌长骨、祛风除湿。

（392）白蔹：又名凉水盆、药狗蛋、山地瓜、野红薯、白根、五叶藤。块根入药。清热解毒、消肿止痛。外用治烫伤、冻疮。

（393）乌头叶蛇葡萄：又名附子叶蛇葡萄、草葡萄、草白蔹。根皮入药。散瘀消肿、祛腐生肌、接骨止痛。

（394）掌裂草葡萄：又名光叶草葡萄。功用同乌头叶蛇葡萄。

（395）爬山虎：又名假葡萄藤、走游藤、风藤、爬墙虎、地锦。根及茎入药。祛风通络、活血解毒。

（396）异叶爬山虎：又名吊岩风、上木蛇、上竹龙。根及茎入药。祛风活络、活血止痛。

（397）乌蔹莓：又名五爪龙、绞股蓝、母猪藤、红母猪藤、五叶藤、五龙草。全草入药。解毒消肿、活血散瘀、利尿、止血。

（五十九）椴树科

（398）扁担木：又名孩儿拳头、葛妃麻、棉筋条。根或全草入药。健脾益气、固精止带、祛风除湿。

（399）田麻：全草入药。平肝利湿、解毒止血。叶治痈疖肿毒、白带过多、外伤出血。

（六十）锦葵科

（400）木锦：又名木棉、荆条、篱障花、清明篱、白饭花、鸡肉花、猪油花、朝开暮落花。花、皮（茎皮或根皮）、果实（朝天子）入药。花可清热凉血、解毒消肿；皮可清热利湿、杀虫止痒；果实可清肺化痰。

（401）冬葵：又名冬苋菜、滑滑菜、土黄、齐菜巴巴叶。种子可利尿下乳、润肠通便；茎叶可清热利湿；根可补中益气。

（402）圆叶锦葵：又名土黄芪、烧饼稞、磨盘根。根入药。补气虚、固表止汗、消水肿。

（403）蜀葵：又名棋盘花、麻秆花、一丈红、斗篷花、光光花、熟季花。根可清热解毒、排脓利尿；种子可利尿通淋；花可通利大小便、解毒散结。

（404）苘麻：又名青麻子、野棉花子、冬葵子。种子入药。清热利湿、退翳。

（405）木芙蓉：又名三变花、九头花、拒霜。花、叶、根入药。清热解毒、消肿排脓、凉血止血。

（406）扶桑：又名朱槿、大红花、月月红。根、叶及花入药。利尿、解毒、调经。

（407）野西瓜苗：又名小秋葵、香令草、山西瓜秧、野芝麻、打瓜花。全草及种子入药。全草可清热解毒、祛风除湿、止咳利尿；种子可润肺止咳、补肾。

（408）陆地锦：又名棉花。根及种子入药。根可补气、止咳、平喘；种子可补肝肾、强腰膝、暖胃止痛、止血、催乳。

（409）野葵：又名冬苋菜、冬寒菜。种子入药。利尿解毒。

（六十一）梧桐科

（410）梧桐：又名青桐、中国梧桐、国桐、桐麻、桐麻碗、青桐皮。根、叶及花入药。根可祛风除湿，降血压；花可祛风湿，平喘；叶外用可治手癣、水田皮炎、湿疹、痔疮。

（411）猕猴桃：又名藤梨、阳桃、白毛桃。根及果入药。果可调中理气、生津润燥、解热除烦；根及根皮可清热解毒、活血消肿、祛风利湿。同属软枣猕猴桃，又名软枣子，功用同猕猴桃。

（412）毛花杨桃：又名毛白桃、白羊桃。根、根皮入药。抗癌、消肿解毒。

（413）葛枣：又名葛枣猕猴桃、金莲枝。带虫瘿的果实入药。理气止痛。

（六十二）山茶科

（414）山茶：又名山茶花。花入药。凉血止血、散瘀消肿。

（六十三）藤黄科

（415）突脉金丝桃：又名大对经草。果实及根入药。清暑利尿、调经。

（416）黄海棠：全草入药。收敛止血、镇痛。

（六十四）柽柳科

（417）柽柳：又名西湖柳、山川柳、三春柳、红荆条、赤柽柳。嫩叶入药。发汗透疹、解毒利尿。

（六十五）堇菜科

（418）紫花地丁：见第二篇第三章"大宗优质怀药品种"中"地丁"的相关内容。

（419）斑叶堇菜：全草入药。清热解毒、除脓消炎。

（六十六）秋海棠科

（420）秋海棠：又名岩丸子。块茎及果入药。凉血止血、散瘀调经、健胃驱虫。

（421）中华秋海棠：又名红白二丸。块茎及全草入药。活血调经、止血止痢。

（六十七）仙人掌科

（422）仙人掌：又名仙巴掌、霸王树、火焰、火掌、玉芙蓉。全株入药。清热解毒、散瘀消肿、健胃止痛、镇咳。

（六十八）瑞香科

（423）芫花：又名南芫花、芫花条、药鱼草、头痛花、闷心花、老鼠花、金腰带、浮胀草。花及根皮入药。有毒。泻水逐饮、解毒。

（424）河朔荛花：茎叶有毒。驱虫、通便。花入药。治消肿胀满、咳逆喘满、精神分裂症。

（425）结香：又名黄瑞香、打贯结花、梦花、雪里开、祖师麻。全株入药。舒筋接骨、消肿止痛、祛风通络。

（426）狼毒：又名断肠草、绵大戟。根入药。祛痰消积。外敷治疥癣。

（六十九）胡颓子科

（427）沙枣：又名红豆、桂香柳。民间用其果汁做泻药；叶干燥后研碎，用水冲服治肺炎、气短。

（七十）石榴科

（428）石榴：又名安石榴、珍珠石榴、石榴皮。根、茎、花、叶和果皮入药。收敛止泻、杀虫。

（七十一）千屈菜科

（429）千屈菜：又名败毒草、败毒连、对叶连。全草入药。清热解毒、凉血止血、收敛止泻。

（430）紫薇：又名百日红、搔痒树。根及根皮入药。活血止血、解毒消肿。

（431）毛千屈菜：又名铁菱角。根状茎及全草入药。功用同紫薇。

（七十二）八角枫科

（432）八角枫：又名华瓜木、八角王、五角枫。侧根、须状根入药。祛风除湿、舒筋活络、散瘀止痛。

（433）瓜木：又名八角枫。根皮入药。祛风止痛。

（七十三）柳叶菜科

（434）柳叶菜：又名水接骨丹。花、根或带根全草入药。花可清热消炎、调经止带、止痛；根可理气活血、止血。

（七十四）五加科

（435）刺楸：又名鸡不宿。根、根皮或树皮入药。祛风利湿、活血止痛、清热祛痰。

（436）刺五加：又名刺拐棒。树皮入药。祛风除湿、强筋壮骨。

（437）五加：又名五加皮。见第二篇第三章"大宗优质怀药品种"中"五加皮"的相关内容。

（438）楤木：又名刺龙包。根皮及茎皮入药。祛风除湿、利尿消肿、活血止痛。

（七十五）伞形科

（439）茴香：又名小茴香、茴香、香丝菜。全草入药。行气止痛、健胃散寒。

（440）峨参：根入药。补中益气、镇痛。

（441）窃衣：又名鹤虱、粘粘草、破子草。果实入药。治慢性腹泻、蛔虫病、滴虫病。

（442）芫荽：又名香菜。果入药。透疹、祛风、健胃、祛痰。

（443）柴胡：又名北柴胡、竹叶柴胡。根入药。解表和理、升阳、疏肝解郁。

（444）芹菜：又名旱芹、药芹、香芹。茎或根入药。降压利尿、凉血止血、健胃利尿。

（445）水芹：根及全草入药。清热利湿、止血降压。

（446）防风：见第二篇第三章"大宗优质怀药品种"中"防风"的相关内容。

（447）蛇床：又名蛇床子、野茴香。果实入药。祛风燥湿、杀虫止痒、补肾。

（448）藁本：见第二篇第三章"大宗优质怀药品种"中"藁本"的相关内容。

（449）当归：根入药。补血调经、润肠。

（450）紫花前胡：又名土当归。根入药。散风清热、止咳化痰。

（451）前胡：见第二篇第三章"大宗优质怀药品种"中"前胡"的相关内容。

（452）石防风：根入药。宣散风热、化痰止咳。

（453）短毛独活：又名香独活、肉独活、川独活、资丘独活。根入药。祛风胜湿、散寒止痛。

（454）野胡萝卜：果实入药。有小毒。消炎杀虫、祛痰解毒。根可健胃，促消化。

（455）胡萝卜：又名红萝卜。根入药。消食透疹。

（456）大肺经草：又名乌豆草。全草入药。散寒止咳、行血通经。

（457）积雪草：又名落得打。全草入药。清热解毒、活血利尿。

（458）狭叶柴胡：又名软柴胡、软苗菜胡、红柴胡。根入药。解表和理、升阳、疏肝解郁。

（七十六）山茱萸科

（459）山茱萸：见第二篇第二章第四节"山茱萸"的相关内容。

（460）青荚叶：又名叶上花。全株及根入药。活血化瘀、清热解毒。

（461）毛楝：又名癞树叶。叶入药。治漆疮。

（七十七）鹿蹄草科

（462）鹿蹄草：又名鹿衔草、鹿含草、鹿安茶、鹿寿草、冬绿、破血丹。全草入药。祛风除湿、强筋止血。

（七十八）杜鹃花科

（463）照山白：又名万经茶、铁石茶、白镜子、小花杜。枝叶入药。有大毒。祛风通络、调经止痛、化痰止咳。

（七十九）报春花科

（464）点地梅：又名喉咙草、白花珍、珠草、天星草。全草入药。清热解毒、消肿止痛。

（465）珍珠菜：根及全草入药。活血调经、解毒消肿。

（466）重楼排草：又名四儿风、四叶黄、四片瓦。全草入药。宽胸利膈、祛痰镇咳、止痛。

（467）过路黄：又名大金钱草、对座草、路过黄、遍地黄、铜钱草、一串钱、寸骨七。全草入药。清热解毒、利尿排石、活血散瘀。

（468）红根排草：又名小田基黄、星宿菜。全草入药。清热利湿、活血调经。

（八十）蓝雪科

（469）二色补血草：又名补血草。根及全草入药。活血、止血、温中健脾、滋补强壮。

（470）蓝雪花：又名角柱花。根入药。解痉、镇痛。

（八十一）柿树科

（471）柿：又名柿子、猪果。果实、柿霜、柿蒂、根及叶入药。果可润肺生津、降压止血；柿蒂可降气止呃；柿霜可生津利咽、止咳；根可清热凉血；叶可降压。

（472）君迁子：又名软枣、黑枣。果实入药。祛燥热、滋补强壮。

（八十二）木樨科

（473）女贞子：又名冬青子。果实入药。滋补肝肾、乌发明目。

（474）小叶女贞：又名小白蜡。根皮、叶及果入药。清热解毒。

（475）白蜡树：树皮入药。清热燥湿、止痢明目。

（476）迎春花：又名迎春、小黄花、金腰带、清明花、金梅花。叶及花入药。解毒消肿、止血止痛。花可清热利尿、解毒。

（477）茉莉花：根及花入药。花、叶可清热解毒、利湿。

（478）连翘：见第二篇第二章第八节"连翘"的相关内容。

（479）暴马丁香：又名暴马丁、青杠子、白丁香。根可作熏香；树干、枝条可清肺热、平喘镇咳、祛痰。

（480）大叶白蜡树：又名秦皮。树皮入药。清热燥湿、止痢明目。

（481）小叶白蜡树：又名苦枥、秦皮。树皮入药。泻热、明目、清肠、止痢。

（八十三）马钱科

（482）密蒙花树：又名蒙花、蒙花珠、老蒙花、水锦花。花蕾、根及叶入药。清肝明目、退翳。

（483）醉鱼草：又名鱼尾草、铁线尾。带根全草、叶及花入药。有毒。祛风除湿、止痰、化痰、散瘀、杀虫。

（八十四）龙胆科

（484）条叶龙胆：又名龙胆草。根入药。泻肝胆实火、除下焦湿热。

（485）红花龙胆：根及全草入药。清热利湿、解毒。

（486）鳞叶龙胆：又名龙胆草、石龙胆。全株入药。清热消肿、解毒。

（487）当药：又名獐牙草、中国当药。全株入药。清热解毒、利胆祛湿。

（488）秦艽：又名大叶龙胆。根入药。散风除湿、清热解毒、利尿、舒筋止痛。

（489）荇菜：又名水葵。全草入药。清热解毒、利尿。

（八十五）夹竹桃科

（490）夹竹桃：又名红花夹竹桃。全株有毒。叶入药。强心利尿、祛痰杀虫。

（491）罗布麻：又名红麻、茶叶花、红柳子、野麻、羊肚拉角、泽漆麻。叶或全草入药。清热平肝、熄风。其茎汁液可加快伤口愈合。

（492）络石：带叶的茎入药。祛风通络、活血止痛。

（493）罗芙木：又名鱼胆木。根入药。镇静、降压、活血止痛、清热解毒。外用治跌打损伤、毒蛇咬伤。

（八十六）萝藦科

（494）杠柳：又名香加皮、北五加、羊角叶、羊奶条。根皮入药。祛风湿、强筋骨。

（495）牛皮消：又名飞来鹤。有小毒。根或全草入药。滋阴养血、健胃顺气、镇静止痛、催乳。

（496）白首乌：又名隔山消、隔山撬。块根入药。补益肝肾、强筋壮骨。

（497）白薇：又名白前、老君须。根入药。清热凉血、利尿。

（498）徐长卿：又名逍遥竹、遥竹逍、对节连、竹叶细辛、一枝香。根及全草入药。解毒消肿、通经活络、止痛。

（499）变色白前：根茎入药。治肺结核、浮肿、淋病等。

（500）地梢瓜：又名地梢花。全草及果入药。益气、通乳。

（501）萝藦：又名飞来鹤、老婆筋。块根、全草及果壳入药。根可补气益精；果壳（天浆壳）可补虚助阳、止咳化痰；全草可强壮、行气活血、消肿解毒。

（502）鹅绒藤：又名羊奶角角、祖子花、老年肿。根及乳汁入药。祛风解毒、健胃止痛。

（八十七）旋花科

（503）菟丝子：见第二篇第三章"大宗优质怀药品种"中"菟丝子"的相关内容。

（504）旋花：又名狗狗秧。根状茎及全草入药。降压、利尿、接骨生肌。

（505）田旋花：又名中国旋花、箭叶旋花。全草入药。调经活血、滋阴补虚、止痒止痛。

（506）打碗花：又名面藤根、小旋花、盘肠参、铺地参。根状茎及花入药。根状茎可健脾益气、利尿调经、止带；花可止痛。

（507）空心菜：又名蕹菜。全草及根入药。清热凉血，内服可解饮食中毒。

（508）甘薯：又名红薯、白薯、红苕、香薯、地瓜。藤、叶入药。生津润燥、消痈解毒。

（509）裂叶牵牛：又名牵牛、黑白丑、喇叭花。种子入药。泻下消积、逐水消肿、杀虫。

（510）圆叶牵牛：又名毛牵牛、矮牵牛、紫牵牛。种子入药。功用同裂叶牵牛。

（八十八）紫草科

（511）紫草：又名紫丹、地血。根入药。清热凉血、解毒透疹。

（512）狼紫草：叶入药。消炎止痛。

（513）附地菜：又名老婆指甲。全草入药。温中健胃、消肿止痛、止血。

（514）鹤虱：见第二篇第三章"大宗优质怀药品种"中"鹤虱"的相关内容。

（515）狭苞斑种草：又名蛤蟆草。全草入药。解毒消肿、利湿止痒、止咳止血。

（516）梓木草：又名地仙桃。果实入药。温中健胃、消肿止痛、止血。

（八十九）马鞭草科

（517）马鞭草：见第二篇第三章"大宗优质怀药品种"中"马鞭草"的相关内容。

（518）黄荆：又名荆条、黄荆条、黄荆子、五指风、五指甘。果实、根、茎及叶入药。根、茎可清热止咳、化痰截疟；叶可清热解表、化湿截疟；果实可止咳平喘、理气止痛。

（519）荆条：用途同黄荆。

（520）臭牡丹：根及叶入药。祛风除湿、解毒散瘀。

（521）海州常山：又名臭梧桐、八角梧桐。根、茎、叶入药。祛风除湿、降血压。

（522）三花莸：又名六月寒。全草入药。发表散寒、宣肺止咳、活血调经。

（523）桦紫株：又名紫红鞭、米筛子。根入药。清热止痒。治目红、发热、口渴、痢疾。

（524）白棠子树：又名紫珠、止血草。茎、叶及根入药。止血散瘀、消炎。

（九十）唇形科

（525）筋骨草：又名白毛夏枯草、散血草、苦地胆。全草入药。清热解毒、消肿止痛、凉血平肝。

（526）紫背金盘：全草入药。镇痛散瘀、解毒。

（527）水棘针：又名土荆芥。全草入药。止痢止泻、健胃消食。

（528）黄芩：见第二篇第三章"大宗优质怀药品种"中"黄芩"的相关内容。

（529）井头黄芩：功用同黄芩。

（530）夏至草：又名小益母草、白花夏枯、灯笼棵。全草入药。养血调经。

（531）藿香：全草入药。解暑化湿、行气和胃。止呕吐、驱逐肠胃充气、消暑。

（532）裂叶荆芥：又名荆芥、小茴香。全草入药。治感冒、头痛、咽喉肿痛等症。

（533）荆芥：见第二篇第三章"大宗优质怀药品种"中"荆芥"的相关内容。

（534）活血丹：全草入药。止血消炎。

（535）香青兰：全株入药。治气管炎、腹胀。

（536）糙苏：又名蜂窝草、大叶糙苏、山苏子、续断。根入药。消炎、生肌、续筋、接骨。补肝肾、强腰膝、安胎。

（537）宝盖草：又名珍珠莲、接骨草。全草入药。祛风活血、解毒止痛。治外伤骨折、瘫痪、高血压、小儿肝热。

（538）野芝麻：又名野油麻、山麦胡、地蚤。全草或花入药。全草可散瘀、消积、调经利湿；花可调经利湿，治子宫及泌尿系统疾患；全草可治跌打损伤、小儿疳积。

（539）益母草：见第二篇第三章"大宗优质怀药品种"中"益母草"的相关内容。

（540）细叶益母草：又名风车草、四美草、风葫芦草。全草及果实入药，功用同益母草。

（541）白花益母草：又名錾菜。全草入药。治产后腹痛。

（542）水苏：全草入药。治百日咳、扁桃体炎、咽喉炎、痢疾。

（543）丹参：见第二篇第三章"大宗优质怀药品种"中"丹参"的相关内容。

（544）荔枝草：又名癞蛤蟆草、砂锅片、荠苧、雪见草、猪婆草。全草入药。清热解毒、利尿消肿、凉血止血。

（545）风轮菜：又名九塔草、落地梅花、苦刀草。全草入药。疏风清热、解毒止痢、止血。治疔疮。

（546）牛至：又名五香草、暑草、满山香。全草入药。发汗解表、消暑化湿。预防流感，治感冒、气阻食滞、小儿食积腹胀等。

（547）薄荷：见第二篇第三章"大宗优质怀药品种"中"薄荷"的相关内容。

（548）留兰香：又名十香菜。叶、茎或全草入药。治感冒咳嗽、头痛、咽痛、神经性头痛。

（549）地笋：又名地瓜儿苗、甘露子、泽兰。全草入药。为妇科要药。通经活血、通便利尿，对产前产后诸病有效。

（550）紫苏：见第二篇第三章"大宗优质怀药品种"中"紫苏叶"的相关内容。

（551）石荠苧：全草入药。疏风消暑、行气理血、利湿止痒。治感冒、中暑、发高烧、疟疾、内痔、外伤出血、跌打损伤、痱子、皮肤瘙痒等。

（552）海州香薷：全草入药。发表解暑、散湿行水、利尿消肿。

（553）罗勒：又名香荆芥、香草。全草、种子入药。全草可发汗解表、祛风利湿、散瘀止痛；种子可明目。

（554）香薷：又名香茹、香草。全草入药。发汗解表、祛暑化湿、利尿消肿。

（555）冬凌草：见第二篇第二章第三节"冬凌草"的相关内容。

（556）半枝莲：又名并头草、狭叶韩信草、牙刷草、四方马兰。全草入药。清热解毒、活血祛瘀、消肿止痛、抗癌。

（557）连钱草：又名活血丹、金钱草、金钱薄荷、肺风草、十八缺、筋骨消。全草入药。清热解毒、利尿排石、散瘀消肿。

（558）土香薷：又名山苏子、水荆芥、野香薷。全草入药。发汗、解暑、利尿。

（559）石见穿：又名紫参、月下红、小红参。全草入药。清热解毒、活血镇痛。

（560）地椒：又名百里香、麝香草。全草入药。祛风解表、行气止痛、止咳、降压。

（561）瘦风轮：又名塔花、剪刀草。全草入药。清热解毒、消肿止痛。

（562）蓝萼香茶菜：又名香茶菜、山苏子、回菜花。全草入药。清热解毒、活血化瘀。

（563）内折香茶菜：全草入药。清热解毒、消炎止痛、抗癌消肿。

（九十一）茄科

（564）枸杞：又名狗牙根、甜刺牙、地骨皮。根皮、果实入药。果实可滋补肝肾、益精明目；根皮可清热退烧、凉血、降压。

（565）天仙子：又名莨菪、山烟、牙痛子。有大毒。根、种子入药。解痉、镇痛、安神、麻醉镇静。

（566）华山参：又名热参。根入药。有毒。温中、安神、定喘。

（567）酸浆：又名红灯笼、红姑娘、挂金灯、金灯、泡泡草。带宿的果实、根及全草入药。清热、解毒、化痰、利尿。

（568）挂金灯：宿存花萼入药。清热解毒。

（569）苦职：又名灯笼草、天泡草、天泡子、小酸浆。功用同酸浆。

（570）辣椒：又名辣子、辣角、牛角椒、红海椒、海椒、大椒。果实、根和茎枝入药。果实可温中散寒、健胃消食；根可活血化瘀。

（571）龙葵：见第二篇第三章"大宗优质怀药品种"中"龙葵"的相关内容。

（572）白英：又名蔓茄、毛风藤、白毛藤、白草、毛千里光、排风藤、毛秀才。全草或根入药。有小毒。清热利湿、解毒消肿、抗癌。

（573）丁茄：又名颠茄、牛茄子、野番茄、山马铃。根、果或全草入药。有毒。活血散瘀、镇痛麻醉。

（574）茄：又名茄子、茄根。根入药。清热利湿、祛风止咳、收敛止血。

（575）曼陀罗：又名醉心花、洋金花、洋惊花、山茄花、风茄花、大麻花。花和根、种子入药。有大毒。麻醉、镇痛、平喘、止咳。

（576）烟草：又名烟、烟叶。全草入药。有毒。消肿解毒、杀虫。

（九十二）玄参科

（577）泡桐：又名毛泡桐、兰考泡桐、空桐木、白桐、水桐、桐木树、紫花树。根、果入药。根可舒筋止痛，祛风解毒、消肿；果可化痰止咳。

（578）玄参：又名元参、乌元参、黑参。根入药。滋阴、降火、生津、解毒。

（579）北玄参：又名重台、正马、玄合、黑参、元参。根入药。滋阴、降火、除烦、解毒。

（580）通泉草：全草入药。清热、解毒、调经。

（581）怀地黄：见第二篇第一章第二节"怀地黄"的相关内容。

（582）野地黄：又名婆婆丁、酒壶花。功用同怀地黄。

（583）婆婆纳：卵子草、石补丁、双肾草。全草入药。凉血止血、理气止痛。

（584）北水苦荬：又名仙桃草。全草入药。活血止血、解毒消肿。

（585）松蒿：全草入药。清热利湿，治黄疸、消肿、风热感冒。

（586）阴行草：又名刘寄奴、金钟茵陈、黄芩茵陈、铃茵陈。全草入药。清热利湿、凉血止血、祛瘀止痛。

（587）窄叶母草：又名羊角桃、蛇舌草、田香蕉。全草入药。清热解毒、化瘀消肿。

（九十三）紫葳科

（588）梓树：又名河梓、臭梧桐、黄金树、豇豆树。果实、树白皮、根白皮入药。果实可利尿消肿；皮可利湿杀虫。

（589）楸树：又名旱楸蒜薹、金丝楸、梓桐。树皮、根皮、叶及果实入药。树皮、根皮可清热解毒、散瘀消肿；叶可解毒；果实可清热利尿。

（590）紫葳：又名凌霄花。花、根、茎和叶入药。花粉有毒。花可通经活血、祛风；根、茎、叶可活血散瘀、解毒消肿。

（591）角蒿：又名羊角草、野芝麻。全草入药。祛风除湿、解毒止痛。

（九十四）胡麻科

（592）芝麻：又名胡麻、油麻、巨胜、黑芝麻。黑色种子入药。滋补肝肾、养血润肠、通乳。

（九十五）列当科

（593）列当：全草入药。补肝肾、强筋骨。

（594）黄花列当：又名独根草。全草入药。功用同列当。

（九十六）苦苣苔科

（595）珊瑚苣苔：全草入药。散瘀消积。治小儿疳积、跌打损伤。

（596）旋蒴苣苔：又名牛耳朵、猫耳朵、牛耳草、石花子、绵还阳草。全草入药。散瘀止血、解毒。

（九十七）透骨草科

（597）透骨草：又名接生草、毒蛆草。全草及叶入药。清热利湿、活血消肿。

（九十八）车前科

（598）车前：见第二篇第三章"大宗优质怀药品种"中"车前子"的相关内容。

（599）平车前：又名猪耳朵棵、小车前。种子和全草入药。清热利尿、祛痰止咳、明目、止泻。

（600）大车前：又名牛舌头棵。全草入药。镇咳、祛痰止泻。

（九十九）茜草科

（601）茜草：见第二篇第三章"大宗优质怀药品种"中"茜草"的相关内容。

（602）蓬子菜：又名刘芙蓉草、疗毒草、鸡肠草。全草及根入药。解毒利湿、止痒。

（603）四叶葎：又名四叶七、红蛇儿、天良。全草入药。清热解毒、利尿、止血、消食。

（604）猪殃殃：又名拉拉藤、细叶甘草、活血草、泥耳草。全草入药。清热解毒、利尿消肿。

（605）红大戟：又名红牙大戟、红牙戟、紫大戟、广大戟、南大戟、将军草。根入药。有小毒。泻水逐饮、消肿散结。

（606）虎刺：又名绣花针、伏牛花、千口针、针上叶、老鼠刺、鸟不踏、黄鸡脚。根或全株入药。祛风利湿、活血止痛。

（607）鸡矢藤：又名鸡屎藤、牛皮冻、解暑藤。根及全草入药。祛风利湿、消食化积、止咳止痛。

（一百）忍冬科

（608）金银花：见第二篇第二章第七节"金银花（密银花、怀银花）"的相关内容。

（609）接骨木：嫩枝入药。接骨续筋、活血止痛、祛风利湿。

（610）接骨草：全草入药。接骨续筋、活血止痛。

（611）桦叶荚蒾：又名卵叶荚蒾、红对节子。根入药。调经、涩精。

（612）荚蒾：又名酸汤杆、苦柴子。根、枝、叶入药。枝、叶可清热解毒、疏风解表；根可祛瘀消肿。

（613）短柄忍冬：又名鸡骨头树。根入药。杀菌截疟。

（一百〇一）败酱科

（614）败酱：又名黄花龙芽、黄花败酱、龙芽败酱。根状茎和根或全草入药。清热利湿、解毒排脓、活血祛瘀。

（615）糙叶败酱：根入药。民间用其根煎水洗治外伤红肿。

（616）异叶败酱：又名追风筋、脚汗草、铜班道、虎牙草。根或全草入药。清热燥湿、止血止带、截疟。

（617）缬草：又名拢地麻、鹿子草、臭草。根状茎、根入药。安神、理气、止痛。

（一百〇二）川续断科

（618）续断：块根入药。补肝肾、续筋骨、活血安胎。

（619）华北蓝盆花：花入药。清热泻火，治肝炎头痛、黄疸等。

（一百〇三）葫芦科

（620）盒子草：种子及全草入药。清热解毒、利尿、消肿、祛湿。

（621）假贝母：又名土贝母。鳞茎入药。清热解毒、散结消肿。

（622）赤爬：又名野甜瓜。根和果实入药。理气活血、祛痰、清热解毒。

（623）苦瓜：又名癞瓜。根、藤及叶入药。清热解毒。

（624）丝瓜：果络入药。通经活血、清热化痰、健脾解毒。

（625）冬瓜：又名白瓜皮、白冬瓜皮。果皮及种子入药。清热利尿、消肿；种子可清热化痰、清痈排脓。

（626）西瓜：又名西瓜翠、西瓜皮、碎秋。中果皮入药。清热解暑、利尿。

（627）甜瓜：又名香瓜、苦丁香、甜瓜蒂。果梗及种子入药。瓜蒂可催吐、退黄疸；种子可清肺化痰、排脓、润肠。

（628）葫芦：又名抽葫芦、壶芦、蒲芦。果皮及种子入药。利尿消肿、散结。

（629）栝楼：见第二篇第三章"大宗优质怀药品种"中"栝楼"的相关内容。

（630）南瓜：又名北瓜子、窝瓜子。种子入药。驱虫。

（一百〇四）桔梗科

（631）党参：见第二篇第三章"大宗优质怀药品种"中"党参"的相关内容。

（632）四叶参：又名羊乳、奶参、山海螺、狗头参。根入药。补虚通乳、排脓解毒。

（633）桔梗：见第二篇第三章"大宗优质怀药品种"中"桔梗"的相关内容。

（634）紫斑风铃草：又名吊钟花。全草入药。清热解毒、止痛。

（635）轮叶沙参：功用同沙参，见第二篇第三章"大宗优质怀药品种"中"沙参"的相关内容。

（636）杏叶沙参：功用同沙参，见第二篇第三章"大宗优质怀药品种"中"沙参"的相关内容。

（637）狭叶沙参：功用同沙参，见第二篇第三章"大宗优质怀药品种"中"沙参"的相关内容。

（638）宽裂沙参：功用同沙参，见第二篇第三章"大宗优质怀药品种"中"沙参"的相关内容。

（639）多歧沙参：功用同沙参，见第二篇第三章"大宗优质怀药品种"中"沙参"的相关内容。

（640）荠苨：功用同沙参，见第二篇第三章"大宗优质怀药品种"中"沙参"的相关内容。

（一百〇五）菊科

（641）华泽兰：又名大泽兰、多须公、兰草。根叶入药。清热解毒、利咽化痰。

（642）佩兰：又名三七、兰草、圆梗泽兰、省头草。全草入药。活血散瘀、调经利尿、醒脾化湿。

（643）泽兰：见第二篇第三章"大宗优质怀药品种"中"泽兰"的相关内容。

（644）白鼓钉：又名尖佩兰、佩兰、野马追、土升麻。全草入药。醒脾、化湿、清暑。

（645）马兰：又名马兰头、鸡儿肠、红管药、田边菊、衣连、脾草。全草或根入药。消食积、除湿热、利尿、退热止咳、解毒。

（646）阿尔泰狗娃花：又名阿尔泰紫菀。全草及根入药。清热降火、排脓；根可润肺止咳。

（647）东风菜：又名山蛤芦。全草或根入药。清热解毒、祛风止痛。治蛇咬伤、风毒雍热等。

（648）羊耳菊：又名白牛胆、大力王、叶下白、冲天白、小茅香。根或全草入药。散寒解表、祛风消肿、行气止痛。

（649）紫菀：见第二篇第三章"大宗优质怀药品种"中"紫菀"的相关内容。

（650）三脉紫菀：又名三褶脉紫菀、三脉叶马兰。全草入药。治感冒发热及无名肿毒。

（651）一年蓬：又名千层塔、治疟草、野蒿。全草入药。清热解毒、抗疟。治疟疾。

（652）一点红：又名红背叶、叶下红、羊蹄草。全草入药。清热解毒、散瘀消肿。

（653）野塘蒿：又名香丝草。全草入药。清热祛湿、行气止痛。

（654）小白酒草：又名小飞蓬、赶驴棍、驴尾巴蒿、加拿大蓬。全草入药。消炎止血、清热利湿。

（655）鼠麴草：又名佛耳草、爪老鼠。全草入药。镇咳、祛痰。

（656）大花旋覆花：根叶入药。平喘镇咳、健胃祛痰。

（657）旋覆花：见第二篇第三章"大宗优质怀药品种"中"旋覆花"的相关内容。

（658）线叶旋覆花：又名条叶旋覆花。全草入药。功用同旋覆花。

（659）土木香：又名祁木香。根入药。理气止痛、开胃驱虫。

（660）天明精：又名鹤虱、天蔓青、地秋。果实名鹤虱。全草清热解毒、祛痰止咳。

（661）大风艾：又名艾纳香、冰片艾。根、嫩枝及叶入药。祛风消肿、活血散瘀。

（662）苍耳：见第二篇第三章"大宗优质怀药品种"中"苍耳子"的相关内容。

（663）豨莶：又名热黏泥、虾柑草、黏糊菜、肥猪苗、肥猪菜、黏苍子、黄花子、黏不扎。全草入药。有小毒。祛风湿、通络、降压。

（664）鳢肠：又名黑旱莲、旱莲草、墨旱莲、胖婆娘腿。见第二篇第三章"大宗优质怀药品种"中"旱莲草"的相关内容。

（665）向日葵：又名葵花、向阳花、望日葵、朝阳花、转日莲。花、种子和叶入药。花序托可养肝补肾、清热散风、止痛；种子可清热利尿、滋阴镇痉、润肠通便；叶可健胃消食、截疟。

（666）麻叶蟛蜞菊：全草入药。补血活血。

（667）菊芋：又名洋姜。块茎及叶入药。清热凉血。可治糖尿病。

（668）鬼针草：见第二篇第三章"大宗优质怀药品种"中"鬼针草"的相关内容。

（669）狼把草：又名鬼叉、鬼刺、一包针。全草入药。清热解毒、养阴敛汗。

（670）还阳参：又名驴打滚草。全草入药。止咳化痰、平喘。

（671）小花鬼针草：又名鬼针草、锅叉草、小鬼叉子、山黄连、不怕日草。全草入药。清热解毒、活血散瘀。

（672）云南蓍：一枝蒿、飞天蜈蚣、蓍草。全草入药。活血化瘀、消肿止痛。

（673）太行菊：又名野菊花。功用同怀菊花。

（674）野菊：又名野菊花、野黄菊、苦薏。叶及全草入药。清热解毒、降血压。

（675）凤毛菊：又名八棱麻、三棱草、八面风。全草入药。祛风活络、散瘀止痛。

（676）怀菊花：见第二篇第一章第三节"怀菊花"的相关内容。

（677）猪毛蒿：又名黄蒿、滨蒿。幼苗入药。利尿、消炎。

（678）茵陈蒿：见第二篇第三章"大宗优质怀药品种"中"茵陈"的相关内容。

（679）南牡蒿：又名牡蒿、水蒿。全草及根入药。祛风除湿、解毒。治风湿性关节炎、头痛、浮肿、毒蛇咬伤。

（680）黄花蒿：又名黄蒿、臭蒿、蒿子、香蒿、苦蒿、细叶蒿。全草入药。清热凉血、退热消暑。

（681）青蒿：见第二篇第三章"大宗优质怀药品种"中"青蒿"的相关内容。

（682）蒌蒿：又名水蒿。全草入药。止血、消炎、镇咳、化痰。

（683）野艾蒿：全草入药。避毒驱虫。

（684）艾蒿：见第二篇第三章"大宗优质怀药品种"中"艾叶"的相关内容。

（685）绒背菊：又名猫腿菇。块根入药。祛风除湿、止痛。

（686）毛连菜：头状花序入药。理肺止咳、化痰平喘、宽胸。

（687）款冬：又名冬花、款冬花、虎须。见第二篇第三章"大宗优质怀药品种"中"款冬花"的相关内容。

（688）兔儿伞：又名雷骨散、雨伞菜、一把伞。根及全草入药。祛风湿、舒筋活血、止痛。

（689）千里光：又名千里明、眼明草、九里明、一扫光、九领光。全草入药。清热解毒、凉血消肿、清肝明目。

（690）狗娃花：又名狗哇花、斩龙戟。根入药。解毒消肿。

（691）金盏菊：又名金盏花。全草入药。发汗利尿、泻下通经。

（692）蓝刺头：又名单州漏芦、禹州漏芦、刺葛、火绒草。根入药。清热解毒、排脓消肿、通乳、通筋脉。

（693）火绒草：又名老头草、薄雪草、老头艾。全草入药。清热凉血、利尿。

（694）白术：见第二篇第三章"大宗优质怀药品种"中"白术"的相关内容。

（695）苍术：见第二篇第三章"大宗优质怀药品种"中"苍术"的相关内容。

（696）北苍术：又名苍术、枪头菜、山苍术、山刺菜。根状茎入药。健脾燥湿、祛风避秽。

（697）牛蒡：见第二篇第三章"大宗优质怀药品种"中"牛蒡子"的相关内容。

（698）飞廉：又名大蓟、刺盖。全草或根入药。散瘀止血、清热利湿。

（699）刺儿菜：小蓟、刺脚芽、刺脚菜、曲曲菜、青青菜、齐齐菜、刺角菜、小鸡角刺、小牛扎口、野红花。全草入药。凉血、行瘀、止血。

（700）大刺儿菜：大蓟、叶刺儿菜。全草入药。利尿、止血、凉血、消肿。

（701）大蓟：见第二篇第三章"大宗优质怀药品种"中"大蓟"的相关内容。

（702）泥胡菜：又名石灰菜、剪刀菜、绒球。全草入药。消肿散结、清热解毒、调经止血、止带。

（703）飞机草：又名香泽兰。全草入药。有小毒。散瘀消肿、止血杀虫。

（704）祁州漏芦：又名漏芦、大花蓟漏芦、打锣锤。见第二篇第三章"大宗优质怀药品种"中"漏芦"的相关内容。

（705）大丁草：又名小火草、天青地白、磨地莲、细叶鼠曲草。全草入药。祛风湿、止咳、止血、清热解毒。

（706）笔管草：又名华北鸦葱、白茎鸦葱。根入药。治疗毒恶疮、乳痈、外感风热。

（707）大吴风草：又名八角乌、铁冬苋、大马蹄、马蹄当归、一叶莲。全草入药。活血止血、散结消肿。

（708）下田菊：又名水胡椒、风气草、汗苏麻。全草入药。清热利湿、解毒消肿。

（709）蒲公英：见第二篇第三章"大宗优质怀药品种"中"蒲公英"的相关内容。

（710）一枝黄花：又名山厚合、老虎尿。根及全草入药。疏风清热、解毒消肿。

（711）山莴苣：又名鸭子食、苦菜、苦马地丁。全草或根入药。清热解毒、凉血散瘀。

（712）茄叶斑鸠菊：又名斑鸠木、白花毛桃。根和叶入药。凉血止血、润肺止咳。

（713）腺梗菜：又名葫芦叶、水葫芦、水马蹄草、和尚草。根状茎入药。止咳平喘、利水散瘀。

（714）山苦荬：又名叶叶苗、黄鼠草、苦茶、小苦苣、活血草。全草入药。清热利湿、解毒排脓、活血化瘀。

（715）苦荬菜：又名秋苦荬茶、盘儿草、牛舌菜、稀须菜、山林水火草。全草或根入药。清热解毒、散瘀止痛、止血、止带。

（716）苣荬菜：又名苦菜、苦苣菜、取麻菜。全草入药。清热解毒、凉血利湿。

（717）山柳菊：又名柳叶公英。根或全草入药。清热解毒、利湿消积。

（718）小白蒿：全草入药。燥湿杀虫。

二、单子叶植物纲

（一百〇六）香蒲科

（719）香蒲：又名蒲草、东方香蒲。花入药。行瘀利尿、止痛止血。

（720）水烛：又名香蒲、水蜡、蒲草。花粉入药。生用行血、消瘀、止痛；炒用止血。

（721）无苞香蒲：又名蒲草。花粉入药。行血、消瘀、止痛止血。

（一百〇七）黑三棱科

（722）黑三棱：又名三棱。块茎入药。破血行气、消肿止痛、通经下乳。

（一百〇八）眼子菜科

（723）眼子菜：又名水案板、地黄瓜、压水草。全草入药。清热解毒、利尿消积。

（一百〇九）泽泻科

（724）泽泻：又名水泽、如意花、车苦菜。块茎入药。清热利湿、利尿。

（725）慈姑：又名张口草、华夏慈姑、燕尾草。球茎及全草入药。清热止血、解毒消肿、散结。

（一百一十）禾本科

（726）淡竹：见第二篇第二章第九节"竹茹"的相关内容。

（727）稻：又名水稻、稻芽。成熟果实经加工处理而得。健脾开胃、和中消食。

（728）芦苇：又名芦根。见第二篇第三章"大宗优质怀药品种"中"芦根"的相关内容。

（729）雀麦：全草入药。有止汗之功。主治汗出不止。

（730）小麦：又名浮小麦。干燥轻浮瘪瘦的果实入药。止虚汗、养心安神。

（731）大麦：又名大麦芽。发芽的果实入药。健胃消食、回乳。

（732）野燕麦：全草入药。收敛止血、固表止汗。

（733）画眉草：又名星星草、蚊子草。全草及花入药。全草可散风清热、利尿；花序可解毒止痒。

（734）牛筋草：又名蟋蟀草、大屁股草。全草入药。清热解毒、祛风利湿、散瘀止血。

（735）狗牙根：又名铁线草。全草及根状茎入药。清热利尿、散瘀止血、舒筋活络。

（736）谷子：又名粱、粟、小米。发芽的种子入药。清热、解渴、补脾肾、和肠胃、利尿。

（737）狗尾草：全草、花穗、根和种子入药。祛风明目、清热利尿。

（738）狼尾草：又名油草。根及全草入药。清肺止咳、凉血明目。

（739）荻：根茎入药。清热活血。

（740）芒：又名芭茅。幼茎入药。散血驱毒。

（741）白茅：见第二篇第三章"大宗优质怀药品种"中"白茅根"的相关内容。

（742）斑茅：又名大密、大茅根。根状茎入药。清热活血。

（743）荩草：又名竹叶草、马耳草、猫耳朵。全草入药。降逆、止咳平喘、祛风湿。

（744）蜀黍：又名高粱。颖果入药。燥湿祛痰、宁心安神。

（745）玉蜀黍：又名玉米、苞谷、苞谷须、蜀黍须。花柱和柱头入药。利尿消肿、平肝利胆。

（746）薏苡：见第二篇第三章"大宗优质怀药品种"中"薏苡"的相关内容。

（747）看麦娘：全草入药。利水消肿、解毒。

（748）稗：又名稗子、马绊草。全草入药。清热利湿、退黄。

（749）菱白：又名菰。根及果实入药。清热除烦、止渴通乳、利大小便；根可清热解毒；果实可清热除烦、生津止咳。

（一百一十一）莎草科

（750）萤蔺：块茎入药。破瘀血、消积聚。

（751）荆三棱：见第二篇第三章"大宗优质怀药品种"中"三棱"的相关内容。

（752）荸荠：又名地梨、马蹄、乌芋、地粟、芯荠。球茎及地上部分入药。球茎可清热止渴、利湿化痰、降血压；地上全草可清热利尿。

（753）香附子：又名莎草、雷公头、三棱草、香头草、回头青。块茎入药。理气疏肝、调经止痛。

（754）短叶水蜈蚣：又名散寒草、球子草金牛草。全草入药。疏风解表、清热利湿、止咳化痰、祛痛消肿。

（755）牛毛毡：又名松毛蔺。全草入药。发表散寒、祛痰平喘。

（756）单穗水蜈蚣：又名一箭球、水百足、三角草。全草入药。清热化痰、活血消肿。

（757）碎米莎草：又名野席草、三楞草、三方草。全草入药。祛风除湿、调经利尿。

（758）藨草：又名穗毛。全草入药。止血。

（759）水葱：又名冲天草、莞、莞蒲。地上全草入药。除湿利尿。

（一百一十二）棕榈科

（760）棕榈：又名棕衣树、棕树、陈棕、棕板、棕骨、棕皮。叶柄及陈旧的叶柄或鞘片的纤维、棕榈子入药。收敛止血。

（一百一十三）天南星科

（761）菖蒲：又名臭蒲、白菖蒲、水菖蒲、泥菖蒲、大叶菖蒲。根状茎入药。开窍化痰、避秽杀虫。

（762）石菖蒲：又名草蒲、菖蒲叶、山菖蒲、水剑草。根状茎入药。开窍、益智、宽胸、豁痰、祛瘀解毒。

（763）芋：又名芋头、芋根。块茎入药。消疬散结。

（764）独角莲：又名禹白附、麦附子、白附子、牛粉白附、鸡心白附。块茎入药。有毒。祛风痰、逐寒湿、镇痉止痛。

（765）天南星：见第二篇第三章"大宗优质怀药品种"中"天南星"的相关内容。

（766）半夏：见第二篇第三章"大宗优质怀药品种"中"半夏"的相关内容。

（767）虎掌：又名掌叶半夏。功用同半夏。

（一百一十四）浮萍科

（768）紫萍：又名紫背浮萍。全草入药。祛风发汗、利尿消肿。

（769）浮萍：又名青萍、水萍。全草入药。祛风发汗、利尿消肿。

（一百一十五）谷精草科

（770）谷精草：又名耳朵刷子、挖耳朵草、珍珠草、谷精珠。花和花序入药。疏散风热、明目退翳。

（771）白药谷草精：全草入药。散风热、明目。

（一百一十六）鸭跖草科

（772）鸭跖草：又名竹节菜、鸭鹊草、耳环草、蓝花草、三角草、桂竹草。全草入药。清热解毒、利水消肿。

（773）竹节草：又名竹节菜、竹篙草。全草入药。清热解毒、利尿消肿、止血。

（一百一十七）雨久花科

（774）鸭舌草：又名水锦葵。全草入药。清热解毒。

（775）雨久花：又名水白花。地上全草入药。清热解毒。

（一百一十八）百部科

（776）直立百部：又名百部、百条根。块根入药。有小毒。润肺止咳、杀虫、止痒。

（一百一十九）百合科

（777）七叶一枝花：又名重楼、金线重楼、灯台七、铁打灯、草河车、白河车。根茎入药。有小毒。清热解毒、消肿止痛。

（778）藜芦：见第二篇第三章"大宗优质怀药品种"中"藜芦"的相关内容。

（779）知母：见第二篇第三章"大宗优质怀药品种"中"知母"的相关内容。

（780）萱草：根入药。清热利尿、凉血止血。

（781）小萱草：功用同萱草。

（782）黄花菜：又名金针菜。根入药。清热利尿、凉血止血。

（783）芦荟：芦荟叶汁液制成的干燥剂入药。杀虫、通便、清热凉肝。有美容作用。民间用其叶做通便、催乳、凉血止痛药。

（784）川贝母：又名卷叶贝母。鳞茎入药。止咳平喘。

（785）百合：见第二篇第三章"大宗优质怀药品种"中"百合"的相关内容。

（786）渥丹：又名山丹。鳞茎入药。滋补强壮、止咳。

（787）山丹：又名细叶百合。鳞茎入药。除烦热、润肺、止咳安神。

（788）韭：又名韭菜、扁菜。见第二篇第三章"大宗优质怀药品种"中"韭菜子"的相关内容。

（789）葱：又名大葱、葱白。鳞茎或全草入药。发汗解表、通阳利尿。

（790）薤白：又名小根蒜、泽蒜。鳞茎入药。温中通阳、理气宽胸。

（791）蒜：又名大蒜、蒜头。鳞茎入药。健胃、止痢、止咳、杀虫驱虫。

（792）土茯苓：见第二篇第三章"大宗优质怀药品种"中"土茯苓"的相关内容。

（793）龙须菜：根状茎及根入药。清热解毒。

（794）铃兰：又名草玉铃、小芦铃、香水花、草寸香。全草入药。有毒。强心利尿。

（795）蜘蛛抱蛋：又名一叶兰。全草及根入药。清热利尿、活血通络。

（796）宝铎草：根状茎入药。益气补肾、润肺止咳。

（797）玉竹：见第二篇第三章"大宗优质怀药品种"中"玉竹"的相关内容。

（798）黄精：见第二篇第三章"大宗优质怀药品种"中"黄精"的相关内容。

（799）羊齿天门冬：见第二篇第三章"大宗优质怀药品种"中"天门冬"的相关内容。

（800）天冬：又名天门冬。见第二篇第三章"大宗优质怀药品种"中"天门冬"的相关内容。

（801）禾叶山麦冬：见第二篇第三章"大宗优质怀药品种"中"麦冬"的相关内容。

（802）麦冬：见第二篇第三章"大宗优质怀药品种"中"麦冬"的相关内容。

（803）牛尾菝葜：又名草菝葜。根茎入药。止咳、祛痰。

（804）短梗菝葜：又名铁角灵仙。根状茎入药。祛风、除湿。

（805）万年青：又名蛇剑、冬不凋草、铁扁担、九节连。根状茎及全草入药。有小毒。清热解毒、强心利尿。

（806）二叶舞鹤草：全草入药。凉血止血。

（807）吊兰：又名硬叶吊兰、钓兰。全草入药。养阴清热、润肺止咳。

（808）鹿药：又名头七、山糜子、盘龙七。根状茎和根入药。祛风止痛、活血消肿。

（809）管花鹿药：又名螃蟹七、少穗鹿药、少穗花。根状茎及根入药。温阳补肾、祛风除湿、活血祛瘀。

（一百二十）石蒜科

（810）石蒜：又名乌蒜、老鸦蒜、蒜头草、老爪花、野蒜、一支箭。鳞茎入药。有毒。消肿杀虫。

（811）水仙：鳞茎入药。有小毒。清热解毒、散结消肿。

（一百二十一）薯蓣科

（812）薯蓣：见第二篇第一章第一节"怀山药"的相关内容。

（813）穿龙薯蓣：又名穿山龙、穿地龙、野山药。根状茎入药。舒筋活血、祛风止痛。民间用其根茎治腰腿痛、筋骨麻木、跌打损伤等。

（814）野山药：根入药。健脾胃、补肺肾。

（一百二十二）鸢尾科

（815）射干：又名扁竹、乌扇、剪刀草、野萱花。根状茎入药。有小毒。清热解毒、祛痰利咽、活血祛瘀。

（816）马蔺：又名马连、马蔺花。花、种子及根入药。花可清热凉血、利尿消肿；种子可凉血止血、清热利湿；根可清热解毒。

（一百二十三）姜科

（817）生姜：见第二篇第二章第一节"怀姜（清化姜）"的相关内容。

（一百二十四）美人蕉科

（818）美人蕉：又名凤尾花、小芭蕉、破血红。根状茎、花入药。清热利湿、安神降压。

（一百二十五）兰科

（819）天麻：又名赤箭、明天麻、定风草根、白龙皮。块茎入药。祛风镇痉。

（820）绶草：又名盘龙参、龙抱柱。根或全草入药。滋阴益气、凉血解毒。

（821）杜鹃兰：又名田三七、算盘七、人头七、大白芨。假鳞茎入药。清热解毒、润肺止咳、活血止痛。

（822）独蒜兰：又名山慈姑、毛慈姑、冰球子。假鳞茎入药。有小毒。清热解毒、消瘀散结。

（823）麦斛：又名果上叶、石豆、一挂鱼、青兰。全草入药。滋阴清热、化痰止咳。

（824）二叶舌唇兰：又名土折及。块茎入药。补肺生肌、化瘀止血。

（825）鸟巢兰：全草入药。活血散瘀、接骨生肌、滋补强心。

第三篇

怀药文化

第一章　怀药贸易

　　四大怀药就是指盛产于焦作地区（古属怀庆府）的山药、地黄、牛膝、菊花等四种中药材，因质地纯正、疗效独到，备受世人关注，颇受医家称道。由于"四大怀药"各具特点，为他处所不及，所以，在药材市场上的销售甚好。

　　明清时期，商品经济繁荣，怀药贸易发达。明初，在怀庆府地区经营药材者日渐增多，中药材开始挤入城乡集市和庙会，占据着一定的商业市场。明末，怀庆府药材行栈林立，怀药店铺遍地，积极进行怀药贸易。到了清代中期，府城河内的中药材市场走向鼎盛，成为全国著名的中药材集散地之一。在商品贸易的过程中，怀庆府所属县的商人组成了以经营怀药为主的怀庆商帮，即"怀商"或"怀帮"。

　　怀商常年奔波于全国各地，运销四大怀药。怀商南到湖广，北达天津，东通冀鲁，西去川陕，并远达国外，联药帮、建货栈，先后疏通了多路贸易渠道。怀商的主要活动地区，除河南本省外，其他主要为山西、陕西、山东、湖北、江苏、安徽等省，其中尤以与河南毗邻的山西、陕西两省和湖北最为集中。

第一节　怀药的种植与影响

　　四大怀药在怀庆府地区的种植和生产与怀庆府地区的土壤、气候等自然因素密切相关，而且是逐步的、长期的、自然形成的，并且是一个优胜劣汰的选择性结果。任何植物，包括药用植物在内，其生长发育与繁殖，都离不开其生活的环境条件。怀庆府地区特定的生态条件，是构成怀药最重要的外在因素。这主要是因为水土、气候、日照等外部环境的差异造成药用植物在生育、开花、休眠，甚至器官的外部形态和内部构造以及生理机能和有效成分的合成上都发生变化，乃至中药材品质产生差异。药用植物如对这个特定的生态环境能够很好地适应，又因其适应性特点而产生获得性遗传的种内变异，则无论气候生态型、光照生态型、土壤生态型都将形成品质优异的道地药材。生态型不同，往往品质差异很大，药力疗效亦有所区别。

　　怀庆府地区北倚太行，南临黄河，沁河、丹河贯流其间，全境为黄河、沁河冲积平原，土壤肥沃，成土母质多为洪积物，土壤为褐土，或类油黄土，或黄土，或棕壤类棕黄土，海拔200~300米。年平均气温约14 ℃，夏季极端温度达44 ℃，冬季极端温度达 −20 ℃；冻土深度20~30厘米，土温年平均为15 ℃左右；年平均降水量600~700毫米，年平均蒸发量高达2 000毫米。因此，当地的气候非常适宜地黄、山药、牛膝等蓄根类药材的生长。仅以怀牛膝而言，同属苋科牛膝在全国各地都能生长，但最佳的栽培地在河南武陟、沁阳、温县一带，而武陟县又仅以西陶乡、大封乡的土质最合适。该处受黄河、沁河多次泛滥和改道的影响，土层深厚，自然肥力强，牛膝根可长到1.5米，且侧根、须根极少，匀称油润，成色好。故在当地有"怀参"之称，多年来一直受到国内外药商的青睐，仍保留特肥、头肥、二肥、平条、杂条等出口等级，为他处产牛膝所不及。

境域北部的太行山区和丘陵区，野生药材漫山遍野。计有地黄、山药、牛膝、黄精、党参、山萸肉、天门冬、冬凌草、枸杞子等600余种。其中，神农山紫金坛西北有一条山沟，野生山药遍布，人们称之为"山药沟"，东西宽1千米，南北长1.5千米；大月沟野生地黄丛生，群众称之为"地黄沟"；小月沟野生牛膝遍地，群众称其为"牛膝川"。在平原地区，野生药材遍及河边、路旁、坟地，计有车前子、枸杞子、菟丝子、洋金花、金不换、蒲公英、薄荷、麦冬等上百种。尤其是四大怀药由野生变家种以后，种植面积逐年扩大，怀药产量急剧增长。

四大怀药源远流长。从周开始，历代都将四大怀药列为皇封贡品，岁岁征收。公元前734年，卫桓公将怀山药作为珍贵的物品进贡给周王室；公元前718年，卫宣公向周天子进贡的主要礼品中也有怀山药。公元前608年，鲁宣公又以怀地黄向周王室进贡。隋唐以降，宋、元、明、清各代又将怀牛膝、怀菊花列入贡品。《新唐书·地理志》载，怀州土贡牛膝。历代征收怀药贡品时，大都指道地名，即非要留驾庄和大道寺地黄、大郎寨山药、皇甫村菊花和小庙后牛膝不可。在广东、海南一带，怀药更被视为生活必备之品。

唐宋时期，古怀府地区所产怀地黄、怀山药、怀牛膝、怀菊花在国内已负盛名。历代商人先后通过"丝绸之路"，将其传入西亚和西欧诸国。明代郑和又将怀药带入东南亚、中东、东非、南非诸国。近代，怀药还远销港澳地区及欧美等地。1915年，在美国旧金山和南洋马尼拉举办的万国商品博览会上，四大怀药作为国药展出，受到各国医药学家和药商的赞誉与称道。在香港以"铁球牌"商标行销，并被定为免检商品。外国医药学家和药商，出于对四大怀药药效的钦佩，称之为"华药"。

四大怀药系全国同类品种中最道地的珍贵保健药材，历来在中外医药界备受赞誉，占有重要地位。如关于山药，明代朱肃的《救荒本草》载：人家园圃种者肥大如手臂，味美，怀（庆府）、温（县）间产者入药最佳。明代刘文泰等编纂的《本草品汇精要》载：今河南者佳。关于牛膝，《本草图经》云：牛膝今江淮、闽粤、关中亦有之，然不及怀州者为真。《本草品汇精要》载：怀州者为佳。关于地黄，《本草纲目》云：今人惟以怀庆地黄为上，亦各处随时兴废不同尔。《本草品汇精要》载：今怀庆者为胜。明卢之颐《本草乘雅半偈》载：江浙壤地者，受南方阳气，质虽光润而力微，不及怀庆山产者禀北方纯阴。清吴仪洛《本草从新》载：以怀庆把大而短，糯体细，菊花心者佳。关于菊花，唐朝政府颁行的《唐本草·图经》曰：河内称地薇蒿。武陟菊花称怀菊花。《本草图经》载：菊花处处有之，以南阳菊覃者为佳。《本草品汇精要》中说：河南今处处有之，以南阳菊覃地为佳。

由于四大怀药享誉海内，各地医家争相使用，贸易呈现前所未有的势头。随着四大怀药声誉的日渐提高和贸易量的不断增加，怀药贸易开始伸向全国，打入海外，步入鼎盛时期。明清时期，怀药经济发达，怀药贸易历史悠久。怀庆府不仅是四大怀药的故乡，而且也是中药材的重要集散地。明清时期，这里的中药材市场遍布怀庆城乡，走向全国各地，打入国际市场，闻名于中外。怀药商人不仅在本埠开展怀药贸易，而且足迹遍布全国各地。

第二节　怀药经营

　　四大怀药的普遍种植为古怀府中药材市场的兴起与形成提供了条件，奠定了基础。唐宋以来，城乡陆续涌现一批药商，或开设药铺，或兴办行栈，开始经营怀药贸易。明清时期，社会的稳定为经济的发展提供了良好的环境。怀庆府府治所在地的河内县一直为豫西北的政治中心。政治中心的形成与稳固，促进了经济的发展，也带来了中药材市场的形成与繁荣。明代，怀庆府的中药材市场已经初步形成。明代末年，怀庆府所辖的河内、济源、孟县、温县、武陟、修武等县的药商纷纷来到府城，开设药材行栈，进行怀药贸易。清代中期，府城河内的中药材市场开始走向鼎盛。

　　怀庆府城，药材行栈林立，中药店铺遍地。据有关史料记载，清乾隆年间河内县城的主要药业行店有：广成店、天元店、秀盛店、四聚店、合成店、兰茂店、林茂店、悦来店、恒泰店、义泰店、仁和店、天馨店、永兴店、复盛店、广兴店、天成店、天顺店、泰丰店、天泰店、义顺店、金兴店、合兴店、祥泰店、正盛店、宝兴店、永和店、协盛全、杜盛兴、恒兴、李广盛、尤金正、广泰、合盛、万兴、新台、齐合盛、皇甫万盛、合盛元、盛新、大兴、君兴、鸿茂、复泰、万升、万寿、复寿堂等百余家。

　　清末以后，战乱频繁，河内中药材贸易已渐衰落，至民国年间，城内主要药业行店有：同丰药行、和丰药行、协丰药行、协兴药行、复兴药行、三兴公药行、三兴药行、吉庆药行、胜利成药行、永盛合药行、济通药行、道清三分栈、源记货栈；保和堂、刘氏堂、永春堂、同合堂、致和堂、万全堂、义和堂、同春堂、万春堂、和合堂、春合堂、济世堂；乔二师药店、长春药店、联丰药店、万胜北药店；利民药房、钧记药房、振华药房、宏济药房等50余家。

　　这些行庄、店堂主要分布于东西大街、府前街、南门大街和东关大街。府城药商联合成立药生会，捐资修建药王庙。当时，清化（今河南博爱县）、西向、紫陵、柏香、崇义等各大镇，药材市场也相继形成，日趋活跃。

　　在药材行栈遍及怀庆城乡的同时，府城兴起了一年两次（农历五月二十、九月初九）的药材大会。每次会期一个月，摆桌设宴招待各地药商，并有一两台大戏助兴，盛况非凡。届时招徕陕西、甘肃、云南、贵州、四川、青海、广东、广西、湖南、湖北、山东、山西、江西、关东和上海、天津等地的药商，赴会进行药材贸易。怀庆药材大会，享誉药界，闻名全国。

第三节　药材大会

　　怀药大会，是随着怀药贸易的发展而兴起的，古怀庆府的怀药大会系全国五大药材大会（武汉、安国、樟树、禹州、怀庆）之一。

　　怀庆府城所在地，水陆交通，百货屯集，"素称商国"。怀庆商人为了促进销售，借助"商国"的优势，每年定期举行两次药材交易会，分别是农历的五月二十和九月初九。怀庆商人敬奉药王孙思邈，而相传农历的五月二十为药王的生日，九月初九为药王的祭日。会期一个月。会址原在城东北沁河滩的柳园里，当地群众称之为柳园药材会，后迁至东关大街，改称九九药材会。

药材大会，到底起于哪个朝代，尚无充分的历史资料可作查证，据一些史料片段和一些老年人的回忆可知：

沁阳城外东北的沁河堤旁，有一片柳树林，群众称之"柳园"。药材大会因开始是在此举行，故得名"柳园药材大会"。每年农历的五月二十日和九月九日起会，会期均一个月。后因时局不宁，会中常发生骚乱，加之沁河洪水的影响，该会址又迁移到东关阁外。

柳园药材大会，是在四大怀药声誉影响下兴起的。鼎盛时期，成为全国性的中药材交流大会。届时，西南的云南、贵州、四川，西北的陕西、甘肃、宁夏，南方的湖南、湖北、广东、广西，东南的江苏、安徽、江西，东北的吉林、黑龙江及河北、内蒙古等地药商慕名前来，参与购销活动。上海、天津、香港各大药商也前来收购所需要的药材。全国药材集中一地，其品种多达千种。在铁路未出现之前，交通不便的条件下，西北大批药材由黄河水运，转沁河北上运至沁阳。四川等地的药材经长江运至老河口，再舟车节转运抵府城。临近州、县的药农、药商肩挑、驴驮、车推，也将自己的药材运来大会销售，然后再从会上购回自己需要的药材。

会前，怀庆府城各大药材行栈捐施银两，筹备大会招待费用，昼夜备办酒宴招待各地商户。夜幕降临，府城药业行栈门前张灯结彩，招徕生意；药王庙内有大戏助兴，宫灯高挂，光焰烛天；各方药商朝拜药王，香烟缭绕，鞭炮声不绝于耳，古城成为不夜之城；镇台衙门派出兵丁日夜巡逻，维持大会秩序，保护客商安全。作为全国中药材集散地之一的药材市场，成交额动辄逾万，它对繁荣怀府经济，曾起过积极的作用。后来由于战乱频繁，药材大会由盛而衰，终告停办。

中华人民共和国成立后，人民政府为了活跃经济，促进物资交流，恢复了原来的药材大会，将原会址改设在沁阳城内人民广场，会期改为农历六月一日和农历九月九日，为期均半个月。由工商部门主持，吸收公安、文教、卫生、税务等部门参加，组成大会秘书处，下设管理、交易、宣传、治安、总务等股，分工负责，会间有大戏助兴。据记载，历次大会参加者来自：陕西省的延安、绥德；甘肃省的平凉；山西省的太原、长治、晋城、赵县、汾城、运城；河北省的邢台；山东省的昌邑；湖北省的汉口；河南省的永宁、偃师、洛阳、开封、巩县、杞县、鄢陵、许昌、洛宁、临汝、滑县、修武、新乡、济源、孟县、温县、武陟、辉县，以及察哈尔、上海等地。1952年的农历六月初一的药材大会成交额即达21.1亿元（旧币，折合人民币21.1万元），农历九月九日的药材大会成交额为48.8亿元（旧币，折合人民币48.8万元）。一业突起，百业俱兴，沁阳市场很快繁荣起来。后来由于社会体制变革，沁阳的药材大会于1956年停办。

此外，武陟木栾城有传统的农历九月初一关帝庙会，规模宏大，会期月余。会场在东大街、坊街、南大街向南延伸到南门外沁河滩，过沁河桥向西至县城关和城内，长达四五里。武陟人借助其影响，逐渐将它改造成为药材交易会。经销的药材除怀府所产的各种药材外，还有南方药材。与会的有附近各县大的商号，又有北京、天津、济南、高阳、周村、汉口的商家。赊账可以推迟到农历十月二十日，结账返回一直到腊月。与会人数盛时累计在5万人以上。由于这一作用显著，孟州人于1934年在城内又兴起药材大会，从农历十月十五日起会，止于农历十一月十五日，会期一个月。药商汇集，购销两旺，推动了当地怀药的销售，也促进了孟州商业的繁荣。继之而来，清化镇人也巧妙利用传统八街端午会进行药材交流，每次会期半个月。

第四节　怀药贸易管理

明代中期以后，怀庆商帮即"怀帮""怀商"形成。清康熙年间，怀商形成庞大的怀帮队伍，常年奔波于全国各地，运销四大怀药。

怀帮就是怀庆药商全行业负责人经过会议研究，订立帮规而成立的商帮。所有怀庆的药材商都是怀帮的成员。

加入怀帮的，无论大小商号，都须遵守怀帮规章。违反规章的，经过全行业会议，按情节轻重酌予处罚，情节重的罚其置办会馆内使用的家具和交纳建设费用，情节轻的加以批评或令其道歉。

怀帮成立，建设会馆之后，对怀属商人好处极大。举其重要者而言：①货物运往市场的运费可向帮内借支，待货物售出后归还。②货到销售地点，由会馆负责接收管理，如受到货主委托，价格合宜，也可代替出售并收回货款。③货物质量好坏不受行店欺哄，不致贬价出售。④货主可委托会馆代购商品。⑤怀帮商人住在会馆，一切方便。⑥办事迅速，往返汇款灵活便宜。

鉴于怀府药材生意日益发展，怀府其他行业商人便纷纷托人要求加入怀帮。以河内（今河南沁阳市）为例，如杂货、京货、时货等行业的商人也都参加了怀帮。他们中大部分人从上海、广州、汉口、天津等大城市进货，带现款购货有些困难，因此央人介绍，要求将药业在各处售货之款留下，方便他们在本地交款。他们加入怀帮后，可以长期住在怀庆会馆，免得住客栈。他们对会馆开支自愿募捐。

外省外府的药材商人也有加入怀帮的。他们是因为买卖药材和其他货物，人生地疏，对于货物好坏、价格高低不清楚，甚至有货买不到手或卖不出去，必须取得联系才好办事。他们加入怀帮属于临时性质。会馆有什么开支，由他们自愿捐助。

当时，怀药经过加工后，根据各市场的销路，按质按量运去出售。山药是挑选又肥又大、两头整齐的加工。做成以后，选择好的装箱并运往上海、广州、浙江、香港、武汉等地。好坏都有客人收购。生地黄在加工以后分支头（即个头，等级按每斤多少个来分。由于地黄个大，加工成长条形，故称"支头"）出售。大约每500克有6~8支头，还有10~20支头的，也有24~40支头的；其余称小生地黄，价格低。支头大的多运往上海、广州、浙江、香港销售；汉口是支头大小都能销售；天津、济南、营口、西安、湖南、四川一律销售次货。牛膝从种植到收获都要经过技术处理和加工。怀牛膝的特点是根部身长肥大。装箱运往市场以前，挑选肥大的每5~6根捆成一把，用红棉绳捆，一捆大约500克，这种好货运往上海、广州等市场，绝大部分销于上海；其他市场销售的是次货。菊花春季时栽种，秋季成熟时收割。收割时间不能超过霜降，因其经霜打后就会变成粉红色，还得用硫黄熏成白色的才好出售。收割时用剪子把花朵剪下来，焙干凉透，装箱运往销售地点。

在收购时，各产地都有牙行（相当于现在的中介）组织，经牙行介绍，双方议价成交，牙行并抽取佣金。

当时，怀药商人为了垄断怀药市场，先将款贷给药农，以贱价从药农手中收货，待拥有大量货源后，又以"上吐下泻"的方式，将产地收购价提高，把市场价压低，以此来控制药农长途运销和外商来产地收购。并以汉口为基地设分庄于外埠，货物调运仍由怀庆总号掌握，经常保持货物总量的1/3为调度标准。价格均由总号通过成本核算，一般以30%为毛利标准操纵市场。总号和分号之间每旬互相通信一次，分庄和分庄之间每半月通信一次，如有特殊情况，可写加班信或拍电报，时时掌握市场动态，掌握怀药货源，掌握主动权，掌握货源吞吐量。在这期间，尽管大家表面上保持和睦相处，彬彬有礼，实则想方设法地抑制或压倒对方，以达到获得高额利润的目的。当时全国在武汉的药帮，发往买方的药材，一般从成交之日或发货之日起，先开计码小票，三天之内如发现货物不符，就可以退货，但怀帮以红笔号码，只允许复秤，不予以退货，当时唯有怀帮可以拒不执行退货的规定。

第五节　外埠怀药经营

怀帮曾相继在武汉、北京、天津、西安、安国（今河北祁州）、禹州、周口等地，修建药王庙或怀庆会馆，开设药材行栈，就地开展怀药贸易。在武汉，怀庆药商讲求信誉，货真价实，公平交易，使怀药贸易在全国13个药材行帮中独占鳌头；在禹州，清道光年间创建的怀庆会馆，雕梁画栋，雄伟壮观，享有"十三帮一大片，比不上怀帮一个殿"之美誉；在河北安国，怀帮一次捐银40万两，资助修建药王庙。开设于此的杜盛兴、协盛全等药材行栈，专营四大怀药和名贵药材，主要供应上海、北京、天津和苏州、杭州各大药店。在国外，四大怀药也享有盛誉。清同治之后，四大怀药又销往欧、美及东南亚各国。民国初年，怀药曾先后赴美国旧金山和南洋马尼拉万国商品博览会展出，博得外商高度赞赏。

（1）武汉的怀药贸易：怀庆府所产的四大怀药开始打入武汉市场时，先由汜水经禹州、过社旗，入唐河、襄河，南下到武汉。原在万寿桥起卸货物，后改为在九如桥起卸货物。开始运到的怀药，存放在船中或临近客栈，然后去寻觅雇主。稍后，交易日繁，货物日益增多，远销怀药的商人急需有一个定居点，便于存放货物和相互交易，也给客人以居食之便。于是，他们就在九如桥巷新河边建立了三个专业性药栈，即忠兴栈、三合公、三成公。后由怀货庄发展成为怀帮。怀帮供奉药王孙思邈，又由全行业议定，在武汉硚口区购置土地25亩，于康熙二十八年（1689），破土动工，兴建覃怀药王庙。怀帮又在新安街拥有药帮一巷、药帮二巷、药帮三巷、药帮大巷、怀安里等地盘，为怀药商人所使用，还修了很多怀药商住房。经营怀药的大商号协盛全占用的一条巷叫全记巷；杜盛兴使用的一条巷叫作杜家巷，在经营业务不断扩大的情况下，这些地方的怀药堆积如山。每年农历四月二十八日、八月二十日，怀药商人在武汉组织两次药材交易大会。

（2）天津的怀药贸易：同治年间，是怀药贸易在天津的兴盛时期。当时，怀庆府辖区内的药商，设在天津的大商号有同德药行、协盛全、杜盛兴、新复兴等药材行栈，专营四大怀药，总存货量达万件以上。同德药行在香港等地设有分庄，专门办理出口交易手续。这些怀药商号以经营怀地黄、怀山药、怀牛膝、怀菊花为主。经营的怀地黄分4支、6支、8支、16支至40支以上为套货，俗称几成单，以几成单为核价依据。加工的原身货，主要用于出口，运销国外。小地黄，主要被销售到我国东北各省及山东等地。怀山药除经营光货外，并有毛山、切头等货。山药12支以上均用小木箱装，每箱50千克装。怀牛膝，分头肥、二肥、三肥、平条，均用木箱装，每件100~150千克。怀菊花分木箱装和布包装两种，以此要求组织出口和内销。这些大的怀药商号除专营怀药外，还创制了自己的名优药品。杜盛兴的麝香远近驰名，大雇主是北京同仁堂，成交量巨大。协盛全药庄专营朱砂，其所制的协字麝香，也极有名望。为了便于联谊和怀药交易，经怀药商人议定，于同治七年（1868），在天津市红桥区曲店街，兴建了一座规模宏伟的怀庆会馆，专供怀药商人使用。

（3）安国的怀药贸易：康熙年间，祁州（今河北省安国市）一年兴起两次药材大会（春、秋季），从那时起怀药商人就打入祁州市场，由肩挑贸易到车船贩运，由小到大，形成了一支庞大的怀帮队伍，由于注重信誉、货真价实、童叟无欺而远近驰名。例如，怀庆府设在祁州的杜盛兴商号，除主营四大怀药外，还兼营麝香、朱砂、黄芪、党参等药材，在经营外地药材上，他们强调道地产品的购进，强调成色务好，价格务廉，待人接物以和为贵，赢来了崇高信誉。该商号经营的麝香，以四川省灌县（今都江堰市）为总站，派人到松潘、茂州、杂谷口、新街口等地收购；在甘肃省临洮、陕西省双石铺兼收党参；在湖南省常德专收朱砂；在山西省太原专收黄芪等。其业务行销到北京的同仁堂、长春堂，上海、苏州的雷允上、童涵春、蔡同德，杭州的胡庆余堂等全国著名药堂。1876年，祁州重修药王庙时，在祁州的怀药商人，捐施白银达40万两。

（4）禹州的怀药贸易：康熙二十五年（1686），禹州兴起了药材大会，经营怀药的商人，舟车节转将怀药打入禹州市场。同仁堂、屈同仁、协盛全等怀药商号相继开业，怀庆药商又于同治十一年（1872）三月，不惜巨额兴建了怀庆会馆，使怀药商人的经济实力名震禹州。

第二章　　怀商遗址

四大怀药曾是怀商经营的主要产品。此外,怀商经营的商品主要还有煤炭、陶瓷、竹器、粮食、烟叶等。明清时期,怀庆府八县及重要集镇的商业贸易十分发达。在怀商的故乡,尤其是怀庆府的府城河内县（今河南沁阳市）以及清化镇（今河南博爱县）,商铺林立,怀商建筑随处可见。清化镇的商业街独具特色,怀庆府地区的药王庙纷纷建立,不仅象征着商品经济的发达,同时也为我们留下了一份丰厚的文化遗产。伴随着怀商贸易的繁荣,怀商的足迹遍布长河上下、大江南北。例如,河内县刘村（今河南博爱县刘村）协盛全商号曾在全国的 27 个地方（即赣江水系的吉安、樟树、南昌、九江,湘江水系的长沙、湘潭、衡阳,长江水系的重庆、宜昌、汉口、上海,汉江水系的汉中、安康、老河口、岳口,岷江水系的松潘、婺州、阿坝、灌县以及河南的禹州、郑州、开封,安徽的亳州,河北的安国,山西的上党,东北的营口,还有天津等）建有商号。在这些地方,怀商不仅有居舍和经营场地,而且也建有怀商的帮会机构,类似于今日的办事处——或覃怀会馆或怀庆会馆或怀帮会馆或药王庙等。就药王庙而言,在怀庆府地区,有府城河内县的药王庙、博爱圪垱坡的药王庙、焦作李贵作村的药王庙等,在汉口有覃怀药王庙等;就会馆而言,有禹州的怀庆会馆、晋城的怀庆会馆、天津的怀庆会馆、周口的怀庆会馆、开封的怀庆会馆等。怀庆会馆是怀商经济实力的证明。由此可见当年怀庆商帮之强盛,怀药贸易之兴旺。

然而经过岁月的不断洗礼,怀商们的这些足迹,有的早已消失在历史的长河中,只有零零星星的怀商建筑,还在向人们诉说着怀商曾经有过的辉煌。

第一节　古怀庆府药王庙

明清时期,怀庆府商业繁荣,贸易发达,商铺林立,怀商建筑随处可见。令人遗憾的是,这些建筑或毁于战争,或毁于旧城改造。目前,怀商故里最著名的建筑遗存就是沁阳城内的药王庙以及清化镇的明清商业街。

怀商普遍祭祀、敬奉药王孙思邈,其缘由今人也无法清楚探知,不过古怀庆大地曾有这样的传说或许能够说明一些问题:唐代时,医药学家、药王孙思邈曾在当时的怀州地区（今焦作一带）使用怀药配制屠苏酒,控制瘟疫,治病救人,所以怀药商人均敬奉药王孙思邈,因而在怀药贸易的经营过程中,纷纷建立药王庙,以祈求药王的保佑,并举行药材交易大会,积极发展怀药经济。

据文献记载:古怀庆府的药王庙,坐落在河内县城内东北隅,坐北朝南,占地面积 2 800多平方米。左边是建筑古朴、掩映于苍松翠柏之中的东禅院;右侧与白庙相邻;南望是巍峨壮观的潮音寺;身后有万柄荷花千株柳的天鹅湖。庙宇形胜,为各方药商朝拜药王、洽商怀药贸易的中心。

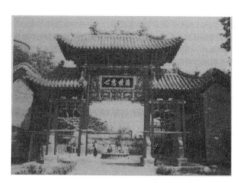

沁阳怀庆府药王庙牌坊

　　药王庙创建于清乾隆五十二年（1787），初竣于嘉庆十三年（1808）。整个建筑群由山门兼戏楼、钟楼、鼓楼、牌楼、厢宇、潇洒阁等建筑组成。

　　药王庙在建筑装修上，无论木刻透雕、浅雕，以及彩绘、彩塑，所有人物故事、珍禽花卉、祥龙瑞兽、山水风光，均构思巧妙、布局严谨，形成了一条自然完美的艺术画廊。

　　药王庙，在历史上曾为振兴怀庆府经济，开发怀药市场起过积极的作用。但自晚清以来，就屡遭破坏，至1969年，除木牌楼、东对庭带着"遍体伤痕"幸存外，其他建筑均被拆毁。

　　走近药王庙，只见十多米高的木牌楼屹立于石台基上。四根立柱从东向西一字排列，立柱上方为楼式建筑，题字"济世慈心"的匾额赫然入目。枋额华板为透雕木刻，上方的雕饰，南为凤，北为龙；下方的雕饰，则南为龙，北为凤。从正面看，凤在上，龙在下；从背面看，龙在上，凤在下。龙凤昂首，伸展欲飞，玲珑精巧，栩栩如生。牌楼上的人物故事、珍禽花卉、祥龙瑞兽等装饰物，造型美观，做工精湛。这种融中国石枋艺术与古建筑顶饰艺术于一体的建筑物，是不可多得的建筑珍品，也是古代怀药文化、怀药经济繁荣昌盛的重要标志。

　　沁阳，作为怀庆府府治的所在地，曾是四大怀药的第一集散地。药王庙是怀庆府乃至全国的药材贸易中心。当时，以药王庙为中心，每年举办两次怀药大会。怀药大会是随着怀药贸易的发展而兴起的，起于何时不详，每年举办两次，分别是农历的五月二十和九月初九，会期15天。古怀庆府的怀药大会系全国五大药材大会（武汉药材大会、安国药材大会、樟树药材大会、禹州药材大会、怀庆药材大会）之一。每届大会，由各药材行栈店堂捐集银两，作为会费，府署县衙派人主持大会，并派出武装日夜巡回，维持会期治安。药王庙内热闹非凡，大戏助兴，大摆筵席，大殿和卷棚周围，挂有48盏牛角宫灯，金碧辉煌，邀请全国药商开展药材交易。随着四大怀药声誉的不断提高，交易范围日益扩大，销售数额也与日俱增。所以说，沁阳城内的药王庙，是怀药经济繁荣昌盛的重要标志，也是怀药商业文化的源头。

　　据了解，目前，沁阳市的文化、城建等有关部门，已经修编完善了怀庆府药王庙复建规划方案，正在组织实施。按照这个规划将逐步拆除药王庙以东、县东街以西、天鹅湖以南、庙前街以北范围内的当代建筑，重建"文革"中被拆毁的历史建筑物，并在此基础上，筹建四大怀药研究所和怀药文化博物馆。

附：　创建（药王庙）三皇阁碑记

庙创于乾隆五十二年初，竣于嘉庆十三年。增修四圣殿、对庭、潇洒阁，竣于道光五年。二十余年功德，前碑所载详矣。维时，三皇阁地基已购，因公捐未充，尚未建造，惟陆续修理河帮周围基址，置买木料砖瓦，于道光十年始议建阁。众曰：工大事繁，必得有人专司。曹宅庚言：药生会止存愚一人，如何能辞其责。遂于是年开工，十一年建立。顾经营非易，需费甚繁，公捐不敷，众字号行店愿出布施济工，继又不敷，众又慨然乐输，始终无懈，以期连成。时维徐新合、马万兴、齐合盛、刘福泰四字号轮流执事，各行店轮流协办，曹宅庚始终与焉，以底于成。十二年，又请郭广合、阎恒昌捐资入会，协力办公，外有杜盛兴捐资，以增工费。嗣修八卦亭、名医牌位十二尊，上下神龛四座、东禅院一所，落成于道光十四年。敬神开光，前后一律，殿宇巍峨，庶足以妥神灵而表虔诚矣。夫事之图始者，靡不乐观其成。计此事前后五十余年，统费五万余金，绝未向他处募化分文，而众字号行店屡屡捐资，不自为德，其踊跃急工，要无非神圣有所默佑也。今工程完备，我等世守药业，饮水思源，以连神麻，春秋祭祀，瞻拜有地，庶几慰众愿。后之同道君子，于是踵而增之，扩而充之，俾神圣香烟愈久而愈盛，我等尤有期于无穷焉。

郡城河内学增广生员萧占卿　董沐书丹

郡城河内学廉膳生员董凤诰　董沐篆额

张天泰　马泰奉　邓义顺　马万兴

刘复泰　李广盛　徐新合　郭广合

胡万生　齐合盛　阎恒昌　朱天元

药生会曹位西宅庚氏

住持僧行梅

徒福定

徒孙祥兆、祥瑞

大清道光十九年岁次己亥秋八月谷旦

石工李清江镌刻

第二节　圪垱坡药王庙

圪垱坡的药王庙也称孙真庙，位于今河南博爱县城西北约 7.5 千米太行山之阳的圪垱坡，因其山形稍孤异，故称"圪垱坡"。日军侵占期间，圪垱坡毁于日军之手。

药王庙分两进，中隔一庭，大殿锦帐橱中藏孙真人（孙思邈）之像——身穿花袍，足踏御靴，头戴顺天冠，赤面慈颜，五绺长髯，眉清目秀，身材魁梧。两旁诸神罗列，状颇威严。每年正月初一至正月十六，四方士女，群集其处，求医问卜者，络绎于道。

博爱圪垱坡一带如今仍流传有"灵羊"的习俗，据说是当地百姓为感谢孙思邈救命之恩而采用的一种祭奠形式。据老辈人说，那是一个声势浩大的活动，要有上百人参加，表演着种种民间艺术，如狮子、老虎、旱船、高跷等，一行上百人举行一个"领羊"仪式，具体来说就是把一只羊放在祭坛上，用酒浇它，让它打战，就是"激灵"，这就是"领"的意思。羊一打战，就算"领羊"成功了，然后返回。如果不被"领"，就算祭祀不成功，就得继续来，用酒不行就用凉水，反正羊是要"领"的。

《博爱县志》曾记载：唐高宗李治永徽元年（650），黄河中下游流域发生瘟疫，医药学家孙思邈闻讯来到今博爱县月山寺西侧、丹河东岸的圪垱坡，挂牌行医，为群众治病。他以怀药为主要原料，大量制造屠苏酒等防瘟药剂，广为散发。当时用于制药的野生怀药供不应求，孙思邈便带动当地百姓广泛种植怀药，用于制药防病，不但扑灭了瘟疫，而且还在当地丹河、沁河两岸形成了民间种植四大怀药的传统。唐永淳元年（682），孙思邈病逝于圪垱坡。宋徽宗崇宁二年（1103），孙思邈被追封为"妙应真人"，因此后世又称他"孙真人"。当地百姓为纪念孙思邈遏制瘟疫流行、推广怀药种植的功绩，便在圪垱坡依山修建了药王庙，长年祭拜，并规定每年农历正月初一至正月十六为庙会，天长日久便在庙前形成了一年一度的药材大会。

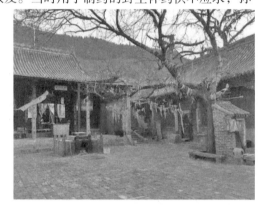

博爱圪垱坡药王庙

第三节　李贵作村药王庙

李贵作村的药王庙，位于焦作市山阳区百间房乡。此庙始建于汉朝，原名天仙庙，至唐代被唐王李世民封给其弟李建臣（昭惠王）作为行宫。后因药王孙思邈在此地采药、治病、著书立说，为纪念孙思邈，从宋代起此庙易名为"药王庙"。药王庙大殿面阔三间，进深一间，另有厢房数间。大殿坐北朝南，柱梁与其他木结构，简单粗糙，接口处紧密。大梁、柱子和墙壁上都有龙舞彩画，两窗为方口木式，殿门为四开隔扇。殿坡陡立，殿正脊左右有青龙两条，中间有砖刻牌位，记载庙主姓氏。殿正脊两头的原龙头已被砸掉，现有的是复制品。两条青龙色泽鲜艳，刻画完整。大殿的平台西侧有三通重修碑记。其中一通是嘉庆十九年（1814）的重修昭惠王行宫碑记。为河南省重点文物保护单位。

据清代版的《药王救苦忠孝宝卷》记载，孙思邈第一次来到焦作李贵作居住8年，后又数次来此居住，累计达28年之久。据记载，公元613年，

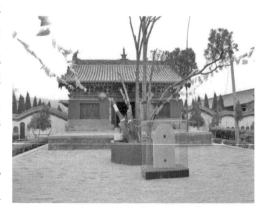

李贵作村药王庙

孙思邈在此处亲手种植千头柏，并结草为庐，凿井取水，上山采药，下山炮制，往返于太行山、王屋山之间，施药救人，遍搜民间药方，为后来撰写《千金要方》和《千金翼方》等医药论著奠定了坚实基础。现存碑刻《昭惠王灵感记》记载了唐高宗年间，孙思邈应召进京为公主看病，因窥破宫廷隐私险丢性命，于是便抛弃爵位，远离是非之地的传说。实物和碑刻证明，孙思邈曾居住在李贵作村，时间长达 28 年之久。

第四节　汉口药王庙

怀药商人不仅在本埠发展怀药贸易，而且还在外地经营怀药。怀药商人在省外的主要经营地首推湖北汉口，并建有药王庙。

汉口作为近代著名通商口岸，历来"万商云集，商品争流"，不仅是商品的集散地，也是八方商贾贸易、栖身之地。清代初年，汉口市场繁荣，百货纷呈。外来的商贾，按地域行业结成帮派。怀庆府的武陟、温县、孟县（今河南孟州市）等地药商在汉口筹款兴建药王庙，以供怀庆府药商聚会议事、交流商讯之用。

汉口的药王庙位于武汉市硚口区新安街。1689 年，怀庆府的怀药商人投资置买了约 25 亩后湖荒地，不仅修建了药帮一巷、药帮二巷、药帮三巷和药帮大巷作为怀药商人宿舍和药栈，经营怀药生意，而且还修建了一座药王庙。《夏口县志》曾记载：药王庙是在清康熙二十八年（1689），由怀庆府河内县（今河南沁阳市）、武陟县、温县、孟县在汉口的药材商集资兴建，主持事务的是贾椿园与陈荆山。初名"怀庆会馆"，乾隆年重修时，改名"覃怀药王庙"。其性质乃纯粹经营怀药贸易，凡西货、西药、京杂货商号不准入帮。

药王庙的建筑宏伟壮观，气度不凡，耗资巨大。其由三部分组成，即前、后大殿和后花园。庙门坐北朝南，门前是药帮二巷，西连风麟禅寺。"药王庙"三字匾额悬挂于前大殿正门之上。庙门前一对白矾石狮分在左右，每个石狮身上和脚爪旁雕有小石狮，生动活泼，形象逼真。石狮身高两米余，宽一米许。进山门，有钟楼、鼓楼各一座。两旁各有一碑亭，碑上记载着修庙的经过。接着是戏楼，戏楼两旁是看楼，楼上为女座，楼下是男座。卷棚分设两边，卷棚前的石台阶中间是甬道，甬道两边有白矾石雕花栏杆，杆柱上坐卧着许多石狮子，张牙舞爪，活灵活现。前面有一水池，池中鲤鱼闹莲。卷棚两边还建有两个配殿。正中是大殿，六角六个狮头，栩栩如生。大殿和卷棚周围挂有 48 盏牛角宫灯，珠子、丝须挂满周围，金碧辉煌。大殿神龛内供奉药王孙思邈的牌位。墙壁上挂有许多名人字画。大殿两厢设有更衣室，为朝拜者提供方便。更衣室楼上堆放着祭祀之物。大殿后有大阁，大阁两侧为东、西花园，东花园有火神殿、假山、鱼池、凉亭。西花园有各种奇花异草。再往后便是延寿

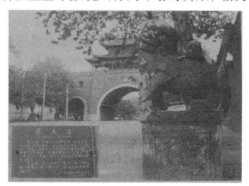

汉口药王庙

桥。庙内庙外还修有很多药商住房和存放药材的处所。会馆建筑雄伟，艺术价值较高。龙与狮造型之美、雕工之精细极为罕见，名人字画十分珍贵，建筑工艺独具匠心，所用的建筑材料多系河南产品，以示河南人的技艺和乡土气息。

20 世纪 30 年代初，汉口中药材同业公会成立于药王庙。覃怀会馆在庙内创办的覃怀小学，1956 年改为市立药帮巷小学。如今，药帮巷小学早已被撤销，校址及庙、馆遗址成为市财经学校的一部分，新的大门改在药帮巷。

在药王庙残存的建筑物墙上，发现尚有清末补刻的石碑两块。这两块碑文详细地记载了药王庙的确切范围与修建时间，是考证药王庙及其附近一带历史变迁的有力佐证。其中，一块碑刻是吴来雨的卖地文契，其内容为：吴来雨"将自置荒地一大段，坐落循礼坊，坐北朝南，北至堤，南至街，东到大巷，西至杜家巷"，"卖于怀庆会馆，修建覃怀帮药王庙名下为业"。时间是"清康熙二十八年"。这份卖地文契，不仅详尽地说明了当时怀庆会馆买地，是为了修建"覃怀药王庙"，而且庙址北至长堤街，南至新安街，东到药帮大巷，西至杜家巷，四周墙界，如今尚历历可考。

另一块石碑是张本原的卖地文契。张本原将"祖遗后湖荒地一段，因逐年淹没，难于收获。合家商议，情愿贱售，另图生理。先尽亲族，均不承买。请凭中证说合"，甘愿"卖于覃怀帮药王庙名下为业。其地坐落循礼坊，水涨为濒湖，水退为荒地。其界东抵新安书院，自新堂界；西抵西会馆界；南抵某地并雷祖殿后界；北抵新安书院界。……时价大钱一百串"，落款时间也是"康熙二十八年"。从碑文中可见药王庙当时规模之大、范围之广。

原来在药王庙门前的石狮子，颜色虽然斑驳，但威风仍不减当年，似乎还在为人们讲述怀商的辉煌。

在原药王庙附近，还有一所以药王庙命名的"药王庙小学"，虽然面目全非，但依然透露出昔日的气息。

乾隆年间（1736~1795），汉口药材业更为发达，成为汉口商业一大行帮，称为"药帮"，尤以药王庙四周药材行为多。汉口的怀药商人每年四月二十八日（即药王诞辰）和八月二十日均在武汉组织两次药材大会。药王庙内大戏助兴，大摆宴席，各地药商云集于此。怀药商号杜盛兴在龟山扬起朱砂放风筝，谓之红风放风筝。汉口怀商势力雄厚，杜盛兴的药材堆放成一条巷子叫杜家巷，该商号资金达 60 万两白银。怀药商号协盛全买了一条巷子叫全济巷，药材堆积如山，资金达 100 万两白银。在新安街一带，怀药商人占据的地盘有：药帮一巷、药帮二巷、药帮三巷、怀帮大巷、怀安里、杜家巷、全济巷等。由此可知，怀帮在武汉独占鳌头。

据调查：药帮巷位于硚口区东南部，长堤街东段与大夹街之间。清代成巷，附近有药王庙，又称怀庆会馆或药帮会馆，药材商行多聚集于此，故称药帮巷。因支巷衍生交错，又分成大巷及一巷、二巷、三巷。

药帮一巷东西走向，东起新安后街，西至大生街。长 150 米，宽 3 米，水泥路面。门牌 1~35 号；2~20 号。1967 年改名灭帝巷，1979 年复名药帮一巷。房屋较整齐，居民稠密，巷道狭窄，不通汽车。

药帮二巷东西走向，西起全新街，东至药帮大巷南端，折东延伸约12米，北端无出口。长113米，宽3米，水泥路面。门牌1~21号；2~52号。1967年改名抗美巷，1972年复名药帮二巷（杜家巷并入）。巷道狭窄弯曲，不通汽车。

药帮三巷南北走向，南起，长44米，宽约1米，水泥路面。门牌1~14号。1967年改名抗美大巷，1972年复名药帮三巷（聚寿里并入）。房屋低矮陈旧，居民稠密，巷道狭窄，仅可行人。

药帮大巷位于硚口区长堤街东段南侧。北起长堤街，南至药帮二巷。长约115米，宽约4米，水泥路面。门牌1~27号；2~66号。清康熙二十八年（1689），河南怀庆府属武陟、温县、孟县等县药商兴建怀庆会馆，就在此巷附近兴建药王庙，称覃怀药王庙。以药王庙颇具影响，街巷形成之初，多泛称药王庙或药帮巷，盛时聚集药材行70余家，药铺100百多家。药帮巷支巷衍生，此巷又称药帮大巷。1967年改名抗美大巷，1972年复名药帮二巷（怀安南里并入）。中华人民共和国成立后，药王庙庙产归公，原有建筑大多拆除，1954年，原庙址改建为药帮巷小学，原大殿前的汉白玉石雕游龙仍埋在操场内，校后残留的部分建筑已改为民房，校后操场墙土壁上，现有两块石碑，碑文记述了药王庙的修建年代及范围。两侧仍多老式楼房，居民稠密，巷道狭窄，不通汽车。

第五节　安国药王庙

河北安国古称祁州，药王庙位于安国市南关大街路东，坐东朝西。此庙原为"皮王神阁"，建于东汉建武年间。到北宋太平兴国年间（976~984），拓址建立新庙。庙中所祀之神药王，姓邳名彤，字伟君，原为居下曲阳的和成郡卒正，后为汉光武帝刘秀部下二十八宿将之一。自北宋扩建后，又经历代扩建修葺，汇集了宋、明、清时代的建筑特色，形成了一处民族风格鲜明的建筑群。全部建筑结构严谨，浑然一体。占地面积共计3 200平方米，分三进院落，共13座单体建筑。庙前木质牌楼高8.4米，为三栋四楹庑殿顶，建于清嘉庆二十三年（1818）。牌楼两侧耸立着对称的两根铁铸旗杆，高达24米，每根约重15吨，系围土浇铸而成。旗杆上有盘龙翔凤，悬斗挂铃，一副铁铸对联。上联为"铁树双旗光射斗"，下联为"神麻普荫德参天"，和牌楼中央高悬的"星灵河北"交相辉映。正门端挂"药王庙"横匾，内为马殿，塑有两匹高头战马，北白南赤，遥相对应，每匹马前各有二马童，二童赤面，二童白面，各随马色。前院内有钟、鼓二楼。穿过垂花门，迎面便是6.3米高的药王墓亭，亭内树一透雕木碑，上刻"敕封明灵昭惠显王之墓"。墓亭两侧为名医殿，塑我国历史上的十大名医像。左殿内是华佗、孙林、张子和、张介宾、刘河间；右殿内是

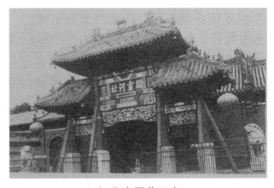

河北安国药王庙

扁鹊、张仲景、孙思邈、徐文伯、皇甫谧。墓亭后药王正殿，建于明永乐年间，殿内正中端坐着神采奕奕的药王塑像。药王正殿后院是药王寝殿，塑有药王及二位夫人塑像，面积与正殿等同。全庙共有塑像三十六尊，琉璃瓦顶，脊饰吻兽，阁扇门窗，苏式彩画，雕梁画栋，匾额云萃，壁画生辉，碑碣林立，富丽堂皇。药王庙在战争年代和"文革"中曾惨遭破坏。1985年，药王庙被按原样进行了修复，面貌焕然一新。

药王庙自建庙始数百年来，善男信女祭祀，香火甚盛，后来逐渐发展成安国庙会，四方商贾云集，百货交流，轮集辐辏，驰奔祁州，"药材极山海之产，布帛尽东南之美，皮服来岛夷而贩口西，名驹竭秦晋而空冀北"。祁州之南关，药市喧嚣，药香充溢，摩肩接踵，熙来攘往，故安国有"药都""药乡"和"天下第一药市"之美称，有"药材不经过安国就没有药味"之称。

至清康熙年间（1662~1721），安国发展成较大规模的春季和秋季药材大会。怀药商人就此打入祁州市场，由肩挑贸易到车船贩运，由小到大，形成了一支庞大的怀帮队伍。乾隆五十四年（1789），祁州的怀药商人捐资修建药王庙，怀商杜盛兴捐资白银40万两。（《重修药王庙碑记》，碑存安国药王庙）

同治初年，800多家怀商结成怀帮，成为祁州十三帮之一，再次捐资修建祁州药王庙。在如今的安国药王庙的碑廊里，清《同治十二年春会至光绪五年冬会客帮银钱捐献碑记》载有怀帮51家药商的商号名称及其捐资数额，名列前15位的是：杜盛兴、申三成、协盛西、生和成、崇兴寅、人和敬、广升瑞、协盛全、义聚祥、长兴公、泰顺茂、杜双和、谦益儒、茂盛永、天和顺。其中，杜盛兴捐银77万两，名列榜首。（《同治十二年春会至光绪五年冬会客帮银钱捐献碑记》，碑存安国药王庙）

第六节　禹州怀帮会馆

数百年来，禹州药业市场长盛不衰，享誉全国。洪武元年（1368），明太祖朱元璋就诏令全国药商，集结钧州（今河南禹州市），恢复遭到元末战乱破坏的药业市场，自此，禹州逐渐成为全国性的中药材交易集散地。清朝初年，禹州的药材交易进入鼎盛时期。为了适应药材市场的需要，禹州药商纷纷建立药材商号。而且同一行业、同一地域的商人为了便于联系，互通信息，结成行帮组织。各行帮为显示自己的经济实力，不惜重金修建客驿会馆，例如山西会馆、怀帮会馆、江西帮会馆等。当时在禹州的十三个药帮还踊跃集资，建了"十三帮会馆"。禹州的会馆中，尤以山西会馆和怀帮会馆最为雄伟壮观。

怀帮会馆，位于今禹州城内西北隅，是由怀庆府所属各县在禹州进行中药贸易的巨商富贾集资兴建的，以此作为其联谊场所，保护其资产免遭倾乱，

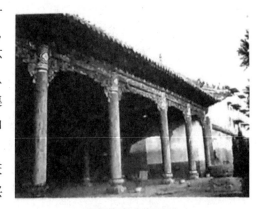

禹州怀帮会馆遗址

为各地商帮在禹州所建会馆之一。此会馆始建于清道光年间（1821~1850），落成于同治十一年（1872）。会馆坐北向南，占地 15 亩，南北长 120 米，东西宽 78 米，总面积达 9 360 平方米，是一处由照壁、山门、戏楼、钟鼓楼、左右廊庑、大殿等组成的布局严谨、气势巍峨壮观的建筑群。

照壁位于会馆正前方，青砖砌就，下以石条为基，基上用砖砌成双层须弥座，分别雕有仰莲、云气、几何图形等装饰花纹，座上立壁，横宽 18 米，壁面为大小八边形组成的几何图案。顶为歇山式，檐下做出方椽。

戏楼在照壁北 10 米处，为山门兼作戏楼，面阔三间，进深二间。南为山门，北为戏楼，下有长 18 米、宽 7 米基座，上为单檐歇山式顶，覆以孔雀蓝琉璃瓦，雕龙正脊两端置大吻。在戏楼两侧各有一个长、宽各为 3 米的方形角楼，为会馆庙堂的钟鼓楼。

东西配殿，沿中轴线北行 20 米处，各为面阔五间，进深二间的廊庑。这两幢廊房为双层楼阁式，西廊在民国年间翻修时将顶部改用成小布瓦。与两廊北山墙成平行线的中间，为大殿前的拜台台基，基高 0.8 米，纵深 7 米，紧连大殿基座。

大殿是该会馆中的主要建筑。整个大殿建在一个高 0.8 米，边长 18 米的方形基座上。大殿之前部为拜殿，面阔五间，进深两间，单檐歇山式卷棚顶。上覆孔雀蓝琉璃瓦，雕花脊，檐下无斗拱，平板枋上为高浮雕牡丹图案。各间大额枋上分别浮雕着"商旅入城""高士贤隐""骆驼商旅""商旅歇马"等商帮故事及透雕人物、鸟兽等，玲珑剔透，栩栩如生，实属一组雕刻艺术珍品。

拜殿紧接后大殿，中间做勾连搭式。面阔 5 间，进深 2 间，为单檐悬山式顶，前后出廊，殿顶以孔雀蓝琉璃瓦覆盖，两山用琉璃博风，檐下施五踩双下昂斗拱，前后檐各有柱头铺作 6 朵、补间铺作 6 朵，共计 24 朵。平板枋上高浮雕龙、鹰及山水花卉等图案，殿内梁起七架，前后出单步梁，中柱减出一列，以扩大使用空间。

紧接拜殿的是大殿，面阔 5 间，进深 3 间，殿内雕梁画栋，遍施彩绘，显得金碧辉煌。大殿前次间上部绘有金色卷发的男女头像和一些似西洋建筑的风景画。这证明当时禹州药商和欧洲商人已有来往，建立了药材贸易关系。

怀帮会馆的所有建筑用砖均有"怀帮"二字，这在中国的建筑史上是不多见的。由陕西帮、四川帮、宁波帮、甘草帮、党参帮、茯苓帮等十三帮集资兴建的十三帮会馆，比怀帮会馆晚建一年，占地规模还没有怀帮会馆大。怀帮会馆在建筑艺术上雄居禹州各会馆建筑之首。怀帮会馆的建成，使怀药商人的经济实力名震禹州。由此可见当年禹州怀庆商帮之强盛，怀药贸易之兴旺。

第七节　天津怀庆会馆

天津怀庆会馆建于同治七年（1868），坐落于天津红桥区曲店街 32 号。曲店街是当时著名的商业街。天津的商业街巷，如北门外大街、针市街、竹竿巷、小伙巷、曲店街等均集中在小伙巷地区——即天津的三岔河口以西，东起北门外大街，西至大丰路，南至北马路，北至南运河的地区。小伙巷地区占地 600 多亩，毗邻三岔河口，靠近南运河上的渡口及装卸码头，水路条件便利，这一带建有浙江会馆、江苏会馆、江西会馆和怀庆会馆等。

为便于联谊和怀药交易，怀药商人张连堂等 30 余家商号于同治七年（1868 年）在曲店街购置房产兴建怀庆会馆，为怀庆药商居住、会友、储存药材之所。除供奉药王神像外，还专门辟有怀药仓库和客商、伙计宿舍，不少药栈在此租地经营。怀庆会馆门首书写"怀庆会馆"横额。该会馆分前后二院落，戏楼居中，霍元甲曾在此做工，后因商业萧条，会馆作用逐渐消失。1943 年，成立有怀庆同乡会，推选了常务、监察、评议等委员会。其中，常务委员有王煜东、张庆元、史安澜、阎槐青。会馆的负责人先后是：王煜东、王晓旭、张庆元、阎槐青、胡秀珍（阎槐青之妻）。怀庆同乡会于 1954 年解体。

近年，由于天津的城市改造，怀庆会馆被拆掉，不过在红桥区文物管理所仍保存有怀庆会馆两个经商过磅用的石砝和一块碑刻。两个石砝，一大一小，均刻有"怀帮公砝"的字样，小的刻有"光绪四年六月立"和"二百斤"的字样。

怀庆会馆的碑刻为《怀帮会馆重修志略》，工笔小楷、字迹清秀，尚可辨识大部，其碑文如下：

尝思商贾往来，每仰赖天神麻而春秋祭赛，宜崇隆乎祀典。吾郡药都迁于津也，历有年矣！每际酬神之时，常无肃静之（所）是。同治七年夏五月，张连堂、刘相成等遂会同泰顺理、云合兴、复泰合公同商购，置曲店街公所一处，计房屋大小三十间，东至刘姓，西至周姓，南北均至（临）街，各按老城旧址为界，水道滴水仍照旧日流行，只以房间逼窄参差不齐。于本年八月动工重修，将后院东西厢房各四间、中房四间、前院东西厢房各三间，改为东厢房九间、西厢房九间，通力合作，众擎易举，于九月间将次完工，未及五旬而焕然一新。自是以往，答神赐予斯，议帮规于斯，联乡谊亦于斯，固非徒为美观瞻已也。谨将上年购买及本年重修略况勒石，以期永垂久远，后之来者，其知勉诸！

（《怀帮会馆重修志略》，藏于天津市红桥区文物管理所）

从碑记记载可知，怀帮会馆的规模和建制，总房间数为 42 间，其规模已是相当可观。当为怀药贸易在天津的缩影和体现。

第八节　晋城怀庆会馆

晋城古称泽州，又称凤台，地处山西省的东南部。它雄踞太行之巅，俯视千里中原，背靠三晋腹地，襟带沁、丹两河，风光秀丽，经济发达，古来为兵家必争之地。

怀庆会馆位于旧城东南部的水陆院东巷，是由河南怀庆府的商人在泽州修建的行业性会馆。创建年代不详，现存建筑多为明代遗物。

整个建筑由大小两个院落组成，主要建筑有照壁、东西戟门、舞台、钟鼓楼、大殿、拜亭、耳殿、廊庑等。

大殿和拜亭采用抬梁支柱法，进深和面阔均约 10 米，粗大的横梁雕刻着活灵活现的飞龙和云纹，鲜艳的彩绘至今仍熠熠生辉，展现了昔日怀商在晋城的繁华与辉煌。

拜亭内外檐下置有精美的斗拱和麒麟图，其高超的雕刻工艺令人叹为观止。该建筑最为人称道的是殿脊的孔雀蓝琉璃饰品，据说其制造工艺早已失传，所以显得极其珍贵。拜亭前还有一对高约2米的砂岩石狮子，雕刻精细，气度非凡。现为晋城市的重点文物保护单位。

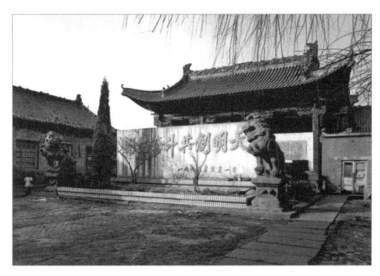

晋城怀庆会馆

　　会馆始建于清乾隆五十七年（1792），竣工于嘉庆八年（1803），后来又经过多次修缮，房梁上的记载至今仍在。虽然雕梁画栋十分精美，但国家有关部门专家前来考察时，最让他们感到惊奇的还是这里的琉璃构件，因为像这样大面积地使用孔雀蓝琉璃构件的古建筑在山西只有两处，而制造孔雀蓝琉璃构件的传统工艺目前已经失传了。

　　据考察发现，房上有不少精美的琉璃构件已被人盗走。其中东廊房飞檐顶端仅剩的一尊琉璃人物的人头也不翼而飞。据传说，只有破坏行规、见利忘义之徒才会被制作成这个小琉璃人安放在飞檐上，寓意此等人物的路途"走到头了"。

　　引人注意的还有拜殿阶下的两只石狮子，高约3米，其石质不是太行山常见的石灰岩，而是同武汉覃怀会馆门前的石狮子一样，都是沙石。其原因是，沙石质地较软，刻工细腻，所雕刻的狮子金光闪闪、富丽辉煌，比较符合商人的审美观。值得一提的是，怀庆会馆的石狮子头向内摆，而不是像其他地方那样冲着外边——似乎有招财进宝的含义。

　　大殿墙壁上精美的壁画已经残破不堪，立柱上的对联被标语糊住不少，难以通读。但大殿横梁上龙飞凤舞的各种雕饰，还是把昔日怀商在晋城的繁华与辉煌展现在众人面前。在西廊房的墙壁上镶嵌有两块碑记，第一块油污漫漶，无法辨认。第二块为清嘉庆七年（1802）四月二十一日所立的《南关面行条规》，全文如下：

　　南关面行条规开列于后

　　派定执事行头，四家一班，挨次轮转，周而复始。凡遇有公事之日，务要认真办理，勿得临期推诿。

　　议定凡有大小行事以及领取麸价，执事行首务要协同办理，勿得互相推诿。

议定凡有外来字号赶庄卖面，每于素所相好铺内寄卖货物，希图一时之利，徒省行费，此不便于行中者，今公同酌议，嗣后如有赶庄卖面者，每百斤抽取银一钱。如在某字号隐匿不言者，行中察出真确，罚本号银拾两，入行公用。

议定凡有一应行费等项，俱照旧规办理，勿得额外增添，如违议罚。

议定每逢会馆诸神圣诞日期，凡我在行会友，务要衣冠整齐，早至殿下拜献，违者从重议罚。

议定凡有一应家具物件，不许私自借出，违者议罚。

本会家具另书木牌件上清记，执事会首轮流收转。

议定每年执事会首办理一年为则，每年十月演戏以毕换班，请下年会首交接。

碑文后还列有高平县东盛号、东兴号、东新号、中和号、振泰号等商号"施锡供器一副、香资银贰拾贰两捌钱，开光用完"（《南关面行条规》，藏于晋城怀庆会馆）。从碑文内容可知，当时怀商的帮规甚严，但作风民主，动辄"议罚"，其轮流坐庄的"轮值主席制度"，当代表了那个时代的先进文化，也反映出怀商经营管理的规范和科学，同时也是怀商经济实力强大和经营规模宏大的标志。

中华人民共和国成立初期发展"五小"工业时，怀庆会馆被当作晋城市标准件厂的厂址，内部设施损失严重。目前保留下来的这个院子总共1间拜殿、3间正殿、左右各3间偏殿，左右各3间厢房，左右各9间廊房，总共34间房屋，而这仅仅是过去三进院中的主院。按照建制，主院前面应该有二进院、头进院，而正门外还应该有一座戏台，目前会馆西邻的一个偏院也应该是怀庆会馆的附属建筑。

怀庆会馆当年坐落在泽州古城的南门外略偏东南的位置上，当时那里是商贾云集的地方，又是著名的太行驿，来自怀庆府、卫辉府、彰德府的货物都在这里交易。怀庆府的商人在这里以经营面粉为主，形成了庞大的商帮。怀庆会馆其实就是怀商制定行业规范、管理行业事务的议事厅。目前，晋城市正在制订新的发展规划，对怀庆会馆进行修缮，想将其改造为明清商业博物馆，准备对接中原城市群，融入中原经济圈，因此保护好这个怀商文化遗址，对增进晋城和焦作两地人民的友谊，加强双方经济、文化往来，都具有十分重要的意义。

第九节　周口覃怀会馆

历史上的周口地处"燕赵江楚之冲，秦晋淮泗之道""周围十余里，三面夹河，舟车辐辏，烟火万家，樯桅树密，水陆交会之乡，财货堆积之薮。北通燕赵，南接楚越，西连秦晋，东达淮扬，豫省一大都会也"（乾隆《商水县志》），位居河南四大名镇之列。周口当时商业发达，商家众多，星罗棋布。清康熙以来，为了沟通联络、集会议事，来自山西、陕西、安徽、江西、湖广、福建等14个省的外地商人修建了10余座商人会馆，大多规模宏大，计有山陕会馆、安徽会馆、江西会馆、湖广会馆、福建会馆、覃怀会馆等。

周口的覃怀会馆，即沙河北岸迎水寺，原占地30余亩。建有山门、东西配房、僧室、禅堂、大殿。塑有岳飞、张显、汤怀、王贵四人之像，故又名四圣会馆。覃怀会馆当以经营药材为主。

在周口的这些会馆之中，山陕会馆、安徽会馆、江西会馆、湖广会馆、福建会馆等，均是一省或两省的省级会馆，然唯有覃怀会馆乃为一府级地域性的会馆；而且，在诸多的会馆中，覃怀会馆占地 30 余亩，规模宏大。如沙河南岸的山陕会馆，占地约 20 亩。安徽会馆，占地约 15 亩。江西会馆，占地约 30 亩。湖广会馆，占地约 80 亩。福建会馆，占地 10 余亩。此外陆陈会馆占地约 8 亩。油业会馆，占地约 4 亩。由此可见怀药经济的发达、怀帮实力的强大。

第十节　开封覃怀会馆

开封地处中原，历史悠久，曾为七朝古都，还担当过州、路、府、省治所，向为客商云集、仕宦学庶汇游之地，旅汴同乡会馆之多，势态之盛，也为其他城市所罕见。

文献记载，覃怀会馆（又称怀庆会馆）原坐落于开封市文庙街 15 号（今 18 号），由清代怀庆府属八县旅汴同乡捐资，创建于清嘉庆十七年（1812），创建人为刘元凯、郝景俊，主要为同乡企划工商业，谋事求职，办理婚丧事宜。敬有灾神、大王、火神及财神等，从道光十八年（1838）至道光二十五年（1845）先后三次买房 78 间、义地 71.8 亩，会员达 6 000 余人，理监事多为富商巨贾。

覃怀会馆目前已"人去物非"。此外，古城亳州的老花市建有经营药业的怀庆会馆，襄樊的晏公庙与邵家巷中间建有怀庆会馆，老河口市的新马路西建有怀庆会馆。在河南建有怀帮会馆的还有信阳、南阳等地，在外省建有怀帮会馆的还有北京、太原、成都、香港、长沙、汉口、南京、苏州等地，由于资料的缺失，在此暂略不记。

第三章　怀商商号

第一节　怀山堂商号

怀山堂商号源于河洛康家。

明朝初期洪武年间，康家先祖在巩县（今河南省巩义市）康店镇洛河边安家。为解决温饱问题，康家先祖在洛河岸边开了一个小饭馆。寒来暑往，小店逐渐成为河洛一带知名的客栈。后来，客栈所在地被称为"康家店"。经过康家几代人的不断努力，小小的"康家店"变成了一座占地240余亩、包含19部分的庞大庄园。靠山筑窑洞，临街建楼房，濒河设码头，集农、官、商于一体，有33个庭院、53座楼房、73孔窑洞及房舍1300多间，庭院建筑为豫西地区典型的两进式四合院，兼具园林艺术和宫廷艺术特色。繁盛时期，庄园内的砖厂、木材厂、造船厂人来人往，康家主人足不出户便可满足一切生活所需。1901年，慈禧驾临康家庄园，并赐号"康百万"，使之扬名天下。

留余匾原是康家教育子弟的家训匾，已成为康百万庄园的镇园之宝，现悬挂于康百万庄园主宅区一院过厅内，其主旨为"留余"，所录为留耕道人《四留铭》，其铭文曰："留有余，不尽之巧以还造化；留有余，不尽之禄以还朝廷；留有余，不尽之财以还百姓；留有余，不尽之福以还子孙。"留余匾在造型上且不同于一般匾额扁平的形状，它左低右高的形状显得上凹下凸，形似迎风招展的旗帜。其意为上凹留余于天，对得起朝廷；下凸留余于地，对得起百姓与子孙。

清·乾隆三十八年（1773），河洛康家第十世康玉生慕怀药之名，举家渡过黄河，迁往怀庆府西南冷村（今河南温县西南冷村），开始从事怀药种植及加工贸易，并创立"怀山堂"商号。

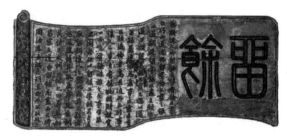

留余匾

康玉生的儿子康进禄，聪明伶俐，善于钻研，不论是种植管理，还是加工工艺，都更胜父亲一筹。短短几年时间便名声大噪，吸引了众多南来北往的客商，加工出的怀药，被当地官府选为贡品每年供应皇室。

怀山堂到第四代康硕儒（1840~1912）一代，怀药种植已经具备了相当规模，炮制技艺炉火纯青，怀药的诊疗应用也日渐成熟，康家结合当地民间流传的怀药诊疗治病古方，并虚心向当地老中医学习，不断探索挖掘，逐步摸索出了一套以怀山药为主，并和其他中药材相结合运用的中医治病诊疗方子。主要特点有：①诊疗特色：以中医辨证论治，随症加减，以脾肺肾为主，调五脏、解六腑关系为主要特色。②诊疗项目：不孕不育、抑郁症、肥胖、高血压、降糖、痛风、促进生长、红斑狼疮、清心养肺、皮肤病等。③特色方剂：5年陈怀山药（麸炒）加配黄精、茯苓、蜂蜜；3年陈生怀山药加配丹参、茯苓、党参、蜂蜜；3年陈山药（麸炒）加配黄精、陈皮、蜂蜜、怀牛膝、怀生姜等。

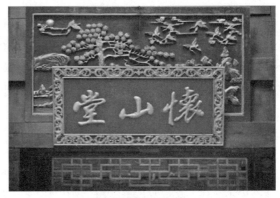

怀山堂商号匾额

怀山堂品牌，经历八代传承，第八代传人为康明轩。康家一代又一代传承人始终秉承着诚实守信的经营宗旨，公平经营，童叟无欺，凡事留余，处处为真。同时，坚守中医传统炮制技艺，用匠人精神淬炼出山药珍品。怀山堂名号越传越广，成为怀药世家、豫商典范，生意逐渐做到了北京、河北、山东、湖北、湖南、广东等地，并在各地建立分号，"恒昌德""霖兴玖"等怀山堂旗下分号在怀药界亦享誉盛名。

迄今为止，怀山堂已有248年历史，被河南省商务厅认定为"河南老字号"，已经发展成为集四大怀药的研发、种植、加工、销售及文化推广为一体的全产业链企业，参与起草制定四大怀药国家标准。怀山堂第八代传人康明轩也被认定为河南省省级非物质文化遗产项目（四大怀药种植与炮制）代表性传承人。

第二节　大德生药店

大德生原是修武县最有名的中药店。大德生成立于1935年农历八月十五日，位于修武县城内东大街路南（现修武县中医院处）。大德生店号出自《新修本草·序》之首句"盖闻天地之大德曰生"，"大德"，可解释为"最高的恩惠"；"生"，乃指"生化、万物"。取名"大德生"，含有以医药普济众生乃是天地间最大的恩泽之意。大德生开业后，以其独特的经营方式，很快誉满城乡，执修武中药行之牛耳。到该店看病购药者，络绎不绝，使各中药店无不甘拜下风。

大德生药店由郭良图（字嘉献，博爱县金城乡南马背村人）、史贯之（字一吾，博爱县金城乡史庄人）、杜道周（字菲堂，博爱县金城乡邬庄人）三家各出500元银圆（作为股金）合资修建。

大德生药店成立后，为了弥补资金的不足，由杜盛兴麝香庄作保，采取先进货、卖后付款的办法，从北京大量批发各种道地药材进行销售。具有一定规模后，派人参加在全国各地举行的中药材大会及派专人常驻安阳、禹州、亳州等中药材集散地采购药品，甚至不远千里，到云、贵、川等省采购道地药材。特别是严把进货质量关，凡伪劣药材一律不进。通过这些措施，使大德生药店的药远近闻名。大德生药店遂由单纯的门市零售进而兼营批发，垄断了修武的中药行。

一、管理制度

大德生药店鼎盛时期，最多有 21 人，一般在 15 人左右，最少有 6~7 人，并有一套严格的管理制度。每人每天的工作时间都在十几小时以上，晚间所有人员（包括掌柜、老板、学徒等）都要参加中成药的制作或急需药品的炮制，直到深夜。

（一）大德生药店管理架构

员工分掌柜、老板、坐堂医、司药、采购等，表现好的，按级别升迁。如：1942 年郭良图去世后，郭良纯（原为账房先生）接任掌柜，史荣之为门市部负责人，被称为老板；账房先生由范宏杰接任，赵克宽负责采购，范宏杰、程大儒为司药；史金章是早期的学徒，后升任司药。

（二）人事制度：学徒——司药——坐堂医

学徒工主要学习药理，学徒时间一般为 3 年，首先学蹬碾槽；其次在师傅的指导下逐渐学习辨认药品，检筛、晒晾、浸泡药材；再次学切药及各种炮制药材的方法及制造蜜丸、水丸、膏药等技术。学徒工还负责到门店检查药斗，记下所缺药品的品种、数量，第二天开门前全部补齐；需炮制的药，则另写一份清单交给掌柜，掌柜迅速令人炮制，保证不能脱底。

司药由学徒工期满后升任，到门面后，一要非常熟悉各种药品所放的位置，做到伸手即得；二要基本做到"一抓准"，不回称；三要珠算打得精，药价计算无误；四要包药技术熟练。其中最难的是"一抓准"，因为中药种类成百上千，密度各不相同，而且各服药的每味药往往只有几钱，要做到"一抓准"是相当有难度的。

坐堂医是指被聘请的医术高明的医生。先后在该店任坐堂医的有冯喜功（获嘉县人，精通内科）、毋致金（博爱县官庄人，精通外科）、司炳珠（武陟县司吴巷人，精通外科），全树灵（博爱县人，内外科兼精通），程予万（修武县尚楼村人，中、西医兼精通）等，掌柜郭良图也擅长接骨。大德生坐堂医医术高明，享有盛誉，仅从小梁庄旱船班演唱的一段小曲，就可见大德生药店坐堂医的声誉："大德生，甚是凶，买货直接到北京。坐堂医生脉理通，万病回春一股风，一股风。"

大德生药店不仅致力于从业人员的技术熟练和提高，更注重其职业道德和品质的修养。如曾有门市部老板染上吸毒嗜好，药店令其返家，限期戒除，其返店后不久，旧瘾复发，药店遂予以解雇。司药庞荣灵卖"唐识义"（一种治疗疟疾的成药），擅自提高药价，从中贪污，也被解雇。

二、加工制度

大德生药店所购进的中药材，绝大部分为原药，为了适应各种患者的不同需要，也为了赚取最大限度的利润，就对药材进行炮制加工。炮制加工遵古法进行，包括修制、水制、火制、水火同制及其他制法。

（1）修制。修制包括挑拣、筛、刮、碾、研等，主要目的是除去杂质及合理使用药源，使药品纯正、随手，充分发挥药效。比如枳壳，都要一个个地挖心去瓤，切片，麸炒，才能发挥其消胀的药效，其如不去瓤反而会加重肚胀的症状。矿物类药物（如赭石等）和贝壳类药物（如石决明等），都要事先粉碎库存；三甲（龟甲、鳖甲、穿山甲）都要先用沙炒，趁热醋淬冷却，既便于粉碎，又能增强滋阴补肾或软坚散结的作用；某些芳香型药物（如砂仁、草蔻等）则随捣随包，以免药味挥发。进入大德生药店，可见前有药臼，后有碾槽，叮当之声，不绝于耳，药香飘溢，一派兴旺景象。

（2）水制。水制包括用水、醋、酒等处理药物，以便其软化，便于切片，粉碎，或降低、消除药物的毒性与副作用，以增强药物疗效或改变其功效。比如槟榔，其大小和一个山里红差不多，但质地极为坚硬，至少要用水浸泡两个多月后才能切片，每个至少要切一百多刀。其片比纸还薄，然后平展铺于苇席上阴干，其色彩极为鲜艳。再如川乌，要用甘草水泡制，因这样不仅能更好地发挥其止疼的药效，且降低了其毒性与副作用。

（3）火制。火制是把药物直接或间接放在火上加热，使之干燥、松脆、焦黄或炭化，以增强或改变药物的药性。火制法分炮、煅、炙、焙、炒、煨等不同方法。所用辅料则有土、沙、麸、米、蜜、醋、盐、油等。如栀子，生用清热，炒黑则止血，姜汁炒则治烦呕，清表热用皮，清内热则用仁；生甘草清热泻火兼有中和诸药的作用，蜜炙甘草则健脾补中气。土炒白术能增强其健脾燥湿的作用，醋炒元胡、香附能增强其疏肝理气、活血止疼的作用，盐炒故子、小茴香能增强其补肝肾的作用，蜜炙桑皮、冬花能增强其润肺的作用，油炒当归可起到润肠的作用。

（3）药品管理。药品管理是保证药效的一项重要措施，大德生药店对此制定了一系列保管制度，设专人负责，并不时检查，以防霉变、虫蛀、鼠咬。出药（批发或装斗）时都要过筛或挑拣，以去其杂质。因霉变、虫蛀等因素失效的药品，则坚决抛弃不用。为防有些用蜜、醋等炮制的药品，因放置过久性味减弱或变质，就采取量少、勤炮制的原则。一次炮制量，少则够用三五天，多则够用十来天，个别的随用随炮制。

经过以上这些措施，大德生药店便以货真价实、药效显著而声名鹊起。

三、创新制度

用现在的话来说，企业的生命在于创新。而当时大德生药店最具特色的就是不断创新，这种创新既在于药效质量方面，也在于包装方面，更在于对客人的服务方面。

首先，别出心裁地在包装上大下功夫。每服药均实行"各包"，即司药按照处方将每味药各包一小包，然后将各小包总包在一起。

用纸也非常讲究，所用的大、小包药纸分为白、绿、红等上等油光纸；此纸北京槽印，上面除有"道地药材""遵古炮制""货真价实""童叟无欺"等字样外，还印着药店的字号和地址。

司药取药时，根据药色配以不同的包装纸。凡浅色的药，如茯苓、山药等，都不用白色纸包，而用彩色纸包；深颜色的药，如熟地黄等，则用白色纸包。

同时，司药包药时，都要附一张浅彩色的"说明卡片"（在北京定印），上印药品的药名和药用部位的图样，并用四句话十六个字的韵语（取自明龚廷贤所编《药性歌括四百味》），简要概括地说明该药的性味、归经、功效、主治等，如麻黄味辛，解表出汗，身热头痛，风寒发散；

青皮苦温，能攻气滞，削坚平肝，安胃下食；麦门甘寒，解渴祛烦，补心清肺，虚热自安；等等。便于顾客识别真伪，理解药性。

司药将各味药与处方核对无误后，再行包裹，并在每小包上写明药名、分量，有的还要注明先煎（如石决明等质坚硬的矿物或贝壳类药品）、后下（如砂仁等芳香易挥发型药物）、另煎（如阿胶等）或别服（如羚羊角等贵重药品），并向顾客反复交代说明，然后将大包放在下、小包放在上垒成宝塔形，再用大包皮纸包好捆扎。对于车前子一类的药，还专为顾客装入一个小纱布袋内。司药发药时，还配加一个滤药的小箩（备煎好药后过滤药渣用）。

四、财务制度

（1）股东管理制度。股东不准另向其他药店投资入股；不准在城内有家眷；不准擅自挪用公款。

（2）学徒只管吃饭，没有工资，但年终可根据经营情况的好坏及本人表现、资历深浅、技术水平等，得到掌柜赏赐的"红包"。

（3）其他人员则从纯利润的30%中按等级分得一份工资报酬，年终（春节前）结账后付给，平时若有急需，可到账房预借。若预借数接近当年预计报酬的总额时，账房即不再借。每人每年的报酬也不是固定不变的，而是随着每年纯利润的升降浮动。因此所有人员无不专心致志努力工作，以图增加经营额与纯利润。

（4）大德生药店售药，大多数为现钱交易，但也有赊欠：一为短期赊欠，多在一两个月内有钱时即予清账；二为季头结账，对象一般为小康人家，在店内有账户，到麦收、秋收后多以粮食（略高于市价）清账，以示优待，使之逐渐成为本店的长期顾客，每年约可收小麦 7 500 市斤，秋粮 5 000 市斤；三为年终结账，对象一般为富庶人家，均持有手折。每取一次药，即在手折上写明 × 月 × 日取药 × 服，价洋若干，年终（春节前）即凭手折汇总结账，这些户更是该店的固定顾客。其他中药店则因流动资金少，不敢长期赊欠，自然无法与大德生药店竞争。

第三节　杜盛兴商号

清代末年，四川发生灾荒，加上苛捐杂税，使本来缺粮的老百姓更陷入水深火热的悲惨境地。他们嚼草根、啃树皮，结果还是食不果腹。此间有一支中原商队刚好来到了他们的贸易所在地，此时他们看到的并不是往年的贸易繁荣，而是饿殍载道，尸骸满谷；入其家室，朝则熄无烟，寒则蜷体不伸，莽莽榛榛，犹如天地初辟。他们为了解救这些受灾的百姓，把带来贸易的所有钱财济助给这里的人民，并变卖了所有能变卖的东西，赤身而返。这个商队就是属于具有百年历史的崛起于怀庆府地区的杜盛兴商号采购队伍。

杜盛兴为商号，其家族是明洪武年间从山西移民到河内邬庄（今河南博爱邬庄）的，以农业为生。杜家历六世而至杜堂，杜堂以上名字已不可考，杜堂遂为河内邬庄杜家之始祖。明中叶以后，社会经济异常繁荣，怀庆府地区商业更是发达。其时，杜堂有子三人，次子杜世荣农

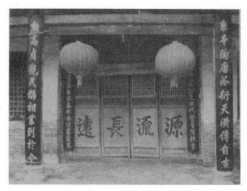

杜盛兴故居杜氏祠堂

闲时间以在清化镇推车运输货物贴补家用，后专给本村商号来盛公推车售药赶祁州（今河北安国）药会，历经杜光炎、杜加让、杜有方，杜家稍有发达。至杜堂六世孙杜兴信、杜兴谟时，商业运输已颇有经验，兴信、兴谟又诚实可靠，受人尊重，来盛公救助其金百两，让其附带捎点货物销售，令其积资渐多；加上祁州药会的洗练，以致发迹，遂创名为盛兴的商号，以取"盛"之"兴旺、旺盛"之意和兴信、兴谟之"兴"。因东家姓杜，又叫杜盛兴。

杜盛兴商号的药材货真价实，童叟无欺，远近驰名。

杜盛兴商号前期以怀药为主，中后期以麝香为主，兼营朱砂、黄芪、党参等。

一、商业规范

杜盛兴商号是以"家庭整体意识"为基础，以儒家的"忠诚""谦恭礼让"和"诚信"为规范，来确定商号的管理机制，由此形成了独具特色的店员培训制、身股制、联号制及董家监理制。

二、谋略

一是设立采购站。杜盛兴商号经营的所有商品，由总店派专人到生产地设采购站，统一采购。在采购站，根据分销点的营销状况及汇总来的需求量，统一配货。采购的货物一般不到总店，而是在采购站直接分发出去，这样就节省了大量的运输成本。

他们经营的外地药材，强调道地产品的购进，货物成色一定上乘，价格一定低廉，待人接物以和为贵。该商号经营的麝香，以四川灌县为总站，派人到松潘、茂州、杂谷口、新街口等地收购；在甘肃临洮、陕西双石铺兼收党参；在湖南常德专收朱砂，在山西太原专收黄芪等。

二是设立分销点。各分销点负责调查各分店的销售状况和销售地客户的需求，然后向总店汇报，由总店统一安排采购。

分销点：在北京，以同仁堂、长春堂等药店为主；在江南，以上海、苏州的雷允上，上海的童涵春、蔡同德，杭州的胡庆余堂等药店为主；在湖北，以武汉汉口的药王庙内为主；在广东、营口等地，则设店经销。杜盛兴商号曾一度到香港，把部分怀药转到东南亚销售。光绪年间，又在山东济宁市设点时，接收了李三九烟店和生德威香料店等，生意越来越大。

三是统一商品定价。杜盛兴商号的经营方法，重要的一条是不卖次品不谋厚利，各货店免头牌（即平等，无贵贱之分），全栈统一定价（朱砂、党参例外）。各分店于正月十六为开盘日，由总栈药号唱价，各同行依次降价而随之。杜盛兴商号的价格，全国各分店差别不大，杜盛兴商号在山东曾自制一种阿胶，是用纯乌驴皮熬成的，质量、成本都很高，杜盛兴商号以薄利入市，不仅不提高阿胶价，还按厂价销售，很快在市场上打开了局面。

第四节　协盛全商号

明洪武初年，在太行山深处，一群移民队伍缓缓而行。队伍中间有一个李姓中年汉子挑着一副担子，前面的担子里是襁褓中的婴儿，后面的担子里是生活用品，生病的妻子有气无力地带着几个年幼的孩子相互扶持着，艰难而行。当他们走出太行山时，实在无力前行，又看到当地土地肥沃，就落地而居。经过若干年子孙繁衍，此地遂成河内县清化镇李洼村。

李洼周围村庄稠密，耕地稀少。为了解决生计问题，到了清嘉庆年间，经过协商，李氏后人中的一支兄弟四人从李洼搬到地面宽阔、地多人少的刘村落居，他们是李九丝、李九绢、李九绵、李九绸。他们弟兄四人，身强力壮，忙时种植，闲时烧砖制瓦，不到几年工夫，就小有积蓄。为了经营方便，他们兄弟就在砖瓦窑旁盖房居住。由于砖瓦生意时好时坏，同时他们又看到清化镇商业十分繁荣，为了生计，他们便停了砖瓦生意，到清化镇打工，从此以后，李家兄弟就参加了商业活动。刚开始，他们兄弟四人做苦力，搞运输，跟随药材商人来往天津送货。由于李家兄弟为人厚道、忠诚可靠，又不怕吃苦，东家就额外开恩，特别允许他们兄弟自己多带点货到天津卖，赚了钱归自己，李家兄弟遂参与了怀药经营。李家兄弟除保证东家送药外，自个儿也雇脚夫送货，不几年也成了大商，开始在清化镇开办名为协盛全怀药庄的药材行。经若干年历练、发展后，李家兄弟成了赫赫有名的怀药商。

一、精细加工，以质量取胜

协盛全商号以经营怀地黄、怀山药、怀牛膝、怀菊花为主。

起初，协盛全只做贸易，不搞加工，怀药加工还得另找加工作坊，这样，不但产品质量无法保证，而且还失去了很大的一部分利润。协盛全到了李氏第三世孙时，已形成规模经营，为了赚取最大限度的利润，他们就自办加工作坊，把收购起来的怀药，根据自己制定的质量加工体系（销售时客户的质量要求及传统炮制质量体系）进行深加工，形成了生产销售一体化的发展贸易模式。李氏对怀药加工十分认真，其主要加工方式如下。

（一）地黄的加工

地黄有鲜、生、熟之分，性味各异，鲜地黄晒干、焙干叫生地黄，再经复蒸复晒叫熟地黄。协盛全以加工熟地黄为主，并且要经过九蒸九晒，即：

一是笼蒸。取净生地黄置于缸内，用黄酒适量拌匀，闷至酒尽，置于笼屉内用武火加热，用容器收集流出的熟地黄汁，蒸约48小时至地黄中央发虚为度。取出晒一天，拌入熟地黄汁与黄酒再蒸24小时，取出再晒一天，如此反复8~9次，将黄酒与砂仁拌入蒸24小时，直至内外漆黑、发亮，味微酸甜为止，取出晾至八成干，切斜片，厚约2.5厘米，晒干。此法制得九蒸熟地黄。

二是罐蒸。取大干生地黄，加入黄酒、砂仁粉拌匀，装铜罐内密闭，以武火加热，隔水蒸约48小时，蒸至内外俱黑、中间发空为度，取出晾至八成干即成。

协盛全每次蒸晒之所以都要加白酒和砂仁粉等佐料，是因为只有这样，熟地黄才能补而不腻。

（二）牛膝的加工

牛膝收购后，要先进行熏条、分级、装箱三道工序，分类挑选，即上下分6支12个头，过于小的不入药。

（1）熏条：将所收的混牛膝用清水洗净，去杂晾干，用硫黄熏8小时左右。做到水要均匀，上焙要快，硫黄灯要旺，硫黄要熏透，蒸的时间要足，防止伤水闷色。

（2）分级：取出后，打尖去尾，剁枝去杂，拣条分级，捆成小把（用红毛线），再用硫黄熏一次，经削把、晾晒、上顶、搋压等，即为成货熏条。拣条分级时，按特肥、头肥、二肥、平条等分别挑拣。做到色泽好、质量优、规格严、防止上下混淆，特别是残货、冻条、油条，一定要挑选出来；打尖去尾时，要按特肥、头肥、去二肥尾的原则；捆把的具体要求是把圆整齐，防止抽沟、淹条、倒栽葱、穿大衫、毛狗头、挣眼等。

（3）装箱：装箱是牛膝加工最后一道工序。怀牛膝要求八不装箱。即：混货不装、搋不好不装、碎条不装、残条不装、冻条不装、霉变不装、油条不装、不齐不装。装箱后，方可外运销售。

（三）菊花的加工

菊花只选中棚入药，阴干不暴晒。菊花阴干后，将花朵摘下，不能叶、花混杂。

将全干怀菊花用剪刀剪下花朵去除杂质，盛入篓中。然后，将收起的花朵，喷洒少量水分，使其湿润，上盖草苫，下点硫黄熏蒸。熏蒸至花朵鲜亮洁白，即可装箱外销。暂时不外运的，要注意通风干燥。

（四）山药的加工

根据怀山药药用要求和顾客要求的不同，采取灵活多变的加工炮制方法，但主要以加工光山药为主。光山药的加工：

首先，把毛山药用水浸泡、洗净、晾晒，晒至身干较硬，出白霜后用硫黄搋，搋至毛山药身软绵绵，此时即可搓头遍。经反复搋晒加工，把山药搓成条杆通顺光滑，色泽好，没有棕眼、斑点、崩头、裂纹等，此时搓成的山药，俗称"黑轱辘"。

其次，黑轱辘用水稍泡即捞出，经刮削下皮再打磨，两头锉平，晾晒干后为光山药，俗称"成货"或"光货"。其表面淡黄白色，光滑，质坚硬，不易折断，断面白色；粉性，气微，味甘、微酸，嚼之粘牙。

另外，特制光山药加工。挑选光山药中特别通直、两头齐平的上等货，在清水中浸泡数分钟，捞出用小刀或砂纸刮去一层薄皮，再用铜丝罗角打磨光，上一层鸡蛋清，晒干再稍加搓制，即成特制光山药，可供出口。山药的炮制品种有生山药、土炒山药、麸炒山药、米炒山药、盐水炒山药等。

经过十多道加工手续，熏晒捂相结合，协盛全加工出来的山药，颜色洁白光泽，药效高，是道地的怀山药。

由于加工精细，协盛全的怀药在国内许多地方都享有盛誉，质量高，销售快。

二、管理、经营有方

司马迁在《史记·货殖列传》中说："'天下熙熙，皆为利来，天下攘攘，皆为利往。'夫千乘之王、万家之侯、百室之君，尚犹患贫，而况匹夫编户之民乎？"由利益而驱动的进取精神，是协盛全之所以 200 年屹立不倒的精神动力，但更在于他们有一套科学的管理机制和用人制度。他们的管理机制和用人制度概括起来有以下几个方面的内容。

（一）科学的人事管理制度

（1）选贤任能，决策集中。协盛全一开始就抛弃封建的长子继承管理体制模式，实行人才选拔制度，并使其科学化和常态化，谁也不能逾越这个制度，把家族中最优秀的子弟投入商海。其具体条件是：品行端正，公而无私；思想灵活，擅长经营；道德高尚，威望崇高；善于协调，长于沟通；遵守体制，恪守家训；热心商业，能把从商作为一项终身的崇高事业来对待。

（2）建立族人（董家）大会和董家监理制度。族人（董家）大会负责表决、任命协盛全各级主管，只有得到族人（董家）大会多数代表同意的，才能成为候任主管，从而使协盛全用人制度科学化。

（3）民主推荐，差额选举。协盛全商号继任人的选拔，由在任协盛全总店掌柜遴选，根据选拔条件，确定符合条件的接班人人选后，向族人（董家）大会推荐，由族人（董家）大会推荐选举产生。

（4）人事集中管理。协盛全商号的各级掌柜、店伙等人事权属于总店掌柜，各分店、连号掌柜没有人事调动权，只有经营管理权。人员调整、调动一律归总店。

家族子弟，不能在协盛全商号里安排职业，更不能当学徒或掌柜，只能以董家的身份在分店里当监理，享受清闲。

（5）人才培训制度。为了使经营事业代有人才，并使人才管理科学化，协盛全商号就在村上创办一家义学，招收学生。义学的学生不收学费，家境贫寒的学生，协盛全还负责饮食。义学中既教文化，还教珠算及商业知识。学习优秀的，就破格提拔到分店当掌柜或掌柜助理。

（二）科学的行政管理制度

（1）实行两级管理体制。总店掌柜全权负责管理总店的所有事务及各分店的人事管理权，分店掌柜全权管理分店的经营事务。总店掌柜是协盛全所有经营的总管，具有最后的经营决策权，族人（董家）大会和董家监理无权干涉。

（2）实行掌柜负责制。协盛全各分店实行掌柜负责制，每个分店都有几个掌柜，即大掌柜、二掌柜、三掌柜。大掌柜负责全面工作，二掌柜负责内部管理工作，三掌柜负责销售、交际工作，他们各司其职。

（3）实行分店掌柜异地交流制。各分店掌柜三至五年调整一次，实行异地交流。由一个分店到另一个分店，既提高了各分店掌柜的经营能力，也使他们能够适应协盛全的所有生意，同时也杜绝了一些不良现象的滋生。

（三）科学的财物管理制度

（1）实行股金制。协盛全生意归全家族所有，实行股金制，各股是根据各门的人口确定的。资金结算一年一次，只分红利，不能支取股金，以保证经营的正常运转。

（2）统一管理进货权。总店规定，凡分店经营的货，必须货真价实，言不二价，各分店的货统一由总店管理，由总店分运到各分店。协盛全不经营劣货、假货，一律选用上等好货，各地的货进到总店后，由总店统一过手，认真挑选，遵古法炮制，才能发出去。

（3）统一账目管理。协盛全总店规定，各分店一年结算一次，在阴历腊月二十前结清，上报总店。分号账目，必须日清月结，一季一小汇，一年一总汇，小汇和总汇都要报告总店，杜绝了贪污和虚报假账的现象。

（四）优越的福利制度

协盛全商号发展到清代末期，已拥有员工上千人。为调动员工的积极性，协盛全商号非常关心店伙计的日常生活及退休生活。

协盛全商号规定，凡在协盛全各店学徒者，其结婚所需费用大半由东家解决。结婚以后，生活尚有困难者，协盛全还负责给他们买地置业，使其生活上有保证。

协盛全还规定，在外经商人员允许三年返一次家，一年家人探一次亲，返乡或探亲的费用全由店内支出；店伙计回乡，货房负责接待。升成分店掌柜后，可三年轮换在家住，老了后有退休金。去世时，灵柩及埋葬费用均由东家负责。有特殊贡献的分店掌柜，全家合住养老院。

三、善抓商机，规模发展

协盛全最初由推小车贩运，雇脚夫送货开始，一步一个脚印，稳扎稳打，最终成就了一番事业。而协盛全的成功在于善抓商机，从不错过每一个机会。最主要的是抓住了两次大的商机，奠定了发展的基础。

第一次商机是协盛全初创时期。怀庆府地区沁河两岸是怀药的主要产区，每年种植的怀药达数万余亩。而河内县城、清化镇又是怀药交易的主要市场，一到收获季节，清化镇商贾云集。但怀药在交易旺季，即使价格很低，也有很多销售不出去；在交易淡季，价格很高，但却无货可卖。协盛全就抓住这个机会，在旺季即收获季节以低价大量收购四大怀药，囤积居奇；在生产淡季以高价出售，因此获得了高额利润。

第二次商机是太平天国时期。太平天国革命时期，南北交通受阻，商品不能流通，江南的怀药价格猛涨，江北的南药（即南方药材）脱销。协盛全在汉口积存有大批怀药，协盛全抓住怀药价格猛涨的商机，把积存在汉口的所有怀药，全部投入市场，不仅使协盛全攫取到了最大限度的利润，而且还以最低的价格购买了大量的南药。政局稳定后，在南方药材尚未运到北方时，协盛全把战争时低价收购的南药，及时运到开封、北京、天津等地，既缓和了南药脱销的危机，又攫取了高额利润。

当时协盛全在江南和北方的大中城市内，分店达到一百多家，分布在武汉、长沙、上海、香港、茂（县）州等地，其总店设在开封。京汉铁路通车后，总店迁到武汉。铁路未通车前，各分店按水系安排。长江水系有重庆、上海、汉口；汉江水系有老河口、岳阳、汉中、安康（陕西）。洞庭水系主要有湘江、长沙、湘潭、衡阳；赣江水系有吉安、樟树、南昌、九江；淮河水系有漯河、周口。这样，便于水、陆两运。此外，山西的党参、红芪和东北人参、鹿茸等直接进到武汉，由武汉分给各分店。

协盛全商号经营药材的分号有河南禹州协盛全、辉县协盛全，河北祁州协盛全，湖北汉口协盛全、老河口协盛全，天津协盛全，江西南昌协盛全、吉安协盛全，湖南长沙协盛全，陕西安康协盛全。经营生活用品的分号，在河南有清化协成和、焦作协成复、修武协成复、武陟协成和等。

协盛全的药材生意，一直延续至中华人民共和国成立。经过社会主义改造，协盛全总店及所属各分店，都公私合营，走上了康庄大道，但协盛全这个名字响了200多年，它们的经营方法和对药材的加工、炮制技术，至今仍在民间流传，这是一种无形的宝贵财富。协盛全的继承者乃李九丝之后，李九丝的曾孙李腾广、李腾全、李腾锡、李腾先、李腾汉、李腾美等兄弟六人，有四人经营怀药，并分别立店号为协盛全、协盛东和协盛西。这些店号，多分布在湖北的汉口、湖南的长沙、江西的九江口，至今那里还有他们的店铺遗址以及他们的后人。

第五节　保和堂商号

怀庆府保和堂创建于清朝光绪二十四年（1898），创始人是怀庆府孟县（今河南孟州市）南庄乡田寺村杜有白先生。杜有白先生在广东任知县十余年，返乡后经商。先在孟县城内东大街开设裕丰益绸缎庄，后在盛产山药、地黄的孟县杜村开设裕兴昶怀货行，主要从事四大怀药的收购、加工、外销业务。裕兴昶经过若干年的发展，在禹州开设药材行，并往西安、汉口、上海、广州等地派驻坐庄老板。业务扩大后，在怀庆府府城河内县（今河南沁阳市）勾楼街开设保和堂商号，零售、批发、加工药材、药品。

保和堂以药优、价廉、品种齐全闻名于怀庆府。开业至抗日战争前为其兴盛期，当时店内有掌柜3人，内外科坐堂医生2人，采购数人，从业人员总数达40余人，其生意居怀庆府同行业之首。

抗日战争爆发后，大部分资金调往上海，保和堂因种种原因，生意萧条，经济收入仅能维持店员生活。1955年公私合营。

一、经营方式

保和堂以"质量第一、信誉第一"为办店宗旨，采取了如下经营模式：

（1）药材优质。保和堂采购的药材均为优质上等药材，所制丸、散、膏、丹以及批发零售药材均外观好、质量优，服用后疗效明显。

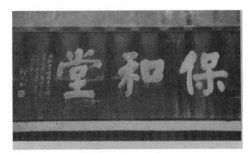

保和堂老字号

（2）价格低廉。采取批量进货，原产地采购，降低成本，使其药价比同行业低 10% ~20%。

（3）品种齐全。利用资金雄厚优势，各种档次药品力求备全。兴盛时期中草药品种达 1 500 余种，自制成药达 200 余种，形成了在其他药店买不全、买不到的药只有到保和堂去买的局面。

（4）疗效高。其所制丸、散、膏、丹，配方独特，选料上乘，味全量足，加工精细。凡贵重药品如人参、鹿茸、牛黄、麝香、珍珠等都由掌柜亲自下药。

（5）炮制认真。保和堂所售药品，都是遵古法炮制，严格按操作规程进行。如中药切片，切片前泡药都是根据药材的耐湿度进行的。首先，淘洗干净，浸泡一定时间后用湿麻袋包好闷软，绝不让药味跑失；其次，切片要求薄厚均匀，长短一致。油炒要柔软，麸炒色金黄，沙炒必酥脆，蜜炙须明亮，以保持药性的应用效果。

（6）注意清洁。收购来的药材要经过淘洗、过箩、筛检、去杂去劣去霉变等程序。对药橱进行定期清理，保持中草药熬煎后无泥沙杂质沉积。

（7）实行分包。保和堂所抓药方，只要是比较贵重的药剂，都是一药一包，以便于拿回去后医生、患者家属检查核对，防止发生差错，让顾客监督药材质量。

二、管理方式

保和堂管理方式独特，大致可分为以下几个方面：

（1）分工明确，各司其职。

（2）盈利分配规定明确。利润收入的大约 40% 用于全员年薪，20% 作为东家使用，40% 留作扩大再经营。店员薪金分配公正，根据本人的技术高低、责任大小、劳动态度、进店年限等因素核定。平时只能借支，年终公开兑现。

（3）纪律严明。对于偷拿药品、贪污现金等行为，一经发现坚决处理，重则甚至开除回家。因此，从业人员都勤勤恳恳地工作，多数店员一干就是几十年甚至一辈子。

由于保和堂经营管理方法得当，店内人和心齐，各项工作井井有条，店外赢得了医生和患者的信任，名声传遍周围各县，生意越做越大，整日顾客盈门，形成了长期兴旺发达的局面。

第四章　怀商人物

俗话说：一方水土养一方人。四大怀药不但健壮着怀庆人的体魄，也在明代商品经济有了相当发展的前提下，给怀庆人从事商业活动提供了丰厚的物质基础。怀庆府所属县从事商业贸易活动的人叫怀庆商人，简称怀商。怀商在外地组成的商帮组织叫怀帮。明清时期，这个商帮以本地所产的四大怀药和铁货为依托，步入商海之林，参与竞争，并且在竞争中发展壮大，乾隆年间，已颇具规模。自明清以来的几百年间，怀庆商人依托本地资源，凭着吃苦耐劳的创业精神、有效的管理机制以及独具特色的经营谋略，创下了骄人的基业。在当时的北京、天津、香港、山东济南、河北祁州（今河北安国）、山西太原、陕西西安、湖北武汉、四川成都、辽宁营口和河南禹州、周口、开封等中国有影响的城市，或有影响的药材集散地，都留下了怀庆商人的足迹。

经过几百年的勤奋经营，怀商逐渐积累了雄厚的经济实力，"千金之家，比屋可封。善封治者家累巨万，不止十数而已"。清代后期，武陟商人，"集资巨万者，颇不乏其人"；清代商人"集资巨万者，十数余家"。这些怀庆商人，留给后人的不仅有辉煌的业绩，而且更重要的是经营的理念和策略。

第一节　近现代怀商人物代表

一、成立了怀药股份有限公司的张子杰

据 1991 年出版的《温县志》记载：张子杰又名张英，生于 1873 年，卒于 1935 年，温县杨垒镇前杨垒村人。幼年曾读私塾，十几岁时离家到汝南兴盛布店当学徒。后入北洋军，给袁世凯当警卫，陆续升至陆军中将，历任将军府将军、赣南镇守使节制第三旅旅长、陆军第九混成旅旅长。在直皖战争中，因所部受挫，一度蛰居天津。1921 年解甲还乡兴办实业和教育事业，先后在本村创办杰立尚实小学和女子小学。1922 年，在后杨垒村大庙内开办同济火柴公司，日产虎牌火柴 15 箱。1923 年，张子杰联合温县、沁阳、济源、孟县、武陟各地的怀药商家，在温县城内二街成立了怀药股份有限公司，兼营豫北怀药交易所，发动五县百姓入股，募集股洋 100 万元，包揽五县怀药运销，年经营地黄 13 600 篓、山药 9 150 件、牛膝 1 730 件、菊花 1 050 件，凭借货真价实而获利丰厚，累计纳税折银洋约 1 万元。由于垄断怀药经营且触犯省政府权贵，张子杰被中小怀商控告至北洋政府。最后，在军阀吴佩孚的干预下，公司被迫停业。1924 年张子杰创建的怀药股份有限公司被停办后，便回到天津继续从事怀药贸易，1935 年逝于天津。

二、经营四大怀药起家的巨贾鲁连城

鲁连城（1854—1934），字联卿，武陟木栾店人，自幼家贫，仅读过几年私塾。清光绪四年（1878），24 岁的鲁连城开始做小生意，先是肩挑，后是车推，寒暑无间，风雨无阻，生意逐渐兴隆。随后经营四大怀药，每年推独轮车往返于武陟、汉口之间。去时载怀药，还时贩布匹，生意越做越大。后来发展到雇佣伙计开店经营，在天津、汉口、上海等地设立成兴永布庄等。1908 年，八国联军撤出北京时，怀庆府一带怀药滞销，价格惨跌，几乎分文不值。鲁连城预料战争结束后怀药必定涨价，遂在本县城西五车口倾囊收购怀药，大批运抵天津囤积。八国联军退出中国后，怀药行情一日数涨，鲁连城获利数十倍之多，为日后扩大经营奠定了雄厚的基础。

第二节　当代怀商人物代表

一、国家级非物质文化遗产项目（四大怀药种植与炮制）代表性传承人李成杰

李成杰，男，汉族，1932 年 10 月出生，焦作沁阳人。自幼随父从事四大怀药的种植与炮制，有丰富的理论知识和实践经验。1982 年开始对四大怀药进行深入研究，在怀生地黄的焙制方法、怀地黄的育苗移栽方法，解决山药、地黄的重茬连作问题方面做出了独特贡献。他传承不泥古，创新不离宗，专心培育后人，积极收徒传艺，悉心指导实践。经过 30 多年的辛勤努力，他初步掌握了怀山药、怀地黄重茬种植技术，以及太行山野山药、太行菊的人工驯化繁殖等技术。先后发表了《野生山药驯化研究》《怀地黄育苗移栽》《怀药正宗说》《四大怀药的传说》等十多篇理论文章。2004 年，他将多年来搜集的材料整理成稿，与中原农民出版社合作出版了科普专著《四大怀药》（约 36 万字），系统详细地总结了怀庆地区对四大怀药的种植、加工和炮制历史贡献和生产技艺。2015 年又与孙树武合作整理编辑了《四大怀药的疗疾与养生》一书，作为焦作市非遗保护中心的内部刊物进行传阅。2008 年，被命名为第一批河南省省级非物质文化遗产项目代表性传承人。2009 年，被命名为第三批国家级非物质文化遗产项目代表性传承人。

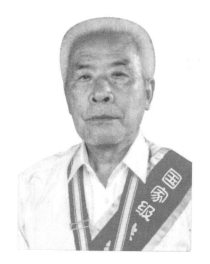

李成杰

二、国家级非物质文化遗产项目（四大怀药种植与炮制）代表性传承人孙树武

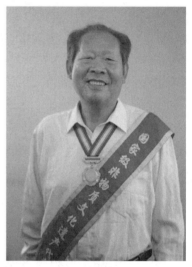

孙树武，男，汉族，1947年出生，焦作武陟县小董乡人。出生在一个典型的怀药世家。爷爷孙绍心和父亲孙占立创建了怀府著名商号——恒立营，在武陟县坐庄销售四大怀药，其诚信德牌四大怀药享誉东南亚和国内各大中药材市场及中成药加工企业。孙树武从小耳濡目染，对四大怀药产生了浓厚的兴趣。自1964年开始跟随老师学习中药炮制，后又师从武陟最有名望的四大怀药种植与炮制老艺人张敬堂。并多次参加培训班学习、深造。当兵转业后，曾在武陟县医药公司、武陟县供销合作社、武陟县外贸局从事四大怀药的收购、加工、销售工作。改革开放后，他子承父业，干起四大怀药这一行。2007年被焦作市非物质文化遗产办公室推荐为焦作市唯一的四大怀药种植与炮制非物质文化遗产传承人，2008年，被命名为第一批河南省省级非物质文化遗产项目代表性传

孙树武

承人。2009年，被命名为第三批国家级非物质文化遗产项目代表性传承人。1985年，孙树武创建了武陟县城镇经营部怀药加工厂，经过改制，组建了武陟县百疗绿色怀药保健品有限公司。

三、国家级非物质文化遗产项目（四大怀药种植与炮制）代表性传承人康明轩

康明轩，1969年10月生，河南温县北冷乡人，2010年6月，被命名为第二批河南省省级非物质文化遗产项目代表性传承人。

康明轩自幼随父康福安以及村里的老人学习四大怀药种植与炮制技艺。2000年7月，成立焦作市伟康实业有限公司；2010年传承家族怀山堂商号（源自1773年），整合焦作市伟康实业有限公司成立了怀山堂生物科技股份有限公司，以规模化、科学化发展来壮大四大怀药产业。1988~2000年，从事怀药种植、炮制加工与贸易；2000~2009年，担任焦作市伟康实业有限公司董事长；2009年荣获"河南省青年创业风云人物"称号。2010年至今，任怀山堂生物科技股份有限公司董事长兼总经理。是河南老字号"怀山堂"第八代传人、河南省老字号协会会长、焦作市怀药行业协会第二任会长、四大怀药国家标准起草人之一，铁棍牌山药创始人，中国管理科学院商学院客座教授，中国管理科学研究院企业管理创新研究所医药与食疗高级研究员，慢性病康复适宜技术全国专家委员会委员，中国民族卫生协会老龄健康专业委员会副会长。

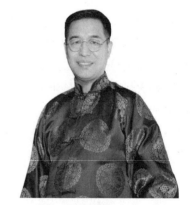

康明轩

第五章　怀药组织、店铺、行话、行规

第一节　怀药组织

一、怀庆药帮的形成和发展

怀庆商人又称怀帮，是籍贯为河南怀庆府的商人结成的商帮。怀庆府在明代辖河内、武陟、修武、济源、温县、孟县六县。清代将阳武、原武两县划归该府，辖为八县。怀庆商人组成的商人集团，是清代中期河南最大的商人集团。它的形成，是与怀庆府的经济发展分不开的。清代怀庆府，"生齿日繁，难于衣食，往往重商贾而轻士农，艳势利而薄恩义"。孟县"人稠地狭，民人除务农外，多数出外经商"。温县"境地偏小，人口众多，五谷所入，歉即不足，所赖以集，商贾爱财货"。同时，这里又盛产药材。所产地黄、山药、牛膝、菊花为四大怀药，在国内外药材市场上享有盛名。据载怀庆所产地黄，"藉沁水灌溉，性故纯阴下沉也"。河内所产的牛膝，亦颇具特色。四大怀药各具特点，在药材市场上销售甚好。这里的农家看到种植药材较种植五谷更能获利，因而种植者甚广，有"十倍五谷"之说。这些地方产品的形成和发展，是怀庆商人产生、形成的经济基础。同时也决定了怀庆商人经营的主要项目，为本地所产四大怀药。

河内药商"千金之家，比屋可封。善封治者家累巨万，不止十数而已"。清代后期，武陟商人"集资巨万者，颇不乏其人"。怀帮在河南境内设店经营的地区，主要是在经济发达的市镇和药材集散地。他们在开封、周家口、禹州、南阳及信阳都建立有自己的商帮组织。禹州的怀帮会馆，建于同治十一年（1872），会馆中戏楼建于同治十三年（1874）。在会馆大殿的梁上写有屈肯堂、赵永温执事，以及首事人九人的姓名。唯因年久剥落，字迹模糊，难以辨认。当时禹州还有十三帮会馆，当地流传有"十三帮一大片，不如怀帮会馆一个殿"，即说怀帮会馆大殿建造之富丽豪华是十三帮会馆所不能比拟的。怀帮商人还在河南辉县百泉建有药王庙，在阌乡县（今属灵宝）开设京货行福玉山号。有的还走出河南，从事药材经营。为了保护自身利益，他们也纷纷建立会馆。在湖北，康熙二十八年（1689），寓居在汉口的怀庆府药材商人集资建造了怀庆会馆，乾隆时改名为覃怀药王庙。乾隆四十四年（1779），在这里从事药材经营的怀庆府商人集资建立了覃怀会馆。在光化县的怀庆商人于新盛街东建造了怀庆会馆。在北京，怀庆商人也建立了怀庆会馆。

怀庆商人之所以在商业之林中能够生存、发展，立于不败之地，其重要原因之一，便是他们经营怀药有自己的特点，汉口怀庆会馆在组织章程中曾经明确规定："纯粹怀药营业，凡西货、西药、京杂货商号，不准入帮。"再者是他们能吃苦耐劳，"或劳苦同于农工"。在经营中重视信誉，童叟无欺。

二、怀帮

经营怀药的商人，过去是成帮的，有组织的。他们这个组织叫作怀帮，又名怀货庄。怀帮是由怀货庄组成的，怀货庄是怀帮的前身，二者是分不开的。

在旧社会，大吃小，强凌弱，单个商人很难做生意，商人只有组织起来才会增加力量，少受别人的欺负，这种道理，怀庆属的商人特别是药材商人深有体会。因此，怀货销售之处都是有组织的，相当于今天的行业协会。怀帮是怀庆药材商人全行业负责人经过会议研究，订立帮规而成立的。所有怀庆的药材商都是怀帮的成员。它的成立是为了防止同行业中垄断投机以致抬高价格或烂竽出售，以及假冒产品，破坏本行业声誉的行为。怀药商人赴外省购货者，到目的地时，所有到的字号代表首先向怀帮说明来意，按会内制度，按当地药材多少，货色好坏，价格高低，以代表人数平均分购，而不以字号大小和资金多少为标准。采用这个办法，可以防止大商低价多购沾光，小商少买吃亏。

三、怀庆会馆

怀帮药材业发展以后，货到销售地点，堆积如山，行栈存放不了，甚至遭到损失；行栈租费很高，花费亦大，因此由全行业议定，集资建设怀庆会馆，为怀帮商人坐落地址。在旧社会，凡是怀货销售地点都有怀庆会馆。会馆是怀帮的办事机关，它办理全行业销售事宜，按当地当时行情，不得提高或降低价格。有的商号派押货人去码头，有的商号没有派押货人，可以凭书信委托会馆代办。会馆是为怀帮商人服务的，会馆的管事人也就是怀帮的管事人。

会馆的负责人叫会长。正会长一人，副会长二至三人。由全行业选举为人公正有声望者为各处会馆会长。会长之下设会计一人，其他勤杂人员根据当地事务繁简情况雇用若干人。会长及会计之薪金，每年由全行业会议决定，多少不等；勤杂人员则视事情多寡每月发给工资。会馆一切开支，由全行业分摊，一般是按各商号实收的1%、2%交纳会费，大商号可自动捐助。

四、牙行

怀货庄（收购怀药的生意）去产地收购时，首先得通过牙行的介绍才能收购。其中有几个原因：①当时不通过牙行不能成交。②牙行的人经验丰富，只要一看物品，就能按质议价，买卖双方都听取他们的意见。③收购人赊欠或价钱未付清的，牙行可以替收购人承担起来或借支。

第二节　怀药店铺

一、药行

药行均拥有一定的资本，设有场地、堆栈以及招待设施，有信誉至上的商业道德，从事代客买卖、包装、托运业务，从中收取佣金。如河内县城东关的三兴公药材行、城内的协丰药行、源记货栈行等，都是规模较大的药行，从业人员四五十人，怀药收购旺季，日雇用加工人员多达百人以上，每天成交怀药高达 10 万余斤。

二、药庄

药庄有雄厚的资本，一般在全国主要城市设有分号，在一定程度上有实力操纵市场。如协盛全、杜盛兴等药庄，资金高达一百万两白银，在武汉、天津、长沙、祁州、禹州等地均设有分庄，依靠药源和行情信息，互为调运大宗药材，采取囤迟卖快的方法，牟取暴利。

三、药堂（店）

药堂是中药材零售门店，有坐堂医生，医药结合，并加工丸、散、膏、丹。在经营之道上，凭借药优、价廉、品种全、疗效高、炮制严，以及讲卫生等特点获取信誉，赢得市场竞争力，如怀庆府保和堂，从业人员 30 余名，其崇高信誉来自货真价实、童叟无欺、讲究质量、待人谦和，以精湛的医疗技术，在人民群众中享誉数十年。

四、药栅

药栅是从药庄、药行批发出来，然后小批量出售给行商。

五、药材行栈

药材行栈就是专门经营中药材的场所。行内设掌柜数人，分别负责行内主要事务。下设司账、帮账数人，负责全行对内、外财务结算工作。从业人员又分内把式和外把式，内把式在行内与药商接洽业务，外把式对外联系业务，所有内外把式必须精通业务，善交际，有口才，能够察言观色，及时把握对方心理状态。

第三节　怀药行话

在药材交易中，形成了一些行话，现辑录并解释如下。

（1）议价：经手人征询买卖双方，价格无出入时，在复看大样后定盘成交。

（2）叫价：对大宗或贵重药材，经手人在双方接近成熟时，乃邀同行至行里当众折中叫价。

（3）围盘：喊盘之后，卖客嫌价低，不愿成交或不愿如数交割，三天之后，买客加价，由经手人从中拉拢，谓之"围盘"。

（4）遑盘：买卖双方都不愿受经手人喊出的盘子，三天之后，无法拉拢，谓之"遑盘"。

（5）跟盘：同一规格之货，甲客或乙行做出的盘子，乙客或乙行愿意随行，谓之跟盘。

（6）退货：除怀帮红码货外，一般从成交之日或发货之日起，先开计码小票，三天之内如发现货物不符，可以退回，谓之"退货"。

（7）放盘：某一品种喊价之后，三天之内同行不得另作价，但辛亥革命后，有人当天就"放炮"（即放盘），造成同行之间的矛盾。

（8）放秤：议价或喊盘之后，若买主嫌价高或货湿，经手人商请卖方每担或每件酌情"放秤"若干斤。

（9）放期：行家对于货款的交割，原定月底、半月总结，由于月有旺淡，药有俏滞，遇到淡月而又是滞货时，若卖客不愿让价，就只有放长兑现的月期，谓之"放期"。

（10）贴佣：行家经手间，买卖双方议价无法拉拢的时候，为争夺往来迁就成交，将佣金贴进去，谓之"贴佣"。

（11）望交：如客家货到一部分，做了价格，另一部分在途，而买客贪进，卖客可以预售定下交单，谓之"望交"。

（12）围皮：因成交时件数过多，不能一一退皮过秤，而经经手人，由买卖双方指定一件退皮，其余照此标准推算，谓之"围皮"。

（13）发货、转货：货存甲行，不能脱售时，可按客方要求将货转存乙行，费用由客方负担。

（14）借水行舟：用货主之款延期不付，推托货未出售，有时货主还得向学徒打听并给以小费才得真底。

第四节　怀药行规

据有关史料记载，在交易中规定：大会怀货期款 8 个月。生地黄大蒌皮（蒌皮：即装怀药的编织物皮重，称重时直接减去皮重即得净重）13 斤，加称 3 斤。中蒌皮 8 斤，买 30 斤加 1 斤。牛膝皮 20 斤，膝肉皮 8 斤。毛山药箱皮 3 斤。公议称银每百两小于苏州七钱。收购生地黄时用大秤二十两每百斤折 70 斤，银两为八折，即所谓"七折八扣"。

第四篇

怀药资源管理、保护与开发

怀药志

第一章　怀药资源保护管理概况

四大怀药在焦作地区已有近 3 000 年的种植历史。据史料记载，公元前 734 年，卫桓公就向周王室进贡怀药，从此成为历朝历代不可或缺的贡品。其独特的滋补作用和神奇的药效声名远扬，历代中药典籍都给予了高度评价。1915 年，在美国旧金山举办的巴拿马太平洋万国商品博览会上，四大怀药作为国药展出并荣获金奖，备受各国医药学家的赞誉和称道。中华人民共和国成立之初，四大怀药作为"国药"被列为国家计划管理物资，由政府组织生产，国家医药部门统一经营管理。20 世纪 50~60 年代，四大怀药的生产有了较大的恢复和发展，出现了中华人民共和国成立后的第一个产量高峰。1962 年，我国从《本草纲目》中记载的 1 892 种中药材中优选出 44 种作为"国药之宝"，四大怀药俱列其中。20 世纪 60 年代中期至 70 年代中期，国家采取预付定金，奖励化肥、粮食，改进加工设备等政策，有效地调动了药农的积极性，从 1964 年开始，怀药种植面积迅速扩大，总产量大幅增加，出现了中华人民共和国成立后四大怀药产量的第二个高峰。党的十一届三中全会以来，特别是近年来，在焦作市委、市政府的领导和大力支持下，全市四大怀药的生产有了较为迅速的发展。特别是 2002 年以来，科技部在全国开始实施中药现代化科技产业工程之后，焦作市随即启动了以开发利用四大怀药为重点的焦作市中药现代化科技产业工程，确立四大怀药为焦作市最具优势的特色产业，并成立专门机构——焦作市中药现代化科技产业工程领导小组，领导小组办下设公室（简称焦作市中药办），加强对怀药产业发展的指导。从此，焦作市怀药产业化工作有了一个新的开端。

2002 年焦作市人民政府下发了《关于成立焦作市中药现代化科技产业工程领导小组的通知》，并成立了"焦作市中药现代化科技产业工程领导小组"，有关县市也成立了相应的领导机构。同年，焦作市人民政府下发了《关于实施中药现代化科技产业工程的意见》，要求以"四大怀药"的种植、加工、销售为重点，尽快把焦作市建成中外知名的中药生产、研发基地，为中药现代化科技产业工程的基本目标；要以中药材规范化生产体系、新产品研发体系、中药制药现代化体系和市场营销体系促进中药现代化科技产业工程建设。

2003 年四大怀药实施原产地域产品保护，国家质量监督检验检疫总局发出公告，认定怀山药、怀菊花、怀地黄、怀牛膝的原产地为河南省武陟县、温县、博爱县、沁阳市、孟州市、修武县现辖行政区域，并"实施原产地域产品保护"。原产地域开始用现代科学技术指导种植、深加工，逐步实现怀药种植基地的规模化、集约化、规范化，统一质量标准，统一包装，统一品牌。由焦作市科技局、焦作市中药办组织，武陟永盛药材加工厂等单位开展的"创新药物和中药现代化"项目被列为国家"十五"重大科技专项第三批资助课题。

2004 年焦作市四大怀药生产技术标准操作规程（SOP）制定并发布。焦作市怀药行业协会成立，单位会员 50 个，个人会员 60 个。全市建设"怀药 GAP 种植试验基地" 20 个，面积 4.3 万亩，占当年怀药种植面积的 25.4%。

2005 年焦作市组织由全市 15 家怀药企业 22 人组成的焦作展团参加了由国家科学技术部、

国家中医药管理局批准，世界中医药学会联合会、国家中医药管理局对台港澳交流合作中心组织在广东东莞举办的"中国国际中医药原材料/提取物/中成药（广东）交易会"。焦作市人民政府在香港成功举办了"中国·焦作（香港）四大怀药推介会"。中央电视台《乡村大世界》栏目组莅临焦作，拍摄制作了一期焦作四大怀药形象片，展示焦作的魅力和怀药的悠久历史文化。

2006年9月9日，武陟百疗怀药公司的第一批18种四大类"怀药"种子搭载中国第一颗航天育种返回式卫星——"实践八号"上天，于10月10日完成育种返回，四大怀药实现太空育种。全市建成了焦作大学怀药工程技术中心、温县农业科学研究所四大怀药栽培和品质研究中心、焦作平光制药有限责任公司怀药工程技术中心等三个怀药研发机构，分别承担着怀药科研及科技成果转化等内容，并对全市怀药的发展和创新进行指导。据统计，2006年焦作市怀药企业在北京、上海、广州、西安、郑州、洛阳等省内外20几个大中城市的"怀药专卖店"已发展到200家。怀药产品远销日本、韩国、马来西亚、新加坡、美国等国。2006年，全市开发出怀药新产品22项，其中伟康公司投资200万元研发的"怀山药营养餐"试生产；绿洲怀药生物科技有限公司研发的"怀参肤立清霜""怀参乳癖帖""怀参双歧因子粉""怀参扶正营养口服液"先后获得国家发明专利；武陟县永盛药材加工厂与河南农业大学共同承担的"地黄饮片炮制研究"项目被列入国家"十五"重大科技专项"创新药物和中药现代化"资助课题；焦作东亚鸿公司通过技术革新，产品价格由原来的每千克100元提升到了每千克720元；其他新产品如怀药系列月饼、怀药饼干、四大怀药系列含片、熟地黄果脯、怀山药系列快餐、地黄合剂等，也陆续投放市场。2006年度，新上怀药项目20项，其中香港保和堂（中国）有限公司、北京紫辰宣医药经营有限公司联合投资1 500万元组建的保和堂（焦作）制药有限公司，其主打产品六味地黄颗粒已远销新加坡、马来西亚，年销售收入近亿元；"太太药业"与武陟合资兴建的武陟永盛药材加工厂扩建后占地15 000平方米，总投资2 600万元，有8条现代化中药饮片生产线，是焦作市首家通过国家饮片GMP认证的怀药饮片企业，年怀药加工能力5 000~6 000吨。新扩建的"年产500吨无硫怀山药饮片"现代化生产线，年生产能力提高了10倍；焦作市伟康实业有限公司拥有三个厂区、年产值2 000万元，是焦作市怀药加工龙头企业，新投资1 200万元建设的"年产6 000吨怀山营养餐"项目投产；总投资1 500万元、占地面积50亩的河南省康福源中药生物科技有限公司已于2007年2月正式生产，以怀山药、怀菊花为主要原料的香砂怀参胃宝走俏市场，二期康福源口服液工程正在筹建之中。2006年全市具有一定规模的怀药企业现已增至54家，年产值增至15.3亿。中央电视台少儿·军事·农业频道（CCTV-7）《见证·发现之旅》栏目播出了反映焦作市地域特产四大怀药的专题片——《覃怀奇珍》。焦作市怀菊花和怀牛膝高产高效栽培技术研究成果顺利通过河南省农科院、河南农业大学等专家的鉴定。四大怀药良种良法高产配套技术体系将更加完整，两个相对低产作物将向高产、高效水平迈进。武陟县万亩铁棍山药获得了由中国绿色食品发展中心绿色食品薯蓣蔬菜类认证。

2007年四大怀药大型综艺节目《走进怀药之乡——焦作》在中央电视台少儿·军事·农

业频道（CCTV-7）《乡村大世界》栏目播出。中央电视台中文国际频道（CCTV-4）《走遍中国》栏目摄制组以"怀帮追踪"为选题展开对焦作市地域特产四大怀药的采访拍摄；主要以怀药传奇故事、情景再现、嘉宾访谈等形式，介绍和诠释四大怀药特有的地域特征、神奇功效、种植历史、生产销售、民间传说、科学研究、成果成就等。"中国·武陟四大怀药产业化发展论坛"在武陟县举办。由河南省农业厅、河南日报社联合举办的"河南省十大中药材种植基地"评选活动揭晓，"焦作四大怀药种植基地"荣登榜首。中央电视台《健康之路》栏目在中央电视台经济频道（CCTV-2）和中央电视台科学·教育频道（CCTV-10）中两次播映了反映焦作市地域特产怀山药专题片《神仙之食——山药》。该片从养生学角度介绍焦作地域特产怀山药。

2008年，时任中共中央总书记的胡锦涛视察了焦作市伟康实业有限公司铁棍山药标准化种植基地，详细了解了这家企业种植、销售山药的情况和带动农民的具体做法，并对当地干部说，要充分发挥龙头企业的作用，通过多种模式推动农业产业化经营，发展壮大特色农业，探索更多带动农民增收致富的路子。武陟县举办中国四大怀药产业化发展高端论坛，来自境内外客商、国内大型制药企业、药材市场的100多名专家、学者和企业家参加了此次论坛。

2009年应市科技局邀请，中科院院士吴祖泽带领中国军事医学科学院和北京吴祖泽科技发展基金会一行5人对焦作市部分怀药企业和研发中心进行了考察。

2011年，温县设立铁棍山药节，自此在每年的11月11日举办有地域特色的文化商业盛会。四大怀药是焦作最具地域特色的优势资源，怀药产业具有显著的发展优势和广阔的市场前景。

2017年10月30日，焦作市人民政府以焦政办〔2017〕119号出台了《焦作市四大怀药地理标志产品保护办法》。

第二章　怀药资源普查

全国中药资源普查共进行了四次。第一次是在 1960~1962 年。第二次是 1969~1973 年中草药的群众运动。第三次是在 1983~1987 年，国务院发文确定了调查的四项任务：一是重点调查常用、大宗道地珍稀和紧缺品种；二是发现的新品种、新资源要查清其来源、分布和蕴藏量；三是澄清混淆品种的来源、分布和性状鉴别；四是收集民间的秘单验方。第四次是在 2012~2016 年。第四次全国中药资源普查一共有四项任务：第一，摸清中药资源家底情况；第二，汇总与中药资源相关传统知识；第三，建立中药材种苗繁育基地和种质资源库；第四，建立中药资源动态监测与信息服务体系。在 31 个省份的 922 个县进行资源调查实践，在 28 个省建立了省中心，在 65 个县建了监测站，在中药材的主产区和其他地区建了 16 个繁育基地和 2 个种质资源库。一共收到了 50 万份以上的蜡叶标本，4 万份药材标本。对一批古籍文献和口述材料进行整理，汇总与中药资源相关传统知识 1 000 余条，收集汇总 22 个省份中药材生产适宜技术 80 余项。对药材进行繁育，成立全国中药材种子种苗繁育基地的科技联盟，建设种质资源库，建立中药资源动态监测系统。

焦作市位于太行山系最南端，气候比较干燥，热量、水分、光能等比较充足，春温、夏热、秋凉、冬寒，四季分明。由于良好的自然条件，全市分布着较为丰富的药材资源。据普查，中药材品种达到 1 288 种，总蕴藏量 500 多吨。焦作古属怀庆府辖地，产于焦作地区的特有药材称为怀药，特别是著名的怀山药、怀牛膝、怀地黄和怀菊花，并称为"四大怀药"，为焦作所独有的道地药材，是焦作的特色和品牌。

焦作市专业人员先后数次对全市中草药资源进行调查和采集鉴定。最大规模的是 1985 年的第三次全国中药资源普查和 2012 年的第四次全国中药资源普查。第三次调查的项目有采集标本、中草药种类、储量、分布、品种鉴定、生长环境等。各县区均进行了全面普查和标本制作，并将调查资料汇集成册。第四次全国中药资源普查中，焦作市 6 个县作为普查试点全部参加，是科技化手段较高、制作标本较好的一次。焦作的野生中药资源主要集中在太行山区，大宗道地药材特别是四大怀药的种植主要集中在平原。

第一节　第三次全国中药资源普查之前焦作部分县市普查情况

一、焦作市区中药材资源普查

焦作市区中药材资源普查主要在龙洞乡、上白作乡和王褚乡等有代表性的区域进行，共发现焦作市有植物、动物、矿物类药等 283 种，隶属 104 科。其中动物类药 68 种，隶属 35 科；

植物类药 212 种，隶属 68 科；矿物类药 2 种，其他 1 种，隶属 1 科。

在调查中发现，龙洞乡药材资源比较丰富，在该乡的许河、龙洞、中围、十二会等前山区均有药材分布，特别是该乡的烟交河、北业等后山区，植被较密，药材品种较多，在这些山区、丘陵地带共有中草药 250 多种。王褚乡和上白作乡大部分地区属平原，水源充足，适宜需要水分充足的植物生长，这一带与农作物共生的药材有 30 多种。

主要品种：

（1）道地药材：地黄、牛膝、菊花、山药、故子。

（2）大宗药材：山楂、白头翁、连翘、萝卜子、仙鹤草、桔梗、丹参、白扁豆、远志、透骨草、地丁、防风、柴胡、黄芩、沙参、蒲公英、苍术等 20 多种。

（3）引种栽培药材：白术、杜仲、山茱萸、白芷、牡丹皮、补骨脂、枸杞子、萝卜子、白扁豆、莪术等 20 多种。

（4）家种家养药材：薏米、赤小豆、花椒、黑芝麻、桑葚、蜂蜜、内金、土元、羊胆汁等 30 多种。

（5）家野兼有的药材：二花、白附子、薄荷、天花粉、山楂、桃仁、杏仁等 15 种。

二、修武县中药资源普查

武修县普查品种共有 677 种，分属 6 门，169 科。其中植物类 136 科，608 种；动物类 33 科，65 种；矿物类 2 种，加工类 2 种。根据普查测算，全县中药材总蕴藏量约 35 万千克，其中植物药 26.7 万千克，动物药 2.49 万千克，矿物药 5.64 万千克。主要品种如山楂、茵陈、连翘、柴胡、桔梗、黄芩、旱莲草、地黄、山药、牛膝、菊花等的蕴藏量都在 10 万千克以上。

主要品种：

（1）稀奇珍贵药材有：天麻、牛黄、豹骨、鹿茸等。

（2）道地药材有：全虫、地黄、牛膝、菊花、山药、五味子等。

（3）大宗药材有：连翘、五加皮、葛根、柴胡、黄芩、青蒿、防风、蒲公英、茵陈、苍术、薏苡仁、补骨脂、旱莲草、丹参、山楂等。

（4）引种栽培药材有：甘草、黄芪、山萸肉、白术、川芎、杜仲、白芷等。

（5）家野兼有药材有：花粉、薄荷、土贝、天南星、白附子、半夏、土元、僵蚕等。

（6）家种家养药材有：赤小豆、黑芝麻、花椒、牵牛子、火麻仁、蜂蜜、鸡内金、牛羊胆汁、马宝、驴宝等。

（7）发现的新资源药材有：牛扁、博落回、冬凌草等。

三、博爱县中药资源普查

为了查清本县的中草药资源，博爱县于 1973 年 5 月组织中草药调查组，对全县境内的中草药进行全面考查。参加这次考查的有卫生局、医疗单位的中药工作人员、部分合作医疗先进大队的赤脚医生、河南省中草药调查组工作人员，地区卫生局工作人员，修武、获嘉、武陟三县卫生局工作人员，新乡市精神病院工作人员，荣军学校等单位工作人员共 40 余人。采集的中草药标本经省中草药调查组的周克凡、吕敬中、郝树宝同志鉴定确定后，汇集编纂了《博爱县中草药名录》讨论草稿。共收集整理了博爱县境内的中草药植物药 628 种，分别列出了科名、植物名、别名、拉丁名、生长环境、药用部分、主要功用等，按植物学分类顺序打印成册。

四、沁阳市中药资源普查

沁阳市的地理、地貌大致为三个类型：山脉、丘陵、平原。地势北高南低，由西北向东南倾斜。最高点为西北云台峰，海拔 1 116.9 米；最低点海拔 110.0 米。全市土壤种类较多。主要分布有棕壤土、褐土、潮土 3 个土类，八个亚类 23 个土属，72 个土种。平原面积 409.33 平方千米，占总面积的 67.7%。地势平坦，土层深厚，土壤疏松，土地肥沃，呈微碱性，有利于中药材的繁衍生长。山区土沃，富含面积 145.1 平方千米，占总面积的 23.9%。山势险峻，峡谷幽深，土层浅薄，植被不均，是野生中药材的主要产区。野生中药材生长区域多在山坡、岗丘、冲沟处。

山区的野生中药材资源十分丰富，据初步调查有 600 余种。其主要分布在常平、西万、西向、紫陵一带山区和神农山区。白松岭区域内野生草本植物种类达 300 余种，供药用的就有 150 余种。紫金坛（小北顶）西北的山药沟内的野生山药群众称"铁耙齿山药"，该地分布在东西宽 1 千米、南北长 1.5 千米的山沟内，交错纵横。该地为怀山药原种产地。大月沟一带药用植物 30 余种，春季地黄坡野生地黄丛生，为怀地黄原种。小月沟一带，植被多杂木及野生药材。牛膝川内野生牛膝参差错落，为怀牛膝原种产地。秋季，菊花岭上花团锦簇，清香流荡，此为怀菊花原种产地。黄花岭的山坡石崖下赤白石脂蕴藏量很大。药仙山上长满种种药材，居民疑是药仙下界培植，故更原名老豹岭为药仙山。药仙山东西走向，面积 9 平方千米，海拔 712 米，植被多杂木，其中野生草药达百余种。经普查植物计 3 门，72 科，205 属，共 377 种。其中，蕨类植物门 9 科，25 属，51 种及变种；裸子植物门 4 科，4 属，9 种；被子植物门 56 科，170 属，307 种及变种。被子植物门下的单子叶植物 3 科，6 属，10 种。常见药用动物计 7 门，9 纲，175 种。

沁阳市中药资源品种主要如下：

（1）植物类：野生怀地黄、怀山药、怀牛膝、怀菊花、黄芩、党参、桔梗、苍术、狼萁、丹参、柴胡、前胡、防风、地榆、沙参、黄精、天花粉、天冬、麦冬、南星、半夏、玉竹、远志、冬凌草、射干、狼毒、葛根、乌头、知母、野山楂、山萸肉、牡丹皮、连翘、元胡、白头翁、白附子、七桃、苦参、槐米、五加皮、秦皮、虎皮松、茶花根、紫藤、山桃、山杏、山酸枣、山豆根、野葡萄、木通、黄荆、桑寄生、盐肤木、柘桑、绣球菊、葛叶、冬青、栝楼、石韦、天麻、五味子、石蕊草、地丁、星星草、灵芝（赤芝）、瓜蒂、茯苓、猪苓、何首乌等。

（2）动物类：159 种，其中家养动物 16 种。有虎（骨）、豹（骨）、香獐（麝獐）、全虫、土元、刺猬、鳖（甲）、五灵脂、桑螵蛸、蛇串子等。

（3）矿物类：赤白石脂为主要矿物类药材，蕴藏量极为丰富。除此之外还有明矾、陈石灰、石膏等。

（4）贵重药材：有麝香、牛黄、人参、三七、黄连、天麻、珍珠等。

（5）大宗道地药材：有怀山药、怀地黄、怀牛膝、怀菊花、卷柏、木槲、木通、苍术、山楂、地榆、黄精、冬凌草、连翘、全虫、柴胡等。

（6）平原地区人工栽培的药材：包括人参、元参、三七、二花、荆芥、牵牛、大黄、枳壳、白术、紫菀、千金子、薄荷、小茴香、白附子等，多达几十种。

（7）平原地区的野生药材：包括蒲公英、青蒿、车前子、苍耳、爬山虎、大巢菜、卷柏、甘草、珍珠菜、水芹菜、菟丝子、洋金花、鸡眼草、野胡萝卜、熏盆草、野菊花、旋覆花、鹿蹄草、斑叶兰、金龟草、金不换等数十种。

（8）外地引种的药材：包括白芍、三棱、牡丹、玉米、白术、川芎、麦冬、半夏、元胡、杜仲、山萸肉、白芷、玄参、板蓝等。

（9）野生变家种的药材：包括天南星、白附子、柴胡、黄芩、防风、丹参、知母、桔梗、荆芥、牵牛子、薄荷、栝楼等。

第二节　焦作市第三次全国中药资源普查

本次普查是在国务院统一部署下开展的一次全市性中医药材资源普查，从1986年4月至1987年7月，历时一年多。焦作市成立了普查领导小组和普查领导小组办公室，是中华人民共和国成立以来规模最大、历时最长、最全面系统的一次普查。本次普查成果如下。

一、基本查清的中药资源情况

（1）普查发现焦作市有中药资源1 288种，其中，植物类162科，961种；动物类77科，305种；矿物类20种；其他类2种。木本植物83科共292种，草本植物79科共669种，共计961种，以乔木科、豆科、菊科、唇形科为主。珍稀树种7种；珍稀动物11科，20种。比《新乡地区中草药选编》记载的505种多456种。全国重点普查的363个品种，焦作市有191种，占52.6%。河南省重点普查的467个品种（含全国重点普查品种），焦作市有318种，占68.95%。道地、大宗药材有怀山药、怀地黄、怀牛膝、怀菊花、补骨脂、连翘、山楂、冬凌草等52种。

（2）基本上查清了中药资源的蕴藏量，填补了焦作市资源蕴藏量长期不清楚的空白。同时也查清了主要品种历年购销情况和现在的需求量。根据普查测得：中药资源总蕴藏量53 745吨。其中植物药39 923吨，动物药1 362吨，矿物药12 460吨。

（3）采集制作植物、动物标本累计1 797种，11 440余次。基本上做到了植物标本根、茎、叶、花、果俱全，药用部位突出，采集记录完整，不少标本具有重要的科研和教学价值。

（4）在这次普查中，经过反复调查，认真核对，发现了320种药用资源在焦作市的新分布。

品种有马蹄草、盘龙参、鬼箭羽、猕猴桃、罗布麻、二色补血草等。

（5）澄清了76个混淆品种。从来源、分布、功效、使用、药材特征等方面进行了叙述，从植物形态和性状方面也予以了鉴别，及时指导药材收购工作，减少了损失，增进了社会和经济效益。

二、提示了焦作市中药资源的发展规律

从社会经济条件、自然条件等方面，找出资源地域分布特点，结合资源的现状和发展变化趋势，提示了资源的发展规律，以此规律，给制订焦作市中药区划和发展规划提供了依据。

三、制订了焦作市中药区划

调查人员根据自然、经济、技术诸要求，分析影响焦作市中药资源发展的各种因素和中药地域分异规律，按期差异和相似性，将焦作市划分为3个一类药材区和6个药材亚区，分别阐明了各区的资源优势、现状特点和发展潜力，确定了今后发展方向、指标、途径和措施。做到了因地制宜，合理布局，扬长避短，发挥优势。分区如下。

A：北部太行山地野生药材资源保护利用区。

A1：西北部中山连翘、冬凌草、山茱萸药材区。

A2：北部低山丘陵山楂、酸枣、全虫药材区。

B：丘陵岗地山楂、山茱萸药材发展区。

C：平原家种药材区。

C1：中部平原四大怀药药材生产区。

C2：西北部平原竹茹、生姜药材区。

C3：北部平原菽子、薏苡药材区。

C4：黄河滩白茅根、罗布麻、香附药材区。

四、提出了中药资源发展规划

中药是防病治病的特殊物资，少了不行，多了无用，要加强宏观控制，实行分类指导、坚持按需生产，兼顾生产者、消费者的利益，兼顾国家、企业和个人利益。

焦作市的中药资源品种多、产量大、质量好，更有被称为"四大怀药"的上乘佳品，具有丰富的中成药原料。有三个中药厂与众多的怀药加工企业，深加工能力和中药工业潜力较大。紧靠全国最大的中药材集散地——百泉，有利于交流。对四大怀药开展系统研究，改良品种，科学种植，搞好生产基地建设，提高质量和产量，加强深加工，把资源优势转化为生产系列化和商品化的优势，增强市场竞争力。进一步筛选新优势品种，开展科研和栽培，扩大生产，增加社会效益和经济效益。家种药材的发展主要是抓好四大怀药、山楂、生姜、竹茹、补骨脂、酸枣仁和连翘等品种的生产基地建设，确定野生资源保护区，以法律或政策明确保护的品种，保障中药资源的可持续发展和利用。

五、总结了一批中药资源普查成果资料

这次普查，全面、系统地总结了全市中药资源情况，整理汇编了一批具有科学价值和实用价值的珍贵资料。

（一）《焦作市中药资源普查与区划》

这是焦作市迄今为止中药资源普查最全面的技术报告。报告比较详细地论述了中药资源概况，综合分析了影响资源发展生产的自然条件和社会经济条件，切实总结了历史经验教训，初步提示了规律，制定了整体上与焦作市综合农业区划相协调的资源区划，为今后中药资源的普查、开发和利用提供了科学依据。

（二）《焦作市中药资源普查工作报告》

此报告是这次中药资源普查工作的全面总结。报告对从普查的目的、意义，到各阶段的工作情况，所取得的成果、经验体会及今后开发利用中药资源建议，都做了研究分析和认真的总结。

（三）《焦作市中药资源名录》

这是焦作市历史以来第一本关于中药资源品种的系统资料。本名录记载了这次普查到的药用资源 1 288 种。包括药用植物、药用动物和其他类三大部分。其中，药用植物按《中国高等植物图鉴》的分类系统排列，对每一种药用植物名、学名、别名、药用部位、功能、主治及分布的顺序进行了描述。

《焦作市中药资源名录》是在对焦作市全面普查的基础上，将采到的标本经过整理鉴定，参考各县中药资源名录及有关资料编写而成的，基本上反映了焦作中药资源的种类、分布、生态环境、药用部位和功效，对焦作市中药的生产、科研和教学具有一定的参考价值，为中药资源的开发利用提供了科学依据。

《焦作市中药资源名录》分药用植物、药用动物、药用矿物和加工类四大部分，共收载中药 1 288 种，其中收载药用植物 961 种，隶属 162 科；药用动物 305 种，隶属 77 科；药用矿物 20 种；加工类 2 种。

1.大宗药材 焦作市大宗药材品种有：香附、连翘、王不留行、漏芦、丹参、茵陈、益母草、白茅根、桃仁、青蒿、仙鹤草、冬瓜皮、冬瓜子、地榆、旱莲草、萹蓄、茜草、香加皮、槐花、老鹤草、女贞子、络石藤、沙参、桔梗、白蒺藜、山楂、栝楼、鸡内金、透骨草、杏仁、马尾莲、柴胡、艾叶、侧柏叶、野菊花、冬凌草、赤小豆、二丑、大麦、小茴香、萝卜子、绿豆、南瓜子、硫黄、椿皮、石灰、墓头回、白扁豆、蝉蜕、薄荷、白头翁、地骨皮、槐角、蒲公英、马兜铃、五味子、防风、生地黄、荆芥、桑皮、菊花、黄芩、牛膝、二花、忍冬藤、守宫、榆树、远志、花粉、红花、白芍、火麻仁、薏苡仁、甜地丁、紫花地丁、牡丹皮、三棱、紫菀、元胡、葛根、车前草、车前子、苍术、灵脂、刘寄奴、赤芍、皂角、皂角刺、泽兰、佩兰、丝瓜络、小蓟、山药、柏子仁、韭子、补骨脂、冬葵子、菟丝子、木通、金沸草、旋覆花、麦冬、瞿麦、石竹、枸杞子、豨莶草、苦参、花椒、合欢皮、合欢花、前胡、玄参、全蝎、青

菥子、土元、紫苏、竹茹、芦根、浮萍、桑枝、桑葚、桑叶、葛花、地肤子、葶苈子、栝楼子、灵仙、土槿皮、天南星、木槿花、半夏、夏枯草、薤白、禹白附、白芥子、石榴皮、鹤虱、蛇床子、泽泻、苍耳子、石南藤、枇杷叶、白芷、鸡冠花、凤仙花、角蒿、秦皮、黑芝麻、蜈蚣、钟乳石、苦楝皮、地龙、蜂蜜、龟板、蟾蜍、僵蚕、鳖甲、夜明砂、陈皮、急性子、莲子、枣仁、藕节、铁李寨、茺蔚子、莲房、天冬、苏子、鹿茸、知母、玉竹、百合、白薇、黄精、苣荬菜、楮实子、首乌、白果、牛蒡子、山豆根、芒硝、半枝莲、射干、石苇、鬼针草、葱白、柽柳、白术、木贼、马勃、竹叶、龙胆草、垂盆草、蚕沙、葫芦、玫瑰花、山茱萸、刺猬、大蒜、芫荽、狗牙根、瓜蒂、委陵菜、马齿苋、马罐草、牛筋草、乌蔹莓、仙人掌、龙葵、蜀葵、大漂、点地梅、水红花子、连钱草、贯众、星星草、狼巴草、铁扫帚、紫茉莉、蛇莓、酸梅、翻白草、辣蓼、牛皮消、猪毛菜、草木樨、玉米须、预知子、鸭跖草、萱草、葎草、乌桕、菝葜、鸡矢藤、柿蒂、爬山虎、徐长卿、月季花、夹竹桃、油菜籽、蜂房、猪殃殃、瓦松、松塔、问荆、铁苋菜、菊叶三七、无花果、核桃、萝摩、梧桐子、苦楝子、香椿、毛茛、野棉花、毛大丁、地锦、南天竹、通经草、鼠妇、接骨草、景天、元宝草、杭子梢、锦灯笼、马兰、黄花败酱、野豌豆、地柏枝、茅根、光明草、兔儿草、黄连木、山莴苣、地钱、天明精、杜衡、盐肤木、飞蠊、菰、生姜、大枣、桑螵蛸、吊兰、美人蕉等。

2. 稀有品种　除四大怀药外，焦作还有很多珍稀中药品种和人工栽培药材。有些药材品种，在焦作市同一个地区同时见到，在全国属少有。如全国最常用的三种透骨草——大戟科植物地构叶（珍珠透骨草）、凤仙花种植物凤仙（凤仙透骨草）、紫薇科植物角蒿（羊角遗骨草）；全国用作白头翁使用的 6 个品种，即毛茛科植物白头翁、野棉花、菊科植物漏芦（祁州漏芦）、毛大丁草、蔷薇科植物委陵菜、翻白草等在焦作市北业、中围山区有大量分布。主要有：

（1）连翘：连翘为传统道地药材，至今已有 2 000 多年的应用历史。该药主要分布在太行山区，当地土壤、气候等各种因素非常适宜其生长，其开发利用潜力很大，蕴藏量有 100 万千克。历史上（1952 年）最高收购量达 50 万千克。

（2）全虫：全虫为修武县道地药材，资源丰富，分布较广。地处县北部浅山区的西村乡、岸上乡均有分布。目前估计全虫资源只有 2 000 千克左右。

（3）山楂：山楂又名山里红，生于荒山坡、溪边、路边疏林及灌丛中，秋季果实成熟时采摘，主要为野生资源品种，分布在太行山区。山楂是焦作市传统道地药材，资源潜力很大。

（4）清化姜：清化姜因主要产于博爱县清化镇而得名。清化姜亦名博爱姜，也叫上庄姜。主要分布于许良、上庄、柏山三个乡。清化姜块大、丝细、产量高，而且品质佳、味道鲜、香辣宜口，百煮不烂，抗逆力强，含水量少，易加工储藏，是同类中的佼佼者，清化姜有 1 600 多年的栽培历史。

（5）竹沥油：博爱竹是产于我国最北部的竹类，也为博爱县所特有。当地用竹制作成各种竹器和中药竹沥油、竹茹等。

（6）冬凌草：冬凌草又名冰凌草、延命草、彩花草等，为唇形科香茶属多年生草本或亚灌木，自然分布于太行山南部，焦作市山区广为分部。

（7）其他：其他还有凤仙、角蒿、白头翁、野棉花、漏芦、毛大丁草、委陵菜、翻白草、地构叶等。

（四）《关于"四大怀药"的调查研究》

怀地黄、怀山药、怀牛膝、怀菊花，俗称"四大怀药"，在焦作市的栽培历史悠久，是焦作市的道地优势品种。也是这次普查国家和省要求重点调查的药材品种。其中将整理的资料从物种来源、药用部位、应用历史、植物特征、生态要求、商品区别、栽培技术、资源分布、产销状况、种植区划、开发利用趋势等方面进行了专题论述。对指导焦作市发挥"四大怀药"的资源优势和今后"四大怀药"的发展与综合开发利用具有重要作用。

（五）《焦作市民间秘验土单方汇编》

对普查收集到的 1 346 个秘验单方，依着安全、有效的原则，淘汰重复，去粗存精，最后筛选出 620 个，按科整理，汇集成《焦作市民间秘验土单方汇编》，为焦作市民间秘验土单方的推广应用和中成药的研究及开发，提供了宝贵资料。

（六）焦作市中药资源调查表

该调查表填补了焦作市中药资源蕴藏量长期不清楚的空白。经过野外调查，查阅资料、座谈访问，填写了全国中药资源调查表和全国重点药材购销情况调查表。二表都比较实际地反映了焦作市中药资源蕴藏量等数据情况。

（七）焦作市中药资源图

线制的《焦作市中药资源分布图》《焦作市中药资源区划图》和《"四大怀药"分布图与区划图》，准确地反映了焦作市主要品种的分布、产量和中药资源区划的情况。

（八）中药资源普查摄影

焦作市在普查中共拍摄了药材和工作彩色照片 1 000 余张，直观地反映了药用植物和实际工作情况，其中一些照片具有一定的科学价值或历史价值。

六、对普查成果进行初步利用

在普查中，调查人员及时地把澄清的混淆品种情况提供给收购部门，指导了收购工作，减少了损失，增进了经济效益和社会效益。沁阳县把野山药变为家种，成功培植了铁棍山药，现正在栽培繁殖中，为道地怀山药的发展做出了贡献。济源县把发现的猕猴桃新资源信息，发布给农民，培训了专门技术人员，推广种植，展示了新资源利用的可喜前景。还有济源县研制的枣皮饮料，通过了高级科技成果鉴定；以怀地黄为主要原料的怀参茶，能增强体质、延年益寿；钟乳石乳剂、合剂治疗胃溃疡、胃炎有显著疗效。焦作市化学药厂以甜瓜蒂为原料研制的葫芦素等治疗肝炎效果明显。焦作市研制的菊花药枕、罗布麻药枕治疗高血压症安全简便，受到患者称誉，远销美国、日本及东南亚各国，受到国内外的肯定。

七、培养和锻炼了一批中药专业技术人才

参加普查的人员，经过一年多外业和内业的实际工作，基本上掌握了中药资源的普查、资源规划和资源区划等多方面的知识，因此此次普查为中药副业的振兴，培养和锻炼了一批专业技术人才。

第三节　焦作市第四次全国中药资源普查

焦作市是全国第四次中药资源普查试点市。全国第四次中药资源普查于 2012 年 12 月在焦作市 6 个县市正式启动，历时 3 年多。

一、博爱县中药资源普查

博爱县普查队自 2013 年 6 月开始野外普查，共计上山下乡 200 多天，计 1 500 多人次，累积行程 1.6 万千米。共到达样地 42 个，完成样方套 180 个，发现野生植物资源 221 种，重点品种药材 32 种，大宗、名贵中药资源有连翘、酸枣、山茱萸、金银花、黄精、丹参、地黄、牛膝、菊花、远志、侧柏等，共压制蜡叶标本 591 份。

（一）野生药用原植物及重点品种蕴藏量调查

本次普查共发现野生植物资源 221 种，主要有：阿尔泰狗娃花、艾、白车轴草、白花前胡、白薇、白头翁、白英、白芷、败酱、半夏、薄荷、萹蓄、蝙蝠葛、扁担杆、变豆菜、博落回、苍耳、糙苏、糙叶败酱、草木樨状黄芪、侧柏、柴胡、车前草、臭椿、穿龙薯蓣、垂柳、刺儿菜、刺槐、粗齿铁线莲、大丁草、大戟、大麻、大叶铁线莲、丹参、地肤、地黄、地梢瓜、地榆、杜仲、盾叶薯蓣、多花黄精、鹅绒藤、翻白草、反枝苋、防风、费菜、甘遂、杠柳、狗筋蔓、狗尾草、枸骨、枸杞子、构树、贯众、鬼针草、海州常山、杭子梢、红蓼、湖北黄精、槲栎、虎耳草、虎尾草、虎掌、花椒、花叶滇苦菜、华北耧斗菜、华北绣线菊、黄花蒿、黄荆、黄精、黄栌、活血丹、火焰草、藿香、鸡矢藤、蒺藜、蓟、加杨、夹竹桃、接骨木、结香、金钱蒲、金银忍冬、金盏花、锦葵、桔梗、菊、卷柏、决明子、君迁子、苦荬菜、苦荞麦、苦藏、栝楼、辣椒、蓝刺头、蓝果蛇葡萄、藜、荔枝草、连翘、楝、裂叶铁线莲、凌霄、六月雪、龙葵、龙须菜、龙芽草、芦苇、陆地棉、栾树、罗布麻、萝卜、络石、葎草、麻梨、马齿苋、马兰、麦冬、曼陀罗、毛泡桐、莓叶委陵菜、牡荆、木香薷、南瓜、牛蒡、牛筋草、女贞、枇杷、平车前、蒲公英、祁州漏芦、牵牛、茜草、鞘柄掌叶橐吾、商麻、秋海棠、雀儿舌头、日本续断、三花莸、三叶木通、桑、沙参、莎草、山槐、山葡萄、山楂、山茱萸、珊瑚状猴头菌、商陆、射干、石刁柏、石竹、柿、蜀葵、薯蓣、丝瓜、丝裂沙参、酸枣、碎米桠、桃、天名精、铁苋菜、透骨草（亚种）、秃疮花、菟丝子、瓦松、万寿菊、万寿菊、委陵菜、问荆、无花果、五味子、西北枸子、西瓜、西山委陵菜、溪洞碗蕨、豨莶草、狭叶柴胡、夏至草、香蒲、香青、香薷、小叶鼠李、旋蒴苣苔、烟管头草、燕麦、野葛、野韭、野菊、野蔷薇、野西瓜苗、一枝黄花、益母草、薏苡、翼

蓼、茵陈蒿、银粉背蕨、樱桃、油松、榆树、虞美人、玉蜀黍、玉簪、玉竹、鸢尾、圆叶堇菜、圆叶锦葵、远志、月季、枣、皂荚、长柄山蚂蟥、长蕊石头花、中华卷柏、中华绣线菊、猪毛菜、竹叶花椒、紫花地丁、紫荆、紫茉莉、紫苏、棕榈等。

重点品种药材 32 种，主要有：荆芥、柏子仁、薄荷、侧柏叶、柴胡、穿山龙、丹参、地骨皮、地黄、冬凌草、防风、葛根、栝楼、黄精、桔梗、金银花、菊花、连翘、马齿苋、马兜铃、女贞子、前胡、萹蓄、山茱萸、射干、酸枣仁、天花粉、五味子、香附、野菊花、远志、白茅根等。

（二）栽培药用植物调查

通过电话调查、网上调查及走访，相关科技、农林、医药部门的介绍等形式对 8 个乡镇和部分村组进行调查，种植品种主要有山药和清化姜。

二、沁阳市中药资源普查

（一）野生中药资源普查方面

2013 年开始普查工作，开展样地普查的有 37 处，实测量样方套 185 个。普查过的样地分布主要在紫陵镇以北二仙庙、神农山风景区、西向镇逍遥水库及常平乡一代，植被类型为灌木丛，土地利用类型为林地。上交药物标本 161 份，上传照片 3 182 张，上传视频 64 段，入库重点品种照片 351 张，实拍重点品种照片 1 086 张，实测重点品种药品 34 种。

（二）种植中药资源方面

通过与工商部门及中国中药协会四大怀药委员会联系，走访中药种植和销售企业和个体户 22 家，统计种植基地包括（怀山药、怀菊花、怀地黄、丹参）总计 8 118 亩。

三、孟州市中药资源普查

到 2014 年 11 月，历时近两年的野外普查工作，行程 1 300 千米，访问及中药市场调查和相关传统知识调查 80 余人次。共普查样地 36 个，拉样方套数量 180 个，拍摄样地生态环境、植株、群落、药材标本、样地、工作环境等制作标本照片 10 000 余张，上传照片 2 000 余张。上交蜡叶标本 104 种，520 份。种子资源 7 份。普查品种 63 种，其中重点品种 22 种，一般品种 41 种。人工种植中药材调查 20 余种。

（一）中药资源野外调查

截至 2014 年 11 月，国家规划 36 个样地，实地调查样地数量 36 个，样方套数量 180 个，共普查品种 63 种。重点品种：播娘蒿、白茅、银杏、地黄、杠柳、牛膝、中华栝楼、紫苏、酸枣、天冬、丹参、独行菜、枸杞、莎草、萹蓄、二花、白芷、防风、女贞、楝、苘麻、野菊共 22 种。一般品种：紫荆、夏至草、泽漆、刺儿菜、茵陈蒿、月季、车前子、茜草、鹤虱、紫花地丁、益母草、柿、天南星、花椒、白花蛇舌草、桑、构树（结果）、构树（无果）、仙鹤草、薄荷、苍耳、豨莶草、鬼针草、老鹳草、葎草、蒲公英、蓟、黄荆、地锦、牵牛、板蓝、蒺藜、马齿苋、曼陀罗、红花、龙葵、打碗花、鳢肠、菟丝子、墓头回、铁苋菜共 41 种。

（二）人工种植中药材调查

人工种植中药材中，地黄 11 862 亩、防风 278 亩、丹参 2 192 亩、血参 590 亩、白术 593 亩、白芷 1 504 亩、山药 2 230 亩、千金子 52 亩、天南星 38 亩、牡丹 531 亩、菊花 35 亩、姜黄 150 亩、二花 36 亩、黄芪 11 亩、薄荷 3 亩、皂角刺 55 亩、红花 2 300 亩、杭白菊 258 亩。

四、武陟县中药资源普查

到 2014 年 11 月，历时近两年的野外普查工作，行程上千千米，访问老药农及农村医药卫生专业技术人员 100 多人次，共普查样地 41 个，共拉样方套 180 个，调查重点品种 23 个，一般品种 56 个，拍摄照片 5 000 余张，上传照片 2 700 张，制作蜡叶标本 358 份，上交 227 份，上交药材标本 29 份，种子资源 1 份。

五、修武县中药资源普查

（一）一般调查完成情况

卫星定位样地均匀分布在北部山区，且多数位于深山地区。完成样地 40 个，实测样方套 200 个，完成数据上传样方套 200 个。采集、整理、制作的重点和非重点野生药用植物蜡叶标本总计 500 余份，上交河南中医学院 500 余份。实拍照片 4 198 张，完成上传国家数据库照片 3 180 张；录制普查工作视频材料 4GB。此次普查工作中，共发现县域内野生中药材 182 种，其中分布较广的有连翘、侧柏叶、黄栌、山楂、山药、地黄、香加皮、菊花、柴胡、漏芦、苍术、防风、苦参、大蓟、小蓟、蒲公英、松节、玉竹、远志、女贞子、百合等 75 个品种。普查目录的 109 种重点药材品种中，已经普查到白果、白屈菜、柏子仁、萹蓄、薄荷、丹参、金银花、漏芦、女贞子、紫苏、板蓝根等 72 种，有 37 个品种尚未发现。

（二）重点调查完成情况

普查到重点药材品种 72 种：菝葜、白果、白屈菜、百合、柏子仁、板蓝根、刘寄奴、萹蓄、薄荷、苍术、侧柏叶、柴胡、穿山龙、大青叶、丹参、地骨皮、地黄、冬凌草、防风、藁本、葛根、栝楼、栝楼皮、栝楼子、合欢花、合欢皮、鹤虱、黄精、黄芩、芥子、金银花、筋骨草、荆芥、荆芥穗、桔梗、菊花、瞿麦、卷柏、苦参、苦楝皮、款冬花、连翘、漏芦、麦冬、木瓜、木贼、女贞子、前胡、秦皮、青葙子、苘麻子、蛇床子、水红花子、酸枣仁、天冬、天花粉、天南星、天仙藤、葶苈子（播娘蒿、独行菜）、王不留行、威灵仙、五味子、细辛、香附、香加皮、辛夷（玉兰）、淫羊藿、银杏叶、玉竹、远志、紫苏梗、紫苏叶。还有 37 个重点普查品种未找到：白蔹、白茅根、白头翁、草乌、草乌叶、甘遂、杠板归、瓜子金、何首乌、京大戟、狼毒、连线草、罗布麻叶、木通、牛膝、千金子、千里光、忍冬藤、三棱、商陆、射干、石韦、首乌藤、天麻、五加皮、菥蓂、夏天无、香薷、徐长卿、续断、玄参、延胡索、禹州漏芦、预知子、知母、紫苏子、紫菀。

（三）栽培药用植物调查完成情况

这次中药普查，普查队对五里源乡东板桥村的焦作市云台山医药科技产业园、郇封镇南柳村的山药种植园进行了调查。云台山医药科技产业园从 2013 年开始建设，规划面积 1 000 亩。2013 年种植了 300 亩板蓝根，其他地方在 2015 年种植丹参、山药、菊花等中药材。郇封镇南柳村的山药种植园种植的山药有 30 亩。

（四）中药材市场调查完成情况

普查队对修武县的中医院中药房、修武人民医院中药房和县城内 3 家中草药店进行了调查。修武县中医院中药房有中药 304 种，修武县人民医院中药房有中药 244 种，城南药店有中药 272 种，鑫源药店有中药 204 种，云台药店有中药 232 种。

六、温县中药资源普查

温县中药资源普查样地主要分布在南部滩区一带，共 39 个样地，重点普查野生药物品种 50 种。自 2013 年 8 月 30 日开始至今，温县普查小队冒严寒、顶酷暑、不畏艰辛共完成 11 个样地，55 个样方，采集野生资源药物 70 种，其中重点品种 26 种，压制标本 450 件；已送达河南中医学院野生资源药物 36 种，其中重点品种 18 种，标本 130 件，影像资料齐全。

温县为怀药之乡，共 13 个乡镇，600 家怀药合作社。普查小队对温县 13 个乡镇的怀药合作社的中药传统品种、中药材进出口情况及中药材企业利用现状等进行了市场调查。从 2014 年 4 月至 6 月共调查了岳村乡、南张羌乡、温泉镇的 115 家怀药合作社，大部分种植铁棍山药、地黄、牛膝、怀菊花、珍珠菊、丹参等药材，统计种植面积为 1 150 亩左右，其中铁棍山药种植约 800 亩，亩产 2 000 斤左右。地黄、牛膝、怀菊花、珍珠菊、丹参等药材种植面积相对较少。收集到铁棍山药、地黄、牛膝、怀菊花、珍珠菊、丹参等药材样品、种子资源等实物。

第三章　怀药资源变迁、变异及演变

第一节　四大怀药名称及其演变

"四大怀药"名称的由来,是伴随着中草药"道地药材"理论的创立与发展而逐步演变来的。在我国最早的药物学经典著作《神农本草经》中,覃怀地(今焦作市辖区)所产的山药(薯蓣)、地黄、牛膝、菊花和其他地方生产的一样,均被列为上品,平起平坐,不分优劣。在长期的实践中,中草药在医疗效果上的差异逐步显露出来,并被医药学家所认识,于是医药学家们提出了药材道地与否的理论。

在历史上最早提出用药要重视道地产地的,是南北朝时期的名医陶弘景,他说:"诸药所生,皆有境界……小小杂药,多出近道,气力性理,不及本邦。"到了唐高宗显庆四年(659),由国家制定颁行的第一部药典《新修本草》出版,孙志约在《序》中说:"动植形生,因地舛性……离其本土,则质同而效异。"被尊为药王医圣的孙思邈也一再强调:"古之医者,皆自采鲜药,阴干暴干皆如法。用药必依土地,所以治病十愈八九;今之医者,不知采取时节,至于出产土地,新、陈、虚、实,一皆不悉,所以治病十不得五也。"到了宋朝,药物学家寇宗奭又强调:"凡用药必择土地可宜者,则药力具,用之有据。若不推究厥理,治病徒费其功。"李杲也说:"凡诸草、木、昆虫,产之有地;根、叶、花、实,采之有时。失其地,则性味少异;失其时,则气味不全。"又说:"新陈之不同,精粗之不等,倘不择而用之,其不效者,医之过也。"直至当代,中国中医药研究院中药研究所教授赵吉材先生,世称道地药材的权威和维护者,针对不讲究道地而强调:"土地所出"是评价药材质量的重要指标。2 000多年来,几乎所有的中医药典籍和大多数地方志,都有关于地药道材的论述。更重要的是这一理论对保证药材质量从而保证临床疗效所起的巨大作用。河南省中药研究家赵曦也强调:"道地药材是中药界的脊梁,是中医最有效、最信任的武器,是研究新药取之不尽的源泉,在生产经营中具有举足轻重的地位。"在中药史上,有"非道地药材就没有中医"之说。

陶弘景首创了"道地药材"的理论,并进行了长期的探索和寻找。经过600多年的实践和探寻,一直到宋明时期,医药界才公认:地黄、山药、牛膝、菊花,以河南省西北部的怀庆府(今焦作市辖区)所产最为道地。怀庆府古为覃怀地,隋、唐及以后称怀州、怀孟,明朝又改称怀庆府。并为区别其他产地的产品,逐步对这四种药材冠以"怀"字,合称"四大怀药"。

最早指出牛膝道地产地是覃怀地的是陶弘景,他在《名医别录》中说"牛膝生河内川谷","河内"即后来的怀庆府。他虽说明了河内是牛膝的主产地,但还没有和"怀"字联系起来。一直到宋代,苏颂在《本草图经》中指出,其他地方所产的牛膝"不及怀州者为真",这大概是在牛膝前冠以"怀"字的最早文献记载。此后,凡用牛膝,即称怀牛膝。

将焦作地区出产的山药称作"怀山药"的最早文献,当推成书于 1615 年的《寿世保元》(明代龚廷贤著)。

第一次把地黄和"怀"字联系起来的是明朝名医刘文泰,他说生地黄"今怀庆者为胜"。陈嘉谟说得更具体,"怀庆山产者"。李时珍在《本草纲目》中明确地说:"今人唯以怀庆地黄为上。"此后,大多数中医药著作都将怀庆地黄作专条列出,《中药大辞典》更将怀地黄作为地黄的变种予以强调。

将菊花和产地联系起来的最早记载是《本草图经》引用唐代《天宝单方药图》中的记载"白菊……原生南阳山谷及田野中……河内名地薇蒿"。这里的"河内",指的就是古怀庆府所在地沁阳,即今焦作的沁阳市。

以上资料完全可以说明,中医药界确认焦作(古称怀州、怀庆府)为山药、地黄、牛膝、菊花的道地产地,并对它们冠以"怀"字而称怀山药、怀地黄、怀牛膝、怀菊花的,当在唐宋时期,最迟也在明代。

那么,将这四种药材概括为"四大怀药",又是在什么时候呢?1979 年出版的《辞海》关于沁阳县(今沁阳市)的释文中说:"富产地黄、山药等药材,古为药材集散地,以'怀药'驰名。"对武陟县的释文中说:"盛产山药、地黄、牛膝、菊花,号称四大怀药。"不仅讲了"四大怀药"一词,而且又讲了其简称"怀药"。1989 年 10 月河南人民出版社出版的《焦作经济》中说:"明朝,由于这一地区属怀庆府管辖,故称山药、地黄、牛膝、菊花为四大怀药。"1993年 5 月红旗出版社出版的《沁阳市志》载:"沁阳从唐到元多为怀州治,明清两代又是怀庆府所在地,故这一带盛产的地黄、山药、牛膝、菊花,被称为四大怀药。"这些文献虽然没有指出"四大怀药"一词形成的具体时间,但却明确肯定在明朝之前,被公认为道地药材之后。还有"四大怀药""怀货"之词,最先出自商人之口和他们之间的销售票据上,商家为了招揽顾主,推销药材,并和假冒伪劣药材相抗争、相区别,就常说:"这是道地的四大怀药。""这是真正的怀货。"商家这样叫卖,购主如此呼应,久而久之,就被大家所接受。

四大怀药被称为"华药""国药",则是在它们远销世界各地并被国际上公认以后的事了。

至于为什么焦作地区所产的"四大怀药"为最道地的药材,自古以来,医家就有不少论述,最有代表性的如曾任河南中医学院院长的尚炽昌教授。他总结前人的经验,结合自己的感受,说:"四大怀药产于太行山麓,承豫北怀川、钟山川之灵气,禀日月之精华,又得精工炮制,自古为中药之上品,驰名中外,由来久矣,实中原之奇葩也。"日寇侵华期间,强行将焦作地区的土壤运回日本,化验后配制专项土壤种植怀药,但最后还是以失败而告终。20 世纪 20 年代,温县许召兰、宋武堂和李令富等先后从山西太谷引进山药回来种植,时间一久,反而失去了原来的一些品性,增加了怀地黄的一些特点,一度成了怀山药的当家品种。还有人将怀地黄引入他地,数年后就因品种退化而不得不再从焦作地区引进种栽。这一切都进一步说明了四大怀药的地域性特征。

第二节　四大怀药产销历史及其演变

四大怀药均系太行山里的野生种经驯化而成为栽培品种的。在沁阳市西北神农山的老君洼、正北沟、大月沟等处，至今仍遍布着野山药、地黄、牛膝、菊花，仍保留有山药沟、地黄坡、牛膝川、菊花岭等自然地名。但从何时开始栽培四大怀药却说法不一。有的说："夏周时已开始在沿山一带和丹河沿岸村庄由野生变为家种，距今有三四千年的种植历史。"（马汴梁）也有的说，四大怀药的栽培应该从公元前734年卫桓公向周王室进贡山药算起，即便如此，其栽培也有2 700多年的历史。经过漫长而曲折的道路，到宋明时期，四大怀药被公认为道地药材，药农种植怀药的积极性不断增强，栽培面积日益扩大，产量也迅速提高。到清代末年，怀山药的种植面积已达13 500亩，总产量超百万千克。清光绪庚子年（1900），仅武陟县就产地黄20万千克、菊花2.3万千克、牛膝5万千克。

四大怀药的销售，也在清代进入鼎盛时期。到19世纪末至20世纪初，四大怀药集中产地的温县、武陟、沁阳等地，经营怀药的行栈货庄都在百家左右。他们根据行情，采取预约种植面积、预付定金、包管销售等方式，扶持药农生产，组织怀药行帮，垄断怀药市场联合组织出口，和全国其他药行帮会竞争、抗衡，在北京、天津武汉、西安、广州、香港等地都设有办事机构，在全国13个药材帮会（汉口帮、陕西帮、四川帮、广东帮、宁波帮、江西帮、老河口帮、祁州帮、药行帮、药棚帮、甘草帮、党参帮和怀药帮）中独占鳌头。在药材市场上，怀药帮讲求信誉，服务周到，货真价实，包管来回，赢得了崇高的信誉。北京、天津、同仁堂等大药店，都由怀药帮包供四大怀药及其他名贵药材。怀药帮声誉日高，实力也最强。建立在禹州西北隅的怀庆会馆，占地15亩，建有恢宏的大殿，左右有配房，殿前有拜台、拜殿，前有大影壁，山门、戏楼、钟楼、鼓楼等，规模宏大，气势雄伟，有"十三帮一大片，比不上怀帮一个殿"之赞。在安国，怀药帮曾一次捐银40万两，资助当地修建药王庙，可见其实力之雄厚。1923年，退伍军人张子杰曾经联合温县、沁阳、武陟、孟县（今孟州市）等地怀药行栈，集资白银百万两，成立怀药股份有限公司，仅纳税款一年竟达万余元。日寇侵华期间，将各地药材行栈均捣毁、挤垮，并强行将四大怀药运回日本加工后在世界各地倾销，大发横财。抗日战争后期，日寇控制得更严，沁阳城四门紧闭，限制行人出入，唯有运送怀货的人可以自由出入。

中华人民共和国成立之初，四大怀药作为"国药"被列为国家计划管理物资，由政府组织生产，国家医药部门统一经营管理。

20世纪50~60年代，四大怀药的生产有了较大的恢复和发展。1959年国家收购地黄猛增至420万千克，其他三种怀药收购量亦有很大增长，仅武陟县就收购地黄76.15万千克、山药1.9万千克、牛膝16.05万千克、菊花4.25万千克，是当年销售量的2倍，出现了中华人民共和国成立后的第一个产量高峰，造成商品积压。此后，由于遭受自然灾害，其种植面积受到粮食生产的挤压，大幅度缩小，出现了中华人民共和国成立后的第一个紧缺时期，即所谓的生产"低谷"。

为了保护和发展怀药生产，20世纪60年代中期至70年代中期，国家采取了发放预付定金、奖励化肥、粮食，改进加工设备等政策，有效地调动了药农的积极性。所以从1964年开始，怀药种植面积迅速扩大，总产量大幅度增加，仅武陟、温县、沁阳就收购地黄 620.6 万千克、山药 81.9 万千克、牛膝 98.7 万千克、菊花 9.6 万千克，相当于当年销售量的 4 倍多，出现了中华人民共和国成立后四大怀药产量的第二个高峰期。因为四大怀药是国家二类计划管理物资，实行全额收购，致使库存严重积压。为了扭转这种局面，管理部门一度取消了奖励政策，降低了收购价格，并调整了产区，从而在一定程度上挫伤了药农种植怀药的积极性，致使再度出现四大怀药种植面积锐减、总产量大幅度下降的局面。仍以上述三县为例，除武陟未统计外，温县、沁阳仅收购怀药 48 万千克，不及市场需求量的 1/4，药库空虚供应紧缺，产销再次跌入"低谷"。

在此之前，国家的四大怀药生产计划一直是由怀药主产区焦作市温县、武陟、沁阳、孟州、修武、博爱（当时均属新乡地区）等市县完成的（菊花尚有亳州、杭州等地）。为了缓解产销矛盾，国家有关部门除了帮助焦作发展生产外，又安排了一些新产区，先后有 18 个省区引种怀地黄等怀药，并逐步扩大生产。以怀地黄为例，1979 年全国收购怀地黄 3 300 万千克，创历史最高水平，是当年销售量的 2 倍。虽然供求矛盾缓解了，但也出现了负面影响。首先是道地产品受到冲击，其次是连续 3 年产大于销，产品再次出现严重积压，迫使新产区调整生产，老产区压缩种植面积。新产区产品无道地可言，品种退化，质量下降，销售不畅，致使种植面积大幅度减少。1983 年收购量仅为需求量的 1/3，再次跌入"低谷"。

此后，国家对四大怀药的生产改计划管理为指导性管理，由市场调节产销。由于库存不多，市场供应紧缺，价格上涨，又大大提高了药农种植四大怀药的积极性，1984 年达到产销基本平衡。由于经营渠道多种多样，社会需求量大，此后几年的怀药生产仍处于发展趋势。

四大怀药产区的药农，曾凭自己的亲身感受，总结历年生产销售经验，编出顺口溜："紧三年，慢三年，不紧不慢又三年。"然而一般药农由于所处环境的局限，很少能够全面了解市场情况，只能凭自己的经验和药商的口碑种植，往往会造成产销不均现象的局限，不是市场紧缺，就是仓库积压。有一些药商为追求高额利润，竟将别处的药材购进，加工后冒充怀药销售，甚至出口国外，更有一些药商打着怀药招牌招摇撞骗，扰乱国内外市场，败坏怀药声誉，怀药生产处于无序状态。有些药农片面追求产量，种植不讲科学、不避污染，致使品种退化、混杂、品质下降、失真。

四大怀药是我国出口的大宗药材，以量大质优著称于世，行销 60 多个国家和地区。1978~1988 年仅怀地黄就出口 860 万余千克，为国家创造了大量外汇。有资料显示，怀地黄的年需要量约为 1 100 万千克，需种植面积约 79 500 亩，生产潜力很大，发展前景十分广阔，但仅靠市场调节，药农的种植常常有很大的盲目性。

值得欣慰的是，四大怀药产销中的问题已经引起有关方面的重视。国家已将四大怀药作为"国药之宝"列入开发计划。1999 年，科技部、河南省科学技术委员会、焦作市政府做出全面规划，层层建立专门机构，划拨专项经费，采用现代科技手段进行开发，并在武陟、沁阳、温县建立道地怀药规范化种植基地。国家质量监督检验检疫总局于 2003 年 8 月 7 日发出公告，认定怀山药、怀菊花、怀地黄、怀牛膝的原产地为河南省武陟县、温县、博爱县、沁阳市、孟州市、修武县现辖行政区域，并"实施原产地域产品保护"，开始用现代科学技术指导种植、深加工，逐步实现怀药种植基地的规模化、集约化、规范化，统一质量标准，统一包装，统一品牌。进行种苗培育、繁殖、复壮的研究，将怀药种植面积扩大到 19.95 万亩。

第三节　四大怀药栽培历史及其演变

一、怀山药栽培历史及其演变

关于怀山药品种的来源，一般都认为怀山药来自沁阳市西北部的太行山中。河南省中医研究院赵曦主编的《四大怀药的研究和应用》（陕西师范大学出版社，1992 年 10 月出版）一书中说，太行山小北顶的老君洼有野生山药，当地称铁耙齿山药，系怀山药的原种。《沁阳市志》载："小北顶北部的老君洼和大月沟，野生山药丛生，群众称之为山药沟。经过千万人次试验认定后，便从山口移植野生地黄、山药于大田，进行人工栽培。"历史上怀山药则以山王庄的大郎寨庙后所产为上乘，故销往国内外的山药必标"怀郎"字样，方为道地货。20 世纪 80 年代中后期，李成杰及其子李茂青将太行山里的野生山药引种驯化，从实践上证明，怀山药的原种来自山药沟等地。

二、怀菊花栽培历史及其演变

我国菊花的历史演变过程，由野生的小黄菊发展到 3 000 多个栽培种，其用途也更加广泛，由食、药进化到药、食和观赏兼之。用来药、食的品种仍为黄白色菊花，而作为观赏的品种却千变万化。

我国的药用菊花，因产地和加工方法不同，分怀菊、亳菊、滁菊、贡菊、杭菊、济菊、川菊等。

怀菊花，因产于古怀庆府（今沁阳市，属河南省焦作市辖区）一带而得名。古怀庆府，北靠神农山，南临黄河，系黄河、沁河、丹河冲积平原，土层深厚，质地肥沃，沁、丹两河贯穿其中。怀菊花得天地之精华，创神奇之药效。李时珍在《本草纲目》中推其为各地所产品种之首。2003 年《中州古今》第四期载"菊花有野菊、家菊之分，颜色一般有紫绿等，作为药用与安徽的'亳菊''滁菊'，浙江的'杭菊'，四川的'川菊'和山东的'济菊'相比，河南的'怀菊'独占鳌头，最为名贵"，这说明怀菊花在我国药用菊花中占有重要的地位。

怀菊花原产地为河南省沁阳市北边的神农山上，野黄菊漫山遍野，朵小味苦，系怀菊花的野生种源。怀菊花栽培种植历史悠久，栽培面积之大、应用范围之广曾博得沁阳籍的唐代大诗人李商隐的赞美："暗暗淡淡紫，融融冶冶黄。陶令篱边色，罗含宅里香。几时禁重露，实是怯残阳。愿泛金鹦鹉，升君白玉堂。"

此外，怀菊花根深株大、花头多，高洁俊逸，傲寒凌霜，清香宜人，形质兼美，且连片种植，其观赏价值也很高。置身于菊的海洋，别具一番情趣。

三、怀地黄栽培历史及其演变

《中药大辞典》中列了怀地黄专项，特称怀庆地黄，并介绍了它们的特点。地黄的名字还有很多，《中药大辞典》中列了13个，诸如干地黄、原生地、干生地、地髓、牛奶子、婆婆奶、狗奶子、山烟、山白菜、甜酒棵、蜜罐棵等。

在我国第一部诗歌总集《诗经》中，将地黄称作"芑"。《诗经·小雅·采芑》："薄言采芑，于彼新田。"但注家又说："芑"是野菜，而在古代也确有把地黄当作蔬菜食用的。王旻在其《山居录》中就曾说："地黄嫩苗，摘其旁叶做菜，甚益人。"陶弘景在《名医别录》中就肯定"芑"是地黄的别名。

我国最早的药物学专著《神农本草经》中，地黄有干地黄、地髓两个名字。《尔雅》是我国最早的解释词义的著作，其又将地黄称作"苄"，郭璞注解说："亦名地髓，江东呼苄。"

到了五代，大明（日华子）又进一步解释了地黄之名的由来，他说："生者以水浸验之，浮者名天黄，半浮半沉者名人黄，沉者名地黄。入药者沉者为佳，半沉者次之，浮者不堪。"罗愿也说："以沉下者为贵。"

前面说过，随着地黄产地的确定，宋明时期又在地黄之前冠以"怀"字，将怀庆府（怀川）产的特称"怀地黄"。刘文泰在《本草品汇精要》中说："今怀庆者为胜。"陈家谟的《本草蒙鉴》特别指出"怀庆生者……皮有疙瘩力大"。李时珍在《本草纲目》中第一次指出"怀庆地黄"一词，说："今人惟以怀庆地黄为上。"

至于医学典籍中说的鲜地黄、干地黄、熟地黄等，则是从地黄的炮制、性味、功用方面说的。此外，还有的是从它们的形态说的，如婆婆奶、狗奶子。还有的是从救荒食用方面说的，如山白菜、蜜罐棵等。这些，都是地黄的名字，只是角度不同罢了。

地黄原为野生草本植物，"生于山坡、山脚、路旁、墙边"。《河南植物志》语梁朝陶弘景说："地黄生咸阳川泽黄土地。"宋代苏颂说："今处处有之。"明代李时珍说："其苗初生塌地。"这些古代医药学家都肯定了地黄原本就是生长在荒山野岭的野生植物。

对于怀地黄的来源，《本草乘雅半偈》中说"怀庆山产者"，所谓"怀庆山"指的就是原怀庆府（今焦作市）境内的太行山。《沁阳市志》载：沁阳地处暖温带，日照长，雨量适中，土壤肥沃，适宜于各类动植物的繁衍与生长。北部太行山的野生药材丰富，计有地黄、山药、牛膝、菊花，小北顶北部的老君洼和大月沟，野地黄、山药丛生。群众称之为"地黄坡""山药沟"。《温县卫生志》载：清末时期，温县番田村李井寿自沁阳太行山小北顶以北老君洼的大月沟山坡上挖掘一根健壮的野地黄，此即地黄的原种，经其精心培养，和家种地黄进行杂交，经过多年提纯复壮而培养出具有抗虫害、抗涝、产量高的地黄新品种"金状元"。这些资料证明，怀地黄的祖宗是焦作市北境内的野地黄。

至于何时由野生变为栽培的，可以追溯到公元前700多年以前。中国中医药出版社出版的《地黄》一书中说："早在公元前718年周朝时期，地黄就已列为皇帝的贡品和馈赠亲友的珍品。"《沁阳市志》说："早在周桓王十年（公元前710年）就有用子实种植地黄的记载。"说明地黄最初是用种子繁殖的。

对于栽培制度的演进，可以用李时珍的话来概括，他在《本草纲目》中说："古人种子，今惟种根。"

地黄采用根茎繁殖方法种植，大约开始于魏晋，至南北朝已经成熟并普及。北魏贾思勰的名著《齐民要术》中就较详细地记载了根茎种植法，说："其种还用三月中掘取者。逐犁后如禾麦法下之，至四月末、五月初生苗。""若须留为种者，即在地中无掘之。待来年三月取之为种。"贾氏在这里，不光记述了用根茎繁殖的方法，而且还较准确地记述了地黄的出苗期、中耕的必要性、成熟及收获期等。

到了宋代，又有设坛种植法。宋代医药家苏颂说："种之甚易，根入土即生。一说：古称种地黄宜黄土。今不然，大宜肥壤虚地，则根大而多汁。其法以苇席围编如车轮，径丈余，以壤土实苇席中为坛。坛上又以苇席实土为一级，比下坛径减一尺。如此数级，如浮屠也。乃以地黄根节多者寸断之，莳坛上，层层令满。逐日以水灌之，令茂盛。至春秋分时，自上层取之，根皆长大而不折断，不被伤故也。"不过，设坛栽培只是种植方法的改变，繁殖途径仍是根茎。

地黄的根茎繁殖法一直沿用到当代。20世纪80年代中期，又出现了育苗移栽法。这种方法就是先用根茎育成幼苗，待幼苗长到8~10片叶时掰下，栽植大田。《沁阳市志》载："1985年县科委、医药局和祖传三代种植怀药的李成杰、李茂青父子，为提高怀药质量，特地从太行山上挖取野生地黄、山药，在北金村（历史上道地地黄产地）进行驯化性栽培，并开始试验地黄育苗移栽，均取得科研成果，先后受到省、市科委的表彰。"试验证明：怀地黄育苗移栽较根栽种植可提高产量25%~30%，为提高怀地黄的产量，开辟了新的途径。

四、怀牛膝栽培历史及其演变

怀牛膝在夏商时期还是山谷道旁的野生植物，至于何时被驯化为怀牛膝的原种栽培药材的，一般都认为开始于周朝。《神农本草经》中记载，"牛膝生川谷"。南北朝时，梁朝陶弘景的《名医别录》讲得较具体，说牛膝"生河内川谷及临朐"。既然是生在"川谷"间，就不是人们有意种植的栽培种，而在这里特别提出"河内"（今沁阳市），说明早在公元500年之前，焦作地区川谷间的野生牛膝已经引起医药界的重视，它的疗效是其他地方出产的牛膝所不能代替的。至宋代，苏颂的《本草图经》记载："秋季收子，至春种之。"这里已明确了两个问题，一是牛膝收子的时间在秋季，二是牛膝已成为人工种植的品种。只是栽种的季节与现时不符罢了。《本草图经》中又说，"今江淮、闽粤、关中亦有之，然不及怀州者为真"，从"亦有之"这个用语中，我们可以体会到，江淮、闽粤、关中等地原来不种牛膝，现在的产品是由他地引进的。但在古代，从驯化栽培到见诸文字，往往要经过几十年、上百年乃至数百年，所以，《名医别录》中所用"生"字，也有理由认为从南北朝起牛膝可能已由野生种驯化为栽培种了。

在《神农本草经》中，牛膝被列为上品之药，并指出其"生川谷"。经汉、三国、晋及南北朝，梁陶弘景才具体指出牛膝"生河内川谷及临朐"。这里说的"河内"，即河内郡（今沁阳市），包括今焦作市辖境之武陟、温县、沁阳、孟州、博爱、修武等市县。以后又改称怀州怀孟路、怀庆府。这里说的"临朐"，指的是现在山东的临县一带。这个叙述将"河内"放在前面，又用"及"字联系"临朐"，说明牛膝的主产地首先是河内，其次才是临朐。

北宋寇宗奭在《本草衍义》一书中说："今西京做畦种，有长三尺者最佳。"《本草衍义》成书于政和六年（1116），和《本草图经》仅相隔55年，而做畦栽培的牛膝竟能长1米，说明那时的种植技术已经相当成熟。时至今日，怀牛膝能长到1米长的，仍然是"最佳"的。

民国年间，反动统治者在民族虚无主义思想的指导下，对中医中药倍加歧视和排斥，并曾于1929年颁布了取缔中医的反动法案，虽在全国人民的强烈反对下被迫收回成命，但实际上他们并没有放弃消灭中医中药的阴谋，以致包括怀牛膝在内的四大怀药和中医中药整体都遭受到严重的摧残。

第四节　四大怀药品种变迁、变异及其演变

一、怀山药品种变迁、变异及其演变

目前，怀山药的品种主要有怀山药1号、怀山药2号、怀山药3号等，近几年来，又新引进凤山药、大和长芋等新品种，产量虽然较高，但仍需进一步怀化。

1. 怀山药1号　怀山药1号原名铁棍山药，又名铁耙齿山药，系怀山药产区传统栽培品种，也是怀山药的主栽品种。原野生于太行山沁阳西北境内的紫金顶老君洼、大月沟的山坡谷地和山王庄镇大郎寨村北庙后，经过长期驯化而成为栽培品种。此品种表皮土黄色或土褐色，光滑，密布细毛，有紫红色无光泽斑。肉极细腻，白里透黄，质坚粉足，黏液质少，久煮不散，味香、微甜、口感特好，久食不烦腻。药食兼用，是怀山药中药用价值最高、滋补作用最佳的品种。一般产量为500~800千克/亩，曾因产量较低几乎被淘汰。

2. 怀山药2号　怀山药2号原名河南怀山药，系怀山药产区的传统栽培品种，又是主栽品种之一，由怀山药改良而成。它既保持了原来的优良品质，又提高了产量和抗病能力，对食用性山药的推广起到了很好的作用。此品种根茎圆柱形，长60~100厘米，直径4~6厘米。芦头长度中等，表皮黄褐色、较厚，密生毛根。肉质细腻，色白，纤维较粗，黏液质多，味浓、微甜、略有麻辣感，质脆易折。药食兼用。一般产量为1 500~2 000千克/亩，6~7千克鲜山药可加工成1千克干品。

3. 怀山药3号　怀山药3号原名47号，系温县农业科学研究所以铁棍山药为父本、华县山药为母本，通过杂交选育而成的怀山药新品种。品质与铁棍山药相近，但形态特征却与铁棍山药差异很大。根茎表面颜色较深，土褐色，有紫色条斑，毛根少，质地较硬，肉质白、细、黏液质少，味甘、腻、甜、无麻辣感。品质略低于怀山药1号，但产量较高，是药食兼用的最佳品种之一。

4. 鹅脖山药　鹅脖山药又名济林山药，系20世纪90年代初，由河南农业大学教授王遂义从济源林场附近的太行山中采集的野山药，经王教授多年驯化培育而成的一个新品种。特点是芦头短而粗壮，形似鹅脖。根茎肥大，圆柱形，长80~100厘米，直径4~6厘米，单株鲜重

1~2 千克。根茎黏液质较多，肉质较细腻、白中带黄，味面、甜、有麻感。雌株少，不可见。一般产量可达 3 000 千克 / 亩左右。

5. 凤山药　凤山药又名水山药、菜山药、花子山药，为江苏省推广的优良品种。20 世纪 50 年代由江苏省丰县从淮山药的变异植株中选育出来的。特点是不结零余子，根茎肥大，最长可达 150 厘米以上，直径 5~8 厘米，毛根细而少，光滑皮薄，质脆有甜味，黏液质多。单株鲜重 2~3 千克，最大超过 6.8 千克。主要供食用，味鲜美。一般产量在 4 000 千克 / 亩以上。

6. 嘉祥细长毛山药　嘉祥细长毛山药又名明豆子，山东省济宁市的地方品种，主产区山东省嘉祥县。主要供菜用。根茎棒槌形，长 80~110 厘米，直径 3~5 厘米，单株重 1 千克左右，表皮薄黄褐色，有红褐色斑痕，毛根细长。肉质细面，味微甜。一般产量为 1 500~2 500 千克 / 亩。

7. 大和长芋山药　大和长芋山药系近几年由江苏省北部山药主产区从日本引进的品种。因其肉质细腻，故引进后改称白玉山药。根茎长 120~150 厘米，形状与凤山药相似，只是体形略小，淀粉含量较高，鲜食最好，是加工山药泥的好原料，也可加工成干货。一般产量为 2 500~3 000 千克 / 亩。

8. 梧桐山药　梧桐山药原产于山西省孝义市梧桐乡。根茎圆柱形，长 50~80 厘米，直径 4~6 厘米，毛根粗而长，较坚韧，表皮褐色，芦头较细、长 8~13 厘米。根茎肉白质脆、黏液质较多，易熟，有药味，食药兼用。适宜在沙壤土中种植，在黏壤土中也可。一般产量为 2 000 千克 / 亩左右。

除上述品种外，还有华州山药、吉林细长毛山药、粗毛长山药、曲沃山药、闻喜山药等许多品种。除长形山药外，还有扁块形山药、圆球形山药。若以药用为目的，除栽种驯化野山药外，主要应选择怀山药 1 号、怀山药 2 号、怀山药 3 号等。如果做蔬菜用，则以选择凤山药为宜。

二、怀菊花品种变迁、变异及其演变

怀菊花的品种主要有小白菊、小黄菊、大白菊三个品种。据武陟县民国八年（1919）续县志记载：菊花尤武陟所独优，小白菊、小黄菊为传统种植品种，历史悠久，以花蕊、瓣紧密，味浓，疗效高而著名。

大白菊，药农称"披毛狗"，与安徽省的亳菊相似。20 世纪 60 年代，为了提高菊花产量，药农在医药公司的帮助下，从安徽省引进亳菊种植，由于受焦作特定生态环境、土壤成分影响，亳菊种植后，即产生变异，其特点为花朵大小介于小白菊与亳菊之间。

目前，怀菊花的主要品种及其演变如下。

1. 怀菊花 1 号　怀菊花 1 号，俗名小黄菊。系当地传统种植品种，也是怀菊花主栽品种之一。药用价值极高。该品种为多年生宿根草本植物，头状花序，顶生或腋生，花扁球形。花序外围舌状花呈多轮状排列，色泽鲜黄后变黄白色，经霜后变红色。寒露开花，花期 30~40 天。怀菊花 1 号地表根茎分生幼苗能力强，但苗期生长缓慢。一般每亩产干花 100~120 千克，折干率为

19.8%。虽然产量低，但品质佳。泡茶：味甘，气浓香。

2. 怀菊花 2 号　怀菊花 2 号，俗名小白菊。系当地传统种植品种，也是怀菊花主栽品种之一。药用价值极高。该品种为多年生宿根草本植物，头状花序，顶生，总苞半球形，舌状花数层，呈多轮状排列于花序外围，色白，经霜后变红。花期 9~11 月。自花授粉困难，不易结籽。地表根茎分生幼苗时间较其他品种早，苗期生长迅速，但抗病虫性差。每亩产干花 125~150 千克，折干率为 20.9%。泡茶：味甘，气微香。

3. 怀菊花 3 号　怀菊花 3 号，俗称茶菊。系当地传统种植品种，是多种饮品的重要加工原料。该品种为多年生草本植物，头状花序，顶生或腋生，花呈扁球形。花序外围舌状花数层，呈多轮状排列，色泽初白色后变粉红，经霜后变红白色；中间为黄色管状花。花期 9~11 月。抗寒力弱，地表根茎分生幼苗时间晚，数量少，抗病虫性差。产量比怀菊花 2 号低，一般每亩产干花 110 千克左右。泡茶：味甘，气浓香。

4. 野菊　野菊生长在古怀庆府（今沁阳市）北的神农山中，为多年生草本植物。株高可达 1 米，有特殊香气，黄色头状花序，直径 1.5~2.5 厘米，有花梗，2~3 个组成聚伞花序。花期 9~11 月。泡茶：少量味即很苦，气清香。

三、怀地黄品种变迁、变异及其演变

怀地黄栽培历史悠久，有很多地方特色品种，如小黑英、红薯王、邢疙瘩、四翅锚、大青英、北京 1 号、北京 2 号、金状元、新状元、白状元、85-5 等，经过长期种植比较，筛选出一些适应性强、产量高、质量优的怀地黄品种。

（一）怀地黄的主要品种及其演变

1. 怀地黄 1 号　怀地黄 1 号原名金状元，该品种系清末温县番田李景寿由野生地黄中选育而成。该品种植株肥大，基生叶片宽而肥大，呈长椭圆形，叶柄粗壮。根茎块状，单株结根茎块少而大，商品价值高。地下根茎及内皮层呈柿黄色，内层的髓呈放射状排列。该品种每亩产鲜地黄 2 000 千克左右，二等以上货比例较高，商品价值高。

2. 怀地黄 2 号　怀地黄 2 号原名北京 1 号，系沁阳市传统种植品种，因其产量高、抗病性好而被推广种植。该品种为半直立型植株，株型小，宜于密植。叶阔圆形，叶柄短细，地下部芦头短而细。根纺锤形，单株结块 4~5 个，根茎多而小，皮黄色，肉质黄白色，抗病性强。一般每亩产鲜地黄 3 040 千克。

3. 怀地黄 3 号　怀地黄 3 号原名 85-5，是温县农业科学研究所育种专家王乾琚以单县 151 为母本、金状元为父本杂交选育而成的高产优质地黄品种，是当前怀地黄产地的当家品种。该品种出苗早而整齐，地上部生长较快而旺盛。地下部根茎纺锤形，皮黄白色带微红色，肉质淡黄色而细腻，心呈环波状而不规则。单株结块 2~3 个，块大。一般每亩产鲜地黄 3 500~4 000 千克，最高达 5 000 千克以上。经北京药检所检测，其品质优于怀地黄 2 号。

4. 北京 1 号　北京 1 号系 1964~1966 年中国医学科学院用新状元和武陟 1 号为亲本杂交而

成。该品种株型较小，整齐，适合密植。叶色深绿。地下根茎膨大较早，根茎生长集中，颜色较浅。特点是产量高，适应性广，抗斑枯病，但易感染花叶病毒病。倒栽产量较高，每亩产地黄达 500~800 千克。

5. 北京 2 号　北京 2 号于 1964~1966 年由中国医学科学院用小黑英和大青英为亲本杂交育成。该品种株型较小、整齐，适合密植。叶色浅绿，毛多。地下根茎膨大较早，颜色较浅。产量高，适应性强，抗斑枯病，芦头短，根茎生长集中，每株结 3~5 个，含水量及加工等级中等。种栽每亩产量达 500~900 千克。

（二）怀地黄农家品种

1. 金状元　苗株肥大，苗心绒毛长多。叶宽肥厚，无光泽，根茎呈稍扁的疙瘩状，表皮细。红黄色，芦头粗长。此品种产量高，质量优，抗病力强。

2. 邢疙瘩　苗株大而矮，叶片铺地生长，叶面呈绿色，有光，叶背白绿色。根茎呈纺锤形，表皮粗糙，红色，芦头长。该品种产量高、质量好，抗病力强。

3. 小黑英　苗株小。大部叶子几乎平行于地面生长，小而厚。叶面较平，无光泽。根茎呈圆锥形，表皮黄白色。该品种产量稳定，质量好，抗病力强。

4. 新状元　苗株小，叶片犹如金状元，但小而薄，叶柄短而宽，叶面绿色，有光泽。根茎呈圆柱状，红黄色。产量较高，质量好，易受斑枯病的为害。

5. 白状元　苗株高大，心叶呈束状，叶片窄长而薄，无光泽，叶背白绿色，叶柄细长，根茎呈圆柱状，中部粗大，表皮黄白色。产量较高，质量好，抗斑枯力强。

6. 北京一号　苗株较大，叶片宽大，圆叶面呈绿色，有光泽，叶背呈白绿色，叶柄较短，根茎呈长纺锤形，表皮橘黄白色。产量高，质量较好，抗病力强。

四、怀牛膝品种变迁、变异及其演变

怀牛膝在焦作有 2 个品种，品种来源比较简单，应用历史长。

1. 怀牛膝 1 号　怀牛膝 1 号原名核桃纹。传统当家品种。因其产量高、品质优而大面积种植。株型紧凑，茎紫绿色。主根匀称，芦头细小，中间粗，侧根少，外皮土黄色，肉质淡白色。叶较圆，叶面多皱。喜阳光充足、高温湿润的气候，不耐严寒。适宜于土层深厚、肥沃的沙壤土上生长。生育期 100~125 天，一般每亩产 1 400~1 500 千克，头肥平均比例较高，可达 68% 左右，产量稳定，品质优良。

2. 怀牛膝 2 号　怀牛膝 2 号原名风挣棵。传统当家品种。株型松散，茎紫绿色。主根细长，芦头细小，中间粗壮，侧根较多，外皮土黄色，肉质淡白色。叶椭圆形或卵状披针形，叶面较平，褶皱较少。喜阳光充足、高温湿润的气候，不耐严寒。生育期 100~120 天。适宜于土层深厚、肥沃的沙壤土上生长。一般每亩产 1 300~1 400 千克，头肥比例略低于怀牛膝 1 号，可达 64%。比农家品种白牛膝产量高，但略低于怀牛膝 1 号。

此外，怀牛膝的品种还有白牛膝、大疙瘩、小疙瘩等。

第四章　怀药资源分布、区划与开发利用

怀药资源分布很广，太行山区分布有大量野生中药材，平原适合多种中药材的种植与养殖。根据第三次和第四次全国中药资源普查的实际情况，特别是第三次全国中药资源普查后整理编辑的《焦作市中药资源分布与区划》专辑，对全市中药材资源的分布进行了认真调查与梳理，并对全市中药资源的合理区划，更好开发利用中药资源做了深入分析与科学规划。为保存第三次中药资源普查成果，对今后的区划与决策有所参考，以下摘录第三次中药资源普查编辑的《焦作市中药资源分布与区划》部分内容，结合第四次中药资源普查的成果，对全市中药资源分布进行进一步梳理，根据分布情况提出更合理的中药资源区划，便于政府决策与合理利用。

第一节　焦作市地形、地貌、特点及其主要中药资源分布情况

焦作市行政区域处于太行山脉与豫北平原的交接地带，西部、北部属太行山脉；南部、东部属豫北平原地带。地形由西北向东南倾斜，海拔高度为 81.38~1 955 米。从全市范围看，种植业生产的地貌条件区域差异性很明显。根据焦作市的地貌形势、地质构造、农业利用现状而分区的原则，全市地貌分区如下：

首先以焦枝铁路为界：铁路以西及焦作市到辉县薄壁镇一线以北为山丘区，以南以东为平原区的两个一级分类区。然后为了进一步利于区划，山丘区又可进一步分为中山区、低山区、丘陵区三个二级区；平原区又可分为砾山堆积倾斜平地、洪积冲积倾斜平地、冲积平原三个二级区。由于地理位置及地形地貌的多种类型，对气候、水文、土壤、植被等形成和分布有较大影响，从而决定了农牧林副渔全面发展的生产布局。

中山区：北部太行山蜿蜒西去，构成自东向西的逐渐升高的狭长中山地带，与中条山相接，属切割中山类型，主要分布在济源市北部，修武县北部一部分，占全市总面积的 12.3%，海拔1 000 米以上到 1 955 米之间的中山为主体，最高峰为济源市境内的斗顶山，海拔为 1 955 米，修武县境内的云台山海拔为 1 308 米。该区多由灰岩和变质灰岩构成。也有少部分较坚硬的火成岩归入体。山岭险峻，奇峰林立。该区林木覆盖度较大，济源西部北山附近还保持部分原始森林，野生药材资源丰富，是该区野生药材的生产区。但耕地少，地块零碎，经济基础差，交通、供水和农副产品供应受限制。对药材资源的开发、利用有所影响。

该区生长有连翘、苍术、桔梗、柴胡、葛根、黄精、沙参、棉花、独活、黄柏、五味子、狼、獐子、大鲵等 600 余种中药材。

低山区：中山区以南、以东的修武县北部，焦作市区北部，博爱县北部，沁阳市北部，济源市西部一线的太行山脉，海拔为 500~1 900 米。低山占全市面积的 22%，该区山势低缓，岗

坡起伏，从东向西延伸，到济源市境内近乎南北，属石质低山地带。该区岩层以砂质岩为主，岩层较松，易于风化，故切割强烈，形成深谷，水土流失严重，荒山荒坡多。森林稀少，山坡多生长着马甲刺、荆条、小枣灌木丛。药材资源以小枣、防风、远志、山楂、桃仁、白头翁、冬凌草为主，动物以猪獾、全虫、土元为主，同时矿物药材如硫黄、硫石等也有分布，计有300余种药材。

丘陵区：主要分布在铁路以西、以北的山前丘陵和济源市、孟州市的南部和东南部的黄土丘陵。丘陵面积约占全焦作市总面积的4.9%，该区紧靠陡峭的山区，由砾沙石层堆积而成，海拔为200~400米。该区由于长期遭受山洪冲刷、风雨侵蚀，地表多有深浅不一的冲沟和形状各异的砾沙石堆，除少数人造田外，多是一些闲散荒地，是发展经济林的理想基地，有部分家种和野生药材零星分布。土丘陵为泥页岩和砂岩，土质疏松易遭冲刷，水土流失严重，沟壑纵横，支离破碎，丘陵低缓，岭坡多垦为农田，分布着较多的野生药材，主要有杠柳、远志、地构叶等100余种。

砾山堆积倾斜平地：该区土地紧靠陡峭的山区，由砾沙石层堆积而成，占全焦作市面积的4.9%，这一地带与矿产资源地域组合好，交通便利，靠近水源，是布局大中型工业的理想区，植被稀，分布零星，主要有栝楼、羊角蒿、翻白草等。

洪积冲积倾斜平地：该区是砾石倾斜平地或低山的下延部分，占全市总面积的8.5%，平地上层已形成良田，农作物和多种经营水平较高，土地利用较好，药用植物在这一地区的分布主要是引种药材，适宜菊花、牛子、杏仁、桃仁、槐米、女贞等的栽培，野生药材有白蒺藜、酸枣、五加皮等分布，数量较少。

冲积平原：该区是焦作市的主要平原地区，占全市总面积的38.8%，包括武陟、温县的全部，焦枝铁路以东、以南的大部分地区，是重要的耕作区。适种作物很广，为粮食作物主要产区。该区土壤多为两合土，有部分沙壤土和红黏土，土层厚，肥力高，地势平坦，水资源丰富，是粮、棉、油的主产地，经济发达，土地利用率高，野生药材主要以小宗品种为主，在路旁、沟边和田间杂生有蒲公英、香附、车前草、萹蓄等，是家种药材四大怀药的主要适宜区，也是引种药材的分布区。

第二节　中药资源开发利用的历史与现状

焦作市中药资源开发利用历史悠久，源远长流，我国最早的药学专著《神农本草经》记载的药材中，焦作市产有十几种，四大怀药均被列为上品。我国最早的药典《新修本草》收载的药物中，焦作市产有20多种。怀药在历代均被列为进贡皇帝的上等礼品，也被历代名医士人传为佳品，1783年博爱张茹集、徐习德培育的地黄新品种"徐习德"至今已有200余年的历史。1936年的《河南省政府年刊》中的武陟县特产调查表中记载：生地黄年产2 700斤；牛子年产量1 540斤，山药年产量1 750斤，菊花年产量1 650斤，每年平均收入按当时市场计算：生地黄16亿元，牛子10亿元，山药10亿元，菊花10亿元（均为旧币单位），销售地点为香港、汉口、天津等地。

药材经销历史也同样长久，据有关资料记载，1 600 年前木栾店位于老城城东，沁河东岸，平汉铁路以西，历史上水陆交通十分便利，是豫北西部商品与药材的集散中心，商业十分发达，每年有大批怀货运往汉口、天津、上海、广州、香港等地，曾有豫北商郡之称。

综上所述，可见焦作市中药资源开发利用的历史悠久。

中华人民共和国成立以来，在党和人民政府的领导下，中药材生产不断发展，先进的生产技术管理水平不断推广应用，中药材收购品种由少到多，总收购量由小到大，逐步发展，大致可以分为四个发展阶段。

一、第一阶段——1949~1956 年

这一阶段，随着生产资料所有制改造的完成，政府即着手恢复和发展焦作市四大怀药的种植和收购工作，先后成立了国营土产公司、供销社药材经理部。改变分散经营，无计划种植、收购的盲目状态。实行在国家统收购价格政策的指导下，有计划、按比例、分品种大量收购野生、家种中药材。1956 年最多收购 80 种，总收购量达 225 万千克，其中四大怀药收购 178 万千克，种植 8 900 亩。从此专业化的国营企业业务有了较大发展。

二、第二阶段——1957~1968 年

1957 年各县相继成立了药材经理部，1958 年又相继成立了县医药公司，从而使各县中药材采集收购和生产无人过问的局面得到了改变。1958 年河南省商业厅组织省、地、县三级"山区探宝队"，对焦作市济源等县的山区进行普查，查明植物资源有 253 种，且蕴藏量颇大，很有开发利用价值。从此，各县开始指定专人负责药材移栽、试养工作。1959~1961 年，焦作市"四大怀药"的种植面积和收购量显著下降。1961 年国家对中药材相继采取奖售措施，特别是对四大怀药奖售了粮食、化肥、布棉证、鞋等，这些政策极大地提高了群众的生产积极性。在这一阶段，焦作市中药生产发展迅速，购量逐年上升，1957 年收购四大怀药 179 万千克，1965 年收购上升为 1 393 万千克，成为四大怀药开发利用以来历史的高峰时期。

三、第三阶段——1969~1976 年

"文革"期间，四大怀药受到粮棉生产的挤压，同时四大怀药及其他药材的种植、野生药材的采集被当作资本主义尾巴批判，严重挫伤了群众的积极性，药材种植面积、收购量明显下降，1970 年四大怀药种植面积急剧下降，收购量也随之下降到 235 万千克。地产药材供应极度困难，群众用药奇缺。据统计，当时常用中药脱销断档达 120 余种，直到 1976 年焦作市中药生产才有了好转。

四、第四阶段——1977~1982 年

这一时期是焦作市中药资源开发利用，药材种植新的高潮时期，当地一方面开始大面积引

种药材和试验种植，如在济源天坛山办了药材培植场，栽培了酸枣、山萸肉等道地药材的优势品种，从东北成功引种了人参等，1981 年收获鲜人参 252 千克，加工成品 68 千克，经药检部门检验符合正品质量，其他各县也分别成功引种了天麻、大黄、知母、紫菀、桔梗、白术、山茱萸、杜仲、麦冬、玄参、木香等 25 个品种，贵重药材人参等 2 种，最高年收购量 252 千克；另一方面在引种药材的同时又对焦作市野生药材资源进行开发利用，如冬凌草 1977 年收购 6 万千克，1984 年达到 15.4 万千克。焦作市蕴藏量达 150 万千克以上。为药厂生产提供了大量的原料，在焦作市已生产了系列产品，如冬凌草糖浆、片剂、合剂、针剂等。

1982 年以后，农村经济政策的落实。经济结构调整，中药在产、供、销方面也随着进行了全面调整，在中央对外开放、对内搞活的方针指导下，中药市场全面开放，多渠道经营，逐步发展。

焦作市中药资源丰富，品种多，分布广，产量大，可供开发利用品种达 1 100 种，其中收购量大的常用药材 155 种，32 年间总收购 210 种。

第三节　中药资源开发利用存在的主要问题

从中药资源普查分析，焦作市中药材的开发利用情况，特别是四大怀药的开发利用情况，结合焦作市药材蕴藏量，焦作市中药资源的开发利用和保护等方面仍存在一些问题，主要有以下几方面。

一、中药资源发掘利用不够

焦作市中药资源品种多，产藏量大，是四大怀药的产区，但开发利用率低，没有把资源优势转化为商品优势，主要原因是市场信息不灵、组织收购不力、宣传发动不够，还有数百种数量大、质量好的药材没有发掘利用，另外还有一部分药材由于市场销售不畅，用量小，分布零星不易采挖，加之价格偏低，而造成资源浪费，市场供应脱销，如商陆、茵陈、斑蝥等。

二、野生中药资源遭到破坏

野生药材由于连年采挖、只采不育、掠夺性的收购、不注意资源保护和繁育，特别是人为的活动、开山造田、开垦种树等几方面的原因造成资源减少，产量下降。有的品种如天花粉、栝楼、槐米、黄芩等，仅能供应当地使用，提供不了商品药材。

三、缺乏统一管理

近年来中药资源的开发利用中，有些单位和个人插手收购、加工、销售中药材，如山楂、槐米、山药、菊花、地黄等，造成资源外流。大多数是以营利为目的，很少考虑生态平衡、资源发展等问题。无计划性、不分季节采挖，降低了药材量，使有些药材资源遭到破坏，甚至使有些品种濒临绝种。

四、中药科研工作落后

中药虽有悠久的历史，但缺乏先进的科研手段，科研工作较落后，县级地方基本没有中药科研机构，很不适应生产的发展和医疗卫生事业发展的需要，中药材只重视商品生产、经营，忽视发展药材生产。无论是在药材种植技术、饲养加工技术及药材质量的研究上，还是在药材资源综合开发利用研究上，都处于落后的原始状态。

五、职工队伍素质差，技术水平低

中药人员匮乏，职工队伍素质差，技术水平低，是目前中药发展缓慢的关键原因。职工文化水平低、技术水平低、管理水平低、技术人员少（"三低一少"），近几年随着老药工的退休，新增青工比重大，三低一少状况有增无减，加上中药工作劳动强度大，多数人员不愿干中药材这一行业，也影响了工作的全面开展。中药事业青黄不接、后继乏人的问题十分突出。

六、地产药材深加工，多层增值差

焦作市地产药材虽有一定的加工技术，但绝大部分地产药材仍处于原始的初级加工阶段，以原料调出的居多。有不少中药资源材本可以综合开发利用，但因生产条件、技术条件等的限制，尚不能充分利用。如焦作市有关部门研制的怀参茶、怀菊饮、怀菊香槟、糖水怀山药、药枕等品种限于生产工艺落后，深加工较粗浅，质量较低，销路不畅，不利于大量开发利用。

第四节　中药资源变化情况

几千年来，中药为中华民族的繁衍昌盛做出了贡献。人们在长期的生产劳动和生活实践中，逐渐发现、认识并应用中药来防病治病。随着人们对中药的广泛应用，中药材生产和收购在历史上有了一定的发展，但是生产发展相当缓慢，开发利用中药资源的意识十分淡薄。

中华人民共和国成立后，在党和政府的关怀、重视、支持下，中药资源得到了合理的开发利用和保护，收购品种由少到多，种植面积由小到大，中药材生产收购得到了较快的发展。

一、珍贵药材的变化情况

焦作市珍贵药材主要有人参、天麻、麝香、豹骨、牛黄等，人参原为东北特产，焦作市根本无种植历史，1976 年济源县医药公司结合林业部门在济源县天坛山王母洞附近建立了一个药材培植场。这里气温低，能够适应人参生长。1978 年药材培植场第一次从辽宁清原满族自治县购回人参种苗，试种成功，1981 年收获鲜人参 252 千克，加工成品 68 千克，经药检部门检验符合正品质量，使焦作市第一次有了地产人参。以后又进行了栽种，发育生长正常。天麻、麝香、豹骨等在济源县系野生资源。在中华人民共和国成立前，由于受人为活动影响较少，资源仍颇多，医药公司从 20 世纪 50 年代开始收购中药材后，每年都不同程度收购麝香、牛黄、豹骨等珍贵药材。如今已禁止捕猎。

二、道地大宗药材的变化情况

焦作市道地大宗药材主要有地黄、牛膝、山药、菊花、菽子、竹、姜、枣仁、山茱萸、冬凌草、全虫、连翘、五加皮、五味子、防风、苍术、桔梗、首乌等50多个品种，具有产量大、应用历史久、收购量大、销售调出多的特点。在焦作市道地大宗药材中，山茱萸的发展比较正常。中华人民共和国成立前，济源县就有收获山茱萸的记载，但当时由于局限性，群众对山萸肉的生长习性没有正确认识，有"河口的山茱萸树听不见洪水响不结果"的说法，致使山萸肉资源得不到发展。中华人民共和国成立后，县医药公司开始就人工栽培山萸肉做了一些试验，但由于没有技术，几次均告失败，在1974年，医药公司派专人到西峡县学习山萸肉的栽培技术，在分析了济源县的土壤、气候等自然条件后，首先在济源县坡头乡佛涧村取得成功，以后逐渐扩大到承留乡、思礼乡及博爱县的部分地区，每年向社会提供了大量的药源。

焦作市道地药材变化情况较大的是种植历史悠久的地黄。其生产基地主要分布在武陟、温县、孟县。平原地区20世纪50年代种植面积大量扩大。1957年种植3.3万亩，年收购量达175万千克；1967年扩大种植面积达6.5万亩，年收购量达1 689万千克，达到历史最高水平。进入20世纪80~90年代，由于体制改革和政策调整全面开放，多渠道经营，市场预测困难，造成地黄大量积压，收购价格一降再降，严重影响了药农的生产积极性，种植面积和收购量逐年下降，到1985年仅收购169万千克，种植面积仅5.7万亩。

1956~1965年间地黄收购量在21万~444万千克。1967年收购量大幅度上升，达959万千克，为历史最高水平。1979年又出现了一次高峰，达295万千克。进入20世纪80年代后，地黄的种植和收购一直处于低潮时期。近年来市场已有畅销趋势，又出现恢复和发展势头。根据地黄历年收购量的分析，其升降规律是由少到多，由多渐少，再由少增多的波浪式起伏变化，时限一般为9年左右，"紧三年，慢三年，不紧不慢又三年"是地黄也是四大怀药的变化规律。

三、引种药材变化情况

焦作市从20世纪60年代开始"南药北种，北药南移"，先后引种、试种的有180多个品种，主要有人参、北沙参、白术、川芎、白芍、二花、天麻、黄芪、杜仲、枳壳、白芷、玄参、玄木香等。取得大面积种植成功的有30余种，最高种植面积达5 000亩。不仅满足了焦作市用药需要，还为国家提供了大量商品药材。

在引种药材的过程中，有成功，也有失败。玄参是引种品种中较成功的一种，1966年在济源引种成功，当年种植4亩，当年收获770千克。1968年种植面积扩大到80亩，收购万余千克。孟县1958年引种白芍后，最大种植面积300亩，1975年收购达35 605千克；沁阳在1970年引进牡丹，1976年收获亩产达600千克；等等。在引种药材中，本地气候、自然条件、生产技术能适应的且质量高的品种被保留了下来，至今仍有30多个品种。但相当一部分因不宜种植而被淘汰，如黄柏、贝母、甘草、黄芪等。如黄柏在济源王屋山区种植，几年后就死亡，即使活下来的也发育很慢，见不到效益；孟县引进党参，种植后因油性小、不柔润而被淘汰；等等。

四、家种家养药材变化情况

焦作市有传统的种药习惯，历史沿袭下来的有四大怀药、怀故子、姜、竹、黑芝麻、赤小豆等品种，后来发展的品种有山楂、薏苡仁、大麻仁、红花、白附子、天南星、白扁豆、鸡内金、土元等40多个品种。其中产量较大的有四大怀药、山楂、薏苡仁、故子、黑芝麻、大麻仁等20个品种。

20世纪60年代初，由于政府重视，群众支持，在全市范围内大搞药材种植，以发展大宗的四大怀药为主，二三类药材也同时发展。建立了四大怀药及怀故子、姜、竹、山楂等生产基地。到20世纪70年代，药材种植面积虽有下降，但比较稳定。20世纪80年代以来，农村产业结构调整以后，变化较大，群众多着重于经济效益，这几个品种因销路不畅，价格下降，群众已不愿种植，渐趋减少。其他品种也只有少量种植。面积逐渐缩小，收购逐年下降。但山楂发展很快，种植面积不断扩大。

30多年的药材种植、引种的实践，有成功的经验，也有失败的教训。从选种、选苗、气候、土壤、降水、田间管理和病虫害的防治等方面总结分析，可得出以下几方面的结论：第一，品种要适应本地自然条件。种植和引种的品种如地黄、牛膝、山药、菊花、山萸肉、元参、山楂等，能够适应焦作市的气候、土壤、技术等条件，因而生长良好，产量稳定，质量好。第二，要有一定的管理技术，掌握作物的生长习性。如地黄适宜排水良好、疏松、肥厚的土质干燥温暖的气候。焦作市把地黄安排在冲积平原地带和黄土丘陵土地上，并加强管理后，产量和质量都有了很大的提高。山萸肉在济源县的栽培过程中，开始几次都没有成功，后来当地派人到外地学习，掌握了山茱萸的栽培技术。在分析了本地的自然条件后选择了济源县坡头乡佛涧村栽培山茱萸，使山萸肉生产得到了大力发展。以后逐渐发展到沁阳县、博爱县的适宜区。第三，药材种植应符合群众发展需要。1979年济源县医药公司拨专款扶持山区发展酸枣生产，在当时起到了很大作用，有部分村庄以生产小酸枣的主要经济收入来源，所以发展很快，但近几年由于中药材价格低廉，生产小酸枣已不如发展其他工副业经济效益显著，故小酸枣的收购量急剧下降，有许多资源受到破坏。

由于土壤、气候、温度等自然条件不能适应药材生产发育需要，不懂栽培、管理等方面的技术而种植、引种失败的现象在焦作市各县也都存在。1979年，济源、修武、武陟、孟县等在东北购回一批黄芪种子，种植栽培后长势良好，但采挖后，黄芪根细且硬，不能入药，远远比不上济源产红芪的质量。1982年，焦作市有几个县引进川芎，栽培后，茎叶长势繁茂，而根很小，产量极低，且药效不佳，因此川芎在焦作市被淘汰。济源还引种过黄连、黄柏。前者没有成功，后者生长缓慢，死亡率很高。

从这些情况看，要发展引种、种植药材品种，必须因势利导，做到：①认真分析种植药材的生理习性，考虑地理气候、自然条件，不能盲目从事，以利种植成功。②科学种药，努力掌握药材生产管理技术，提高入药部位的质量。凡是根及根茎类药材，要控制地上部分的旺长，促使其根部生长增加，有效成分的积累，提高产量，及时更换种子，培育新品种，加强病虫害防治，促使植物正常生长。③扬长避短，发挥已经掌握了的生产、加工、管理技术，向生产的广度和深度发展；对四大怀药加强科研工作，降低成本，提高单产，增强竞争力，获更高的经济效益。④把当地劳动力的投入、经济发展因素考虑进去，适应当地的经济发展，只有这样，种植、引种中药才能得以正常发展。

另外，引种的木本中药材，由于没有纳入林业发展规划，在种植时，只管种，不保证活，造成了引进品种数量多、成活率低，也是失败的教训之一。

五、家野兼有药材变化情况

随着医药事业的发展，市场需求日益增长，单靠野生资源，无论是品种还是数量都远远不能满足市场供应。为了扩大药源，开展了野生变家种，由于品种增多、面积扩大，很自然地形成了家种野生兼有的药用资源新支流。焦作市家野兼有的主要药材有桔梗、丹参、天南星、白附子、半夏、土贝母、桃仁、杏仁、天花粉、栝楼、薄荷等20余种，其中以桔梗、丹参、天南星、白附子、薄荷、天花粉、半夏等产量最大。桔梗、丹参、半夏、白附子等过去一直靠采挖野生资源，开发家种是从1965年开始的，这些药材家种以后，产量大增。丹参1965年在济源县收购1 297千克，在这以前，每年收购量不超过600千克；天南星、白附子、半夏近几年来主要以家种为主，产量高，其他品种则产量不大，以野生为多。花粉、栝楼虽然有部分栽培，但主要是用于庭院观赏。

随着野生资源的开发利用，品种和蕴藏量会逐渐变化，常受政策、生产技术、价格和市场需求的制约而呈现规律性变化，同时，还受自然条件和社会经济条件的影响而变化，变化的规律呈波浪式。

焦作市中药资源总的趋势是上升的品种少，下降的品种多，少数品种濒危灭绝。上升的品种有冬凌草、地黄、牛膝、山药、菊花、山楂、内金、钟乳石，持平的品种有连翘、柴胡，下降的品种有远志、天麻、天花粉、全虫。

上升的原因：一是市场销路好；二是新开发品种或提供成药原料，如菊花由于药物枕头销售量大增而随之用量增加，钟乳石用于治胃炎疗效可靠而增加；三是栽培养殖增多。

下降的原因：一是收购价格偏低，采集种植减少；二是生产收购无计划，多了降价，少了提价，挫伤了药农的积极性；三是乱砍、乱采，资源受到破坏，品种减少。

焦作市中药资源品种多，但蕴藏量悬殊，有些品种蕴藏量大，但用量小；有些品种生产周期长、市场需求量大，常年大量收购，蕴藏量逐年下降；有些品种由于掠夺性抢购，连年采挖，再生不及，已临灭迹；有些品种综合利用不够，其他部门开发兼用资源时，取其所需，把药用部分弃之不用；从资源情况看，开发利用品种由少到多，收购量由多到少；有的品种已近绝迹。焦作市中药资源总的变化趋势是品种减少，蕴藏量下降。

第五节　发展中药材生产的战略目标及主要措施

为振兴中药事业，充分发挥焦作市中药资源优势，更好地为"四化"建设服务，特提出 1990~2000 年中药发展目标。

发展中药材生产总的指导思想是：积极开发，保证药用，发挥优势，开源节流，保护药源，合理利用，加强科研，提高质量，扩大用途，永续利用，发挥焦作市中药资源的优势。一是发挥野生药材品种多、产量大、质量好的优势；二是发挥道地药材的优势；三是发挥中成药用原药材多的优势；四是城市人口多，群众收入增加，消费市场大的优势。

中药是防病治病的特殊物质。缺少了不行，多了又无用。加强宏观控制，实行分类指导，坚持按需生产。

随着社会的发展和人民生活水平的提高。人们对防病治病、康复保健会更加重视，中药的需求量将会不断增加，必须因地制宜地发展中药材生产，积极开展利用中药资源，以保证日益增长的社会需要。

一、发展目标

焦作市中药资源丰富，开发潜力很大，其发展目标如下：

（一）经济目标

（1）到 1990 年全市中药材产量预计达到 44 720 吨。到 2000 年中药材产量预计达到 54 000 吨。

（2）家种药材：根据中药材发展趋势，全市家种药材面积到 1990 年发展到 3.5 万亩。产量达 1 080 万千克，实现产值达 1 836 万元。到 2000 年家种药材面积发展到 5 万亩，产量达 1 500 万千克，实现产值达 6 000 万元。

（3）野生药材：焦作市野生药材资源丰富。品种多，产量大，在中药材生产中医疗配方和经济价值上都占有重要地位。应全面发展，开发利用、收好、收足。预计到 1990 年野生药材产量达 3 392 万千克，到 2000 年野生药材产量达 3 900 万千克。

（4）中药工业：1990 年实现产值 700 万元。到 2000 年产值达 1 000 万元。

（二）技术目标

（1）要培训生产技术骨干。成立一个在技术上过硬的中药材生产指导组织。

（2）建立焦作市完整的中药科研开发体系和配套生产中心。

（3）推广先进的中药生产科技，对紧缺的和焦作市具有明显优势的中药品种开展系统研究和开发，要制定有效的资源保护法规。

（4）建立好资源保护区和珍贵药材栽培生产地，在此基础上，通过合理开发和综合利用，到 20 世纪末，将焦作市资源优势转化为生产优势、商品优势和市场优势，形成具有焦作市特色的中药材生产基地。

（三）开发性生产

积极开展引种、试种工作。进一步扩大人参、坛党参、天麻、红芪的种植规模，尤其是坛党参和红芪，其药理作用较佳。历史上亦有"论者谓天坛之参胜上党参百倍，然数十年不一见"的记载，可见其珍贵程度。红芪已载入药典，可与蒙古黄芪媲美，焦作市准备利用天坛山药材培植场的有利条件，大力发展以上四种珍贵药材。力争 1990 年产量达到 7.2 吨，产值 7 万元；2000 年达到 18.2 吨。产值 26.5 万元。在这次普查到的新资源要采取措施，开发利用、发挥其应有作用。

二、发展重点和步骤

（1）发展重点：中药材生产以道地、大宗优势药材品种为发展重点，积极开展常用大宗药材的生产，把资源优势转化为商品优势和经济优势。其理由是：①产量大，质量好，调出多。②道地药材的市场竞争力强。③销售量大，发展前景广阔。④商品率高，经济效益显著。

（2）发展的步骤：分三个阶段走。第一阶段：积极开发利用现有中药资源，根据市场需求有计划地发展中药材生产。对产量大、实用价值高但未被收购的药材，要组织收购，打开销路，增加收益。第二阶段：在抓好传统种植药材和引种成功的药材生产前提下，积极开展引种、试种和野生变家种家养，扩充药源。同时要积极利用新资源，培育新品种，扩大新用途。第三阶段：以产地加工为基础，进一步提高加工技术，提高商品档次。逐步实现地产药材饮片加工规范化，提高药材质量，加工增值，促进经济效益和社会效益的进一步提高。

三、依据

（一）自然条件适宜

焦作市地貌类型多样，面积广，土壤种类多，酸碱度适中，适宜药材生长。从气候资源看，焦作市属温暖带大陆性季风气候，四季分明，无霜期年平均 216~240 天，年平均气温 14.2 ℃。绝对最高气温 45.5 ℃，绝对最低气温 –19.9 ℃，平均绝对湿度 12.5~13.5 毫巴（毫巴为非法定计量单位，1 毫巴 =100 帕），一年定时最大绝对湿度在 40 毫巴以上，最小绝对湿度在 0.5 毫巴以下；年平均降水量 600~700 毫米，全年日照时数为 2 422.7 小时，太阳总辐射量为 116.93 千卡 / 厘米^2。充足的光照、辐射量大、丰富的热量等自然条件优势为中药材的生长提供了极为有利的条件。

（二）地理位置优越，交通方便

焦作市是河南省西北重镇。处于两个重要的过渡带上。一是自南而北自然气候条件、自然资源分布过渡带，二是全国经济发展由东部沿海向西部地区逐步推进的过渡带。焦作又处于山西晋东南和河南豫西大能源重化工开发区的中间枢纽地。两大区域优势这里兼而有之。这里揽水资源、矿产资源、农副产品资源之富，得新焦、焦太、焦枝三大铁路干线交通之便，境内交通方便，为工业原料，生产资料，中药材购、销、调及人们生活用品往来运输、商品的信息传递，以及人才的引进和交流都提供了极为方便的条件。

（三）科学技术条件

焦作市科学技术随着社会主义建设事业的发展，全市科技工作出现了新的局面，科学管理机构健全。全市共有各种科研机构 12 个，各种协会、学会、研究会 40 个。全市各类科技人员 36 797 人，其中工程师等中级以上技术职称人员共有 4 739 人。医药卫生技术人员 11 114 人，其中中级以上医务人员 20 余人，现有中医中药学校一所。从人员素质来看，从事中药工作的技术人员在中药认、采、种、收购、生产技术、产地加工、品质鉴定、购销调存以及仓储管理等方面都积累了丰富的经验，既有科学管理和指导生产的技术水平，又有从事实际工作的能力。为目标的实现提供了可靠的技术保证。

（四）经济建设发展快

焦作市是我国开发较早的农业区之一。随着农业生产水平的不断提高、初步引成了农、林、牧、副、渔全面发展，农、工、商、建、运综合经营的工业城市。1985 年全市工农业总产值 40.6 亿元，其中工业产值 23 亿元，农业产值 17.6 亿元。全市社会总产值 53.8 亿元。农民人均年收入 364 元。城市职工平均工资 1 127 元，经济建设的发展，为中药材生产创造了有利条件。

（五）市场优势

焦作市历来是中药集散地之一。特别是四大怀药都经焦作市运销全国各地，并出口远销国外，随着城市经济体改革的深入发展和商品经济的迅速发展，城乡市场十分活跃，商品购销两旺。医药商业发展较快。1986 年销售总值达 2 405 万元。医药网点建设，特别是全面开放后，打通了购销渠道，购销遍及全省及全国各地。市场活跃，贸易昌盛。焦作市对外贸易活动源远流长，为国家争创了外汇，广阔的市场对其中药材发展极为有利。

（六）品种优势

焦作市道地药材怀地黄、怀牛膝、怀菊花、怀山药闻名中外，要重点发展，充分发挥其优势。大力发展山楂、连翘、山萸肉、酸枣、故子、全虫等大宗药材。有的品种发展历史悠久，历来畅销全省及全国大部分地区，还远销海外。

四、发展中药材生产潜力

丰富的中药资源和中药材生产的发展、农村经济体制改革的深入、产业结构的不断调整，对挖掘资源潜力，促进经济、社会效益的提高，繁荣经济建设，有很大的推动作用。

（一）野生药材资源的开发

焦作市历年收购品种有 170 多个，有些开发利用量很小，有些品种随市场需求变化而采取限量收购，有些品种虽然蕴藏量很大，但至今仍未开发利用，资源优势得不到发挥。产量大、用途广、市场有销路、很有开发利用价值的药材有罗布麻、冬凌草、旱莲草、野山楂等 30 余种，如果有计划合理收购，可为国家提供商品药材 300 万千克，增加 35 万元的经济收入。

（二）扩大药用资源，营建药材林，发展药材坡

焦作市北部山区面积大约占全市总面积的 41%，荒山荒坡未被开发利用，除部分基岩裸露不能利用外，尚有 100 多万亩可以开发利用。本着宜林则林、宜药则药的原则，配合林业部门，因地制宜，合理制定发展规划，营建药材林 20 万亩，大力发展山楂、山茱萸、核桃、杜仲等木本类药材，十年后就可提供药材 50 万千克，增加收入 100 万元。同时利用四旁隙地种植国槐，由于槐米市场紧缺，用途广，外贸出口量大，可为国家争创外汇。另外在房前屋后种植栝楼。浅山丘陵区除沟谷山脚处可种植农作物外，大部分是宜林宜药区，可以发展为连翘坡、酸枣林，建立岩黄芪、坛党参、桔梗、柴胡等野生药材集生地。采育结合，永续利用，每年可为国家提供商品药材，增加群众收益。

（三）酸枣的综合利用

酸枣适生性强、分布面积广、产量大、管理粗放、投资少、见效快、收益高，很有开发利用价值。焦作市浅山、丘陵区面积 200 多万亩，如全部以酸枣绿化，发展酸枣生产基地，保证每年收购 100 万千克酸枣，经综合利用，经济效益即可显著提高。①酸枣仁：每年收购酸枣 100 万千克酸枣，可收枣仁 10 万千克，价值达 120 万元。②酸枣壳：能收 40 万千克酸枣壳，作活性炭原料，增加收入 6 万元。③酸枣果肉：能收取酸枣果肉 10 万千克，经加工制成 15 万千克酸枣浓缩枣汁，产值可达 1 400 万元，获取利润 720 万元。10 万千克酸枣肉若酿成酸枣蜜酒，可增加产值 1 000 万元，可创利润 500 万元。④酸枣花是很好的蜜源。⑤酸枣叶可制成枣叶茶，长期饮用，对冠心病有一定疗效。酸枣的开发利用有广阔的前景，引起人们的广泛重视。

根据中药资源潜力，不仅能为国家提供大量的药材，满足社会需求；还能增加经济收入，丰富社会财富，随着中药资源的进一步开发利用，将有力地推动中药材生产的迅速发展。

五、发展工业生产

中药材产地初加工进一步向系列化深加工发展，实现多层增值，是振兴中药、搞活经济的关键，要综合考虑经济效益和社会效益的双重性，加快加工业和中药工业的发展。

（一）加工业

焦作市地产药材品种多，收购量大，但大多处于原始初加工水平，药材商品率低，加工增值量少，原料出售多。这样既影响了药材增值，减少了药农的经济收入，又影响了资源的充分利用。随着中药材销售逐步向饮片规范化发展的趋势，要扩建饮片加工厂，保证年收购地产药材就地加工，以中药饮片供应市场，即通过加工增值，增加经济收入。在药材采集加工方面，既要保证商品药材规格，又要扩大入药部位，充分利用自然资源，如柴胡既可用根又可用全草。有些药材可根据质量，区别不同档次，精细加工，提高商品声誉，而达到转化增值。例如山楂，在保证药用的前提下，已大量用于食品行业，制成了山楂罐头、山楂晶、果酒、果脯等十几个品种，通过转化增值，获取更好的经济效益。焦作市中药资源丰富，市场广阔，劳动力资源充裕，药材加工业有基础，发展前景广阔。

（二）发展中药工业

中成药是中药材的最终产品之一，它既发挥了中医复方用药的特点，又具有携带、服用方便的长处。发展中药工业，不仅可以解决防病治病的用药需要，而且可以实现原料的转化增值，增加经济收益，提供就业机会。中药工业是发挥焦作市中药资源优势、振兴经济的一个重要途径。焦作市中药工业基础、经济、技术力量都比较雄厚，中药工业发较快。今后要以中医理论为指导，以市场需求为前提，以经济效益为目标，充分发挥焦作市中药资源优势，采用先进的工艺、先进的技术、先进的设备，提高现有中成药品种的质量，同时研究新剂型、新辅料，开发用量小、疗效高、副作用小、作用持久、携带方便的新品种和系列产品，更新设备，改革工艺，调整产品结构，加快技术进步的速度。

"七五"期间中药工业要达到药品生产质量管理规范（GMP）要求，研究开发颗粒散剂、微型胶丸、滴丸、气雾剂、栓剂、透气性膏药，更新设备，引进新技术，更好发挥现有先进的提取、过滤、浓缩、干燥制剂包装设备的优势和生产潜力。全面推行最佳生产工艺规范，保证制剂量，开发中成药新产品，充分利用医学界各学科的最新研究成果，重点研究开发治疗癌症、心脑血管疾病及抗菌、抗病毒、抗衰老有效药品。开发旅游、保健食品系列产品。应用化学分析、生物学试验、临床药理分析等现代科学技术，发掘、整理传统古方及经验方，并根据中医辨证诊治的原则开发复方的系列产品。

中成药系列产品开发，应首先考虑平均分布资源，结合市场需求有重点地逐步进行。开发的重点品种有冬凌草系列产品，怀地黄、怀山药、怀菊花系列产品，山楂、酸枣保健食品和饮料系列产品等。随着人们生活水平的提高，中药消费趋势逐步向滋养保健型转化。焦作市充分利用本地药用资源，研制出小儿益智、中年增力、老年增寿的滋补保健药品和饮料，加强对当地产药材转化增值，获取更好的经济效益和社会效益。

焦作市中药工业发展前景十分广阔，要充分利用焦作市的中药资源积极引进先进的技术，努力开发新产品。总之，中药工业的发展不仅能为人们防病治病，提供更多的中成药，而且对搞活经济、开拓中药材生产领域、促进"两个转化"、实现经济腾飞起着决定性作用。

六、中药材生产的主要措施和建议

（一）主要措施

1.贯彻执行中药工作的方针政策，为中药材生产稳步发展做好指导服务工作　为了保证发展目标的实现，对发展中药材的一些关键问题应做必要的决策。

（1）各级政府要切实做好对中药材生产经营工作的领导。各级医药部门要做好行业管理工作，搞好产供销的综合平衡，搞好对中药市场的宏观控制，以适应中药事业发展的需要。

（2）加强管理，搞好流通，发挥主渠道作用。中药材随着开放搞活后，要加强市场管理，搞好市场预测，建立中药信息网络，以信息指导购销活动。搞好产、购、销、调、存，保证市场供应。

（3）积极抓好中药材生产发展。医药部门要把药材生产作为首要任务来抓。坚持按需发展生产，变盲目生产为合同生产。防止大上大下，帮助基层和药农搞好生产安排，对那些来源广、投资少、见效快、收益大、有销路的品种，在计划指导的前提下，对外签订购销合同，对内实行计划生产，以能产生效益的目的。避免造成产品积压，经济受损失。

（4）要用市场机制调节生产和消费的关系。不能看到生产稍有发展，出现低水平的相对过剩时，就采取降价等方法消极限制生产发展。要研究出间接调节的宏观控制方法，改革直接调节的宏观控制方法。

2.保护中药资源，合理开发利用　保护中药资源是合理开发利用中药资源的前提。必须坚持保护与开发相结合的方针，开展封山育药，合理采挖，随采随种，充分利用，做到认真保护，积极发展。

（1）建立中药资源自然保护区。封山育药，山区、丘陵可与林业部门封山育林相结合。封山育林，以林护药，防止人畜破坏药源，河南省人民政府已经在我市济源县蟒河口以内划足约10万亩的猕猴自然保护区。济源市人民政府在自然保护区往西在天坛山、鳌背山和与山西接壤地带划定20万亩的自然保护区，使野生药材资源得到了有效的保护。

（2）计划采集，保持生态和生产的良性循环。根据资源情况，属于国家和地方管理控制的品种以及焦作市道地药材要宏观控制收购，加强药用资源管理，对资源下降品种，收购量要低于当年增长量。采取分区轮采、轮育，采育结合的方法，不断更新。在一定年限内，重新恢复，如此循环往复，保证野生中药资源长期供应。

（3）合理采收。要保证药材质量，防止抢青收购，确定最佳采集时间。根茎类药材要注意采大留小，采根不断根；花叶、果实类药材采集时要注意不伤其根；种子繁殖类药材要随采随种；花果期要减少采集，以利繁殖；木本类药材要长到一定树龄，达到采收标准后方可采收。采收时一般要采大留小，采多留少，采稠留稀，使野生资源不断发展。

（4）粗放栽培。积极扶持专业户、重点户承包荒山、林坡，建立药林场、药林坡。鼓励多种形式发展药材生产，充分利用荒地、荒山及十边地，进行播种栽苗，粗放管理，形成新的药源基地。

3. 开展综合利用，扩大中药新途　随着科学研究的发展和人民物质生活水平的不断提高，中药材应用范围将日益广泛。中药材主要用于防病治病。可直接加工饮片用于配方和生产成药，还可用作西药原料。此外很多药材还可用作滋补药膳及其他工业原料，这些都为中药材开拓了广阔的市场，为蕴藏量大的药材找出了又一销售出路。为药材生产增加了活力，是综合开发利用中药资源的一条重要途径。

4. 加强科研，培养中药技术人才　搞好经济建设，要依靠科学技术。科学技术要面向经济建设，并使科学技术转化为生产力，促进中药事业发展。目前中药科研课题很多，但是缺乏技术，缺少人才，因此要重视智力开发，采用请进来、派出去的办法加强技术交流和协作，对现有技术人员进行培训，以提高他们的业务素质。要有计划、有步骤地改革现行职业教育体制，鼓励技术人员传播技艺，发展科技专业户，允许专业户、重点户招收徒弟，培养有技术专长的新一代药农。老药工是我国中药生产的宝贵财富，他们经验丰富，懂技术，会管理，要充分发挥他们的积极作用，搞好传、帮、带，以解决中药生产后继乏人的问题。要大力开展野生变家种、家养及引种、试种的研究工作。组织专家、学者和老药工通力协作，联合攻关，加强技术交流和合作，用科学技术指导中药生产。

中药科研是中药发展的关键，在药材方面，一是要大力开展野生变家种、家养的研究，逐步解决人参、天麻、黄芪等大宗品种开发性生产中的一系列技术问题；二是对道地药材怀地黄、怀牛膝、怀山药、怀菊花等要解决优良品种选育、生产栽培技术、病害防治、深加工及综合利用等方面的技术问题；三是要利用普查成果开发利用新资源，扩大新用途；四是要开展资源保护研究；五是要积极开展综合利用研究，如中药材商品化深加工，扩大在医药、食品、日用化工等其他用途的应用研究。逐步开拓中药科技市场，实行科研、教育、生产三结合，依靠先进的科研技术，推广科研成果，为中药生产服务。

5. 实行经济体制改革，加强中药管理　经济体制改革以后，中药材实行开放搞活的政策，取得了显著成绩。议购议销促进了生产的发展，中药市场进一步活跃，紧缺品种逐步减少，但是由于多渠道经营的管理工作未能跟上，出现了一些新的问题。由于抢购争收而造成质量不稳，计划指导不力造成价格不稳大起大落现象严重。部分药农盲目生产，药材销路不畅，积压严重。这些给国家和药农均带来了经济上的损失，挫伤了药农的积极性。对中药生产的经济体制改革提出了新的要求。一方面要加强管理，加强法制。对中药资源要制定保护制度，建立保护区。另一方面要适应放开搞活的形势，适应改革的要求，改变过去那种靠行政办法抓计划落实，靠扶持资金抓基地建设的传统做法。变管理型为服务型。要为药农提供科技信息服务。帮助他们解决生产中遇到的实际问题，从而调动广大药农的生产积极性，为中药生产做出贡献。

（二）建议

（1）制定焦作市中药资源保护措施。中药材绝大部分来自野生的植物和动物，焦作市山丘面积占总面积的41%以上。野生资源品种繁多，这是焦作市中药开发利用的优势，但近几年来，人为活动增加，许多动、植物资源遭到破坏，数量急剧下降。单靠医药部门的力量，已不能很好地保护中药资源。因此，建议以市政府名义制定中药资源保护规定，提出具体保护品种和实施办法，动员全体社会力量和有关单位共同做好中药资源的保护工作，造福于后代。

（2）建立各种类型的自然保护区，要把中药资源保护列为全市总体规划，澄清中药资源保护品种，保证永续利用。

（3）建立焦作市中药资源开发利用研究中心。焦作市中药资源丰富，开发利用潜力大，有必要成立研究中心。这个中心宜建成一个门类比较齐全、设备比较先进、技术力量较强、具有一定人力物力财力的机构，成员应具有对中药业有高度事业心，有专业知识，具有实际工作能力的技术人员。搞好技术咨询、成果转让等有偿服务，开展综合利用课题研究，加强对全市中药生产、深加工的研究，促进中药材生产发展。

（4）在经济上给中药生产予以扶持：①山区药材资源丰富，但经济落后，生产水平低。建议国家要适当投资，扶持当地药材生产。②药材公司多是微利企业，为加强企业活力、搞好企业自身建设、发展药材生产，建议对药材公司在税收方面给予适当照顾。③中药科研任务重、起步晚，经费来源无保证，建议征拨科研经费，扶持中药科研。④对一些开发性生产的饮片、饮料加工等，建议减征、免征所得税扶持发展，银行要尽量满足中药材的收购及合理储备所需贷款。⑤培训中药专门人才：建议开办专业学校，培训中药人才，以解决中药生产、经营中人员缺乏、素质差、水平低的实际问题。

第六节　中药材生产布局和商品生产基地建设

一、中药材发展趋势和布局

（一）发展趋势

中医药在我国已有几千年的发展历史。在国际上也颇有影响。其由于疗效确切、副作用小，深受人们喜爱。随着社会的发展和人民生活水平不断提高，人们对防病治病、康复保健将会更加重视，因此，对用药的需求也将发生显著的变化。

1.中药材生产结构不断向优化方向发展　一是中药材种植结构的优化。引种家养药材生产的最佳比例，体现在产品刚好能满足社会的需求。药材是一种特殊的商品，缺了不行，多了又无用，如不按优化比例控制，分类指导，按需生产，会造成药材产大于销，甚至造成有的积压，有的短缺，浪费人力财力。掌握社会信息，优化种植业结构已成为中药材生产发展的新趋势。二是药材品种的优化。中药材历来讲究道地，所谓道地药材，是指来自一定产地、历史悠久、久负盛名、质量好的药材。随着用药需求的变化，人们要求用道地质优的药材来防病治病，以求药效高、康复早，因此我们既要充分发挥药材自然资源优势，又要考虑到市场需求。保持经济效益和生产的平衡，因地制宜地发展品质好、产量高、用途大、销路广的道地药材。三是从单纯性治疗型逐步趋向滋补、保健型。药材消费由过去单纯以药治病逐渐发展为滋补保健方面。

因此人参、山萸肉、黄芪等滋补类药材，已成为当今的发展趋势。

2.突破中药材仅供药用的局限，向综合开发利用的趋势发展　目前各地医疗、医药单位和研究机构对中药的综合性能的研究已有所突破，使专用于医疗的药物的剂型、用法有了新的发展，药物的营养型、缓解型正在成长，如各种以中药为原料的食疗产品、滋补营养品等正在向食品、用品、化妆品、保健饮料等工业渗透，如药物牙膏、药皂、人参可乐、酸枣晶、酸枣饮料、菊花晶、药膳、药枕等。

3.中药工业迅速发展，原料药材用量增大　在2000年以前，药物治疗仍然向高效、速效、安全无害、西药中药混合制剂的方向发展。由于化学药品有一定的副作用，有的久服能使人产生抗药性、成瘾性等，国际医药界专家认为，药物研究工作正转向天然药物，中药的研究与应用已成为国际热，受到世界的重视，因此中药生产不仅要考虑临床配方需要，而且要考虑现代医药产品的原料供应，这给中药材的生产开辟了广阔的消费市场。

4.儿童营养保健用药日趋广泛　我国提倡优生优育，涉及儿童在母体内及出生后对营养必需品如维生素、氨基酸、微量元素的摄取。将丰富的天然药物研制成有利于优生优育的食品及小儿益智健身的保健品已越来越被人们重视。

5.人们对天然药物的利用愈加重视　中药材绝大部分取自野生植物和动物，现代医药依靠野生动植物的程度不是越来越小，而是越来越大。许多药物虽可人工栽培，但仍不离开野生的类型，人们从野生药用植物的亲缘物种中寻找新药源，扩大新用途，保护和发展野生药用资源是中药材生产发展的总趋势。

（二）布局

1.布局调整的指导思想　充分发挥焦作自然优势和道地药材的优势，从有利于保护和利用中药资源，有利于保证人们的用药需要，有利于物尽其用、地尽其力的原则出发，根据自然条件和发展方向，焦作市中药材生产布局可按确定的方向发展、发展品种、确定目标和制定措施，逐步实现。要搞好市场预测，既要立足当下，又要着眼长远。要从提高单产、提高药材质量入手，以量大、品种多、优价去占领市场和开拓市场，提高道地药材在市场上的竞争力。坚持大宗品种和小宗品种结合的方针，对市场紧缺脱销、本地适宜发展的药材，要及时安排生产；对产需平衡品种要稳步发展；对市场较充裕品种要限制生产；对生产周期长、市场需求量大的品种要扶持发展；对产量大、用途多、有开发利用价值的野生药材要积极开发利用；对濒危灭绝的品种要进行资源保护，让其生存繁衍；对发现的新资源或稀有品种资源应优先保护发展，而后开发利用。总的设想是：以发展量大、质优的道地药材为重点，积极发展地产大宗药材。

2.生产布局的调整　根据自然条件和社会经济条件及中药材分布规律，药材生产的基本特点与发展方向、途径，具有共同性的原则。焦作市中药材生产布局可按区划所述，分为太行山地野生药材区、丘陵地家野兼有药材区、平原家种药材三个一级区。平原家种药材区下的4个二级区进行总体布局和发展，抓好品种结构布局、生态结构布局和农药结构比重布局的调整。在调整中药材品种结构中，首先以抓好道地药材的生产发展为突破口，以发展野生大宗药材为重点，同时积极发展家种家养药材生产，要充分发挥地形、土壤、气候条件等自然优势，发挥野生资源丰富的优势，发挥一些品种生产技术成熟和经验丰富的优势。首先抓好道地药材怀地黄、怀牛膝、怀菊花、怀山药等药材的种植，积极发展山萸肉、故子、薏苡仁、山楂、天南星、元参、首乌、白芍、枸杞等药材的种植。同时抓好野生药材酸枣、连翘、全虫、柴胡、冬凌草、黄芩、桔梗等药材的生产、收购。全市要重点抓好 60 个品种药材和 7 个生产基地县的发展。逐步建立三个野生资源保护发展区，以及建立一些新资源、新品种、稀有品种的开发基地。在济源天坛山建立人参、天麻、坛党参、红芪的生产基地。

3.品种布局的调整　根据三个药材区不同特点，焦作市药材布局的原则为：

（1）太行山地药材区的大体布局是：两部中山区有连翘、柴胡、葛根、黄精、沙参、独活、五味子、山萸肉；北部低山区有全虫、连翘、山萸肉、山楂、酸枣、防风、远志、桃、白头翁、五加皮、冬凌草等药材。根据全区中药材分布的特点，在分布集中的产区营建药材林、药材坡。按资源分布的品种多少，集中或分散，分别建立不同类型的野生药材集生地。历史家种引种的药材有天麻、人参、酸枣仁、山萸肉、金银花、杜仲、黄芪、云木香、桔梗、白附子、半夏等药。本着围绕资源建基地、围绕基地搞加工的设想，逐步把本区建成以山萸肉、山楂、酸枣、全虫为拳头，以大宗药材为重点的生产和综合加工利用的商品生产地。

（2）丘陵家野药材区是焦作市大宗道地药材山萸肉、菊花、五加皮的主要产区之一。家种药材有玄参、白术、白扁豆等，野生药材主要有天花粉、地骨皮、防风、茜草、地丁等。

（3）平原家种药材区地形地貌、土壤、气候条件适宜，开发利用历史悠久，垦殖率高。武陟县是怀地黄、怀牛膝、怀菊花、怀山药四种道地药材的主产地，修武县除主产怀菊花外，还产有大量的故子、天南星。博爱县除生产怀地黄、怀菊花外，还有驰名中外的姜、竹茹、故子，沁阳以怀山药、故子为主。怀牛膝、怀菊花产量颇大。温县主产怀山药、怀地黄、怀牛膝，栽培面积广、产量大。孟县、济源主产怀地黄、怀菊花，怀山药也有分布。该区种植药材还有牡丹皮、玄参、白芍、板蓝根、天南星、半夏等药材，野生药材有香附、虫蜕、白茅根、芒硝、罗布麻等品种。该区河流纵横，水产药材资源丰富，主要有薄荷、芦根、水菖蒲、水蛭、鱼、虾、上下甲等药材。

二、药材商品基地建设

商品生产基地建设的目的，是通过区域的分工，扬长避短，发挥优势，建立具有区域优势的产品基地，防止和克服那些不具备地域优势的产品盲目发展，或追求"小而全"的生产方式。促使优势产品地域化、稳定化和地域分工的相对固定化，不断提高中药材生产的商品化、专业化、社会化程度。

中药材生产基地担负着商品药材生产的重要任务，在中药材生产中起着重要作用，选择中药材生产基地的原则是：①当地党和政府的重视，群众有生产药材的积极性和生产技术，能完成商品生产任务。②地理、气候等自然条件适宜，增产潜力大，商品率高，有发展前途。③药材质量好，市场竞争能力强。④产量高，投资少，见效快，经济效益高。⑤有关部门具有组织生产、收购、加工储运能力和条件。本着因地制宜、适当集中的原则，搞好优势品种的商品基地建设。增加生产，扩大药源，使生产地向区域化、专业化、种植规范化、指标化方向发展。根据上述原则和自然条件资源优势，经济技术基础和中药材生长特点以及传统的大宗药材的情况，焦作市应着重抓好怀地黄、怀牛膝、怀菊花、怀山药、全虫、连翘、山楂、山萸肉、酸枣、栀子、薏苡仁、姜、竹茹、冬凌草的商品基地建设，并在有利于发挥优势的原则下制定出适应中药材生产的方针、政策，经济上给予扶持和鼓励。

（一）怀地黄生产基地

怀地黄生产基地主要建在武陟县东北、西部的 7 个乡，孟县的 6 个乡，沁阳市的 3 个乡，博爱县的 3 个乡，温县的 6 个乡。怀地黄是焦作市传统的道地药材，历史悠久。焦作市怀地黄种植面积大，产量高，质量好，商品独居全国之首，远销国内外。1956~1985 年的 29 年中平均每年种植面积 2.2 万亩，1967 年种植面积 4.8 万亩，年产量 933 万千克，达历史最高水平。焦作市七县怀地黄种植区内阳光充足，温暖而较干，土层深厚，土质疏松，土力肥厚，土壤呈中性或碱性，排灌条件良好。当地药农种植地黄的经验丰富，有一整套的栽培技术和田间管理技术。优越的地理位置和特殊的自然条件，对怀地黄的生长极为有利，是十分理想的怀地黄生产基地。因此，一是要不断扩大地黄的种植面积，稳步发展。二是要在提高药材质量的同时主攻单产，增加总产，提高商品率。基地确定后，要改善生产条件，搞好基地建设。三是要搞好生产技术科学研究和科学推广工作，要建立健全科技体系，技术信息网络。推广新技术，培育良种、新品种，发挥技术在生产中的指导作用。保证怀地黄生产的数量和质量，为国家提供大量的商品药材。

（二）怀牛膝生产基地

怀牛膝是焦作市传统的道地四大怀药之一，种植应用历史悠久。怀牛膝生产基地主要分布在武陟县西南部平原区的 4 个乡，博爱县平原区的 3 个乡，温县平原区的 6 个乡。孟县、济源的平原区也有种植怀牛膝的习惯。

自 1959~1985 年的 26 年间，平均年收购量为 8 500 千克，种植面积年平均 4 000 亩。

怀牛膝是焦作市平原地区的主要栽培品种，焦作地势平坦，土层深厚，土地肥沃，有机质含量高，降水量适中，光照充足，热量丰富，排灌条件优越，自然条件适宜种植，药农管理经验丰富，怀牛膝发展潜力很大，是理想的怀牛膝生产基地。因此，一是要不断扩大种植面积，培育良种，提高单产，提高商品率。基地确定后，要改善生产条件，搞好基地建设。二是要对怀牛膝进行综合开发利用，建立怀牛膝系列商品加工厂，提高市场竞争能力，创造好的经济效益。

基地规划实现后，每年可为国家提供商品药材 200 万千克，经济收入达 1 200 万元。

（三）怀山药生产基地

怀山药生产基地主要有武陟县平原区的 4 个乡、温县平原区的 8 个乡、沁阳县的 6 个乡，1956~1985 年 29 年间平均每年种植 6 796 亩，年产量达 270 万千克。该区地处黄河、沁河冲积平原，地势平坦，气候温暖，日照充足，热量丰富，降水量适中，土地肥力较高，排灌方便。该区具有悠久的种植历史和丰富的栽培经验，具有怀山药生长发育的有利条件。

为了搞好山药的生产，要集中力量抓好山药基地的建设。因此，一是要扩大山药种植面积，提高单产和商品率。二是要积极开展种植管理的科学研究工作。培育优良品种，做好铁棍山药的提纯和复壮推广工作，建立怀山药系列产品加工厂，发展山药的多功能用途，改变单一药用的倾向，发展饮料、膳食等用途，扩大销路。三是开发利用山药蛋的深加工系列，增加群众收入。

（四）怀菊花生产基地

怀菊花生产基地主要包括武陟县南部平原的4个乡，温县平原区的2个乡，沁阳市平原区的3个乡，博爱县平原区的6个乡，修武县平原区的6个乡，孟县和济源市的平原区也可发展怀菊花的生产。该区日照时间长，气温和阳光充足，土质疏松，排灌便利，降水适中，当地人具有悠久的种植历史和丰富的栽培经验，是发展怀菊花的理想场所。为了搞好道地药材怀菊花的生产，要集中精力搞好基地建设。抓住现有怀菊花的系列产品，扩大种植面积，进一步发挥怀菊花优势，占领市场，同时要加强科学研究，进一步研究系列产品。使现有的菊花晶、药枕向更广更深的方向发展。

（五）竹林竹茹、生姜生产基地

该区位于博爱县中偏西部，包括清化、上庄、许良乡的大部及磨头乡的北部，柏山乡的西南部等。

该区竹林资源丰富，历史悠久，是焦作市独特的药材资源区。该区土地肥沃，水资源丰富，为竹子的生长提供了良好的条件，多年来群众又有传统的编织技术和习惯。应有计划地发展新竹，扩大竹茹的生产，在上庄一代生产的生姜，已闻名全省。

（六）故子、薏苡仁生产基地

故子、薏苡仁生产基地主要在博爱县南部和修武县的东部，种植面积达500亩，最高年收购量出现在1970年，达17万千克。故子在焦作市种植历史悠久，据有关文字记载，早在1866年从江西引种成功，亩产400余千克。

该区地势平坦，土层深厚，土壤肥沃，日照充足，热量丰富，降水量适中，当地药农具有种植故子、薏苡的丰富经验。这些优越的自然条件和技术为发展故子、薏苡仁生产提供了极有利的条件。焦作市所产的故子色泽高，颗粒饱满，质量好，在全国有较高的声誉。

为了搞好优质故子、薏苡仁的生产，要集中力量抓好生产基地建设，配合农业部门搞好农田水利建设，提高故子、薏苡仁的产量；同时要充分利用土地资源，搞好粮药间作，以解决粮药争地的矛盾，要认真总结故子、薏苡的种植经验，积极探索故子的先进栽培技术，进一步提高药材质量，提高单产，增加总产，保护故子、薏苡仁的生产发展。

（七）山楂生产基地

山楂生产基地主要建在修武县、济源县的山区和孟县的丘陵地区。焦作市种植的山楂以种植面积大、产量高、商品多、质量好，在国内享有较高声誉。济源、修武种植的山楂区北与山西相邻，地势高，地域广阔，地理位置优越，为山楂的生产提供了十分理想的生产基地。因此，一是要不断扩大种植面积，稳步发展。二是要在提高药材质量的同时，提高产量。基地确定之后，要改善生产条件搞好基地建设。三是要搞好生产技术科学研究和推广工作。要建立健全科技体系，技术信息网络，推广新技术，培育优良品种，发挥技术在生产中的指导作用，保证山楂生产的数量和质量。

（八）酸枣生产基地

酸枣生产基地建在济源市西部低山区。现有 116 万株酸枣树，年收购枣仁最高的 1979 年达 6 万千克。主要分布在济源市的邵原、王屋、下冶、坡头、承留 6 个乡。该区属暖温带大陆性季风气候，光照充足、气候温暖、干旱缺水，这些自然条件，为酸枣的生长提供了适生环境。要充分发挥自然优势和酸枣的传统优势，加强人工管理，建立野生资源自然保护区，有计划地发展生产，扩大酸枣的生产面积，增加产量，建立酸枣系列加工工业，为国家提供大量的商品药材。

（九）山茱萸生产基地

焦作市山茱萸的生产基地位于济源市的山区和丘陵区，博爱县的北部山区，如水洪池、营盘沟、佛洞、留庄、东张延。1983 年最高年收购量达 1 万千克。该区山势低缓、荒山面积大。林木覆盖度差，日照充足，气候温暖，适宜山茱萸的生长。山茱萸在济源种植历史较长，当地人积累了丰富的种植经验和田间管理技术。在基地确定后，要积极改善基地建设，搞好生产技术科学研究和技术推广工作，培育新品种，提高单产。

（十）连翘生产基地

修武县北部山区和济源市北部山区是焦作市连翘生产基地，也是连翘自然保护区。包括修武县双庙北部、西村乡北部、金岭坡乡和岸上乡中部，面积 47 万亩，药材适生地 30 万亩。1983 年收购量达 11 万千克。该区是焦作市野生药材区，是山地向丘陵的过渡地带，虽沟谷连绵，但坡缓谷广，多为阳坡，光照充足，热量丰富，雨量适中，发展连翘的潜力很大。基地确定后要发挥荒山荒坡面积大的优势，植树造林，涵养水源，提高土壤蓄水能力。改善连翘的生长条件，积极发展连翘生产。

总之，巩固发展中药材生产地，一是要深挖潜力，扩大种植面积，提供更多的商品药材；二是要在提高药材质量的同时，提高单位面积产量，提高商品率；三是要加强基地建设，创造有利条件；四是要配合农业搞好农田基本建设，搞好小流域治理，涵养土地水分。主要搞好科研和科学技术推广工作，开展生产技术、培育良种等研究工作。发挥技术信息在生产中的指导作用，保证商品基地能提供更多的商品药材。

在抓好生产基地建设的过程中，要重点抓好乡办、村办药材种植场的建设。并要抓好以中药材分布集中的自然区域为整体，划山为片，片块结合的村户联办，户户联办的野生药材发展区。还要扶持专业户、重点户，鼓励多种形式发展药材生产，做好药材生产中的技术咨询等服务工作，发挥技术指导、信息交流在药材生产的作用。实行生产责任制，确定发展品种及生产指标。同时在有利于发挥优势的原则下，在政策、指示、扶持基金上予以适当支持。

三、中药资源区划

中药资源区划在于摸清全市各自然区的自然条件和中药资源的发展与分布规律，并给予适当评价。提出开发利用、保护的方向和途径。真正做到因地制宜，合理布局，扬长避短，发挥优势。以达到利用自然、改造自然、保护自然的目的。采用归纳类似性、区别差异性、求大同存小异的方法，科学地分区。

（一）区划原则与分区区划原则

（1）中药材生产条件（包括中药资源、自然条件、社会经济和技术条件）上的相似性。

（2）中药材生产上存在的主要问题、发展方向和建设途径的类似性。

（3）保持乡级行政区划的完整性。

（二）区划依据

（1）一级区划主要反映区划性自然条件及其影响下的中药资源特征，按区划确定发展方向分区时，要求地形、地貌大体一致，水热条件比较接近，土壤、植被组合协调，发展方向和关键性措施基本相同。

（2）二级区划主要反映大区内部的自然差异和中药资源特点，根据差异合理布局。分区时，地貌类型和水热资源组合相似，资源特征及发展方向与措施相似。

（3）分区时，除分析评估自然条件对发展中药材生产的影响外，还应统筹考虑社会经济技术条件的制约因素。

（4）突出中药资源特点，注意与综合农业区划及其他专业性区划相协调。

（5）为便于区划的实施、分类指导和管理中药材生产收购，在不违背自然规律的前提下，还考虑了行政界限的完整性。

（三）分区

根据上述原则和依据，采用地理位置、地形地貌、药材类型的命名方式，将全市中药资源分为3个一类药材区，6个药材亚区。

四、分区论述

（一）北部太行山地野生药材资源保护利用区

该区位于焦作市焦枝铁路以西以北及焦作到辉县薄壁一线以北的太行山山脉的南麓，西北部与山西省晋东南地区毗连，包括修武县、焦作市区、沁阳市、博爱县、济源市的全部山地，占全市总面积的 41%。该区由中山区、低山区、丘陵区和黄土丘陵区四个部分组成。

1. 西北部中山连翘、山茱萸、冬凌草药材区　该区位于济源市北部的太行山脉自西向东走向，以及修武县北部的太行山区。包括济源邵原、王屋、承留、思礼、克井、辛庄和修武的双庙、岸上等 8 个乡，总土地面积 95.5 万亩。占全市总面积的 12.3%。其中药材适生地 87.8 万亩。

（1）自然条件和中药资源现状：

1）该区自然特征：①区域大、土地薄、耕地少、石头多，山高坡陡，群峰矗立，地势险峻。海拔多在 800 米以上，著名的天坛山（最高海拔 1 711 米）和云台山（最高海拔 1 308 米）就在该区，最高峰斗顶 1 958 米，沁河、蟒河、大店河、铁山河、东洋河从该区高山峡谷蜿蜒而去，流向黄河。土壤多为山地褐土、棕壤土、红黏土三种，土层极薄，分布不均。冲击层一般为 0.5~2.0 米，地块零碎。耕作难度大，部分耕地挂在山坡上，人称"悬田"。荒山、坡地面积大，垦殖指数低。②气温偏低，雨量偏多。该区年降水量大，年平均降水量为 774.9 毫米，比全市平均年降水量多，降水中心王沟、虎岭一带多年平均降雨量达 814.6 毫米。年平均气温在 9~10 ℃，比全市平均气温低。年平均积温 4 700 ℃，年太阳辐射总量 115.9 千卡 / 米²，日差较大，昼夜分明。山上和深谷气候区别很大。

2）中药资源现状：该区山高谷深，地势陡峻，交通条件差，运输十分困难。人为活动对自然资源破坏较少，自然植被条件好。森林覆盖度高达 62%。在济源县境内的黑龙山墁坪还保存有一片以辽东栎为主的原始森林，河南省人民政府在此划定了 10 余万亩的猕猴自然保护区。焦作市几个大的国营林场都设在这里，林木繁茂，遮天蔽日，给多种动物、植物的生长、繁衍提供了得天独厚的适生条件，野生药材资源十分丰富。该区降水量偏多，地表水丰富，土壤含水量能够满足各种生物需要，是焦作市野生药材的聚生地，药材品种多，分布广，产量大，保存率高，主要品种有野生的连翘、冬凌草、知母、黄芩、桔梗、五味子、野山楂、柴胡、苍术、桃、杏等，还有种植的人参、天南星、党参、牡丹皮、木香等，珍稀动物药材麝香、豹骨、狼、大鲵、猕猴、鼯鼠等也分布在该区，计 200 余种。药用动物、植物是焦作市中药资源的重点保护、开发、利用区。

（2）发展方向与布局：根据自身特点，该区发展方向应是：以野生资源为主，发挥该区资源优势，加强现有中药资源的保护和管理。合理采挖，保护药源，突出发展优势品种，在济源县思礼乡的郑坪到王屋乡天坛山、邵原乡鳌北山广大山区建立野生药材保护区，封山护药，使该区主要品种都要有一个较大发展，1990 年争取连翘产量达到 160 万千克，猕猴桃产量达到 5 万千克，五味子产量达到 5 万千克；2000 年以上品种分别达到 180 万千克、20 万千克和 10 万千克。从辛庄的五龙口经克井、思礼两个乡的北部，承留乡的虎岭一带地方，冬凌草和山萸肉蕴藏量极大，要采取保护措施，争取到 1990 年山萸肉产量达到 8 万千克，冬凌草达到 60 万千克；到 2000 年，山萸肉产量达到 25 万千克，冬凌草达到 100 万千克。在这一带要大力发展柏树，争取 1990 年柏子仁产量达到 10 万千克，2000 年产量达到 15 万千克。在辛庄乡沿山一带发现有知母、狼毒资源优势，发展知母野生变家种，力争 1990 年达 4 万千克。另外，利用天坛山药材培植场的基础，扩大人参和天麻的野生变家种栽培，力争到1990年试验田面积分别发展到5亩和10亩，到2000年分别达到30亩和20亩。在修武岸上乡和双庙乡北部同样可以发展天麻的野生变家种，使焦作市天麻能自产自供。

（3）存在问题：

1）自然灾害多，抗灾能力差，严重影响中药材生产的发展。该区由于受季风气候和山区地形的影响，干旱、大风、冰雹、霜冻、低温等灾害频繁，冬季干冷，春季时有风，夏季多暴雨，对药材生产有一定影响。

2）长期以来，中药生产没有列入计划，重视不够，保护不当，管理不善，无计划采挖，中药资源遭到破坏。资源面积日趋减少，部分资源已濒临绝迹。

3）中药资源不能合理利用，紧俏野生药材连年采挖，抢收抢购，不注意采育结合。破坏了资源，降低了药材质量。

4）科学技术水平低，交通不便。药材生产缺乏综合利用，没有深加工设施。药材出售多处于原始粗加工，加大了运输量，产量小，经济效益低。

5）大量中药资源没有开发利用，处于自生自灭状态。

（4）主要指示：根据该区山坡面积大，耕地少，条件差，自然灾害严重等条件，应认真落实党中央对山区的各项政策，结合中药实际，因地制宜地制定出发展中药材生产的具体规划。

1）要配合农业部门搞好农田水利基本建设，减少水土流失。改善生态环境。还要结合林业部门造林规划，发展林木类药材，实行封山育林，旱药和水药间作，种树种草，绿化荒山，提高森林的覆盖率。逐步恢复荒山坡地植物，调节气候，降低风速，涵养水分，变恶性循环为良性循环。

2）切实加强中药资源保护，坚持封山护药、人工围管分区轮采、合理采挖、采育结合的指导方针，综合开发利用现有资源，采用野生变家种，扩充药源。

3）掌握药材生产规律，推广先进技术和成功经验，提高单位面积产量和药材质量。充分发挥山萸肉、冬凌草、知母、连翘等传统药材的优势，提高经济效益。

4）发展交通，办好农电，解决药材就地加工和综合利用的问题。以药补农，以药养农，增加当地群众收入，坚定人民群众建设山区的信心。还要搞好产、供、销等环节的协调，疏通渠道，扩大销路。

5）注意新资源、新品种的发现和开发利用工作。

2. 北部低山丘陵山楂、全虫、酸枣野生药材区　该区位于市区的北部，包括修武县、焦作市区、博爱县、沁阳县、济源县的大部分山区，占全市总面积的22%。

（1）自然特点和中药资源现状：

1）该区自然特征：该区山势低缓，海拔在400~800米。相对高度300米，岩石裸露。岩层以砂质为主，间以泥质砂岩、泥岩等。岩层软松，易于风化，故切割强烈，水土流失严重。荒山荒坡面积大，土壤多为褐土、黏土、红土、砂浆土。耕地瘠薄，林木覆盖度较差。近年来主要有人工油松、侧柏等混交林覆盖。缓坡和沟底有多种植物及杂草丛生。该区气温较平原低，年均为 12.5 ℃，但高于中山区。年降水量较多，为 700 毫米左右，低于中山区，高于平原区，无霜期 190~210 天，日照充足。年平均太阳辐射总量为 115.2 千卡 / 米 ^{2}，年平均积温为 4 800~5 000 ℃。因地势倾斜度大，水源涵养差，干旱缺水是该区的主要特征，但该区日照充足、温度高，为植物的光合作用提供了充足的能源。

2）中药资源现状：该区植被少，除有少量次生栎树外，大部分山巅岭尖多生长有人工刺槐、油松、侧柏等，山顶生长有马甲刺、荆条、小酸枣等，小酸枣是该区分布最广的中药材，另有防风、五加皮、远志、艾叶、山萸肉、山楂、核桃、柿、杏、槐米、白头翁、漏芦等；动物有獾、全虫、土元、夜明砂等，贵重中药全虫在该区蕴藏量很可观，是该区的主要品种；矿物有硫黄、磁石、钟乳石等 300 余种，其中酸枣和全虫是焦作市主要品种，产量大、质量好，深受国内外好评。

（2）发展方向：根据该区的自然气候条件和中药资源优势，依照生态环境的适宜性，酸枣、山楂、柿、全虫、桑树为该区主要发展品种，力争 1990 年在该区发展酸枣达 300 万株、建立 400 万株的山楂生产基地，800 万株桑树生产基地。利用该区地势，在山顶栽种侧柏树，荒地、荒坡营造以柿子、山楂为主的经济林，田头地边条件好的栽种桑树，条件差的种小酸枣，做到因地制宜，合理布局。同时要加强山萸肉现有生产基地的管理，在博爱县境内开辟新的山萸肉生产基地，还要利用荒山荒坡现有草场资源的利用，保护五加皮（红柳）、远志、艾叶、桔梗、防风等药材资源，合理捕捉全虫，保护资源。

（3）存在问题：

1）盲目垦荒，植被被严重破坏，造成水土严重流失，影响中药材的生长发育。对野生中药资源保护和管理不够，无计划采挖，药材资源遭到破坏。

2）干旱缺水，耕地瘠薄。群众收入低微，缺乏扩大再生产能力。对主要资源酸枣等不能综合利用，深入加工，致使资源浪费，甚至部分遭受破坏。

3）在中药材生产上缺乏有机组织和得力措施，使生产处于停滞状态。对中药资源开展利用不够，该区尚有许多品种的价值没有得到全面认识。

（4）主要措施：

1）退耕还林、还牧，保持生态平衡，积极开展小流域治理。兴修水利，为中药生产创造有利的生产条件。

2）发展该区荒山荒坡大的优势，大搞植树造林，涵养水源。阻滞或减弱地表径流，提高土地蓄水能力，改善中药材生产条件。

3）对一些山坡面积大、耕地面积广的村庄，要明确牧副农结合的方针，把重点放在林牧和中药生产上，发展山楂、柿子、侧柏、杜仲等经济林带，条件差的大量发展小酸枣等耐旱作物，力争以药补农，增加经济收益。

4）积极发展中药材就地加工或深加工，就地转化，综合开发利用，利用当地资源优势和闲散劳力发展加工业，当前主要发展酸枣加工，可制酸枣露、酸枣酒等产品，同时发展山楂、核桃、猕猴桃、柿等主要产品的工副业体系，建立中药资源开发利用网络。

5）利用饲草资源，开展养殖业。发展牛羊鸡等，增加药材资源，富裕当地群众。

6）合理采挖当地药材,保护野生资源。特别要注意保护全虫、五加皮（杠柳皮）等主要品种。

（二）丘陵岗地山楂、山茱萸发展区

该区包括济源、孟县的黄土丘陵区和博爱、修武、沁阳的山坡丘陵区,占约全市总面积的8.4%。

1. 自然特点和中药资源状况　该区丘陵起伏,沟壑纵横,海拔高度一般在130~300米之间。相对高度150米,成土母质为泥页岩和砂岩。除少数丘陵有基岩裸露外,主要是立黄土,土层厚,质地松散,抗蚀力强。受流水侵蚀切割强烈,水土流失严重,从而不同程度地形成残垣阶地,沟谷纵横。小地貌多姿多态,保水力差,怕干旱。区内气温偏高,年平均气温为14.6~14.9 ℃,形成一个"温暖层"。太阳辐射总量为年平均119.5千卡/米^2。年平均积温为5 100 ℃。无霜期为221天。年平均降雨量为647.3毫米。山前丘陵区由于长期遭受山洪冲刷,风雨侵蚀,地表多有深浅不一的冲沟和形态各异的砾石堆。多为石灰岩,岩石破碎,渗水性强,该区除少数人工造田外,大部分是闲散荒地。水资源缺乏,干旱发生频繁。

黄土丘陵大部分已垦为农田,植被稀疏。以种植业为主,主产小麦、甘薯、玉米、谷子、豆类等抗旱作物,野生中药资源分布零星。有天花粉、地骨皮、茜草、远志、地丁、透骨草、蒺藜、苍耳子、全虫等200余种,该区又是焦作市家种和引种药材如山楂、山萸肉等的主要产区。

2. 发展方向与布局　该区荒山荒坡、闲散土地面积较大,植被条件差。应在这两个条件下加以发展。该区是山萸肉引进栽培成功的试点,当地条件又适宜山萸肉的生长,可大力发展,把该区建设成焦作市山茱萸的主要的生产基地,力争到1990年发展到12万株,产量12万千克;到2000年发展到20万株,产量达49万千克。在该区大力发展山楂的生产,近年来山楂在黄土丘陵区的发展很快,有的已经成为山楂的专业村,从育苗、栽种、采集、储存到部分加工。经济效益颇高,同时该区气温、土壤条件又适宜山楂的发展。可建立焦作市的山楂生产基地,力争到1990年发展到200万株,产量100万千克;到2000年产量达250万千克。山前丘陵区可主要发展全虫生产,从目前蕴藏量2吨发展到1990年约2.5吨,使之成为焦作市第二个全虫生产基地。同时据该区特点,在沿黄河一带发展大枣、葡萄生产,变栝楼野生为家种。提高产量,利用荒坡草场植被条件,保护小三类药材资源。

3. 存在问题

（1）重耕轻药,多年来中药生产发展缓慢。

（2）不注意利用自然条件,盲目垦荒为田。水土流失严重,中药资源遭到破坏。

（3）当地综合加工用率低,对生产缺乏统一管理,有抢青收购、药材定量不稳情况。

（4）资源外流现象严重,在当地不能发挥作用。

4. 主要措施

（1）落实政策,克服单一重视粮食生产的传统思想,利用自然条件优势,发展林药,改变生态环境,保护中药资源。

（2）加强对中药的统一管理，保持价格相对稳定。特别是对山萸肉、全虫等紧缺贵重药材，防止抢购、抢收，逐步实行计划订购，提高药品质量、保证群众的经济收益。

（3）逐步发展以加工山楂、山萸肉等产品的加工业，使生产和加工相协调。增加群众经济收入，以工补农，以药补农。

（4）普及、推广科学技术，培养农村中药生产技术人员，加强对山萸肉、山楂、全虫的生产技术管理。

（三）平原家种家养药材区

该区是沁河平原和黄河冲积平原区，总称河流冲积平原。分布在焦枝铁路以南、以东的广大地区，占全市总面积的59%。

1.平原四大怀药生产区　该区位于焦枝铁路以南，沁河两岸，黄河以北的平原地区。包括武陟、修武、温县、博爱、沁阳、孟县、济源的全部平原。共计83个乡，占全市总土地面积的55%。

（1）自然条件与中药资源现状：该区位于焦作市以南以东地带，北依太行，南临黄河，属黄河、沁河冲积平原。地势平坦，光能充足，气候温暖，土层深厚，土质疏松，养分丰富，耕地面积广，水资源丰富，降水量适中。土壤多为两合土、立黄土、沙土，土壤肥沃，保水保肥性能好，自然气候适宜，对四大怀药及其他药材的生长极为有利。

该区资源丰富，交通方便，是焦作市政治、文化中心。种植集约化程度高，群众经济生活水平高，文化教育科研单位集中。区内物资供应、信息传递、技术交流等都具有特殊的优越条件，再加上公路、铁路网布全市，四通八达，交通极为方便，为活跃市场、发展商品经济提供了极为有利的条件。

该区适宜粮、棉、油的生产和多种经营，中药材生产以家种、家养为主，道地的四大怀药就分布在该区，大宗种植的药材有故子、丹参、玄参、白芷、板蓝根、白芍等，野生药材主要有蒲公英、茵陈、香附、白茅根、罗布麻等。野生药材品种较多，但分布零星，产量小。由于该区人口稠密，土地肥沃，气候适宜，降水量适中，对于发展中药材养殖很有利。

（2）发展方向与布局：该区以粮食和经济作物为主。应充分发挥土壤等自然条件的优势，发展家种家养药材，进一步抓好中药材生产技术、收购、加工、管理等项工作，实行科学种植、计划管理。在提高药材质量的同时，提高单产，增加总产。搞好市场预测，用技术信息来指导生产，根据市场需要，以销定产。变盲目生产为合同生产。搞好产、购、销平衡协调。重点发展怀山药、怀地黄、怀牛膝、怀菊花生产。力争到2000年在该区怀山药发展到1.5万亩，总产量达250万千克；怀地黄发展到3万亩，产量600万千克；怀牛膝发展到1万亩，总产量达200万千克；怀菊花发展到1万亩，总产量达150万千克。大力发展故子、薏苡仁等高产药材品种，在一些土壤条件差的地方发展丹参、桔梗、白术、玄参等药材的生产。充分利用庭院栽培栝楼、葡萄，四季栽培山茱萸、杜仲。使中药材在该区有适当的发展，同时要充分利用该区水域和家庭养殖优势，发展药材生产。

（3）存在问题：

1）四大怀药属高产品种，年产量大。由于没有做好市场预测，使种植无计划，产、购、销合同不完善。中药材实行全面开放，多渠道经营后，计划指导工作没有及时跟上，出现失控而盲目发展。"少了赶、多了砍"的被动制约局面时而出现，群众卖药难，价格不合理，影响了药农的生产积极性。

2）粮药矛盾长期解决不好。群众注意当年收益，重视粮食生产，中药材价不稳定，时收时不收或因价格偏低，经济收入少，见效慢，群众不愿种药。

3）该区是道地药材：怀山药、怀地黄、怀牛膝、怀菊花的主要产区，由于种种原因，近几年种植面积减少，收购量逐年下降，道地药材的优势得不到充分发挥。

4）对综合利用认识不足，不重视三类药材的采集，使很多中药材如牛、羊、猪的胆汁被浪费。

5）水域养殖利用率低。

（4）主要措施：

1）合理调整农业种植结构，以粮为主，多业发展，贯彻"就地生产，就地供应"的方针。积极发展引种和野生变家种家养，要充分利用土地资源，推广粮药间作、菜药间作、果药间作，间作是在生长季节内增加种植次数，加大种植密度，解决粮药地矛盾的有效途径。

2）落实农业经济政策，调动农民种药的积极性。逐步完善管理体制和价格体系。加强计划指导，签订定购合同，按质定价，促进中药材的发展。

3）加强怀山药、怀地黄、牛怀膝、怀菊花在生产过程中的技术指导。发挥其传统优势，使栽培技术规范化、指标化。提高商品药材声誉，扩大外贸出口，争创外汇。

4）积极引种，培育优良品种，进行更新换代提苗复壮，提高单产，增加总产，种植要区域化，要尽快培育出适合本区域内种植的新品种。

5）充分利用田头、路旁的闲散土地和水域面积。发展中药材生产。

2.西北部平原竹林竹茹、生姜区　该区位于博爱县中偏西部。包括清化镇全部，上庄、许良乡的大部，磨头乡的北部和柏山乡的西南部。共78个行政村，土地面积131 188亩，占博爱县总面积的17.7%。农业人口113 568人，占全县农业人口的35.3%。劳力46 551个，占全博爱县总劳力的36%。药材适生面积8万亩，占该区总面积的68.7%，人均0.7亩；农业耕地6.8万亩，人均0.6亩。有竹林1.5万亩。该区是博爱县人多地少，土地肥沃，水源充足，自然条件较好的区域之一。

（1）自然特点和中药资源现状：该区为丹河左岸的洪积、冲积平原，土壤质地黏重。主要土壤类型有红垆土、潮红垆土以及黏质鸡粪土、潮黑垆土等。土壤养分含量高，含有机质1.6%~2.5%，全氮0.090%~0.133%，碱解氮（68~88）×10^{-6}、速效磷（14.0~15.9）×10^{-6}、速效钾（212~223）×10^{-6}。本区依山傍水，背风朝阳，热量条件优越，年平均气温14.1 ℃，7月平均气温27.4 ℃。1月平均气温0.4 ℃。年降水量600~620毫米，地下水资源丰富。该区从中华人民共和国成立到1980年以来，总投资90万元（其中国家投资35万元）建造丹东灌区，修干渠29.3千米、支渠123千米、斗渠622千米，灌溉面积达11.12万亩。有利于竹林和农作物的生长。同时也为药用植物提供了良好的生长环境，河道旁、竹林边、沟沿上多生长茵陈、车前子、蒲公英、地骨皮、薄荷、白英、铁灵仙、紫苏、泽兰、金银花、栝楼、地丁、半夏、野牛膝、白茅根、扯根菜、干屈菜、蒲黄等，河道里多生长三棱、荇菜、浮萍等。竹茹、竹沥油由竹子加工而得，上庄姜也是该区的主要土特产，味鲜质优，畅销省内外，是很有发展前途的交叉品种。

（2）发展方向和布局：该区土地肥沃，水资源丰富。为竹子生产提供了良好的条件。现有竹林 1.5 万亩，年产原竹 650 万千克，每年产竹茹 3 000 千克。多年来群众又有传统的编织技术和习惯。应有计划地发展新竹，把竹林面积由现在 1.5 万亩逐步扩大到 2 万亩，建立竹子生产基地。并通过产品加工，大量收购竹茹。使竹茹产量到 1990 年达到 5 000 千克，到 2000 年达到 1 万千克。在上庄一带发展生姜生产，同时开展对生姜的药用和食用加工，扩大销路范围，提高经济效益和社会效益。在竹林的周围沟篱旁边大力发展栝楼生产。计划到 1990 年种植栝楼 5 万株。产量 1 万千克，2000 年发展到 10 万株、产量达到 2 万千克。

（3）存在问题：

1）竹茹蕴藏量很大，由于收购工作跟不上，造成资源严重浪费。

2）生姜大部分是鲜姜出售，没有认真进行药用和食用加工，增大了储运量，减少了经济收入。

3）水生药材和其他小宗药材，缺乏组织采挖和收购，单纯依靠药物入调，造成本地资源浪费。

（4）主要措施：

1）加强领导，合理规划发展竹子生产，在竹林区建立竹茹收购网点，充分挖掘资源潜力，变资源优势为产品优势、经济优势。

2）利用竹林篱旁、沟边、河沿等闲散土地，种植栝楼、金银花等药材，发展小宗常用药材生产。

3）对姜的加工利用要进行专门研究，开拓新用途，提高经济效益。

3. 北部平原故子、薏苡仁生产区　该区包括博爱县南部的孝敬、界沟、张如集、苏家作、金城 5 个乡和修武县五里源乡、周庄乡、城关乡、葛庄乡北部。

（1）自然特点和中药资源现状：该区人多地广，土地平坦，地下水位高，在 1~4 米之间。主要土类型有潮垆土、潮壤土、两合土等。土壤肥力较高，保水保肥力强。水利条件优越，年均气温 14.4 ℃。

该区是焦作市的主要粮食产地，又是药材引种栽培的主要区域之一，据有关资料记载，早在 1866 年，张如集乡南里村宋告恒从江西吉安引进故子在该区栽培成功，种植面积达 200 亩，亩产 200 千克以上，总产量达 10 万千克左右，1970 年达历史最高峰 176 650 千克。除满足当地需要外，其余大部分调往外地。近几年种植面积和收购量有所下降，但每年总收购量仍在 3 000 千克以上。该区生产的补骨脂个大饱满质优，临床疗效较高，历史悠久，故称怀故子，是焦作市道地药材之一。

该区是家种、家养药材的聚生区。品种多、数量大，主要有故子、花粉、香附等 40 多个品种，也是焦作市四大怀药的宜生区。

（2）发展方向与布局：该区以粮食和经济作物为主，充分发挥土壤等自然条件优势，建立故子生产基地。稳定种植面积，提高产量和质量。

补骨脂在博爱县种植已有 100 多年的历史，根据 1961~1986 年购销统计数据的分析，总的趋势是由低到高、由少到多，前景仍是广阔的。特别是该区产的故子色泽高、颗粒饱满、质量好，在全国各地均有较高声誉。1984 年新乡地区将博爱县确定为种植故子的生产基地。博爱故子已驰名全国。

（3）存在问题：

1）该区为经济发达地区，工业产值高，轻视中药生产的发展，中药资源采挖不力。

2）市场价格不稳，造成故子生产发展不平稳。

3）对故子综合利用开发不够。

（4）主要措施：

1）扩大和稳定种植面积，发挥故子的优势，培训技术人员，提高单产和经济效益。

2）搞好故子的综合利用。完善故子的传统剂型的生产，结合食品工业及饮料制品，开发故子汽水、故子药酒、故子啤酒等系列产品。

4. 黄河滩白茅根、罗布麻、香附药材区 该区位于黄河北岸，包括武陟的 5 个乡，温县的 5 个乡，孟县的 4 个乡部分地带。占全市总面积的 4.1%。

（1）自然特点及中药资源现状：该区由黄河长期泛滥形成，是一处游荡河滩，河床游动无常，地面平坦，面积极不稳定。大部分为淤积土，以黄潮土、两合土为多，土壤质地差，结构不良，保肥保水力差。有机质和养分含量较低，易受干旱、风沙、碱之害。

该区主产白茅根、败酱草、芦根、罗布麻、香附、上下甲、大蓟、小蓟等 20 多个品种。

（2）发展方向和布局：

1）发挥传统优势，保护野生资源，有计划地引种适宜滩区生长的药材品种。

2）开发利用白茅根、香附、败酱草等资源，药材部门做到认真收购，使物尽其用，提高当地群众的经济收益。

3）在不影响排洪的原则下，在滩区建立药用植物保护林，开发利用黄河滩，发展中药生产。

（3）存在问题：

1）防洪工程不健全，面积不稳定。药材产量难以预测，使开发利用工作受到影响。

2）收购价格偏低，野生药材资源无人问津，自生自灭，浪费资源。

（4）主要措施：积极组织对白茅根、香附、罗布麻的收购工作，优先利用本区野生药材，提高群众的收益。

第五章 四大怀药知识产权保护与地理标志产品国家标准

第一节 四大怀药知识产权保护与管理概述

　　焦作市政府历来重视四大怀药的知识产权保护与管理。2002 年，焦作市人民政府出台焦政〔2002〕38 号《关于实施中药现代化科技产业工程的意见》，加强对四大怀药的开发、利用与管理。该意见的出台有利于培育中药材规范化生产体系、新药研发体系、中药制药现代化体系和市场营销体系，有利于打造"四大怀药"品牌，有利于把中药产业发展成为具有自主产权、高技术含量和高附加值的特色产业，对于提高焦作市中药产业的科学技术水平和市场竞争能力、推进医药产品结构和农业结构调整等，都具有极其重要的意义。2003 年，国家质检总局认定"四大怀药"原产地为焦作市的武陟县、温县、博爱县、沁阳市、孟州市、修武县。2004 年 10 月 15 日，焦作市人民政府第 9 次常务会议审议通过了《焦作市四大怀药原产地域产品保护办法（试行）》（自 2005 年 1 月 1 日起施行），对四大怀药的原产地保护起到了积极作用。2005 年，焦作市政府授权焦作市怀药行业协会向国家工商总局申请注册"四大怀药"焦作商标、证明商标。同年，国家质检总局批准焦作市 25 家四大怀药生产、加工企业的 64 个产品使用地理标志产品专用标志。2006 年，中国标准化委员会正式批准地理标志产品怀山药、怀地黄、怀牛膝、怀菊花 4 个产品的国家标准发布实施。从此，四大怀药有了国家级标准。2008 年，四大怀药被国家工商总局商标局核准注册为地理标志商标。2009 年，由国家中医药管理局委托上海中医药大学中医传统知识法律保护研究室与河南省中医管理局，会同焦作市卫生局、中医管理局、科技局、技术监督局、工商局等共同开展的"道地药材知识产权保护研究试点工作"在焦作正式启动，成立了试点工作实施领导小组和项目研究工作小组，制定了《四大怀药知识产权保护试点工作实施细则》。这项工作于 2009 年 10 月底前完成。2017 年 10 月 30 日，焦作市人民政府以焦政办〔2017〕119 号出台《焦作市四大怀药地理标志产品保护办法》。

第二节 怀山药地理标志产品国家标准

以下内容源自中华人民共和国国家标准《地理标志产品 怀山药》（GB/T 20351—2006）：

地理标志产品 怀山药

1　范围

本标准规定了怀山药的地理标志产品保护范围、术语和定义、种植环境、栽培和加工、质量要求、试验方法、检验规则及标志、标签、包装、运输和贮存。

本标准适用于国家质量监督检验检疫行政主管部门根据《地理标志产品保护规定》批准保护的怀山药。

2　规范性引用文件

下列文件中的条款通过本标准的引用而成为本标准的条款。凡是注日期的引用文件，其随后所有的修改单（不包括勘误的内容）或修订版均不适用于本标准，然而，鼓励根据本标准达成协议的各方研究是否可使用这些文件的最新版本。凡是不注日期的引用文件，其最新版本适用于本标准。

GB/T 191　包装储运图示标志

GB 3095　环境空气质量标准

GB 4285　农药安全使用标准

GB/T 5009.5　食品中蛋白质的测定

GB/T 5009.34　食品中亚硫酸盐的测定

GB/T 5009.38　蔬菜、水果卫生标准的分析方法

GB/T 5009.105　黄瓜中百菌清残量的测定

GB/T 5009.124　食品中氨基酸的测定

GB 5084　农田灌溉水质标准

GB/T 6194　水果、蔬菜可溶性糖测定法

GB 8321　（所有部分）农药合理使用准则

GB 15618　土壤环境质量标准

《中华人民共和国药典》2005 年版一部

3　地理标志产品保护范围

怀山药地理标志产品保护范围限于国家质量监督检验检疫行政主管部门根据《地理标志产品保护规定》批准的范围，北纬 34°48′~35°30′、东经 112°02′~113°38′，即焦作市行政辖区的沁阳市、孟州市、温县、博爱县、武陟县、修武县。见附录 A。

4　术语和定义

下列术语和定义适用于本标准。

4.1

怀山药　Huai rhizoma dioscoreae

在第 3 章规定的范围内，按规范技术种植、采收的薯蓣科薯蓣属植物薯蓣（*Discorea opposita* Thunb.）的根茎及干燥根茎。

4.2

山药芦头 top of rhizoma dioscoreae

又名山药栽子，是山药根茎上端有芽的一节，长约 15 cm~30 cm。

4.3

零余子 bulbil

又名山药蛋，指山药叶腋中侧芽长成的珠芽。

5 种植环境、栽培和加工

5.1 种植环境

5.1.1 土壤

适应怀山药生长的土壤主要以两合土、沙壤土为主，要求土层深厚、养分含量高，保水和保肥能力强、排灌条件良好，pH 7.2~7.7。土壤应符合 GB 15618 土壤环境质量二级标准。

5.1.2 气候

怀山药产区年平均日照时数 2 484 h，年日照率为 54%，年平均气温 14.1 ℃ ~14.9 ℃，全年有效积温（≥ 10 ℃）为 4 632 ℃ ~4 875 ℃，无霜期为 215 d~240 d，年降雨量为 550 mm~700 mm。

5.1.3 灌溉水质

灌溉用水各项水质指标符合 GB 5084 农田灌溉水质标准。

5.1.4 环境空气

环境空气质量符合 GB 3095 空气环境质量二级标准。

5.2 品种选择

5.2.1 品种

选用抗病、优质丰产、抗逆性强、适应性强的怀山药品种。如铁棍山药、怀府山药。

5.2.2 种栽质量

芦头：颈短，粗壮，芽头饱满，无病虫害，长度 17 cm~20 cm，重 30 g~80 g。

5.3 栽培技术

栽培技术参见附录 B。

5.4 采收

待霜降后叶片枯落时，即可收获，也可在冬季或翌年早春收获。

5.5 加工

鲜怀山药经加工后成为毛山药和光山药。

5.5.1 毛山药加工

水洗 → 浸泡 → 去外皮 → 摈堆 → 晾晒 → 毛山药

5.5.2 光山药加工

毛山药 → 浸泡 → 排眼 → 摈堆 → 搓货 → 晾晒 → 打头 → 打磨 → 光山药

6 质量要求

6.1 分级

怀山药分级见表 1。

表 1　怀山药分级

品名	等级	长度 /cm	直径 /cm	中部围粗 /cm
毛山药	一	> 15		> 10
	二	> 10		> 6
	三	> 7		> 3
光山药	一	> 15	> 2.3	
	二	> 13	> 1.7	
	三	> 10	> 1	
	四	< 10	> 0.8	

6.2　感官指标

感官指标应符合表 2（鲜怀山药）、表 3（毛山药、光山药）的规定。

表 2　鲜怀山药感官指标

项目	品种	
	铁棍山药	怀府山药
色泽	表皮黄褐色或棕褐色	表皮浅土黄色
形状	圆柱形，密生须根，毛眼较突出，质硬	须根较稀而粗，表面粗糙，圆柱形或扁圆柱形
气味	无味	无味
口感	煮熟后干、腻、甜、清香，有中药味	煮熟后腻，味淡，有麻辣感
质地	断层肉白，细腻，粉足，久煮不散	断层肉白，黏液质丰富，颗粒状明显，久煮不散

表 3　毛山药、光山药（干货）感官指标

项目	品种	
	毛山药	光山药
色泽	表面淡黄色或黄白色	表面白色或淡黄色
形状	圆柱形，弯曲而稍扁，有明显的纵沟、纵皱纹、须根痕，不易折断	条干笔直圆柱形，两端齐平，光滑，圆润，质坚实，不易折断
气味	气微，无臭	气微，无臭
口感	味甘微酸，嚼之发黏	味甘微酸，嚼之发黏
质地	断面白色，颗粒状，粉生，无凹陷	断面白色，颗粒状，微凹陷，粉性足

6.3　理化指标

理化指标应符合表 4 的规定。

表4 鲜怀山药理化指标

项目		铁棍山药	怀府山药
可溶性总糖 /（%）	≥	1.1	1.0
总氨基酸 /（%）	≥	3.0	2.0
粗蛋白质 /（%）	≥	4.0	2.9
总灰分 /（%）	≤	6.0	6.0
水分（光山药）/（%）	≤	15.0	15.0

6.4 卫生指标

卫生指标应符合表5的规定。

表5 卫生指标

项目			指标
农药残留量	六六六 /（mg/kg）	≤	0.1
	滴滴涕 /（mg/kg）	≤	0.1
	百菌清 /（mg/kg）	≤	0.1
	多菌灵 /（mg/kg）	≤	0.5
	敌百虫 /（mg/kg）	≤	0.1
	溴氰菊酯 /（mg/kg）	≤	0.5
二氧化硫残留量	二氧化硫（以 SO_2 计）/（g/kg）	≤	0.1
重金属含量	铅（以 Pb 计）/（mg/kg）	≤	5.0
	镉（以 Cb 计）/（mg/kg）	≤	0.3
	汞（以 Hg 计）/（mg/kg）	≤	0.1
	砷（以 As 计）/（mg/kg）	≤	2.0

7 试验方法

7.1 感官特征

取其样品，观其形状、颜色，折断样品，看其形、闻其气、尝其味。

7.2 理化指标

7.2.1 可溶性总糖

按 GB/T 6194 的规定测定。

7.2.2 总氨基酸

按 GB/T 5009.124 的规定测定。

7.2.3 粗蛋白质

按 GB/T 5009.5 的规定测定。

7.2.4 总灰分

按《中华人民共和国药典》2005 年版一部附录Ⅸ K "灰分测定法" 测定。

7.2.5 水分

按《中华人民共和国药典》2005 年版一部附录Ⅸ H "水分测定法" 测定。

7.3　卫生指标

7.3.1　六六六、滴滴涕、敌百虫、溴氰菊酯

按《中华人民共和国药典》（2005 年版）一部附录Ⅸ Q "药残留量测定法" 测定。

7.3.2　百菌清

按 GB/T 5009.105 的规定测定。

7.3.3　多菌灵

按 GB/T 5009.38 的规定测定。

7.3.4　二氧化硫残留量

按 GB/T 5009.34 的规定测定。

7.3.5　重金属铅、镉、汞、砷含量

按《中华人民共和国药典》2005 年版一部附录Ⅸ B "汞、镉、铅、砷、铜测定法" 测定。

8　检验规则

8.1　组批

在相同或者相近自然环境区域内，同一时间内栽培、采收、加工的怀山药产品为一批。

8.2　抽样

按《中华人民共和国药典》2005 年版一部附录Ⅱ A "药材取样法" 规定执行。

8.3　交收检验

8.3.1　产品交收时应经企业质检部门逐批检验，并签发质量合格证。

8.3.2　交收检验项目包括：感官特征。

8.4　型式检验

8.4.1　型式检验项目为第 6 章规定的全部检验项目。

8.4.2　型式检验在下列情况之一时进行：

a）生长环境、栽培和加工技术有重大改变，可能影响产品质量时；

b）国家质量技术监督部门提出型式检验要求时。

8.5　判定规则

8.5.1　检验项目全部符合本标准，判为合格品。

8.5.2　检验中重金属、农药残留指标有一项不符合本标准，即判为不合格。

8.5.3　理化指标中的总灰分、氨基酸、粗蛋白质、可溶性总糖和感官特性不合格，可加倍取样复检。复检如仍不合格，即判为不合格。

9　标志、标签、包装、运输和贮存

9.1　标志和标签

9.1.1　地理标志产品专用标志的使用应符合《地理标志产品保护规定》。

9.1.2　标签应包括品名、产地、规格、重量（总重、净重）、生产者、批号、包装日期及工号，包装袋上的储运图示应符合 GB /T 191 的规定。

9.2 包装

应符合国家中药材包装的有关规定。

9.3 运输

运输工具应清洁卫生，运输时不得与其他有毒、有害、易串味物质混装，且防雨防潮。

9.4 贮存

置于通风、干燥处。

第三节 怀牛膝地理标志产品国家标准

以下内容出自中华人民共和国国家标准《地理标志产品 怀牛膝》（GB/T 20352—2006）：

地理标志产品 怀牛膝

1 范围

本标准规定了怀牛膝的地理标志产品保护范围、术语和定义、种植环境、栽培和加工、质量要求、试验方法、检验规则及标志、标签、包装、运输和贮存。

本标准适用于国家质量监督检验检疫行政主管部门根据《地理标志产品保护规定》批准保护的怀牛膝。

2 规范性引用文件

下列文件中的条款通过本标准的引用而成为本标准的条款。凡是注日期的引用文件，其随后所有的修改单（不包括勘误的内容）或修订版均不适用于本标准，然而，鼓励根据本标准达成协议的各方研究是否可使用这些文件的最新版本。凡是不注日期的引用文件，其最新版本适用于本标准。

GB/T 191 包装储运图示标志

GB 305 环境空气质量标准

GB 4285 农药安全使用标准

GB/T 5009.34 食品中亚硫酸盐的测定

GB/T5009.38 蔬菜、水果卫生标准的分析方法

GB/T5009.105 黄瓜中百菌清残留量的测定

GB5084 农田灌溉水质标准

GB/T6194 水果、蔬菜可溶性糖测定法

GB8321 （所有部分）农药合理使用准则

GB15618 土壤环境质量标准

《中华人民共和国药典》2005年版一部

3 地理标志产品保护范围

怀牛膝地理标志产品保护范围限于国家质量监督检验检疫行政主管部门根据《地理标志产

品保护规定》批准的范围，即北纬34° 48′~35° 30′，东经112° 02′~113° 83′，焦作市行政辖区的沁阳市、孟州市、温县、博爱县、武陟县、修武县。见附录A。

4　术语和定文

下列术语和定义适用于本标准。

4.1　怀牛膝 Huai radix achyranthis didentatae

在第3章规定的范围内，按规范技术种植，采收的苋科植物牛膝（*Achyranthes didentata* BL.）的干燥根。

4.2　秋子 qiuzi

指二年生牛膝植株上结的种子。

4.3　秋蔓苔子 qiumantaizi

秋子播种后当年结的种子。

5　种植环境、栽培和加工

5.1　种植环境

5.1.1　土壤

适应怀牛膝生长的土壤主要以两合土、沙壤土为主，要求土层深厚、养分含量高、保水和保肥能力强、排灌条件良好，pH 7.2~7.7。土壤应符合 GB 15618 土壤环境质量二级标准。

5.1.2　气候

怀牛膝产区年平均日照时数 2484h，年日照率为 54%，年平均气温 14.1 ℃~14.9 ℃，全年有效积温（≥ 10 ℃）为 4 632 ℃~4 875 ℃，无霜期为 215 d~240 d，年降雨量为 550 mm~700 mm。

5.1.3　灌溉水质

灌溉用水各项水质指标符合 GB 5084 农田灌溉水质量标准。

5.1.4　环境空气

环境空气质量符合 GB 3095 空气环境质量二级标准。

5.2　品种选择

5.2.1　品种

应选择"核桃纹"（小圆叶）、"风挣棵"（长尖叶）。

5.2.2　种子质量

选用上一年生产的，籽粒大小一致、无病虫害，成熟饱满的优质怀牛膝秋子。种子净度达90%以上，发芽率达 90% 以上。

5.2.3　生产用种

应选用健康的秋子、秋蔓苔子作为生产用种。

5.3　栽培技术

栽培技术参见附录B。

5.4　采收

5.4.1　采收时间

从农节的"立冬"到"小雪"（即 11 月的上旬至 12 月下旬）收获。

5.4.2 采收方法

先将上部茎叶割掉，留 10 cm~15 cm 的茎叶，刨根要保证牛膝完整无损。

5.5 加工

怀牛膝初加工：

鲜怀牛膝简易捆把 → 晾晒或烘干 → 发汗 → 晾晒 → 去芦头、分级

6 质量要求

6.1 分级

怀牛膝分级见表 1。

表 1 怀牛膝分级

规格	项目		
	平均个数 /3.3 cm ≤	中部直径 / cm	长度 / cm >
特级（特肥）	4	> 0.75	50
一级（头肥）	6	0.75~0.60	50
二级（二肥）	8	0.59~0.40	35
三级（平条）	9	0.39~0.20	——
四级（牛膝肉）	小平条规格的细小牛膝		

6.2 感官指标

感官指标见表 2。

表 2 感官指标

项目	要求
形状、色泽	细长圆柱形，直或稍弯曲，上端较粗，下端较细，表面灰黄色或黄棕色
断面	质硬而脆、易折断，断面平坦，切面略半透明状
气味	气微，味微甜，稍苦涩

6.3 理化指标

理化指标应符合表 3 的规定。

表 3 理化指标

项目		指标
齐墩果酸 /（%）	≥	1.8
可溶性总糖 /（%）	≥	55.0
浸出物 /（%）	≥	6.5
总灰分 /（%）	≤	6.0
酸不溶性灰分 /（%）	≤	1.0
水分 /（%）	≤	15.0

6.4　卫生指标

卫生指标应符合表 4 的规定。

表 4　卫生指标

项目			指标
农药残留量	六六六 /（mg/kg）	≤	0.1
	滴滴涕 /（mg/kg）	≤	0.1
	百菌清 /（mg/kg）	≤	0.1
	多菌灵 /（mg/kg）	≤	0.5
	敌百虫 /（mg/kg）	≤	0.1
	溴氰菊酯 /（mg/kg）	≤	0.5
重金属含量	铅（以 Pb 计）/（mg/kg）	≤	5.0
	镉（以 Cb 计）/（mg/kg）	≤	0.3
	汞（以 Hg 计）/（mg/kg）	≤	0.1
	砷（以 As 计）/（mg/kg）	≤	2.0
二氧化硫残留量	二氧化硫（以 SO_2 计）/（g/kg）	≤	0.1

7　试验方法

7.1　感官特征

取其样品，观其形状、颜色，折断样品，看其形、闻其气、尝其味。

7.2　理化指标

7.2.1　齐墩果酸

按附录 C 方法测定。

7.2.2　可溶性总糖

按 GB/T 6194 规定测定。

7.2.3　浸出物

按《中华人民共和国药典》2005 年版一部附录 ⅩA"热浸法"测定。

7.2.4　总灰分、酸不溶性灰分

按《中华人民共和国药典》2005 年版一部附录 ⅨK"灰分测定法"测定。

7.2.5　水分

按《中华人民共和国药典》2005 年版一部附录 ⅨH"水分测定法"测定。

7.3　卫生指标

7.3.1　六六六、滴滴涕、敌百虫、溴氰菊酯

按《中华人民共和国药典》2005 年版一部附录 ⅨQ"农药残留量测定法"测定。

7.3.2　百菌清

按 GB/T 5009.105 规定测定。

7.3.3 多菌灵

按 GB/T 5009.38 规定测定。

7.3.4 铅、锡、汞、砷

按《中华人民共和国药典》2005 年版一部附录 IX B "汞、镉、铅、砷、铜测定法"测定。

7.3.5 二氧化硫残留量

按 GB/T 5009.34 的规定测定。

8 检验规则

8.1 组批

在相同或者相近自然环境区域内，同一时间内栽培、采收、加工的怀牛藤产品为一批。

8.2 抽样

按《中华人民共和国药典》2005 年版一部附录 II A "药材取样法"规定执行。

8.3 交收检验

8.3.1 产品交收时应经企业质检部门逐批检验，并签发质量合格证。

8.3.2 交收检验项目包括：感官特征和水分。

8.4 型式检验

8.4.1 型式检验项目为第 6 章规定的全部检验项目。

8.4.2 型式检验在下列情况之一时进行：

a）生长环境、栽培和加工技术有重大改变，可能影响产品质量时；

b）国家质量技术监督部门提出型式检验要求时。

8.5 判定规则

8.5.1 检验项目全部符合本标准要求，判为合格品。

8.5.2 检验中重金属、农药残留指标有一项不符合本标准要求，即判为不合格。

8.5.3 理化指标中的水分、总灰分、齐墩果酸，可溶性总糖和感官指标不合格，可加倍取样复检，检验如仍不合格，即判为不合格。

9 标志、标签、包装、运输和贮存

9.1 标志和标签

9.1.1 地理标志产品专用标志的使用应符合《地理标志产品保护规定》。

9.1.2 标签应包括品名、产地、规格、重量（总重、净重）、生产者、批号、包装日期及工号，包装袋上的储运图示应符合 GB /T 191 的规定。

9.2 包装

应符合国家中药材包装的有关规定。

9.3 运输

运输工具应清洁卫生，运输时不得与其他有毒、有害、易串味物质混装，且防雨防潮。

9.4 贮存

置于通风、干燥处。

第四节　怀菊花地理标志产品国家标准

以下内容出自中华人民共和国国家标准《地理标志产品　怀菊花》（GB/T 20353—2006）。

地理标志产品　怀菊花

1　范围

本标准规定了怀菊花的地理标志产品保护范围、术语和定义、种植环境、栽培和加工、质量要求、试验方法、检验规则及标志、标签、包装、运输和贮存。

本标准适用于国家质量监督检验检疫行政主管部门根据《地理标志产品保护规定》批准保护的怀菊花。

2　规范性引用文件

下列文件中的条款通过本标准的引用而成为本标准的条款。凡是注日期的引用文件，其随后所有的修改单（不包括勘误的内容）或修订版均不适用于本标准，然而，鼓励根据本标准达成协议的各方研究是否可使用这些文件的最新版本。凡是不注日期的引用文件，其最新版本适用于本标准。

GB/T 191　包装储运图标志

GB 3095　环境空气质量标准

GB 4285　农药安全使用标准

GB/T 5009.34　食品中亚硫酸盐的测定

GB/T 5009.38　蔬菜、水果卫生标准的分析方法

GB/T 5009.105　黄瓜中百菌清残留量的测定

GB 5084　农田灌溉水质标准

GB 8321（所有部分）　农药合理使用准则

GB 15618　土壤环境质量标准

《中华人民共和国药典》2005年版一部

3　地理标志产品保护范围

怀菊花地理标志产品保护范围限于国家质量监督检验检疫行政主管部门根据《地理标志产品保护规定》批准的范围，即北纬34°48′～35°30′、东经112°02′～113°38′，焦作市行政辖区的沁阳市、孟州市、温县、博爱县、武陟县、修武县。见附录A。

4　术语和定义

下列术语和定义适用于本标准。

4.1　怀菊花 Huai flos chrysanthemum

在第3章规定的范围内，按规范技术种植、采收的菊科植物菊（*Chrysanthemum Morifolilm Ran-mat.*）的干燥头状花序。

5 种植环境、栽培和加工

5.1 种植环境

5.1.1 土壤

适应怀菊花生长的土壤主要以两合土、沙壤土为主，要求土层深厚、养分含量高、保水和肥力能力强、排灌条件良好，pH 7.2~7.7。土壤应符合 GB 15618 土壤环境质量二级标准。

5.1.2 气候

怀菊花产区年平均日照时数 2 484h，年日照率为 54%，年平均气温 14.1 ℃~14.9 ℃，全年有效积温（≥ 10 ℃）为 4 632 ℃~4 875 ℃，无霜期为 215 d~240 d，年降雨量为 550 mm~700 mm。

5.1.3 灌溉水质

灌溉用水各项水质指标符合 GB 5084 农田灌溉水质标准。

5.1.4 环境空气

环境空气质量符合 GB 3095 空气环境质量二级标准。

5.2 品种选择

应选择"小白菊"、"小黄菊"、"大白菊"等菊花品种。

5.3 栽培技术

栽培技术参见附录 B。

5.4 采收

霜降到立冬（10 月—11 月），80% 花心散开，花瓣展平，色泽变白时即可采收。

5.5 加工

采回来的鲜花不能挤压，摊开并阴干花朵表面的水分，然后进行加工。加工流程：装盘 → 烘干 → 打包 → 成品。

6 质量要求

6.1 感官指标

怀菊花按感官指标分为特级、一级和二级，见表 1。

表 1 怀菊花感官指标

项目	要求		
	特级	一级	二级
形状	扁球形，花朵完整，大小均匀，花瓣肥厚，紧密，质地柔韧	扁球形和少量不规则球形，花朵基本完整，大小略欠均匀，花瓣较厚实、紧密、质地柔韧	扁球或不规则球形，花朵大小欠均匀
色泽	花瓣玉白、花蕊深黄、色泽均匀	花瓣白、花蕊呈黄色	花瓣灰白、花蕊淡黄
气味	气清香、味甘微苦		
含杂率	≤ 1.0%		

6.2 理化指标

怀菊花理化指标应符合表 2 的规定。

表 2 怀菊花理化指标

项目		指标
水分 / （%）	≤	13.0
灰分 / （%）	≤	8.0
挥发油 / （%）	≥	0.16

6.3 卫生指标

卫生指标应符合表 3 的规定。

表 3 卫生指标

项目			指标
农药残留量	六六六 / （mg/kg）	≤	0.1
	滴滴涕 / （mg/kg）	≤	0.1
	百菌清 / （mg/kg）	≤	0.1
	多菌灵 / （mg/kg）	≤	0.5
	敌百虫 / （mg/kg）	≤	0.1
	溴氰菊酯 / （mg/kg）	≤	0.5
重金属含量	铅（以 Pb 计）/ （mg/kg）	≤	5.0
	镉（以 Cb 计）/ （mg/kg）	≤	0.3
	汞（以 Hg 计）/ （mg/kg）	≤	0.1
	砷（以 As 计）/ （mg/kg）	≤	2.0
二氧化硫残留量	二氧化硫（以 SO_2 计）/ （g/kg）	≤	0.1

7 试验方法

7.1 感官指标

7.1.1 形状、色泽、气味

将样品放于洁净的瓷盘中，在自然光下用肉眼观察花的形状、颜色、光泽。

7.1.2 含杂率

按《中华人民共和国药典》2005 年版一部附录Ⅸ A "杂质检查法" 测定。

7.2 理化指标

7.2.1 水分

按《中华人民共和国药典》2005 年版一部附录Ⅸ H "水分测定法" 测定。

7.2.2 灰分

按《中华人民共和国药典》2005 年版一部附录Ⅸ K "灰分测定法" 测定。

7.2.3　挥发油

按《中华人民共和国药典》2005 年版一部附录 X D "挥发油测定法"测定。

7.3　卫生指标

7.3.1　六六六、滴滴涕、敌百虫、溴氰菊酯

按《中华人民共和国药典》2005 年版一部附录 IX Q "农药残留量测定法"测定。

7.3.2　百菌清

按 GB/T 5009.105 规定测定。

7.3.3　多菌灵

按 GB/T 5009.38 规定测定。

7.3.4　铅、镉、汞、砷

按《中华人民共和国药典》2005 年版一部附录 IX B "汞、镉、铅、砷、铜测定法"测定。

7.3.5　二氧化硫

按 GB/T 5009.34 的规定测定。

8　检验规则

8.1　组批

在相同或者相近自然环境区域内，同一时间内栽培、采收、加工的怀菊花产品为一批。

8.2　抽样

按《中华人民共和国药典》2005 年版一部附录 II A "药材取样法"规定执行。

8.3　交收检验

8.3.1　产品交收时应经企业质检部门逐批检验，并签发质量合格证。

8.3.2　交收检验项目包括：感官特征和水分。

8.4　型式检验

8.4.1　型式检验项目为第 6 章规定的全部检验项目。

8.4.2　型式检验在下列情况之一时进行：

a）生长环境、栽培和加工技术有重大改变，可能影响产品质量时；

b）国家质量技术监督部门提出型式检验要求时。

8.5　判定规则

8.5.1　检验项目全部符合本标准要求，判为合格品。

8.5.2　检验中重金属、农药残留、微生物指标中有一项不符合本标准要求，即判为不合格。

8.5.3　理化指标中的灰分、水分、杂质或感官检查不合格，可加倍取样复检，复检如仍不合格，即判为不合格。

9　标志、标签、包装、运输、贮存

9.1　标志、标签

9.1.1　地理标志产品专用标志的使用应符合《地理标志产品保护规定》。

9.1.2　标签应包括品名、产地、规格、重量（总重、净重）、生产者、批号、包装日期及工号，

包装袋上的储运图示应符合 GB/T 191 的规定。

9.2　包装

应符合国家中药材包装的有关规定。

9.3　运输

运输工具应清洁卫生，运输时不得与其他有毒、有害、易串味物质混装，且防雨防潮。

9.4　贮存

置于通风、干燥处。

第五节　怀地黄地理标志产品国家标准

以下内容出自中华人民共和国国家标准《地理标志产品　怀地黄》（GB/T 20354—2006）。

地理标志产品　怀地黄

1　范围

本标准规定了怀地黄的地理标志产品保护范围、术语和定义、种植环境、栽培和加工、质量要求、试验方法、检验规则及标志、标签、包装、运输和贮存。

本标准适用于国家质量监督检验检疫行政主管部门根据《地理标志产品保护规定》批准保护的怀地黄。

2　规范性引用文件

下列文件中的条款通过本标准的引用而成为本标准的条款。凡是注日期的引用文件，其随后所有的修改单（不包括勘误的内容）或修订版均不适用于本标准，然而，鼓励根据本标准达成协议的各方研究是否可使用这些文件的最新版本。凡是不注日期的引用文件，其最新版本适用于本标准。

GB/T 191　包装储运图示标志

GB 3095　环境空气质量标准

GB 4285　农药安全使用标准

GB/T 5009.38　蔬菜、水果卫生标准的分析方法

GB/T 5009.105　黄瓜中百菌清残留量的测定

GB 5084　农田灌溉水质标准

GB/T 6194　水果、蔬菜可溶性糖测定法

GB 8321（所有部分）　农药合理使用准则

GB 15618　土壤环境质量标准

《中华人民共和国药典》2005 年版一部

3　地理标志产品保护范围

怀地黄地理标志产品保护范围限于国家质量监督检验检疫行政主管部门根据《地理标志产品保护规定》批准的范围，即处于北纬34° 48′~35° 30′、东经112° 02′~113° 38′，焦作市行政辖区的沁阳市、孟州市、温县、博爱县、武陟县、修武县，见附录A。

4　术语和定义

下列术语和定义适用于本标准。

4.1　怀地黄 Huai radix rehmanniae

在第3章规定的范围内，按规定技术种植、采收的玄参科地黄属植物地黄（*Rehmannia glutinosa* Libosch.）根及其初加工产品鲜怀地黄、生怀地黄。

4.2　鲜怀地黄 fresh Huai radix rehmanniae

采挖后除去芦头须根及泥沙的怀地黄块根。

4.3　生怀地黄 roasted Huai radix rehmanniae

将鲜怀地黄缓缓烘或焙至约8成干的怀地黄产品。

5　种植环境、栽培和加工

5.1　种植环境

5.1.1　土壤

适应怀地黄生长的土壤主要以两合土、沙壤土为主，要求土层深厚、养分含量高、保水和保肥能力强、排灌条件良好，pH 7.2~7.7。土壤应符合GB 15618土壤环境质量二级标准。

5.1.2　气候

怀地黄产区年平均日照时数2 484 h，年日照率为54%，年平均气温14.1 ℃~14.9 ℃，全年有效积温（≥ 10 ℃）为4 632 ℃~4 875 ℃，无霜期为215 d~240 d，年降雨量为550 mm~700 mm。

5.1.3　灌溉水质

灌溉用水各项水质指标符合GB 5084农田灌溉水质标准。

5.1.4　环境空气

环境空气质量符合GB 3095空气环境质量二级标准。

5.2　品种选择

5.2.1　品种："85-5"、"北京一号"、"北京二号"、"金状元"。

5.2.2　种栽质量：选择生产健壮、无病虫害块根。

5.3　栽培技术

栽培技术参见附录B。

5.4　采收

当年10月下旬至11月下旬，待中心叶萎缩及叶片发黄时收获。

5.5　加工

按照《中华人民共和国药典》2005年版一部地黄项下的规定加工。

6 质量要求

6.1 产品分类和分级

6.1.1 怀地黄分类：可分为鲜怀地黄、生怀地黄。

6.1.2 生怀地黄分级见表1。

表1　生怀地黄分级

等级	千克支数 /（支/kg）	单个质量 /（g/个）
一	≤ 16	≥ 62.5
二	≤ 32	≥ 31.3
三	≤ 60	≥ 16.7
四	≤ 100	≥ 10
五	＞ 100	＜ 10

6.2 感官特征

6.2.1 鲜怀地黄

呈纺锤形或条状，长8 cm~30 cm，直径2 cm~15 cm，外皮薄，表面浅红黄色，具弯曲纵皱纹、芽痕、横长皮孔及不规则疤痕。肉质，易断，断面皮部呈淡黄白色，可见橘红色油点，木部黄白色，有放射状纹理，似菊花状，气微，味微甜、微苦。

6.2.2 生怀地黄

呈不规则圆块或长圆形，中间膨大，两端稍细，长6 cm~15 cm，直径2 cm~8 cm。表面棕黑色或灰棕色，具不规则横曲纹。质重且较软而韧，不易折断；断面灰黑、棕黑，白色点状有序排列似菊花状，有光泽，具黏性。气微香、味微甜。

6.3 理化指标

理化指标应符合表2的规定。

表2　怀地黄理化指标

项目			含量
鲜怀地黄	梓醇 /（%）	≥	3.0
生怀地黄	梓醇 /（%）	≥	1.3
	总灰分 /（%）	≤	6.0
	酸不溶性灰分 /（%）	≤	2.0
	水溶性浸出物 /（%）	≥	68.0
	可溶性总糖 /（%）	≥	45.0
	水分 /（%）	≤	15.0

6.4 卫生指标

农药残留量及重金属含量应符合表3的规定。

表3 农药残留量及重金属含量

项目		指标
农药残留量	六六六／（mg/kg）　≤	0.1
	滴滴涕／（mg/kg）　≤	0.1
	百菌清／（mg/kg）　≤	0.1
	多菌灵／（mg/kg）　≤	0.5
	敌百虫／（mg/kg）　≤	0.1
	溴氰菊酯／（mg/kg）　≤	0.5
重金属含量	铅（以 Pb 计）／（mg/kg）　≤	5.0
	镉（以 Cb 计）／（mg/kg）　≤	0.3
	汞（以 Hg 计）／（mg/kg）　≤	0.1
	砷（以 As 计）／（mg/kg）　≤	2.0

7 试验方法

7.1 感官特征

取样品，观其形状、颜色，折断样品，看其形、闻其气、尝其味。

7.2 理化指标

7.2.1 梓醇含量

按《中华人民共和国药典》2005 年版一部地黄项下方法测定。

7.2.2 总灰分、酸不溶性灰分

按《中华人民共和国药典》2005 年版一部附录 Ⅸ K "灰分测定法" 测定。

7.2.3 水溶性浸出物

按《中华人民共和国药典》2005 年版一部附录 Ⅹ A "浸出物测定法" 测定。

7.2.4 可溶性总糖

按 GB/T6194 的规定测定。

7.2.5 水分

按《中华人民共和国药典》2005 年版一部附录 Ⅸ H "水分测定法" 测定。

7.3 农药残留量

7.3.1 六六六、滴滴涕、敌百虫、溴氰菊酯

按《中华人民共和国药典》2005 年版一部附录 Ⅸ Q "农药残留量测定法" 测定。

7.3.2 百菌清

按 GB/T 5006.105 规定测定。

7.3.3　多菌灵

按 GB/T 5009.38 规定测定。

7.4　重金属铅、镉、汞、砷含量

按《中华人民共和国药典》2005 年版一部附录Ⅸ B "重金属汞、镉、铅、砷、铜含量测定法"测定。

8　检验规则

8.1　组批

在相同或者相近自然环境区域内，同一时间内栽培、采收和加工的怀地黄产品为一批。

8.2　抽样

按《中华人民共和国药典》2005 年版一部附录Ⅱ A "药材取样法"规定执行。

8.3　交收检验

8.3.1　产品交收时应经企业质检部逐批检验，并签发质量合格证。

8.3.2　交收检验项目包括：感官特征和水分。

8.4　型式检验

8.4.1　型式检验项目为第 6 章规定的全部检验项目。

8.4.2　型式检验在下列情况之一时进行：

a）生产环境、栽培和加工技术有重大改变，可能影响产品质量时；

b）国家质量技术监督部门提出型式检验要求时。

8.5　判定规则

8.5.1　检验项目全部符合本标准，判定合格品。

8.5.2　重金属、农药残留指标有一项不符合本标准，即判为不合格。

8.5.3　理化指标中的水分、总灰分、梓醇、可溶性总糖和感官特性不合格，可加倍取样复检。复检结果如仍不合格，即判为不合格。

9　标志、标签、包装、运输和贮存

9.1　标志和标签

9.1.1　地理标志产品专用标志的使用应符合《地理标志产品保护规定》。

9.1.2　标签应包括品名、产地、规格、重量（总重、净重）、生产者、批号、包装日期、工号，包装袋上的储运图示应符合 GB /T 191 的规定。

9.2　包装

应符合国家中药材包装的有关规定。

9.3　运输

运输工具应清洁卫生，运输时不得与其他有毒、有害、易串味物质混装，且防雨防潮。

9.4　贮存

置于通风、干燥处。

第六章　四大怀药栽培技术国家标准

四大怀药栽培与传统加工技术经历代怀药人的实践经验和不断探索，已经形成了独特的非物质文化遗产技艺，并载入史册。2006 年，中国标准化委员会正式批准地理标志产品怀山药、怀地黄、怀菊花、怀牛膝 4 个产品的国家标准发布实施，并以资料性附录确定了四大怀药栽培技术。

第一节　怀山药栽培技术国家标准

以下内容出自中华人民共和国国家标准《地理标志产品　怀山药》（GB/T 20351—2006）"附录 B（资料性附录）　怀山药栽培技术"。

B.1　选地

选择地势平坦，排灌方便，土层深厚，土质疏松，富含有机质，保水、保肥性好的壤土为宜，避免在 3 年内连作。

B.2　施肥及整地

B.2.1　常规种植法

B.2.1.1　新茬地一般在冬季，深翻晾晒（不要打乱土层），种植怀山药需深翻地 80 cm~90 cm，种栽繁殖需深翻地 40 cm~50 cm，畦宽 1.3 m~2 m。

B.2.1.2　春季种植时，结合整地，施入基肥，基肥量应占总肥量的 70% 以上，每公顷施充分腐熟的有机肥（农家肥）75 000 kg（即每亩 5 000 kg），磷酸二铵 750 kg（即每亩 50 kg），硫酸钾 300 kg（即每亩 20 kg）作基肥后，进行整地，以备种植。

B.2.2　开沟种植法

B.2.2.1　开沟种植：一般行距 80 cm，沟深 80 cm~120 cm，同时自然隆起 30 cm~35 cm 的高垄。

B.2.2.2　开沟前每公顷撒施优质干鸡粪 1 500 kg（即每亩 100 kg），三元复合肥 750 千克（即每亩 50 kg）、硫酸钾 450 kg（即每亩 30 kg），过磷酸钙 750 kg（即每亩 50 kg），尿素 375 kg（即每亩 25 kg），严禁使用硝态氮肥。

B.3　播种

B.3.1　浸种

用 500 倍多菌灵溶液浸泡芦头 20 min~30 min，晾干待播。

B.3.2　播种期

4 月上旬至 4 月中旬。

B.3.3　播种方式

按株行距（20 cm~26 cm）×（35 cm~40 cm）开沟条种，沟深 5 cm~7 cm，芦头按一个方向平放沟中，芽头顺向一方，每个芽口相距 23 cm，每沟最后一个芽头应回头倒放，与最后第二个平行而头尾各向一方，播后覆土 3 cm~5 cm，蹾实保墒即可。

B.3.4　种植密度

每公顷 90 000 株~105 000 株（即每亩 6 000 株~7 000 株）。

B.4　田间管理

B.4.1　中耕除草

每次浇水或雨后及时中耕，一般三次，第一次在搭架的同时浅耕 3 cm 左右，第二次在 6 月中下旬，第三次在 7 月底至 8 月初，只拔草不中耕，以免伤根。

B.4.2　搭架整枝

苗高 20 cm~30 cm 时，用竹竿或树枝搭架。8 月上中旬摘除基部多余的零余子，每株保留 50 个~60 个，促进根茎生长。

B.4.3　灌溉

山药种植前进行溻墒，种植后墒情不足时可补浇一次水，但水量不宜过大，保证山药正常出苗。7 月份前，正值根茎伸长期，如遇干旱，只能少量浇水，不能大水漫灌，每次浇水渗入土中的深度不超过块根下扎的深度。8 月份，进入根系膨大盛期，为促使块茎增粗，可浇一次透水。大雨或浇水过后应及时排除积水。

B.4.4　追肥

苗期和叶生长盛期，以追施氮肥为主，每公顷施入氮磷钾复混肥 300 kg（即每亩 20 kg）或饼肥 375 kg（即每亩 25 kg）。根茎生长盛期，每公顷施入氮磷钾复混肥 300 kg（即每亩 20 kg），收获前 20 d 内不应使用速效氮肥。

B.5　病虫害防治

B.5.1　农业防治

选用抗（耐）病优良品种，合理布局，实行轮作倒茬、清洁田园、加强中耕除草，降低病虫源数量，培育无病虫害壮苗。

B.5.2　化学防治

使用药剂防治时，应执行 GB 4285 和 GB/T 8321（所有部分）；同时，优先选用生物农药或植物源农药。合理混用，轮换交替用药，防止和推迟病虫害抗性的发生和发展。交替用药，注意用药的连续性和安全间隔期。

B.6　种栽更新

更换芦头周期一般为 2~3 年，方法是用零余子繁殖芦头。

第二节 怀牛膝栽培技术国家标准

以下内容出自中华人民共和国国家标准《地理标志产品 怀牛膝》（GB/T 20351—2006）"附录B（资料性附录） 怀牛膝栽培技术"。

B.1 选地

选择地势平坦、土层深厚、土质疏松肥沃,地势高燥（便于灌溉和排涝）、无污染的沙质壤土,前茬忌种山药、豆类、油料类等作物,其他作物和蔬菜地均可种植。

B.2 整地与施肥

整地时需深耕 50 cm~80 cm,每公顷施优质、充分腐熟、且达到无害化卫生标准的农家肥 45 000 kg~75 000 kg（即每亩 3 000 kg~5 000 kg）,过磷酸钙 600 kg~750 kg（即每亩 40 kg~50 kg）,饼肥 750 kg（即每亩 50 kg）或氮磷钾复合肥 1 200 kg~1 500 千克（即每亩 80 kg~100 kg）。底肥施足并耕耙后灌大水一次,稍干后耙平,作 2 cm 左右宽的畦待播。

B.3 播种

B.3.1 播种期

7 月 15 日至 7 月 28 日。

B.3.2 种子处理

播前晒种 2 d~3 d,或将种子浸泡于 20 ℃温水中 24 h 左右,捞出沥干,拌细沙播种。

B.3.3 播种量

秋子每公顷播 9 kg~11.25 kg（即每亩播 0.6 kg~0.75 kg）,蔓苕子每公顷播 11.25 kg~15 kg（即每亩播 0.75 kg~1 kg）。

B.3.4 播种方式

B.3.4.1 撒播：将种子均匀撒入畦田,轻轻搂动土面,使种子沉入土中,用脚将表土踩实或压实。墒情不足时,3 d 后可少浇一些水或喷灌,5 d~7 d 均可出苗。

B.3.4.2 条播：将选好的牛膝地作畦浇一遍水,但水量不宜过大。两天后浅锄耙细,按行距约 20 cm,用播种耧将种子均匀播在土表,顺行搂动土面,后用脚将土踩实或压实。

B.3.4.3 播种时可同时施入磷肥,切忌用含氮素化肥作种肥。为了防止地老虎、蝼蛄等地下害虫的危害,播种后可用敌百虫拌麦麸防治。

B.4 田间管理

b.4.1 间苗、定苗

当苗高 6 cm~9 cm 时,结合松土除草,按株距 6 cm 左右间苗。当苗高 15 cm~20 cm,按株距 15 cm~20 cm 定苗。间苗不可过早,应注意剔除过高、过低苗,病苗,茎基部颜色不正的杂苗。

B.4.2 中耕除草

定苗前后进行中耕除草 2 次 ~3 次,结合浅锄松土,将表土内的侧根锄断,有助于主根生长。

B.4.3 追肥

定苗后,叶片呈黄色,可每公顷追施尿素 150 kg（即每亩 10 kg）或充分腐熟的人粪尿

1500 kg~2250 kg（即每亩 100 kg~150 kg）兑水浇施。追肥必须在 9 月底前完成，共追 2 次~3 次，每次追 225 kg~300 kg（即每亩 15 kg~20 kg）氮磷钾复合肥，间隔 10 d~15 d。

B.4.4　打顶去花蕾

当株高 50 cm 左右，及时分批摘除顶部抽生的花序（留种田除外），控制株高在 45 cm 左右，利于养分集中根部生长。

B.4.5　排灌水

应根据牛膝生长情况，及时浇灌，一般不宜多浇。幼苗期至 8 月中旬，应控制灌水，使主根下扎有利于根部生长，8 月以后，灌水量可大些，促主根发育粗壮，雨后及浇水后，应注意排除积水。

B.5　病虫害防治

B.5.1　农业防治

选用抗病优良品种，合理布局，加强中耕除草，降低病虫源数量。

B.5.2　物理防治

B.5.2.1　采用人工捕捉害虫，摘除病叶集中销毁。

B.5.2.2　利用害虫的趋避性，使用灯光、色板、异性激素等诱杀，或有色地膜等拒避害虫。

B.5.3　药剂防治

使用药剂防治时，优先选用微生物农药和植物源农药。化学药剂防治时，应执行 GB 4285 和 GB 8321（所有部分），合理混用，轮换交替用药，注意用药的连续性和安全间隔期，防止和推迟病虫害抗性的发生和发展。

B.6　留种

在牛膝采挖时，挑选品种纯正、主根直长、粗细均匀、表皮光滑、杀尾好、芦头处芽多饱满的无病斑、虫眼的鲜牛膝，取其上部 20 cm~25 cm 长的部分，即牛膝苔，挑选后用河沙封埋越冬，待第二年春分播种，10 月份成熟晾干、打子、收藏备用。

第三节　怀菊花栽培技术国家标准

以下内容出自中华人民共和国国家标准《地理标志产品　怀菊花》（GB/T 20353—2006）"附录 B（资料性附录）　怀菊花栽培技术"。

B.1　种植地

B.1.1　种植地选择

要求土质疏松，中性或微碱性（pH7.0~pH7.7）沙质壤土，排灌方便。

B.1.2　整地

春季（3 月下旬）平地，每公顷施腐熟厩肥 30 000 kg~37 500 kg（即每亩施 2 000 kg~2 500 kg）或饼肥 1 500 kg（即每亩施 100 kg），深翻耕 25 cm 左右，平整做畦，畦宽 1.8 m~2 m，如没有前茬作物的地块，可于前一年秋冬季进行土壤深翻，春季再整地。

B.2　种植密度

按行距 50 cm~60 cm，株距 20 cm~40 cm 种植，每穴 1 株~2 株。

B.3 移栽种植

菊花移栽种植最佳时间，分株苗在 4 月~5 月初，扦插苗在 5 月~6 月，选择雨后阴天或晴天傍晚，如遇少雨天气，土壤不够湿润，移栽后需浇定根水。

B.4 田间管理

B.4.1 补苗、蹲苗

怀菊花栽植后 10 d 左右，即可成活返青，若有缺苗应及时补栽，苗期应少锄少浇水，促根系下扎，控制地上部徒长。

B.4.2 打顶摘心

根据种植的早晚和枝条的长度，一般打顶 3 次。第一次在芒种前后，植株高 20 cm 以上时，选晴天摘除主干顶芽；第二次在小暑前后，摘除第一次打顶后长出的长 20 cm 以上的侧枝顶芽；第三次在秋分前进行，只需摘心，促其多结花。

B.4.3 中耕除草

B.4.3.1 次数

菊花苗栽植后，及时中耕松土，全年 4 次~5 次，第一次在立夏后，第二次在芒种前后，第三次在立秋前后，第四次在白露前，第五次在秋分前后。

B.4.3.2 要求

第一、二次锄草宜浅不宜深，以后各次可深些，后期除草时都要培土壅根，保护根系，防倒伏，有条件的地方可割些无籽嫩草铺盖地面。

B.4.4 追肥

第一次在菊花栽植成活后，追施稀薄人畜粪水肥约 15 000 kg/hm²（即 1 000 kg/ 亩）或尿素 120 kg/hm²~150 kg/hm²（即 8 kg/ 亩 ~10 kg/ 亩）兑水浇施；第二次在菊花分枝时，结合打顶培土施稍浓人畜粪尿 22 500 kg/hm²~30 000 kg/hm²（即 1 500 kg/ 亩 ~2 000 kg/ 亩），或者用腐熟油饼 750 kg/hm²~1 500 千克 /hm²（即 50 kg/ 亩 ~100 kg/ 亩），加水浇施，以促使分枝和孕蕾；第三次施肥在现蕾前，大约 7 月中旬至 8 月份，每公顷追施人畜粪尿 22 500 kg~30 000 kg 或尿素 150 kg 加过磷酸钙 325 kg 兑水浇施（即每亩追施人畜粪尿 1 500 kg~2 000 kg 或尿素 10 kg 加过磷酸钙 25 kg 兑水浇施），同时可用 0.2% 浓度的磷酸二氢钾，实行根外追肥，以促进多结蕾开花。根据情况适时补充微肥，如锌、硼等，可采用叶面喷施，每次施肥浓度要根据田间湿度来稀释。

B.4.5 灌溉

菊花种植时浇定根水；成活后，要少浇水，控制地上部徒长。6 月下旬以后，要经常浅浇少量水，9 月下旬孕蕾期前后不能缺水。追肥后，要及时浇水。雨后，排除地面积水，防止烂根。

B.5 繁殖育苗

B.5.1 分根繁育：在菊花收制后，原根不动，第二年清明后，将植株连根刨起，分开，直接栽种，为春菊花。

B.5.2 扦插育苗：在 4 月~5 月进行，选用粗壮无病的新枝条作插条。截成 10 cm~13 cm 长，摘去下部叶片，保留上部叶片，随剪随插。插条时先在苗床上开沟，沟距 17 cm，深 7 cm，按株距 7 cm 插入沟内，插条上端露出土面 3 cm 左右。覆土要压紧，最好再盖上一层稻草保湿。约 20 d 生根后，株高 16 cm~20 cm 时，即可定植大田或麦茬地，行株距同分根繁殖。

B.6　病虫害防治

B.6.1　农业防治

B.6.1.1　选用健壮植株，培育健壮菊苗，种植时进行种苗消毒，推广发展脱毒苗。

B.6.1.2　实行轮作，合理间作，加强土、肥、水管理，清除前茬菊花宿根和枝叶，实行秋冬深翻，减轻病虫害危害基数。

B.6.2　物理防治

利用害虫的趋避性，使用灯光、色板、激素等诱杀，或有色地膜等拒避害虫。

B.6.3　化学防治

使用药剂防治时，应执行 GB 4285 和 GB 8321（所有部分）；同时，优先选用生物农药或植物源农药。合理混用，轮换交替用药。交替用药，注意用药的连续性和安全间隔期。

第四节　怀地黄栽培技术国家标准

以下内容出自中华人民共和国国家标准《地理标志产品　怀地黄》（GB/T 20350—2006）"附录 B（资料性附录）　怀地黄栽培技术"。

B.1　选地

选择地势平坦，排灌方便，土层深厚、土质疏松，富含有机质，保水、保肥性好的土壤为宜，不得连作，期限 10~15 年，不宜与芝麻、棉花、瓜类等作物连作。

B.2　施肥及整地

B.2.1　春栽地黄可在头年秋收之后，每公顷施入腐熟农家肥 75 000 kg（即每亩 5 000 kg）、饼肥 2 250 kg（即每亩 150 kg），深翻 30 cm。

B.2.2　早春三月解冻后，每公顷施入过磷酸钙 750 kg（每亩 50 kg），磷酸钾复合肥 600 kg（即每亩 40 kg），撒施土壤表面后，深耕细耙将肥料翻入土中作基肥，禁止施用硝态氮肥。

B.2.3　开沟起垄：以垄宽 75 cm~80 cm，以垄高 15 cm~20 cm，栽两行为宜。

B.2.4　地黄地四周应挖沟排水，避免雨季积水。

B.3　播种

B.3.1　种植时间：春播地黄适宜时间在 4 月上中旬，夏播地黄在 6 月上中旬。

B.3.2　种栽处理：选用生长健壮、无病虫害的秋繁种栽。栽种前 2 d~3 d，将种栽掰成 5 cm~7 cm 小段，在 50% 多菌灵 1 000 倍溶液中浸泡 15 min~20 min（每 10 kg 种栽用 25 g 多菌灵），捞出晾干后即可栽种。忌阳光暴晒。

B.3.3　密度：一般每公顷栽种 75 000 株 ~90 000 株左右（即每亩栽种 5 000 株 ~6 000 株左右），即行距 35 cm~40 cm，株距 20 cm~25 cm。

B.3.4　播种：先在垄两边开 4 cm~5 cm 深的小沟，然后每公顷将 70% 的敌克松原粉 15 kg

（即每亩 1 kg），和 50% 辛硫酸乳油 3 000 mL~3 750 mL（即每亩 200 mL~250 mL）加少量水后混入细土，均匀撒入沟内。按密度要求，将处理过的种栽平放沟底后覆土，蹾实保墒即可。底墒不足时可浇一次水，但水量不宜过大。有条件时可使用地膜覆盖。

B.4　田间管理

B.4.1　春栽地黄从栽种到出齐苗一般需用 25 d~30 d，墒情不足时应及时浇水，但浇水后应结合除草进行浅锄保墒。

B.4.2　定苗及间苗：当植株冠径达 10 cm~13 cm 时，留优去劣。每穴只留壮苗一株，如有缺苗，可选阴天补栽。

B.4.3　除草和摘花：地黄田杂草较多，前期可浅锄，中后期以人工拔草为主，以免伤根，如发现地黄开花现蕾应及时摘除，以利养分供根茎生长。

B.4.4　灌溉及排水：地黄平时浇水应做到"三浇三不浇"原则：出苗前干旱浇水，施肥后浇水，天久旱无雨，土壤含水量在 8% 以下，植株在中午呈萎蔫状态，应及时浇水；天不旱不浇，中午气温、地温高时不浇，天阴有雨不浇；雨后或浇水后有积水应及时排除。8 月份进入根茎迅速膨大期，保持土壤见干见湿，旱要浇，涝要排。

B.4.5　追肥：定苗后，每公顷追施尿素 75 kg~120 kg（即每亩 5 kg~8 kg），或充分腐熟的人粪尿 1 500 kg~2 250 kg（即每亩 100 kg~150 kg）；第二次追肥在第一次追肥后 20 d~30 d 进行；7 月下旬至 9 月中旬根茎膨大期，每隔 10 d~15 d 叶面喷一次 0.3% 磷酸二氢钾溶液，连喷 2 次~3 次。

B.5　病虫害防治

B.5.1　主要病虫害

地黄主要病虫害有地老虎、蝼蛄、红蜘蛛、甜菜夜蛾，地黄枯萎病和地黄病毒病等。

B.5.2　农业防病

选用抗（耐）病的优良品种，实行轮作倒茬，高垄栽培，加强中耕除草，降低病虫源密度。

B.5.3　化学防治

使用化学农药时，应执行 GB 4285 和 GB/T 8321（所有部分），合理混用，轮换交替用药，注意用药的连续性和安全间隔性，应优先使用生物农药和植物源农药。

B.6　种栽繁殖

B.6.1　田间筛选良种

当春天地黄开花时，选择健壮单株，留下其中一朵花，待种子成熟后，将种子收集起来，供翌春繁殖。经过 2 年~3 年单株培育，选优汰劣，即可作生产良种。

B.6.2　杂交育种

在霜降后挖出，选择亲本栽于畦内，将选择好的亲本分品种按单株在花基抽出时，留下部 1 朵~3 朵花蕾，除去其他花蕾，用纸袋分别将父、母本的花序隔离。当花将要开放时授粉，并套袋隔离，花落后去袋，果实成熟后采收种子，再经几年筛选，即可繁育出高产、优质新品种，供大田用种。

第七章　四大怀药非物质文化遗产申报与保护

第一节　四大怀药申报国家级非物质文化遗产理由

古人以太行为"天脊"，以黄河为"地脉"，山为阳，河为阴，成就了古老的覃怀文化。而独具滋阴补阳、非覃怀之地而不生的名贵地方特产——四大怀药，在充分秉承中华古老文化的精髓——"养心、养性、养生"的同时，在独有的自然地域性、"药食同源"性和特殊的加工技艺、商贸文化熏陶下，它和其派生的怀药文化、怀商文化以丰富的内涵和深远的影响，逐渐成为焦作乃至河南的一张文化名片。

四大怀药乃怀山药、怀地黄、怀菊花、怀牛膝四种药用植物的总称，因焦作古属怀庆府管辖，故史称四大怀药。焦作地区种植四大怀药已有近 3 000 年的历史，传说神农氏在焦作沁阳神农山中尝百草时就发现了四大怀药，商周时期这里沿山而居的农民开始食用野生的四大怀药，并逐渐发现了它们的强身与保健功能。于是，农民们将这些野生的精灵移植于田，不断驯化，形成了流传数千年的怀药种植传统。周代以后，随着历代药农的生产实践，四大怀药的品质不断提高，炮制工艺日益完善，种植面积和产量越来越大。到清代末年，仅怀山药的种植面积就达 13 500 亩，总产量超过 100 万千克。至今在沁阳神农山的老君洼一带，仍保留着山药沟、地黄坡、牛膝川、菊花岭等自然地名。有史料表明，自公元前 734 年封建诸侯卫桓公以怀山药为贡品进献周王室起，直至清代末年，四大怀药一直被作为贡品进献给历代朝廷。

焦作地处黄河、沁河冲积平原，得天独厚的自然条件以及千百年来怀川人民由实践总结和积累的独特的四大怀药的种植和炮制工艺，使四大怀药在形成了独有的外观和质地的同时，也以独特的药效和滋补作用蜚声海内外，其药效和滋补作用历代中药典籍都给予了高度评价。在国家公布的道地药材名录中，四大怀药名列河南道地药材之首。

四大怀药突出的历史文化价值、传统的养生保健价值以及在现今社会中的综合经济价值，使其在现今饱含文化特色的时代中，愈发凸显了其怀川文化和怀川地区品牌的重要性。近年来，焦作市委、市政府大力提倡"文化强市"，而极富代表性的怀药文化和其派生的怀商文化也日益受到市领导的高度重视。市里采取了重建怀庆会馆、怀梆戏楼等措施，还投资 1.2 亿元建设"怀庆药都"，打造"怀药文化一条街"。而且还把"怀庆药都"同各县四大怀药种植基地、传统怀药加工技艺、古代怀商民居建筑、药王庙遗址、古运河怀药运输等文化元素链接起来，打造四大怀药历史文化生态线，更好地彰显焦作市的文化底蕴。2007 年 2 月，"四大怀药的种植和炮制"被河南省人民政府公布为第一批省级非物质文化遗产。2008 年，"四大怀药"的种植和炮制被列入国家级非物质文化遗产代表性项目。2019年，建筑面积400多平方米的"四大怀药文化展示馆"在焦作市太极体育中心落成。

第二节　四大怀药传承人家族传承谱系

四大怀药传承人家族传承谱系见表4-1，依据2007年《焦作市四大怀药国家级非物质文化遗产名录项目申报书》制作而成。

表4-1　四大怀药传承人家族传承谱系

	武陟傅氏家族传承谱系				
	姓名	性别	出生年份	文化程度	传承方式
	傅有学	男	1681年	不详	家传
	傅可孝	男	1701年	不详	家传
	傅大坤	男	1724年	不详	家传
	傅永昌	男	1750年	不详	家传
	傅振隆	男	1773年	不详	家传
	傅子恭	男	1797年	不详	家传
	傅玉美	男	1820年	太学生	家传
	傅乙阳	男	1840年	不详	家传
	傅其璋	男	1863年	不详	家传
	傅鸿恩	男	1887年	举人	家传
武	傅德金	男	1912年	秀才	家传
陟	傅士喜	男	1943年	高中	家传
县	傅国福	男	1965年	本科	家传
传	傅鹏超	男	1991年	研究生	家传
承	武陟李氏家族传承谱系				
谱	姓名	性别	出生年份	文化程度	传承方式
系	李文明	男	1836年	秀才	家传
	李红	男	1858年	不详	家传
	李银宝	男	1883年	不详	家传
	李妞	男	1906年	小学	家传
	李现堂	男	1928年	初中	家传
	李火金	男	1962年	大专	家传
	武陟王氏家族传承谱系				
	姓名	性别	出生年份	文化程度	传承方式
	王文环	男	1801年	不详	家传
	王占奎	男	1828年	不详	家传
	王俊川	男	1848年	不详	家传
	王永申	男	1873年	不详	家传
	王形怀	男	1903年	小学	家传
	王廷君	男	1933年	小学	家传
	王趁新	男	1953年	高中	家传
	王富强	男	1978年	高中	家传

武陟张氏家族传承谱系				
姓名	性别	出生年份	文化程度	传承方式
张天运	男	1792 年	不详	家传
张宏春	男	1822 年	不详	家传
张中原	男	1847 年	不详	家传
张文广	男	1874 年	不详	家传
张君喜	男	1904 年	小学	家传
张克信	男	1954 年	大专	家传
张宾	男	1980 年	高中	家传
武陟孙氏家族传承谱系				
姓名	性别	出生年份	文化程度	传承方式
孙士义	男	1830 年	不详	家传
孙有福	男	1853 年	不详	家传
孙纯敬	男	1878 年	不详	家传
孙天相	男	1901 年	不详	家传
孙绍心	男	1922 年	小学	家传
孙树武	男	1947 年	高中	家传
孙瑞斌	男	1975 年	大专	家传

武陟县传承谱系（左侧合并单元格）

温县秦氏家族传承谱系				
姓名	性别	出生年份	文化程度	传承方式
秦博明	男	1800 年	不详	家传
秦浩然	男	1825 年	不详	家传
秦昌盛	男	1843 年	不详	家传
秦道修	男	1863 年	不详	家传
秦作书	男	1885 年	不详	家传
秦子杰	男	1926 年	小学	家传
秦建国	男	1957 年	高中	家传
温县康氏家族传承谱系				
姓名	性别	出生年份	文化程度	传承方式
康玉生	男	不详	不详	家传
康琳	男	1783 年	不详	家传
康明德	男	1815 年	不详	家传
康硕儒	男	1840 年	不详	家传
康同乐	男	1881 年	不详	家传
康应禄	男	1916 年	不详	家传
康福安	男	1946 年	高中	家传
康明轩	男	1969 年	本科	家传
康静	女	1992 年	本科	家传
康力戈	男	2002 年	本科	家传

温县传承谱系（左侧合并单元格）

续表

	沁阳李氏家族传承谱系				
沁阳传承谱系	姓名	性别	出生年份	文化程度	传承方式
	李如壁	男	同治年间	不详	家传
	李国秀	男	光绪年间	不详	家传
	李长福	男	1900 年	不详	家传
	李成杰	男	1932 年	大学（函授）	家传
	李茂青	男	1949 年	初中	家传
博爱传承谱系	博爱县刘村李氏家族传承谱系				
	姓名	性别	出生年份	文化程度	传承方式
	李腾光	男	1718 年	不详	家传
	李自荣	男	1749 年	不详	家传
	李副官	男	1770 年	不详	家传
	李兴宝	男	1793 年	不详	家传
	李允若	男	1823 年	不详	家传
	李延沂	男	1844 年	不详	家传
	李守先	男	1864 年	不详	家传
	李珍宣	男	1884 年	不详	家传
	李培塘	男	1907~1969 年	不详	家传
	李裕光	男	1949 年	初中	家传
代表性传承人	武陟县：孙树武，男，1947 年出生，高中文化，武陟县小董乡南耿村人。 温县：康明轩，男，1971 年出生，本科学历。 沁阳市：李成杰，曾用名李成仁、李成林，男，1932 年出生，大学（函授）。沁阳市灯塔街人。 博爱市：李裕光，男，1949 年出生，初中文化。				

第八章　中药现代化科技产业工程

第一节　中药现代化科技产业工程简介

中药现代化科技产业工程建设的内容包括中药材生产规范化体系、中药制药现代化体系、中药新药研发体系和中药市场营销体系。建设重点是中药材规范化种植、中药新药的研究开发和利用高新技术改造传统中药产业。

（一）建立中药材生产规范化体系

中药原料生产的规范化是实现中药现代化的基础，提供高质量的中药原料必须从中药材生产的规范化抓起。

（1）指导开展中药材规范种植。以温县农业科学研究所为基础，建立焦作市中药材栽培和品质研究中心，按照中药材生产质量管理规范（GAP）的要求，开展四大怀药、白术、板蓝根、连翘、五加皮、白芍等主要中药材生产标准操作规程（SOP）的研究、种苗繁育、优良品种选育、指纹图谱、病虫害防治技术研究和技术推广与服务等工作，并加强对无公害中药材种植技术的推广应用，推进中药材规范化种植。

（2）建立优质无公害中药材规范化种植基地。选择用量大、品种独特、产地正宗、历史悠久的中药材品种 5~10 种，按照中药材生产质量管理规范（GAP）的要求，在武陟县、温县、沁阳市等县市建立 3~5 个中药材规范化种植基地，为中药材的深加工提供有效成分稳定、药效明显、质量优异的中药原料。每个基地种植规划为 5 万 ~10 万亩，争取省重点支持。条件成熟后，在武陟县、温县、沁阳市、孟州市等县市建立 4~6 个具有代表性的中药现代化科技示范乡，促进中药材种植规模化、生产标准化、经营产业化，以此推进农业结构的调整。

（3）加强对中药材优质品种的研究与推广。对优质、稀缺、濒危药材，要建立中药材品种种质资源保存库，并利用现代生物技术开展优质选育与快速繁殖工作。

（二）建立中药制药现代化体系

（1）提高中药产品的技术含量。用高新技术改造一批有优良产品，但技术设备落后的中药材深加工企业。鼓励企业进行技术创新，指导中药材加工企业采用先进加工技术和设备，发展优质产品和新型产品，尤其要推广应用适用的新工艺、高技术和现代装备。通过重点课题支持和重大技术研究招标的形式，解决中药提取过程中的关键共性技术难题，促进新型高效提取工艺、设备的推广应用。促进企业按照国际标准和药品质量体系进行生产，提高中药材深加工产品的附加值。

（2）加强中药生产质量的管理。对焦作市已有一定影响的中药品种，如六味地黄冲剂、达尔康戒毒药等，要通过支持企业进行良好生产规范（GMP）认证，加快设备更新速度，改进生产工艺和提高原料标准等措施，不断提高产品质量，稳定和扩大产品的市场份额。并通过名牌效应带动全市中药产业的结构调整，逐步形成规模效益。

（3）鼓励中药制药企业集团化、现代化和集约化发展。实现提取技术现代化、制造工艺工程化、质量保证标准化、产品产量规模化、制药管理规范化、市场营销国际化。重点要支持焦作鑫安科技股份有限公司药业分公司、河南省药材公司怀泉中药厂、温县外贸怀药公司、焦作市伟康实业有限公司、河南松林集团有限公司、焦作市怀源食品有限责任公司、武陟县永盛药材加工厂等企业上档升级、扩大规模。

（三）建立中药新药研发体系

（1）依托中国中医研究院中药研究所、北京中医医院北京市中医研究所，重点对1~2个中药新药和2~3个怀药保健食品进行产业化配套开发，在国内中药市场形成焦作怀药品牌和拳头产品。

（2）积极开展中药现代制剂、中药指纹图谱和质量标准、中药制药质量控制技术、中药药用成分分离等方面的研究，按国际标准建立并完善焦作市的怀药质量标准体系。

（3）加强传统中药的二次开发和中药新剂型、新工艺、新技术的研究。通过产品和技术创新，使焦作市传统中药制剂水平有大幅度提高。

（4）支持医药企业建立研发机构，提高企业创新能力，加大中药新药和中药制药技术的开发推广力度。

（四）建立中药市场营销体系

（1）积极组织协调四大怀药原产地域产品保护和原产地标记注册认证申报工作，树立四大怀药品牌。

（2）积极开辟营销市场，要在香港筹建四大怀药展销窗口，进而辐射东南亚市场。同时，要充分利用焦作市现有的信息平台，广泛开展网上交易。

（3）加强市场营销队伍建设，确保提供优质服务，促进对外合作与交流。

第二节　中药现代化科技产业工程的意义

焦作市拥有丰富的中药资源，四大怀药久负盛名，白术、板蓝根、连翘、五加皮、白芍等中药材也具有一定规模，这为中药产业的发展奠定了良好的基础。但由于生产分散、技术水平低等原因，中药产业难以形成规模优势和主导产品，仍然停留在传统的种植方式和简单的粗加工上。而实施中药现代化科技产业工程，就是利用焦作市的中药资源优势，运用现代科学的理论和手段，按照国际认可的标准和规范研究开发现代中药，把中药的资源优势转化为经济优势。焦作中药现代化科技产业工程的实施，有利于培育中药材规范化生产体系、新药研发体系、中药制药现代化体系和市场营销体系，有利于打造四大怀药品牌，有利于把中药产业发展成为焦作市具有自主产权、高技术含量和高附加值的特色产业，对于提高焦作市中药产业的科学技术水平和市场竞争能力，推进医药产品结构和农业结构调整等都具有极其重要的意义。

第五篇

怀药科技

第一章　怀药科技发展历程

怀山药、怀地黄、怀牛膝、怀菊花是自然经济的产物，它们被冠以地域名称，反映了怀川人民在农耕技术上的科学技术水平和由于怀药品质优良、质量稳定而产生的自豪感，以及社会各界对怀药的信任及对怀药品质的认可。3 000余年的怀药种植史，不仅凝聚了勤劳勇敢的怀川人的智慧和汗水，同时也彰显了怀川人在四大怀药的种植、加工等诸多方面的科技水平。

一、远古至隋时期的食用认识阶段

远古时期，覃怀一带植被覆盖率高，野生动植物资源十分丰富，野生的山药、地黄、牛膝、菊花漫山遍野。夏商周三代时，覃怀人民在长期的生活劳动中，发现了山药、地黄、牛膝、菊花等野生植物有滋补和保健作用，不时地采集食用。先民经过不断试验、认定，移植这些野生植物于大田。虽然怀药由野生变家种的具体时间无法考证，但早在公元前710年，就有了用子实种植地黄的记载。

二、唐代至明代的药用认识阶段

人们在食用山药、地黄、牛膝、菊花的同时，医学家对它们的医疗保健作用进行了大量的研究与探讨。尤其是隋唐以后，医学家对四大怀药的产地、质量、药理栽培方法等进行了更加深入的探讨。唐代以后多部医学典籍详细记载了覃怀产地的四大怀药的正宗、品质道地以及炮制、性味、功用等。四大怀药的医疗、保健作用的独特性已被医学家证明，四大怀药的栽培管理技术已经形成了雏形。

三、明清以后的商业推广时期

随着人们对四大怀药的医疗保健作用有了充分的认识，怀川人逐渐开始把它们作为养家糊口的重要手段之一，有意识地大面积种植和培育，在科技方面主要做了以下几项工作：

（1）选用了部分农家品种。山药有菜山药、野山药、铁棍山药；地黄有小黑英、金状元等；牛膝有核桃纹、风挣棵等；菊花有大黄菊、大白菊等。

（2）加工技术进一步提高。特别是1900年光山药加工成功后，在提高怀药产品品位、扩大知名度等方面做出了较大突破。

（3）引进培育了部分四大怀药品种。主要有：从山西太谷县引进"太谷山药"品种，经过驯化，产量有了大幅提高，而且等级也明显上升。用野生地黄变异的小黑英、金状元，提纯复壮，通过自然杂交、种子繁殖培育了一些高产、抗病的农家品种。

四、中华人民共和国成立后至改革开放前的四大怀药研究情况

中华人民共和国成立后，四大怀药作为"国药"被列为国家计划管理物资，由政府组织生

产、国家医药部门统一管理，四大怀药的科研工作进一步加强，主要表现在以下几个方面：

（1）武陟县医药公司成立了武陟县四大怀药研究所，温县农业科学研究所专门设立了怀药研究室。它们在农家品种选育、新品种选育、四大怀药中药资源调查、栽培、加工技术培训、病虫害防治等方面做了大量的工作。

（2）四大怀药农家品种选育。随着药农和科技工作者对四大怀药品种认知度的提高，经过四大怀药的变异和提纯复壮，形成了一批四大怀药农家品种，怀地黄主要有四翅锚、郭里茂、千层叶、大青叶、金状元、邢疙瘩、小黑英、新状元、白状元、武陟 1 号、武陟 2 号、武陟 3 号、武陟 4 号、武陟 5 号、武陟 6 号等。特别是 1960 年中国科学院药用植物研究所将金状元做母本、武陟 1 号做父本进行杂交试验培育出的北京 1 号新品种，经提纯复壮，其根块均匀、集中，产量稳定，仍是目前怀地黄种植的当家品种。怀山药的农家品种主要有铁棍山药、太谷山药、鹅脖山药、凤山药、嘉祥细毛长山药、大和长芋山药、梧桐山药等。怀牛膝主要有风挣棵、核桃纹、白牛膝。怀菊花有大白菊、大黄菊、小白菊、小黄菊、茶菊等。

（3）四大怀药科学研究和科学普及工作显著提高。全市科研部门和科研工作者，在研究的同时，积极编写四大怀药资源普查专题报告、四大怀药栽培技术等四大怀药文献资料。详细记述四大怀药的来源、应用历史、近代科研与应用、生态环境及分布、形态特征与农家品种、种植收获与加工储藏、商品特征与质量鉴别、销售概况等，使四大怀药生产、加工、科研等逐步走向规范化。

第二章　怀药科研机构

第一节　焦作市怀药工程研究中心

焦作市怀药工程研究中心于2009年11月成立。它是经焦作市科技局批准，以焦作大学天然产物分离工程重点实验室、焦作市焦大科苑商贸公司、焦作大学生化系分析检测中心、焦作大学营养保健品研究所、焦作大学化工研究所为依托成立的集四大怀药研究、工业化中试、分析检测、成果推广、信息服务于一体的工程技术中心。

该研究中心的研究领域：该研究中心的主要研究方向有怀药有效成分的现代化提取及高附加值产品的中试研究和产业化、研究怀药专用肥及种植中的产量与品质问题、相关产品的分析与检测和怀药技术人才的培训等。

该研究中心的科研成果：

（1）焦作超声波提取怀山药皂苷。

（2）怀山药黏液蛋白的提取。

（3）怀山药多糖的提取。

（4）怀山药膳食纤维的制备和生产。

（5）超声波提取葛根中黄酮和系列产品怀牛膝多糖的提取等。

（6）三味地黄饮通过河南省科技厅新产品成果鉴定。

第二节　焦作市焦大科苑商贸有限公司

焦作市焦大科苑商贸有限公司于2002年10月11日成立，是焦作大学产学研一体化的科技企业，又是焦作市怀药工程技术研究中心和怀药提取分离河南省高校工程技术研究中心科技成果转化基地。公司自2002年成立以来，遵守"求实、诚信、勤奋、创新"的企业精神，"注重特色创新、实现互利共赢"的经营思路，奉行"绿色天然、关爱人生、呵护生命、回归自然"的产品理念，专注于中原大地特有的资源——"四大怀药"（怀山药、怀地黄、怀菊花、怀牛膝）有效成分的提取和利用，以奉献营养健康的绿色产品，使大众享受高品质的生活为己任。公司被评为焦作市怀药行业协会副会长单位，产品被列为中华传统医学会重点推广产品。经过几年的努力，公司已成功研发了以四大怀药提取物为主的三味地黄饮、鲜怀山露、膳食纤维、山药怀菊系列保健酒等多种产品，产品已投放市场，受到了广大消费者的认同和喜爱。

公司的理念：遵循"求实，诚信，励志，殚精"的企业理念，奉行"绿色天然、关爱生命、呵护人生、回归自然"的产品理念，专注于焦作市特有的"市宝资源"——四大怀药的开发。

公司的目标：建立集科研开发、工业中试、分析检测和科技产业化于一体的天然保健食品产业，实现组织集团化、经营规模化、管理规范化、产品品牌化，为四大怀药行业的发展和人民生活质量的提高做出新的贡献。

第三节　温县农业科学研究所

温县农业科学研究所成立于1959年，系河南省重点县所之一，是集农业科研、生产、教育、培训、示范于一体的公益性农业科研单位。

长期以来，该所坚持科研立所，发扬坚韧严谨、创新奉献的精神，先后获国家级、省级、市级科技进步奖项。相继培育出豫麦25、豫麦41、豫麦49、豫麦58、温麦18、温麦19、温麦28等小麦品种，玉米淀玉178、温玉601、温单18和地黄85-5、地黄金九、怀山药47号、怀珍菊等品种。温麦系列种子在全国累计推广3.2亿亩，增创社会效益超200亿元。常年与国内外专家、学者进行学术交流。

该所有高级农艺师2人，农艺师8人，技术推广人员8人，具有强大的师资队伍和相应的培训设备。承担着国家粮食丰产科技工程、农业农村部农业科技专项、河南省重大科技攻关和重点引智项目等多种项目。注重在科研上与各大专院校、科研单位的联合与协作，先后与郑州大学、河南农业大学、河南师范大学、河南省农科院合作，开展小麦离子束介导转基因育种、小麦、玉米穿梭轮回育种，四大怀药资源的收集和新品种选育及栽培技术研究，初步建成河南省最大的四大怀药种质资源圃，为四大怀药新品种选育打下了良好的基础。

第四节　焦作市九如怀药科技有限公司

焦作市九如怀药科技有限公司成立于2017年1月，专注四大怀药的种质资源保护和优良品种选育和生态种植。携手中国医学科学院药用植物研究所专家团队，建立种质资源圃，收集入圃怀地黄野生种12个，怀地黄栽培种6个，怀山药栽培种2个，怀山药野生种4个，怀牛膝栽培种6个，太行菊栽培驯化种2个。引进了天目地黄、裂叶地黄。

2017年5月，成立了焦作九如怀药非遗研修院，携手山东大学、海南医学院专家团队，致力于怀药非遗技艺的挖掘、记录、传承及传承人的培训；四大怀药种植与炮制技艺的生产性保护。该院拥有国家级传承人、省级传承人4位，现代医药专家6位。研修院与河南农业大学、中国医学科学院药用植物研究所建立了项目合作团队，设立了神农山、云台山野生怀药观测点，博爱苏家作和后雁门试验田。发展方向是怀药的经典加工炮制和经典方炮制重建的研究和保护性生产。拥有怀生地黄品牌"太公望"，怀熟地黄品牌"通一子"。

第三章 怀药科技成果

第一节 怀药产业研究成果

随着怀药科技开发的不断深入，焦作市先后建成了焦作大学怀药工程技术中心等 3 个怀药研发机构，并与中国中医科学院共同研究"ACT 冻干粉片剂治疗肾小球肾炎"课题，与河南农业大学承担了国家十五重大专项子课题"地黄饮片炮制研究"。目前，已研发出怀山药提取物饮料、怀参膳食纤维、怀山药提取物含片、三味地黄饮等深加工产品，以及怀山药胶囊、怀牛膝胶囊等中药新药，并已远销日本、韩国、美国、新加坡等国。

（一）有机、无机肥料配合施用对怀地黄品质的影响

由中国医学科学院药用植物研究所赵学蕴、武陟县科技局邱国明、武陟县科技局潘三成合作研究，项目起止时间：1987~1989 年。获中国农业科学院二等奖。

研究目的：通过有机、无机肥料配合施用于田间试验，综合分析，较准确地掌握地黄对氮磷、钾的需肥程度。研究结果：以有机肥为主，有机、无机配合，定量优质施肥技术。即：每亩施厩肥 5 000 千克加饼肥 50 千克加尿素 10 千克。

（二）四大怀药规范化种植技术研究与示范

该项目由河南省中药研究所项目负责人杨圣亚、武陟县科技局项目负责人荆太平合作研究，项目起止时间：1999~2002 年。

研究目的：运用高新技术，将四大怀药示范区建成符合国家规范要求的现代化中药材生产基地，向市场提供优质、无公害、无污染、无农残、重金属含量达标的药材，创河南省中药材名牌产品。加速新科技成果的推广与应用，开发新品种，开辟大市场，为我国中药材规范化生产提供科学依据。研究结果及科研情况：①建成了科技部重大科技攻关项目四大怀药标准栽培示范园区。地点：大封乡驾部二村。②得出怀地黄施底肥最佳方案：亩施磷肥 40 千克、钾肥 20 千克，不施氮肥。

（三）国家重大科技专项——地黄饮片炮制研究

该项目由武陟县永盛药材加工厂单位负责人郭海全、宋国太及河南中医学院技术负责人李军合作完成。项目起止时间：2003~2005 年。

研究目的：对地黄饮片炮制工艺和质量标准进行系统研究，筛选优化炮制方法，确定具体的工艺参数，规范地黄饮片炮制工艺，并经过中试验证。用高效液相等方法确定相应的含量限度及指纹图谱区别，确定切实可行的地黄饮片质量标准，明确其储藏包装等要求，以达到国家

注册标准。研究成果：圆满地完成了科研课题全部内容，通过科技部验收。

（四）牛膝多糖的研制

该项目由中国科学院上海有机化工研究所技术负责人惠永正和武陟县制药厂单位负责人申桂英、李小秀共同研究完成。项目起止时间：1990~1994 年。

研究目的：从怀牛膝中直接提取牛膝多糖的新工艺。从根本上解决武陟县四大怀药仅卖原料的状况，提高牛膝的附加值。达到增加药农经济效益的目的。并开发出一种新型的能提高免疫力的成分——牛膝多糖。研究成果：①研究开发出牛膝多糖生产工艺。②研究开发牛膝多糖粉剂、针剂等新药并进行新药试验。③牛膝多糖提取率达到 14%，含量达到 99% 以上。

（五）四大怀药的太空育种技术研究与推广

该项目由武陟县百疗绿色保健品有限公司单位负责人孙瑞斌、技术负责人荆太平，河南师范大学生命科学学院研究人员李明军共同完成。

研究目的：四大怀药的太空育种技术是集航天、生物技术为一体的综合技术，是目前最先进的农业科学技术之一，利用太空失重、超净、太空射线等因素，促使四大怀药基因进行重新排列，从而获得新的品种和种质资源。研究成果：2006 年 9 月 9 日至 9 月 24 日精选的 200 克怀山药零余子，2 000 余粒地黄种子，7 000 余粒牛膝种子和四个品种 9 棵菊花试管苗搭载"实践八号"返回式卫星，成功实施太空遨游。种子返回地面后，在河南师范大学进行组织培养。现已进入大田选育阶段。

（六）地黄重茬试验

该项目由河南省中药所研究人杨圣亚、武陟县驾部二村负责人原怀共同研究。项目起止时间：1999~2002 年。

研究目的：怀地黄不能重茬是限制其生产和规范化种植的难题。因此，1999~2002 年，河南省中医研究所在驾部二村从土壤中的病原菌、线虫病和微量元素三个方面寻找妨碍地黄重茬的主要因子。研究结果：选前茬为地黄地块，随机分区排列，小区面积为 20 平方米。通过试验发现地黄重茬与药剂处理与否无相关性，可以断定土壤带菌和营养元素以及线虫病与地黄重茬无关。不需要从其他方面查找原因。

第二节　怀药专利

（1）一种无硫怀山药的加工方法。发明人：康明轩。专利号：ZL200610128279.7。

（2）一种怀山药黄酒的制备方法。发明人：康明轩、樊团结。专利号：ZL201210342524.X。

（3）一种怀山药营养粉的制备方法。发明人：康明轩、樊团结。专利号：ZL201210342535.8。

（4）一种怀地黄复方饮料的制备方法。发明人：康明轩、樊团结。专利号：

ZL201210342522.0。

（5）一种怀山药饮料的制备方法。发明人：康明轩、樊团结。专利号：ZL201210342532.4。

（6）怀药神醋：怀药神醋是采用怀山药和不同于一般醋而配制的保健醋，具有抗衰老、抗疲劳、美容养颜的作用。发明人：邓振全、仝泰云。专利号：200910147859.4。

（7）何首乌抗衰老延寿保健食品：是一种抗衰老的丸剂，具有滋补、抗衰老、提高免疫力的作用。发明人：邓振全、仝泰云。专利号：200910147860.7。

（8）双参营养保健食品：是一种具促进生长发育、增强体质、抗衰老的膏剂。发明人：邓振全、仝泰云。专利号：200910147858.X。

（9）怀菊花保健茶：是一种具有清热明目、增强免疫效果的营养保健散剂。发明人：邓振全、仝泰云。专利号：200910249729.1。

（10）地黄宝——生地黄茶：是一种含有地黄素的保健茶，具有清热去火、滋阴补肾、生津凉血、明目等作用。发明人：武陟县地黄保健饮料有限公司总经理雒天才。专利号：961203978。

第三节　怀药著作

一、《本草名释与传说故事》

该书由何银堂、胡作亮主编，中国中医药出版社于1998年3月出版。主编编写此书历经十余载，查阅了近百种有关本草的典籍，对232味中药名称的来历、含义做了较详尽的考证和解释，并根据名称推演其主要性能和应用，发挥其名称含义，扩大其应用思路，每味中药均收载与名称、性能相关的神奇传说故事，特别是对四大怀药的名称进行详尽考证和解释，并收集了有关四大怀药的故事。该书是国内系统考证和解释本草来历、收集整理传说故事、引申其含义的一部学术专著。

二、《四大怀药养生与临证妙用》

该书由马汴梁主编，2003年5月由人民军医出版社出版。本书详细介绍了我国著名的四大怀药——怀地黄、怀山药、怀菊花、怀牛膝的药物、药理和知识及其在养生保健和临证治疗方面的具体应用。该书载有药膳配方900余首，包括每首配方的原料组成、制作方法和功效，按汤类、菜类、酒类、茶类、粥类、面点类、膏羹类、药方类等分类编排，取材容易，制作简便，内容实用，功效确切，是深入学习和应用四大怀药很有价值的参考书。

三、《四大怀药》

该书由焦作市科技局编，2004年7月由中原农民出版社出版。该书较全面地收集整理了四大怀药的历史起源和世代演变，概述了四大怀药的栽培历史、药用价值、生产状况和发展前景，还介绍了它们的生物学特性、优良品种繁育、先进栽培技术、产品采收储藏、药品炮制加工、药用食疗验方等基本知识。

四、《四大怀药与六味地黄丸》

该书由岳胜利编著，2005 年 12 月由中医古籍出版社出版。该书以人文的情怀，对四大怀药的历史渊源做了较全面的介绍；并运用大量翔实的资料对出产四大怀药的地理环境及与众不同的药用效果做了据实的探讨和客观的印证。全书分三大部分，旨在回答四大怀药为什么好，好在哪里。第一部分是文化散文，着力从人文的角度解析四大怀药；第二部分是生产资料式的药理解惑，力求从科学角度让人们认识四大怀药及英雄牌六味地黄丸；第三部分是故事传说，收集了关于四大怀药的风情佳话，对怀药的历史文化背景做了进一步的补充与印证。

五、《四大怀药摄影画册》

该画册是收集四大怀药较全面的一本摄影专辑。2007 年由焦作市科技局、焦作市中药办印。主编：王秀梅。摄影：王秀梅、赵耀东。内部出版，主要是用于宣传当地的旅游特色和四大怀药而制作。

六、《焦作四大怀药的历史与文化》

该书由李相宜编著，2006 年 1 月由炎黄文化出版社出版。书中除辑录了《四大怀药：天赐怀川无价宝》和《怀药文化寻踪探源》等 10 篇报道外，还收入了 5 篇"文化之旅"系列报道、3 篇领导论文和 5 篇专家论文，大致介绍了焦作四大怀药的历史文化和产业现状。

七、《中华文明·怀川寻根》

该书由高登云、李晓飞主编，2003 年 4 月由大象出版社出版。该书作为"华夏龙源探"工程前期资金积累工作的一部分，对焦作历史文化进行了深入、全面、系统的搜集、研究和探索，采用考古发现、历史文献、地方志、民间传说相互对照、相互印证的方法，对每一历史事件、历史人物进行精心考证和探索。

八、《豫商发展史与豫商案例研究·怀商的历史与文化》

该书由程峰主编，2007 年 8 月由河南人民出版社出版。该书研究的范围主要是明清时期怀庆府所辖地区的商人及其文化，是《豫商发展史与豫商案例研究》丛书的一部分。

九、《中华怀药》

该书于 2007 年由中国人民政商会议河南省武陟县委员会编辑出版，为武陟文史资料第七辑。

十、《四大怀药简明教程》

该书由邓振全主编，2012 年由光明日报出版社出版发行。本书全面系统地介绍了四大怀药——山药、地黄、菊花、牛膝的文化源流、药理作用、采收加工、特色产品及发展趋势等。

十一、四大怀药专著系列：《山药专论》《牛膝专论》《地黄专论》

该系列专著包括：《山药专论》，由边宝林、常鸿主编，2013 年 1 月由中医古籍出版社出版发行；《牛膝专论》，由边宝林、常鸿主编，2013 年 1 月由中医古籍出版社出版发行；《地黄专论》，由边宝林主编，2010 年 8 月由中医古籍出版社出版发行。

十二、《话说四大怀药》

该书 2013 年由市怀药行业协会组织编写，围绕怀庆府的历史、怀庆府独特的地理和气候条件、四大怀药的种植历史、历代医药学家对四大怀药的论述、怀药怀商文化及现代科技研究成果等内容进行了广泛搜集。

十三、《怀药无公害生产技术》

该书由吕际成、吕春锋主编，2016 年 6 月由中原农民出版社出版发行。

十四、《四大怀药种植与炮制普及读本》

该书由李成杰、孙树武编著，2016 年 12 月由焦作市非物质文化遗产保护中心、焦作市四大怀药种植与炮制保护协会编印。该书涵盖怀地黄、怀山药、怀牛膝、怀菊花的历史文化、种植与炮制技艺。

十五、《四大怀药疗疾与养生》

该书由传承人李成杰、孙树武编著，2016 年 12 月由焦作市非物质文化遗产保护中心、焦作市四大怀药种植与炮制保护协会编印。书中论述了四大怀药疗疾养生方剂等内容。

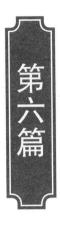

第六篇

怀药机构

第一章　怀药管理机构

第一节　焦作市中药现代化科技产业工程领导小组

2002 年 5 月 20 日，焦作市人民政府下发了《关于成立焦作市中药现代化科技产业工程领导小组的通知》，决定成立焦作市中药现代化科技产业工程领导小组，领导小组下设办公室（简称中药办）。办公室设在市科技局，人员由市科技局、市农业局、市药监局、市计委、市经贸委各抽调一名同志组成，有关县市也成立了相应的领导机构。

第二节　焦作市中医管理局

一、机构发展简介

中医工作在焦作市卫生局中医科成立之前，一直是由焦作市卫生局医政科负责管理，20 世纪 70 年代之后才逐步在医政科内设专职人员负责中医管理工作。

1988 年 5 月 30 日，经焦作市编委批准，下发了焦〔1988〕11 号文件，同意成立焦作市卫生局中医科，定科级干部一名。所需人员从局机关内部调剂解决。

1999 年 3 月 30 日，焦作市人民政府专门召开了市政府第 3 次常务会议，研究解决中医管理机构、中医工作的重点和中医专项经费问题。会议决定，近期召开全市振兴中医大会。会议要求，在今后的中医工作中，要特别注意在名医、专科、治疗疑难杂病上下功夫，走特色振兴中医之路。关于设置中医药管理局的问题，同意成立焦作市中医管理局，与卫生局中医科合署办公，履行中医管理职能，不增加领导职数和工作人员，机构不升格，由卫生局报请市编委批准，经焦作市人民政府批准后成立，负责全市中医管理工作。为保证对中医事业的投入，会议决定从每年的卫生专项经费中列支 30 万元作为中医专项经费。

1999 年 7 月 21 日，经焦作市编委批准，下发了焦编〔1999〕4 号文件，焦作市中医管理局正式成立。这标志着中医管理职能的重大突破和提升，对中医事业的发展起到了积极作用，影响深远。

二、职能简介

焦作市中医管理局是负责全市中医工作的职能部门，在焦作市人民政府和焦作市卫生局的领导下，对全市的中医医疗、预防、保健、中医药科研、教育和中药材及饮片实行管理和监督。其具体职责是：

（1）贯彻执行中医管理法律、法规和方针、政策。

（2）拟定和实施中医行业发展规划、计划和管理制度。

（3）负责各类中医、中西医结合医疗机构的行政管理和业务指导，对其他医疗机构的中医业务进行指导。

（4）负责中医、中西医结合医疗机构审核、审批和校验；中医类别执业医师资格考试、注册和考核；中医机构护士执业注册和考核。

（5）负责中医医疗广告的审核。

（6）拟定中医药科技发展规划并组织实施，指导中医药科研机构建设，组织中医药科研课题的协作攻关和推广。

（7）负责指导中医药学会等社团组织的学术发展工作，组织中医药学术交流与科技合作；会同有关部门制订和组织实施中医药教育发展规划，负责中医药职业技术教育、成人教育、师承教育的管理，指导中医药学历教育。

（8）组织中医专业人员培训、考试和继续教育。

（9）负责中药资源普查、医疗机构中药材及中药饮片质量监督管理。

第二章　怀药药品生产企业

第一节　焦作市中药厂

　　焦作市中药厂系全民所有制企业，始建于 1968 年，地址位于焦作市胜利南街 56 号。该厂依靠焦作市丰富的煤炭、电力、水利资源和驰名中外的四大怀药中药材资源得到了较大的发展。生产有传统的蜜丸、水丸、散剂，现代的片剂、冲剂、浓缩丸等。已被批准列入定点产品的有 8 个剂型，50 个品种。其中，英雄牌香砂养胃丸 1989 年荣获河南省优质产品称号，1991 年荣获首届国货精品博览会银质奖；1991 年英雄牌板蓝根冲剂获河南省优质产品称号；同年英雄牌婴儿素荣获河南省同品种评比第一名。产品远销全国各地，在医药市场上享有良好的信誉。2003 年 5 月经焦作市政府批准，焦作市中医院整体兼并焦作市中药厂，组建怀庆药业有限责任公司。

第二节　焦作市第二中药厂

　　焦作市第二中药厂地处太行、王屋二山环抱的济源市，是闻名全国的愚公的家乡。截至 1996 年，该厂占地面积 35 000 平方米，建筑面积 31 000 平方米，有固定资产 450 万元，职工 232 人，其中工程技术人员 42 人，主要生产片剂、丸剂、口服液、针剂等八大剂型 64 个品种。1990 年产值达到 1 300 万元，实现利润 120 万元。其中省优产品 3 个，部优产品 1 个，1990 年优质产品产值率为 51.6%。1990 年获得了省一级先进企业称号，并连续被河南省医药管理局、焦作市医药管理局，济源市人民政府命名为"先进单位"和"文明单位"。1996 年，由于行政区划，济源市从焦作市分离出去，为省辖市，该厂更名为河南省济源市济世药业有限公司。

第三节　焦作市第三中药厂

　　焦作市第三中药厂位于焦作市西南 60 千米的孟州市，成立于 1958 年。该厂自创建以来，以中药针剂为龙头，还有口服液、糖浆、丸剂，共四大剂型。特别是清热解毒注射液、山楂丸曾在同行级评比中荣获第一、第二名，还生产有复方丹参注射液、清肝利胆注射液、穿心莲注射液、柴胡注射液、鱼腥草注射液、当归注射液、灭菌注射用水（2 毫升、5 毫升）、大山楂丸、杞菊地黄丸、麦味地黄丸、保和丸、归脾丸等 10 余种丸剂和各类止咳糖浆 30 余种产品。1998 年企业改制为民营企业，并更名为焦作市康华药业有限公司。

第四节 河南省百疗怀药科技开发有限公司

　　河南省百疗怀药科技开发有限公司成立于 1985 年，位于焦作市武陟县境内黄河滩区。是一家以四大怀药基地种植、饮片炮制、精细加工为一体的焦作市农业产业化龙头企业。占地面积 35 000 平方米，建筑面积 20 000 平方米，拥有无菌标准化生产车间和现代化精细加工设备，具有各类管理和专业技术人员 16 人，企业职工 68 人，总资产 3 700 万元。公司创始人孙树武为国家非物质文化遗产四大怀药代表性传承人，百疗品牌先后获得国家绿色食品、国家无公害农产品、国家有机食品、国家标准化农产品、河南名牌、河南知名商品、河南著名商标等殊荣。

　　公司走产、学、研与公司＋基地＋农户的道路。常年拥有 2 000~2 500 亩种植基地，主要种植怀山药、怀地黄、怀牛膝、怀菊花四种药材，辐射带动周围农户种植四大怀药。2006 年 9 月 9 日建立四大怀药太空育种项目，实施了四大怀药太空育种试验，依托河南农业大学、河南师范大学实施航天育种和种苗脱毒快繁及产业化技术研究，优化四大怀药种子及脱毒快繁工作。并成功申报了 9 800 亩怀山药绿色食品种植基地；依托河南中医学院、河南轻工学院、河南食品研究所等院校和科研部门，不断进行技术创新，改变了传统的硫黄熏蒸工艺，生产出无硫系列怀药饮片等系列功能性食品。2005 年，被国家质量技术监督总局标准化委员会授予"农业标准化生产基地"；2006 年，其生产的"百疗铁棍山药"被国家绿色食品发展中心认定为"A 级国家绿色食品"；2007 年被认定为"河南省无公害中药材生产基地"。2011 年通过国家食品药品监督管理局的审核，获得药材生产许可证——GMP 生产许可证。

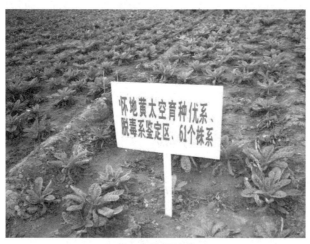

太空育种怀地黄

第五节 江苏平光信谊（焦作）中药有限公司

　　江苏平光信谊（焦作）中药有限公司，系平光制药股份有限公司的一个分公司。平光制药股份有限公司是一家集药品生产、进出口贸易、科研为一体的医药专业机构。始建于 1988 年，原隶属国家兵器工业部258厂。1998年2月，改制为股份制民营企业，更名为焦作平光责任有限公司。2002年9月，整体收购郑州亚新制药有限公司，更名为平光制药集团公司。占地面积150 000平方米，总资产1.88亿元，有员工1 300余人。可生产片剂、胶囊剂、颗粒剂、冻干粉针剂、粉针剂、丸剂、口服液剂、糖浆剂及药用原料等9个剂型，均通过国家GMP认证，拥有药品生产批准文号128个。焦作平光信谊中药有限责任公司于2003年6月异地改制而成，位于焦作市高新技术开发区玉溪路，是在原郑州亚新制药有限公司的基础上，经河南省药品监督管理局批准，搬迁至焦作高新技术产业开发区玉溪路进行GMP异地改造的中药工业企业，有总资产2 500万元，员工130多人，主要产品有6个剂型（片剂、散剂、丸剂、颗粒剂、糖浆剂及口服溶液）共39个品种，其中乌金口服液为国家中药保护品种。2004年4月通过GMP认证。

2005年10月公司名称变更为江苏平光信谊（焦作）中药有限公司。优势产品为消栓通络颗粒（该品种为治疗中风、脑血栓的全国独家品种，系2015年12月17日国家总局下发药品补充申请批件同意吉林益民堂制药有限公司将该品种药品生产技术转让至该公司后生产的）、泌感颗粒（该品种为治疗泌尿系统疾病的全国独家品种，系2016年09月14日国家总局下发药品补充申请批件同意辽宁一成药业有限公司将该品种药品生产技术转让至该公司后生产的）、乌金口服液等。2017年公司销售额为1 472.4万元，利税249.47万元。公司发展定位为全国先进的心脑血管领域创新型企业，将围绕消栓通络颗粒（公司战略品种）、泌感颗粒、乌金口服液等重点品种，不断加强药品研发及通过兼并或技术转移潜力品种，不断调整产品结构。

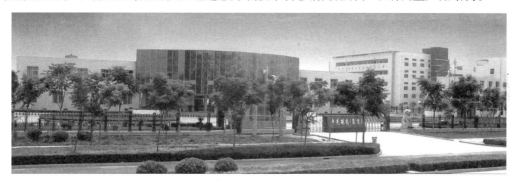

江苏平光信谊（焦作）中药有限公司

第六节　焦作市第四中药厂

该厂是1989年由中国药材公司建议兴建的中成药厂，位于焦作市温县城北环城路，是隶属温县经委领导的全民预算内企业，有固定资产200万元，职工150人，其中专业技术人员28人。该厂片剂生产能力3亿片/年，冲剂生产能力30吨/年，是国内唯一一家生产国家级新药六味地黄冲剂的厂家。该厂和承德医学院联合对传统中药制剂"六味地黄丸"进行剂型改革，研制成功了新产品"六味地黄冲剂"，填补国内一项空白。该产品既保留了原药成分高、滋阴补肾、增精提神之功效，又具备口感好、服用方便、利于储存和远销等特点，对治疗因肾虚阴亏而引起的头晕耳鸣、男子遗精、女子崩漏等症有显著疗效，并具有治疗糖尿病、抗衰老的作用。1990 年荣获第二届全国抗衰老技术大会"金寿杯"金质奖。1991 年获郑州全国科学技术成果交流交易会优秀新产品奖。

第七节　焦作市北方药业有限公司

焦作市北方药业有限公司创建于 1992 年，是集药材种植、生产、销售于一体的综合性民营企业。2003 年 9 月改制为有限责任公司，正式成立焦作市北方药业有限公司。公司位于四大怀药之乡温县，占地面积 1.2 万平方米，建筑面积 3 260 平方米。其中中心化验室建筑面积 80 平方米，车间建筑面积 1 000 平方米，仓库建筑面积 1 000 平方米。分为原料库、原料阴凉库、成品库、成品阴凉库等，仓储能力可达 500 吨。化验科室配备了十万分之一天平、高效液相色谱仪等精密仪器，对生药能进行水分、灰分常规检测，以及对生药进行有效成分等较为复杂的理化检测。2007 年 1 月首次通过 GMP 认证。2015 年 12 月再次通过 GMP 认证。公司现有职工 32 人，在药材种植上推行"公司＋基地＋农户"的模式，推广了怀山药、怀地黄、怀牛膝、怀菊花等多个珍贵药材品种，主要生产范围为中药饮片净制。公司的拳头产品为连翘和山茱萸，年平均产量 1 000 吨左右。公司销售收入 2 800 万元，利税 300 万元，先后被授予"四大怀药种植标准化示范基地""农业产业化龙头企业"等荣誉称号。

第八节　河南省康华药业股份有限公司

河南省康华药业股份有限公司位于唐代大文学家韩愈的故里——孟州市。公司前身是组建于 1958 年的国营企业焦作市第三中药厂，1998 年企业改制为民营企业，并更名为焦作市康华药业有限公司，2014 年与河南怀庆药业有限责任公司合并。

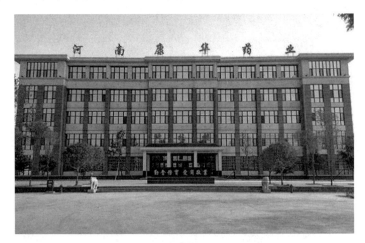

河南康华药业

2002 年，焦作市委、市政府批准在孟州市长店工业区新征土地 55 000 平方米投资 3 000 万元用于康华公司异地改造的 GMP 工程。2011 年更名为河南省康华药业股份有限公司，现建筑面积 15 000 平方米，资产总额 2 亿元，注册资本 5 600 万元。现有职工 280 人，其中技术人员 128 人。

公司拥有与生产规模相匹配的电力、动力、仓储等设施以及保障产品质量需用的动物实验中心和药品化验检测大楼，并配备了国内比较先进的各项药理指标化验仪器设备。公司目前具有通过国家药品管理 GMP 认证的小容量注射剂、丸剂、片剂、口服液、糖浆现代化生产线，主产品涉及中成药的 8 个剂型 78 个品种；其中以针剂产品为龙头，生产柴胡注射剂、清热解毒注射剂、鱼腥草注射剂、香丹注射剂、穿心莲注射剂等，年产小针剂 18 亿支，丸剂 400 万盒，糖浆 500 万瓶，工业总产值 1.5 亿元，销售额 1 亿元，年实现税利 1 000 万元。公司生产的穿心莲注射液、清热解毒注射液荣获河南省优质产品称号。公司 2004 年被焦作市委授予"农业产业化龙头企业"称号，2006 年被焦作市中药现代化科技产业工程领导小组授予"四大怀药新产品开发单位"称号，2015 年 8 月被河南省科学技术厅授予高新技术企业证书。

第九节　怀山堂品牌及企业

怀山堂，创立于 1773 年，历经 248 年，山药世家，八代传承，河南老字号品牌。怀山堂位于温县怀山药核心产业集聚区纬二路 13 号，专注四大怀药的种植与贸易，怀山堂现已发展成为集四大怀药的研发、种植、加工、销售、文化旅游、品牌推广为一体的全产业链企业。

公司是四大怀药国家标准起草与制订企业单位、中药现代化科技产业工程重点企业、河南

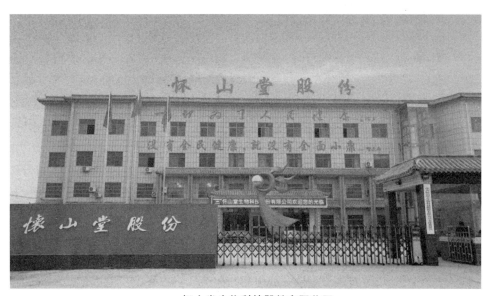

怀山堂生物科技股份有限公司

省农业产业化优秀龙头企业、河南省诚信民营企业。2008 年 9 月 8 日，时任中共中央总书记的胡锦涛视察公司铁棍牌山药标准化种植基地。2014 年，怀山堂铁棍山药粉上市。2016 年 11 月，怀山堂登陆"新三板"，成为山药行业首家上市公司。2017 年 9 月，怀山堂央视广告热播。2018 年，怀山堂发起全民脾胃健康工程。2019 年，怀山堂启动转型升级。2020 年，怀山堂定位于专业山药食养健康解决方案服务运营商并升级推出"时光陈化"系列怀山药粉。2021 年，怀山堂打造全生命周期健康食养健康 12 谷，并推出"山药 +"全生命周期系列食养服务方案，包括：孕期食养方案"怀优 1 号"，儿童成长食养方案"育而好""儿消乐""怀山米粉"，青春期食养方案"记益 1 号""记益 2 号"，经期食养方案"暖暖家"，青春驻颜食养方案"绝世风华"，瘦身食养方案"清清乐"和"美女靓线"，男士活力食养方案"把根留住""生命之根"，睡眠食养方案"入梦令"，头发食养方案"内生"，气血不畅者食养方案"散节 1 号"，乏力不舒服者食养方案"创能动力"与"创能动力 1 号"，排便困难者食养方案"解秘"，等等。

遵上工岐黄之道，敬道地物种之美。察百年传承之妙，循四季食养之法。怀山堂坚守"留余"祖训，传承千年食养文化及百年非遗技艺，创新四季食养产品服务体系，以"专业食养 + 健康教育 + 康养旅游"模式，弘扬千年怀药文化，传播百年匠心精神，助推健康中国战略，服务现代美好生活。

第十节　保和堂（焦作）制药有限公司

保和堂（焦作）制药有限公司成立于 2002 年，是由香港保和堂（中国）有限公司投资成立的现代化制药企业，公司位于河南省温县城北工业区，注册资本 1 亿元。现有员工 156 人。其中质量保证人员 11 人，质量控制人员 15 人，储存和发运人员 12 人。经营范围以中药材种植加工、中药饮片、中成药、保健食品生产为主，主要原料为山药、地黄等中药材。现有六味地黄颗粒、当归龙荟胶囊、辛芩胶囊等 14 个药品批准文号，怀菊茶、铁棍山药粉两个食品文号。公司中药提取车间、制剂车间、中药饮片车间均通过了 GMP 认证，食品生产线取得了 QS 生产许可证，通过 ISO 9001 质量体系认证。保和堂（焦作）制药有限公司是农业产业化河南省重点龙头企业、河南省企业技术中心、焦作市工程技术研究中心。公司具备自营进出口权，产品销往北京、上海、广东、四川及东北三省等。

公司始终致力于传统中药的研究开发，在本地建设有 GAP 怀药种植基地和无硫怀药饮片加工基地。通过"公司 + 农户""公司 + 基地"等形式规范怀药的种植、采收，独创的无硫怀药加工工艺，确保了入药药材的品质。同时通过产、学、研合作模式，加快高附加值怀药产品的研发和投入，改变怀药加工工艺落后、科技含量低、附加值低的局面。公司在北京、上海等大中城市均开设有 GSP 零售药店，实现中药材种植（GAP）、药品加工（GMP）、药品销售（GSP）的标准化供销一条龙经营模式。

公司的优势产品为当归龙荟胶囊、六味地黄颗粒、山药饮片、地黄饮片、熟地黄、怀菊花、牛膝饮片。2017年度,公司各品种的产量为：当归龙荟胶囊2 839万粒,六味地黄颗粒160万袋,熟地黄20 508千克,生地黄6 488千克,山药饮片6 684千克,牛膝饮片5 146千克,怀菊花1 283千克。2017年总销售额为31 356.09万元,实现利税12 572.33万元。该公司2004年3月被焦作市人民政府授予"农业产业化龙头企业"称号；2006年10月被河南省商务厅、河南省外商投资企业协会授予"2005年度外商投资优秀企业"称号；2007年5月被焦作市委、市政府评为"焦作市优秀民营企业"；2008年3月被焦作市中药现代化科技产业工程领导小组评为"怀药新产品开发先进单位"；2009年3月被温县人民政府授予"纳税明星"称号；2010年4月被温县人民政府评为"2009年度农产品加工先进企业"；2010年7月被河南省人民政府授予"农业产业化省重点龙头企业"称号；2010年12月被焦作市中药现代化科技产业工程领导小组授予"怀药品牌创建优秀企业"称号；2013年11月被河南省科学技术厅授予"河南省中药现代化科技示范企业"称号；2014年2月被温县人民政府评为"2013年度农产品加工先进企业"；2014年9月在首届中医药科技推广双先评比表彰大会上被授予"中医药科技推广工作先进集体"称号。

第十一节　焦作市怀庆药业有限责任公司

焦作市怀庆药业有限责任公司（原焦作市中药厂）,始建于1968年,是市属中药制药企业,2003年5月按照焦作市政府市长办公会议纪要由焦作市中医院整体兼并后改制。2003年8月公司开始异地GMP认证搬迁改造,公司占地面积84 000平方米,总投资9 000万元,固定资产5 900万元。公司现有员工273名,各类专业技术人员50名,其中中、高级职称23名,执业药师9名。公司现有片、丸、散、颗粒、饮片等5个剂型,有45个国药准字号批准文号。2004年11月,公司的片、丸、散、颗粒剂通过国家GMP认证。公司共生产丸剂、片剂、颗粒剂、散剂等4个剂型,共41个品种,产品销于全国20多个省（市）。2005年11月公司生产的香砂养胃丸获"河南省优质产品"称号,2006年4月经省药监局专家现场检查将材料上报国家药监局。2014年与河南省康华药业股份有限公司合并。

第十二节　焦作市明仁天然药物有限责任公司

焦作市明仁天然药物有限责任公司成立于2004年12月,位于焦作市中原路（南段）2618号,是经河南省药品监督管理局批准的药品生产企业。2014年1月20日取得中药饮片GMP证书,2014年11月17日取得片剂（含中药提取）GMP证书,2016年11月17日取得直接口服中药饮片GMP证书；已取得的批准文号为"国药准字Z20143015"（热淋清咀嚼片）。主要生产四大怀药系列传统饮片、新型颗粒饮片和保健食品,主要产品有：怀参含片、怀山药茯苓片、怀地黄胶囊、杞菊地黄胶囊、怀山药高钙片、怀山药喜食片、舒目保健膏（含怀地黄、怀菊花）、白内明保健膏（含怀地黄、怀菊花）等。

第十三节　河南省永顺行贸易有限公司

河南省永顺行贸易有限公司是一家集中药饮片生产、销售、技术服务于一体的新建企业，公司位于河南省焦作市武陟县城工业南路89号，占地22亩，建筑面积7 000平方米，年产中药饮片12 000吨。公司成立于2007年9月，设有生产部、质量部、物流部、业务部、财务部等部门，并配置有标本室、留样室、理化分析室。中药饮片仓库设有常温库和阴凉库，机构健全，管理严谨。公司于2015年1月通过国家药品GMP认证。公司主要经营范围有中药材收购、四大怀药、中药饮片的生产。

第十四节　焦作天鸿药业有限公司

焦作天鸿药业有限公司位于博爱县产业集聚区，成立于2013年2月28日，注册资本8 600万元。其主要经营范围：化妆品、保健品、中药材、农副产品销售；土特产、怀山药、怀菊花、怀地黄、怀牛膝收购、加工销售；中药饮片、毒性饮片、直接口服饮片加工、销售；生物药材及药品技术研发、技术转让、技术咨询等。它是集天然药物研究、培植、开发、生产及销售、配送为一体的高新技术企业，公司占地8万余平方米。

公司专业从事天然植物药效成分研究、中药原料生产，致力于打造比其他地区更道地的产品品质和价值。在此基础上更投入资金延伸产业链，利用电子化的手段和互联网的技术来完成物流全过程的协调、控制和管理，实现从网络前端到最终客户端的所有中间过程服务，再辅以现代物流设备，充分利用第三方物流，进一步降低物流成本、增强企业的竞争能力，从而满足人民群众日益增长的药品和保健需求。

第十五节　焦作市鑫诚怀药有限公司

焦作市鑫诚怀药有限公司位于武陟县大封镇老催庄村，2015年由原河南省永盛怀药加工厂改制而成，是一家以四大怀药生产为主的现代化生产企业。企业占地总面积60 000平方米，总资产5 000万元，有自主进出口权。有四大怀药和食品两条生产线，生产车间通过了GMP认证，占地面积22 500平方米，建筑面积20 000平方米，设有办公区（含化验室）、生产区、生活区。有员工62人，质量部人员6人，其中化验室4人。公司于2015年11月第三次通过了GMP认证，认证范围（生产范围）有净制、切制、蒸制、炒制、炙制、粉碎。2016年1月1日取得药品生产许可证，申报品种有 99 个，常年生产品种 30 个，有地黄、枸杞子、百合、白芍、牡蛎、五味子、红花等。2017 年年产值 3 000 万元，销售额 2 800 万元，利税 30 万元。

2012 年，公司生产的怀沁牌怀菊花、怀山药、怀地黄、怀牛膝系列产品被评为河南省著名商标。2013 年，生产的怀菊花、怀山药经过中国绿色食品发展中心审核，被认定为绿色食品 A 级产品，取得了绿色食品证书。

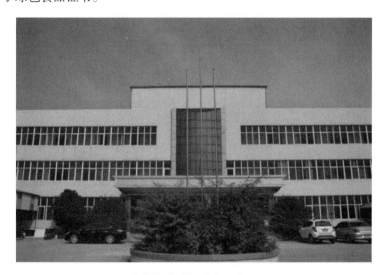

焦作市鑫诚怀药有限公司

第十六节　河南怀圣药业

河南怀圣药业于 2015 年 11 月开始筹建，注册地址与生产地址位于焦作新区宁郭镇北官庄村，厂区占地面积 4 100 平方米，建筑面积 5 600 平方米。其中中药饮片车间 2 000 平方米，设有拣选间、洗润间、切制间、蒸煮间、干燥间、炒制间、内包间、外包间、中转间等，仓库 482 平方米。检测中心总面积 370 平方米。该企业于 2017 年 11 月取得药品生产许可证，2018 年 3 月取得药品生产 GMP 证。主要生产中药饮片（净制、切制、炒制、蒸制、炙制）。

第十七节　温县怀明堂药业有限公司

温县怀明堂药业有限公司位于温县武德镇慕庄村，成立于 2017 年 1 月 17 日，注册资本 1 000 万元。主要生产范围为中药材、农副产品的收购、加工、销售等。

第十八节　焦作市杜盛兴中药饮片有限公司

　　焦作市杜盛兴中药饮片有限公司位于博爱县孝敬镇唐村，成立于 2018 年 7 月 6 日，注册资金 50 万元。主要生产中药饮片（净制、切制、炒制、炙制、蒸制）。

第三章　怀药生产加工企业

第一节　武陟县三虹怀药基地有限公司

武陟县三虹怀药基地有限公司位于武陟县城东环路，创建于 1982 年，占地 10 000 平方米，总投资 1 000 万元。主导产品为地黄宝。注册商标武州牌。产品由国家卫生部批准生产，并获得国家发明专利。主要产品有地黄宝饮料、山药蜜饯、生地蜜饯、地黄养生茶和菊花茶。

第二节　武陟县远东贸易有限公司

武陟县远东贸易有限公司位于北郭口工业区，成立于 1996 年 11 月，占地面积 8 400 平方米，拥有多名高级管理人员，年产值 450 万元，年利税 82 万元。公司开发出了一系列科技含量大、营养价值高、品种齐全、老少皆宜的怀药食品，主要产品有菊花清酒、菊杞红酒、地黄六神酒、低糖速溶型地黄茶、怀山药粥等。

第三节　武陟县永盛药材加工厂

武陟县永盛药材加工厂位于武陟县大封镇老催庄，成立于 1997 年 4 月。有正式职工 50 多人，其中专业技术人员 10 人，固定资产 1 000 多万元。以四大怀药生产加工为主品种达 30 多个，注册有怀沁牌商标，并于 2005 年通过国家质量监督检验检疫总局地理标志产品专用标志注册登记。加工厂是一个现代化的中药饮片企业，是焦作市中药现代化科技产业工程重点企业，占地 30 000 平方米，总投资 2 800 万元，拥有 12 条现代化中药饮片生产线，年怀药加工能力 6 000~8 000 吨，年产值可达 5 000 余万元。2003~2006 年与河南农业大学共同完成了国家"十五"重大科技专项课题项目"地黄饮片炮制研究"。2005 年 11 月份通过了国家 GMP 认证，是焦作市第一家通过 GMP 认证的中药饮片生产企业。2006 年，投入资金和人力进行无硫山药片的研究，改变山药传统的硫熏生产方法，生产出了绿色、环保的药材。

第四节　温县外贸怀药有限公司

温县外贸怀药有限公司位于温县南张羌镇南张羌村西，成立于 1998 年 8 月，注册资本 200 万元，是从事怀药收购加工对外贸易的厂家。公司以"基地＋农户"收购、加工、销售为一体的龙头企业。公司带动广大怀药种植户实施 GAP 种植，为种植户提供脱毒复壮种苗，产前、产中、产后管理技术；与种植户签订保护价收购合同。依托本地域特产四大怀药为拳头商品的优势资源，供我国外贸、医保和土产进出口（集团）公司的供货定点厂家，并与国内多家 A 级制药厂签订长期供 GAP 种植原料，公司集古老传统加工炮制的四大怀药，以 FD、AD 生产工艺，生产的无硫怀山药片、段、粉，怀光山药片、段，怀山药汤圆，怀山药挂面，怀山药粉丝，怀山药包子，怀山药饺子，怀山药馒头，怀鲜地黄及其汁、叶粉，怀地黄片、粒，怀熟地黄及其片，怀地黄腌菜，怀菊花茶，怀牛膝及其片、段，以及各种脱水蔬菜、水果、食用菌；兼营农副产品。公司生产的系列产品畅销日本、韩国、新加坡、马来西亚、美国等 30 多个国家和地区。公司 1999 年被评为焦作农业产业化经营重点龙头企业，2000 年被评为焦作市产业化重点龙头企业，2004 年被评为农业标准化示范项目龙头企业，2005 年基地被认定为焦作市四大怀药农业标准化示范基地。

第五节　宛西制药怀药生产基地

宛西制药（全名仲景宛西制药股份有限公司）自 1978 年建厂以来，一直坚持从道地产区购进原材料，如地黄、山药主要从焦作市产区购进。每年从这些产区购进的怀地黄、怀山药两种药材近 1 500 吨。公司自 1998 年开始规划，对焦作怀药产区进行土壤、水质、大气等环境进行检测；2001 年正式选择在焦作温县建立了 2 000 多亩怀地黄 GAP 基地、1 000 多亩怀山药 GAP 基地。公司为控制原料的农药残留、重金属不超标，每年与当地近 1 000 名种植户签订怀地黄、怀山药种植合作协议，确立"公司＋基地＋科研＋农户"的合作关系，从种子统一提供、生产技术环节规范管理、农药化肥统一规范使用着手，每年派出近十名技术人员常驻基地免费为签约农户进行种植技术培训，实现了"药材好，药才好"承诺，同时基地也在 2005 年 11 月正式通过了国家食品药品监督管理局的 GAP 认证。2007 年宛西制药在怀山药、怀地黄产区温县工业园区投资 1 500 万建立怀山药、怀地黄生产基地。

第六节　河南金陵怀药药业有限公司

河南金陵怀药药业有限公司位于温县太行路东段，成立于 2003 年 3 月，是由金陵药业股份有限公司和温县农业科学研究所共同出资组建的有限公司，注册资金 1 000 万元，专门从事怀牛膝等怀药种植、加工、收购、销售等业务。2004 年，公司在太行路东段受让了 30 亩国有土地使用权，兴建了恒温仓库、综合楼等项目。主营怀牛膝的销售，年销售 2 000 多吨。

第七节　武陟县永丰怀参基地公司

武陟县永丰怀参基地公司位于武陟县北郭乡益庄村,成立于2003年7月,注册资本50万元。公司是集科、工、贸为一体的综合性企业,总投资400万元,占地6 000平方米,建有怀参果脯、怀参营养粉及怀山药片专业生产线,有怀地黄、怀山药规范化种植试验基地200亩,年产值210万元,实现利税60万元,主要产品有爸爸康乐素、妈妈心怀素、怀参营养粉、怀山药脯、怀地黄脯等。

第八节　焦作市太极庄商贸有限责任公司

焦作市太极庄商贸有限责任公司位于焦作市解放路与西环路十字口西南角,成立于2003年12月,注册资金100万元。该公司依托天然资源优势,以科技为先导,潜心研究,开发推广以四大怀药为主的地方特产、旅游佳品、绿色纯天然产品。公司自成立以来,一直视宣传和保护地方宝贵资源"四大怀药"为己任,现拥有各类高层次管理和专业技术人才多名。按照"公司＋基地＋农户"的生产模式,建设规范化种植基地,建立怀药展厅、怀药文化馆及怀药研发中心,引进、开发先进的生产科研技术和工艺,发展怀药深加工,建设一座多功能、多层次、现代化的怀药企业园区。积极打造知名品牌,开拓国内外市场,实行集中统一的国家原产地域保护,建立辐射全国的怀药物流配送营销体系。公司的主要产品有怀菊花记忆枕、怀菊花老年养生枕、怀牛膝腰枕、怀菊花颈枕、怀菊花茶、怀山药片等。

第九节　焦作市绿洲怀药生物科技有限公司

焦作市绿洲怀药生物科技有限公司位于武陟县迎宾大道260号阳光工业园,成立于2004年3月,是一家以生物工程、生态农业为主导产业,集科研、工贸于一体的生态环保型高新技术企业。公司创始人傅国福为复寿堂傅氏中医第十三世传人,弘扬和传承中华民族"食药同源"和"治未病"中医药养生文化理念,不断挖掘和利用四大怀药及中医药文化精髓,充分运用高新科技,研发生产特色鲜明的系列养生食品、绿色保健食品、系列化妆品和消毒卫生用品等。其中,"怀参双歧因子粉""肤立清霜""山药灵韵系列口红"等为国家发明专利产品;公司的"復寿堂滋膏制作技艺"被认定为国家非物质文化遗产;同时公司被认定为河南省"智能车间"、国家3A级工业旅游景区、河南省农业产业化省重点龙头企业。

第十节　焦作淼雨股份有限公司

河南省淼雨股份有限公司（原焦作市一枝绿饮品有限公司）位于焦作市影视大道，成立于2004年4月，注册资本6 500万元，拥有五条全自动灌装生产线和现代化的检测设备，十万级空气净化车间，可生产果汁、果奶、果醋、茶、玉米浆、姜汁、地黄汁、枸杞汁多种饮料，产品分为果醋、果汁、奶制品、纯净水等四大系列80余种单品，产品销售遍及全国，并出口至美、日及以色列等国家和地区。公司通过了QS国家食品生产许可证，并获得了ISO 9001：2000国际质量体系认证和HACCP食品安全管理体系认证。2007年8月成为世界零售巨头沃尔玛集团贴牌加工业务的合作伙伴。2007年被授予卫生部食品行业A级企业称号，是河南省具有出口资格的饮料生产企业之一。2007年2月被市政府授予农业产业化龙头企业称号。2007年4月，被市政府评定为2007年度高成长性中小企业。公司在焦作市西部工业集聚区规划工业用地100亩，兴建二期工程，该工程投资1.1亿元。2008年5月工程全部竣工并投入生产，工程拥有国内领先技术的果醋、果蔬汁饮品生产线共10条，每年可生产果醋、果蔬汁10万吨，创产值5亿元，利税6 000万元。

第十一节　焦作市易生元保健食品有限公司

焦作市易生元保健食品有限公司，是一家以怀山药为主研制、开发、生产、销售为一体的高新技术企业，是焦作市农业产业化龙头企业之一。公司成立于2004年8月。现位于焦作市中站工业集聚区，南邻影视西路，东邻春晓路。厂区占地面积65 000平方米，其中厂房建筑总面积30 000平方米。公司现有员工100人，其中专业技术人员25人。资产总额800万元，固定资产500万元。

公司利用生物工程技术开发了怀山药原浆乳、怀山药童心乳高档饮品及怀山药男人肽酒、怀山药女人肽酒等系列产品，并获得了河南省轻工科技成果二等奖。其创新点就在于利用怀山药亦药亦食、药食同源的药理特性，与现代科学的食品工艺相结合，创新性生产出了符合市场需求的新产品。同时，较好地解决了怀山药生产过程中产生褐变、沉淀、不良口感、原料利用率低等关键性技术难题，最大限度地保持了其生物活性。还有效解决了怀山药规模化生产的技术瓶颈。

第十二节　焦作市健国怀药有限公司

焦作市健国怀药有限公司位于温县北冷乡西南冷村，原为温县建国怀药行，成立于1986年，2004年8月更名为焦作市健国怀药有限公司，注册资本200万元，是一家集种植、收购、加工、研发、销售为一体的内销外销股份制企业。该公司立足四大怀药优质资源，研发了怀菊枕系列，是当时河南省唯一一家获得国家健用字号的企业，其生产的健国铁棍山药于 2007 年 10 月份通过河南名牌称号，怀山饮片、怀菊花、山药酥、山药果脯、山药月饼、山药片、地黄片、菊花片、牛轧糖休闲保健食品系列成功通过国家安全质量市场准入验收，2005 年通过 ISO 国际质量体系认证。怀药种植基地建设，以"公司 + 农户"带领农户种植四大怀药 2 600 余亩，2006 年通过无公害标准化验收单位。销售怀山饮片、精品光山药两大品种，十几年来，一直占据我国香港、台湾，以及加拿大、马来西亚、新加坡市场，在河南省各地市开设连锁店 63 家，在北京、上海、南京、广州、连云港等各大城市有百余家经销商。

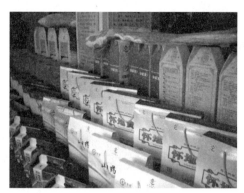

焦作市健国怀药有限公司生产的四大怀药产品

第十三节　河南省康福源中药生物科技有限公司

河南省康福源中药生物科技有限公司成立于 2005 年 6 月，位于郑（州）常（平）公路 52 千米处，焦温公路西侧。公司总占地面积 7 900 平方米，建筑面积约 13 000 平方米，设计年加工中药材 4 000 余吨。

2010 年公司开始筹建集纯净水、苏打水、口服液、饮料、果汁等生产于一体的口服液车间，公司固定资产总计 3 000 余万元，是中药生产经营新型企业，项目一期工程共投资 1 000 万元，其中建筑面积约 1.5 万平方米，有较强的科研力量、较完善的科研设备和装备精良的生产设备，年加工中药材 200 吨。公司已有保健食品 6 个系列数十个品种，主要有康福源怀药口服液、喜食片、怀参露、肝精补血口服液、太宝乐口服液、香砂怀参胃宝、婴儿喜食粉、口服葡萄糖粉、保和丸等，产品畅销河南、山东、安徽、江苏、东北等十几个省市和地区。

第十四节　焦作市东亚鸿实业有限公司

焦作市东亚鸿实业有限公司成立于 2006 年 4 月，是一家集四大怀药研究、开发、加工、销售于一体的股份制民营企业。公司位于焦作市温县赵堡镇工业区，注册资金 200 万元，占地面积 10 000 平方米，建筑面积 2 000 平方米，固定资金总额 108 万元，公司现有员工 26 人，其中具有中高级技术职称者 12 人。公司致力于怀菊花的研究开发。研究开发了公司主导产品怀菊花品系中的精品——珍珠菊。该产品以其独特的外观和内在质地，纯天然绿色产品等特点享誉国内外市场。同时，研究开发了银菊花茶、怀牛膝、怀地黄、怀山药等系列产品 28 个。在黄河滩四大怀药无公害生产区建立四大怀药 GAP 基地 5 000 亩，其中返租土地 200 亩，建立珍珠菊标准化示范基地。向企业提供优质珍珠菊 6 万千克、怀菊花 13 万千克、牛膝 135 千克。

第十五节　焦作市金土地怀药食饮有限公司

焦作市金土地怀药食饮有限公司位于武陟县城城东工业园区，成立于 2006 年 8 月。该公司占地 14 000 平方米，总投资 1 100 万元。现有饮料生产线 1 条，罐头生产线 4 条，年产值 4 000 万元。主要产品有怀山药脯、怀山药八宝粥、怀山药罐头、怀山药饮料、怀菊花茶等怀药产品。

第十六节　武陟县宏兴怀药生物科技有限公司

武陟县宏兴怀药生物科技有限公司（原武陟县永恒药材加工厂），是一家集四大怀药种植、生产、加工、营销、科研于一体的生产企业，是焦作市委、市政府和武陟县委、县政府确立的四大怀药加工龙头企业之一，也是焦作市怀药医典产业化工程首批加盟成员单位。公司位于大封镇老催庄，占地面积 1 万平方米，建筑面积 6 000 平方米，总资产 480 万元，职工总数 180 人。新扩建的生产区于 2008 年 1 月投入使用，可年产无硫怀药饮片 2 000 吨，实现利润 500 万元。公司与国家科研院校和焦作怀药企业，共同组建了"国家怀药医典产业化科技园"和焦作市御怀徽标怀药生态园——四大怀药无硫饮片生产基地，先后开发出无硫怀山药片、怀山药粉、怀生地片、怀熟地片、怀牛膝片、怀牛膝粒（段）、怀菊花茶等四大类 18 种新产品。

第十七节　武陟县园满怀药有限公司

武陟县园满怀药有限公司位于仰韶文化和龙山文化遗址武陟县大封镇驾部四村，于 2007 年 7 月注册成立，注册资本为 50 万元。主要经营范围：中药材、四大怀药的加工销售等。

第十八节　河南铁大哥农业科技有限公司
温县分公司

河南铁大哥农业科技有限公司是一家立足于山药种植、深加工、产供销一体的现代化的农业公司，公司始成立于 2009 年 9 月，前身为河南铁大哥商贸有限公司。其旗下温县分公司成立于 2016 年底，位于交通便利的温县产业集聚区纬三路东段北侧，建筑面积 12 000 平方米。公司注册资本 600 万元，现有员工 30 多人，公司年加工山药产品达 250 万千克。公司主要产品有怀府四宝（怀山药、怀地黄、怀牛膝、怀菊花）、山药干、山药玉米脆、山药脆片、山药粉、山药酥、蜂蜜山药等数十种，产品以绿色天然、营养健康、风味独特深受消费者好评。

温县分公司因项目优势也得到了温县县委县政府的大力支持，在温县承包山药种植基地 200 亩，是目前温县最具影响力的农业科技公司。公司占据天时、地利、人和，立志做好山药文化传播者，以传扬山药文化为己任，让山药这个药食同源的好食材出现在每一个家庭的餐桌上，让更多的人享受到山药等产品带来的美味、营养、健康。

第十九节　焦作康源怀药有限公司

焦作康源怀药有限公司位于河南省焦作市温县黄庄镇姚庄村，成立于 2007 年 11 月 30 日，年生产能力 100 吨，注册资金 60 万元，固定资产 300 万元，占地面积 2 000 平方米，建筑面积 1 800 平方米，是一家集四大怀药研究、开发、深加工、销售为一体的企业。公司致力于铁棍山药的深加工的研发，研究开发了多种口味的铁棍山药固体饮料冲饮产品。公司位于温县垆土地铁棍山药的主产区，以"公司＋农户"的方式解决了许多周边农户种植铁棍山药销售难的问题，带动了公司周边的经济发展。

第二十节　河南谷力佳食品有限公司

河南谷力佳食品有限公司位于焦作市解放区太行西路太行物流园，成立于 2010 年 5 月，注册资金 1 000 万元。河南谷力佳食品有限公司致力于为消费者提供营养、健康、休闲的非油炸膨化食品，打造以怀山药加工而成的产品，这也是公司经营的主流方向。作为最早研发山药脆片产品的企业之一，经过长期艰苦卓绝的探索实践，根据鲜山药富含 18 种氨基酸和 10 多种有益于人体健康的微量元素及矿物质的特性，公司精选鲜活怀山药，配制成老少皆宜、妇孺称道的休闲时尚之健康美食。主要产品有怀山药脆片、怀山药酥等系列特色产品。

第二十一节　河南谷得福食品有限公司

河南谷得福食品有限公司位于焦作市解放路与西环路十字口西南角，成立于 2018 年 7 月，注册资金 500 万元。该公司依托焦作天然资源优势，以科技为先导，潜心研究，开发推广以焦作温县铁棍山药、怀菊花等地方特产为主的山药片、山药粉等地域特殊产品。公司自成立以来，先后与各大院校合作，聘用各类高层次管理和专业技术人才，按照"公司＋农户＋科研"的生产模式，发展怀药深加工，建设一座多功能、多层次、现代化的怀药企业园区。公司积极打造知名品牌，开拓国内外市场，实行集中统一的国家原产地域保护，并加盟和建立自营快递品牌，促进怀药物流配送营销体系。公司的主要产品有怀菊花茶、铁棍山药片、怀山药片等各类地方特色系列产品。

第二十二节　焦作市怀姜源生物科技有限公司

焦作市怀姜源生物科技有限公司成立于 2016 年 9 月，注册资本 1 000 万元，是一家集种植、研发、加工、销售为一体的现代化大健康食饮产品生产企业，是国内目前最专业的从事怀姜及四大怀药有机食饮产品种植、研发、生产中心。

公司坐落于河南省焦作市博爱县金城怀姜产业园区，距焦晋高速和长济高速出口约 5 千米，交通便利，环境优美。博爱县素有"太行山下小江南"之美誉。公司占地面积约 40 亩，建设有研发中心、综合办公楼、生产车间、仓库及附属厂房和行政别墅约 20 000 平方米。公司厂区外有 1 000 亩标准化有机怀姜种植基地。公司内设大型怀姜窑库一座，可储藏怀姜及四大怀药等约 1 000 吨；建设十万级、百万级无尘车间 5 个，装配了行业领先的全自动生产线、先进的食饮产品精加工设备 20 多套，一年可生产大健康食饮产品和预包装食品约 500 万件，年产值可达 3 亿~5 亿元。

第二十三节　博爱县怀兴堂药食同源科技有限公司

博爱县怀兴堂药食同源科技有限公司成立于 2016 年 6 月，位于博爱县团结路南段，南邻博爱县鸿昌路。公司总占地面积 2 000 平方米，建筑面积约 1 500 平方米，设计年加工生产膏剂产品 300 余吨。公司固定资产总计 60 余万元。

2016 年公司开始筹建膏剂生产车间，2017 年 1 月投入生产。公司是膏剂生产经营新型企业，项目工程共投资 100 万，有较强的科研力量、较完善的科研设备和装备精良的生产设备，年加工生产姜糖膏、秋梨膏 100 吨。公司已有两个食品系列多个品种，主要有怀姜系列的怀姜糖膏、参瑰姜糖膏、阿胶枸杞姜糖膏、参玫膏等；秋梨膏系列的秋梨膏、枇杷秋梨膏、老白茶秋梨膏、陈皮秋梨膏等。产品畅销河南、山东、安徽、山西、江苏、广东、上海、东北等十几个省市和地区。

第二十四节　焦作市禄满园食品有限公司

焦作市禄满园食品有限公司位于博爱县月山镇上庄村月山路 28 号，前身为焦作市姜参饮料厂，成立于 1986 年，公司有 30 多年怀姜怀药的生产经验，生产的怀姜制品曾荣获首届中国保健品博览会金奖、全国名优食品博览会金奖、全国女子足球联赛专用饮品、第三届中国乡镇企业出口商品展览会优秀产品等国内大奖和称号。

公司于 2015 年 12 月更名为焦作市禄满园食品有限公司,注册资本为 200 万元。公司是种植、研发、生产、销售一体化的生产企业,主要生产经营怀姜、怀姜糖膏、怀姜茶等怀姜制品和铁棍山药、铁棍山药片、铁棍山药粉等怀山药制品。

第二十五节　博爱县华侨实业有限公司

博爱县华侨实业有限公司坐落于河南省焦作市博爱县月山镇人民路花园段路南,1992 年 9 月 18 日成立,总投资 300 万元,公司的前身为华侨经济实体筹备处,于 1983 年就开始研发怀姜产品,至今已有 35 年的怀姜研发历史,是一家集种植、开发、生产、销售为一体的综合性质的怀姜企业。现有怀姜种植基地 40 亩,农业工人 8 人、生产工人 28 人、仓储人员 2 人、有技术职称者 3 人。下设办公室、财务部、销售部、生产技术部、质保检验部等,下辖一个怀姜专业种植合作社。

公司有注册商标"江之涯"牌。公司先后获全国质量信得过产品、无公害农产品、河南省著名商标、河南省标准化农产品、焦作市旅游定点企业和定点产品、焦作市诚信示范单位、博爱县怀姜产业突出贡献奖、博爱县旅游特色产品等荣誉,为怀姜文化的弘扬与传承做出了承前启后的贡献。

公司生产的怀姜系列食品如怀姜糖膏、怀姜炸酱、怀姜晶茶、怀姜酥糖、怀姜粉、怀姜片、怀姜油等 20 余种产品深受市场青睐。

第二十六节　博爱县绿源姜业食品厂

博爱县绿源姜业食品厂位于博爱县月山火车站东,成立于 2002 年,是一家专门从事怀姜深加工的企业,年加工怀姜能力 1 000 吨,2010 年成立怀姜专业合作社,确立了"企业 + 基地 + 农户"的合作关系,建设规范的怀姜种植基地,立足于怀姜的优质资源,确保产品的可溯源性。先后获得河南省旅游商品定点生产企业、焦作市知名商标等荣誉称号。

第二十七节　博爱县众益食品加工厂

博爱县众益食品加工厂是一家以研发、生产、销售为一体的农业产业化企业,创建于 2014 年,位于有"太行山下小江南"之称的博爱县。该企业在生产工艺上秉承"古方古法"的熬制理念,始终遵循纯手工、无添加,完全保留了古法膏方的原汁原味;以博爱特有的怀姜为主要生产原料,依据"药食同源"之精髓,倾力打造健康养生中国饮品第一品牌。其主要产品有怀姜糖膏、柠檬膏、祛湿茶、姜恋奶等。

第二十八节　博爱县沁博食品厂

博爱县沁博食品厂，成立于 2016 年 5 月，现位于博爱县月山镇丰许路上庄段路北，注册资金 100 万元。该厂主营怀姜糖膏、桂花陈皮柠檬膏等的研发、生产、销售，自成立以来，始终秉承"优质、创新、健康、时尚"的经营理念，以传统美食工艺结合现代食品生产技术，通过了 ISO 认证，严格执行国家食品质量安全规范。

第二十九节　焦作市竹林生物科技有限公司

焦作市竹林生物科技有限公司位于博爱县磨头镇小庄村，成立于 2016 年，注册资金 100 万元。该公司主要立足怀地，发展怀姜产业，形成了从怀姜种植到怀姜深加工再到怀姜销售为主的产业链。公司内有自主种姜基地 30 余亩，怀姜生产厂区 5 亩，怀姜窖藏基地等。公司产品以生产怀姜糖膏为主，并致力于传承"晒伏姜"工艺，并推陈出新，推动怀姜文化的发展，带领周围群众一起劳动致富。

第三十节　焦作市恒轩生物科技有限责任公司

公司创立于 2017 年，位于河南省博爱县。公司与高品质果园合作，斥资 1 800 万自建品牌加工厂，占地面积 9 900 平方米，建筑面积 5 500 平方米。同时，公司深耕 B2C 等新型互联网模式，拥有批发供货、个体零售、电商布局、微商拓展等庞大的销售渠道系统，是一家集休闲养生、食品加工、分装销售和批发服务为一体的新型综合性服务企业。

公司一直致力于食品的品质化、标准化和规模化，在新疆合作优质原料种植基地，自建品牌加工厂，拥有先进的生产设备及研发管理团队，主要产品有养生排毒系列——柠檬膏、新款姜糖膏、怀姜糖膏等。

第三十一节　河南省道地怀姜食品有限公司

河南省道地怀姜食品有限公司位于博爱县中山路与广兴路交叉口西北角，占地面积 70 亩，公司主导项目"怀姜创客公社"，是焦作市 2018 年重点项目。该项目集怀姜文化研究展示、怀姜创客就业创业、怀姜系列产品研发、怀姜公共仓储物流、怀姜及其制品检测、怀姜企业孵化培育、怀姜产品展示销售、怀姜示范加工生产于一体的综合性服务园区。

公司以博爱县本地特色怀姜资源为依托，以全国乃至全球市场为目标，以科技创新为手段，引进最先进的怀姜产品生产线，努力将企业发展壮大，进而带动整个博爱县怀姜深加工业的发展。

第三十二节　焦作菲特饮料有限公司

焦作菲特饮料有限公司创建于 2012 年 5 月，是一家以碳酸饮料、怀姜糖膏生产销售为主体的食品企业。公司位于博爱县孝敬工业区，交通便利，通讯方便，环境优良，总占地面积 10 282 平方米，总投资 500 万元，产品有菲特牌系列碳酸饮料以及怀姜糖膏等。

公司按照《饮料企业良好生产规范》（GB 12695—2003）的要求，建设了标准化的生产车间、化验室、各种库房和办公、生活场所设施，选用先进的设备和生产流程，辅助生产设备一应俱全，具有健全良好的硬件条件。

第三十三节　博爱县姜鑫源生物科技有限公司

博爱县姜鑫源生物科技有限公司位于博爱县月山镇上庄村，成立于 2016 年 7 月，注册资本 50 万元，是集科、工、贸为一体的综合性企业，地处怀姜种植基地核心地带，建有怀姜糖膏专业生产线。公司依托天然资源优势，采用科学配方熬制出更易被现代人的身体吸收的怀姜系列养生膏滋，现有品牌"方脸婆婆"，主要产品有怀姜糖膏、怀姜黑糖膏、怀姜黑糖山药膏等。

第三十四节　博爱县真心姜业有限公司

博爱县真心姜业有限公司位于焦作市博爱县，2015 年完成所有厂房建设及证件手续，投资 50 万元购进设备建设厂房，严格按照食品药品管理机构标准化生产，走在怀姜深加工规范化生产前端，主要产品有怀姜糖膏、百合柠檬膏、秋梨膏、八珍膏等。公司生产线日生产量能达到 2 000 瓶，年产量达到 50 万瓶，负荷产值 100 万瓶。同时，大力发展电商、微商，顺应时代的发展，并使线上与线下融合。

第三十五节　河南省臻品方生物科技有限公司

河南省臻品方生物科技有限公司位于博爱县孝敬镇标准农业基地内，成立于 2015 年，注册资金 200 万元，主导产品为怀姜糖膏，注册商标"臻品方"品牌，并申请获得国家发明专利 6 项。"公司＋科研＋农户"收购、加工、销售为一体，以绿色环保为企业宗旨，着力研发怀姜系列产品。

第三十六节　焦作怀牌饮料有限公司

焦作怀牌饮料有限公司位于焦作市西部工业集聚区，是一家集四大怀药研发、生产、销售于一体的高新技术企业。公司自成立以来，遵循"诚信、坚韧、团结、创新"的企业精神，本着健康、快乐、成功、真实的人性化经营思路，奉行天然、健康、时尚、完美的产品理念，专注于四大怀药的深度研究开发，以揭示药食同源之魅力、彰显中原大地之文化、强健华夏之体魄为己任，做食补养生文化的传播者，努力打造药食同源第一品牌，创建百年厚重企业。

公司专注于科技创新，与浙江大学中医学院合作成立怀药工程技术研究中心，并多次承担省市怀药科研项目，成功开发出怀山药植物饮料，并用超高压破壁技术，使山药的营养更容易被人体吸收。同时，突破中性怀山药生产工艺技术，填补国内中性怀山药植物饮料的空白。2014年10月25日，公司由河南省医药行业首家上市公司——河南太龙药业股份有限公司与河南乐食汇食品有限公司合资，成立焦作怀牌饮料有限公司。2015年9月底在河南安阳市场顺利测试上市。公司先后被评为焦作市农业产业化龙头企业、焦作市怀药开发先进企业。

第三十七节　焦作市德茂堂生物科技有限公司

焦作市德茂堂生物科技有限公司位于焦作市城乡一体化示范区阳庙镇104省道西尚十字路口北，创建于2015年，占地10 000平方米，注册资金200万元，总投资500万元。公司是集四大怀药种植、加工、生产，营销、科研于一体的生产企业，也是焦作市怀药医典产业化工程首批加盟成员单位。并与国家科研院所联合攻关，秉承药食同源的天然理念，公司与焦作靳德茂太医怀药养生传承人靳贤承合作联营，研发出地黄肉宝、生地宝、熟地宝、山药粉、山药肽、牛膝粒、菊花茶和山药虫草精等太医养生系列珍品。

第三十八节　焦作市怀货庄食品有限公司

焦作市怀货庄食品有限公司位于焦作市民主路南段，于2013年3月建成，有员工20余人，企业占地2 000平方米，固定资产120万元，拥有齐全的薯类制品和代用茶的生产设备和检测设备，致力于怀山药、怀菊花食品开发和经营。公司主要产品有怀山印象系列铁棍山药粉，包括铁棍怀山药纯粉、铁棍怀山药薏米红豆粉、铁棍怀山药山楂粉、铁棍怀山药红枣粉、铁棍怀山药核桃粉、铁棍怀山药豆奶粉等。公司在2018年首届中原旅游文化产业博览会暨"老家礼物"大赛中获得银奖。

第三十九节　沁阳市怀汁堂怀药有限公司

河南沁阳市怀汁堂怀药有限公司是焦作市非物质文化遗产，百年老字号。公司位于崇义工业区，是具有年产100万千克怀山药和怀药食品加工的专业种植加工企业，拥有固定资产500万元，流动资金200万元，2018年总产值达1 500万元。公司以怀药、怀姜种植和怀药食品加工为主，以"公司＋农户"模式，集怀药种植、科研、开发、深加工、品牌推广于一体。公司立足于当地独特的资源优势，有500亩怀药种植基地和一套先进的怀药食品工基地，以现代科学工艺结合传统加工方法，以享誉中外并兼有文化医学和经济价值的四大怀药为主，自主研发以怀山药为材料的铁棍山药酱和怀药系列滋补品膳食。在多年实践经验的基础上，经过反复研究，推出了以怀药为主题的怀药食品，怀汁堂怀药食品以养为先，它"寓医于食"，既将药物作为食物，又将食物赋以药用，药借食力，食助药威，二者相辅相成，相得益彰；既具有较高的营养价值，又可保健强身、延年益寿。公司产品主要销往北京、郑州、西安、广州、上海等20个城市。

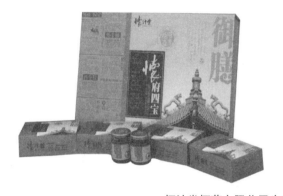
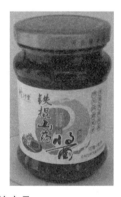

怀汁堂怀药有限公司生产的产品

第四十节　沁阳市众德怀药有限公司

沁阳市众德怀药有限公司成立于2009年7月，位于沁阳市环城北路，是专业种植销售铁棍山药等土特产的农产品企业。公司有员工50人，是一支搭配合理、专业互补、经验丰富、团结合作的专业团队。企业占地面积5 000平方米，作为最具发展潜力的电子商务企业，已建成货运仓库、大型冷库等3座，淡季存货量可达40万千克，保证公司全年可向全国提供新鲜的铁棍山药。公司现有怀药种植面积达1 000亩以上。公司积极开展新的网络销售模式，目前与淘宝、京东商城、中国工商银行融e购、微店、平安商城等第三方平台结合。公司还与各大快递公司合作，供公司运送货物，产品销往全国各地。

第四十一节　温县红峰怀药专业合作社

　　温县红峰怀药专业合作社位于温县马庄村，成立于 2006 年，现有社成员 32 家，农户 1 256 家，示范带动周边 3 000 余农户。从 2012 年连续承担焦作市"温县 1 000 亩智慧物联网信息化与溯源怀药农业平台建设项目"，投资 1 200 余万元完成了物联网信息化溯源、视频监控、气象、生物防治病虫害分析等数据采集和应用。2014 年被命名为河南省物联网信息化基地，2015 年被农业部确定为节本增效农业物联网应用模式并推介到全国，同年荣获第十三届农产品交易会金奖。2018 年铁棍山药规模化种植面积约 6 000 亩，先后获得国家级示范合作社光荣称号，获无公害食品认证、绿色食品认证，有机食品认证，被河南省农业厅确定为"三品一标"创建单位。

第四章　焦作市怀药协会、学会

第一节　焦作市怀药行业协会

一、概况

焦作市怀药行业协会，由焦作市从事怀药开发、生产、加工、科研、销售等业务的企业、事业单位、社会团体和知名人士组成，其宗旨是在"四大怀药"行业中发挥服务、自律、协调和监督作用，促进怀药产业的协调、可持续发展。协会的宗旨是：遵守宪法、法律、法规和国家政策，遵守社会道德风尚，依据市场经济规则，在四大怀药行业中发挥服务、自律、协调和监督作用；沟通行业与政府、企业与企业之间的联系，维护怀药企业的合法权益，推动怀药行业的协调发展；发挥怀药行业的群体优势，加强行业管理，搞活流通，提高企业的经济效益和社会效益，更好地为怀药生产者、经营者和消费者服务。协会现有会员单位50余家，开发出怀药产品230多种。

二、历史沿革

焦作怀药行业协会成立于2004年11月18日。主管单位是焦作市科技局。第一届理事会会长单位为焦作市怀庆药业有限责任公司，第一届理事会副会长单位有江苏平光信谊（焦作）中药有限责任公司、焦作市焦大科苑商贸有限公司、焦作市喜佛铁棍山药制品有限公司、焦作市伟康实业有限公司、温县农业科学研究所、焦作市现代怀药发展中心、孟州市中药办、温县中药办、沁阳中药办。常务理事单位有焦作市明仁天然药物有限责任公司、焦作市怀源食品有限公司、沁阳港龙怀参宝实业有限责任公司。会员单位有焦作市龙之源特产开发基地、焦作市健国怀药行（现改名为焦作市健国怀药有限公司）、保和堂（焦作）制药有限公司、温县外贸怀药有限公司、温县全新食品有限公司、温县朝阳农业开发有限公司、沁阳怀四宝茶庄、沁阳昌达实业有限公司、焦作市中医院等单位。

会员单位变动情况：2007年，随着焦作市怀药产业的发展，全市怀药企业数量不断增多，有些企业规模逐步扩大，同时有一批新的怀药企业单位申请加入怀药协会，经协会第一届行业理事会研究，同意增补以下怀药企业为副会长单位：焦作市易生元保健食品有限公司、河南康福源中药生物科技有限公司、焦作市绿洲怀药生物科技有限公司、武陟永盛药材加工厂、焦作市健国怀药有限公司、焦作市明仁天然药物有限责任公司、焦作市北方药业有限公司、焦作市怀草堂生物科技有限公司。

2010年12月16日，焦作市怀药行业协会第二届会员代表大会召开，参加会议的会员代表共47人。会议通过了《焦作市怀药行业协会章程》修改稿，选举产生了第二届协会理事会。

第二届协会理事会选举焦作市伟康实业有限公司董事长康明轩为协会会长。

2012 年 11 月 30 日，焦作市怀药行业协会第三届会员代表大会召开。各县（市、区）政府主管领导，市科技局、市民政局等 7 家市直相关单位及各县（市、区）科技局，怀药协会负责人，协会会员单位代表，焦作日报社、焦作电视台等新闻媒体共 110 多人参加了会议。会议审议通过了第二届理事会工作报告，选举产生了焦作市怀药行业协会第三届理事会会长、副会长、秘书长及常务理事等。

2017 年 10 月 20 日，焦作市怀药行业协会向焦作市农业局申请由其作为自己的主管单位。按照焦作市科技局（焦科〔2017〕70 号）文件规定，自 2017 年 9 月 30 日起，焦作市科技局不再担任焦作市怀药行业协会业务主管单位。鉴于焦作市四大怀药综合开发工作责任单位从 2017 年起调整为焦作市农业局，按照《社会团体登记管理条例》有关规定，申请业务主管单位归口至焦作市农业局。

2018 年 5 月 29 日，焦作市怀药行业协会第四届会员大会在焦作市召开。来自省内外 70 余名怀药协会会员参加了大会。会议审议通过了新修订的《焦作市怀药行业协会章程（草案）》和《会费收缴管理办法（草案）》,《焦作市怀药行业协会第三届理事会工作报告》及《焦作市怀药行业协会第三届理事会财务工作报告》,选举产生了焦作市怀药行业协会第四届理事会、监事、会长、常务副会长、副会长、秘书长。

第二节　焦作市中医药学会

一、概况

焦作市中医药学会是由全市中医药工作者自愿组成的主要从事中医药学术交流、中医药知识普及教育、业务咨询等活动的公益性、非营利性社会团体。

学会遵守宪法、法律、法规和国家政策，遵守社会道德风尚，执行党的中医政策和"百花齐放，百家争鸣"的方针，突出中医特色，团结中西医药工作者，为继承发扬祖国医药学，促进中医药事业的发展，为保障人民健康，服务经济建设做贡献。该学会是在焦作市民政局依法登记的法人社团，业务主管部门是焦作市卫生局；在工作中接受焦作市卫生局、焦作市民政局的业务指导和监督管理。

学会的业务范围：①开展各种形式的中医药学术活动，组织重点学术课题的探讨和研究。②编辑出版中医药学术期刊、科普读物、专著及参考资料。③举办各种形式的学习班，推广科研成果，提高会员及广大中医药科学工作者的学术水平；对广大群众进行中医药学知识普及教育，增强全民健康意识。④向政府及有关部门反映会员的意见和建议，在发展中医药事业方面发挥咨询作用。⑤向有关部门推荐优秀的中医药人才，推荐、奖励优秀学术成果、学术论文和科普作品。⑥开展对外学术交流，加强同有关学术团体及学者的联系。⑦组织会员参加有益的社会活动,维护会员的合法权益。学会的最高权力机构是会员代表大会，会员代表大会每届 4 年。

会员代表大会选举产生理事会，理事会产生常务理事会，常务理事会选举产生会长、副会长和秘书长。学会法定代表人由秘书长担任。

学会 2008 年开始对会员进行重新登记注册，并与河南省中医药学会沟通协商，换发统一的河南省学会会员证，具有河南省和焦作市双重会员资格。截至 2010 年，焦作市中医药学会已发展团体会员单位 15 个，个人会员 375 名。拟设立 16 个专业委员会，现已成立了第一个专业委员会——针推专业委员会。

学会始终与焦作市中医管理局紧密联系，秘书长由中医管理局局长兼任，便于开展工作，经常与焦作市总工会、焦作市科协联合开展劳动技能竞赛，还与焦作市委组织部、宣传部，焦作市人事局、卫生局、焦作日报社等联合开展名中医评选，提高了学会的影响力和知名度。学会还积极参与焦作市科学技术协会组织的科技文化月、中医药知识普及和咨询活动。多次被评为先进学会团体。

二、历史沿革

1980 年 3 月 11 日，中华全国中医学会河南省焦作分会成立，在焦作市医学会办公。

1986 年 10 月 26 日，在焦作市政府礼堂召开中华中医学会河南省焦作分会第二届代表大会。

1992 年 12 月 16 日，在焦作矿业学院召开第三届焦作市中医学会代表大会。

1996 年 12 月 26 日，在焦作工学院召开焦作市中医药学会第四届代表大会。

2002 年 11 月 30 日，焦作市中医药学会第五届会员代表大会在焦作召开。

2010 年 12 月 19 日，焦作市中医药学会第六届会员代表大会在焦作召开。来自焦作各县（市）、区卫生局和市直各医疗卫生单位、焦煤集团医院、解放军第 91 中心医院的 99 名代表参加了会议。

会议审议并通过了五届理事会工作报告、《焦作市中医药学会章程（修正案）》和《焦作市中医药学会会费经费收支管理办法（草案）》；选举产生了焦作市中医药学会第六届理事会常务理事和会长、副会长及秘书长人选。

2019 年 3 月 22 日，焦作市中医药学会第七届会员代表大会召开。来自焦作市各县（市）、区卫生健康委和市直各医疗卫生单位、焦煤集团医院、民营中医医院及各基层医疗机构的 166 名代表参加了会议。会议审议通过了《第六届理事会工作报告》《财务报告》；通过了《焦作市中医药学会章程（草案）》《焦作市中医药学会会费经费收支管理办法（草案）》；选举产生了焦作市中医药学会第七届理事会理事、常务理事和会长、副会长及秘书长人选。

第三节　焦作市怀药学会

焦作市怀药学会于 2016 年 5 月成立，是焦作市怀药专家、怀药工作者和爱好者自愿组成的社会团体组织。其发起单位为怀山堂生物科技股份有限公司、焦作市九和怀药科技有限公司、焦作九如怀药非遗研修院等。第一届会员代表大会选举职素青为会长，孙树武、康明轩、聂坤为副会长，职林为秘书长并担任学会法人，李成杰为名誉会长。学会的宗旨是：坚持解放思想、实事求是、与时俱进、自主创新的思想路线，致力于促进怀药科学技术的普及和推广，致力于促进怀药科技人才的成长和提高，致力于促进怀药科学技术的繁荣和发展。学会的工作范围主要是：围绕四大怀药开展科学研究，重点研究高端产品和高附加值产品；广泛开展学术交流，提升怀药文化，提高怀药及其相关产品的地位和知名度；为企业搞好服务。

学会建立了两个平台：一个是学术平台，由专家、学者和有业绩的企业家组成，主要任务是认真搞好调查研究，及时交流学术观点和研究成果。另一个是企业服务平台，主要为怀药中小企业提供技术指导和咨询服务。

2016年9月30日至31日，焦作市怀药学会组织召开了怀药野生资源保护专家洽谈会。会议邀请了6位国内知名医药专家同焦作市的国家级、省级怀药传承人共同对怀药及野生资源保护等问题进行了研讨。会议形成了三点共识：一是怀药因地理和重茬等因素制约的原因，不可能大面积快速发展，应作为珍贵药材保护和发展。二是怀药溯源必须重视野生资源的保护。三是防止怀药品种蜕化应重视种质保护和研发。会议提出了种质保护—膳食开发—药品研究的思路。

会后，怀药学会申报的"种质资源库和苗圃"计划，被列入2016年焦作市第二批科技发展计划项目。

2017年学会引进的怀地黄脱毒快繁及工厂化生产项目在焦作落地，该项目专家团队被确认为焦作市创新创业领军团队，受到焦作市委市政府的表彰和项目产业化支持。

第四节　中国中药协会四大怀药专业委员会

2015年5月29日，由中国中药协会主办的中国中药协会四大怀药专业委员会在沁阳市成立。

根据民政部民发〔2014〕38号《民政部相关贯彻落实国务院取消全国性社会团体分支机构、代表机构登记行政审批项目的决定有关问题的通知》精神，协会会长办公会对河南省卫生厅、河南省中医药管理局等9家发起单位提交的《关于成立中国中药协会四大怀药专业委员会的申请报告》进行了认真研究，并提请2014年度会长会暨第三届理事会第三次会议审议通过，成立了中国中药协会四大怀药专业委员会。

该委员会的宗旨：加强四大怀药的种植、管理、加工、炮制，促进四大怀药专业化、地域化、规范化和规模化生产加工，促进四大怀药产业的健康发展。

该委员会的主要工作任务：一是加强四大怀药的种植管理，促进区域化、规范化和规模化。二是结合国内大专院校、知名中药企业及专业合作社在四大怀药主产区建立中药材GAP基地，保证四大怀药的道地性。三是协助政府有关部门强化四大怀药产地初加工管理，规范加工行为，改进加工工艺，鼓励并帮助企业按照国家GAP规范生产、加工四大怀药。四是加强四大怀药交易管理，协助地方政府及怀药企业建立现代怀药产业制造物流基地，设立怀药科研鉴定机构，逐步建立准出制度，规范交易行为。五是协助政府推进怀药质量追溯体系建设，强化信息化技术应用，建设怀药溯源公共服务平台，利用现代信息化技术，全面提升四大怀药质量安全水平和标准化生产水平。六是加快种质资源建设，建立道地药材良种繁育体系，利用现代生物技术建立怀药指纹图谱，并确保原产地信息的可溯源性。七是加快怀药科技进步与创新，广泛联系大专院校及科研机构，建设科研体系，设立专门课题，对怀药新品种培育、脱毒快繁、种质资源保存及创新进行研究攻关。八是结合国内外的先进生物技术，开展四大怀药的生物制药研究，促进中国中草药现代化进程。九是开展怀药科学文化普及教育，加强怀药文物、古迹保护，建立宣传教育基地，做好怀药非物质文化遗产保护传承工作，为代表性传承人创造传习条件，推进怀药机构文化建设，弘扬怀商传统职业道德，争取将怀药文化建设纳入国家文化发展规划。十是挖掘四大怀药的历史文化内涵，结合中国传统中医药文化，倡导治未病理念，发展怀药特色产业，建设国家中医药养生保健旅游创新区及怀药文化科技融合示范基地，并以此为契机，提升和促进地方人文、国家形象。

第五节　焦作市四大怀药种植与炮制保护协会

　　焦作市四大怀药种植与炮制保护协会由焦作行政区域内国家级非物质文化遗产项目"四大怀药种植与炮制"项目各级非遗保护中心、基层项目单位、各级代表性传承人、专家、学者及热心该项目保护与传承的社会各界人士自愿组成，是具有法人资格的，专业性、非营利性社会组织。协会的宗旨：遵守宪法、法律、法规和国家政策，遵守社会道德风尚，对焦作市各县市区"四大怀药种植与炮制"项目的保护工作进行统一协调、安排部署，促进"四大怀药种植与炮制"项目的传承与弘扬。协会接受业务主管单位焦作市文化新闻出版局和社团登记管理机关焦作市民政局的业务指导和监督管理。协会的地址设在河南省焦作市解放路 249 号。

　　协会的业务范围：①认真宣传"四大怀药种植与炮制"项目对焦作市非遗保护事业的发展所起到的积极作用，组织"四大怀药种植与炮制"各级项目和代表性传承人的申报工作。②组织会员依据国家、河南省、焦作市关于非物质文化遗产保护的相关政策制定"四大怀药种植与炮制"项目保护规划，并采取相应的保护措施进行切实保护。③保留会员对"四大怀药种植与炮制"项目进行建档。通过搜集、记录、分类、编目等方式，为项目及代表性传承人建立完整的档案。④保留会员对"四大怀药种植与炮制"项目进行保存：用文字、录音、录像、数字化多媒体等手段，对保护对象进行真实、全面、系统的记录，并积极搜集有关实物资料进行妥善保存并合理利用。⑤保留会员对"四大怀药种植与炮制"项目进行传承：通过社会教育和学校教育等途径，组织各级代表性传承人进行培训、授课，使该项非物质文化遗产的传承后继有人；对传承人的传承活动给予适当补助。⑥保留会员对"四大怀药种植与炮制"项目进行传播：利用"文化遗产日"、传统节日等契机采用展览、观摩、培训、专业性研讨等形式，对该项目进行广泛宣传，提升公众对该遗产的保护意识。⑦为会员提供查阅相关资料、调研"四大怀药种植与炮制"传承基地等服务，组织开展各种研讨会、论坛等交流活动，维护会员合法权益。

　　2012 年 8 月 2 日，焦作市四大怀药种植与炮制保护协会召开首届会员代表大会。

2016 年 11 月 2 日，该协会举行第二届会员代表大会进行换届选举。

2018 年由于民政部门对公务员在协会、学会任职情况进行整顿，原则上不允许公务员在协会、学会担任职务，因此没有重新进行登记，自动解散。

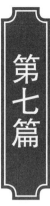

第七篇

大事记

夏

夏代，焦作为覃怀地，属冀州，后称"怀州"。大禹治水，"覃怀厎绩，至于衡漳"（《禹贡》）。冀州之域，覃怀之地。

商

商代，焦作为鄂侯国，属畿内。

周

公元前 734 年，卫桓公以"怀地黄、怀山药、怀牛膝、怀菊花贡献周王朝"。（《怀庆府志》）

公元前 608 年，鲁宣公以"怀地黄、怀山药、怀牛膝、怀菊花贡献周王朝"。（《怀庆府志》）

周代，焦作为畿内及卫、邢、雍三国。

周设怀邑，是苏忿生的封地。春秋战国，怀邑随王霸之争先后属卫、鲁、郑、魏、秦。

春秋，焦作为周地、郑地，后又为晋国之南阳地。

战国，焦作属韩、魏二国。

秦

秦代，灭六国置郡县制，焦作为三川郡之北境，河东郡之东境。

两汉

西汉，焦作置河内郡，领县一十八，治怀县。

东汉，焦作为司隶州河内郡，治怀县。汉光武帝（刘秀）起兵铲王莽，在怀县城建行宫，称为"怀都"，在这里祭汉高祖、太宗、世宗，出兵攻洛阳。定都洛阳后，刘秀仍以怀城为行宫，常来巡视、听政。

三国

公元 249~254 年，魏嘉平时期，在曹氏、司马氏相继政治派系斗争中，竹林七贤以酒、药寄情山水之间，清谈玄理，追求任达狂放的生活，逃避现实，消极抵抗。这里的药指的就是温县一带种植的怀药。

两晋

西晋，焦作为司州河内郡，移治野王县。

南北朝

北魏，罢河内郡，置怀州，领河内郡四县、武德郡四县，治野王县。

隋

隋代，开皇三年（583），焦作属怀州；大业三年（607），焦作属河内郡，治河内县。

唐

唐代，武德二年（619），焦作属怀州，州治河内，县城陷，移治河清县。

武德二年（619），焦作属怀州，土贡牛膝。

唐代武德四年（621），焦作属怀州，移治河内县。

唐代天宝元年（742），焦作属河内郡，乾元元年，复为怀州，属河北道。

唐代显庆四年（659），唐政府颁布了我国最早的药典性著作——《唐本草》。全书共计54卷，图文并茂。《唐本草·图经》记载："河内皆称地薇蒿。武陟菊花称怀菊花。"这是首次称"怀菊花"，将"怀"字与"菊花"联系的最早文献。

唐代天宝十二载（753），著名医药学家鉴真将"怀地黄、怀山药、怀牛膝、怀菊花"四大怀药东渡带入日本。（《中国百家名医录》《日本医学史》）

两宋

宋代，焦作为怀州，赐名河内郡，属河北路。

宋仁宗于嘉祐三年（1058）命苏颂等编撰《本草图经》，也名《图经本草》，成书于1061年。据《图经本草》记载，"菊花处处有之，以南阳覃地者为佳"，这里所说的"覃地"，即覃怀地；"牛膝今江淮、闽粤、关中亦有之，然不及怀州者真"，这是在牛膝前冠以"怀"字的最早文献记载。

北宋绍圣四年至大观二年（1097~1108），唐慎微编撰的《经史证类备急本草》成书发行，该书系将《嘉祐本草》《本草图经》两书合一，予以扩充调整编成，简称《证类本草》，计31卷，共载药1 748种。《证类本草》中首先提出"怀州牛膝"。

金

金代怀州为南怀州，属河北西路。

元

元朝大德三年（1299）将怀孟路改为怀庆路。元成宗派他的大侄子海山镇守漠北。大德八年（1304），海山被封为怀宁王，改镇青海。大德九年（1305）七月，元成宗又命他的二侄子爱育黎拔力八达到怀州奉养母亲。大德十一年（1307），元成宗驾崩，宫廷内部争权夺利，互相倾轧，朝野一片混乱。左丞相阿忽台阴谋奉元成宗皇后伯要真氏临朝称制。右丞相哈剌哈孙答剌罕看到这种情况，就连忙派人分别到青海迎接怀宁王海山，到怀州迎接海山的弟弟爱育黎拔力八达。因为怀州离京城很近，爱育黎拔力八达没几天就匆匆忙忙地赶到了京城，他在右丞相哈剌哈孙答剌罕的帮助下，杀掉了左丞相阿忽台，自己当了监国，暂时代理皇帝处理朝政。

同年五月，怀宁王海山到了京城，当上皇帝，史称元武宗，他改年号为至大，立弟弟爱育黎拔力八达为皇太子。武宗在位四年，即公元1311年正月初七驾崩，其弟爱育黎拔力八达继皇帝位，史称元仁宗，改年号为皇庆。皇庆二年（1313），太后降懿旨，将仁宗奉母居住的怀王宫，改名为兴隆寺（即俗称的高台寺）。为了纪念仁宗的功德，在城内大关帝庙两边修建怀王殿，并取年号"皇庆"中的"庆"字，把怀孟路改为怀庆路。

明

明代洪武元年（1368），设怀庆府，府治河内，辖河内、温县、济源、修武、武陟、孟县共六县。

明代洪武十五年（1382），据温县县志记载，温县设医学，在县治右同，医官范昆。

明代代洪武二十四年（1391），怀庆府知府以"留驾庄地黄，大郎寨山药，北金村牛膝，皇甫村菊花"贡献明王朝。从此，年年纳贡，贡品要标明"留驾庄地黄""怀郎山药"字号，以示原产地域的正宗品质。（《怀庆府志》）

明代嘉靖三十一年至万历六年（1552~1578），李时珍编撰本草著作《本草纲目》成书发行，共52卷。本书明确记载"今人唯以怀庆地黄为上"，称怀地黄可以填骨髓，生精血，补五脏，通血脉，利耳目，黑须发。

明代万历四十三年（1615），龚廷贤撰著的《寿世保元》成书发行，全书共10卷。第一次把地黄和"怀"字联系起来，卷一本草药性歌括记载：薯蓣甘温，理脾止泻，益肾补中，诸虚可治。（一名山药，一名山芋，怀庆者佳）牛膝味苦，除湿痹痿，腰膝酸疼，小便淋沥。（怀庆者佳，去芦酒洗）生地微寒，能消湿热，骨蒸烦劳，兼消破血。（怀庆出者，用酒洗，竹刀切片）熟地微温，滋肾补血，益髓填精，乌须黑发。（用怀庆生地黄，酒拌蒸至黑色，竹刀切片，勿犯铁器，忌萝卜葱蒜。用姜汁炒，除膈闷）

明代怀庆府河内县（今沁阳市）举办怀药交易大会，于农历六月六日和农历九月九日每年举办两次。怀城药商联合成立药生会，捐资修建药王庙，并在全国著名大城市设立怀庆会馆。将四大怀药源源不断地供应到北京的同仁堂、长春堂，天津的达仁堂，上海、苏州的雷允上、童涵春，杭州的胡庆余堂等全国著名药堂。（《怀庆府志》《国药百年史》《怀庆药帮会石碑记》）

明代四大怀药——怀地黄、怀山药、怀牛膝、怀菊花先后通过丝绸之路和郑和七下西洋被带入东南亚、中东、东非、南非诸国。（《怀庆府志》）

清

清代乾隆元年（1736），徐大椿撰药学著作一卷《神农本草经百种录》刊行。本书选辑《神农本草经》中主要药物100种，结合临床加以简要的注释。《神农本草经百种录》所载百种药中有菊花、干地黄、牛膝等。

清代乾隆三十八年（1773），西南冷村康家怀药贸易越做越大，遂自成商号怀山堂。在之后200多年的历史传承中，康家一代又一代传承人，始终秉承着诚实守信的经营宗旨，凡事留余，处处为客商着想，怀山堂名号越传越广，其后的分号恒昌德、霖兴玖在怀药界亦享有盛名。

清代乾隆五十四年（1789），怀庆府河内县令范照黎《怀怀诗》中曾赞誉四大怀药："乡民种药是生涯，药圃都将道地夸。薯蓣藁高牛膝茂，隔岸地黄映菊花。"该诗真实描绘了古怀庆府人种植四大怀药的丰收画面。

清代乾隆年间，河南原苏里（今河南省郑州市巩义市康店）人康玉生举家渡过黄河，迁往怀庆府西南冷村（今河南省温县西南冷村），开始从事怀药种植及加工贸易，至其子康进禄，以精到的种植管理、独特的加工技艺，以及诚实守信的经营之道，吸引了众多南来北往的客商，其家用特别工艺加工出的山药被当地选为贡品每年供应皇室。

清代光绪十三年（1887），张秉成撰四卷药学著作《本草便读》刊行，本书将常用药物580种，参照《本草纲目》分为山草、隰草等24类。每药之性味功治皆编成一、二联或三、四联语予以概括，然后附注文进一步阐解。全书内容简要，便于诵读。《本草便读》将产于怀庆府的牛膝简称为"怀牛膝"。

清代光绪二十八年（1902），北京豫菜名店厚德福饭庄根据司马懿喜食鸡和铁棍山药的传说，制成美食"司马怀府鸡"。司马指司马懿，怀府指其家乡（温县当时属河南怀庆府管辖）。其制法：①鸡肉洗净后剁成2厘米见方的块，加入精盐、酱油腌渍，再放入用鸡蛋和湿淀粉调成的糊中拌匀。②怀山药去皮后切成同鸡块一般大小的滚刀块。③炒锅放武火上，倒入油，油烧至六成热时下入鸡块，炸至呈金黄色时，捞出放在大汤碗中。④将山药块下入油锅，炸至呈金黄色时捞出，放在鸡块上。⑤大汤碗内加入盐、糖、葱、姜、八角、绍酒等调味品，倒入清汤，上笼蒸至熟烂。⑥鸡块、山药块盛入大盘，最后将大汤碗内的汤汁滗入炒锅，用武火收浓，浇在鸡块和山药块上即成。此菜色香味俱佳，且富含营养。

清末设怀庆府，府治河内，辖河内（今沁阳市与博爱县）、温县、济源、修武、武陟、孟县、原武（今河南省原阳原武镇）、阳武（今河南省原阳县）共八县。

中华民国时期

1913 年

是年 废府存县。怀庆府治河内县改为沁阳县,因在沁河之北,故名。先后属河南省豫北道、河北道及河南省第四行政督察区。废掉了"怀庆"这个已沿用了几百年的老名字，从此怀庆府地名退出了历史舞台。

1914 年

是年 四大怀药被河南省出口商品协会征集，赴为庆祝巴拿马运河通航而举办的万国商品博览会展出，在美国旧金山和南洋马尼拉举办的万国商品博览会上，怀庆府用怀地黄、怀山药、怀牛膝、怀菊花四大怀药代表中华国药展出，四大怀药受到世界各国医药家和客商的高度赞誉并被称之为华药和怀参。(《沁阳县志》《沁阳市志》)

1947 年

是年 沁阳县马应照等9人受当地党和政府委托，在沁阳县城东关村公所大院开办三兴公药材行，并在禹县（今河南省禹州市）设三兴公药材支行，主要收购经营本地四大怀药及其他药材。

是年 武陟县民主政府司法科在解放区王村开设中药铺一所，人员 3 人。

中华人民共和国成立后

1949 年

是年 中华人民共和国成立后，原怀庆府所属各县改属平原省新乡专区。

是年 武陟县土产公司、供销社收购四大怀药，制定新的收购等级及价格标准。

1950 年

是年 武陟县西陶村农民杨可颐将自己亲手种的 25 千克山药献给中共中央主席毛泽东，引起极大轰动。

1952 年

是年 平原省建制撤销，原怀庆府所属各县改属河南省新乡专区。

1955 年

是年 修武县城内大德生药店和城关 8 个药店联合，共同组成"城内医疗所"。

是年 武陟县药材公司成立，组织指导四大怀药的产、购、销活动。

1961 年

3 月 武陟县人民委员会发出《关于粮食换购山药》的通知，规定 1 斤粮食换购 3.5 斤鲜山药。

1962 年

4 月

20 日 武陟县人民政府根据河南省人民政府《关于提高山药奖售粮食标准的通知》精神，下发《关于怀药奖售粮食、布票的通知》，稳定怀药生产。

是年 国家卫生部从《本草纲目》中记载的 1892 种中药材中优选出 44 种作为"国药之宝"。怀地黄、怀山药、怀牛膝、怀菊花四大怀药俱列其中。（《健康报》《中华医学史》）

1969 年

是年 焦作市革命委员会文卫组组织搜集整理编辑成《土单方集》《新医疗法汇编》和《耳针疗法》，印刷成册，内部发行。

1974 年

是年 原怀庆府所属各县划归新乡地区。

1977 年

10 月 武陟县怀山药在北京全国农业展览馆展出。

是年 中共武陟县委和县革委决定将谢旗营、城关、阳城、北郭 4 个公社作为外贸怀药基地,同时,积极开展四大怀药加工研究。焦作市第二制药厂(原武陟县制药厂)研制怀山药晶、菊花晶、菊花冲剂等,远销港、澳等地并出口新加坡、马来西亚、印度尼西亚、泰国等。

是年 由上海科学技术出版社出版的《中药大辞典》对山药做了详细论述,特别提出怀山药质量最佳,是传统名贵的中药材品种之一。

1978 年

11 月 焦作市卫生学校改为焦作市中医中药学校,领导班子组建。

是年 由上海辞书出版社出版的《辞海》中,关于武陟县的释文中说:盛产山药、地黄、牛膝、菊花,号称"四大怀药"。不仅讲了"四大怀药"一词,而且又讲了其简称"怀药"。

1979 年

7 月

25 日 河南省革命委员会批准认可,焦作市中医中药学校正式成为中等卫生专业学校。

10 月

是月 四川省中药研究所编辑的《中草药研究资料·怀地黄的引种研究专辑》内部发行,全书 37 页,正 16 开,平装。

是年 中国医学科学院药用植物研究所派杨爱宾教授、昆虫研究所派朱惠珍教授到武陟驻县农科所,新乡地区医药公司派滑志云为助手,组成地黄栽培技术研究小组,进行为期两年的怀地黄生物学特性、品种选育、施肥原则及病虫害防治等方面研究。

1983 年

是年 新乡地区撤销,修武县、博爱县划归焦作市管辖。

1986 年

4 月

是月 焦作市开展第三次中药资源普查工作。遵照国务院 1982 年 12 月常务会议关于"对全国中药资源进行系统调查研究,制定发展规划"的指示,成立了焦作市中药资源普查领导小组,普查领导小组由经委、科委、医药、卫生、农牧、外经委、统计及中医院 8 个部门和单位的 8 位同志组成,下设办公室,成立了顾问小组,成员由中医院、人民医院、医药局、中医药学校的 6 名专家组成。全市普查领导小组共 72 人,普查办公室共 35 人。

是年 沁阳县、孟县、温县、武陟县、济源县划归河南焦作市。

1987 年

3 月　河南省孟县中药资源普查领导小组办公室编辑《孟县地黄专题报告》内部印发。

10 月

30 日　国务院发布第 9 号令，公布《野生药材资源保护管理条例》，自 1987 年 12 月 1 日起实施。

是月　中药资源普查结束，历时 1 年 7 个月，完成了普查工作。

是月　焦作市中药资源普查领导小组办公室、焦作市医药管理局联合编辑的《关于怀地黄的调查研究》《关于怀牛膝的调查研究》《关于怀山药的调查研究》《关于怀菊花的调查研究》打印本完成，16 开，平装。

是年　武陟县医药综合公司中药材普查办公室自 1985 年开展了为期两年的四大怀药资源普查，对四大怀药的来源、临床应用的历史和现状、生态环境、栽培技术、农产品种、商品鉴别特征、产销状况、开发利用潜力及今后发展趋势等做了首次系统的详细调查，并编写了《武陟县怀山药专题报告》《武陟县怀地黄专题报告》《武陟县怀牛膝专题报告》《武陟县怀菊花专题报告》等四本专题报告。

是年　中国医学科学院药用植物研究所赵学蕴、赵阳景研究员和武陟县科技局潘三成、邱国明等农艺师联合在大封乡孟门等村开展"四大怀药有机无机肥料配合施用对怀地黄品质的影响"项目研究工作。

1990 年

是年　温县注册的"温怀"牌山药，在国际旅游节中获得"天马优秀奖"。

1991 年

是年　中华全国中医学会河南分会、中国药学会郑州分会、河南省中医学院中药系、河南省中药研究所编辑的《河南省首届四大怀药暨中药学术讨论会论文汇编》内部发行。

是年　中国人民政治协商会议沁阳市委员会文史资料研究委员会编写的《沁阳文史资料第四辑怀药专辑》出版发行。

1992 年

10 月

14 日　国务院发布第 106 号令，公布《中药品种保护条例》。

是月　赵曦主编的《四大怀药的研究与应用》由陕西师范大学出版社出版发行。该书是介绍四大怀药（怀山药、怀地黄、怀菊花、怀牛膝）的专著。该书作者以实践经验为基础，查阅了大量古今文献，融汇了最新科研成果，从概述四大怀药的异名、道地沿革，基源、植物形态与药材性状、分布与产销状况为始，在生长习性与栽培技术、病虫害与防治、采集加工与储藏、炮制、药材鉴别、化学成分与微量元素、药理实验、临床应用、食疗保健方面做了既简明清晰又系统详尽的阐述。该书内容丰富新颖、全面翔实、图文并茂、切实可用，具有较强的科学性与普及性，既可供种植、生产、销售部门及科研、医疗、教学等工作人员参考，亦为广大人民食疗保健的良师益友。

12 月

5 日 武陟县举办首届为期 5 天的"中华怀药节"。怀药节受到中共中央、河南省、焦作市有关领导的重视，12 位省部级以上领导都为武陟县首届中华怀药节题词。有 10 个乡镇和 8 个县直单位展出了怀药精加工产品，如怀山药口服液、怀山药精片、怀参茶、六味地黄冲剂、强力健身丸、菊花晶、菊花酒等，以及以怀药为主要原料制成的各种保健饮料、中成药系列产品等达 150 多种，并向国内外宾朋展出了武陟县最大的 3.6 千克的"山药王"，1.6 千克的"地黄王"，长达 1.55 米的"牛膝王"，使与会宾朋大开眼界。体现了"以药为媒、促进联合、发展经济、振兴武陟"的办会宗旨，来自国内外的宾客 3 000 多人参加了怀药节。

1995 年

是年 焦作市被卫生部、国家中医药管理局、中华医学会、中华药学会、中国农学会、国务院发展研究中心等十多家单位命名授予"中国怀药之乡"光荣称号和证书。

1997 年

5 月 韩国生药协会崔龙头一行 3 人到武陟西陶乡古凡村考察并与专业户李火金进行洽谈。签订无硫山药、半熟山药和去皮生地购货协议。

1999 年

4 月 武陟县成立中药现代化工程科技行动领导小组，县政府办、财政局、科技局、农业局、医药公司等单位为成员单位，办公室设在县科技局。

是年 河南省中药研究所杨圣亚研究员和武陟县科技局荆太平在大封镇驾部二村开展为期三年的"国家重大科技攻关项目'四大怀药'规范化种植研究与示范"项目研究工作。

8 月 焦作市伟康实业有限公司被河南省旅游局指定为四大怀药系列滋补产品唯一定点生产企业，"中国·焦作（国际）太极拳年会"也将其指定为专用旅游产品。

2002 年

3 月 河南中药研究所在武陟县沁怀四大怀药研究所（西陶镇农场）建立"四大怀药 GAP 试验基地"。

4 月 武陟县四大怀药协会成立。

5 月

20 日 焦作市中药现代化科技产业工程领导小组成立。焦作市人民政府下发了《关于成立焦作市中药现代化科技产业工程领导小组的通知》，决定成立"焦作市中药现代化科技产业工程领导小组"，领导小组下设办公室（简称中药办）。办公室设在焦作市科技局，人员由焦作市科技局、焦作市农业局、焦作市药监局、焦作市计委、焦作市经贸委各抽调一名同志组成，有关县市也成立了相应的领导机构。

6月 焦作市伟康实业有限公司产品太极功夫茶荣获"2002郑州先进适用技术交易会"金奖。

7月

29日 焦作市中药现代化科技产业工程领导小组召开第一次会议，研究解决焦作市中药现代化科技产业工程的有关问题。

8月 韩国汉城大学一行10人到武陟县西陶镇考察牛膝生产情况。

12月

1日 焦作市人民政府下发了《关于实施中药现代化科技产业工程意见》。意见指出：要以"四大怀药"的种植、加工、销售为重点，尽快把焦作市建成中外知名的中药生产、研发基地为中药现代化科技产业工程的基本目标；要以中药材规范化生产体系、新产品研发体系、中药制药现代化体系和市场营销体系为中药现代化科技产业工程建设的主要内容；要以加强领导、加强对中药现代化工程的宣传、加大资金投入、加强政策引导和扶持等为保障措施。

2003年

3月 河南农业大学在沁怀四大怀药研究所建立"教学科研基地"。

4月 焦作市伟康实业有限公司被确定为中药现代化科技产业工程重点企业，公司所建立的怀药基地也被确定为第一批"怀药GAP种植试验基地"。

5月

3日 焦作市中医院与马村区人民政府在汇亨宾馆举行焦作市中药厂易地GMP改造项目签约仪式，焦作市中医院正式兼并焦作市中药厂。

是月 马汴梁主编的《四大怀药养生与临证妙用》由人民军医出版社出版发行。该书详细介绍了我国著名的四大怀药——怀地黄、怀山药、怀菊花、怀牛膝的药物、药理知识及其在养生保健和临证治疗方法的具体应用。书中载有药膳配方900余首，包括每首配方的原料组成、制作方法和功效，按汤类、菜类、酒类、茶类、粥类、面点类、膏羹类、药方类等分类编排。该书取材容易，制作简便，内容实用，功效确切，是深入学习和灵活应用四大怀药很有价值的参考书，适于基层医药卫生人员、中医院校学生和广大中医爱好者阅读参考。

8月

1日 焦作中药网开通，以全面介绍焦作市中药现代化科技产业工程，宣传四大怀药为主要内容。

7日 四大怀药实施原产地域产品保护，国家质量监督检验检疫总局发出公告，认定怀山药、怀菊花、怀地黄、怀牛膝的原产地为河南省武陟县、温县、博爱县、沁阳市、孟州市、修武县现辖行政区域，并"实施原产地域产品保护"。原产地域开始用现代科学技术指导种植、深加工，逐步实现怀药种植基地的规模化、集约化、规范化，统一质量标准，统一包装，统一品牌。

是月 四大怀药项目列入国家"十五"重大科技专项。由焦作市科技局、焦作市中药办组织、武陟永盛药材加工厂等单位开展的"创新药物和中药现代化"项目被列为国家"十五"重大科技专项第三批资助课题。该项目的实施，有效改变了怀药传统加工炮制工艺，提高怀药饮片质量，降低企业成本，对实现怀药产业化产生了积极影响。

是年 武陟县成立了"武陟县中药现代化科技产业工程领导小组"，并出台了《关于实施中药现代化科技产业工程的意见》（武政〔2003〕48号）。

是年 武陟县永盛药材加工厂与河南中医学院共同合作，承担了国家"十五"科技攻关项目"地黄炮制工艺及质量标准规范化研究"；同年，又与河南农科院、河南农业大学合作，建立了怀药基地，专门从事怀药种植技术研究。

2004 年

5 月

19 日 焦作市人民政府调整市中药现代化科技产业工程领导小组，成员单位有市科技局、市农业局、市药品监督管理局、市计委、市经贸委、市财政局、市卫生局、市乡镇企业局、市工商局、市技术监督局、沁阳市、武陟县、温县。领导小组下设办公室，办公地点设在市科技局，人员由科技局、计委、经贸委、农业局、药监局各抽一名组成。

25 日 《焦作市四大怀药生产技术标准操作规程（SOP）》制定并发布。

7 月 "四大怀药"系列产品被确定为"中华传统医学会 CTMA 重点推广产品"。

9 月

9 日 台湾中药商业同业公会理事长郑炳昇一行 57 人到武陟考察四大怀药种植和企业加工情况。实地考察了西陶镇交斜铺村大面积怀地黄、怀山药示范田和大封镇驾部二村大面积怀牛膝示范田、大封镇富达怀药加工厂、永恒怀药加工厂。

10 月

21 日 焦作市人民政府公布《焦作市四大怀药原产地域产品保护办法（试行）》，自 2005 年 1 月 1 日起施行。

11 月

18 日 焦作市怀药行业协会成立，单位会员 50 个，个人会员 60 个。

12 月 全市建设"怀药 GAP 种植试验基地"20 个，面积 4.3 万亩，占当年怀药种植面积的 25.4%。

是年 焦作市科学技术局主编的《四大怀药》由中原农民出版社出版发行，作者赵玉琴、李成杰。该书概述了怀山药、怀菊花、怀地黄、怀牛膝的栽培历史、药用价值、生产现状和发展前景，并详细介绍了它们的生物学特性、优良品种繁育、先进栽培技术、药品炮制加工等。

是年 武陟县永盛药材加工厂与河南中医学院合作，进行了"鲜地黄的工业化生产"项目研究。

是年 宛西制药厂在西陶镇建立怀药 GAP 种植基地。

2005 年

3 月

15 日 焦作市林业局、卫生局、工商行政管理局、食品药品监督管理局与焦作市中医管理局联合行文，要求进一步加强麝香、熊资源保护及其产品入药管理，对辖区内医药、医院、比较大的中药零售企业库存的天然麝香和熊胆粉进行全面登记核实，确实需用天然麝香、熊胆原料的，要严格按照管理权限，逐级申报，经林业部门批准后方可启用。严厉查处违法经营利用天然麝香、熊胆及其产品行为，有效保护野生动物资源。

是月 焦作市伟康实业有限公司通过美国食品药品监督管理局 FDA 注册。

4 月

是月 焦作市伟康实业有限公司基地被国家标准化管理委员会确定为四大怀药农业标准化示范区。

5 月

是月 焦作市中药办组织在郑州、焦作建立了两个四大怀药展厅。

是月 焦作市伟康实业有限公司通过 ISO 9001：2000 质量管理体系认证。

6 月

16~17 日 焦作市人大常委会部分常委会委员及人大代表组成视察组，在听取市农业局、林业局、科技局、畜牧局等单位的工作汇报之后，赴武陟、博爱、温县、山阳等县市区的瑞丰纸业、怀庆药业有限公司、温县四大怀药种植基地、高新区永兴屯奶牛养殖基地、博农种业公司及焦作市农副产品批发市场等处进行实地考察。

7 月

8~11 日 由国家科学技术部、国家中医药管理局批准，世界中医药学会联合会、国家中医药管理局对台港澳交流合作中心组织的"中国国际中医药原材料／提取物／中成药（广东）交易会"在广东东莞举办。焦作市中药办组织由全市 15 家怀药企业 22 人组成的焦作展团参加此次交易会。

25 日 由焦作市科技局、市政协学习和文史资料委员会、焦作市委党校、焦作市广电局、焦作日报社等五家单位主办的焦作市怀药经济发展论坛研讨会召开。出席会议的有主办单位的领导、种植怀药企业负责人、论文作者计 70 余人，收到论文 28 篇。编印了《焦作怀药经济发展论坛论文选编》。

9 月

是月 焦作市伟康实业有限公司"伟康"牌铁棍山药被国家知识产权局评为中国专利 20 年优秀成果展金奖。

是月 焦作市伟康实业有限公司"伟康"牌铁棍山药被评为河南省名牌农产品。

是月 焦作市伟康实业有限公司产品通过原产地域保护产品；"伟康"商标被评为"著名商标"。

10 月

22 日 焦作市人民政府在香港成功举办了"中国·焦作（香港）四大怀药推介会"。来自50 多个国家和地区的卫生、药品、商会、医药集团的众多客商及香港、澳门商界知名人士参加了推介会。

11 月

17~27 日 中央电视台《乡村大世界》栏目组莅临焦作，拍摄制作了一期焦作四大怀药形象片。片长 15 分钟，分两部分，第一部分凸现焦作新貌，城市魅力，包括太极拳，焦作山水如神农山、青天河、云台山、龙源湖、月季公园、雕塑公园、博爱竹林等；第二部分展示四大怀药功能，包括武陟千人以上的怀药收获场景，平光、保和堂制药镜头，温县农业科学研究所、焦作大学实验室、科研以及怀药文化、展厅、药王庙、怀梆唱腔、药膳、怀药歌曲、怀庆会馆等。

是月 武陟永盛药材加工厂通过国家 GMP 认证，是焦作市第一家通过 CMP 认证的中药饮片生产企业。

是月 宛西制药在武陟县西陶镇建立 200 亩的怀山药、怀地黄 GAP 种植基地，通过国家GAP 认证，是我国第一个通过国家 GAP 认证的四大怀药种植基地。

12 月

是月 焦作市伟康实业有限公司作为四大怀药国家标准起草单位，在北京通过四大怀药地理标志产品国家标准的审查。

是月 武陟天成怀药合作社成立。随后成立武陟县绿丰四大怀药合作社，焦作市阳光科技开发合作社。

是年 武陟县百疗绿色保健品有限公司投资 100 万元，建立了 307.5 亩怀药种植基地（其中怀山药 130 亩、怀地黄 35 亩、怀牛膝 140 亩，怀菊花 2.5 亩），并已申请省绿色产品认证和无公害基地认证。

是年 怀山堂铁棍山药直供中南海。

2006 年

1 月

是月 武陟县怀药精品展厅开业，展厅主办单位为武陟县人民政府；承办单位为武陟县财政局、武陟县科技局、武陟县四大怀药协会；经营单位为武陟县百疗绿色怀药保健品有限公司。

2 月

10 日 焦作市 2006 年怀药产业化工作会议召开。

3 月

15 日 焦作市怀药行业协会组织怀药企业参加"2006 年中国百泉药交会"。

是月 武陟县政府出台了《武陟县关于进一步加大四大怀药产业化发展的意见》《武陟县四大怀药十一五发展规划》。

4月

16日 焦作市怀药行业协会召开 2006 年度焦作市怀药文化研讨会，共收到怀药文化研讨论文 32 篇，并集结成《焦作怀药文化研讨会论文选编》。

是月 岳胜利主编的《四大怀药与六味地黄丸》由中医古籍出版社出版发行。

5月

11日 韩国庆尚北道流通特作课课长李宗杰先生一行 11 人，深入武陟县百疗绿色保健品有限公司怀山药规范化种植基地，西陶镇宛西制药怀地黄、怀山药 GAP 种植基地，武陟县永盛药材加工厂进行考察。

是月 河南省农业大学、河南师范大学在武陟县阳光农业园区建立教学科研基地。

是月 武陟县百疗绿色怀药保健品有限公司规范化种植基地取得国家标准化委员会授予的"标准化生产基地"。

8月

4日 国家标准化管理委员会正式公布实施。由河南省质监部门制定的四大怀药四项国家标准，通过了国家标准化管理委员会的审核。

17日 十届全国人大代表 2006 年专题调研第三组莅临焦作四大怀药特产展厅视察。

26日 焦作电视台"零距离·沟通"栏目组在焦作市平光信谊中药有限公司厂区内拍摄制作了一期以"做大做强怀药产业"为话题的谈话节目。

是月 韩国生物医药协会、高丽汉药社严庆燮、卢奉来、崔祥焕等一行 14 人来武陟百疗公司及基地考察。

9月

9~24日 武陟县百疗绿色保健品有限公司与中国航天集团第五工程院签订搭载协议，让 400 克四大怀药种子搭乘我国航天育种卫星实践八号，进行了为期 15 天的太空遨游，实施太空育种。怀药种子返回地面后，在第一时间将种子送到河南省重点生物实验室即河南师范大学生命科学学院组织培养室进行脱毒快繁工作。经过多年的精心培养，300 株地黄、1 000 余株菊花、400 余株山药、700 余株牛膝已进入大田进行优良植株选育。

20日 焦作市怀药行业协会组织怀药企业参加"第四届中国北京农产品博览会"。博览会上，"伟康"牌铁棍山药、"英雄"牌怀菊花荣获"畅销产品奖"。

是月 博爱县考古发掘一西汉古墓，出土了三根陶质山药，经专家研究认为是铁棍山药。同墓出土的还有明器汽柱陶锅和实用的铁锅，这三种东西在一个西汉早期的古墓中出土，有几段折断的山药还在陶质的汽柱锅中，汽柱锅又放在大铁锅内。经专家鉴定它们就是山药和煮山药的锅，考古上认定：焦作的怀山药在西汉早期已开始人工栽培并食用，距今已有 3 000 年历史。

10月

17~20日 焦作市中药办组织市伟康实业有限公司、武陟县百疗绿色四大怀药保健食品有限公司等怀药企业参加了在北京农展馆举办的第四届中国国际农产品交易会。

18日 焦作市怀药行业协会组织怀药企业参加"郑州四大怀药鉴评联谊会"。

28日 中央电视台少儿·军事农业频道（CCTV-7）《见证·发现之旅》栏目播出了反映焦作市地域特产四大怀药专题片——《覃怀奇珍》，为时30分钟。

是月 焦作市建成了焦作大学怀药工程技术中心、温县农业科学研究所四大怀药栽培和品质研究中心、焦作平光制药有限责任公司怀药工程技术中心等三个怀药研发机构，分别承担着怀药科研及科技成果转化等内容，并对全市怀药的发展和创新进行指导。

11月

是月 焦作市怀菊花和怀牛膝高产高效栽培技术研究成果顺利通过河南省农科院、河南农业大学等专家的鉴定。"四大怀药"良种良法高产配套技术体系将更加完整，两个相对低产作物将向高产、高效水平迈进。

是月 由中国烹饪协会主办的2008北京奥运推荐食谱菜品展在山东烟台举行。来自焦作市东方宾馆的李海川和邱生、光源宾馆的胡明瑞、怀源假日酒店的耿凤生和李英良与全国几十名大厨同台竞技，5位厨师费时超过4小时，精心制作了月牙骨炖山药、蜜汁山药、光源酱牛肉、杏仁脆皮怀参、杏仁粥5道菜品，其用料包含了焦作地方特产"四大怀药"中的"三味"（牛膝、地黄、山药）。这5道极具地方特色的菜品，最终在参选的80道菜品中脱颖而出，获得了三金二银的佳绩，菜品也全部入围2008年北京奥运会运动员食谱。

是月 据焦作市中药办统计，焦作市怀药企业在北京、上海、广州、西安、郑州、洛阳等省内外20几个大中城市的"怀药专卖店"已发展到200家。怀药产品远销日本、韩国、马来西亚、新加坡、美国等国家和地区。

12月

15日 由中共焦作市委、市政府主办，焦作市科技局、焦作市中药办承办的"焦作四大怀药鉴评联谊会"在郑州市成功举行。

20日 武陟县百疗怀药保健品有限公司基地所生产的百疗牌铁棍山药被中国绿色食品发展中心认定为绿色食品薯蓣蔬菜类认证。

是月 焦作市开发出怀药新产品22项，其中焦作市伟康实业有限公司投资200万元研发的"怀山药营养餐"正在试生产；焦作市绿洲怀药生物科技有限公司研发的"怀参肤立清霜""怀参乳痹帖""怀参双歧因子粉""怀参扶正营养口服液"先后获得国家发明专利；武陟县永盛药材加工厂与河南农业大学共同承担的"地黄饮片炮制研究"项目列入国家"十五"重大科技专项"创新药物和中药现代化"资助课题；焦作东亚鸿公司通过技术革新，产品价格由原来的每千克100元提升到了720元；其他新产品如怀药系列月饼、怀药饼干、四大怀药系列含片、熟地黄果脯、怀山药系列快餐、地黄合剂等，也陆续投放市场。

是月 据焦作市中药办统计，本年度新上怀药项目20项，其中香港保和堂（中国）有限公司、北京紫辰宣医药经营有限公司联合投资1 500万元组建的保和堂（焦作）制药有限公司，其主打产品六味地黄颗粒已远销新加坡、马来西亚，年销售收入近亿元；太太药业与武陟合资兴建的武陟永盛药材加工厂扩建后占地15 000平方米，总投资2 600万元，有8条现代化中药饮片生产线，是焦作市首家通过国家饮片GMP认证的怀药饮片企业，年怀药加工能力

5 000~6 000 吨。新扩建的"年产 500 吨无硫怀山药饮片"现代化生产线，年生产能力提高了 10 倍；焦作市伟康实业有限公司拥有三个厂区、年产值 2 000 万元，是焦作市怀药加工龙头企业，新投资 1 200 万元建设的"年产 6 000 吨怀山营养餐"项目已经投产；总投资 1 500 万元，占地面积 50 亩的河南省康福源中药生物科技有限公司已于 2007 年 2 月份正式生产，以怀山药、怀菊花为主要原料的香砂怀参胃宝走俏市场，二期康福源口服液工程正在筹建之中。2006 年全市具有一定规模的怀药企业现已增至 54 家，年产值增至 15.3 亿。

是年 焦作市怀药行业协会积极筹建焦作市怀药文化馆。制定了建设前期筹备工作预案，收集怀药书稿、文献 7 份；拍摄四大怀药图片、制作光盘共计 72 张，为建好怀药文化馆奠定了扎实的基础。

是年 焦作市怀药行业协会积极申报四大怀药原产地证明商标。因 2005 年四大怀药原产地证明商标的注册问题，原怀药单位进行了申诉，怀药行业协会积极协调河南省中原商标事务局进行答辩，并进行了二次申报，为加快四大怀药原产地证明商标的申报成功做出了努力。

是年 武陟县出台了《武陟县关于进一步加大"四大怀药"产业化发展的意见》（武政〔2006〕17 号），制定了一系列土地、税收等方面的优惠政策。

是年 武陟永盛药材加工厂与河南农业大学共同完成了为期三年的国家"十五"重大科技专项课题项目"地黄饮片标准炮制研究"。

是年 武陟县沁怀四大怀药研究所与河南农大、宛西制药建立了四大怀药研究基地，对 21 个地黄品种进行不同品种、不同肥力、不同密度、重茬重植等研究试验。

是年 河南宛西制药在西陶镇建立怀药规范化种植基地 180 余亩，其中怀山药 100 亩，怀地黄 80 余亩。

是年 武陟县永盛药材加工厂与南京药业大学合作研究怀山药无硫饮片加工标准。

2007 年

1 月

18~19 日 武陟县委、县政府在武陟县宾馆举办"中国·武陟四大怀药产业化发展论坛"。

2 月

6 日 "四大怀药种植与炮制"被河南省人民政府定为第一批河南省省级非物质文化遗产。武陟县百疗绿色怀药保健品有限公司董事长孙树武被焦作市非物质文化遗产办公室推荐为焦作市"四大怀药种植与炮制非物质文化遗产"传承人。

3 月

21 日 中国科学技术部、国家中医药管理局等国务院 16 个部门在京联合举行了《中医药创新发展规划纲要（2006—2020 年）》新闻发布会。

4 月

12 日 焦作市科技局、焦作市中药办组织开展了全市四大怀药观摩活动，并在河南省康福源中药生物科技有限公司三楼召开了 2007 年四大怀药观摩交流会。

5月

8日 邀请中央电视台少儿·军事·农业频道举办《乡村大世界》栏目"走进怀药之乡——焦作"大型综艺节目演出；协助中央电视台中文国际频道《走遍中国》栏目摄制组以"怀药与千年补养第一方"为题拍摄四大怀药专题片。

23～24日 由焦作市委宣传部、焦作市科技局、焦作市中药办联合承办的中央电视台少儿·军事·农业频道《乡村大世界》栏目"走进怀药之乡——焦作"大型综艺节目演出在焦作市成功举办。

6月

9日 "四大怀药"大型综艺节目《走进怀药之乡——焦作》在中央电视台少儿·军事·农业频道《乡村大世界》栏目播出。

7月

23日 焦作市怀药行业协会申请河南省重大科技攻关计划"四大怀药原产地综合开发及产业化"。协作单位为焦作市怀药工程研究中心、焦作平光信谊中药有限责任公司。

8月

14日 中央电视台中文国际频道《走遍中国》栏目摄制组以"怀帮追踪"为选题展开对焦作市地域特产四大怀药的采访拍摄。其中主要以怀药传奇故事、情景再现、嘉宾访谈等形式，介绍和诠释四大怀药特有的地域特征、神奇功效、种植历史、生产销售、民间传说、科学研究、成果成就等。

20日 焦作市怀药企业协会召开了第三届焦作市怀药文化研讨会，挖掘怀药资源内涵和人文资源，收到怀药文化研讨论文37篇，并结集成册。

是月 河南省人民政府授予焦作市伟康实业有限公司"河南省农业产业化重点龙头企业"荣誉称号。

10月

18日 由中华中医药学会、焦作市人民政府主办，焦作市卫生局承办的"四大怀药与道地药材研究论坛"在焦作举行。论坛的目的是扩大四大怀药及道地药材在国内外的影响，弘扬中医药文化，打造中国名药，加强道地药材研究，研讨道地中药材与特定生态环境的关系，以及道地药材的规范化种植炮制和质量标准研究。

18～20日 "中国·武陟四大怀药产业化发展论坛"在武陟县举办。有国内外专家、教授、客商300余人参加，共商武陟怀药振兴计划。

20日 成功举办了《梨园春·擂台紧急风》"走进中国怀药之乡——焦作"全国戏迷擂台赛。

是月 焦作市怀药行业协会注册"怀"及"懷"集体商标。

11月

4日 《梨园春·擂台紧急风》"走进中国怀药之乡——焦作"全国戏迷擂台赛在焦作大学新校区成功举办。来自河北、安徽和河南省的70名选手进行了激烈的角逐。

9日 由河南省农业厅、河南日报社联合举办的"河南省十大中药材种植基地"评选活动揭晓，焦作四大怀药种植基地、温县四大怀药种植基地荣登榜首。

是月　焦作市伟康实业有限公司产品通过 QS（食品质量安全）认证。

12 月

9 日　由中央电视台海外节目中心采访编导的表现焦作市地域特产四大怀药历史文化专题片"怀帮追踪"在中央电视台中文国际频道《走遍中国》栏目播出，片长 30 分钟。

12 日　中央电视台《健康之路》栏目在其经济频道和科学·教育频道节目中两次播映了反映焦作市地域特产怀山药专题片《神仙之食——山药》。该片从养生学角度介绍焦作地域特产怀山药，总片长 50 分钟。

是月　焦作市伟康实业有限公司基地被授予"河南省科普示范基地"称号。

是月　焦作四大怀药种植基地被评为"河南省十大中药材种植基地"之首。

是年　政协河南省武陟县委员会编辑出版武陟县政协文史资料第七辑《中华怀药》。

是年　焦作市怀药行业协会组织怀药企业先后参加了"2007 年度国家《中医药创新发展规划纲要（2006—2020 年）》新闻发布会""2007 年全国（郑州）商品交易会""第十一届广州全国药品保健品交易会""第十届全国东西合作经贸洽谈暨农产品加工博览会""中国东营首届黄河文化节""第十四届中国杨凌农业高新科技成果博览会"及"2007 年中韩（郑州）科技项目合作洽谈会"等推介活动，充分利用各种全国性大型会议推广四大怀药，打造公共品牌。

是年　焦作市怀药行业协会共举办"四大怀药"种植技术培训班或技术讲座 12 期，培训人数 5 000 余人，发放技术宣传资料 2 万余份，全面提高四大怀药主产区种植人员的技术水平和业务素质。

是年　河南宛西制药厂在武陟县以合同形式建立种植基地 2 500 亩，其中怀山药 1 500 亩，怀地黄 100 亩，另外还以武陟县沁怀四大怀药研究所为依托，建立品种选育试验基地 10 亩。

2008 年

3 月

4 日　四大怀药摄影书画作品展开始在焦作三宝文化馆举办，共展出摄影作品 66 幅，书法美术作品 10 幅。

20 日　焦作市中药办联合《工艺美术》杂志编辑部，编印出版了《四大怀药摄影书画作品集》，该书以图记文，以文说图。图片优美，立意高远，图文并茂，丰富多彩。

25 日　武陟县绿丰"四大怀药"专业合作社与家乐福焦作店签订了铁棍山药长期供销意向合同，这标志着武陟县"四大怀药"将搭乘国际快车走向世界。

是月　焦作市怀药行业协会邀请省文联、省书法家协会、省美术家协会和市摄影家协会等团体的知名作家创作怀药书画作品和摄影作品 100 多幅，用摄影和书画表现怀药。此次展出的摄影和书画作品，主要反映领导关怀、历代名人评价、怀药栽培、田间管理、收获和加工等场景，丰富了怀药的文化内涵，营造浓厚的怀药文化氛围。

是月　焦作市怀药行业协会成功注册"焦作怀山药""焦作怀地黄""焦作怀牛膝""焦作

怀菊花"四个商标。

4月

10日 焦作市中药现代化科技产业工程领导小组和焦作市科技局在焦作市会议中心召开全市四大怀药工作会议。

5月

是月 焦作市怀药行业协会在焦作市举行了首届"怀府药膳"大赛。共有6个团体代表队和25个人参加决赛，参加评选的怀药膳食品种143个。

6月

7日 国发〔2008〕19号文件公布的第二批国家级非物质文化遗产名录中，四大怀药种植与炮制、中药炮制技艺在列。

7月

21日 由国家中医药管理局委托上海中医药大学中医药传统知识法律保护研究室与河南省中医管理局、焦作市卫生局、焦作市中医管理局、焦作市科技局、焦作市技术监督局、焦作市工商局等共同开展的"道地药材知识产权保护研究试点工作"在焦作正式启动。成立了试点工作实施领导小组和项目研究工作小组，制定了《四大怀药知识产权保护试点工作实施细则》。

是月 焦作市伟康实业有限公司下属工程技术中心被河南省认定为"河南省工程技术中心"。

8月

是月 焦作市伟康实业有限公司"铁棍牌山药标准化栽培技术研究与应用"项目被焦作市人民政府授予二等奖奖励。

9月

是月 焦作市伟康实业有限公司产品"铁棍牌山药营养粉"在全国农产品加工业博览会获"优质产品"奖。

10月

11~12日 武陟县举办中国四大怀药产业化发展高端论坛，论坛由中国中药协会、中国药材集团公司主办，中共武陟县委、武陟县人民政府承办，中国中药协会种植养殖专业委员会协办。来自境内外客商、国内大型制药企业、药材市场的100多名专家、学者和企业家参加了此次论坛。

11月

25~28日 由中央电视台拍摄制作的"探秘四大怀药"4集电视片在中央电视台经济频道《健康之路》栏目连续播映了四期("药食同源话山药""补肾传奇赞地黄""通经活血属牛膝""清火明目怀菊花")，每期片长50分钟。节目用通俗手法揭示怀药萃取自然精华、吸收天地灵气、调理人体阴阳、治标又治本的祛病原理，全景展示了怀药种植、收获、晾晒、整理及利用现代工艺加工的过程，并对怀药种植农户、长寿老人、民间老中医、四大怀药非物质文化遗产传承人等进行了采访，深层次发掘和表现了中国特有的"华药"——四大怀药深厚的保健养生文化内涵。

12 月

是月　焦作市伟康实业有限公司被河南省民营企业评审委员会评为"河南省诚信民营企业"，被河南省委、河南省人民政府评为河南省"优秀龙头企业"。

是年　焦作市怀药行业协会将中央电视台和河南电视台近期播出的四大怀药系列电视节目制作成光盘，广为宣传。光盘内容：中央电视台中文国际频道《走遍中国》栏目播出的《怀帮追踪》，播时 30 分钟；中央电视台经济频道《健康之路》栏目播出的《神仙之食——山药》，播时 50 分钟；河南电视台《梨园春·擂台紧急风》栏目播出的《梨园春·擂台紧急风·走进中国怀药之乡——焦作》全国戏迷擂台赛，播时 100 分钟。

是年　焦作市政府授权焦作市怀药行业协会从 2004 年开始向国家工商总局商标局申请注册的"四大怀药"集体商标、证明商标全部获得批准。

是年　焦作市怀药行业协会在焦作市科技局、焦作市中药办等的指导下、在多方征求意见的基础上制定了《焦作四大怀药证明商标使用管理办法（试行）》（以下简称《办法》），并设计印制了统一的防伪标识。《办法》中对于使用焦作四大怀药证明商标统一标识的条件、申请程序，使用者的权利和义务，以及在使用过程中的管理都做了详细规定。从此，四大怀药原料和产品将使用统一的证明标识，已有焦作市绿洲怀药生物科技有限公司、焦作市伟康实业有限公司、焦作市建国怀药公司和焦作市太极庄商贸有限公司等 10 余家怀药协会会员使用。

2009 年

3 月

是月　河南伟康实业有限公司（即之前的焦作市伟康实业有限公司）被河南省卫生厅授予"食品卫生等级 A 级单位"。

7 月

13 日　道地药材知识产权保护试点工作专家组一行 7 人，于 13~15 日分别对武陟县、温县进行考察，并将两县作为道地药材知识产权保护试点县，作为长期跟踪研究对象。

8 月

8 月　焦作市怀药行业协会邀请海南广播电视台来焦作，拍摄四大怀药专题电视节目，节目在海南电视台播出。

9 月

5 日　焦作市科技局、焦作市中药办在上海东湖临港大酒店举行了河南焦作四大怀药及旅游文化（上海）推介会，借助上海（秋季）旅游节平台，将焦作市的四大怀药和旅游资源介绍给上海的各界朋友。

10 月

12 日　焦作市怀药行业协会在上海市举办"河南焦作四大怀药上海推介会"。

25~27 日　应焦作市科技局邀请，中科院院士吴祖泽带领中国军事医学科学院和北京吴祖泽科技发展基金会一行5人对焦作市部分怀药企业和研发中心进行了考察。

11月

20日 焦作市怀药行业协会组织怀药企业开展"中医中药中国行"大型科普活动焦作站活动。

是月 焦作市怀药行业协会与中央电视台少儿·军事·农业频道《乡村大世界》栏目合作举办以宣传焦作四大怀药为主题的大型综艺节目。

是月 河南伟康实业有限公司怀山药系列产品被中国绿色食品发展中心认定为"绿色食品A级标准"。

12月

3~9日 以宣传焦作四大怀药为主题的中央电视台少儿·军事·农业频道《乡村大世界·走进焦作》大型综艺节目外景片在焦作市市区、温县、武陟等地进行了采访拍摄。

12月

26日 中央电视台少儿·军事·农业频道播出了以宣传焦作四大怀药为主题的《乡村大世界·走进焦作》大型综艺节目。

是月 河南伟康实业有限公司"怀山药"产品被认定为"河南省标准化农产品","伟康""铁棍"商标被评为河南省"著名商标"。

是年 李成杰被文化部命名为第三批国家级非物质文化遗产项目中药炮制技术(四大怀药种植与炮制)代表性传承人。李成杰出身于四大怀药世家,自幼随父种植与炮制四大怀药。1985年,《中国作物》杂志连载了李成杰根据实验成果撰写的《四大怀药的栽培与加工:Ⅰ、地黄,Ⅱ、牛膝,Ⅲ、山药》一文;他撰写的《野生山药驯化研究》《怀地黄育苗移栽》《用蜂窝煤焙制地黄技术》《怀药正宗说》《四大怀药的传说》等10多篇文章随后也在省级专业刊物上相继发表;2004年,他与赵玉琴合作撰写的著作《四大怀药》由中原农民出版社出版。他的小传被收入《河南作家辞典》《中国当代文艺辞典》《中华人物辞海》《中国当代艺术界名人录》中。2008年,中央电视台《走遍中国》《健康之路》栏目对他进行了采访。

是年 焦作市怀药行业协会协同省社科院课题组开展"焦作特色农业——四大怀药产业调查"。

是年 武陟县在上海举办了"上海(武陟)四大怀药发展合作洽谈会"。

是年 四大怀药地理标志产业群被评为"河南省十大最具影响力地理标志产品"之首。

2010年

4月

是月 河南伟康实业有限公司1 200亩怀山药基地取得了"供港澳蔬菜种植基地备案"认证。

6月

是月 怀山堂生物科技股份有限公司"铁棍"牌山药营养粉在全国农产品加工业投资贸易洽谈会上获"优质产品奖"。

是月 康明轩被确定为"四大怀药"种植与炮制非遗项目省级代表性传承人。

9 月

是月 康明轩传承康家百年怀药发展史，重振"怀山堂"，发起设立怀山堂生物科技股份有限公司。同时，怀山堂生物科技股份有限公司基地通过有机产品转换认证。

10 月

9 日 9 至 11 日 武陟县成功举办了"武陟县四大怀药产业发展研讨会"。

18 日 河南省首届怀山药文化节在温县开幕并取得丰硕成果。活动由大河报社和河南省供销合作总社共同主办，河南省供销合作总社土特产广场与怀山堂生物科技股份有限公司等承办。文化节期间，河南省供销合作总社与怀山堂生物科技股份有限公司，河南省农副土特产流通协会分别与温县铁棍山药专业合作社、国喜怀药专业合作社、焦作市健国怀药公司等签订了合作意向书。

是月 焦作市怀药行业协会组织河南黄河人健康食品有限公司、河南伟康实业有限公司、焦作市焦大科苑商贸有限公司、焦作洋晟食品有限公司等会员单位参加在台湾举办的"2010年海峡两岸食品展"。

是月 焦作市怀药行业协会组织会员单位参加在江苏昆山召开的"海峡两岸特色产品博览会"。

是月 在第四届中外跨国公司 CEO 圆桌会议上，怀山堂生物科技股份有限公司荣获最具安全责任感食品企业奖。

12 月

16 日 焦作市怀药行业协会第二届会员代表大会召开，参加会议的会员代表共 47 人。会议通过《焦作市怀药行业协会章程》修订稿。选举产生了第二届协会理事会。第二届协会理事会选举焦作市伟康实业有限公司董事长康明轩为协会会长、河南省森雨饮品有限公司董事长王三星等 5 人为副会长、河南黄河人食品有限公司董事长祝桂荣等 19 人为理事。

是月 怀山堂生物科技股份有限公司"铁棍牌山药"被中央电视台军事·农业频道评为全国最具潜力农产品。

2011 年

3 月

17 日 河南师范大学生命科学学院、河南省高校道地中药材保育及利用工程技术研究中心与焦作中药现代化科技工程领导小组办公室签订《联合建立怀地黄新品种繁育推广基地协议》，选育推广抗病、高产、优质怀地黄新品种。

4 月

30 日 河南伟康实业有限公司申请"道地怀山药绿色标准化基地建设"项目，项目包括绿色怀山药标准化基地、技术研发中心、怀药加工中心、怀药仓储物流中心。该项目总投资 5 000 万元，申请扶持资金 500 万元。建设时间为 2011 年 3 月至 2012 年 3 月。

6月

14日 焦作市中药现代化科技产业领导小组办公室正式开展将"怀菊花"重新编入药典工作的申请工作。1995年以前的《中国药典》一直将焦作地域所产的菊花称为"怀菊花",由于专家认为该地区所产菊花面积小、产量低、影响小,在2000年、2005年、2010年的《中国药典》取消了"怀菊花"称谓。随着焦作市政府对四大怀药的重视,怀菊花的种植面积逐年增加,怀药企业也加大了对怀菊花的研究与开发,市场对怀菊花的需要也不断增加。没有"怀菊花"的道地称谓,严重影响了菊花的销售,打击了药农及怀药企业种植、加工怀菊花积极性。在2015年版《中国药典》编纂开始之际,开展将"怀菊花"重新加入药典的申请工作,是历史的需要、现实的需求,更是广大药农和怀药企业的迫切要求。

9月

7~9日 武陟县成功举办了对台"科技交流及项目洽谈会",为国内外制药企业、药材经销商和怀药产地搭建了洽谈、合作的平台。

是月 焦作市委、市政府成立焦作市怀药产业化领导小组办公室,专门负责四大怀药产业开发、品牌宣传工作。

10月

12日 焦作市怀药行业协会组织开展为期两天的焦作市产学研怀药专项活动。来自省食品研究所等单位的5名专家莅临河南省森雨饮品有限公司等焦作市15家协会会员单位,就"怀药和怀药产品深加工"等内容进行深入调研和项目对接。

是日 焦作科霖达公司在焦作迎宾馆举行"中国首届怀菊文化暨怀菊资源开发高峰论坛"。

11月

11日 中国·第一届铁棍山药文化节在温县举行,为温县进一步叫响铁棍山药品牌、提高铁棍山药产业发展水平、弘扬铁棍山药文化提供了平台。开幕式前,与会专家和媒体记者参观了现代农业展览馆,现场体验了铁棍山药采挖过程。文化节期间还举行了现代山药产业展示会、铁棍山药产业发展研讨会等活动。

12月

是月 河南省四大怀药院士工作站经河南省科技厅批准,焦作大学怀药研究中心与中科院上海药物研究所谢毓元院士团队联合成功组建。这是河南省地方高校中第一个院士工作站,是集四大怀药研究、工业化中试、分析检测、成果推广、信息服务于一体的研究平台。

是年 怀山堂生物科技股份有限公司怀山药种植基地被命名为国家级怀山药标准化种植示范园区。

是年 怀山堂生物科技股份有限公司被命名为河南省农业产业化龙头企业(果蔬)行业十强。

2012 年

3 月

15 日 焦作市怀药行业协会在焦作市会议中心组织召开焦作市怀药产业现代化研讨会。会上聘请于松河等 9 位专家为焦作市四大怀药政府顾问。

是日 焦作市怀药产业化领导小组办公室向省科技厅申请"焦作市四大怀药科技示范基地"建设项目。

4 月

焦作市怀药行业协会组织怀山堂生物科技股份有限公司等 10 家企业申报河南省中药现代化科技示范基地；组织保和堂（焦作）制药有限公司等 7 家企业申报河南省中药现代化科技示范企业。

5 月

25 日 焦作市怀药行业协会组织召开市怀药产业发展企业座谈会。各县市区的主管科技县市区长等 80 人出席会议。

是月 邓振全主编的《四大怀药简明教程》由光明日报出版社出版发行。该书全面系统地介绍了四大怀药——怀山药、怀地黄、怀菊花、怀牛膝的文化源流、药理作用、采收加工、特色产品及发展趋势等，是使广大读者了解四大怀药的实用教程。

8 月

8 日 首届中国中草药（焦作）展览交易会新闻发布会在郑州举行，相关领导及国内外数十家权威媒体出席了新闻发布会。发布会正式宣布 2012 首届中国中草药四大怀药产业展览交易会将于 9 月 9~25 日在焦作举办。

是月 河南省人民政府授予保和堂（焦作）制药有限公司农业产业化省重点龙头企业称号。

9 月

9 日 由河南省贸易促进会、焦作市人民政府、焦作市怀药行业协会、怀庆药都招商办公室主办的"首届中国四大怀药暨土特产展销会"在焦作怀庆药都隆重举行。

10 月

8 日 2012 年首届"怀沁"杯怀菊花开采启动仪式在河南省武陟县大封镇老催庄的武陟县永盛药材加工厂举行，活动由武陟县永盛药材加工厂主办，焦作市体育局、焦作市艺术摄影学会等单位协办。东方今报驻焦站、焦作日报、焦作拍客网、焦作网友电视台等网媒传媒现场进行了采访和拍摄。

25 日 焦作市商务局、焦作市怀药行业协会领导赴温县怀山堂生物科技股份有限公司、温县红峰怀药合作社等山药基地调研铁棍山药生产和销售情况，重点对"铁棍山药未挖掘就滞销"的传言进行辟谣。

28 日 焦作市人民政府召开第 66 次常务会议，会议听取了关于焦作市中药现代化科技产业工程实施方案（草案）的汇报。会议指出，实施中药现代化科技产业工程有利于将焦作市中药生产的资源优势转化为经济优势，促进焦作市整个国民经济的发展。会议决定在 2013 年财政预算中安排一定资金支持焦作市中药现代化科技产业工程，要求焦作市科技局按照政府引导、市场化运作的原则，突出重点，提高方案的可操作性。

11月

3日 焦作科霖达生物科技有限公司举行中国怀菊文化暨怀菊资源开发高峰论坛及国学大师曾仕强所做的养生论道专题讲座。

21日 由中共温县委、温县人民政府主办的"第二届温县铁棍山药文化节"盛大开幕。文化节期间还先后举办了《走近温县》大型摄影展、温县铁棍山药交易市场开业仪式、温县铁棍山药合作项目和团购签约仪式、温县铁棍山药产业发展研讨会等多场活动。

24日 河南省豫丰农产品有限公司举办的"第三届丰合大容怀山药文化节开幕仪式暨现场采挖仪式"在温县陈家沟怀山药种植基地开幕。

30日 焦作市怀药行业协会第三届会员代表大会召开。会议审议通过了第二届理事会工作报告，选举产生了焦作市怀药行业协会第三届理事会会长、副会长、秘书长及常务理事。

12月

12日 焦作市怀药、生物医药及发动机产业技术创新战略联盟成立。

13日 焦作市怀药行业协会在焦作市政府组织召开怀药文化研究座谈会。各位专家围绕四大怀药的种植历史、药用价值、传说典故及其在种植、栽培等方面存在的问题、怀川地理位置独特性、怀商文化的历史及怀商精神精髓等内容进行了积极的发言和热烈的讨论。

是月 怀山堂生物科技股份有限公司、武陟县永盛药材加工厂、焦作科霖达生物科技有限公司分别被省科技厅认定为怀山药规范化种植示范基地、怀牛膝规范化种植示范基地、怀菊花规范化种植示范基地。

是年 温县成功注册了"温县铁棍山药"证明商标。

2013 年

1月

18日 焦作市怀药行业协会在焦作市科技局会议室召开 2013 年第一次会长会，讨论《焦作市怀药行业协会推荐"承诺诚信经营正宗四大怀药产品单位"实施办法》（征求意见稿）。

28日 焦作市怀药行业协会推荐怀山堂生物科技股份有限公司、河南省森雨饮品股份有限公司、焦作市太极庄商贸有限责任公司、焦作市健国怀药有限公司、焦作市明仁天然药物有限责任公司、河南省武陟县永盛药材加工厂、焦作铁棍哥商贸有限公司、河南黄河人实业股份有限公司、保和堂（焦作）制药有限公司、河南科霖达菊珍饮品股份有限公司、河南康福源中药生物科技有限公司、焦作市博爱源怀药专业合作社、温县农业科学研究所、温县岳村乡红峰怀药专业合作社、河南省益群生物科技有限公司等 15 家会员单位为首批"承诺诚信经营正宗四大怀药产品单位"。

是月 边宝林、常鸿主编的《四大怀药专著系列：山药专论》由中医古籍出版社出版发行。《四大怀药专著系列：山药专论》共分 8 章，分别对山药进行了药材来源、栽培、本草记载、炮制加工、化学成分、成分分析（定性、定量）、药理活性、临床研究的全面综述，在遵循原文献的原始数据基础上，对每个研究部分重新进行功能分类，以便于科研工作者使用。论著共查阅了古本草 61 部，参考了 139 篇中英文学术论文，共撰写近 20 万字，是对中药山药研究较为全面的综述。

是月 边宝林、常鸿主编的《四大怀药专著系列：牛膝专论》由中医古籍出版社出版发行。《四大怀药专著系列：牛膝专论》分 7 章，分别对怀牛膝进行了药材来源、本草记载、炮制加工、化学成分、成分分析（定性、定量）、药理活性、临床研究的全面总结。为方便科研工作者的使用，《四大怀药专著系列：牛膝专论》在忠实于原文献原始数据的基础上，对每个研究部分进行了全新的功能分类和编排。论著共查阅了古本草 57 部，参考了 122 篇中英文学术论文，共撰写 10 余万字，是对中药牛膝研究较为全面的综述。

是月 边宝林、常鸿主编的《四大怀药专著系列：地黄专论》由中医古籍出版社出版发行。《四大怀药专著系列：地黄专论》共分 7 章，分别对鲜地黄、干地黄、熟地黄进行了药材来源、本草记载、加工炮制、化学成分、成分分析（定性、定量）、药理活性、临床研究的全面综述，在遵循原文献的原始数据基础上，对每个研究部分重新进行功能分类，以便于科研工作者使用。论著共查阅了 53 篇古代本草文献，参考了 262 篇中英文学术论文，是对中药地黄（包括鲜地黄、干地黄、熟地黄）研究得较为全面的综述。

2 月

5 日 保和堂（焦作）制药有限公司申请的无硫怀山药加工工艺被国家知识产权局正式受理。

6 月

4~6 日 焦作市怀药行业协会组织河南武陟永盛药材加工厂等怀药企业参加在广州举办的第 22 届中国（广州）国际医药保健产业博览会。共展出怀药主要产品 26 种，初步达成合作协议 3 家，涉及金额 800 多万元。

8 月

19 日 河南省质量技术监督局批准保和堂（焦作）制药有限公司的薯类食品生产，并颁发了全国工业产品生产许可证书。

8 月至 10 月 由 16 家合作社组成的联合社——温县红峰绿宝怀药种植合作联社，销售铁棍山药 15 万千克，每千克售价 30 元，比当地市场价高出 9 元。

9 月

30 日 焦作市怀药行业协会在焦作市会务中心第一会议室召开怀药协会第三届理事会第一次会议。

10 月

15 日 焦作市怀药办组织北京中医院科学院等 12 位怀药专家在市迎宾馆召开《四大怀药文化丛书》第一次编委会，确定丛书的框架、提纲及人员分工，启动《四大怀药文化丛书》的编写工作。

18 日 焦作市怀药办接待海口市琼山区科学技术工业信息化局来焦作市考察学习怀山药

种植情况，交流怀山药种植技术，商讨怀山药产业加工事宜，谋划两地怀山药产业的共同发展。

26日至27日 由武陟县七倍怀药专业种植合作社负责人"山药哥"赵作霖发起的"山药哥第一届网络文化山药节"在武陟县西陶镇张武村举行，全国30位新浪微博网友应邀参加。大家一起到赵作霖的12亩山药地里看山药长势，听"山药哥"讲山药的种植技巧，并卷起裤腿开展挖山药比赛，最后把挖到的山药做成各种美味佳肴，共同分享收获的喜悦。当然来凑热闹的还有张武村的村民，大家对"山药哥"的做法十分好奇，但对他的人生选择却多了几分理解。"山药哥"赵作霖是一个26岁的农村大学生，毕业后放弃高薪职业回到家乡种植山药，备受乡邻质疑。他精心研究网络营销模式，带领全家开起了山药网店，做得有声有色。他有一个"山药梦"，即希望通过推广绿色山药品牌帮助乡邻致富。

11月

10日 温县"第三届铁棍山药文化节"在温县文化广场举行。此次活动的主题为"品铁棍山药，观民俗风情"，举行了商品发布、商品展示和民俗风情表演等。

15~17日 焦作市怀药行业协会组织全市50家怀药企业参加在郑州中原国际博览中心举办的"中国焦作山药产业展览会"。作为全国唯一特色山药产业展览会，以山药产业化发展为主题，涵盖整个四大怀药产业链，共展出怀山药、铁棍山药及四大怀药相关的产品240余种，参展人数约3万人。

22日 北京中医药学会与《首都医药》杂志社联合举办的"传统中医药"栏目系列活动之一——"道地药材鉴别与特性"学术交流活动在四大怀药的道地产地河南省焦作市温县的一片山药种植田里举行，来自北京的20多家医疗机构及饮片生产企业代表在专家的带领下，边察看正在采收的山药，边和药农一起动手采挖。下午，栏目组一行人参观了保和堂（焦作）制药有限公司的饮片加工现场，并举办了学术交流会。交流会上，北京中医药学会资源与鉴定委员会秘书长李京生、首都医科大学宣武医院药剂科副主任林晓兰等专家讲解了四大怀药的特性及鉴别。保和堂（焦作）制药有限公司董事长单洋、总经理单小淞也分别介绍了该企业在运用现代的低温烘干技术手段，实现饮片无硫加工所做的近十年的研究及实践，经多批次验证检测，该工艺生产的中药饮片二氧化硫残留量未超过10毫克/千克，远低于国家暂行标准，符合欧美、韩日对二氧化硫的限量要求。交流会上，大家还就无硫加工饮片的性状与《中国药典》现行标准的要求等方面提出了各自的见解及建议。

是月 河南省科学技术厅授予保和堂（焦作）制药有限公司"河南省中药现代化科技示范企业"证书。

12月

是月 北京积水潭医院中药房来到河南焦作四大怀药产地参观。

是年 焦作市怀药行业协会组织编写《话说四大怀药》宣传小册子。围绕怀庆府的历史、怀庆府独特的地理和气候条件、四大怀药的种植历史、历代医圣药圣对四大怀药的论述、怀药怀商文化及现代科技研究成果等内容广泛搜集资料，编写完成怀药宣传小册子《话说四大怀药》。先后印制5万余份，通过会展等途径向社会发送，强力宣传四大怀药。

是年　焦作市野生源怀药研究所与焦作大学共同申请焦作市科研项目"野山药驯化及铁棍山药品种选育研究"。该项目的主要研究内容是怀山药原种神农山野山药的驯化；野山药品种的提纯和复壮。创新点是神农山野山药的驯化、提纯和复壮。研究时间是 2013 年 3 月至 2015 年 12 月。

是年　焦作市怀药办根据焦发〔2008〕12 号《中共焦作市委焦作市人民政府进一步加快发展文化产业的实施意见》和《焦作市人民政府关于实施中药现代化科技产业工程的意见》，申请怀药项目预算 1 000 万元。其中：四大怀药新品种选育、提纯复壮、规范化种植，技术培训 200 万元；四大怀药项目开发 500 万元；加强怀药品牌建设和公益宣传力度 300 万元。

是年　焦作市中药现代化科技产业工程领导小组办公室预申报省级高新技术特色产业基地"河南省四大怀药高新技术特色产业基地"项目。预申报产业基地内主要骨干企业有怀山堂生物科技股份有限公司、保和堂（焦作）制药有限公司、河南省森雨饮品股份有限公司、河南黄河人食品公司、焦作市明仁天然药物有限责任公司等。

2014 年

1 月

2 日　焦作市怀药产业化领导小组办公室通过实地调研，撰写了调研报告《我市目前四大怀药发展存在的主要问题及对策》。

11~20 日　焦作市怀药行业协会组织全市 20 余家怀药企业参加在郑州国际会展中心举办的 2014 年郑州年货精品博览会。共展出四大怀药及铁棍山药相关的产品 180 余种，参展人数近 10 万人。

是月　焦作市怀药行业协会推荐怀山堂生物科技股份有限公司等 15 家会员单位为首批"承诺诚信经营正宗四大怀药产品单位"。除了在焦作怀药网上公布、宣传外，并连续三期在《焦作晚报》上进行宣传。

3 月

1 日　由焦作市怀药产业化领导小组办公室委托焦作市怀宝堂怀药有限公司承担的"四大怀药多媒体功能厅建设项目"正式启动。项目内容：《四大怀药多媒体宣传片》的策划制作、多媒体多功能厅装修等。项目完成时间为 2014 年 8 月 31 日。

5 日　焦作市怀药产业化领导小组办公室制定《怀药经费使用和管理办法》，对申请怀药经费的使用方向、经费申报程序、监督检查等进行了规范。

4 月

22 日　焦作市怀药产业化领导小组办公室向河南省科技厅申请"焦作市四大怀药科技园区"建设项目。园区主要以焦作地域特产四大怀药的种植、加工、营销为主导产业。

5 月

7 日　焦作市怀药行业协会决定授予"河南鑫合实业发展有限公司温县怀药种植基地"为"怀药标准化种植示范基地"。

9 月

是月 中国中医药研究促进会组织,全国评比达标表彰工作协调小组批准,授予保和堂(焦作)制药有限公司首届中医药科技推广工作先进集体称号。

是月 中国农产品加工业投资贸易洽谈会组委会颁发奖匾,保和堂(焦作)制药有限公司"怀泉"牌铁棍山药片被评为 2014 年中国农产品加工业投资贸易洽谈会优质产品。

11 月

11 日 由温县四大怀药协会主办,温县国际山药交易物流中心承办的"第四届温县铁棍山药文化节"在温县开幕。该届铁棍山药文化节为期 6 天(11 月 11~16 日),以"服务农民、服务市民"为主题,特邀太极拳大师王西安为家乡代言,以"老家味道"宣传片,在各大网站广为宣传,同时举办温县铁棍山药进社区活动、微视评选活动和电商论坛活动等公众共同参与的集体活动。开幕式之后,与会嘉宾饶有兴致地参观了农产品展销会,并到国际山药交易物流中心试验田亲身体验铁棍山药采挖过程。

是月 温县被国家质量监督检验检疫总局批准为"国家级出口四大怀药质量安全示范区"。

12 月 河南省质量立省战略工作领导小组授予保和堂(焦作)制药有限公司生产的怀泉牌铁棍山药片"2014 年河南省名牌产品"称号。

是年 河南伟康实业有限公司与东阿阿胶集团达成战略合作协议。

是年 河南伟康实业有限公司完成"指纹图谱"工程。

是年 焦作市怀药办根据焦发〔2008〕12 号《中共焦作市委焦作市人民政府进一步加快发展文化产业的实施意见》和《焦作市人民政府关于实施中药现代化科技产业工程的意见》,申请怀药项目预算 500 万元。其中:四大怀药新品种选育、提纯复壮、规范化种植,技术培训100 万元;四大怀药项目开发 200 万元;加强怀药品牌建设和公益宣传力度 200 万元。

是年 焦作市怀药行业协会主持承担的《四大怀药轮作种植及重茬试验研究》项目在全市铺开。其中怀牛膝地轮作怀山药、怀地黄由温县鑫合实业公司协作承办;怀地黄地轮作怀山药、怀牛膝、怀菊花及重茬试验研究和怀山药地轮作怀地黄、怀牛膝、怀菊花及重茬试验研究由武陟县沁怀四大怀药研究所协作承办。

是年 "野山药驯化及铁棍山药品种选育"项目由焦作市怀药行业协会主持承担焦作市野生源怀药研究所协作承办。

是年 博爱县怀宝农业种植合作社主持承担了"铁棍山药绿色食品认证技术研究与示范推广"项目。

是年 河南理工大学主持承担了"焦作不同山药生长地域土壤微量元素含量与山药品质的关系研究"项目。

是年 焦作市焦大科苑商贸有限公司(河南省四大怀药院士工作站)主持承担了"地黄新食品原料检验和申报"项目。项目主要研究内容为:地黄主要营养成分及含量的测定、卫生学检验、毒理学实验,并归纳实验结果,形成申报材料,向国家食品药品管理局申报。

2015 年

1 月

21 日　河南省科学技术厅授予保和堂（焦作）制药有限公司"河南省科技型中小企业"证书。

3 月

4 日　温县四大怀药协会申报的温县铁棍山药政府统一包装外观（屋顶式外盒），获得中华人民共和国国家知识产权局颁发的外观设计专利证书。

5 月

29 日　由中国中药协会主办的"中国中药协会四大怀药专业委员会成立暨揭牌仪式"在沁阳市举行。

是月　温县农林局结合县质监局制定发布了一套温县铁棍山药的地方标准体系，包括《温县铁棍山药生产技术规程》《温县铁棍山药农药使用准则》等 8 项地方标准。

6 月

是月　温县耕晨怀药种植专业合作社被中国科协、中国财政部评委"全国科普惠农兴村带头人"。

8 月

20~26 日　焦作市怀药行业协会组织太极庄、建国怀药、聚珍酒厂等 10 多家怀药企业参加在焦作市太极体育中心举办的"第八届中国·焦作国际太极拳交流大赛暨 2015 中国云台山国际旅游节"，推介铁棍山药、怀山药片、怀山药粉等系列产品。

29 日　焦作市人民政府下发《关于开展百千万农民创业创新行动提升现代农业发展水平的意见》（焦政文〔2015〕76 号）。提出要提升怀药产业。按照怀药种植规范化、生产标准化、加工集群化、产品品牌化的总体思路，以延长产业链条为手段，以开发高新产品深加工为重点，不断提升怀药产业经济增长的质量和效益，打造"中国怀药之都"。

9 月

6~8 日　焦作市怀药行业协会组织建国怀药、康福源怀药等参加在河南省驻马店市举办的"第十八届中国农产品加工业投资贸易洽谈会"。众多以焦作怀山药为主打的养生健康产品吸引会展上客商的兴趣。

10 月

20 日　温县红峰绿宝怀药种植专业合作联社开展了铁棍山药信息化基地物联网监控系统项目的研究，并获得焦作市财政局 15 万元经费补助。

21 日　北京中医医院与北京杏林药业有限公司、保和堂（焦作）制药有限公司共同签订"四大怀药"产地直供战略合作协议，保证北京中医医院患者能够用上道地的中药饮片四大怀药。

11 月

11 日　由河南省温县四大怀药协会主办，保和堂（焦作）制药有限公司承办，以"健康温县"为主题的"2015 温县四大怀药招商展销会"在温县文化广场举办。展销会突出"一文一农"两大核心主线，充分展现四大怀药、太极文化等特色资源，通过品牌带动，将农业做大，将文化做强，使四大怀药成为温县的一张独特的名片。展销会开幕式前，与会人员参观了四大怀药书画摄影展，并看望了南张羌镇大渠河村 101 岁老人李秀珍，为老人送上铁棍山药和诚挚的祝福。

16 日 温县耕晨怀药种植专业合作社被阿里巴巴（中国）网络技术有限公司授予"2015年度千城万企先锋会员"证书。

是月 温县岳村乡红峰怀药专业合作社生产的马红峰铁棍山药荣获第十三届中国国际农产品交易会参展产品金奖。

12 月

20 日 中央电视台财经频道播出中国知名品牌价值评估发布会，焦作怀山药获得初级农产品类第十名，品牌价值 301.42 亿元，位列河南省第一名。

31 日 河南省工商行政管理局授予保和堂（焦作）制药有限公司注册的怀泉名称及图片商标，核定其使用在中成药方面，被认定为河南省著名商标。

是月 为促进怀药产业发展水平，提高怀药种质品质，焦作市怀药行业协会安排武陟县沁怀四大怀药研究所等单位实施四大怀药重茬试验、野山药驯化等项目。经初步验收，基本达到预期效果。

是年 焦作市怀药行业协会积极推进怀地黄新食品原料申报工作，已完成前期资料收集、样品采集工作，先后送至河南省防疫疾控中心、湖北省食品药品安全评估中心、国家卫生部等地洽谈地黄样品检测、风险评估等事宜。地黄样品已委托河南省科学院河南科高中标检测技术有限公司进行成分分析。

是年 焦作市怀药行业协会组织焦作市百疗怀药绿色食品有限公司进行焦作怀地黄、焦作铁棍山药新品种培育及专家检查认定工作。督促检查四大怀药轮作试验及野山药引种驯化种植情况。先后多次赴武陟、温县及沁阳怀药试验基地，对四大怀药轮作及野山药引种驯化种植情况进行检查，及时掌握时期的生长状态，督促田间管理和生长记录情况。

是年 焦作市怀药行业协会协助市质量技术监督局完成并上报 2015 年地理标志产品（怀山药）品牌价值评价材料。

是年 焦作市怀药办安排武陟县永盛药材加工厂承担了怀菊花、无硫怀山药片入药典的具体工作任务。企业先后与药典委员会有关专家多次沟通协商，聘请相关科研单位和专家进行药物成分化验分析，更新了相关数据，重新制定了标准，终于使怀菊花重新进入了 2015 版国家药典，无硫怀山药片也进入了药典附录。

是年 焦作市百疗怀药科技开发有限公司开展"怀地黄、怀山药新品种培育工程"项目研究。利用太空育种技术，结合组织培养、田间选育技术等手段，选育出高产、抗病、优质的地黄新品种。现已筛选出特征明显的怀地黄、铁棍山药株系。培育出的怀地黄，根茎肥大、产量高、最大单株产量可达 1 328 克，是正常种植出的产量的两倍多。该品系经河南省中药材鉴定中心命名怀地黄新品种为"怀地 81"；铁棍山药新品种名称命名为"铁棍 06-1（铁棍 1 号）"。

是年 焦作市怀蔬园农业科技有限公司开展"紫山药引种、驯化及深加工产品开发"项目。

引进紫山药品种，结合焦作市独特的土壤、水和气候条件栽培驯化，可望改进紫山药的软糯适口性并提升其特定功效成分及加工性能，有望使紫山药成为焦作市怀药特产中的一个重要的食用及加工当家品种，经济及社会价值极高。

是年 焦作市农林科学研究院开展"怀山药、怀地黄脱毒种苗繁育研究"项目。针对在四大怀药生产中，长期以来使用无性繁殖，病毒感染严重，品质退化、产量降低、病虫害严重发生等问题，与河南师范大学等高校合作，利用生物技术开展四大怀药组织培养脱毒种苗快繁等技术研究。建立怀地黄、怀山药脱毒种苗繁育基地，为今后快速提供大量优质四大怀药种苗奠定基础。

是年 焦作市怀药办开展"焦作怀山药溯源系统建设"项目。根据项目《国家中医药发展规划》建立中药材溯源系统的方针，在焦作怀山药的种植、加工及流通环节运用二维码等技术建立追溯系统，对怀山药实现可溯源性。

是年 焦作市金厨食品有限公司开展"铁棍山药酵素新产品开发"项目。项目利用先进的设备和技术将铁棍山药制成酵素，并采用冷冻干燥技术做成酵素原粉，与其他原材料复合配制，并与特定酶制剂结合发酵后加工出口感纯正的酵素粉。

是年 温县铁棍山药入选农业部《2015 年度全国名特优新农产品目录》。

2016 年

1 月

是月 农业部优质农产品开发服务中心颁发证书，根据《2015 年度全国名特优新农产品目录编发管理办法》，温县四大怀药协会生产的温县铁棍山药入选《2015 年度全国名特优新农产品目录》。

4 月

14 日 怀山堂入选"河南老字号"。怀山堂生物科技股份有限公司被评为中国食品产业成长之星"十大坐标品牌"；怀山堂成为"感动中原十大品牌"，并荣获怀山药粉品类贡献奖。

5 月

19 日 焦作市健国怀药有限公司山药红枣源为 2016 年中国（郑州）国际旅游城市市长论坛唯一指定饮料。

30 日 中国国际有机食品博览会组委会授予焦作洪峰绿宝怀药种植专业合作联社生产的铁棍山药第十届中国国际有机食品博览会产品金奖荣誉称号。

是月 焦作市怀药学会成立。焦作市怀药学会是焦作市怀药专家、怀药工作者和爱好者自愿组成的社会团体组织。学会的宗旨是：坚持解放思想、实事求是、与时俱进、自主创新的思想路线，致力于促进怀药科学技术的普及和推广，致力于促进怀药科技人才的成长和提高，致力于促进怀药科学技术的繁荣和发展。学会的工作范围主要是：围绕四大怀药开展科学研究，重点研究高端产品和高附加值产品；广泛开展学术交流，提升怀药文化，提高怀药及产品的地位和知名度；为企业搞好服务。

6 月

是月 温县耕晨怀药种植专业合作社"四大怀药种植与炮制"被焦作市人民政府认定为市级非物质文化遗产。

是月 吕际成、吕春锋主编的《怀药无公害生产技术》由中原农民出版社出版发行。《怀药无公害生产技术》详尽介绍了怀药的生物学特性、优良品种、先进的无公害栽培技术、产品采收储藏、炮制加工、药用食疗等基本知识,对怀药生产者和使用者都会有很大的帮助,尤其是实施"怀药"无公害生产技术,按照《中药材生产质量管理规范》(GAP)要求,使其生产的规范化和标准化有了技术依据,也增加了《怀药无公害生产技术》的使用价值。

7 月

6 日 温县四大怀药协会申报的温县铁棍山药政府统一包装外观(抽屉式外盒),获得中华人民共和国国家知识产权局颁发的外观设计专利证书。

8 月

28 日 河南豫商大会暨中国(首届)怀商怀药高峰论坛在怀商怀药故里焦作成功举办,全国 300 多名企业家代表、专家参加了论坛。本次高峰论坛由中国民族卫生协会医疗产业专业委员会、中国中药协会四大怀药专业委员会联合主办,民生药业集团承办,河南省豫商联合会、北京河南企业商会、中原发展研究院、河南省健康产业发展研究会、焦作市协盛兴怀商文化有限公司协办。

9 月

30~31 日 焦作市怀药学会组织召开了"怀药野生资源保护专家洽谈会"。会议邀请了 6 位国内知名医药专家同焦作市的国家级、省级怀药传承人共同对怀药及野生资源保护等问题进行了研讨,形成三点共识:一是怀药因地理和重茬等因素制约的原因,不可能大面积快速发展,应作为珍贵药材保护和发展;二是怀药溯源必须重视野生资源的保护;三是防止怀药品种蜕化应重视种质保护和研发。会议提出了种质保护—膳食开发—药品研究的思路。

10 月

是月 焦作市怀药行业协会组织怀药企业参加首届全国双百红色经典故事演讲大赛,以《神仙之食怀山药》参赛,并荣获三等奖。

11 月

8 日 中国第 17 届记者节,来自国内大江南北的数十家新闻媒体的近百名编辑记者,齐聚中原古怀府四大怀药圣地河南省焦作市科霖达公司的千亩怀菊种植生产基地,赏菊观花,交流思想,共庆节日。8 日上午,近百名新闻媒体人走进四大怀药之首的怀菊花种植基地,赏菊看花,品香留影,度过了一个特别的"记者嘉年华"采风联谊活动。他们还来到了履行国学优秀传统文化的明星企业河南省科霖达菊珍公司,进入千亩怀菊花种植基地参观考察,观光采风。

11 日 由温县委、县政府主办的"2016 年温县铁棍山药开挖新闻发布会"举行。为推动温县铁棍山药产业健康发展,发布会还发布了一系列新举措,包括对种植面积在 5 亩以下的散户由山药协会帮助销售、企业与贫困种植户精准对接帮扶收购、乡镇协会(联盟)抱团发展、种植户和经营者签订诚信公约等。

26 日 怀山堂生物科技股份有限公司在全国中小企业股份转让系统即"新三板"挂牌上市，股票代码：839834。

是月 焦作市怀药行业协会参与电影纪录片《寻找野生怀药》的拍摄制作，以宣传怀山药的历史文化、特殊疗效、品种改良等。

12 月

15 日 怀山堂生物科技股份有限公司在北京股转中心举行敲钟仪式，正式登陆新三板，成为"中国山药第一股"。

25 日 河南省农业厅组织相关专家在河南师范大学生命科学学院会议室召开了"怀菊花新品种鉴定会"。由河南师范大学生命科学学院绿色药材生物技术河南省工程实验室主任李明军教授研究团队选育的两个怀菊花新品种顺利通过河南省农业厅中药材生产技术服务中心和河南省中药材品种鉴定委员会的鉴定，成为河南省首次通过鉴定的怀菊花新品种。鉴定委员会相关专家审阅了相关技术资料，听取了研究团队负责人李明军教授的汇报，经质疑和讨论，结合前期实地考察，专家一致认为"怀菊 1 号"和"怀菊 2 号"新品种特异性突出，性状稳定，一致性好，产量、品质和综合抗性突出，适宜在河南豫北怀菊花产区及相近环境区域种植，并建议加快繁育和推广应用。

是年 焦作市非物质文化遗产办公室在焦作市山阳区怀庆药都筹建了 400 平方米的"焦作市非物质文化遗产四大怀药展示馆"，设置有四大怀药文化展区、展品展区和办公区域，文化展区共有 70 余块版面，以图文并茂的形式对四大怀药的历史文化、传承发展、种植炮制、应用价值、代表性传承人等方面进行了详细介绍。展品展区集中展示了焦作市原生态的四大怀药标本及多家企业的 100 余种深加工产品。成为焦作市唯一一家集文化展示和产品展示为一体的四大怀药综合展示馆。

是年 焦作市非物质文化遗产办公室组织国家级代表性传承人孙树武、李成杰编撰了《四大怀药种植、炮制、疗疾与养生》一书。该书涵盖怀地黄、怀山药、怀牛膝、怀菊花的历史文化、种植与炮制技艺、四大怀药疗疾养生方剂等内容。

2017 年

3 月

是月 经焦作市文化广电新闻出版局批准，焦作市民政局注册，焦作市非物质文化遗产办公室主管的焦作九如怀药非遗研修院正式成立。焦作九如怀药非遗研修院拥有国家级传承人、省级传承人 4 位，现代医药专家 6 位。研修院与河南农业大学、中国医学科学院药用植物研究所建立了项目合作团队，设立了神农山、云台山野生怀药观测点，博爱苏家作和后雁门试验田。焦作九如怀药非遗研修院的主要任务是，挖掘和传承怀药的经典种植、加工和炮制技艺，培养传承人，研发新产品，让怀药的千年技艺与现代科学相结合，推陈出新，使怀药薪火代代相传。

9月

20日 由焦作市人民政府主办，焦作市商务局、民生药业集团共同承办的"2017健康焦作国际合作论坛"在焦作市会议中心举办。来自全国各地政、商、医药、媒体各界的领导、杰出企业家、优秀学者，以及海内外嘉宾共500余位参加。

10月

29日 "2017年怀山堂采挖节"在河南温县怀山堂铁棍山药国家标准化种植基地隆重举行。活动现场，吸引了来自全国各地上怀山堂的经销商、消费者代表及忠实粉丝10多个代表团，人数达千人。开幕式共分热场舞、嘉宾致辞、神农氏祭拜等多个环节，其中舞狮、打鼓表演引来阵阵掌声。挖山药、捡山药豆比赛环节更是精彩不断。

30日 焦作市人民政府以焦政办〔2017〕119号出台《焦作市四大怀药地理标志产品保护办法》。该办法自2017年11月1日起施行，原《焦作市四大怀药原产地域产品保护办法（试行）》（焦作市政府令第49号）废止。

31日 中共温县委、温县人民政府联合农业部、农业厅的农业专家以及首都有影响的营养师，在焦作市迎宾馆召开温县铁棍山药预售新闻发布会，对温县铁棍山药的种植地块、出土价格、市场指导价以及铁棍山药的品质品级进行预售发布。

11月

11日 "温县第七届铁棍山药节"在温县文化广场举办。

是月 焦作市怀药行业协会协助中国中药协会拍摄、制作《千集中药·怀山药》微纪录片，该片已在腾讯视频等媒体播放。

是年 焦作市怀药行业协会推进怀地黄申报新资源食品原料工作。先后完成：①动物毒理试验、致畸试验。②怀地黄的各项成分分析和检测，营养成分检测。③制定了怀地黄企业标准及检测方法及怀地黄植物鉴定。④收集、整理了国内外及古代各朝代对怀地黄的历史无毒记载。⑤收集、整理了焦作地区生产过怀地黄产品的企业以及国家以前批准的怀地黄生产企业的产品及产品安全性和焦作地区群众的食用情况。⑥按申报要求详细整理了600多页申报资料，等待专家评审。

是年 焦作市怀药行业协会组织实施怀药产品追溯制度。通过与焦作震大电子商务有限公司合作，利用中追产品质量追溯系统网络平台，以沁阳市野王怀氏生物科技有限公司等6家怀药企业为试点，开展产品追溯工作，对于怀药产品的正本清源，销售流向追踪进行了积极的探索。

是年 焦作市怀药行业协会完成四大怀药公共商标及集体商标"怀"续展工作。

是年 温县铁棍山药及其制品获得国家生态原产地产品保护。

2018年

5月

29日 焦作市怀药行业协会在焦作市举行第四届会员大会。来自省内外70余名怀药协会会员参加会议。会议审议通过了新修订的《焦作市怀药行业协会章程（草案）》、《会费收缴管理办法（草案）》《焦作市怀药行业协会第三届理事会工作报告》《焦作市怀药行业协会第三届理事会财务工作报告》，选举产生了焦作市怀药行业协会第四届理事会、监事，会长、常务副会长、副会长、秘书长。

9月

7日 温县卫计委与怀山堂生物科技股份有限公司共同主办"关注脾胃健康，共享美好生活"脾胃健康公益行活动在温县文化广场启动。为使山药食用更具方便性，怀山堂生物科技股份有限公司通过传统非遗技艺和现代加工工艺把新鲜铁棍山药做成了山药粉，把温县的山药产业真正提升到专注解决人类脾胃健康应用的高度。

11月

11日 "温县第八届铁棍山药节"在温县文化广场举办。

是年 温县铁棍山药获得国家地理标志农产品称号。

2019年

9月

27日 《怀药志》被焦作市科技局列入"焦作市二〇一九年科技计划项目"。

11月 《怀药志》被列入"河南省中医药文化出版资助专项"，予以资助出版。

23日 焦作市怀药行业协会实施推荐产品管理制度。推荐标志不能转让他人，更不能买卖。推荐标志只限于用在自己的产品包装箱上。该推荐标志只适用于鲜怀山药。推荐标志有效期为一年，逾期自动作废。被推荐单位随时接受协会的抽查，如发现有违规现象，推荐标志及推荐证书立即收回，并通过焦作怀药网、焦作怀药微信公众号等平台进行通告。

是日 焦作市怀药行业协会向社会推荐优质道地怀山药单位。经过协会实地调查及现场抽样，以下单位送检的怀山药符合国家标准，属于优质道地怀山药，鉴于此，特向社会各界推荐以下各单位种植的怀山药。

一、怀山药推荐单位名单

1. 焦作市太极庄商贸有限责任公司

2. 沁阳市野生源怀药有限公司

3. 沁阳市怀仁怀药种植有限公司

4. 沁阳市怀宝怀山药种植基地

5. 沁阳市山王庄晶品农庄

6. 河南怀鼎农业科技有限公司

7. 温县快站网络技术有限公司

8. 温县越凡贸易有限公司

9. 温县怀祥农业合作社

10. 河南硒为贵农业科技有限公司

二、富硒怀山药推荐单位名单

1. 沁阳市野生源怀药有限公司

2. 河南硒为贵农业科技有限公司

30 日 四大怀药走进河南新闻发布厅，"壮丽 70 年·奋斗新时代"河南省庆祝中华人民共和国成立 70 周年系列主题新闻发布会召开焦作专场。怀山堂生物科技股份有限公司董事长康明轩出席发布会现场并接受多家媒体采访。

附录

第八篇

附录一　苏东坡与清化镇辛辣甘甜糖姜片

宋时，大文学家苏东坡的《东坡记》中记载钱塘慈安寺中有一老僧，年纪八十有余，鹤发童颜，僧曰："食怀姜四十多年，故不老也。"足见怀姜的奇效！博爱姜块大、丝细、品质佳、产量高、味道美、香辣宜口、百煮不烂、抗逆力强、含水量少、易加工储藏，是同类中的佼佼者。《中国食品百科全书》中指明：怀姜价格可高出同类生姜三成。博爱姜种植面积广，平均亩产2 000~3 000千克，除鲜姜销售外，还可加工成饮料、姜酱等。

糖姜片乃用鲜姜拌白糖晒制而成，其状洁白清亮，晶莹剔透，其味辛辣、甘甜，有疏络通经、活血化瘀之效。健康者食之开胃生津，胃痛胃寒者食之止痛祛寒暖胃。

姜在我国的栽培和利用有悠久的历史。春秋时代的《论语·乡党》中就有孔子生平"不撤姜食"的记载，可见2 500多年前，人们就知道食姜有益于身体健康。李时珍在《本草纲目》中说："（姜）可蔬可和，可果可药，其利博也。"焦作市博爱县是我国黄河以北生姜的主要产区。古往今来人们推崇的"怀姜"说的就是博爱姜。

历史上，博爱人就有糖晒伏姜和糖腌姜片的习俗，因为"糖姜片"是治疗老胃寒病的灵丹妙药。所以，客人到姜农家，多用糖姜片招待之，在河南或焦作地区老年人大都知道"博爱糖姜片是好东西"。

据传，明嘉靖四年，博爱清化镇人谢昭中进士被招为驸马，其妻荷花公主随其返回家乡。尽管皇宫内院墙高屋大，饭来张口，衣来伸手，但远不如民间真情浓郁，自由自在，公主随同驸马结伴出入，观许良竹坞、赏明月山景，尝清化浆面，品小车牛肉，其乐融融，优哉游哉。但乐极生悲，公主患疾，不思饮食，久治不愈。一日，驸马拿出友人赠送的糖浆片，公主见之，眼睛一亮问："何物？"曰："农家之物，糖姜片！""清胃食！"公主用后，精神大振，连食三五片，公主挣扎离榻，病态去七成。这个传说我们大可不信，但它有一定的科学道理。荷花公主可能是偶患风寒，加上饭食不周或水土不服，肠胃出了些毛病，糖姜片还真起了意想不到的奇妙作用，治好了公主的病。待公主痊愈后回宫，特意捎上了"糖姜片"，请皇亲国戚品尝民间风味，不料宫里人都夸："糖姜片好吃，甜甜的，辣得冒汗，回味无穷。"

糖姜片的做法很简单：取纯正怀姜5斤，洗净，去皮，用刀切成薄薄的姜片。加白蔗糖一斤，把糖与姜片揉匀，在伏天暴晒，往返数次，直至姜片干透为止，罐装存放。过去，姜农们几乎家家在伏天晒姜片，或腌姜片，自用或馈赠亲友。偶有风寒或胃痛者，取而食之，入口病除，经济实惠。

改革开放以来，随着市场经济的逐步繁荣，农民不断调整农业结构，生姜的用途越来越广泛。博爱县上庄村已建有姜参蜜宝饮料公司，新产品姜参蜜宝销路可观；月山镇还有华侨实业公司怀姜食品厂，开发怀姜系列产品。他们生产的糖姜片已远销国内外，颇受欢迎。

正是：

　　　　　莫看糖姜不起眼，耐心咀嚼有洞天；

胃寒胃痛入口止，品尝亚赛活神仙。

博爱姜，除鲜姜出售外，还能加工成多种姜制品，用以入药或作调料、菜食。历史上，人们就制作出"糖晒伏姜""糖腌姜片"用来医治胃寒病。"糖晒伏姜"是治疗"老胃寒病"的"灵丹妙药"。其制作简单，价格经济，味道甘辛，民间广为流传。群众用姜和蒜薹捣碎制成的"姜蒜薹酱"，姜拌韭菜制作的"腌韭花"，都是菜族中的老成员，它们味道格外鲜美，"姜蒜薹"中的蒜薹和"腌韭花"中的韭花都由寒性变温性好食不寒胃。随着时代的发展，姜的用途越来越广泛，群众用博爱姜制成的品种也越来越多了。用姜和大料、花椒、茴香、肉桂制成的"五香粉"，是汤、菜、包子和饺子馅的上好调料；鲜姜和香油、味精、食盐等制作的"姜渣罐头"，既可增强食欲，又有健胃功能。

（作者：宋继光）

附录二　马金凤结缘怀药文化

应焦作市怀庆药都、怀草堂、易生元等怀药企业之邀，83岁高龄的著名豫剧表演艺术家马金凤欣然来焦，参加《梨园春》擂主名家（焦作）春节演唱会，从而演绎了一段戏剧大师结缘怀药文化的梨园佳话。

（一）喜食怀药忧百姓　豫剧怀商两传人

马金凤一到焦作，焦作市怀庆药都有限公司董事长邓振全便设宴，为马金凤一行接风洗尘。席间，年逾七旬的邓振全向客人介绍了焦作"四大怀药"的悠久历史和神奇疗效，讲述了古代怀商经营怀药走遍天下以及在各地商埠修建怀庆会馆的故事。"不管是在禹州、武汉，还是在天津、广州，各地怀庆会馆都建有药王殿和戏楼，逢年过节都要敬药王、唱大戏。唱啥戏？主要就是唱咱的老怀梆和豫剧！"邓振全的一番话让马金凤回想起禹州怀庆会馆的戏楼来。她悠悠地回忆道："那种戏楼很漂亮，不怕刮风下雨，可比搭台唱戏好多啦。"

得知焦作市新建的怀庆药都已经初具规模，将来开业后还要开设戏剧大舞台，在增加"怀药一条街"文化氛围的同时，重振老怀梆和豫剧艺术，马金凤显得十分激动："好啊，好啊！到时候我一定来药都给你们坐镇演出！"

这时，一大盘清蒸怀山药端上了餐桌。听邓振全说焦作有30万农民以种植怀药为生，而且最地道的六味地黄丸就是用怀药做出来的，马金凤便带头品尝起怀山药："这么好的东西，大家多吃一点。平时我把嗓子看得比命重，不动荤腥，不碰辛辣，没吃过的东西连尝都不尝。为了让焦作的老百姓能多卖点山药，今天我老太婆破个例！"于是，平常食量极少的马金凤居然一口气吃了两根怀山药。

邓振全见状十分感动："马金凤老师为了焦作的怀药事业能做到这一步，我们这些怀商后人更不要再说啥了，我拼出老命也得把怀庆药都给弄成了，好让焦作药农们有个经营平台，能把怀药卖个好价钱，也好让马老师给咱天天唱豫剧！"

（二）德艺双馨敬观众　戏迷纷纷送怀药

据马金凤的助手王香翠介绍，马金凤作为戏剧大师梅兰芳的弟子，目前是国内活跃在戏剧舞台上最年长的表演艺术家，然而在观众面前，她就像一位居家过日子的老太太一样，既慈祥又家常。

在接待她的晚宴上，她一入席就问："刘老师来了没有？"原来刘老师叫刘景堂，是焦作的一个老戏迷。餐后，得知有戏迷和饭店工作人员想合影留念，马金凤便把等候在外面的人们请进来逐一合影。记者在为大家拍摄了十几张照片后，唯恐已患感冒的马老师太辛苦，想就此罢手，没想到老太太说啥也不干，硬是挨个问了一遍："你拍照片了没有？你拍照片了没有？都拍了吧？"

2月6日上午，按计划马金凤将到晚会的主要赞助商市怀庆药都和驻军91医院进行参观，其中91医院还准备为马老师做个全身体检。然而，马金凤只是到场同大家合影留念后，便婉言谢绝体检，匆匆赶回宾馆背戏词了。

午饭时，马金凤没有下楼吃饭，而是由她的女儿和助手给她端上去一小碗面汤、一碟青菜炒怀山药和两个小馒头。她女儿马泛浦告诉记者，虽然是晚上8时演出，轮到马金凤上场往往到晚上10时左右，但马金凤下午3时便开始化妆，而且一旦化好妆穿上行头她就一直站到演出结束。

晚上，记者在演出场地后台见到马金凤时果然如此：无论是接待戏迷拜访还是接受媒体采访，老太太一直站着。其间戏迷们送给马金凤的礼物居然无一例外地全是怀山药。

也许是吃了两顿怀山药的缘故，原本因为感冒只打算走走台少唱两句、主要想同戏迷们见一面的马金凤，最后登台时竟一口气唱了100多句戏词。

（三）戏德商德同根生　怀商学习马金凤

有人说："文化是一项事业的遗传密码，文化有多大，事业就能做多大。"这种文化，如果体现在一个人的身上，那就应该是品德；如果体现在舞台上，那就应该是戏德；如果体现在商业上，那就应该是商德。

马金凤对戏迷好，那是出了名的。一次有位开封的戏迷坐火车到洛阳，想见马老师一面。正在发热输液的马金凤一听说，拔掉针头就去跟人家见面合影，还怕戏迷不满意，又跑回家把自己刚出的书拿来赠送给戏迷。有山区的群众来看马金凤，马金凤不但管饭，还搭上回程的车票和路上的零用钱。她常告诫女儿："戏是咱的命，老百姓是咱的天，共产党是咱的恩人。旧社会我一个穷要饭的，现在要钱有钱，要啥有啥，我一个老太婆一顿饭有一碗面汤就够啦，还有啥不知足的？咱能给观众多唱几年戏比啥都强！"

"大家风度，大家风度！"这是记者听得最多的一句话。非常善解人意的马金凤，毫无某些当红歌星拒绝与观众合影、签字甚至鄙视观众的明星做派，她超乎寻常的敬业精神和平易近人的家常姿态，赢得了焦作市怀药企业的一致称赞。

邓振全深有感触地说："老一代艺术家待人接物的风度，很值得我们学习。人不能光图利益，还得多讲贡献，做大做强怀药事业需要这种精神。"

怀草堂有限公司经理刘小朝说："你只听说过歌星搞假唱，你哪听说过马金凤搞假唱？老太太感冒了还能带病上台，不容易啊！一个人事业做到一定高度之后，剩下的就是看品德了。品德不好，成不了大事。靠卖假怀药，也成不了真怀商！"

孔夫子说："智者乐，仁者寿。"此话不假，因为记者在同马金凤相处的两天里，真的发现了一位机智、快乐、仁爱而又长寿的老太太。

（作者：李相宜）

附录三　霍元甲与怀商的不解之缘

"怀庆会馆位于曲店街 28 号，四合院落，著名武术大侠霍元甲曾在此处协助经营。" 3 月 27 日，记者在天津市红桥区文化局研究员孙雨欣老师提供的论文《小伙巷地区的历史资源介绍》中看到了这一句话。然而，在当地广泛流传的说法是：民族英雄霍元甲，与竹竿巷怀庆药栈掌柜农劲荪是多年的挚友，曾在怀庆药栈帮工多年。二者说法虽有差异，但一定存在着某种联系。记者带着这个疑问，首先查阅了相关资料，得知：

清代同治年间，是怀药贸易在天津的兴盛时期。当时怀商设在天津的大商号有同德药行、协盛全、杜盛兴、新复兴等药材行栈，其他中小货栈不下数十家，专营四大怀药，总存货量上万件。这些怀商不但经营怀药，还创制了自己的名优药品，其中杜盛兴的麝香远近驰名，北京同仁堂是其大主顾，成交数量动辄万件；协盛全主营朱砂，但其所制的协字麝香也极有名望。为便于联谊和怀药交易，众怀商于同治七年（1868）在曲店街购置房产，兴建怀庆会馆，除供奉药王神像外，还专门辟有怀药仓库和客商、伙计宿舍，不少药栈在此租地经营。由此可见，上文中所言由农劲荪担任掌柜的怀庆药栈，很有可能为某一怀商商号所辖，而且长期租用了怀庆会馆的仓库和宿舍。

为了印证上述推测并深入挖掘霍元甲在怀庆药栈的事迹，3 月 27 日下午，记者专程来到天津市政协学习和文史资料委员会，在办公室主任张玉芳女士的帮助下，弄清了令我们怀商后人倍感荣耀的这段历史。

霍元甲（1869—1910），字俊卿，祖籍直隶东光县，出身武术世家。其父霍恩弟为老镖师，以精于祖传"秘宗拳"而闻名乡里。霍元甲自幼体弱多病，为强身健体坚持练武十几年，终于练成超群武艺。后来霍元甲来天津谋生，结识了在怀庆药栈当掌柜的农劲荪。农劲荪是安徽宣城人，文武双全，有胆有识，早年留学日本，精通外语，喜爱结交武林豪杰。应农劲荪之邀，1897 年初，霍元甲来到怀庆药栈。

由于怀庆药栈做的是"内局"（批发）生意，经常有大宗怀药从河南怀庆府装船运来，虽然药栈与南运河不过百步之遥，但卸船、装车、入库、分销主要还是靠人力。当时的怀药货栈以经营怀地黄、怀山药、怀牛膝、怀菊花为主，怀地黄以 4 支、8 支、16 支、32 支划分等级，俗称几成单，以此作为核价依据；怀山药除经营光货外，并有毛山、切头等货，光货 12 支以上以小木箱装，每箱 50 斤；怀牛膝分头肥、二肥、三肥、平条四等，每箱装一二百千克；怀菊花分木箱、布包两种包装，分别用于出口和内销。搬运这些"怀货"，没有一定的力气是不行的。

当时这家怀庆药栈有一名伙计叫张凤池，自恃身高力大，总想同霍元甲较量一下。一天，货栈运来一批怀生地，每包 250 斤，别人都是两人抬一包，张凤池独自扛上一包对霍元甲说："久闻霍师傅力大无比，何不借机露一手……"霍元甲一听二话不说，操起一根杠子，一头插上一包，很轻松地挑起来送进仓库，直羞得张凤池无地自容，第二天张凤池便离开了药栈。

1898 年 9 月 28 日，因戊戌变法失败，谭嗣同等"六君子"血洒北京菜市口。谭嗣同的朋友、号称"大刀王五"的北京"源顺镖局"掌柜王正谊筹划劫法场未成，心情郁闷，便前来天津怀庆药栈拜访霍元甲。两人一见如故，结为挚友。1900 年 7 月，八国联军攻陷天津，8 月攻进北京城。"大刀王五"在反抗侵略者时惨遭枪杀，并被悬首示众。霍元甲闻讯冒死进京，设法取下义士首级与尸身合葬。当时天津城已处于帝国主义军事管制下，霍元甲无法继续练武，便告别农劲荪和怀庆药栈，返回家乡小南河。

1901 年，有个俄国人来天津卖艺，自称世界第一大力士，并说第二名和第三名分别是英国人和德国人，以此污蔑中国人是"东亚病夫"。霍元甲听说后义愤填膺，立即赶到怀庆药栈，请农劲荪到现场观看他与俄国大力士比武。俄国大力士对霍元甲早有耳闻，赶紧请霍元甲到后台讲和。霍元甲说：除非你刊登广告承认自己不是世界第一，并向中国人公开道歉，否则必须决一死战。俄国大力士在答应了霍元甲的条件后，灰溜溜地离开了中国。此事在当时轰动津门，大长了中国人的志气。此后，霍元甲便离开了怀庆货栈，几年后又前往上海创办了"精武体育会"。1910 年因战胜日本武士而惨遭毒害致死。1919 年，孙中山为上海精武体育会题词"尚武精神"，以示鼓励。

为满足记者深入采访的要求，张玉芳女士还专门安排记者拜访了《龙嘴大铜壶》的作者、今年 77 岁的天津市文史专家张仲教授。3 月 28 日上午，张教授在百忙之中抽出半小时接受了记者的采访。作为中国作家协会会员、天津市文史研究馆馆员和天津美术学院、天津理工大学、中华文化学院的客座教授，张老在研究天津民俗文化方面很有造诣。他说："农劲荪是怀庆药栈的掌柜千真万确，霍元甲经农劲荪介绍到药栈帮工也是确有其事。因为我们家原来就住在与曲店街相邻的粮店街，大我几十岁的舅舅年轻时在怀庆会馆里见过霍元甲，说他是一个挺朴实的人，大家都叫他'霍四爷'，不像现在电影里演的那样神，但一二百斤的怀地黄篓子，他一只手拎一个跟玩儿似的。当时霍元甲好像就住在曲店街的怀庆会馆里，身份就是农劲荪的'伙友'，不但搬运怀药，而且经常赶着马车去送货。电影文学作品允许艺术化，但咱搞文史研究的必须还历史以本来面目，不能误导后人。"张教授回忆说，他小时候见到的怀庆会馆有很高的台阶和门楼，很雄伟，鼓形门墩上雕刻着很漂亮的花纹，正房是个飞檐式的大屋顶，会馆建筑直到 20 世纪 60 年代还基本保留着原貌。"读了你抄下来的《怀帮会馆重修志略》碑文，估摸着怀庆会馆的规模应该比我小时候看到的还要大……"张老严谨的治学风度令记者获益匪浅。

告别张老,陪同记者采访的本报云台网同事刘钦提出了一个大胆的创意:既然霍元甲的后人能够起诉电影《霍元甲》的导演和编剧,要求恢复历史本来面目,那么我们也可以代表当代怀商和"怀庆药都"向法院提起诉讼,要求电影《霍元甲》的导演对农劲荪的职业给予公开更正——说啥也不能把咱怀庆药栈的掌柜农劲荪给演成一个卖酒的!

(作者:李相宜　来源:2018 年 12 月 28 日《焦作晚报》)

附录四　中药、草药与中草药

在一些报刊、书籍中,常可见到将中药说成草药或中草药。三者内涵并不等同。

中药:是中医药学理论体系的药物总称或谓简称,它包括单味中药和复方中药。具备如下三方面基本内容的药物,才能称作中药。具体为:①药物本身性能以中医药学的独特术语表述,包括性味、归经、升降浮沉等。②药物功效以中医药学对人体状况认识的对应术语表述,如滋阴、补阳、理气、活血、清热解毒、活血化瘀、软坚散结、疏肝平胃、治寒喘或热喘、治实秘或虚秘等。③药物配合使用时(即用单味中药组成复方中药时),各药间关系、主次有别即通称的按君臣佐使关系组合,共同构成一个功效整体,施治于人,达到防治疾病的作用。中药概念亦可简单表述为:能按中医药学理论使用的药物,并且只有按中医药理论使用时,才能称作中药。

草药:其概念内涵,可作两方面理解。第一,按字面理解,即得自植物尤其是草本植物的药物为草药。如此,实际是按药物来源而确定的概念内涵。第二,按医药学理论体系理解,即尚未纳入任何医药学理论体系的药物,常在民间根据一定经验用以治疗某些疾病,故又有民间草药之称。例如穿心莲,早期在民间用来治疗咽喉痛、久咳等,此时并未考虑按中医药学或西医药学理论使用,仅凭经验而用,故称草药。应当指出,草药经过一定的医药学理论研究后,可纳入相应医药学而称相应药物。再以穿心莲为例,其经西医药学研究表明,具有抑菌消炎作用,可治疗多种细菌感染性疾病,如此它就成了具有抑菌消炎作用的西药,用以治疗一些细菌感染性疾病如肠炎、肺炎等。而经中医药学研究表明,其味苦性寒,归心肺经,具有清热解毒、凉血消肿功效,据此而用,它又成了中药,用来治疗实热证,包括实热证的细菌感染。

中草药:此称谓大体始见于20世纪60~70年代。当时为解决我国广大农村缺医少药的问题,提倡就地取材,防治群众疾病,出现所谓以"一根针,一把草"治病的现象,既然当地能治病的植物药多为草本植物,人们自然称其为草药了。但客观上,此类草药的大部分却是中药,只是没能严格按中医药学理论使用罢了。任何科学概念,都应有其明确内涵,中草药这一概念的内涵是什么,是指中国的草药,还是指中药中的草本植物药,甚为含混。例如某种草本植物药,可能仅为未纳入任何医药学体系的草药;亦可能为一种能按中医药学理论使用的中药;尚可能为一种能按西医药学理论使用的中药。如上情况,若均简单称作中草药,势必出现如下混乱情况:客观为草药,则无端提升为中药;客观为中药,则无端降格为草药;客观为西药,则呈现风马牛不相及之情况。作为无更多医药学知识的群众把植物药尤其草本植物药称作中草药，似可理解。但作为一种科学概念，其内涵实难确定，还是以不用为宜。

附录五　怎样折算古代药物剂量

无论是在进行学术研究还是在古代医籍的阅读、整理或者临床医疗方面，都经常要将古代药物剂量折算为现代公制计量单位。这个问题虽很简单，但不少人却偏偏将它搞错。他们因受中医院校教材中存在的纰缪影响，总是不假思索就按以下方法计算：

500 克（1 斤）÷16（旧制十六两为一斤）÷10（旧制十钱为一两）=31.25 克（1 两）÷10=3.125 克（1 钱）。

其实这种算法是错误的。其错误在于错把古代的一斤等同于中华人民共和国 1979 年度量衡改革前的 1 市斤的重量了。其实，古代量制历经多次变革，唐代以后才大体稳定，变化较小。明代以后，一斤固定在 595 克。直至 1929 年政府推行计量改革，将旧制 595 克一斤改为 500 克一市斤，但仍沿用十六两为一斤、十钱为一两之进制。中华人民共和国 1959 年计量改革时，将 500 克一斤之重量不变，只将其进位制中十六两为一斤改为十两为一斤。还特别指出，1929 年的改制和中华人民共和国 1959 年改制均将中药计量作为例外对待，中药计量仍袭旧制不变。如果有一把完好的明代药戥，完全可以不加改造一直使用到 1979 年。所以，折算旧制中药重量为公制单位，不能使用上述计算方法，而应以 595÷16÷10 的公式计算方为正确。

当然这种算法仅限于明代以后，但此前直至汉代的漫长时期内度量衡变动很多，又当如何折算呢？罗志平先生曾于 1998 年在《国医论坛》增刊中发表文章做过认真考证，其考证结论均有确凿实据，可信度甚高。

现据其考证列表如下，以供参考：

历史时期	每两重（克）	进位制	每斤重（克）
东汉至隋	14	16	222~226
唐至元	40	16	640
明至公元 1979 年	37.3	16	595

附录六　一杆怀药大秤，引出几代怀商故事

在温县北冷乡西南冷村发现的一杆祖传的怀药大秤，却引出了几代怀商故事。

在西南冷村村委会，只见村中几位老者已经被焦作市伟康实业有限公司董事长康明轩请到那里，温县群艺馆负责整理怀药加工贸易传承谱系的同志也闻讯而至。寒暄过后，记者先将那杆 2 米多长的怀药大秤端详了一番。只见这杆大秤没有秤砣，秤杆头上镶嵌着几行小字：霖兴

玖记，张复泰造，癸酉年立。秤上的秤星分两行，秤杆尾部的最大计量单位分别是"壹佰"和"贰佰"，但秤的提手只有一个，由此推测秤砣也应该与秤星相照应，分一大一小两种才对。制秤的年代"癸酉年立"应该是哪一年呢？记者酌情向前推算出了 1933 年（民国二十二年）、1873 年（清同治十二年）、1813 年（清嘉庆十八年）三个年代，那么这杆标有"霖兴玖记"的怀药大秤究竟应该是哪个年代的产物呢？

"西南冷村做怀药生意，从清朝康熙、乾隆年间就已经开始了。"今年 78 岁的秦子杰老人首先打开了话匣子，"当时村子里做怀药生意的大户是康家，商号叫'恒昌德'，温县县志上都有记载。我们秦家祖先开始是给人家康家打工的，有一天取土烧砖时挖了几大坛银锭，于是赶紧报告给东家，东家说谁挖出来的就是谁的，就这样我们秦家才置了一顷多地，在西南冷村安了家。到了清咸丰年间，明轩的祖爷康硕儒（1840—1912）把怀药生意给做大了，家里光房子就建了几百间，周围十里八乡的怀药种植户都把货卖给康家，至今村里的老辈人都习惯称康家为'康宅'。到清朝末年，随着生意的不断扩张，明轩的老爷康同乐（1881—1927）在'恒昌德'的基础上，又增加了'霖兴玖''福兴合'等几个商号，把生意做到了上海、汉口、广州、香港、重庆、成都、苏州、杭州等地。康同乐死后葬在了上海，后来才移葬回了西南冷村。如果按照这个历史来推算，这杆怀药大秤的制造时间应该是 1933 年，因为'霖兴玖'商号成立的时间应该不早于清光绪年间。"

弄清楚了怀药大秤的制造年代后，几位老者又带领记者参观了昔日"康宅"在村中留存下来的几处房屋。在一所挂有"忠厚传家"匾额的老宅前，康明轩告诉记者，这座房子的主人叫康作霖，是他的伯父，当过国民党将领卫立煌的参谋。为扩大西南冷一带的怀药种植面积，康作霖在家赋闲时曾出资开挖了一条十几千米长的引沁灌渠，因而在父老乡亲中的口碑很好。今年 78 岁的李锡位老人说，和康家相比，他们李家的生意要小一些。他老爷李林蔬当年也是经营怀药的，商号叫"福昌裕"，也把生意做到了汉口。1946 年他去汉口时，曾经游览过位于新安街药帮大巷的药王庙，看到住在那里的都是咱怀庆府的老乡。当时在药王庙当司务长的马同坚，就是西南冷村南边马庄村人。年逾八旬的王清泉老人感慨道："我们祖上做怀药生意据说从明末就开始了，后来的商号叫'恒丰合'，主要是往四川成都贩运地黄。听老辈人讲当时都是推独轮车运货，苦得很哪！人死了往回运灵柩，路上要走三个多月。"今年 86 岁的李锦荣老人接着话茬说："当年西南冷贩怀药的路线是地黄往成都走、山药往上海走。康同乐在上海经营怀药，还置下了不少产业呢！"据这些老人讲，西南冷村的怀药贸易一直到 1943 年遭遇荒年后才萧条下来。中华人民共和国成立后，由于不允许个人经营怀药，村子里那些百年老店的生意都被新成立的"温县第三怀药厂"所取代。

康明轩的父亲康福安告诉记者，改革开放后，"包产到户"激发了西南冷村民种植怀药的积极性，但由于市场没有放开，个体经营怀药还被当成"投机倒把"。那时，一些村民偷偷装上一提兜干山药南下广州，只要在火车上没被查获，回来时就是一提兜手表。1986 年，秦子杰担任村党支部书记时，村里号召村民广种怀药，仅山药就种植了 1 000 多亩，到收获时可就犯了难——这么多怀药怎么卖出去呀？于是秦子杰提着样品南下，走重庆下武汉，再从长沙到广州，甚至在没办边境证的情况下偷偷跑到深圳，靠真诚打动了一位港商，先后签下了1 000吨山药、700多吨地黄的供货合同。当时山药的价格是每吨1.35万元，地黄的价格是每吨7 500元，这一下把西南冷村变成了一个大怀药加工企业——全村500户有400多户加工怀药，全村3 000多口人忙不过来，外村的闲散劳力来了1 500多人。1987年10月，秦子杰到河南省商标管理局为"西南冷怀药"申请商标注册。当年，香港《文汇报》也对温县西南冷村靠精益求精加工怀山药占领香港市场的新闻进行了报道，并称秦子杰是"山药大王"。讲到这里，康福安由衷地称赞道："他可是咱温县解放以来第一个'山药大王'啊！"

看了几处老宅后，康明轩特意邀请几位老者到他即将竣工的新厂去参观。在位于县城西南、黄河岸边的温县鑫源工业园区里，占地48亩、投资3 200万元的伟康实业有限公司新厂一期工程正在进行装修，计划当年10月投产。看到厂区的建设情况后，秦子杰拉着康明轩的手激动地说："有了你这样的传人，咱西南冷村做了几百年的怀药生意又有希望做大了！"

（作者：李相宜　来源：2009年11月04日大河网）

附录七　　"四大怀药"的传说

一、太上老君惠赐良药的传说

据传：有一年玉皇大帝要过寿诞了，天上的神仙纷纷想方设法筹备寿礼。太上老君为了给玉皇大帝祝寿也是煞费苦心，游遍天下广采灵草妙方熬制仙丹。这天他云游到太行山南、黄河以北的怀川地带，忽听得人间哭声震天，好生悲惨，便按下云头，摇身变作一位道长，问一位老妇人："你们为什么哭啊？"老妇人哭着抬起头，发现问话的是一位白发皓首、仙风道骨的真人，便对他哭诉说："我们这里闹瘟疫，死的死，亡的亡，人们都活不下去了，你快救救我们吧！"说完便哭着给太上老君叩起头来。太上老君四下一看，只见旷野千里，野狗分尸，白骨遍地。掐指一算，此地正值荒年灾年，于是便动了恻隐之心，顺手将采来的良药仙草撒向大地，以便解救黎民，普度众生，然后变回原形，急忙又去采集灵草妙方了。顷刻之间，怀川大地的山山岭岭、沟沟坡坡便长满了良药仙草。老百姓们知道是太上老君下凡送灵药了，赶紧仰天叩拜，然后采摘这些良药仙草，煎汤熬水，喝下之后很快都好了。百姓们十分珍惜太上老君惠赐的这些治病疗疾的良药仙草，倍加呵护，并大量栽培种植。这些良药仙草就是后来怀庆府地区的特产——四大怀药：怀山药、怀地黄、怀牛膝和怀菊花。太上老君给玉皇大帝祝完寿诞之后，又想起了怀川一带百姓的安危。天上一日，地下一年，太上老君再次来到怀川地带的时候已是几年后了，却看见此地草木茂盛，百姓安居乐业，一片繁荣昌盛的景象，便知道是自己曾经撒下的良药仙草起了作用，且药效神奇，能治病强身。太上老君非常满意，为了让四大怀药更好地造福于人间，又研制了许多灵丹妙方，传授给徒子徒孙遍施人间。由庙观道长们精心制作成的丹、丸、膏、散等类药，人们吃了可以祛病强身，御疾健体，延年益寿。从此，世代相传，这一带的四大怀药，便成了世间珍品。

二、始祖女娲治眼疾的传说

四大怀药是咱们焦作怀庆府一带的地域特产，药材道地，疗效独特，药用和食用价值非常高，其他外地种植的根本不能相比。四大怀药是怎么来到焦作的？说法有多种，其中有下面一则美丽的传说：

据说人类的始祖女娲99岁那一年两眼突然看不见东西了，她非常苦恼，于是便想办法去医治。一天，她的丈夫伏羲想起了法术高明的石狮子，石狮子在天塌西北、地陷东南时曾救过他和女娲。虽然石狮子已经死了，但它的尸骨化作了青风岭，于是伏羲便寻到了青风岭，面对青风岭虔诚地祈祷，希望石狮子显灵医治女娲的眼睛。石狮子果然显灵，它对伏羲说："你去用天宫后花园里种的菊花煎水饮服，三天后就能治好了。"伏羲非常诚恳地谢过了石狮子，高兴地回家了。

伏羲把石狮子的话说给了女娲和儿子有熊听，有熊自告奋勇地去取天宫里的菊花。为救治母亲的眼疾，有熊走了九九八十一天的路，又爬了七七四十九天的天梯，才登上了南天门，然后翻墙跳进了后花园，从百花之中采到了能够治疗母亲眼病的菊花，喜出望外，心里想母亲的眼病终于有救了，不顾疲劳正要返回的时候，不料却被巡逻至此的杨二郎抓个正着，被他带到了灵霄宝殿。玉皇大帝勃然大怒："昔日你父盗火种，今日你又盗菊花，咱们老账新账一起算！"于是就把有熊打入天牢。

玉帝的大女儿雷姐听说后，被有熊的孝心和壮举所感动，毅然以身相许，设法救出有熊并带上菊花下凡私奔了。女娲喝了菊花茶，三天后果然药到病除，眼睛重又看到了光明，和伏羲、有熊、雷姐过上了幸福的生活。玉帝见雷姐私奔已成事实，干生气又无可奈何，只好同托塔李天王商量对策。托塔李天王说："既然生米已经做成了熟饭，不如顺水推舟多陪点嫁妆给雷姐算了。"玉帝也只好答应，于是便打算送去黄金万两、绫罗绸缎做陪嫁。托塔李天王索性把好人做到底，就说："黄金也有花完，绫罗绸缎也有用尽的时候，不如把天宫后花园的山药、地黄、牛膝、菊花四种药材送给她，封其只准在覃怀（今焦作市属武陟、温县、博爱、修武、沁阳、孟州等县区）之地生长，她的子孙后代也会取之不尽、用之不竭。"就这样，雷姐把天宫的宝贝——山药、地黄、牛膝、菊花带给了覃怀一带的百姓。因焦作古称怀庆府、怀州，因此覃怀地产的山药、地黄、牛膝、菊花前往往加上一个"怀"字，合称"四大怀药"。由于"四大怀药"系玉帝所赐，加上当地特有的地质土壤条件和气候环境，形成了特殊的外观和独特的疗效，所以四大怀药即使流传到其他地区，也没有焦作产的道地。

三、助武王伐纣赐名的传说

相传，周武王伐纣之时，率诸侯之师由户县出发，行军至怀府。时值六月天气，酷暑难耐，又加上将士远途跋涉征战，十之八九累困病倒。怀府百姓早已对殷纣王深恶痛绝，闻知义军患疾，纷纷以自家所种菊花、地黄为将士们煎服解暑，以牛膝熬汤为其调节筋骨；让将士们食用山药滋补体质。数日后，义军元气大振，挥师北上，取得了牧野之战的决定性胜利，并一举攻克朝歌。周武王即位后，为了报答怀府百姓的恩情，又率百官亲临怀府，举行了盛大的封赏仪式，把这四种神奇之药赐名为"四大怀药"。从此,"四大怀药"美名远扬,并成了历代皇室的纳贡之品。后来,怀府官员百姓为了纪念这一盛大封赏仪式,遂将封赏地小镇更名为"大封","大封"即现在武陟县所辖的"大封镇"。

四、武陟大封镇镇名源于怀药

相传隋末唐初北邙之战时,李密、李世民部被宇文化及部大伤,李世民带着剩下的千余人马在强敌宇文化及的追赶下北渡黄河逃到了覃怀之地(武陟)。这时天下着大雪,部队丢盔弃甲、人困马乏、饥寒交迫,北面和东面被沁河围困,后有黄河和追兵,西部被从孟州赶来的王世充部围堵,王世充看到此景高兴地对部下说:"李世民用不了多久就会投降,否则就会活活饿死、冻死。"于是就围而不攻,坐等李世民来投降。晚上有一白胡子老人对李世民说:"此地有仙灵之物薯蓣(山药)助尔,岂能困之?"言毕,老人乘鹤而去。李世民惊之而醒,原是一梦幻。自知得仙人指点,李世民心中大喜,马上指挥部下找到当地一老翁,得知此地遍产怀货(怀山药、怀地黄、怀牛膝、怀菊花),于是命秦叔宝率人挖得大量山药充饥,用牛膝、地黄、菊花为士兵疗伤治疾,用山药叶藤和牛膝叶秆喂马。士兵饱餐之后,顿感力气大增,连伤兵的伤也痊愈了,李世民和士兵们很觉奇妙,半月余部队兵强马壮,战斗力倍增,李世民一声令下,兵将们趁王世充不备,如猛虎下山之势冲出包围大获全胜。李世民登基后时常想起"北邙之战"神仙指点,用怀货得以化险为夷之情景,命大臣秦叔宝到覃怀之地(焦作武陟)购得山药送入宫中,君臣共享;为了报答怀府百姓的恩情,又下旨举行了盛大的封赏仪式,把这四种神奇之物赐名为"四大怀药"。从此,"四大怀药"威名远扬,并成了历代皇室的纳贡之品。

(作者:马明仁)

附录八 怀山药三字经

焦作市,古怀庆,怀山药,治百病,既入药,又食用。

垆土地,种铁棍,越圪料,越管用。

人始祖,神农帝,尝百草,见薯蓣。

汉医圣,张仲景,薯蓣丸,他发明,疗百疾,补虚症。

西晋神,魏华存,神仙粥,救世民。

唐药圣,孙思邈,屠苏酒,治瘟疫,纪念他,修庙宇。

医学家,李时珍,编本草,写得真,怀山药,赛人参,

益气力,补虚损,治羸瘦,长肌肉。

充五脏,补七伤,除烦热,去冷风,扶正气,去邪气。

利丈夫,助阴力,治泄精,防健忘。

强筋骨,止腰疼。镇心神,安魂魄,开心孔,增记事。

止泻痢,化痰涎,润皮毛,美容颜。

补不足，清虚热，能解毒，能消散，既轻身，又延年。

民国初，张锡纯，中医院，第一人，怀山药，用入神。

上补肺，下益肾，中焦补，健脾胃，能滋阴，能利湿，能润滑，能收涩。

在上清，在下固，利小便，止大便。

薯蓣粥，山药饮，天天喝，治消渴，辟雾露，耳目明。

性甘平，宜常服，既养生，又保健。

现代医，新科学，搞科研，出成果。

最道地，怀山药，成分多，营养全。

蛋白质，氨基酸，十八种，样样含。黏多糖，与腺苷，尿囊素，多巴胺，维生素，脂肪酸，淀粉酶，皂苷元，性激素，荷尔蒙，钾磷钙，锌钠铜。含量高，药性好。

降血糖，抗肿瘤，抗氧化，抗突变，增免疫，防衰老，冠心病，预防早，抗刺激，消结散，助消化，肠胃好，补心气，安心神，治健忘，养心智，增记忆，多记事，能轻身，又美容，强丈夫，性功能，男女吃，都管用。怀山药，真奇妙，不同人，不同效。胖人吃，能轻身，瘦人吃，长肌肉。男人吃，身体壮，女人吃，青春亮。小儿吃，增肥胖，老人吃，保健康。每天吃，不要忘，能长寿，有质量。不拖累，儿和女，活百岁，心舒畅。

（作者：靳贤承）

附录九　优质道地富硒垆土铁棍怀山药的成本究竟是多少？

几年来，焦作市怀药行业协会、河南硒为贵科技公司、沁阳市野生源怀药公司战略合作，本着回归自然，传统种植，发挥优势，提高品质，优质道地，保持药效的精神，为消费者养生保健防病治病提供优质道地富硒铁棍怀山药，使铁棍怀山药在大健康产业发挥更好的作用。通过几年种植实践，摸索出一些种植经验，今天来给大家算算账，看看种好优质道地富硒铁棍怀山药一亩地费用究竟是多少，每斤最低应该卖多少钱。

（1）租地：1 200元。

（2）整地：包括（灭茬犁地耙地）90元，打沟700元，合计790元。

（3）施肥：牛粪十方300元，有机专用肥1.5吨计975元，豆饼计150斤225元，化肥100斤计130元，合计1630元。

（4）山药栽（苗）：400斤，每斤4元，合计1 600元。

（5）插杆：3 000根，每根0.15元，合计450元。

（6）人工费：施肥50元；种植250元；搭架100元；拔草两遍300元；挖山药每米3元，每亩1 333米（行距50厘米），计3 999元；人工帮土拉运到仓库300元。合计4 999元。

（7）喷施氨基酸硒肥：肥150元，八次人工80元，计230元。以上从租地到把山药运到仓库总共需要10 899元（不含管理人员费用）。近三年平均每亩山药40厘米以上不超1 500

斤（其中 60 厘米以上不足三分之一）。到仓库后还要进行人工分挑、储藏、损耗、包装、运输、销售、管理等。从批发到零销再到消费者，各位朋友自己可以算一下，真正优质道地铁棍怀山药每斤成本多少钱。奇怪的是从海南岛到大东北，从新疆到东南沿海，从超市到农贸市场到处都有低于成本价卖焦作（温县）铁棍怀山药的。据我们调研分析，主要有以下几个原因。

一是有个别农户在自家的承包地种少量山药，不计土地租金，不计人工成本以及管理储存等成本，没有销路，在地里以略低一点的价格整体出售。

二是有少数种植户，大量使用化肥、农药、膨大剂，想方设法提高产量（每亩可产 3 500 斤左右），降低成本低价销售。科学研究表明，药用植物产量与质量成反比，产量越高，品质越差，药效活性成分含量越低。

三是大量非焦作产铁棍怀山药以次充好，外地山药、沙土山药、菜山药各种山药品种，全部冒充焦作或温县铁棍山药，从大街小巷到农贸市场再到超市，价格十分低廉。我在市场上见到有人卖铁棍山药每斤 4 元（50 厘米长），高声叫卖"赔钱卖了"，仔细一看是河北小白嘴山药。市场上有一家真正铁棍山药价格 10~12 元，山药不错，有检测证，农残重金属不超标，但店主说不好卖，假的太多且价格低。

春节将到，朋友们过年做点菜吃，在市场上买一点价格低的也可以。若送父母或中老年人，朋友亲戚和体弱有病群体，作为养生防病吃，你最好选择买真正优质道地铁棍怀山药，孝心诚心爱心都需要真心。

（作者：马明仁）

附录十 《焦作市人民政府关于实施中药现代化科技产业工程的意见》（焦政〔2002〕38 号）

随着世界经济一体化趋势的加强和现代医药产业的迅猛发展，传统中药的优势正面临着严峻的挑战。为适应医药产品日趋激烈的市场竞争，加快我市中药事业的发展步伐，特制定本意见。

一、实施中药现代化科技产业工程的目的和意义

我市拥有丰富的中药资源，"四大怀药"久负盛名，白术、板蓝根、连翘、五加皮、白芍等中药材也具有一定规模，这为中药产业的发展奠定了良好的基础。但由于生产分散、技术水平低等原因，中药产业难以形成规模优势和主导产品，仍然停留在传统的种植方式和简单的粗加工上。而实施中药现代化科技产业工程，就是利用我市的中药资源优势，运用现代科学的理论和手段，按照国际认可的标准和规范研究开发现代中药，把中药的资源优势转化为经济优势。因此，中药现代化科技产业工程的实施，有利于培育中药材规范化生产体系、新药研发体系、

中药制药现代化体系和市场营销体系，有利于打造"四大怀药"品牌，有利于把中药产业发展成为我市具有自主产权、高技术含量和高附加值的特色产业，对于提高我市中药产业的科学技术水平和市场竞争能力，推进医药产品结构和农业结构调整等都具有极其重要的意义。

二、指导思想和基本原则

我市中药现代化科技产业工程的指导思想是：在继承和发扬中医中药传统优势和特色的基础上，以市场为导向，充分利用现代科学技术，按照国际通行的医药标准和规范，积极开发中药资源和中药新药，打造品牌优势，加中药现代化发展进程，促进焦作经济发展。

按照上述指导思想，坚持以下4项原则：

（1）市场导向原则。以市场为导向，进行中药研究开发、药材生产、中药制药及配套服务体系建设，推动中药产业发展。

（2）科技创新原则。以企业为主体，以新产品开发为中心，加强中药新药及制药新技术、新工艺的研究开发，利用高新技术改造传统制药企业。

（3）高标准原则。按中药材生产质量管理规范（GAP）要求种植药材，按药品生产质量管理规范（GMP）标准建设药厂，按药品非临床研究质量管理规范（GLP）、药品临床试验管理规范（GCP）标准开发新药，按药品经营质量管理规范（GSP）健全营销服务网。

（4）新机制运作原则。按照市场经济规律，以经济利益为纽带，组织和动员各方面的力量参与工程建设，形成以企业和药农为主体，大专院校、科研院所为依托，政府规划、引导、扶持的运作方式。

三、中药现代化科技产业工程的基本目标

以"四大怀药"的种植、加工、销售为重点，尽快把我市建成中外知名的中药生产、研发基地。到2005年末，要达到以下目标：

（1）以"四大怀药"和其他中药材种植面积达到30万亩（其中温县10万亩、武陟县10万亩、孟州市3万亩、沁阳市1万亩、其他7个县市区6万亩），规范化种植面积达到总面积的80%以上。

（2）规范"四大怀药"初加工企业和加工农户的生产，两年内使其达标。

（3）扶持发展10家有一定市场潜力的中药材初加工、深加工和中药饮片、中成药生产的企业。

（4）研制开发3至9个具有焦作市自主知识产权、市场需求量大的中药新药及保健食品。

（5）建立怀药系列质量标准，规范怀药市场。

（6）完成"四大怀药"原产地域产品保护和原产地标记注册认证工作，创立"四大怀药"品牌。

四、中药现代化科技产业工程建设的主要内容

中药现代化科技产业工程建设的内容包括中药材生产规范化体系、中药制药现代化体系、中药新药研发体系和中药市场营销体系。建设重点是中药材规范化种植、中药新药的研究开发和用高新技术改造传统中药产业。

（一）建立中药材生产规范化体系

中药原料生产的规范化是实现中药现代化的基础。提供高质量的中药原料必须从中药材生产的规范化抓起。

（1）指导开展中药材规范种植。以温县农业科学研究所为基础，建立市中药材栽培和品质研究中心，按照GAP的要求，开展四大怀药、白术、板蓝根、连翘、五加皮、白芍等主要中药材栽培规程（SOP）研究、种苗繁育、优良品种选育、指纹图谱、病虫害防治技术研究和技术推广与服务等工作，并加强对无公害中药材种植技术的研究的推广应用，推进中药材规范化种植。

（2）建立优质无公害中药材规范化种植基地。选择用量大、品种独特、产地正宗、历史悠久的中药材品种5~10种，按照中药材生产质量管理规范（GAP）要求，在武陟县、温县、沁阳市等县市建立3~5个中药材规范化种植基地，为中药材的深加工提供有效成分稳定、药效明显、质量优质的中药原料。每个基地种植规划为5万~10万亩，争取省重点支持。条件成熟后，在武陟县、温县、沁阳市等县市建立4~6个具有代表性的中药现代化科技示范乡，促进中药材种植规模化、生产标准化、经营产业化，以此推进农业结构的调整。

（3）加强对中药材优质品种的研究与推广。对优质、稀缺、濒危药材，要建立中药材品种种质资源保存库，并利用现代生物技术开展优质品种选育与快速繁殖工作。

（二）建立中药制药现代化体系

（1）提高中药产品的技术含量。用高新技术改造一批有优良产品，但技术设备落后的中药材深加工企业。鼓励企业进行技术创新，指导中药材加工企业采用先进加工技术和设备，发展优质产品和新型产品，尤其要推广应用适用的新工艺、高技术和现代装备。通过重点课题支持和重大技术研究招标的形式，解决中药提取过程中的关键共性技术难题，促进新型高效提取工艺、设备的推广应用。促进企业按照国际标准和药品质量体系进行生产，提高中药材深加工产品的附加值。

（2）加强中药生产质量的管理。对我市已有一定影响的中药品种，如六味地黄冲剂、达尔康戒毒药等，要通过支持企业进行GMP认证，加快设备更新速度，改进生产工艺和提高原料标准等措施，不断提高产品质量，稳定和扩大产品的市场份额。到"十五"末，争取培育出1~2个名牌中药产品。并通过名牌效应带动全市中药产业的结构调整，逐步形成规模效益。

（3）鼓励中药制药企业集团化、现代化和集约化发展。实现提取技术现代化、制造工艺工程化、质量保证标准化、产品产量规模化、制药管理规范化、市场营销国际化。重点要支持鑫安集团药业分公司、怀泉中药厂、温县外贸怀药公司、焦作市伟康实业公司、河南松林集团、焦作市怀源食品有限公司等企业上档升级、扩大规模。

（三）建立中药新药研发体系

（1）依托中国中医研究院中药研究所、北京中医医院中医研究所，重点对1~2个中药新药和2~3个怀药保健食品进行产业化配套开发，在国内中药市场形成焦作怀药品牌和拳头产品。

（2）积极开展中药现代制剂、中药指纹图谱和质量标准、中药制药质量控制技术、中药药用成分分离等方面的研究，按国际标准建立完善我市的怀药质量标准体系。

（3）加强传统中药的二次开发和中药新剂型、新工艺、新技术的研究。通过产品和技术创新，力争在"十五"期间使我市传统中药制剂水平有大幅度提高。

（4）支持医药企业建立研发机构，提高企业创新能力，加大中药新药和中药制药技术的开发推广力度。

（四）建立中药市场营销体系

（1）积极组织协调"四大怀药"原产地域产品保护和原产地标记注册认证申报工作，树立"四大怀药"品牌。

（2）积极开辟营销市场，要在香港筹建"四大怀药"展销窗口，进而辐射东南亚市场。同时，要充分利用我市现有的信息平台，广泛开展网上交易。

（3）加强市场营销队伍建设，确保提供优质服务，促进对外合作与交流。

五、保障措施

（1）加强领导。焦作市中药现代化科技产业工程领导小组要加强对工程实施的领导，认真研究解决工程实施过程中存在的困难和问题，确定工程建设规划，审定市中药产业的发展规划和计划，决定计划实施过程中的重大事项等。市中药现代化科技产业工程领导小组要定期召开专题会议，听取工程建设情况汇报，领导小组办公室要负责做好工程建设的实施、检查、督促和落实工作。

（2）加强对中药现代化工程的宣传。对焦作市的中药资源特别是"四大怀药"，要进行品牌包装，加大宣传力度，树立品牌优势，提高我市中药在国际国内市场上的知名度。

（3）加大资金投入。政府要加大对发展中药现代化科技产业的资金投入，逐步形成以政府投入为引导，企业投入为主体，金融投入为支撑，社会多元化投入为补充的资金投入体系。在工程起步阶段，市财政要拿出一定资金作为中药现代化科技产业专项资金，主要用于中药现代化科技工程的品种选育、质量标准体系建设、"四大怀药"品牌宣传、原产地保护申报、示范基地建设补助和中药新产品的研究开发等。

（4）加强政策引导和扶持。各级各部门要高度重视中药现代化科技产业，在产业结构调整、科教事业发展等方面为中药现代化科技产业的发展创造良好的条件。要制定优惠政策，鼓励外商来焦投资中药现代化科技产业，广泛吸引国内外专家、学者等到焦作来开展有关中药的种植、加工、中药新产品的研究、指导及成果转化等工作。

附录十一　《焦作市四大怀药原产地域产品保护办法（试行）》（市政府令第 49 号）

第一章　总则

第一条　为有效保护"四大怀药"原产地域产品，规范"四大怀药"专用标志的使用和正常生产经营秩序，保证"四大怀药"质量和特色，根据《中华人民共和国产品质量法》《中华人民共和国标准化法》，参照国家质检总局发布的《原产地域产品保护规定》，结合本市实际，制定本办法。

第二条　本办法所称的"四大怀药"是指在原产地域范围内生长，按照传统工艺在焦作市加工而成，具有"四大怀药"品质特征的怀山药、怀地黄、怀牛膝、怀菊花及其产品。

第三条　任何生产、加工、销售"四大怀药"的单位和个人，以及"四大怀药"原产地域产品保护机构，都必须遵守本办法。

第四条　"四大怀药"原产地域范围是指中华人民共和国质量监督检验检疫总局 2003 年第 72 号公告的范围，即河南省焦作市所辖武陟县、温县、博爱县、修武县、沁阳市、孟州市行政区域。其他地区生产的山药、地黄、牛膝、菊花不得使用"四大怀药"名称。

第五条　各级政府应当加强对本行政区域内"四大怀药"原产地域产品保护工作的领导，协调有关部门做好原产地域产品保护工作。各有关部门应积极配合"四大怀药"原产地域产品保护机构做好保护工作。

第六条　任何单位或个人未经核准不得使用"四大怀药"原产地域产品标志。禁止伪造、冒用原产地域产品标志，禁止在生产的"四大怀药"产品中掺杂、掺假、以假充真、以次充好。任何单位和个人不得销售本款规定的产品。

第二章　保护机构

第七条　市成立市"四大怀药"原产地域产品保护委员会，成员包括质监、农业、科技、工商、行业协会、科研等单位的专家以及生产、经营者代表。委员会下设办公室，办公地点设在市质量技术监督部门。辖区各县（市）应成立相应机构，接受市"四大怀药"原产地域产品保护委员会的工作指导。

第八条　市"四大怀药"原产地域产品保护委员会（以下简称保护机构）负责本区域内的"四大怀药"保护工作。市"四大怀药"保护办公室负责"四大怀药"原产地域产品保护的日常工作，起草"四大怀药"原产地域产品保护实施细则，做好"四大怀药"生产统计分析、推荐申报材料等工作。

第三章　专用标志和种植证书管理

第九条　"四大怀药"种植者应向县（市）"四大怀药"保护机构申报"四大怀药"种植面积和产量，经市"四大怀药"保护机构同意，颁发"四大怀药"原产地域产品种植证书。该证书是种植者证明其"四大怀药"原产地域的法定证明。

第十条　加工生产"四大怀药"的企业，应向市"四大怀药"保护机构申报生产的产品品种名称和产量，出具采购"四大怀药"原材料产地的"四大怀药"原产地域产品种植证书及采购量证明书。

第十一条　"四大怀药"原产地域产品专用标志，由国家标准化委员会颁布的 GB 17924—1999《原产地域产品通用要求》和国家原产地域产品保护机构规定的内容组成。

第十二条　任何单位和个人使用原产地域产品专用标志，均应向市"四大怀药"保护机构提出申请，填写"四大怀药"原产地域产品专用标志使用申请表，并提交下列资料和证明：

（一）原产地域专用标志使用申请书；

（二）"四大怀药"生产者简介，营业执照，代码证书；

（三）"四大怀药"产自原产地域范围的证明；

（四）"四大怀药"符合强制性国家标准的证明材料；

（五）加工企业产品包装和标识标签样本；

（六）有关产品质量检验机构出具的质量合格检验报告。

第十三条　市"四大怀药"保护机构对申请者提出的申请应进行评定；评定合格的，报省原产地域产品保护机构复核；经国家原产地域产品保护机构注册登记并公告后，方可使用"四大怀药"原产地域产品专用标志。

第十四条　"四大怀药"原产地域产品专用标志由市"四大怀药"保护机构指定的印刷企业定量制作，在印制时可根据需要按比例放大或缩小。

市"四大怀药"保护机构统一提供"四大怀药"原产地域产品专用标志，定量发给粘贴专用标志，并对专用标志使用的产品范围、标志数量和在标签、包装上的标志图样进行登记。生产者应当在年初有使用计划说明，年终有确切的使用数量，向市"四大怀药"保护机构报告使用情况。

第十五条　"四大怀药"原产地域产品专用标志颜色、图案，由市"四大怀药"保护机构在考虑生产者的要求后予以确定。

第十六条　生产者应当按照"四大怀药"国家标准组织生产，按登记备案所列的产品范围使用专用标志，不得擅自扩大使用范围，不得将证书和标签的使用权转让。

第十七条　对"四大怀药"原产地域产品专用标志的使用权实行动态管理。

第十八条　市"四大怀药"保护机构对"四大怀药"原产地域产品专用标志使用单位每年复审一次，复审时间为每年九月三十日之前。

第四章　生产、销售管理

第十九条　"四大怀药"种植环境应当符合无公害生产环境要求，按标准种植栽培，建立生产、销售台账和农事记录。

第二十条　加工单位收购"四大怀药"，应当验明"四大怀药"原产地域产品种植证书，建立相应的原料收购和销售统计台账，严格按标准规定的加工工艺制作，并具有符合国家卫生标准的车间、仓库和场地，有完善的管理制度。

第二十一条 "四大怀药"产品质量应当符合在产品或者其包装上注明采用的产品标准及相应等级。产品或者其包装上的标识必须真实，符合标识标注有关规定。

第二十二条 市"四大怀药"保护机构可以指定具有相应资质的检验机构对获准使用"四大怀药"原产地域产品专用标志的"四大怀药"及其产品质量进行监督检查。对质量保证体系不健全，产品质量不符合强制性标准的单位或个人，由质量技术监督行政主管部门责令停止其使用原产地产品专用标志。

市"四大怀药"保护机构对"四大怀药"产品的原料进行产地确认。如发现不是原产地域产品，应当提交质量技术监督行政主管部门责令停止使用原产地域产品标志；质量技术监督行政主管部门对"四大怀药"生产、加工、销售过程中的质量标准进行监督检查，如有二次以上警告记录的，应责令其停止使用原产地域产品专用标志。

第二十三条 获得原产地域产品专用标志产品必须使用标志，一般应有商品条形码。

第二十四条 对举报制售假冒伪劣"四大怀药"原产地域产品的有功人员，依照河南省财政厅、工商行政管理局、质量技术监督局2002年1月发布的《举报制售假冒伪劣产品违法犯罪活动有功人员奖励办法》进行奖励。

第五章 罚则

第二十五条 对有下列行为之一的单位或个人，由市、县（市）质量技术监督行政主管部门依照《中华人民共和国产品质量法》、《技术监督行政案件办理程序的规定》等有关法律法规和规范性文件的规定予以行政处罚：

（一）伪造原产地域产品专用标志；

（二）擅自使用原产地域产品专用标志；

（三）使用与原产地域产品专用标志相近的，易产生误解的产品名称或者产品标识；

（四）销售前款规定的产品。

第二十六条 从事原产地域产品保护管理工作人员和质量技术监督部门工作人员应当遵守以下规定：忠于职守，秉公办事；严禁弄虚作假；不得接受酬金、礼品；不得滥用职权，以权谋私，吃拿卡要；不得泄露企业的技术秘密。

违反前款规定的，由有权机关依法给予行政处分；构成犯罪的，依法追究刑事责任。

第六章 附则

第二十七条 本办法执行中的具体应用问题由市质量技术监督部门负责解释。

第二十八条 本办法自2005年1月1日起施行。

附录十二 《焦作市四大怀药地理标志产品保护办法》（焦政办〔2017〕119号）

第一章 总则

第一条 为有效保护"四大怀药"地理标志产品，规范"四大怀药"专用标志的使用和正常生产经营秩序，保证"四大怀药"质量和特色，根据《中华人民共和国产品质量法》《中华人民共和国标准化法》，参照国家质检总局发布的《地理标志产品保护规定》（质检总局令第78号），结合我市实际，制定本办法。

第二条 本办法所称的"四大怀药"是指在地理标志范围内生长，按照传统工艺在焦作市加工而成，具有"四大怀药"品质特征的怀山药、怀地黄、怀牛膝、怀菊花及其产品。

第三条 任何生产、加工、销售"四大怀药"的单位和个人，以及"四大怀药"地理标志产品保护机构，都必须遵守本办法。

第四条 "四大怀药"地理标志产品保护范围是指中华人民共和国质量监督检验检疫总局2003年第72号公告的范围，即河南省焦作市所辖武陟县、温县、博爱县、修武县、沁阳市、孟州市行政区域。其它地区生产的山药、地黄、牛膝、菊花不得使用"四大怀药"名称。

第五条 各级政府应当加强对本行政区域内"四大怀药"地理标志产品保护工作的领导，协调有关部门做好地理标志产品保护工作。各有关部门应积极配合"四大怀药"地理标志产品保护机构做好保护工作。

第六条 任何单位或个人未经核准不得使用"四大怀药"地理标志产品标志。

禁止伪造、冒用地理标志产品标志，禁止在生产的"四大怀药"产品中掺杂、掺假、以假充真、以次充好。任何单位和个人不得销售本款规定的产品。

第二章 保护机构

第七条 市成立市"四大怀药"地理标志产品保护委员会（以下简称保护机构），成员包括质监、农业、科技、工商、行业协会、科研等单位的专家以及生产、经营者代表。保护机构下设办公室，办公室设在市质量技术监督局。各县（市）应成立相应机构，接受保护机构的工作指导。

第八条 保护机构负责本区域内的"四大怀药"保护工作。保护机构办公室负责"四大怀药"地理标志产品保护的日常工作，起草"四大怀药"地理标志产品保护实施细则，做好"四大怀药"生产统计分析、推荐申报材料等工作。

第三章 专用标志和种植证书管理

第九条 "四大怀药"种植者应向县（市）"四大怀药"保护机构申报"四大怀药"种植面积和产量，经保护机构同意，颁发《"四大怀药"地理标志产品种植证书》。该证书是种植者证明其"四大怀药"系地理标志产品保护的法定证明。

第十条 加工生产"四大怀药"的企业，应向保护机构申报生产的产品品种名称和产量，出具采购"四大怀药"原材料产地的"四大怀药"地理标志产品种植证书及采购量证明书。

第十一条　"四大怀药"地理标志产品专用标志，由国家标准化委员会颁布的《地理标志产品通用要求》（GB/T 17924—2008）和国家地理标志产品保护机构规定的内容组成。

第十二条　任何单位和个人使用地理标志产品专用标志，均应向保护机构提出申请，填写"四大怀药"地理标志产品专用标志使用申请表，并提交下列资料和证明：

（一）地理标志产品专用标志使用申请书；

（二）"四大怀药"生产者简介，营业执照；

（三）"四大怀药"产自地理标志产品保护范围的证明；

（四）"四大怀药"符合国家标准的证明材料；

（五）加工企业产品包装和标识标签样本；

（六）有关产品质量检验机构出具的质量合格检验报告。

第十三条　保护机构对申请者提出的申请应进行评定；评定合格的，报省地理标志产品保护机构复核；经国家地理标志产品保护机构注册登记并公告后，方可使用"四大怀药"地理标志产品专用标志。

第十四条　"四大怀药"地理标志产品专用标志由保护机构指定的印刷企业定量制作，在印制时可根据需要按比例放大或缩小。

保护机构统一提供"四大怀药"地理标志产品专用标志，定量发给粘贴专用标志，并对专用标志使用的产品范围、标志数量和在标签、包装上的标志图样进行登记。生产者应当在年初有使用计划说明，年终有确切的使用数量，向保护机构报告使用情况。

第十五条　"四大怀药"地理标志产品专用标志颜色、图案，由保护机构在考虑生产者的要求后予以确定。

第十六条　生产者应当按照"四大怀药"国家标准组织生产，按登记备案所列的产品范围使用专用标志，不得擅自扩大使用范围，不得将证书和标签的使用权转让。

第十七条　对"四大怀药"地理标志产品专用标志的使用权实行动态管理。

凡是种植"四大怀药"用于生产销售的，必须申请使用"四大怀药"地理标志产品种植证书和地理标志产品专用标志。

第十八条　保护机构对"四大怀药"地理标志产品专用标志使用单位每年复审一次，复审时间为每年9月30日之前。

第四章　生产、销售管理

第十九条　"四大怀药"种植环境应当符合无公害生产环境要求，按标准种植栽培，建立生产、销售台账和农事记录。

第二十条　加工单位收购"四大怀药"，应当验明"四大怀药"地理标志产品种植证书，建立相应的原料收购和销售统计台账，严格按标准规定的加工工艺制作，并具有符合国家卫生标准的车间、仓库和场地，有完善的管理制度。

第二十一条　"四大怀药"产品质量应当符合在产品或者其包装上注明采用的产品标准及

相应等级。产品或者其包装上的标识必须真实，符合标识标注有关规定。

第二十二条 保护机构可以指定具有相应资质的检验机构对获准使用"四大怀药"地理标志产品专用标志的"四大怀药"及其产品质量进行监督检查。对质量保证体系不健全，产品质量不符合相关标准的单位或个人，由质量技术监督行政主管部门责令其停止使用地理标志产品专用标志。

保护机构对"四大怀药"产品的原料进行产地确认。如发现不是地理标志产品，应当提交质量技术监督行政主管部门责令停止使用地理标志产品标志；质量技术监督行政主管部门对"四大怀药"生产、加工、销售过程中的质量标准进行监督检查，如有两次以上警告记录的，应责令其停止使用地理标志产品专用标志。

第二十三条 获得地理标志产品专用标志资质的生产者的产品必须使用标志，产品包装上一般应有商品条形码。

第二十四条 对举报制售假冒伪劣"四大怀药"地理标志产品的有功人员，依照财政部、工商总局、质检总局 2002 年 1 月发布的《举报制售假冒伪劣产品违法犯罪活动有功人员奖励办法》（财行〔2001〕175 号）进行奖励。

第五章 罚则

第二十五条 对有下列行为之一的单位或个人，由市、县（市）质量技术监督行政主管部门依照《中华人民共和国产品质量法》《质量技术监督行政处罚程序规定》（质检总局令 137 号）等有关法律法规和规范性文件的规定予以行政处罚：

（一）伪造地理标志产品专用标志；

（二）擅自使用地理标志产品专用标志；

（三）使用与地理标志产品专用标志相近的，易产生误解的产品名称或者产品标识；

（四）销售前款规定的产品；

（五）不符合地理标志产品标准和管理规范要求而使用该地理标志产品名称的。

第二十六条 从事地理标志产品保护管理工作人员和质量技术监督部门工作人员应当遵守以下规定：忠于职守，秉公办事；严禁弄虚作假；不得接受酬金、礼品；不得滥用职权，以权谋私，吃拿卡要；不得泄露企业的技术秘密。

违反前款规定的，由有权机关依法给予行政处分；构成犯罪的，依法追究刑事责任。

第六章 附则

第二十七条 本办法执行中的具体应用问题由市质量技术监督部门负责解释。

第二十八条 本办法自 2017 年 11 月 1 日起施行，原《焦作市四大怀药原产地域产品保护办法（试行）》（政府令第 49 号）废止。

主要参考资料

［1］焦作市卫生志. 1987 年 11 月豫内资料准印字焦新发 0033 号.

［2］沁阳市地方志办公室编纂委员会. 怀庆府志 [M]. 焦作：沁阳市地方志办公室编纂委员会，2004.

［3］高登云，李晓飞. 中华文明怀川寻根 [M]. 郑州：大象出版社，2003.

［4］程峰. 豫商发展史与豫商案例研究·怀商的历史与文化 [M]. 郑州：河南人民出版社，2007.

［5］焦作市中药资源普查领导小组办公室，焦作市医药管理局. 焦作市中药资源普查与规划 [M]. 焦作：焦作市中药资源普查领导小组办公室，焦作市医药管理局，1987.

［6］焦作市中药资源普查领导小组办公室，焦作市医药管理局. 焦作市中药资源名录 [M]. 焦作：焦作市中药资源普查领导小组办公室，焦作市医药管理局，1987.

［7］焦作市中药资源普查领导小组办公室，焦作市医药管理局. 关于怀山药的调查研究 [M]. 焦作：焦作市中药资源普查领导小组办公室，焦作市医药管理局，1987.

［8］焦作市中药资源普查领导小组办公室，焦作市医药管理局. 关于怀菊花的调查研究 [M]. 焦作：焦作市中药资源普查领导小组办公室，焦作市医药管理局，1987.

［9］焦作市中药资源普查领导小组办公室，焦作市医药管理局. 关于怀牛膝的调查研究 [M]. 焦作：焦作市中药资源普查领导小组办公室，焦作市医药管理局，1987.

［10］焦作市中药资源普查领导小组办公室，医药管理局. 关于怀地黄的调查研究 [M]. 焦作：焦作市中药资源普查领导小组办公室，焦作市医药管理局，1987.

［11］李相宜. 焦作市四大怀药的历史与文化 [M]. 北京：炎黄文化出版社，2006.

［12］温县志总编室. 温县志稿（中华民国二十二年纂修）[M]. 焦作：河南省温县地方志编撰委员会，1986.

［13］岳胜利. 四大怀药与六味地黄丸 [M]. 北京：中医古籍出版社，2006.

［14］赵玉琴，李成杰. 四大怀药 [M]. 郑州：中原农民出版社，2004.

［15］中国人民政治协商会议河南省武陟县委员会. 中华怀药 [M]. 焦作：中国人民政治协商会议河南省武陟县委员会，2007.

［16］新乡地区卫生局，新乡地区医药公司，新乡师范学院. 新乡地区中草药选编. 1978.

［17］李成杰，孙树武. 四大怀药疗疾与养生 [M]. 焦作：焦作市非物质文化遗产保护中心，焦作市四大怀药种植与炮制保护协会，2016.

［18］辛泽华，张子健，范喜梅. 焦作植物志 [M]. 西安：西安地图出版社，2002.

［19］王印政，张树仁，赵宏. 云台山植物 [M]. 郑州：河南科学技术出版社，2012.

［20］邓振全. 四大怀药简明教程 [M]. 北京：光明日报出版社，2012.

［21］于铁成. 中医药文化选粹 [M]. 北京：中国中医药出版社，2009.

［22］何银堂. 焦作中医志 [M]. 北京：中医古籍出版社，2010.

编　后

　　《怀药志》的编辑由来已久。可以追溯到主编1981年从河南省云阳中医药学校毕业分配到焦作，就开始潜心研究和收集怀药的相关资料。2004年，为创建焦作市"全国农村中医工作先进市"，收集整理了大量中医药重要资料，并首先编辑出版了《焦作市中医志》。之后，开始组织焦作市中医药学会中药专业委员会主任委员、部分怀药企业负责人、全市中药界的专业、权威人士进行《怀药志》系统编排与编辑，历经数十载，终成本志书。

　　已编辑出版的关于"四大怀药"的书籍不多，编辑所有怀药并与怀药文化融为一体，形成志书是目前唯一。现存的资料分散，工作量相当大且复杂，编辑人员都是利用业余时间，给编辑工作带来了诸多困难。参与编辑的同志克服重重困难，采取走访，询问，查阅档案、史书、相关书籍资料、图表、照片以及召开专家、领导座谈会等，广泛收集，认真考证，几经修改，付出了大量心血。经专家指导、市史志办的参与和局领导审定，始成本志。但因年代较久，收集的资料还不全面，记事也难免遗漏或有差错，有待今后进一步补充修正。

　　在编写过程中，得到了焦作市怀药办、焦作市怀药行业协会、焦作市怀药学会、焦作市各县市区相关怀药组织和领导的大力支持，也得到了焦作市食药局、焦作市林业局、焦作市农业局、焦作市工信局、焦作市气象局、焦作市政协文史委员会、焦作市非物质文化遗产办公室等单位和部门的指导，一些老领导、老专家以及关心本志编辑的同志给予了极大的关心和帮助，本志书还参考了相关书籍和资料，在此一并致谢。

《怀药志》编辑部主编　何银堂

2020年10月